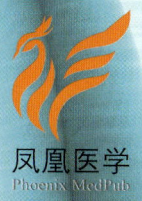

# Dental Implant Prosthetics

# 口腔种植修复学

下卷：外科程序、修复操作与术后维护

第2版

主　编　[美] 卡尔·米施（Carl E. Misch）
主　译　陈　钢　马　攀　朱一博　崔　广
主　审　宿玉成　宋应亮

江苏凤凰科学技术出版社
国家一级出版社　全国百佳图书出版单位

图书在版编目（CIP）数据

口腔种植修复学：引进第2版. 下卷，外科程序、修复操作与术后维护 /（美）卡尔·米施主编；陈钢，马攀，朱一博，崔广主译. －－南京：江苏凤凰科学技术出版社，2017.12

ISBN 978-7-5537-8222-5

Ⅰ. ①口… Ⅱ. ①卡… ②陈… Ⅲ. ①口腔种植学②口腔矫形学 Ⅳ. ① R783

中国版本图书馆 CIP 数据核字（2017）第 103526 号

口腔种植修复学（引进第 2 版） 下卷：外科程序、修复操作与术后维护

| | |
|---|---|
| 主　　　编 | [美] 卡尔·米施（Carl E. Misch） |
| 主　　　译 | 陈　钢　马　攀　朱一博　崔　广 |
| 责 任 编 辑 | 杨　淮　程春林 |
| 责 任 校 对 | 郝慧华 |
| 责 任 监 制 | 曹叶平　周雅婷 |

| | |
|---|---|
| 出 版 发 行 | 凤凰出版传媒股份有限公司 |
| | 江苏凤凰科学技术出版社 |
| 出版社地址 | 南京市湖南路 1 号 A 楼，邮编：210009 |
| 出版社网址 | http://www.pspress.cn |
| 经　　　销 | 凤凰出版传媒股份有限公司 |
| 印　　　刷 | 三河市春园印刷有限公司 |

| | |
|---|---|
| 开　　　本 | 889mm×1194mm　1/16 |
| 印　　　张 | 35 |
| 字　　　数 | 1 084 000 |
| 版　　　次 | 2017 年 12 月第 2 版 |
| 印　　　次 | 2017 年 12 月第 1 次印刷 |

| | |
|---|---|
| 标 准 书 号 | ISBN 978-7-5537-8222-5 |
| 定　　　价 | 680.00 元（精） |

图书如有印装质量问题，可随时向我社出版科调换。

# ELSEVIER

Elsevier (Singapore) Pte Ltd.

3 Killiney Road

#08-01 Winsland House I

Singapore 239519

Tel: (65) 6349-0200

Fax: (65) 6733-1817

---

DENTAL IMPLANT PROSTHETICS, SECOND EDITION
Copyright © 2015 by Mosby, an imprint of Elsevier Inc.
Copyright © 2005 by Mosby, Inc., an affiliate of Elsevier Inc.
ISBN-13: 978-0-323-07845-0

---

Dental Implant Prosthetics, 2/E, by Carl E. Misch was undertaken by Phoenix Science Press, Ltd and is published by arrangement with Elsevier (Singapore) Pte Ltd.

This translation of Dental Implant Prosthetics, 2/E, by Carl E. Misch由江苏凤凰科学技术出版社进行翻译，并根据江苏凤凰科学技术出版社与爱思唯尔（新加坡）私人有限公司的协议约定出版。

《口腔种植修复学》（第2版）（下卷）（陈钢　马攀　朱一博　崔广主译）

ISBN: 978-7-5537-8222-5

Copyright 2017 by Elsevier (Singapore) Pte Ltd.

All rights reserved. No part of this publication may be reproduced or transmitted in any form or by any means, electronic or mechanical, including photocopying, recording, or any information storage and retrieval system, without permission in writing from Elsevier (Singapore) Pte Ltd. Details on how to seek permission, further information about Elsevier's permissions policies and arrangements with organizations such as the Copyright Clearance Center and the Copyright Licensing Agency, can be found at the website: www.elsevier.com/permissions.

This book and the individual contributions contained in it are protected under copyright by the Publisher (other than as may be noted herein)

---

**Notice**

This publication has been carefully reviewed and checked to ensure that the content is as accurate and current as possible at time of publication. We would recommend, however, that the reader verify any procedures, treatments, drug dosages or legal content described in this book. Neither the author, the contributors, the copyright holder nor publisher assume any liability for injury and/or damage to persons or property arising from any error in or omission from this publication.

---

Printed in China by Phoenix Science Press, Ltd under special arrangement with Elsevier (Singapore) Pte Ltd. This edition is authorized for sale in the People's Republic of China only, excluding Hong Kong SAR, Macau SAR and Taiwan. Unauthorized export of this edition is a violation of the contract.

江苏省版权局著作合同登记号：图字-10-2016-615

## 献 词

献给我的父母 MaryAnn Misch 和 Carl Otto Misch；
献给我的孩子们：Paula Angeline Mather, Carl Patrick Misch,
Lara Elizabeth Vandekerckhove, David John Misch,
Jonathan Edward Misch 和 Angela Marie Misch。
我非常爱你们!

# 译者名单

**主　译**　陈　钢（深圳友睦齿科）
　　　　　马　攀（首都医科大学口腔医学院）
　　　　　朱一博（北京大学口腔医学院）
　　　　　崔　广（航天中心医院－北京大学航天临床医学院）

**主　审**　宿玉成（北京协和医院）
　　　　　宋应亮（空军军医大学口腔医学院）

**译　者**（按姓氏笔画排序）
　　　　　马　威（空军军医大学口腔医学院）
　　　　　王　斌（四川大学华西口腔医学院）
　　　　　木志翔（重庆医科大学口腔医学院）
　　　　　朱靖恺（空军军医大学口腔医学院）
　　　　　伍颖颖（四川大学华西口腔医学院）
　　　　　向　琳（四川大学华西口腔医学院）
　　　　　刘　艳（空军军医大学口腔医学院）
　　　　　刘　婷（重庆医科大学口腔医学院）
　　　　　杨泓江（航天中心医院－北京大学航天临床医学院）
　　　　　邹婷婷（航天中心医院－北京大学航天临床医学院）
　　　　　应怡倩（首都医科大学口腔医学院）
　　　　　张　明（深圳友睦齿科）
　　　　　陈　琰（北京大学口腔医学院）
　　　　　林志辉（四川大学华西口腔医学院）
　　　　　周　炜（空军军医大学口腔医学院）
　　　　　郑　洁（中国人民解放军总医院）
　　　　　屈依丽（四川大学华西口腔医学院）
　　　　　胡文军（空军军医大学口腔医学院）
　　　　　黄元丁（重庆医科大学口腔医学院）
　　　　　彭洁琼（深圳友睦齿科）
　　　　　葛严军（北京大学口腔医学院）
　　　　　喻　缇（重庆医科大学口腔医学院）
　　　　　詹健铨（深圳友睦齿科）
　　　　　满　毅（四川大学华西口腔医学院）

# 编著者名单

**Martha Warren Bidez, PhD**
Professor, School of Engineering
University of Alabama at Birmingham
Birmingham, Alabama

**Lee Culp, CDT**
Chief Technology Officer
Microdental Laboratories
Research Triangle
Morrisville, North Carolina

**Jack E. Lemons, PhD**
University Professor
University of Alabama at Birmingham
Birmingham, Alabama

**Michael S. McCracken, DDS, PhD**
Professor
University of Alabama at Birmingham
Birmingham, Alabama

**Carl E. Misch, DDS, MDS, PhD(HC)**
Clinical Professor and Past Director
Oral Implant Dentistry
Temple University
Kornberg School of Dentistry
Department of Periodontics and Implant Dentistry
Philadelphia, Pennsylvania;
Past Clinical Professor
University of Michigan
School of Dentistry
Department of Periodontics/Geriatrics
Ann Arbor, Michigan;
Past Adjunct Professor
University of Detroit
School of Dentistry
Department of Restorative Dentistry
Detroit, Michigan;
Adjunct Professor
University of Alabama at Birmingham
School of Engineering
Birmingham, Alabama;
Founder
Misch International Implant Institute
Beverly Hills, Michigan

**Francine Misch-Dietsh, DDS, MDS, FICD**
Private Practice
Miami, Florida
Rome, Italy

**Girish Ramaswamy, PhD**
Postdoctoral Researcher
Department of Orthopedic Surgery
Perelman School of Medicine
University of Pennsylvania
Philadelphia, Pennsylvania

**Randolph R. Resnik, DMD, MDS**
Clinical Professor
Department of Periodontology and Oral Implantology
Kornberg School of Dentistry
Temple University
Philadelphia, Pennsylvania
Surgical Director
Misch Implant Institute
Beverly Hills, Michigan

**J. Todd Strong, MS**
COO and Executive Vice President
BioHorizons
Birmingham, Alabama

**Jon B. Suzuki, DDS, PhD, MBA**
Professor, Chairman, and Program Director
Department of Periodontology and Oral Implantology
School of Dentistry
Professor
Department of Microbiology and Immunology
School of Medicine
Temple University
Philadelphia, Pennsylvania

**Lynn D. Terracciano-Mortilla, RDH**
Private Practice
Trinity, Florida

**Natalie Y. Wong, DDS, Cert. Prostho, FRCD(C), DABP, DABOI**
Private Practice
Toronto, Ontario, Canada

# 作者介绍

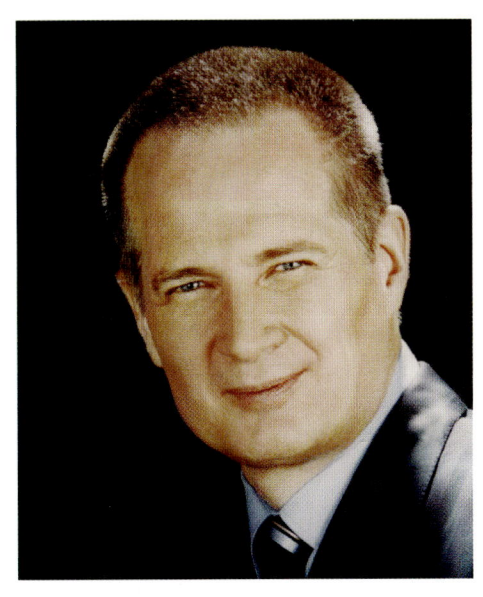

Carl E. Misch 是美国天普大学科恩伯格牙科学院牙周和种植科前主任、临床教授，曾担任密歇根州立大学牙科学院牙周病和老年口腔科的临床教授、底特律大学牙科学院口腔修复科临床教授及牙学院董事会成员、阿拉巴马大学伯明翰分校工程学院生物医学工程系兼职教授。1986-1996年期间任匹兹堡大学牙科学院口腔种植专科医生培训项目主任。

Misch医生于1973年以优异的学业成绩毕业于底特律大学牙科学院，然后在匹兹堡大学获得口腔修复学和种植学毕业证书，并获硕士学位。其还被土耳其伊斯坦布尔Yeditepe大学和罗马尼亚布加勒斯特Carol Davila医药大学授予荣誉博士学位。他同时还是美国牙医学院、国际牙医学院、美国医院牙科协会、国际牙科学会、皮埃尔·费查学院等13个口腔学术组织的专家组成员。Misch医生拥有10多项种植相关专利，是BioHorizons种植系统的联合发明人。

Misch医生是美国口腔种植专业委员会的专科医生及前任主席，并曾在专科医师资格审核委员会中任职7年。他是口腔种植领域最大的国际学术组织——国际口腔种植专科医师协会（ICOI）前任主席，该协会有超过100个国家的会员。此外，他还担任过美国种植牙科学学会、移植和种植学会以及美国口腔种植医师协会的主席。

1984年，Misch医生成立了Misch国际口腔种植研究院。目前，其培训中心遍布美国密歇根州、宾夕法尼亚州、内华达州以及加拿大多伦多市。近年来，Misch国际口腔种植研究院相继在韩国、意大利、巴西、日本、英国、摩纳哥和西班牙等国建立培训分支机构。在北美地区，培训中心遍及佛罗里达州、乔治亚州、马里兰州、德克萨斯州、纽约、温哥华和蒙特利尔。作为院长，Misch医生通过动手操作培训和年度教育论坛等形式，先后培训了5000余名口腔种植医生，培训内容包括种植外科学和种植修复学。

Misch医生著有《现代口腔种植学》（第1、2、3版）和《口腔种植修复学》（第1、2版）。这5本著作已被翻译成意大利语、韩语、葡萄牙语、土耳其语、西班牙语、波斯语、日语、中文（简体）、希腊语和俄语，被全球牙科学院选为研究生和继续教育教材。Misch医生先后发表250多篇口腔种植相关论文。在过去的30年里，他先后在全美50个州和47个国家讲座1000余场。

Misch医生有6个子女：保罗、卡尔、劳拉、大卫、乔纳森和安吉拉。

# 中文版序一

非常荣幸，崔广医师邀请我为他参与主译的新书《口腔种植修复学》（第2版）作序，并担任该书的主审，使我有机会先睹为快。

无疑，口腔种植已经成为牙缺失的理想修复方法。大体上，口腔种植的发展经历了3个历史阶段：第一阶段是以实验结果为基础的种植发展阶段，其主要成就为骨结合理论的诞生和种植材料学的突破，开启了现代口腔种植的新时代；第二阶段是以扩大适应证为动力的种植发展阶段，其主要成就为引导骨再生技术的确立和种植系统设计的完善，这也包括了种植体表面处理、各种材料与制造工艺上的不断进步；第三阶段是以临床证据为依据的种植发展阶段，或称之为以循证医学研究为特点的种植发展阶段，其主要成就为种植理念的形成和临床原则的逐步确定。显然，这是口腔种植由初级向高级逐步发展的一个过程。在这一进程中，根据临床医生的建议不断进行各种临床技术与材料的研发和改进，在积累了几十年的临床经验后，开始依据治疗效果回顾并审视各种治疗方案和治疗技术。

《口腔种植修复学》（第2版）的主编Carl E. Misch教授是我们非常仰慕的国际口腔种植学权威与先驱者，也是现代口腔种植学起源和发展的见证者。本书详细阐述了现代口腔种植学的理论、治疗原则与临床技术；共有34个章节，分为科学原理、治疗计划、咬合设计、外科程序、修复操作、术后维护等6个部分。《口腔种植修复学》（第2版）是Carl E. Misch教授毫无保留地分享他从事口腔种植40多年临床经验和理论知识的集大成之作，全书内容丰富、博大精深，并用超过2000多幅图片来详述相关的概念，反映了口腔种植学不断发展与累积的庞大知识体系，是系统学习口腔种植学知识与技术的经典之作！

非常欣喜地看到，来自北京大学、空军军医大学、四川大学、首都医科大学、重庆医科大学及深圳友睦齿科的中青年学者们汇聚在一起共同完成了这部非常精彩的中文版译著。我认为所有参与本书翻译工作的学者们为口腔种植界做了一件非常有意义且很有益处的工作！

《口腔种植修复学》（第2版）中文版的推出也是对刚刚离开我们的Carl E. Misch教授最好的缅怀与纪念！在此，向这位国际口腔种植的先驱者致以深切的哀悼与崇高的敬意！

愿所有从事口腔种植工作的医生与技师都能仔细阅读这本巨著，并从中受益！

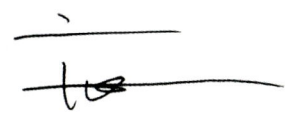

宿玉成

医学博士、教授、主任医师
中华口腔医学会口腔种植专委会候任主任委员
北京口腔医学会口腔种植专委会主任委员
中国医学科学院北京协和医院口腔种植中心主任、首席专家
国际口腔种植学会（ITI）专家组成员

# 中文版序二

随着口腔种植治疗的广泛开展，越来越多的口腔医师加入到口腔种植修复的队伍中来。然而，口腔种植学是一门快速发展的学科，从理论到实践都经历着快速演变。因此，始终保持对前沿知识领域的关注，全面系统地学习种植修复的相关理论，获得临床实践的进步，并给患者提供最佳、最有效的口腔种植治疗，对每一位口腔种植医师都尤为重要。

本书作者 Carl E. Misch 是国际著名口腔种植修复专家，对口腔医学的各专业融会贯通，他根据多年的临床经验，将评估种植修复诊断、治疗计划的重要性和影响种植体骨结合的各个因素相结合，全面阐述了口腔种植修复治疗中涉及的问题。本书由浅入深，内容详实，结构合理，还配有大量精美的病例图片以便于读者阅读，与书中详尽的内容相得益彰。

细读此书将可避免很多种植修复的并发症。

本书适合口腔种植专科医生、口腔修复科医生、口腔全科医生的临床学习、参考之用。

王鸿烈

美国密歇根大学牙周病研究所所长
美国牙周病学专委会院士、前任主任委员
美国骨结合协会理事
国际口腔种植专科医师协会（ICOI）前任主席、董事长
北京大学口腔医学院客座教授
台北医学大学客座教授
《The International Journal of Oral & Maxillofacial Implants》副主编
《eJournal of Oral & Maxillofacial Research》副主编
《International Chinese Journal of Dentistry》副主编

# 译者序

2016年8月，当我们受邀参与口腔种植学巨著《口腔种植修复学》(第2版) 中文版翻译的时候，大家都难掩心中的兴奋与激动。因为该书的主编是美国现代口腔种植学创始人之一，国际口腔种植学权威Carl E. Misch教授。他历经现代口腔种植学的起源、兴起和蓬勃发展，是我们非常仰慕的口腔种植大师与先驱者。Carl E. Misch教授的经典著作《现代口腔种植学》(第3版，2008年) 和《口腔种植修复学》(第1版，2005年)，已被翻译成10多种语言在全世界广泛传播，被全球口腔医学工作者视为学习口腔种植学的权威教材。

今天，我们所看到的《口腔种植修复学》(第2版，2015年) 不仅仅是已被广泛阅读与引用的《口腔种植修复学》(第1版，2005年) 的更新与修正，也不仅仅是口腔种植修复新旧知识和思路的堆砌，这本书是Carl E. Misch教授毫无保留地分享他从事口腔种植学40多年临床经验和理论知识的宝典。他用这本巨著带领我们回归现代口腔种植学的基础，又超越基础进入现代口腔种植治疗的最新领域；他用这本巨著告诉我们做好口腔种植治疗所要具备的知识与技能。

《口腔种植修复学》(第2版) 阐明了口腔种植学的理论和治疗原则。全书共34个章节，分为科学原理、治疗计划、咬合设计、外科程序、修复操作、术后维护等6个部分。完整涵盖了现代口腔种植治疗所有类别的知识，主要包括：种植体的重要意义、口腔种植相关的生物力学和生物材料的基础理论、种植治疗计划的制订、种植义齿的应力原则、修复体的选择、影像学检查、骨密度、种植治疗前义齿修复、诊断模型、种植外科导板、各类牙列缺损情况的种植外科与修复技术、无牙颌患者的种植修复、渐进性负荷、种植修复体的长期评估和维护等内容。全书知识内容丰富，有超过2000多幅图片来详述相关的概念。《口腔种植修复学》(第2版) 中文版将分为上、下卷分别出版：上卷主要涉及科学原理、治疗计划、咬合设计的内容；下卷涉及外科程序、修复操作、术后维护的内容。重新编排后的内容重点更突出、章节间联系更紧密，更加适合国内医生的阅读习惯。

由于本书内容博大精深，翻译难度很大。因此，在翻译过程中，译者在上海与北京召开了3次关于本书的启动会与审稿会，重庆医科大学黄元丁副教授、空军军医大学周炜博士、北京大学葛严军博士给予了许多建议，在此深表谢意。特别感谢宿玉成教授、宫苹教授、宋应亮教授在百忙之中对全书的认真审校；感谢全体译者的辛勤付出，以及在翻译过程中对专业名词、定义和概念的校准和统一过程中的耐心与细致。

尽管译者努力坚持"信、达、雅"的翻译原则，尽量忠实于原文、原意，但由于水平有限难免出现不妥和错误之处，恳请同道批评指正。

在《口腔种植修复学》(第2版) 中文版即将出版之际，Carl E. Misch教授因罹患癌症，不幸于2017年1月4日逝世，享年70岁！我们为大师的离去而感到深切的哀悼和惋惜，也许纪念大师最好的方式就是学习他渊博的学术知识，让它指引我们继续前进，服务和惠及所有牙列缺损和缺失的患者。

感谢读者与我们共同分享这部杰出的口腔种植修复学巨著。

最后，要感谢江苏凤凰科学技术出版社对译者们的信任，以及在出版过程中的合作与贡献。

《口腔种植修复学》(第2版) 全体主译
崔广(执笔) 满毅 马威 陈钢
马攀 陈琰 朱一博

# 原著序一

尽情享受口腔种植大师的著作。

《口腔种植修复学》(第2版)不仅仅是已被广泛阅读与引用的前一版的更新与修订,也不仅仅是关于口腔种植修复新旧思路的简单列举。它是口腔种植修复大师 Carl E. Misch 教授渊博知识的总结和扩充。

Misch 教授拥有数十年的临床实践和专业教学的背景,他历经口腔种植学的起源、兴起和蓬勃发展。当今口腔种植治疗已处在口腔先进治疗技术的突出地位。这本书反映了口腔种植学不断累积的庞大知识系统。

本书涵盖了口腔种植治疗学坚实的基础,包括:种植生物力学、种植体的生物材料学、治疗前修复、影像学检查以及常常被忽略的咬合设计等。本书既是一本教材,也是一件学习工具,带领我们回归基础又超越基础进入现代口腔种植治疗领域。这本书不但告诉我们在哪里,还告诉我们应当在哪里。它不是满足我们视觉享受的图册,更确切地说是做好口腔种植治疗实践的必备书籍。

本书不仅适用于口腔种植学的初学者,同样也适用于具有一定临床经验的口腔种植医师。如果不补充、不更新现有的知识系统,就谈不上是经验丰富的临床医生。口腔种植学的最终结果是计划周详的种植体植入和制作理想的种植修复体。在本书中详细论述了口腔种植重建治疗的步骤、参数与指导原则。

Misch 教授毕生以口腔种植继续教育为己任,通过编纂这本书来帮助所有的口腔种植医生。这本巨著是我们所有从事口腔种植治疗医生的"训练营"。

**Morton L. Perel, DDS, MScD, FACD, FICD**

# 原著序二

2005年，我很荣幸被邀请为Misch教授编写的《口腔种植修复学》写一段简短的序言。如今，这本书已成为一本经典的著作，被翻译成多种语言，影响了数以千计的同行们。这是一本真正的口腔"畅销书"。

Misch教授作为治疗科学和艺术的一员，深受前辈所做杰出贡献的影响。在此，我们应该记住Semmelweis，他提出外科手术消毒的理念，包括对手、手术器械、手术衣、手术帘、绷带等的消毒，从而预防了产褥热的发生，拯救了成百上千的生命，在某种程度上启发了对伤口的基本愈合治疗。然而，其却被杰出的外科医生Virchow所谴责。更加讽刺的是，Semmelweis患上败血症，死在自己的手上，年仅47岁。紧接着，我们很快就阅读到Lister, Pasteur和Koch等大师的著作。口腔医学为麻醉学的发展做出了巨大贡献，使得手术技术的快速发展成为可能。然而，其在心脏、脑和脊柱这三个领域仍然未有触及。

1896年，在抗生素使用之前，法兰克福市立医院的Louis Rehn医生治疗了一名刀伤穿过肋骨并穿透心包伤及心脏的患者。Rehn医生果断地在第四肋间做切口，切断第五肋骨，探查胸腔。病人的左肺随后塌陷。然而，在这种情况下Rehn医生紧握心包，去除大量的血凝块和血液，看到了仍跳动的心脏。伴随着心脏的跳动，右心室的伤口被缝合。在很短的时间内，病人的出血被止住并存活下来。在此病例中，遵循了无菌外科手术原则，尽管后来出现了一些并发症，患者仍旧恢复了健康，Rehn医生将该案例展示在柏林召开的一次外科学术会议上。

这些与Misch教授的新书有什么关系呢？Carl曾经私下告诉我，他将为口腔种植学奉献自己的一生。Misch教授为口腔种植学发展所做的贡献，就像上述前辈们已经完成的那样杰出，值得我们永远铭记与感恩。如果我们意识到我们的患者希望获得理想的修复效果（比如：恢复牙齿的咀嚼功能、微笑、社会交往、自信等），很大程度上就需要行口腔种植修复治疗，然后我们就会逐渐意识到《口腔种植修复学》（第2版）在未来几十年里所带来的伟大贡献。

我们需要意识到谁才是这本巨著的最大受益者？在过去的40年里，数以千计的口腔同行们通过Misch教授的讲座迈进口腔种植学的大门。在美国及世界各地，近5000名口腔医生，包括口腔专科医生以及全科医生从Misch国际口腔种植研究院毕业。口腔教育工作者以及学生们都依赖于Misch教授关于口腔种植修复学的理论体系，不仅仅是理解吸收，而且还有基础知识、治疗计划、临床技术等知识的不断补充。

Misch教授的《口腔种植修复学》（第2版）不是一本导论，而是一本口腔种植修复学的"圣经"。

以上简短的评论凝聚了我本人对Misch教授个人及专业的高度敬仰和尊敬。

**Kenneth W. M. Judy, DDS, FACD, FICD**

国际口腔种植专科医师协会（ICOI）联席主席

# 前　言

在19世纪早期，牙列缺损患者都是采用可摘义齿修复，局部固定义齿来修复部分牙列缺损是被禁止的。1911年，Hunter提出"黄金导致大量的败血症"以及其他系统疾病：贫血症、胃炎、肾病、脊椎损害。尽管这一理论曾非常流行，但局部固定义齿仍成为修复缺失牙的标准，北美每一所口腔医学院仍在教授这一修复方法。事实上，如果一名口腔医学生不会使用传统的固定义齿修复，他（她）们就不能毕业并加入口腔治疗团队。

在19世纪70年代，对于口腔种植体是存在争议的。在当时的口腔医学中，口腔细菌被认为可通过种植体进入全身系统，这种修复方式最终会走向失败，并导致脑脓肿或心力衰竭等严重后果。然而，在当时的这种障碍下，世界各地的几百名口腔医生观察到患者欣然接受了种植体支持的下颌全口义齿，或者认为相对于可摘义齿或预备邻牙的固定义齿修复，种植固定义齿是更为理想的选择。

今天，口腔种植体正在经历变革。在口腔医学领域，口腔种植体作为最热门的话题，有着最多的基础和临床文献报道。1950-1985年，有近500篇的参考文献是关于口腔种植体的。1985-1995年，这个数字超过了1500。1995-2005年，则有超过5000篇关于种植体的文献发表在相关的杂志上。如今，种植义齿已经成了一种主流的修复方式，用于单颗牙缺失、多颗相邻牙缺失和无牙颌患者的固定及可摘修复。

在美国，1950-1985年，口腔种植体每年的销售额低于1百万美元，1985-1995年，每年的销售额增长至1亿美元。1995-2005年，口腔种植相关产品的销售额飙升至每年10亿美元，现在估计每年能达到40亿美元。然而，如此大幅度增长的销售额同样也存在着不利方面。口腔种植体作为人工制造的基牙替代缺失的天然牙，其快速的发展引发相关工艺的快速发展，但常导致缺乏评价准则。种植修复治疗背后的驱动力不应该是种植体制造商的商业宣传，而是应当根据基础和临床研究来确定可预期的治疗程序。

对于牙列缺损和无牙颌患者，种植义齿已经成为口腔修复学中的一个重要组成部分。在美国，口腔医学所有本科课程和口腔修复学专科课程都必须包括口腔种植修复的内容并要获得主管部门的认证。一些牙科学院认为，几乎所有的下颌无牙颌都应该用种植义齿修复，三单位固定修复体应当被单颗种植义齿替代。超过90%的美国全科牙医都进行过种植修复或推荐患者采用种植义齿。然而，大多数进行种植义齿修复的牙医都未完成系统的种植修复专科课程。他们都是采用类似于天然牙的修复方式完成工作。只有少数牙医在这个发展如此迅速的领域花费时间和精力来学习种植修复的各个方面，他们中大部分人可以为患者提供各种形式的种植治疗。

令人欣慰的是种植修复体相对于其他修复缺失牙的方式具有最高的成功率。它们不会发生龋坏或需要牙髓治疗，不易发生折断，对牙周疾病的抵抗力比天然牙更强。而不利的方面是种植的治疗计划、修复体的制作、咬合设计、长期维护与并发症的治疗（比如：螺丝松动、嵴顶骨吸收、修复体折断或种植体失败），这些在口腔种植学中都是独特的。

《口腔种植修复学》（第2版）阐明了口腔种植学的理论和原则。与第1版相比，本书的内容增加了两倍，在治疗计划和种植修复体方面增加了新的章节。除此以外，本书有超过2000多幅图片来详述相关的概念。

《口腔种植修复学》（第2版）一个潜在的主题旨在根据口腔种植学的理论来修复缺失牙。这本书无意成为口腔种植修复的百科全书，而是将一个章节与其他各章节相关联，引出一个理论和临床经验相结合的思路。每一章节都被谨慎地结合起来，为了一个共同的目标：提供可预期的治疗结果。

《口腔种植修复学》（第2版）的第一部分为理解种植体对修复的重要性奠定基础。本书的第二部分涵盖了种植相关的生物力学和生物材料的基础理论，解释了生物力学应当作为种植治疗计划制订的基础以减少并发症。种植义齿并不能保证不发生并发症，然而，一致的共识意见认为：减少或消除种植并发症应建立在以生物力学为基础的治疗方案之上。

本书的第三部分是种植治疗计划的制订，这部分的内容做了很多扩增。超过50条种植原则可能影响治疗的计划和预后，提出了一个用于治疗计划制订的七步通用法。在这部分章节的内容里，涵盖了种植义齿的应力原则、修复体的选择、作用力因素、骨密度、种植体型号、种植治疗前义齿修复、诊断模型、外科导板和临时义齿等大量内容。

本书的第四部分是关于特定临床情况的治疗选择，包括：单颗牙缺失、上颌后牙缺失、下颌无牙颌、上颌牙弓的种植修复设计。对于口腔修复医生而言，单颗牙种植修复是种植义齿修复入门的第一步。前、后牙区单颗天然牙缺失被分别阐述；后牙区单颗天然牙缺失的修复相对简单，而另一方面，上颌前牙区单颗种植治疗很困难。这两个极端的情况将分别在不同的章节被详细阐述。在第四部分，无牙颌患者的种植修复是主要的内容。与缺失牙相关的具体问题被讨论，独特的治疗计划理念以一种合乎逻辑的方式被呈现。种植覆盖义齿采用杆和附着体支持、固位和稳定的原则也被论述。上下颌由于各不相同的并发症，将分别在不同的章节里被阐述。

种植固定修复的原则在本书第五部分被讨论。这部分的原则适用于每一位牙列缺损的患者。此外，渐进性负荷建议用于松软骨质患者，我自从20世纪80年代末期提出这一概念以来，这种治疗方式逐渐发展成熟。对于固定和活动修复体的咬合设计在这部分里被专门地论述。

《口腔种植修复学》（第2版）的最后一部分内容阐述了种植修复体的长期评估和维护。

《口腔种植修复学》（第2版）和我的另外一本书《现代口腔种植学》，均由爱思唯尔（Elsevier）出版集团出版。在过去很多年里被用作医学生、住院医师、研究生、口腔专科医生及口腔全科医生的教材。它们被翻译成10多种语言在全世界广泛地传播，为口腔种植学提供了一种思维路径。《口腔种植修复学》（第2版）这本最新的著作，旨在帮助大家更深入地提升对种植义齿理论和治疗原则的认识，使我们治疗的患者和我们培养的医生获得高度可预期的治疗效果。

# 致　谢

这是我所主编的第五本书籍，在这本书中毫无保留地和大家分享了我一生的临床经验、技术培训和理论知识。这起源于我的三位导师 Ken Judy, Leonard I. Linkow 和 O. Hilt Tatum。在我所有的讲座、文章和书籍中都要感谢他们。口腔种植学需要先驱者们来指引方向。四、五十年前，他们在骨移植、种植手术、修复、种植教育等方面的学术引领与打下的基础造就了当今的口腔种植学。在这些年里，他们三位都是我的朋友，并且我不断地从他们身上学习，特别感谢他们每一位在过去的40年里对我指导和支持。

感谢每一位作者的奉献，他（她）们都具有独到的知识与经验。在此，感谢所有参与《口腔种植修复学》（第2版）编写的作者们：Martha Warren Bidez, Lee Culp, Jack E. Lemons, Michael S. McCracken, Francine Misch-Dietsh, Girish Ramaswamy, Randolph R. Resnik, J. Todd Strong, Jon B. Suzuki, Lynn D. Terracciano-Mortilla, Natalie Y. Wong。感谢你们对口腔种植学的奉献！感谢你们对我的友谊和支持！

感谢 Jill Bertelson 为本书出版付出的辛勤工作。我编写了本书的每一章节并校对了20余遍，在这个过程中，她不断重复地核对书中的每一句话，并与出版社协调每个章节的排版。

每一本书的出版我都对家人有所亏欠，尤其是我最小的儿子和女儿，Jonathan 和 Angela，感谢你们理解我将时间和精力奉献给本书的编写工作，而放弃了我们的私人时间。

感谢 Elsevier/Mosby 出版社的 Brian Loehr 和 Kathy Falk，感谢你们在本书编写过程中所付出的耐心、经验和指导。

感谢我的行政助理和私人助理，Heidi Cartegena 和 Jennifer Luczak，感谢你们所做的协调工作，我也要感谢牙科技工室的团队：Nemer Hussain, Tom 和 Beatrice Dabrowsky (LDT, BIT Dental Studios, Dillon, CO), Micro Dental Laboratories (DTI) 的主席兼执行总裁 Kim Bradshaw-Sickinger 和我的外科和修复助理 Rebecca Caprroso (Tata)。

《口腔种植修复学》（第2版）也是自1984年以来我在世界各地的 Misch 国际口腔种植研究院培训的5000名医生的工作总结。这些医生们贡献了他们在临床工作中所遇到的问题，以期为患者们设计更为合理的治疗方案。在这里，感谢你们每一位对口腔种植事业的支持。

**Carl E. Misch**

# 目 录

第 19 章　种植修复前：综合评估、特定标准和治疗前修复体　/ 491
Carl E. Misch, Francine Misch-Dietsh

第 20 章　种植位点相邻的天然牙：将种植体与天然牙相连　/ 524
Carl E. Misch

第 21 章　诊断模型、外科导板和临时修复体　/ 542
Randolph R. Resnik, Carl E. Misch

第 22 章　牙列缺损以及牙列缺失的种植治疗方案　/ 583
Carl E. Misch

第 23 章　后牙区单颗牙种植修复：治疗方案和适应证　/ 601
Carl E. Misch

第 24 章　上颌前、后牙区单颗牙种植修复　/ 623
Carl E. Misch

第 25 章　上颌后牙缺失固定修复方式的选择　/ 678
Carl E. Misch

第 26 章　下颌无牙颌患者的种植覆盖义齿治疗方案　/ 700
Carl E. Misch

第 27 章　下颌无牙颌患者的固定修复治疗方案　/ 729
Carl E. Misch

第 28 章　上颌种植考量：牙列缺损和牙列缺失患者的固定和覆盖义齿治疗方案　/ 744
Carl E. Misch

第 29 章　种植固定修复的原则：粘接固位修复体　/ 781
Carl E. Misch

第 30 章　数字化技术在种植修复中的应用　/ 833
Lee Culp, Natalie Y. Wong, Carl E. Misch

第 31 章　基台、修复螺丝、螺丝固位结构和修复体的原则　/ 857
Carl E. Misch

**第 32 章　上、下颌种植覆盖义齿的设计与制作　／888**
*Carl E. Misch*

**第 33 章　上颌种植固定修复体：设计与制作　／967**
*Carl E. Misch*

**第 34 章　牙种植体的维护　／1013**
*Jon B. Suzuki, Lynn D. Terracciano-Mortilla, Carl E. Misch*

# 第 19 章

# 种植修复前：综合评估、特定标准和治疗前修复体

Carl E. Misch, Francine Misch-Dietsh

种植体是缺失牙修复的支持基础。然而，对于牙列缺损患者而言，余留牙通常需要治疗或修复。在拔除没有保留价值的余留牙后，需要在确定最后的修复方案（包括种植体的位点和数目）前，提前对余留牙进行牙体和牙周的治疗（图 19-1）。在绝大多数的情况下，拔除无保留价值的患牙前就已经制订了详细的治疗计划（包括研究模型和 CT 扫描）。而拔完牙后，往往又需要进行骨移植（或多或少）和种植治疗。如此一来，前期为治疗计划的准备所付出的时间和精力均付之东流。此外，还会引起患者的疑惑，经常延误其对可预期治疗的决定。

## 拔除无保留价值的患牙

对于所有医生而言，维护天然牙的健康、功能、美观是首要的目标。过去，镶牙费用高，且可预期性不及一颗天然牙，所以需要尽量保留天然牙。然而，今天只要缺牙区的可用骨量充足、骨密度良好，种植修复体具有很高的可预期性，并且在某些状况下，对天然牙所进行的一些治疗，例如：牙髓再治疗、根分歧病变的治疗等，这些治疗的成功率并不比种植修复成功率高。因此，在一些情况下，拔除预后不佳的天然牙，采取种植修复不失为一种选择。此外，与拔除患牙后进行种植修复相比，在同一颗患牙上所进行的多种治疗费用会更多，且疗效预期性可能更差。

一颗牙齿可能因为修复、牙髓、牙周或外科方面的因素而考虑拔除。较少见的情况是：由于正畸恢复牙齿美观或功能位置的需要而采取拔牙措施。

## 修复考量

天然牙通常可以在去除龋坏后修复，然而，在某些情况下，去尽龋坏组织后剩余牙体组织却难以修复。依据修复原则，应至少保留 1.5~2.0 mm 的牙体组织形成颈部肩领，才能满足冠修复的要求。另外，牙体预备后的剩余牙体组织应有足够的固位形和抗力形[1-2]。很多牙齿因为龋坏的原因，经常需要进行根管治疗、桩核修复或是功能性冠延长术（图 19-2）。采用这些保存牙齿的治疗程序费用高且有时可预期效果不及种植修复。此外，治疗效果可能也不能满足患者的美学需求。例如：当中切牙需要行功能性冠延长术时，牙龈边缘可能受损导致较差的美学效果。

如果患者有易患龋史及高龋指数，尽管冠修复前对患牙进行牙髓治疗和桩核修复，未来在冠下方出现继发龋的可能性仍较大。这种情况下，如果拔除患牙后行种植修复可能是更好的选择（图 19-3）。

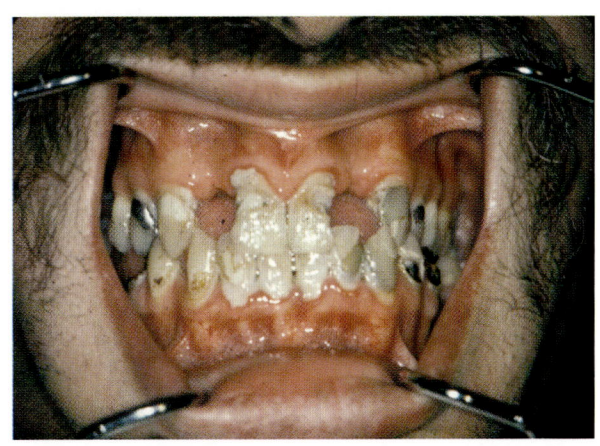

图 19-1 在制订最终治疗计划之前，最好拔除无保留价值的患牙，对口内软、硬组织的疾病进行治疗

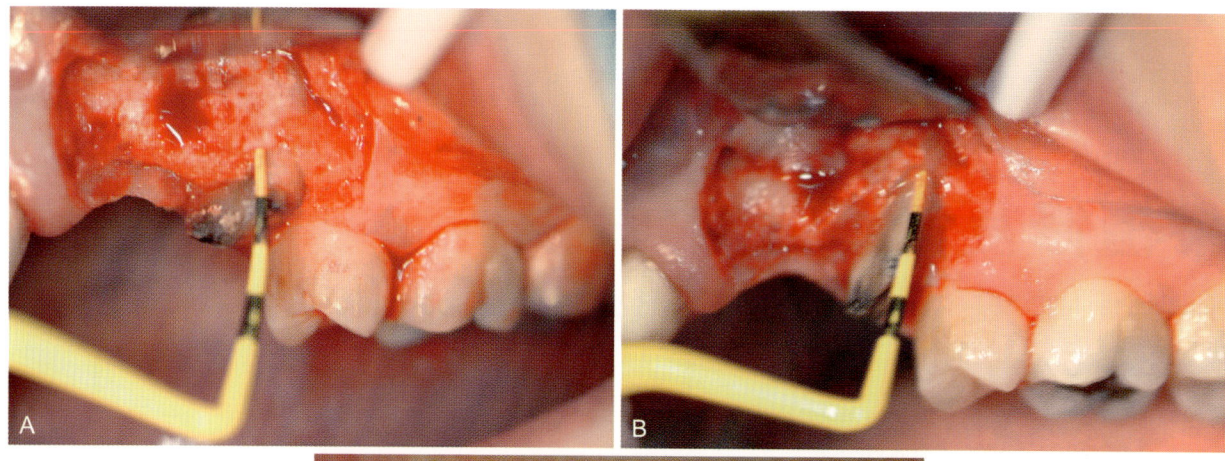

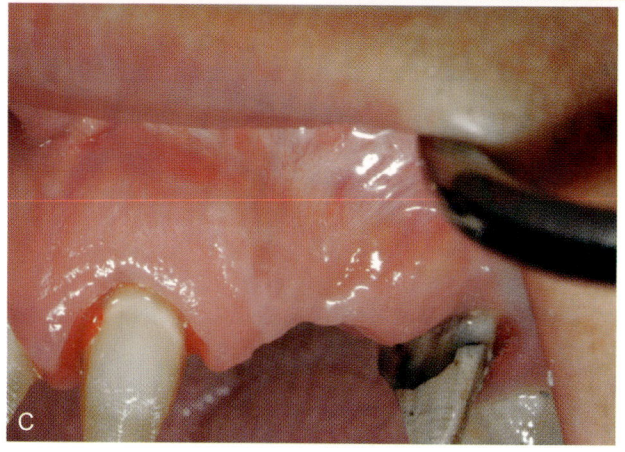

图 19-2　A. 一颗经过牙髓治疗的尖牙，牙体暴露于口内的量不足以进行可预期的修复治疗；B. 经过功能性冠延长，有足够的牙体硬组织来形成牙本质肩领预防牙根劈裂并提高修复体的固位和抗力；C. 在软组织愈合后，桩核能提高尖牙牙冠的固位和抗力

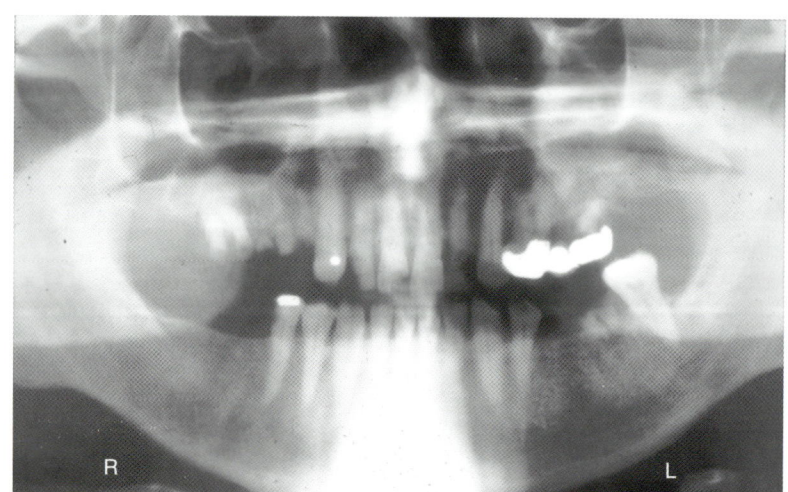

图 19-3　图示为一名患者的全景片，显示口内的继发龋和无保留价值的患牙

至少对种植修复体而言，没有继发龋的风险。如果龋坏扩展至根管，对未来的桩核修复而言，天然牙根侧壁太过薄弱。因此，拔除患牙后行种植修复的预后会更好。

当后牙缺失，对颌牙可能突出殆曲线数毫米，如果要恢复正确的殆平面就需要采取多重治疗程序。通常需进行牙髓治疗和在根分歧上方的功能性冠延长。经过这些治疗后，进行桩核修复时，根管侧壁厚度往往显得单薄。这些情况很容易导致结构上的失败。因此，拔除患牙行种植修复可能更为合适，

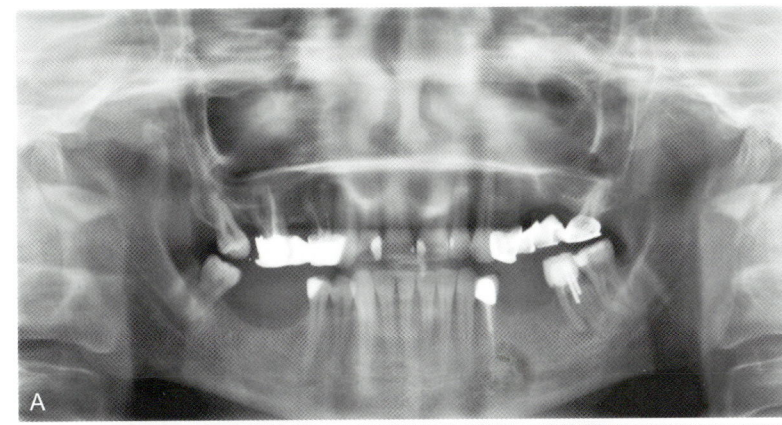
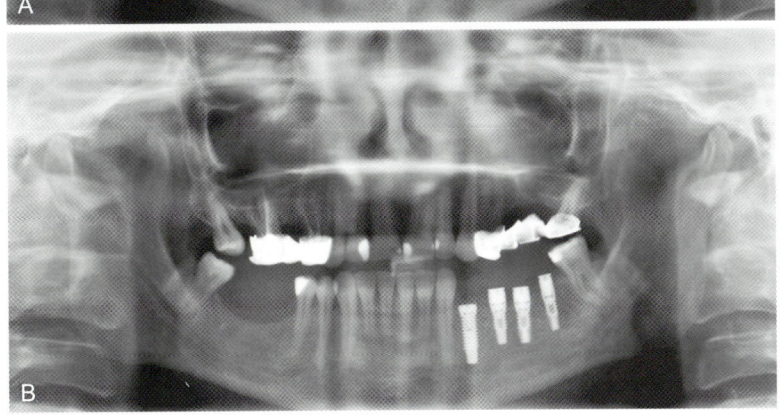

图 19-4　A.图示为一名患者的全景片，该患者的下颌第二磨牙有牙髓来源病损并且根管通路被桩核阻断（远中牙根侧穿并发根分歧病变）；B.该患者经过拔牙和种植治疗后的 X 线片

尤其当患者伴有中重度的口腔副功能运动时。另一种治疗方案是采取正畸的方案，通常需要种植支抗辅助（TAD）。这是更加常见的治疗方案，尤其是要利用正畸治疗改善口内其他天然牙位点的时候。

### 牙髓治疗考量

从牙髓治疗的方面考虑，同样推荐在特定情况下拔除患牙行种植修复。例如：当因为解剖变异或现有的治疗技术无法对根管进行预备时，可以考虑拔除患牙后行种植修复而非根尖手术（图 19-4）。在某些情况下，下颌后牙区进行的牙髓治疗需要采取根尖切除手术，有可能导致中重度的感觉异常。而拔牙后进行种植修复出现感觉异常的风险会更低。

对根裂的患牙行根管治疗后，在行使功能时患牙可能仍然会出现疼痛，最终还是需要拔牙后行种植治疗。如果牙髓治疗完善但在行使功能过程中持续疼痛，再治疗的效果是不可预期的。与其观察其在功能运动的过程中出现疼痛不适的主观感受，倒不如拔除患牙后进行种植治疗。与牙髓再治疗相比，拔牙后行种植修复是一个永久的治疗方案，在行使功能时可消除更多可能出现的疼痛。

一项关于牙髓治疗成功率的 Meta 分析显示：牙髓治疗的 8 年成功率为 90%。然而需要注意的是，牙髓治疗的成功率与文献中种植的"成功率"是不一样的[3,4]。种植成功率通常指的是种植体存留率[5]。如果一颗种植体在口内存留，无论它的健康状况如何，都被认为是"成功的"。然而，在许多牙髓病的研究中，治疗的成功被认为是消除根尖的病理状态。因此，如果同样考虑存留率，牙髓治疗与种植治疗的存留率相当。所以，传统的牙髓治疗仍然是大多数可被修复患牙的治疗选择。

活髓牙的根管治疗成功率高于 93%，而死髓牙的成功率约为 89%[6,7]。较大范围的根尖周损害（>5 mm）会降低传统根管治疗的成功率。有大范围根尖周病变的死髓牙根管治疗的成功率约为 78%。尽管治疗成功率降低，对于有根尖病变的患牙仍然需要进行根管治疗，但是在进行桩核冠修复前应对根管治疗效果进行长达数月的评估（图 19-5）。

如果需要进行根管再治疗，那么就有理由考虑拔除患牙。对存在根尖周病变的患牙（影像上表现在正常范围内）进行根管再治疗，其治疗的成功率约是 65%。所以，更高的再治疗费用促使患者选择拔牙后种植治疗。因此，对于根尖区透射影像超过 5 mm 的死髓牙，如果经过治疗后根尖病损的影像

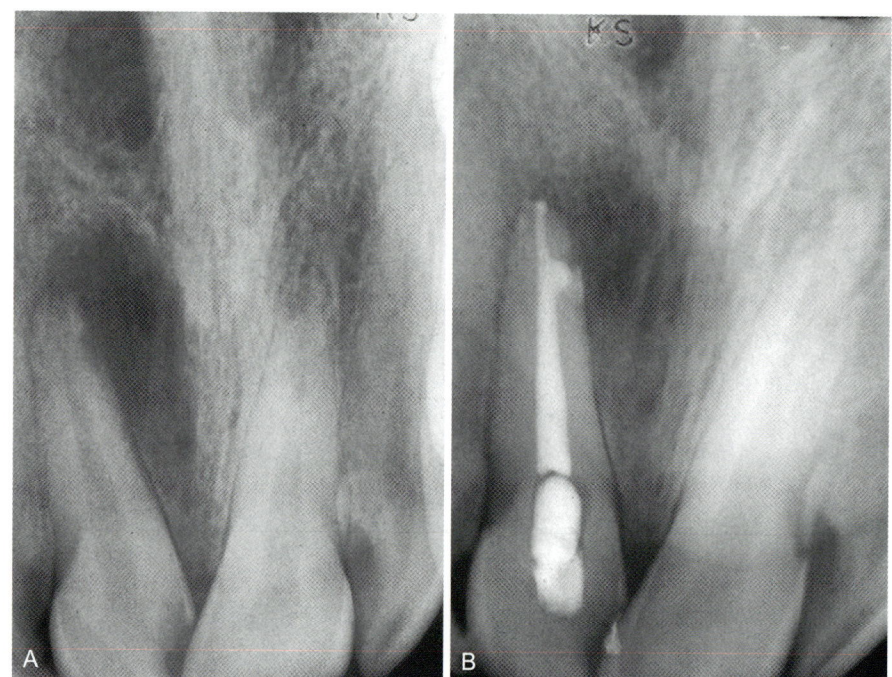

图 19-5　A.根尖片显示的是上颌中切牙根尖存在牙髓来源的病损，直径超过 5 mm。根尖周病变大于 5 mm 的患牙的治愈成功率小于 88%；B.术后，说明牙髓治疗成功，较大的根尖病灶开始消失，如果现在进行修复，失败的风险较小。如果没有成功，可以选择拔除患牙而不是重新治疗，因为重新治疗成功率仅 65%

表现不消失，根尖损害仍然存在或重新出现临床症状，可以考虑拔除患牙。尤其当患牙根尖切除治疗失败后，拔牙就更为合理了[8]。

## 牙周考量

牙列缺损患者需要评估口内余留牙的牙周情况。与以往的修复方式比，在牙周病活动期可能会更加频繁地拔除预后较差的患牙，从而确保最终缺牙区有满足种植体植入及良好预后的充足骨量[9]（图 19-6）。

当牙周病患牙预后不佳或治疗失败造成骨量不足影响种植体植入时，不推荐继续进行牙周治疗。当现有牙根周围骨高度不足时应特别关注，特别是下颌后牙区。牙周治疗失败和牙槽骨持续性吸收会导致在拔除患牙后种植治疗时骨高度不足。在下颌后牙区，进行骨增量以改善骨高度相对于颌骨其他区域的可预期性更小。因此，当下颌神经管上方剩余骨高度在 10 mm 左右时，应考虑对该患牙行可预期的牙周治疗。当治疗效果不可预测时，通常需要拔除患牙（图 19-7）。

根分歧周围的菌斑及细菌是造成根分歧病变的主要原因，炎症的扩大导致根分歧区的骨吸收。在大多数患者中，这种情况会进一步发展为有特定位点的附着丧失。在 60% 的情况下，传统牙周手工器械无法进入第一磨牙的根分歧区[10]。此外，牙髓通过根分歧区的副根管与牙周交通，最终引起牙周 - 牙髓联合病变。在牙髓治疗后根纵裂的发生率更高。因此，患有中重度牙周疾病并涉及磨牙的患者，疾病进一步发展的风险很高。

磨牙的根分歧治疗包括牙根切除术，下颌磨牙远中根的成功率最低（75% 左右）[11, 12]。即使成功了，剩余的牙根也需要牙髓治疗，然后通过桩冠修复，远中牙根可以用种植义齿或固定局部义齿修复（FPD）（图 19-8）。在这种情况下，拔牙后，先进行位点保存，然后种植，这种治疗的可预期性更高。种植修复的费用也可能更低。所以，拔牙后行种植修复治疗这种方案可以替代下颌磨牙的牙根切除术。

上颌磨牙远中根分歧最容易发生根分歧病变，因为此区域直接位于邻接区下方，口腔卫生措施难以施行[13, 14]。当上颌磨牙牙槽骨吸收至根分歧处时，可能会丧失 30% 的牙根支持面积。然而，当上颌磨牙远中颊根被切除，对冠部进行修复就可以恢复近远中向空间，而不需要更多的治疗程序。因此，更加提倡在上颌磨牙远中根分歧病变时采用截根术而不是拔牙后种植治疗。

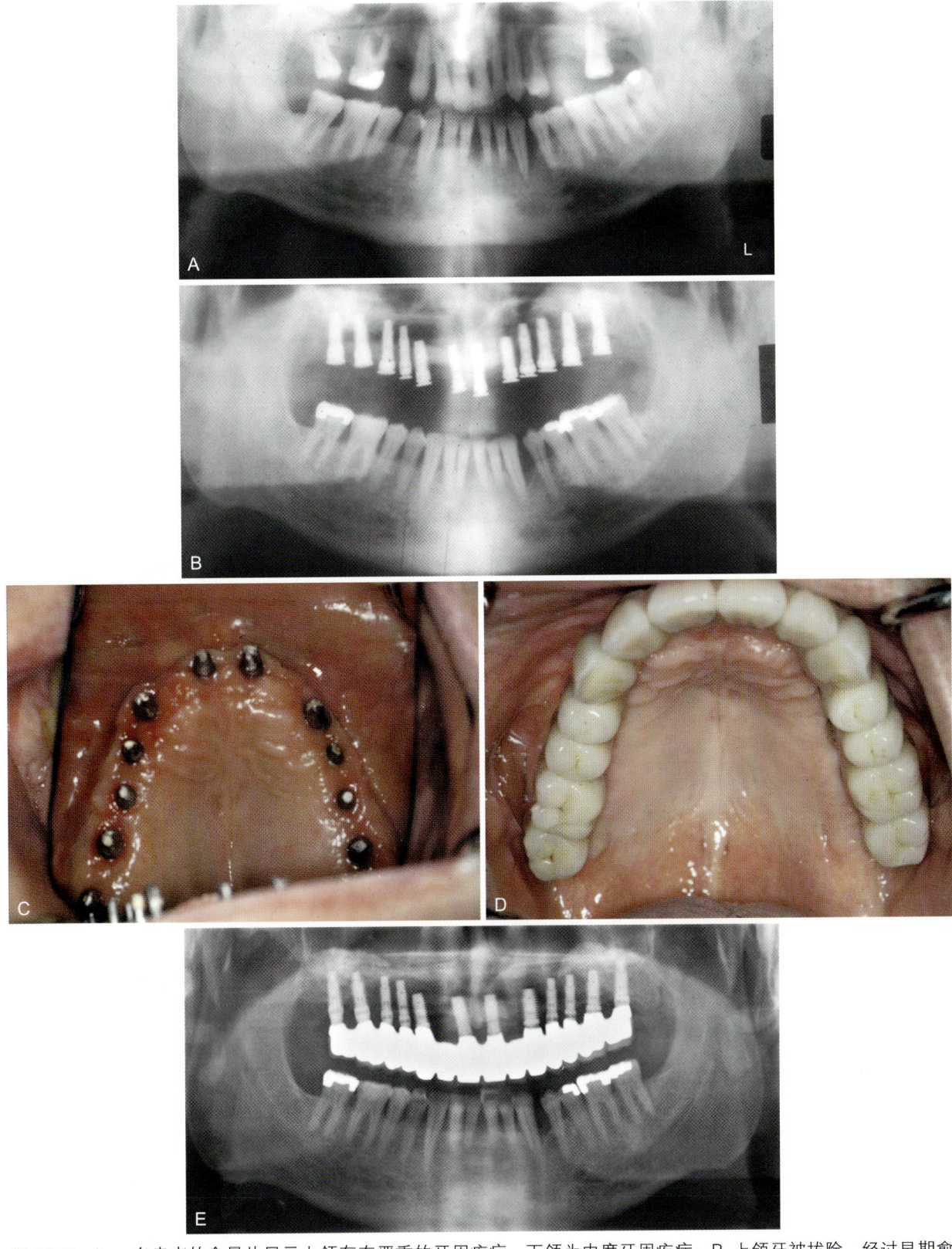

图 19-6 A. 一名患者的全景片显示上颌存在严重的牙周疾病，下颌为中度牙周疾病；B. 上颌牙被拔除，经过早期愈合后植入种植体；C. 在种植体早期愈合后，戴入种植体基台的口内观；D. 全牙弓上颌修复体的口内观；E. 上颌种植修复体 10 年后复查的全景片

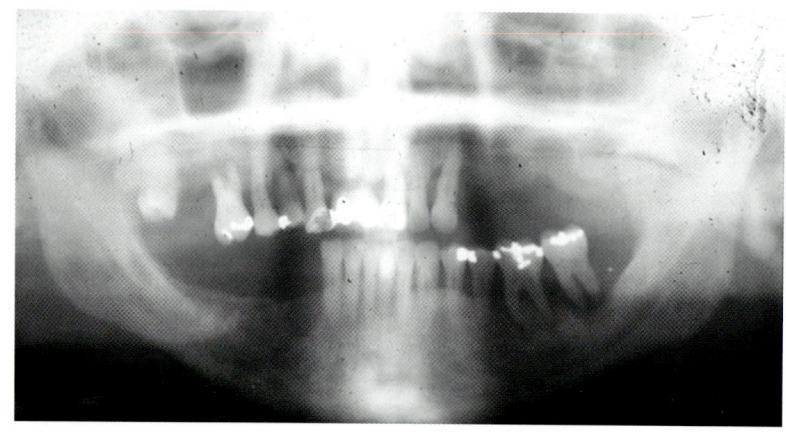

图 19-7 一名患者的全景片显示上下颌第二磨牙严重的牙周疾病。天然牙的牙周预后较差，下颌第二前磨牙和磨牙都应该被拔除，剩余骨量足够植入种植体

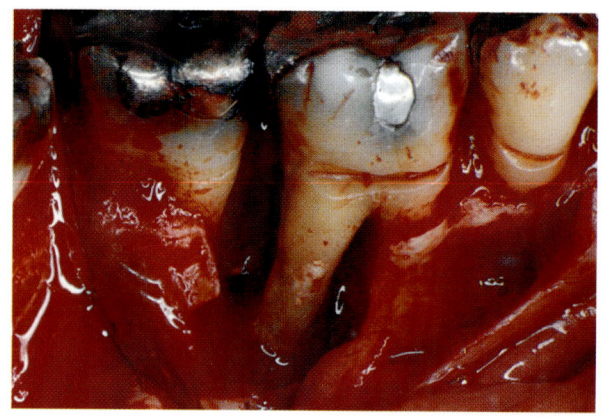

图 19-8 通常，下颌第一磨牙远中根切除术的成功率是 75%，但是即使成功，近中根也需行牙髓治疗、桩冠修复。因此，有时候会选择 1 颗种植体或 1 个三单位的固定桥修复远中根部位。但是，即使包括骨移植，拔除患牙后再进行种植修复的成本更低

| 框图 19-1 | 天然牙拔除或保留的 0、5 和 10 年原则[12] |
|---|---|
| 预后 | 方案 |
| >10 年 | 保留天然牙并修复 |
| 5~10 年 | 用单个种植体进行修复。如果修复区域包括天然牙和种植修复体，可以在天然牙两侧各放置 1 颗种植体，在天然牙上放置顶盖，将种植体与牙齿连成一整体 |
| <5 年 | 拔除牙齿的同时植骨并考虑种植修复 |

当上颌磨牙牙根较短或存在多处根分歧病变时，截根术或者功能性的冠延长会影响到基牙的支持或是导致更多的根分歧病变。此时，与拔牙后的种植修复相比，牙髓治疗、桩核修复和功能性冠延长的预后较差。另外，传统治疗方案的费用是种植修复治疗的 2 倍左右。

有时，成功的牙周治疗伴随着较差的美学效果。在这种情况下，种植修复可以获得更好的美学效果（图 19-9）。但是，在非美学区，即使牙周治疗带来了更差的美学效果，在该区域拔牙也应更为慎重。

近几年，传统保存牙齿方式的费用在增加。难以预期的牙周治疗费用很可能导致患者难以负担后续预期性更好的种植治疗。目前，美国多根牙的牙髓治疗费用接近于种植治疗；在行功能性冠延长后，仍需要牙髓治疗，整体费用就会高于拔牙和种植修复的费用。因此，在决定是拔除患牙还是治疗患牙时，也需要考虑费用问题。天然磨牙需要牙髓治疗、牙根切除、桩核修复等，然而在牙根支持面积不足的情况下可能难以实行上述治疗。在这些情况下，拔牙后种植治疗更加经济而且治疗的长期预后更好。

需要注意的是，拔除预后良好的天然牙是不推荐的（需要或不需要牙髓和牙周治疗）[15]。种植治疗的成功率也不是 100%，种植修复体不能替代预后较好或一般的天然牙。

## 0、5、10 年原则

医生通过广泛应用的修复体、牙周情况和牙髓指数来评估天然牙的健康状况。评估结束后，医生对天然牙使用的寿命有了一定的了解并且按照 0、5、10 年的原则决定是拔除还是保留患牙[16]。框图 19-1 总结了天然牙拔除或保留的原则。如果天然牙的预后较好且留存时间能超过 10 年，那么治疗过程中就应尽力保留天然牙。如果毗邻缺牙区，是否将其作为基牙还需要更多的信息。但是，对于牙列缺损的患者来说，支持拔牙的情况很少。

如果天然牙预计留存时间是 5~10 年（经过必

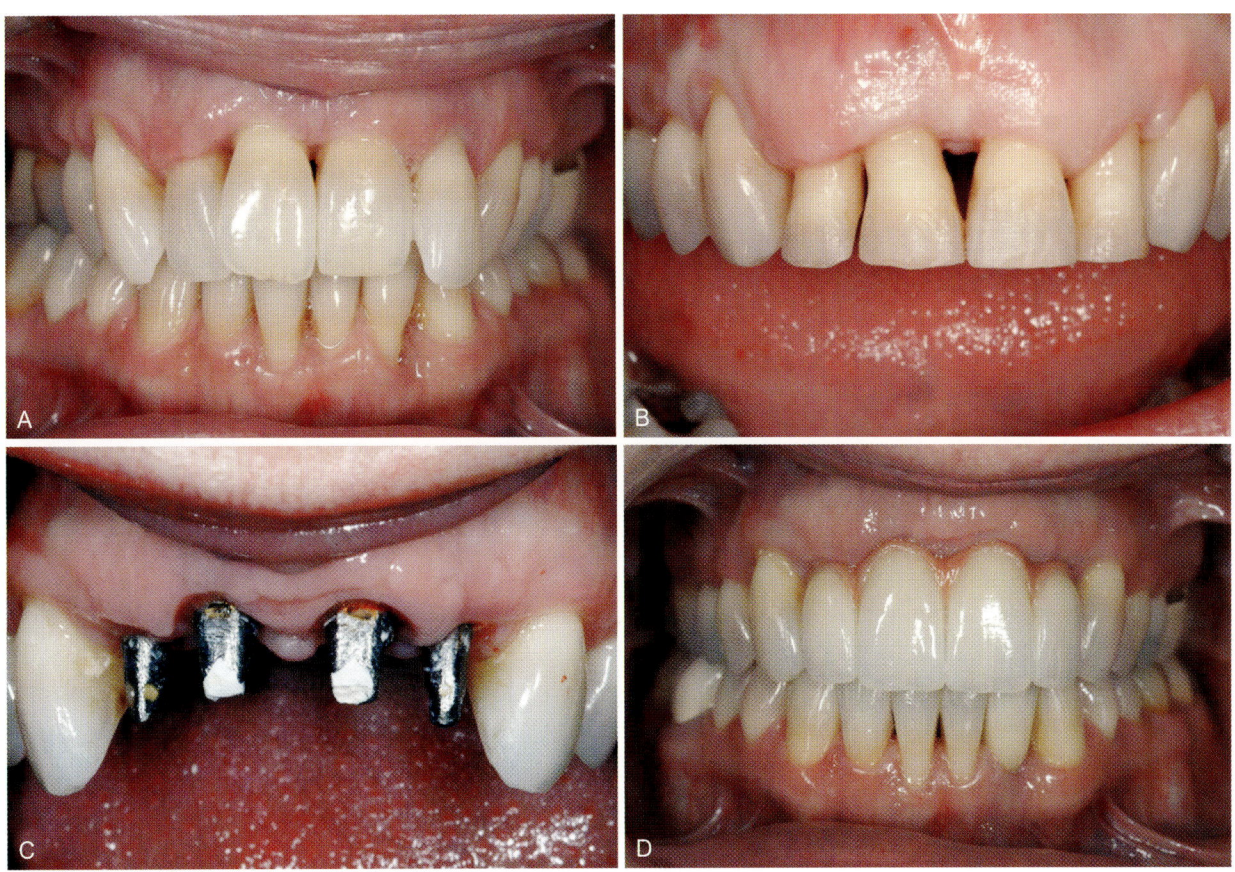

图 19-9　A.因牙周病导致中度骨吸收的术前口内像；B.通过牙周手术和正畸成功治疗了该患者，但是取得的美学效果较差；C.上颌 4 颗前牙被拔除并进行了植骨和种植手术；D.最终修复的美学效果明显好于初始状态

要的牙周、牙髓、修复治疗），该患牙应当保留。如果该患牙毗邻缺牙区，建议行单颗种植体修复。如果缺牙区的单颗修复体无法得到足够的种植体支持，那应该在天然牙周围尽可能多地植入种植体，甚至可以拔除这颗牙齿从而避免种植修复体受到影响。例如：在有 5~10 年预留期的天然牙上放置顶帽，在最终的修复体中成为"活的"桥体，与两侧相邻的种植体相连。无论这颗牙是否存在，并不会影响修复体。通过这种方法，将来可以拆除修复体并拔除患牙（必要时），对于修复体来说维持了现状[17]。

当牙齿的顶帽与种植体相连，顶帽的就位方向应设计为与固定修复体就位方向不同，然后用永久高强度粘接剂粘固。种植固定修复体常常使用软质粘接剂或临时粘接剂粘固，因此固定修复体的脱位的方向与天然牙的顶帽不同。在移除固定修复体的同时，允许顶帽仍粘接在天然牙上。在预备天然牙的顶帽时，常常需要磨除一些牙体组织以防止制作的修复体过大，有时甚至需要做牙髓治疗[19]。

如果天然牙的预留时间短于 5 年（甚至经过治疗后），建议考虑拔除后进行种植修复。因此，制订最终治疗计划需要被推迟到拔牙后。例如：CT 扫描、研究模型、治疗性修复体、骨增量（除了拔牙位点保存）等都被推迟至拔牙窝早期愈合后，经过这段时间，口内条件会改善。这样的治疗方案往往更快、更简单。与尝试保留一颗在 5~10 年后有问题的天然牙相比，这种治疗方案的费用会更低，尤其当该患牙毗邻缺牙区时。

## 临床案例

如果患者的口腔卫生条件较差，磨牙根分歧病变 Ⅱ 或 Ⅲ 级，该患牙会被归类为 0~5 年组，此时需要考虑拔牙。特别是当同一象限内其他牙齿缺失或无保留价值，或是从牙槽嵴到颌骨解剖标记点的距离为 8~10 mm 时，更应该考虑将患牙拔除[12,13,18]。

Ⅰ级根分歧病变的下颌磨牙，常常被归于 5~10 年预后组。然而，存在根分歧病变的上颌磨牙的风险更高，未经过治疗的患牙，即使是 Ⅰ 度根分歧病变，5 年内的缺失率也达到了 33%[14]。相同时间内，下颌磨牙的缺失率是 20%。因此，即便是 Ⅰ 度根分歧病变，必要时也需要侵入性治疗和保持良好的口腔卫生，尤其当该患牙需要进行大面积修复时。

如果修复后可能发生结构上的失败（龋坏或创伤）并且需要接受牙髓治疗、功能性冠延长、桩核修复的患牙，即可被归类为0~5年组。当患龋率较高尤其口腔卫生状况较差时，并且口内多颗修复体失败，建议拔除这些患牙。

已做过牙髓治疗的患牙，根尖区病损直径超过5 mm（仍在治疗范围内），可以考虑拔除患牙。某些在影像学上表现为成功的牙髓治疗，如果在功能运动过程中出现疼痛症状，很可能发生了根裂，可被归类为0~5年预后组。

医生应谨慎评估缺牙区周围的天然牙，如果天然牙距离将来的种植位点较远，那么天然牙影响种植修复以及改变该种植位点治疗程序的可能性不大。然而，种植体周围相邻天然牙的治疗失败，会影响到相邻种植体（不管失败与否），从而导致修复时间推迟和并发症的出现。因此，如果评估者不能确定天然牙的预后是在0~5年还是5~10年，与种植位点相邻的天然牙应按较差的预后来考虑。

## 综合评估

对口内余留牙的评估应在制订最终修复方案之前。应当评估口颌系统的异常状态，必要时进行治疗。治疗可以在种植之前或同时进行。种植体周围天然牙的修复方案是综合治疗的一个重要组成部分。

在种植手术之前，并不强求口内余留天然牙与颌弓的关系是完善的。然而，至少在植入种植体前，要对口内余留牙进行明确诊断并且制订详细的治疗计划。其目标是明确并在正常范围内恢复口内余留牙的修复参数。首先，需要确定牙齿在牙弓中的正确位置，即便完成整个治疗计划需要持续数年的时间，至少在每个阶段的目标要一致。然而，通常情况下，修复医生会假定患者希望接受最便宜或最快的治疗，或者在牙科医疗保险范围内治疗，其产生的后果是在一次治疗时间内，只能恢复1~2颗牙，使修复体与患者目前的口颌情况相适应。但随着时间的推移，患者的口腔状况并不会改善，反而会更糟糕。所以，患者进行原有的功能活动数十年后，整体牙列的状况会比开始时更糟糕。尽管一次性恢复全口正确的咬合关系更为简单，但只要每个步骤都按照预先制订的治疗计划进行，一次只治疗一颗牙也能获得相似的治疗效果。

框图 19-2 综合评估：治疗顺序

上颌前牙位置
咬合垂直距离
下颌切牙切缘位置
上颌𬌗平面
下颌𬌗平面

种植修复前对患者的综合评估与传统牙科学类似，当医生首次对患者的修复需求进行评估时，不管患者目前的口腔状况如何，都需要一个有序的步骤，换句话说，无论患者是完整牙列还是无牙颌，在医生进行长期专业指导和必要治疗后，持续的维护是很有帮助的。

在计划实施前要对余留牙的五个基本要素进行有序评估以及必要的治疗。这些要素包括：上颌前牙位置，现有咬合垂直距离（OVD），下颌切牙切缘位置，上颌𬌗平面和下颌𬌗平面[16]（框图19-2）。这些要素应在牙列缺损患者的早期临床检查和诊断模型测量时进行评估（模型也可以用于诊断蜡型步骤）。

## 上颌前牙位置

首先对余留的上颌前牙位置进行评估，大多数情况下这些天然牙的位置和切缘位置都比较理想，但是，如果因为某些原因致使它们的位置不理想，可以考虑进行正畸或者修复治疗。由此可见，评估并不是针对牙齿的色泽和形态这些表面情况进行的，而是对牙齿位置的彻底检查，如果上颌切牙切缘在水平向或垂直向有所改变，口颌系统的其他四个要素也需进行相应的改变。

上颌前牙唇侧位置首先由处于休息状态唇的位置来决定，最初通过其对上唇的支持以及与面部的协调关系，特别是通过与鼻的关系以及人中在面中线的明显程度来评估[19-21]。作眶耳平面（经过左侧眶下缘最低点和颅骨双侧外耳道最高点的平面）的垂直线与下唇接触，上唇通常在该垂线前1~2 mm，颏部在该垂线后1~2 mm（在正确的垂直高度下）（图19-10）。

当牙齿过于唇倾，唇的垂直位置则被抬高，同样，如果上颌前牙过于腭倾，唇的位置则会变低或变长。如果要改变上颌前牙唇侧位置或水平向位置可以通过正畸治疗，甚至在有些情况下通过修复或

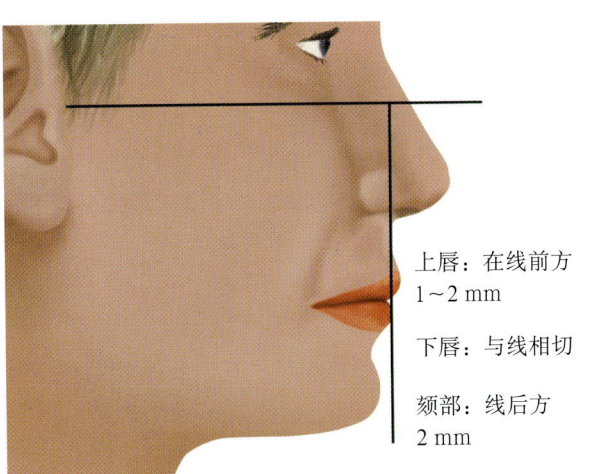

图 19-10 牙齿的唇侧位置是与上唇支持的首要因素，将通过鼻下点并与 Frankfort 平面相垂直的一条线作为基准线，上唇应该位于该线之前 1~2 mm，下唇应该与该线相切，颏部应在该线后 2 mm

上唇：在线前方 1~2 mm
下唇：与线相切
颏部：线后方 2 mm

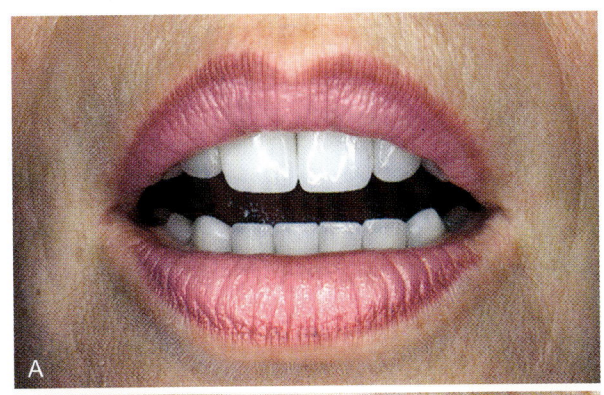
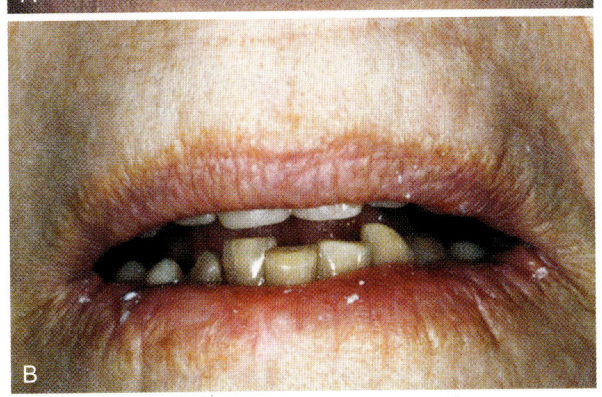

图 19-11 A. 对于上颌前牙垂直位置的评估，它的理想位置是由唇处于休息位时的尖牙状况来决定：连接两尖牙牙尖构成一条水平线，中切牙超过此线 1~2 mm；B 该位置相对恒定（变化范围不会超过 1 mm），不会随患者年龄和性别而发生改变

者外科手段联合或不联合正畸来进行治疗。

另外一种方法是可以通过增加上颌骨前端的厚度，从而增加了休息状态唇缘下的前牙暴露量。增加的牙槽嵴厚度扩大了唇的突度，并抬高了唇红缘的位置。所以，牙冠并没有变长，但是唇红缘的位置更高了。此外，采用自体骨增宽牙槽嵴及种植修复体而不是固定桥来恢复缺失牙，能更进一步维持这种状态。因为上唇垂直向的皱纹减少了，丰满的上唇也使患者看起来更加年轻。

无牙颌患者，嘴唇失去牙列唇侧突度的支撑，制订固定修复计划之前需要评估患者上唇的位置。当已确定固定义齿修复计划后，为了美观而需要唇侧突度支撑上唇，此时可能需要 onlay 植骨（HA，自体骨，同种异体骨），结缔组织移植来增加唇侧组织的厚度，支持上唇至理想的位置。

当上颌前牙唇侧位置被接受之后，需要评估的第二项是上颌前牙的垂直向位置与休息状态下上唇的关系[22]，上颌尖牙是决定这个位置的关键因素[23]，Misch 认为无论患者年龄、性别，处于休息位时，上颌尖牙的尖端常位于唇下 ±1 mm（图 19-11），两侧尖牙尖端的连线应该与地平线平行，中切牙应位于尖牙连线下 1~2 mm。

上颌中切牙的位置与上唇以及患者的年龄有关（变化范围可达 8 mm）。相对于尖牙位置（变化范围为 3 mm），中切牙位置更加多变[23]。一些女性患者上唇的唇弓在中央区升高数毫米，这在其他患者中很罕见。在不考虑患者年龄的前提下，唇弓越高，中切牙暴露量越大。男性患者很少见到较高的唇弓。因此，男性患者的中切牙切缘与上唇的位置关系更加稳定。尖牙位于口角区，并不受中线区唇弓的影响。因此，尖牙的位置更加稳定。无论患者的性别如何，在 30~60 岁患者中，尖牙通常与在休息状态下的上唇位置相一致。

在修复口内其他区域前应首先确认上颌前牙的位置，否则会对其他环节产生负面影响（例如：咬合垂直距离、下颌前牙位置、后牙𬌗平面）。佩戴上颌全口义齿的患者，上颌前牙的位置通常是不正确的。由于上颌骨前部的骨吸收，根据其骨吸收模式，义齿向根方和向后转变。

上下颌弓关系通常受到牙槽嵴吸收模式的影响。在上颌，牙槽嵴前、后部分在牙缺失后都朝向腭侧吸收[24]。若干年后，牙槽嵴的宽度减少 40%，这主要发生于唇侧骨板的吸收。所以，种植体通常植入到原来切牙偏腭侧的位置。最终的修复体为了美学的需要，向唇侧过度延伸，使切端 2/3 位于理想的位置，这就使种植体产生了悬臂梁。在上颌，更容易受到这种情况的影响，这是因为切端的位置在美学区是固定的，它是根据美学、发音、唇的位置和咬合关系来确定的。上颌前牙区形成悬臂梁的牙冠需要更多的联合固定在一起,增加在最远端和最前端种植体间的 A-P 距离,以此来抵抗上颌前部种植体增加的侧向力和力矩,尤其是在下颌做非正中运动时。

上颌前牙区修复体的垂直向和水平向位置的评估要先于颌弓的其他部分,包括垂直咬合距离(OVD)。如果患者的上颌前牙发生了明显的错位,医生需要进一步进行诊断研究,例如通过头影测量检查上颌和颅底的位置关系。患者很可能存在不理想的骨性关系(上颌过长或过短)。如果上颌前牙由于某些原因其位置不理想,可以通过正畸、正颌手术或修复的方式来处理。当上颌前牙的位点达到理想的状态时,此时考虑的下一个修复步骤是评估 OVD 或上颌𬌗平面。

## 现有的咬合垂直距离

为了确定下颌前牙的位置以及上、下颌冠高空间(CHS),所有涉及咬合垂直距离(OVD)的内容都应记录下来。在种植修复治疗的早期就应该对患者现有的 OVD 进行评估,任何改变都会对整个治疗过程产生重大影响。OVD 的任何一个改变至少需要一整个单颌牙弓的重建,影响 CHS 并因此影响种植体的数量、型号、位点及植入角度。

垂直咬合距离(OVD)被定义为当咬合接触时,两点间的距离(一点位于上颌,另一点正好位于其下方的下颌)[25]。该距离的确定不能仅靠诊断模型,还应对患者进行临床评估。

在没有临床症状的情况下垂直咬合距离(OVD)可能是一个范围,因此 OVD 的确定过程并不是很精确[26, 27]。人们一度认为 OVD 是很精确的,并在人的一生中保持稳定。然而,这个位置在有牙或在牙齿缺失后并非恒定不变。长期的研究结果表明,OVD 并不是一个恒定值,无论患者有牙或是牙列缺损还是无牙颌,在没有临床症状的情况下,随着时间的推移,OVD 不断降低。全口义齿患者佩戴义齿的时间通常在 10 年以上,期间 OVD 减少 10 mm 甚至更多,但是患者并没有表现出任何的不适。

OVD 可能会永久改变,但并不伴有疼痛或功能紊乱,尤其是当盘髁复合体处于健康的状态下。然而,这并不意味着 OVD 的改变没有任何后果,OVD 的改变会影响颏部相对于面部的位置关系,影响面容和 CHS。因此,它可能会影响修复体的生物力学支持系统。另外,上下颌骨的水平位置关系会随 OVD 的改变而改变。因此,OVD 的任何改变都会影响前牙切导、功能范围和面部的美学[28]。

OVD 对牙齿(种植体)负荷最重要的作用体现在对前牙切导生物力学方面的影响,OVD 越短,下颌骨越容易向前旋转,越容易出现安氏Ⅲ类关系(图 19-12)。最初为安氏Ⅰ类关系的磨牙症患者很可能会逐步发展为伴有垂直距离降低的对刃𬌗(图 19-13)。因为这种患者丧失了前牙切导,持续存在的磨牙症将使前后牙迅速发生磨耗。因此,对于任何口颌系统的重建,首要的目标是恢复咬合垂直距离和前牙切导。

对骨性Ⅱ类2分类的患者,OVD 越短,切导斜度越大,前牙覆𬌗越深。当 OVD 被打开,前牙区可能失去咬合接触。因此,用正畸或重新排列下颌前牙的方式来恢复切导很有必要。在下颌非正中运动中,前牙的引导对维持切导以减少后牙𬌗干扰至关重要。

增大覆𬌗会增加前牙受力(或种植体)。因此,在安氏Ⅱ类2分类患者,应当增加 OVD。增大 OVD 对于切导产生相反的作用。一般而言,对于有牙的患者,降低 OVD 比抬高 OVD 更加危险,因为降低 OVD 会导致下颌过度旋转前伸,在正中咬合时使下颌前牙位置相对于上颌前牙过度唇向移动,两者间距离更近。

全口无牙颌患者进行种植义齿修复时,OVD 任何方向的改变都会影响义齿的生物力学特性。过大的 OVD 会减小切导斜度,导致双侧平衡咬合时,

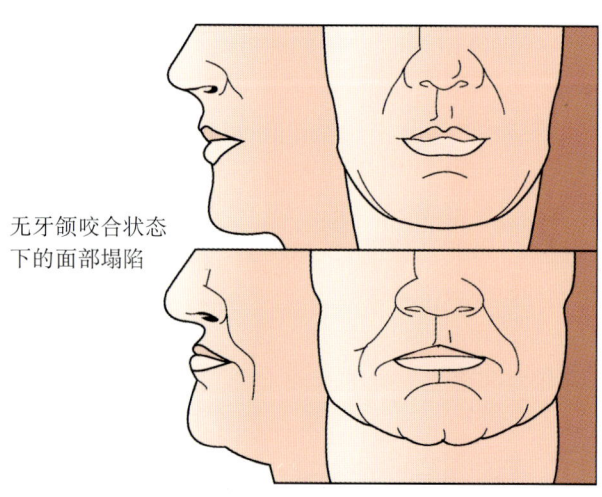

无牙颌咬合状态下的面部塌陷

图 19-12 OVD 变小(下图)使下颌骨相对于初始位置(上图)过度旋转前伸

牙齿或种植体的负荷角度有关。义齿结构的需求与拟修复天然牙的尺寸相关，当维持生物学宽度或 CHS 时，会改变生物力学特性。

## 评估咬合垂直距离（OVD）的方法

在传统修复中，有一系列技术用于确定 OVD。客观的方法为面部测量法，主观的方法依赖美学、颌弓休息位和最小发音空间来评估。对于确定 OVD 的理想方法并没有统一意见，所以 OVD 的确定一方面来源于艺术，另一方面来源于科学。但是 OVD 至关重要，应该在确定了 OVD 之后再确定最终治疗方案。

确定 OVD 的主观方法包括：利用下颌休息位时的颌间距离和利用发"s"音时的发音间隙[29, 30]。Niswonger 提倡使用颌间距离（息止间隙）的方法，它是通过假定患者下颌放松时处于同一个生理性休息位时获得的[27]。然后用测量获取的面下 1/3 的距离减去 3 mm 就可得到 OVD 值。有两个发现与此方法相矛盾。首先，同一个患者的息止间隙是不断变化的，它与头位、精神状态、牙齿缺失情况、功能紊乱与否，以及记录的时间有关（早晨会更大些）。其次，不同患者的休息位颌间距离从 3~10 mm 大小不等。对某位特定患者而言，通过生理休息位的面下 1/3 的距离减去息止间隙所得到的 OVD 值是不准确的。因此，通过生理休息位来评估 OVD 的方法并非首选。然而，一旦确定了 OVD，就应该对它进行评估以确保下颌处于休息位时存在息止间隙。

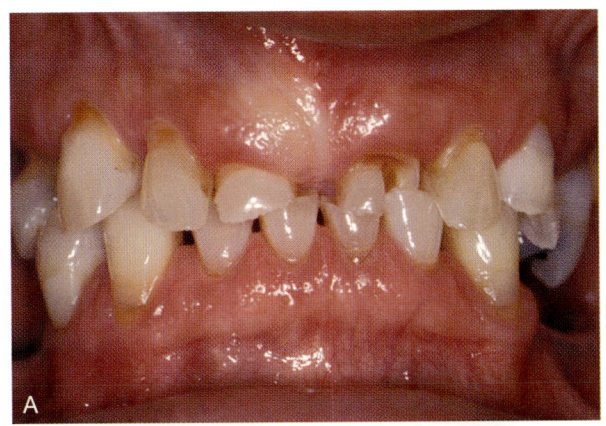

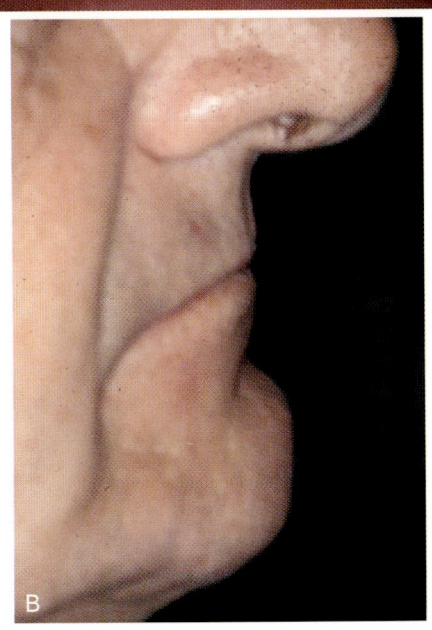

图 19-13  A. 一位磨牙症患者的前牙磨耗，最终发展成切对切的对刃咬合关系，并且 OVD 下降。OVD 下降的越多，下颌前伸的趋势越明显；B. 同一名患者，OVD 下降使得颏部位于唇的前方

Silverman 认为当发"s"音时颌间大约有 1 mm 的间隙[31]。Pound 将这个理论进一步发展，将该间隙用来确定进行全口义齿修复时颌骨间的正中与垂直位置关系[32, 33]。尽管这个观点被接受了，但并不能重现患者原来的 OVD。患者佩戴同一副义齿的时间通常超过 14 年，期间 OVD 可能会在原来的基础上降低至少 10 mm，但是所有的这些患者都能够利用尚存的义齿正确发出"Mississippi"音，如果发音与原始 OVD 有关，那这些患者就不能在垂直高度降低超过 11 mm 以后还能正确发出"s"音。如果要发出正确的"s"音，上下颌牙齿间需要分开约 1 mm。因此，利用发音间隙并非是唯一确定 OVD 的方法。在确定了 OVD 后，应该观察发音间隙，在发"s"音时上下牙齿不应该有接触，有时可能需要几周的调整期去建立此标准。因此，有时为了避免最终修复体的更改，应该通过过渡修复体

下颌非正中运动会使后口腔种植体的受力增加，减小 OVD 会使下颌非正中运动时前牙种植体的受力增加。在某些情况下，改变 OVD 会使下颌骨的水平位置发生变化，从而影响发"s"音。

排除人为的干扰因素，自然情况下 OVD 不会过大，通常它都会在临床可接受的范围之内或略有缩短。因此，修复医生经常要决定是否要增加 OVD。换而言之，如果一名患者在现有 OVD 下无颞下颌关节（TMJ）症状，应该对现有的 OVD 进行评估，而不必刻意维持。

根据 Kois 和 Phillips 的研究，促使 OVD 改变的三要素：①美学；②功能；③义齿结构的需要[28]。美学与 OVD 中的切缘位置、面部协调、颏部的位置及𬌗平面有关。功能与尖牙的位置、切导、

来评估这个位置。

Kois 指出，对于没有经验的口腔医学生来说，依靠美学的主观方法建立 OVD 是很困难的。所以，在最初讲解如何确定 OVD 时，该方法很少被提及[28]。但是，有经验的临床医生还是很多用这个方法来评估 OVD。

在上颌切牙切缘的位置确定之后，通常 OVD 都会影响面部的美学。面部距离是客观存在的（因为它们可以测量出来），并且与个体理想的面部美学直接相关，不管医生的经验是否丰富，都可以很简单地对面部距离进行评估[34-42]。通常使用这种客观的方法评估现有的 OVD 或是在修复重建过程中建立的不同 OVD。此外，评估可以直接进行而不需要额外的诊断测试。

面部的测量可以追溯到古代，根据柏拉图和毕达哥拉斯的描述，当时的雕塑家和数学家都推崇面部和身体的黄金比例。依据黄金比例，长宽比应该是1∶0.618。根据观察，各种生物都符合这一比例。建筑比例通常也采用黄金比例，并认为这样更具美感，可以吸引人们关注的目光[35-37]。达·芬奇通过对面部的大量观察研究，提出了他称之的"神圣比例"[39]，他观察到颏部至鼻底间的距离（OVD）与以下距离相一致：①发际线至眉间；②耳朵的高度；③眉峰至鼻底的距离。这三者均与面长的 1/3 相等。

许多专家包括整形外科医生、颌面外科医生、艺术家、正畸医生和殡葬师一般都通过面部测量法来确定 OVD，Misch 通过文献回顾，发现了许多与 OVD 相关的资料[40, 41]：

1. 两侧瞳孔间的水平距离。
2. 一侧眼外眦到另一侧内眦的水平距离。
3. 单眼水平长度的 2 倍。
4. 两眼内眦水平距离的 2 倍。
5. 眼外眦至耳朵的水平距离。
6. 两侧口角间的水平距离。
7. 眼外眦至同侧口角的垂直距离。
8. 眼眉至鼻翼的垂直距离。
9. 中线上鼻子的垂直长度[从眉间点至鼻小柱（鼻下点）]。
10. 发迹线至眉间的垂直距离。
11. 耳朵的垂直高度。
12. 当手伸平时，相邻示指尖与拇指尖之间的垂直距离（图 19-14）。

这些方法的测量结果并不完全一致，但当面部比例协调时，测量结果通常仅相差数毫米（耳朵的垂直高度除外），这些测量结果的平均值可以用来评估现有的 OVD。Misch 的一项临床研究表明，OVD 通常稍大于面部的实际测量值（男性较女性明显），很少出现偏小的情况[41]。令人满意的美学主观标准应在面部各部分比例协调的基础上确定。

上、下颌骨的位置关系影响 OVD，从而影响美学效果。OVD 越小，越容易形成安氏Ⅲ类关系；OVD 越大，越容易形成安氏Ⅱ类关系。上颌前牙位置的确定对于修复重建的美学标准而言是至关重

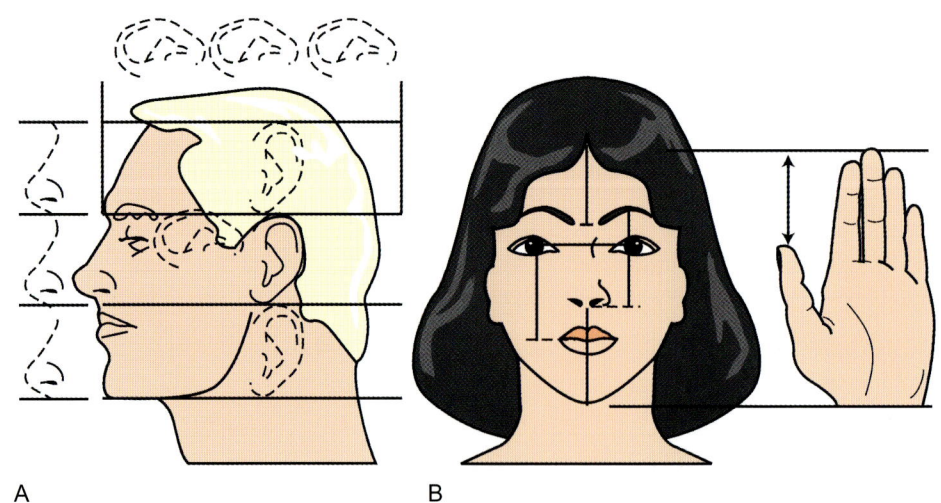

图 19-14　A. 最初是通过较客观的方式评估 OVD，将现有的 OVD 与面部距离进行对比，达·芬奇按照以下方式描述了面部的神圣比例：颏部到鼻底、发际到眉间及耳朵的高度均等于面长的 1/3。眼外眦与耳之间的距离与耳的高度和面 1/3 的高度相等；B. 面长（发际线至颏部）与手长相等，鼻底至颏部的长度与手伸直时相邻拇指尖到示指尖的垂直距离相等

要的第一步。为了美学效果，改变 OVD 很少会涉及上颌牙齿的位置。例如：为了使颏隆突过大的患者的下颌看起来更和谐，就要适当地增加 OVD。

有文献报道，利用放射学方法也可以确定一个客观的 OVD，通过头影测量可以发现严重的颌骨发育过度或发育不足，这些情况有上颌骨垂直向发育过度、上颌骨垂直向发育不足、下颌垂直向发育过度（长下巴）、下颌骨垂直向发育不足（短下巴）、或者是开𬌗或安氏Ⅱ类 2 分类（深覆𬌗）。对患者进行正畸治疗前应通过 X 线头颅侧位片来评估 OVD（眉间 - 鼻下，鼻下 - 颏部），对无牙颌患者也可以采用同样的方法[43, 44]。

即使 OVD 满足了修复重建的美学需要，在某些情况下，仍需对 OVD 稍加改变。例如：通过改变 OVD 来改善前牙种植体的受力方向，另外，有些情况下，下颌前牙种植修复体的切缘过于靠唇侧，增加 OVD 可以使它们更容易修复。因此，由于 OVD 并不是一个精确值，在有限的范围内适当的改变 OVD 是有益的。

### 综合症状

当患者上颌佩戴全口义齿、下颌牙列缺损，在修复治疗前评估 OVD 是非常重要的，特别是当下后牙游离缺失（肯氏Ⅰ类）且并未使用可摘义齿修复时。在这种情况下，如果 OVD 在正常范围之内，Kelly 综合征会很明显地表现出来[45]。其临床表现有：①上颌切牙区从理想位置向上向后旋转；②下颌前牙过萌越过下颌𬌗平面；③上颌𬌗平面在前牙区向根方倾斜，后牙区𬌗向倾斜；④上颌结节过大，占据了部分下颌修复空间；⑤上颌腭侧软组织增生；⑥前颌骨区软组织动度增加。另外，由于下颌后牙区缺牙时间较长，颌骨吸收明显，使得该区无法容纳种植体（图 19-15）。

合理的上颌切缘位置和 OVD 对这些患者来说至关重要，因为下颌切牙的过萌会超过上颌𬌗平面，萌出常常伴随着牙槽骨的抬升，为了使上颌切牙处于理想的位置，下颌前牙应该重置于合理的切牙平面，下颌牙弓在进行修复前常常需要正畸治疗（种植支抗）的干预或行牙髓治疗后截冠和冠延长术从而获得持久的美学修复体。有时，下颌切牙在正畸治疗后或冠延长术后牙根就会显得相对过短而很难判断其长期预后。在这种情况下，可以考虑拔除下颌前牙进行牙槽骨修整 + 种植修复。

当拔牙后牙弓形态呈卵圆形或尖圆形时，5 颗

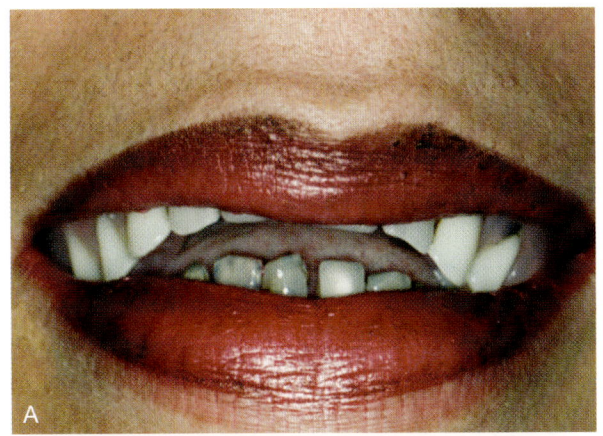

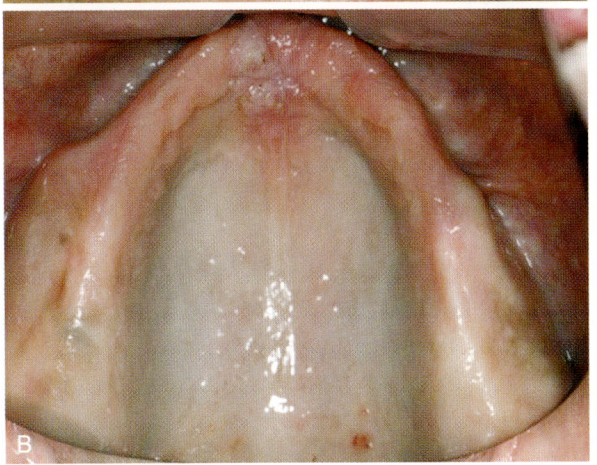

图 19-15　A. 当上颌义齿的对颌在前牙区是天然牙而后牙区没有局部义齿修复，就会出现一些并发症，下颌前牙过萌，上颌义齿前牙区上升，后牙区下降；B. 上颌前部骨吸收，上颌结节扩大

种植体足以支撑全牙弓修复体，因此修复可以替代因过萌而拔除的牙齿，也可以用来替代缺失的后牙。这通常非常有用，因为长期的无牙颌状态会导致骨组织的吸收，骨量不足。因此，这种方式可以避免在下颌后牙区行植骨术后再行种植体支持的固定修复。

### 下颌切缘位置

在上颌切缘和 OVD 调整到可被临床接受后，应该对下颌前牙的位置进行评估。当天然牙尚存或准备在前牙区设计牙支持式固定修复体时，在理想的 OVD 位置，下颌前牙应该与上颌前牙舌侧有接触[46]。在上、下颌的覆盖义齿、种植义齿，或上颌全口义齿，正中咬合时前牙区不应该设计咬合接触[47]。上颌前牙的覆𬌗通常在 5 mm 以内，当上、下颌前牙区都是种植义齿时，覆𬌗应当降低至 3~4 mm（图 19-16）。

切导斜度由下颌运动时上下颌前牙的接触面积决定[25]。切导斜度是在最大牙尖交错𬌗（MI）时的𬌗平面与在正中矢状面内上下中切牙切点相连直线所形成的。这使得在下颌前伸运动中后牙脱离接触，这应该比盘髁复合体更陡峭（Christensen现象）。因此，任何设计好的修复体和相关的补偿曲线应该在这个范围内变化。如果不这样的话，上下颌弓的位置关系可能会处在不正常的范围内（如：安氏Ⅱ类1分类患者），并且在下颌运动时后牙区出现咬合接触。在这些条件下，运动过程中咬肌和颞肌不会减小它们的收缩力（正常情况下，前伸运动前牙接触时出现），强大的咀嚼肌不断地收缩会加大整个口颌系统的受力。

在下颌无牙颌设计悬臂梁可以纠正骨性Ⅱ类1分类患者的𬌗关系。在骨性Ⅰ类和骨性Ⅱ类患者，上颌前牙同样支持休息状态下的下唇。在传统的下颌全口义齿，为了保证义齿的稳定性，义齿的延伸范围不会超过颌骨的解剖支持和上下嘴唇的中间区。然而，对于种植义齿来说，修复体应当处于具有更加理想的美学和功能的位置[16]。

安氏Ⅱ类患者下颌前牙区的悬臂梁需要建立在足够的种植体数量和种植体间A-P距离的基础上。为了抵抗前牙区悬臂梁所产生的不利效应，治疗计划应该通过增加种植体的表面积（数目，尺寸，种植体设计）来增加种植体的支持或设计种植体位点来增大A-P距离。在这种病例里，使用为了防止食物嵌塞而设计的RP-4修复体在日常的维护方面要优于FP-3修复体。

全口无牙颌的患者上颌骨朝向腭侧吸收，下颌骨在相当长的时间内由于OVD的降低，前牙区发生旋转，该类患者的头影测量片类似于安氏Ⅲ类患者。然而，这类患者的下颌运动并不像安氏Ⅲ类患者那样（在发生咀嚼和口腔副功能运动时主要是垂直方向的运动，几乎没有前伸咬合运动）。相反，他们的下颌表现出在各个方向的运动，对于上颌修复体产生明显的侧向作用力，为了获得类似于安氏Ⅰ类的美学修复体，就会对种植体产生悬臂梁作用力。因此，在上颌建议使用更多的联合固定种植修复体并获得最大的A-P距离。这通常需要进行上颌窦提升并在第一磨牙或第二磨牙区植入种植体与前牙区种植体联合固定。

可以通过诊断模型来评估切导斜度。下颌在前伸和侧方运动时，较大的切导斜度可以使后牙脱离接触，但是，切导斜度越大前牙修复体的受力越大，这对前牙单颗牙种植修复体会产生明显的问题。有些情况下，天然牙的丧失是由于在较大的切导斜度下严重的口腔副功能活动引起的（通常是经过牙髓治疗后发生折断）。

另一种情况是，如果现有的切导斜度过小，使得在下颌运动中后牙区有咬合接触，有必要重新设计和制作在下颌运动中表现出咬合接触的后牙修复体。例如，下颌近中倾斜的第三磨牙常常会与上颌第二磨牙区的种植修复体形成干扰。

### 现有的𬌗平面（上颌后部和下颌）

在上颌前牙位置、OVD、下颌前牙位置调整合适以后，应该对口腔后部的𬌗平面进行评估。上颌的𬌗平面在上颌前牙切端位置确定以后也应该立即被确定。牙弓的一侧应当与另一侧相协调。如果不是这样，一侧下颌升支很可能比另一侧长或一侧由于对颌牙列缺失，占据对颌牙列的空间[46]。它们的位置与Wilson（内外侧）和Spee（前后）曲

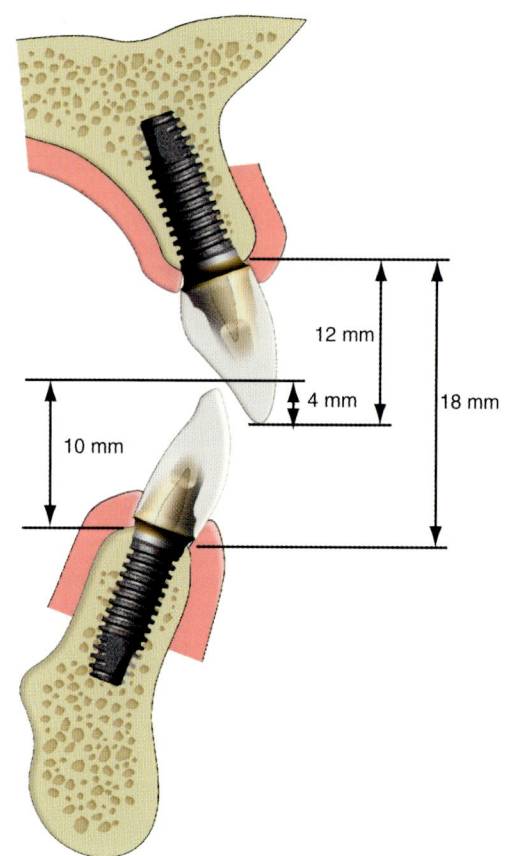

图19-16　上、下颌全牙弓种植修复体或上颌全口义齿或覆盖义齿在正中咬合时前牙区不接触。除此之外，覆𬌗降低至3~4 mm。冠高空间在前牙区为嵴顶区骨至切端的距离

线相关，它们之间的和谐才能保证最大的咬合接触以及尖牙保护𬌗或组牙功能𬌗的实现。

在制作全口义齿时，后牙𬌗平面通过连接下颌尖牙牙尖与磨牙后垫高度1/2的一条水平线确定[29]。后牙𬌗平面（磨牙后垫的1/2）通常与鼻翼耳屏线相平行。换句话说，它位于Camper平面的下方[16]。理想情况下，上颌后牙𬌗平面应该与Camper平面（鼻翼耳屏线）平行（图19-17）。

上下颌之间的关系在垂直方向、水平方向和侧方的平面上进行评估。一个不正确的颌骨位置可以通过正畸、手术或者修复的方式来调整。在种植手术之前应当与患者商议这些治疗选择，因为一旦种植体植入后，如果颌骨的位置发生改变，会影响最终的修复效果。如果颌骨位置异常的患者拒绝进行正颌手术或正畸治疗，其最终修复结果应当与患者商讨。

由于对颌牙的伸长，缺牙区的CHS可能会大幅度地变小，放置种植钻和植入种植体时通常要求后牙区的冠高空间与理想𬌗平面的距离大于8 mm，这样才能保证手机、钻针将种植体植入正确的位点和角度。

应该仔细检查牙列缺损的天然牙列，在行种植外科手术前应该对该区进行必要的调整，特别是在后牙区，对颌牙常常会因为关系不良或咬合接触丧失而出现移位和伸长。

可以通过口腔正畸、牙髓治疗或冠修复的方法来纠正邻牙或对颌牙的倾斜或伸长。如果这些情况存在，建议在种植治疗前使用诊断蜡型评估需要进行的改变。在全口义齿修复过程中，良好的Spee和Wilson曲线对美学很重要，在全口义齿中补偿曲线也得到了重建（图19-18）。

评估患者的𬌗平面是很重要的一步。然而，评估三单位固定修复体时，许多大型技工中心表示：大多数修复医生在备单冠或三单位固定桥时没有纠正对颌的𬌗平面。显然，现有的𬌗平面在修复体完成之前没有得到评估，或是患者和医生对最终效果妥协，在原本较差的基础上修复缺失牙。其实，修复医生应该向患者强调对颌牙及邻牙的伸长和倾斜的现象，在这种情况被关注后，它通常在全口曲面断层片和诊断模型上表现得很明显。对患者来说，修复缺失牙应该越早越好，因为随着颌骨的萎缩，牙齿的位置会不断地变化，如果患者不能负担修复缺失牙的完整方案，那应该先对𬌗平面不佳的对颌牙弓进行治疗，而不是缺失牙所在的牙弓。这样，对侧象限最终会在一个正确的位置得到修复。当然，应该在𬌗平面再次变化之前修复缺失牙。

通过在诊断模型上使用𬌗平面分析器可以对治疗前的情况进行评估，也可以辅助矫正口内的𬌗平面。𬌗平面分析器可以被制成不同的型号，平均大小是一个半径4英寸的球面而且为理想的Wilson和Spee曲线提供了起点，在模型上观测到的任何偏差都可以在口内得到矫正。为此Misch设计了可

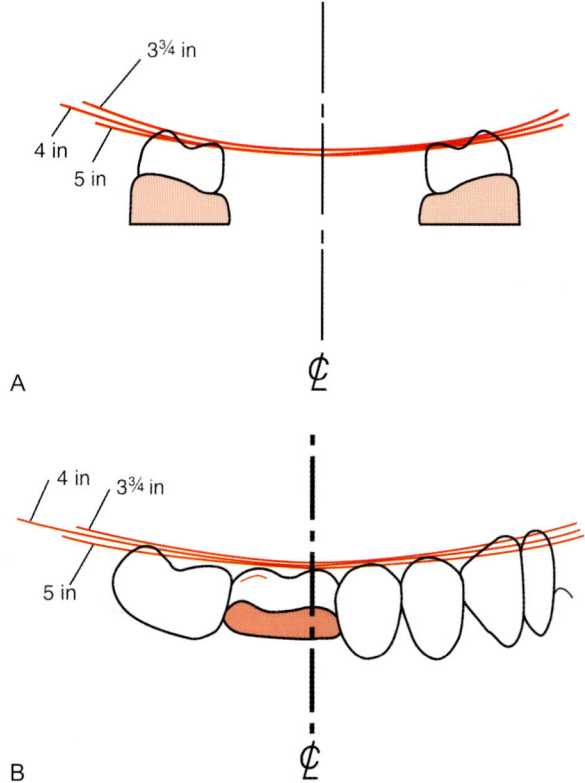

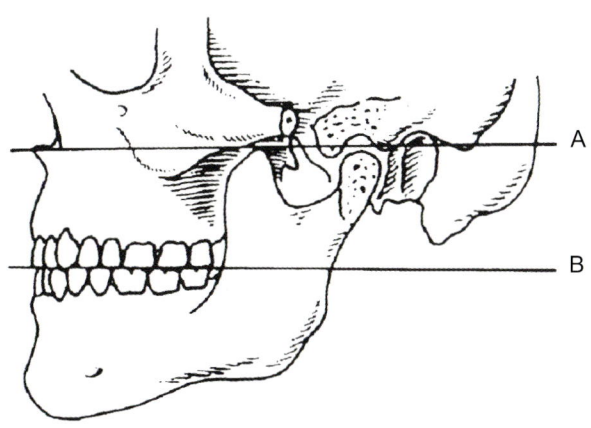

图19-17 Camper平面（A线）应与上颌𬌗平面（B线）平行

图19-18 A. Spee曲线与半径为4英寸的球面曲线类似，并与颅骨的尺寸相关；B. 重建此区域前评估Wilson曲线。曲线的平均半径与4英寸的球面曲线相符合

以由技工室辅助制作的导板[48]。在技工室通过真空压膜机在模型上制作丙烯酸膜，殆平面分析器被用来评估和纠正不理想的殆平面，然后通过手机来调磨丙烯酸膜和复制的诊断模型上的陡尖，将透明的丙烯酸膜放入口内就位于牙齿上，任何高出丙烯酸膜的牙尖都可以被调磨至与周围的丙烯酸膜同高为止。从而殆平面可以很快地得到理想的矫正（图19-19）。

在美学区外，伴随唇侧吸收的牙列缺损患者可能需要将种植体植入原天然牙中央窝偏近中的位置，调改标记的对颌牙功能尖使殆力沿种植体的长轴传导，可以通过诊断模型来标记，在制取终印模当天在采取对颌印模和咬合记录前在口内进行调改[47]。在试金属内冠或戴最终修复体时对对颌牙进行最终调整。

牙弓之间的横向关系包括后牙区的反殆，常常在种植义齿中出现，尤其当其位于美学区上唇线外时。上颌后牙区牙槽骨在牙缺失后向腭侧、向内吸收。上颌窦提升植骨可以恢复可用骨高度，但是牙槽嵴仍然位于对颌牙中央窝的内侧。当对颌牙弓为Misch-Judy 分类中的 C-h 类或下颌骨中度萎缩时，这种现象尤为明显，因为下颌骨吸收后牙弓宽度变大。例如：当下颌种植体植入 C-h 类牙槽骨时，对颌为全口义齿，后牙区很可能被排列成反殆（尤其在非美学区）来减少对上颌后牙产生的力矩，避免导致义齿不稳定的现象。

### 特殊标准

在对现有牙（修复体）的五个要素进行评估和一些必要的调整以后，如果许多其他的条件被忽略也会影响或妨碍整个种植治疗过程，这些条件应该在种植治疗之前进行考虑并与患者进行交流，它包括：

1. 动态唇线。
2. 现有的咬合情况。

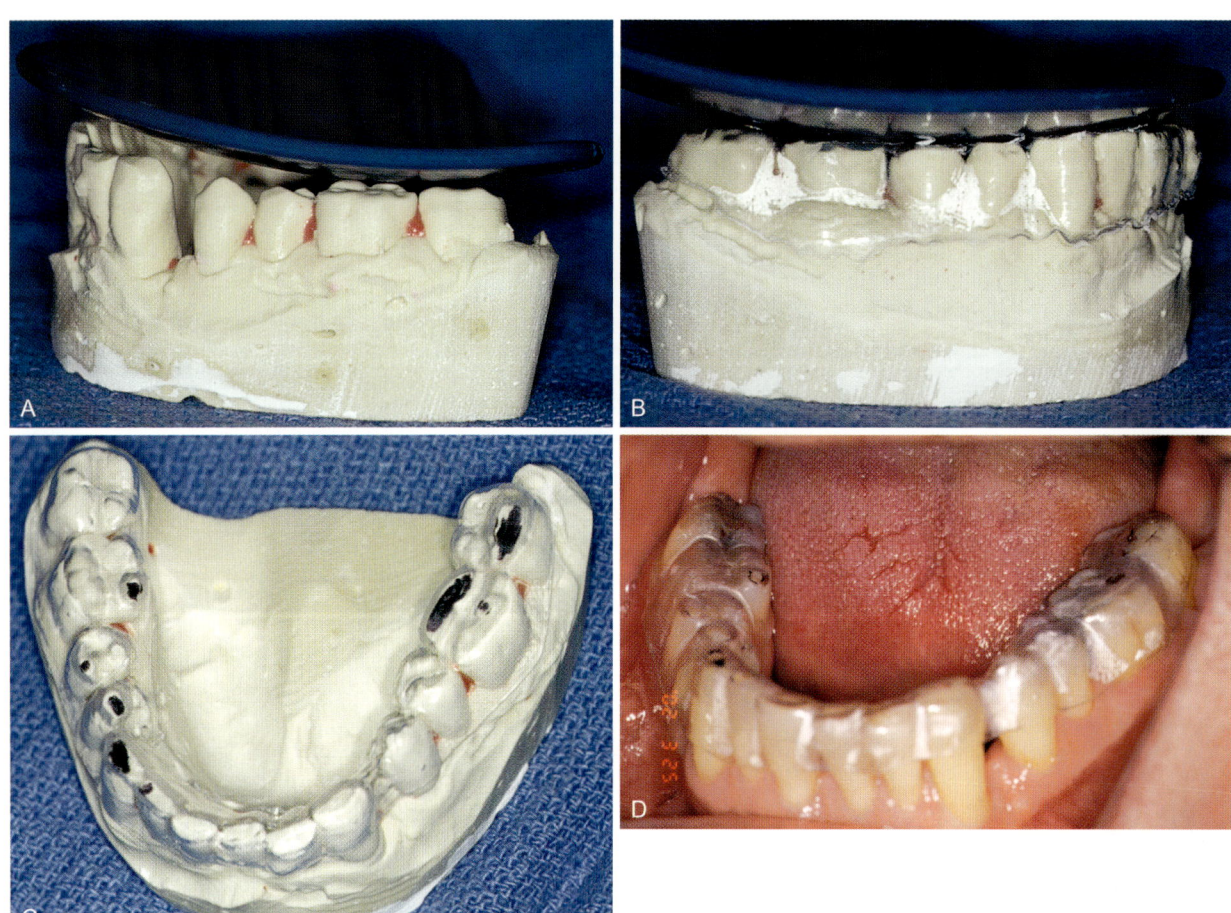

图 19-19　A.将 Misch 分析仪加工成如下 3 种型号：3/4 英寸、4 英寸和 5 英寸，修复对颌之前应该先对患者的殆平面进行分析；B.将真空压膜放在复制的患者诊断模型上，通过调整导板和牙齿，使得模型在 Misch 咬合分析仪的帮助下更精确；C.在模型上对需要调磨的区域标记以便在口内调改，将调改后的导板戴入口内，将超出导板的牙体进行调改；D.在口内用导板进行调改

3. 冠高空间。
4. 颞下颌关节状态。
5. 现有修复体。
6. 颌弓形态（卵圆形、尖圆形、方圆形）。
7. 无牙区的软组织评估。

以上许多内容都可以通过诊断模型来评估，其他条件则需要直接观察患者，通过列表来收集数据是很有用的，它将直接影响治疗计划。

## 动态唇线

### 牙数目

对唇的位置进行评估，并不局限于休息状态时。在微笑时的上颌唇线，和说话过程中的下颌唇线，这些唇线的位置与牙和周围软组织的美学相关。当进行美学区修复时应特别关注唇线位置。

在大笑时，水平方向上牙齿显露的数目是最先被评估的并且它是高度可变的[49]（图 19-20）。接近 7% 的患者在微笑或言语过程中只显露上下颌前牙区 6 颗牙齿。第一前磨牙在微笑时最容易在上颌显露，这种情况在患者中所占的比例最高，为 48.6%。第二前磨牙在 40.6% 的人群中显露。能够显露第一磨牙的人群所占的比例最低，只有 3%（图 19-21）。当缺失牙在美学区时，修复体的唇侧轮廓应当完美再现。为了将种植体植入理想的位点，很可能需要骨增量，应该避免冠部的唇侧盖嵴或悬臂梁。

在垂直方向上，唇的位置高度可变但一般与患者的年龄和性别相关。总的来说，年龄较大的患者微笑时上前牙暴露的较少，但是发"s"音时下颌牙暴露得更多[49]。女性患者在微笑时显露更多的上颌牙齿，年轻患者比年龄大的患者显露的更多。男性患者在说话过程中暴露更多的下颌牙齿[50]。在相同的年龄，男性患者暴露的牙齿相对于女性要少。

### 上颌笑线

上唇在微笑过程中的垂直向位置是可变的。在自然状态下，当患者大笑时上唇所处的位置称为上唇笑线。上唇笑线类型有三种，低、中（理想）、高（露龈），笑时低笑线人群看不到牙齿周围软组织（牙龈乳头和牙齿上方的牙龈）（图 19-23），高笑线患者暴露所有的牙龈乳头和牙齿颈部上方所有的软组织。这与美学牙科中所描述的高笑线有所不同，后者通常限定暴露颈部软组织少于 2 mm[49]。这种改变对于种植修复体来说是很有必要的，因为需要恢复颈部软组织，否则牙冠会显得过长（图 19-24）。临床上理想的美学笑线应该是暴露全部牙冠和牙龈乳头，牙颈部上方的牙龈不应该暴露（在微笑时，上唇位于中切牙和尖牙的游离龈边缘）（图 19-25）。

近 70% 成年人的笑线一般都在游离龈以上数毫米之内，而 60% 的患者只暴露牙龈乳头而并不暴露颈部软组织[49]（图 19-26）。在种植修复中，如果软组织暴露（例如牙龈乳头或颈部软组织），就需要采用种植手术、骨增量或修复体来重建软组

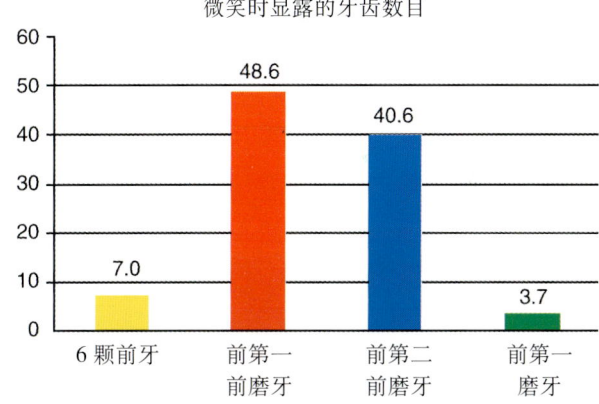

图 19-21 微笑时暴露的牙齿数量常包括第一和第二前磨牙（PM）区

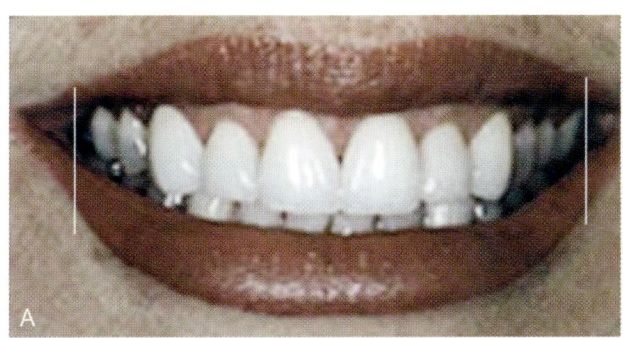
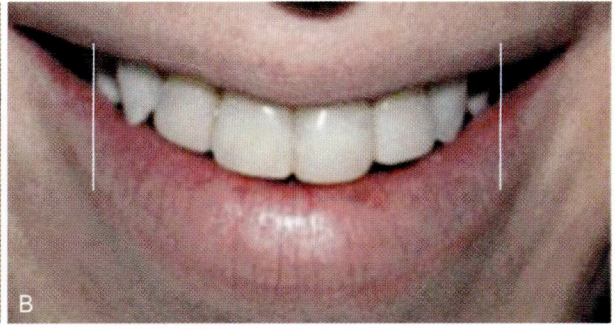

图 19-20 笑线的曲度高度可变，应该在制订治疗计划之前评估笑线与牙和周围软组织的关系

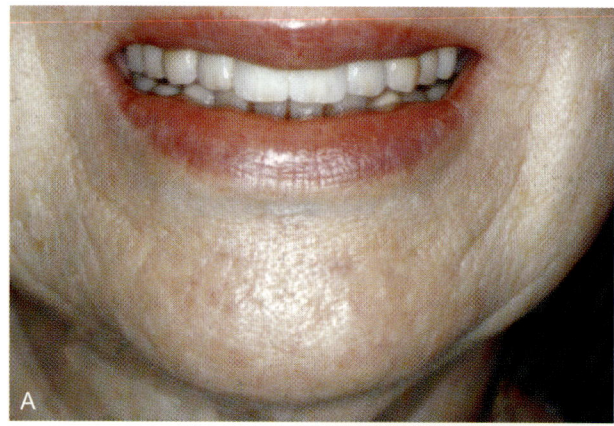
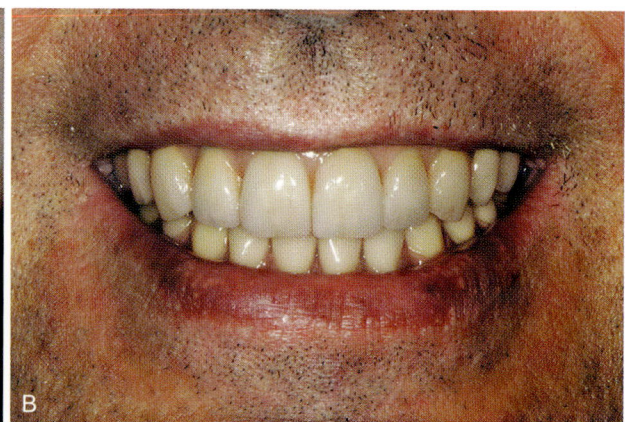
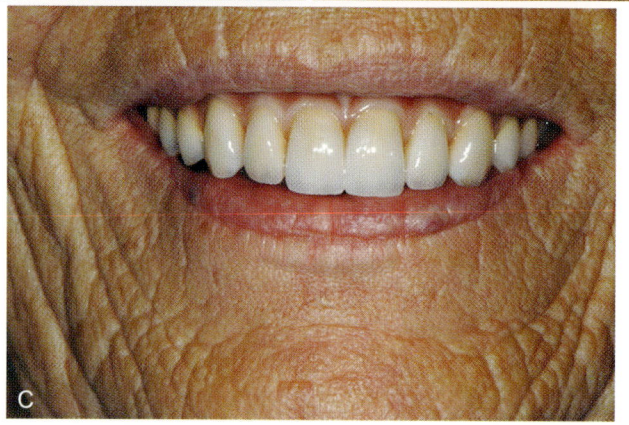

图 19-22　上唇的垂直向位置可被分类为低（A）、中（B）、高（C）

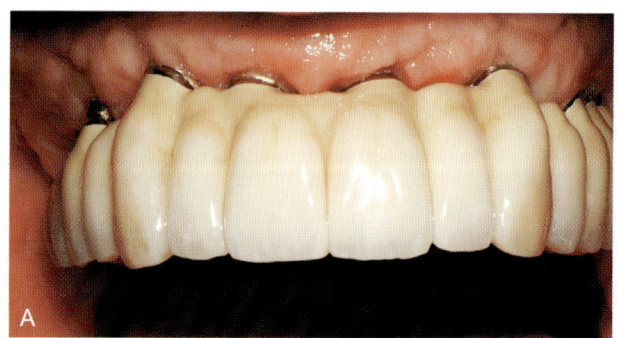
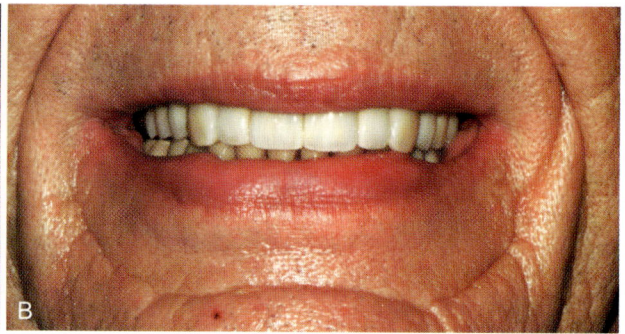

图 19-23　A. 上颌全牙弓的 FP-2 种植修复体；B. 低位笑线并不暴露任何的软组织

织。FP-1 修复体在种植义齿中用来恢复牙冠正常形态。然而，如果微笑时唇位置较高，必须注意牙冠周围软组织的形态。因此，为了达到美学目标在冠修复前常需行更多的外科步骤以增加软硬组织量，对 FP-2 和 FP-3 固定修复体的选择常常基于对高笑线的评估，FP-2 修复体的制作比较简单，因为它的修复体并不涉及牙龈色的材料，但是它只能用于微笑或言语过程中不暴露软组织的情况。

年龄超过 35 岁，约 35% 的男性患者和 12% 的女性患者的笑线较低，在微笑时并不暴露牙龈乳头（平均为 20%）[49]（图 19-26）。在尖牙后区，这个百分比上升至 40%，在第一前磨牙后区为 70%。对于这些患者，种植体周围软组织形态不需要受到过多的关注，治疗之前，在告知患者的情况下，可以用 FP-2 修复体。但对于高笑线的患者来说，考虑到会有颈部暴露的风险，这种修复体是它们的禁忌证。

年轻女性患者中露龈笑或高笑线的发生率为 14%，在年轻男性患者中的发生率为 7%，在年纪较大的患者中这一发生率更低[48]（图 19-26）。正常的临床冠高度在中切牙是 10 mm，侧切牙是 9 mm，尖牙是 10 mm。如果患者牙齿颈部有牙龈暴露，当临床冠的宽度确定后，应该对临床冠长度

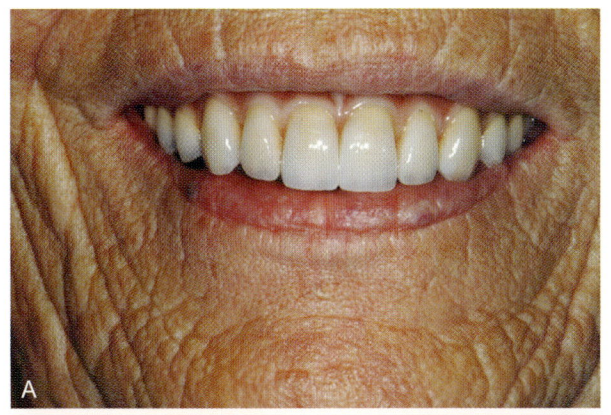
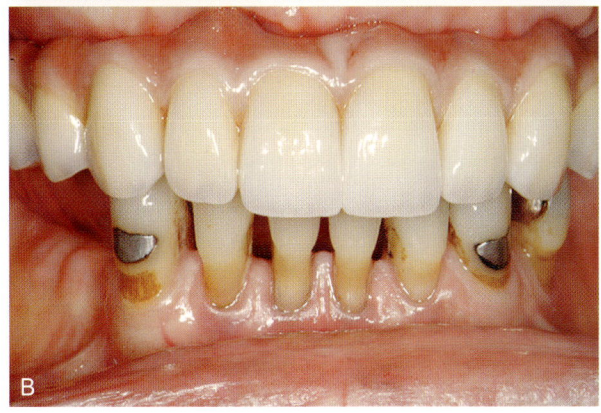

图 19-24 A.高笑线暴露了临床冠、牙间乳头和所有牙齿的龈边缘；B.图中的患者佩戴了全牙弓种植体支持FP-3金属烤瓷修复体

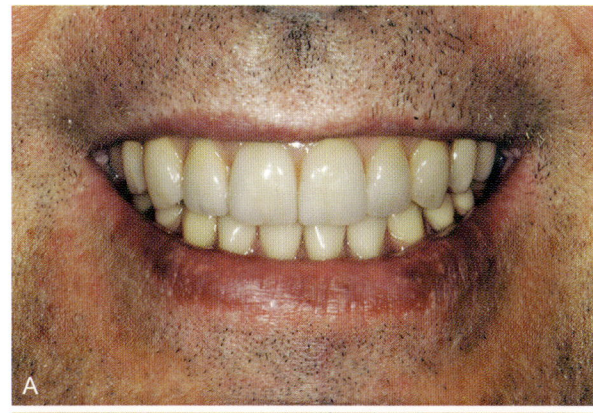
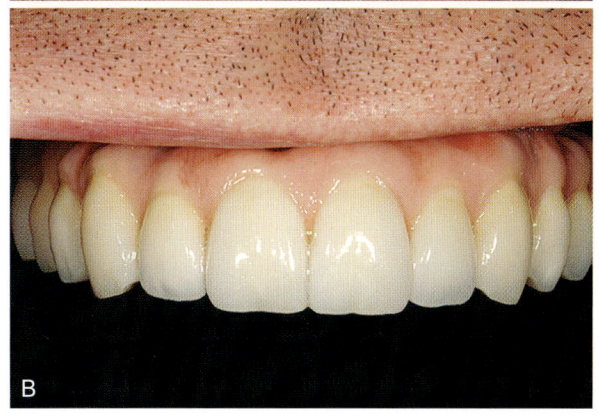

图 19-25 A.理想的高笑线暴露了临床冠和牙间乳头；B.A中的患者佩戴了全牙弓种植体支持FP-3修复体，使用了粉色的牙龈瓷和白色的金属烤瓷（在相对下陷的地方比较明显）

进行评估。临床冠的长宽比：中切牙是 0.86，侧切牙是 0.76~0.79，尖牙是 0.77~0.8151。如果中切牙长度少于 10 mm（宽度大于 8 mm），冠延长后美学修复是比较理想的选择。冠长度的改变常常会带来质的变化，而且可以在种植手术同期实现。

对于笑线较高的前牙缺失患者，可以舍弃冠长平均值为 10 mm 的一般规则而通过延长冠的长度（提高到 12 mm）来减少牙龈暴露以提高美学效果。因此，第一，上前牙的高度是由唇处于休息位时尖牙切端的位置决定的。第二，高笑线决定了牙齿的高度（9~12 mm）[16]。第三，前牙的宽度是由长宽比例决定的。

笑线较高时，上颌前磨牙颈 1/3 也会暴露，前磨牙颈 1/3 和牙龈同时暴露的情况并不罕见（图19-27）。这些牙不应该显得过长（或过短）或不自然，骨吸收会使种植体的植入偏向腭侧，冠的位置也会偏向腭侧，这样就会影响美学效果，骨和软组织移植是消除盖嵴和避免使用牙龈瓷的基本方法，也可以用来减小冠长度。

后牙区连续多颗牙缺失，高笑线使得种植体

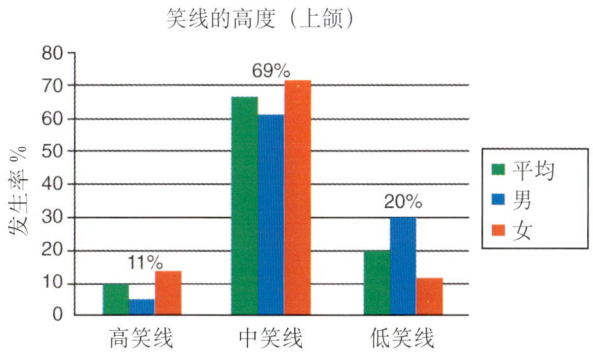

图 19-26 上唇的高度是可变的，通常女性比男性的变化范围更大

间牙龈乳头暴露而颈部软组织并未暴露，那么种植体间牙龈乳头可以用牙龈瓷来恢复。如果高位笑线暴露了颈部区域，种植体间牙龈乳头和颈部软组织可以用手术（例如：组织移植）或修复体（例如：FP-3 修复体）来解决。

上颌无牙颌高位笑线的患者若采用 FP-3 修复体，在 CHS 较大的情况下，微笑时不暴露无牙牙合的软组织比暴露软组织的情况更容易处理。如果

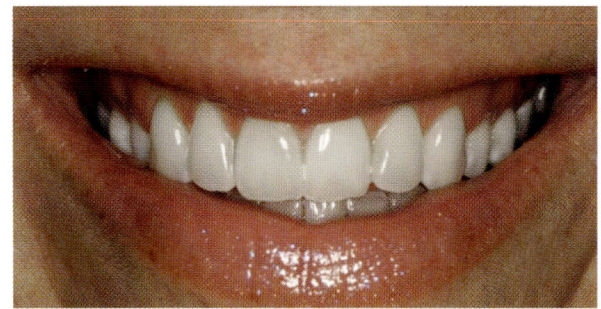

图 19-27　图中显示了一位患者的高笑线与上颌所有暴露的天然牙的关系。在上颌前牙区其位置关系是理想的，而后牙区形成了露龈笑

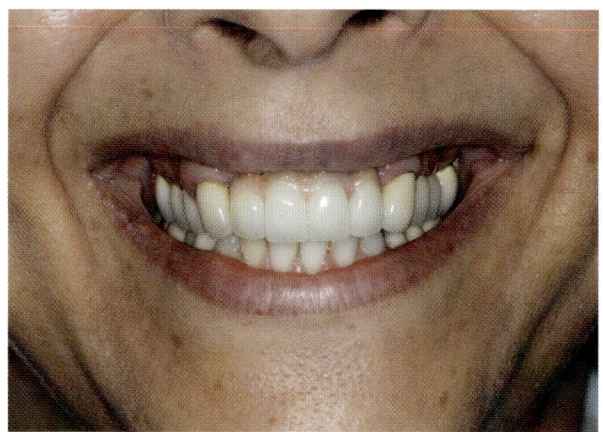

图 19-28　图中患者的高笑线显示了天然牙周围的软组织。在这种情况下，前牙区 FP-3 修复体更明显，因为难以使牙龈瓷与周围软组织协调一致

患者自身的软组织暴露，那么修复体的牙龈瓷部分的颜色和纹理需要和患者自身的软组织相协调（图19-28）。相比之下，不暴露软组织的情况更容易获得良好的美学效果，因为修复体的牙龈部分不需要和已存在的牙龈相匹配。

有牙龈瓷的（FP-3）修复体可以修复软组织，但很少用于单颗牙修复。牙龈乳头的缺失很难利用牙龈乳头部分的牙龈瓷与周围软组织相协调。另一方面，多颗相邻前牙缺失，应用软组织或骨组织移植重塑软组织的效果通常不是很理想，所以常选用牙龈瓷来进行恢复。

### 下唇线

下唇线的位置常常被忽视，这也会导致不良的美学效果。说话时，中老年患者的下前牙比上前牙会暴露的更多，尤其在男性患者（图 19-29）。另外，大笑时下颌中切牙会暴露至切 2/3 的位置[50]。虽然已对微笑时的上颌唇线进行了评估，但也应该对讲话时的下颌唇线进行评估。在发 "s" 音时一些患者会暴露整个下颌切牙和龈边缘。

患者常常没有意识到自身原有的唇位置而抱怨最终修复体暴露了下颌牙龈或者抱怨牙齿太长。因此，建议在治疗计划开始之前就让患者认识到现在的唇线位置并且强调唇线位置在治疗后不会发生变化。FP-3 下颌修复体适用于下唇位置较低的患者。在下颌尖牙的远中位置，很少需要用到 FP-3 修复体（图 19-30）。

### 现有的咬合情况

最大牙尖交错𬌗（MI）定义为不依赖髁状突位置与对颌牙的完全牙尖交错𬌗，有时只是描述牙

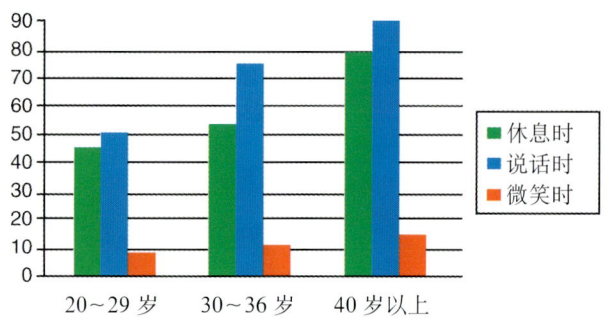

图 19-29　下颌前牙在说话过程中通常被暴露，尤其是老年男性患者

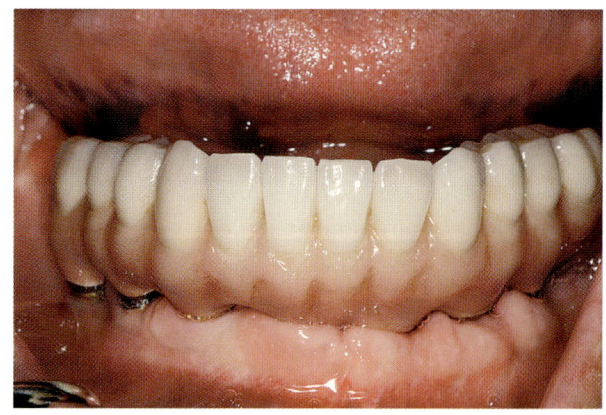

图 19-30　下颌的 FP-3 修复体

齿的最佳咬合状态，而与髁状突位置无关[25]。正中𬌗定义为当下颌位于正中关系（CR）位时与对颌牙的咬合[25]。与最大牙尖交错𬌗可以一致也可以不一致。对于修复医生而言，MI 与 CR（与牙齿接触位置无关的神经肌肉位，此时髁状突位于前

上位置）的关系是值得关注的[46]，因为采用咬合调整来消除下颌闭合于 CR 位时牙齿的不良接触并评估它们可能对牙列及修复体产生的有害作用是非常重要的。

在治疗计划开始之前纠正这些不良接触有很多优点，可以根据牙齿错位的严重程度选择一系列的治疗方案：选择性正畸（例如：减数拔牙技术）、冠修复（联合或不联合牙髓治疗）或者拔除对颌过度伸长的牙齿。最好将位于 CR 时开口位的咬合关系用面弓转移至诊断模型上，并对现有的咬合进行评估。

对于是否有必要将 MI 与 CR（正中𬌗）调整至协调状态尚且存在争议，绝大部分的患者都不具备这样的关系，但是他们并未出现临床症状或是因此加速了牙齿的脱落，而且使这两个位置完全一致是很困难的。重要的是评估现有的咬合情况和下颌运动，有意识地决定是否有必要调整现有的咬合或是维持现状。换句话说，牙医来决定是忽略还是控制患者的咬合情况（图 19-31）。

一般情况下，修复的牙越多，恢复至正中𬌗的可能性越大。例如，对于下颌无牙颌，计划用种植固定义齿修复，正中𬌗在𬌗架和口内相对稳定，具有可复制性，并且 OVD 变化很小，在𬌗架上，可以研究将前牙种植体基台置于更有利的位置，而不需要重新记录患者的垂直位置关系。

换句话说，当修复一颗前牙时，对患者来说，现有的 MI 位置是理想的，即使后牙有干扰或是前牙滑动至牙尖交错，根据观察现有的不良情况，来决定是否需要在种植修复前进行咬合调整。需要观察的内容有：颞下颌关节的状态、牙齿的敏感性、松动、磨耗、崩瓷、牙折或劈裂，发现的问题越少、越不明显，对患者进行修复前的咬合改动也越少。但是，为了准确评估目前情况，在治疗计划前，医生一定不能忽视这些问题。

## 冠高空间

颌弓间距离定义为在特定条件下，上、下颌有牙或无牙时牙弓间的垂直距离（下颌处于休息或咬合状态时）[25]，在修复学中，并没有一个专用词语来描述单颌的距离，所以，Misch 提出了冠高空间（CHS）这个名词[52, 53]。对种植修复来说，CHS 在后牙区是从骨嵴到𬌗平面的距离，在前牙区是到切缘的距离（图 19-16）。对 FP-1 种植固定修复体来说，理想的 CHS 应该在 8~12 mm，该距离包括了生物学宽度，基台的粘接高度或修复体固定螺丝和咬合材料的力学、美学，以及冠周的自洁效果（图 19-32）。对于可摘修复体，CHS 通常要至少达到 12 mm 才能满足人工牙及树脂基底足够的强度、附着体、杆卡和口腔清洁的要求。

### 过大的冠高空间导致的生物力学后果

有文献报道，种植修复体的并发症中绝大部分都是力学并发症，这通常是由种植修复系统的过度受力所导致[54]。通常，负荷过大会造成种植体或其组件的破坏，进而导致修复体失败和种植体周围骨的吸收[47]。颈部的骨吸收常常在种植体折断前出现，它是由过度的受力引起的。CHS 的生物力

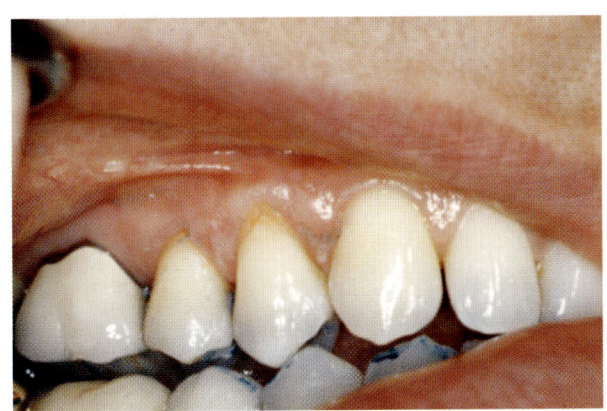

图 19-31 通过对现有的咬合情况进行评估，来决定最大牙尖交错𬌗和正中𬌗（下颌处于正中关系位）是否一致。对下颌运动也进行了评估，如果尖牙区无接触，且第一前磨牙区有早接触，𬌗平面不均匀，应该在最终修复前纠正𬌗平面

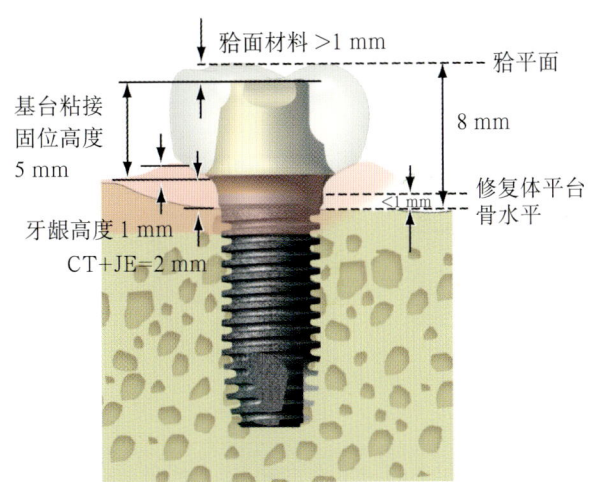

图 19-32 冠高度的测量是从𬌗平面至骨平面。CT，结缔组织附着；JE，结合上皮附着

学后果与杠杆力学相关,后牙区悬臂梁的长度与修复体的并发症或失败直接相关,这在下颌无牙颌悬臂梁产生的问题中得到证实[55]。CHS不是后牙悬臂梁,而是垂直悬臂梁,它也是一个力量放大器。

当力沿着种植体长轴传导时,传导至骨组织的力没有因为CHS而被放大(图19-33)。但是,当殆力作用于悬臂梁部分或是施加侧向力于冠部,力量的放大与牙冠的高度直接相关。Bidez和Misch评估种植体上悬臂梁的作用及其与冠高度的关系[47, 55]。水平向上的悬臂梁受到3个不同方向的力量(殆龈向、颊舌向、近远中向)。这些方向的作用力能对种植体产生6种不同方向的旋转力(力矩)。当冠高度从10 mm增加至20 mm时,其中的两个力矩就会增加200%。所以,当可用骨高度减少时,CHS就增加了,在较短种植体上所产生的应力就会增加。

施加于冠上的角度负荷会放大种植体的受力,成12°的作用力使种植体受力增加20%。随着冠高度的增加,种植体受力被放大的更加明显[47]。例如,12°的角度加上15 mm的冠高度会把100 N的力量放大至315 N,上颌前牙与殆平面常常有12°或者更大的夹角,因此如果将种植体植入理想的位点那就会长期承受角度负荷。另外,上颌前牙牙冠通常要长于颌弓内的其他牙。所以,常常因为冠高度而增加风险。切导斜度一般是20°或者更大。因此,下颌前伸或侧方移动时种植体也会受到角度负荷[46]。相对于沿着种植体长轴的作用力,前牙种植修复体在下颌运动过程中会受到相当大的成角度作用力。所以,在种植治疗计划中应当考虑到控制前牙区增大的作用力。

在大多数骨质密度下,无论种植体如何设计,对于已形成骨结合的种植体,其上的力绝大部分集中于种植体嵴顶区7~9 mm。因此,与天然牙不同,种植体长度不是对抗冠高度效应的有效方法,种植体中度的骨吸收会使冠高度与植体骨内段的扩大,相对于骨量充足时(此时,冠高度相对较短),颈部受到的侧向力更大。外部受力和内部应力之间呈现线性关系[55]。因此,负荷越大传导至骨界面和修复部件上的拉应力和压应力也会更大。

CHS越大,所需要的支持修复体的种植体数目就越多,尤其在有其他作用力因素的情况下。这与以前的种植原则截然不同:骨量充足且冠高度低时,应尽可能增加种植体数量;牙槽骨萎缩冠高度较大时,减少种植体的数量[56](图19-34)。因为生物力学的增加与CHS的增加有直接关系。因此,只要有CHS增加,就应考虑如何在种植修复治疗计划中降低应力(框图19-3)。

### 冠高空间过大

如果冠高空间大于15 mm,CHS就相对过大了。如果种植前牙槽骨在垂直向上吸收过度,导致CHS过大,可以通过外科方法增加骨高度或是减小修复体受力来进行治疗。增加骨高度的方法很多,

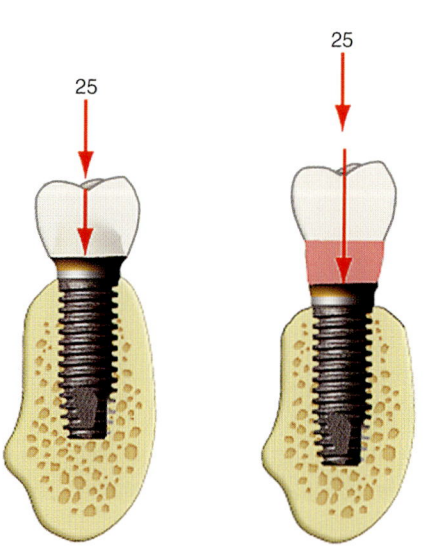

图19-33 当受力方向沿着种植体长轴传导时,冠高度不会有力的放大效应,然而,任何的角度作用力或悬臂梁会增加受力,并因冠高度而放大此效应

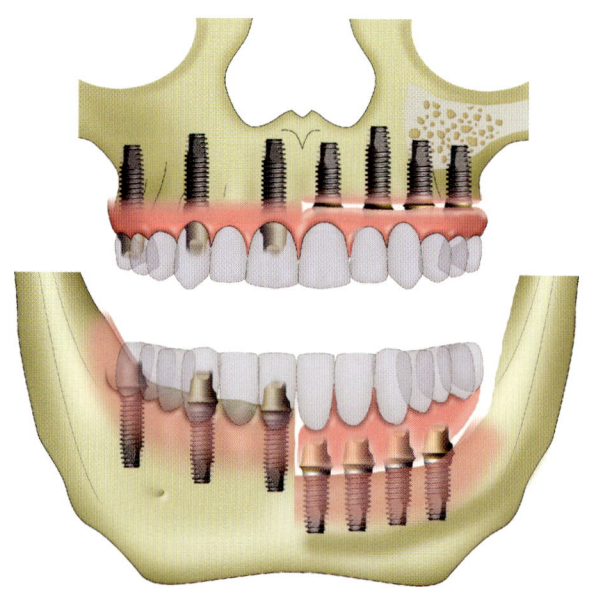

图19-34 冠高空间(CHS)越大,患者需要的种植体数量越多(图右侧)。CHS越小(图左侧),需要的种植体数量越少

| 框图 19-3 | CHS 过大时：减小应力的方法 |

- 缩短悬臂梁的长度
- 减少颊舌向负荷
- 增加种植体的数量
- 增加种植体直径
- 优化种植体设计，使种植体表面积最大化
- 制作有软组织支持的可摘义齿
- 睡觉时摘除可摘义齿，减小磨牙症等功能紊乱带来的损害
- 无论是支持固定修复体还是可摘修复体，将种植体联合固定

包括块状骨 onlay 植骨，使用钛网或屏障膜的颗粒状骨移植，夹层式骨移植和牵张成骨（DO）技术等[52,53]。

在修复重建中，更宜选择骨增量术。通过外科方式对剩余牙槽嵴高度进行骨量扩增，可以减小 CHS、改进种植体的生物力学特性，可使用宽径种植体来增加骨结合面积。通过修复体来改变过大的 CHS 是最常见的方法，但这种方法应该放到最后使用。通常，修复过大的 CHS 最常用的方法是利用固定修复体的义龈材料（牙龈瓷或丙烯酸树脂）或是将修复体改为可摘式设计。

在上颌，垂直向的骨吸收常伴随着牙槽嵴的腭侧移位。结果，种植体经常被植于天然牙的腭侧。在这种条件下 RP-4 可摘修复体（完全由种植体提供支持、固位）的优点很多。可摘修复体不需要通过建立外展隙来自洁，而且可以在睡觉的时候摘下来。因此，它可以避免在夜间 CHS 增加副功能运动下所带来的不良影响。而且，它也可以对塌陷的唇部提供支撑。覆盖义齿有足够的空间来容纳树脂牙，而不需要牺牲其下部结构，从而可减少义齿折断的风险。RP-4 修复体可以改善种植体表面的卫生状况，因为在日常口腔卫生维护时可以将其取下。然而，由于它在行使功能的过程中是刚性的（类似于隐形悬臂梁的情况），所以它与固定义齿有着相同的要求（例如：种植体数目，位点，尺寸）。

在有软组织支持（存在动度）的可摘义齿修复（RP-5 修复体）病例中，对于两侧修复体杠杆的高度也应该给予考虑，第一是连接组件到骨嵴之间的距离。高度越高，杆、螺丝、种植体受的力就越大；第二要考虑 CHS，是连接组件到𬌗平面间的距离。

这个距离反映了修复体传导至组件部分的力有所增加。因此，对于一个 15 mm 的 CHS，"O" 形环应该在骨嵴上方 7 mm 处，这样就对种植体造成了 7 mm 长的杠杆力，从 "O" 形环的旋转点到𬌗平面的距离至少是 8 mm，由于这些条件，附着体系统所受的杠杆力要大于种植体界面所受的力，因此导致了修复体受侧向力时的不稳定[53]。

CHS 大于 15 mm，这就意味着必须使用大量的金属来恢复传统固定修复体的内部结构，然后给瓷层留出 2 mm 的空间（图 19-35）。因为不同的金属冷却速率不同，所以在铸造后控制金属结构的表面孔隙率变得更加困难[57,58]，如果这些因素控制得不合适，就会增加瓷层在受力后脱落的可能性[59]。在大铸件中使用贵金属控制合金的热膨胀和耐腐蚀性，种植修复的成本就明显地增加了。对于过大的 CHS，较大的修复体重量（接近 3 oz 的合金重量）在不使用粘接剂的情况下，上颌修复体难以在口内试戴。一些方法被提出来解决这个问题，包括使用特殊的托盘来达到被动就位，制作中空的骨架可以减轻这个问题，但这样往往会使技工费用增加 2~3 倍[56]。如果 CHS 达到 15mm 或更大，可供选择的方法是使用固定义齿或者混合式义齿，使用小的金属骨架部分及义齿，用树脂将它们连接（图 19-36），这种固定修复体常常用于 CHS 较大的种植修复病例。

有时，如果 CHS 较大，为保证口腔清洁，义齿轮廓下的邻间区域常由技工室设计，被称为卫生桥间隙，这对下颌来讲是一个非常好的方法。但是，这会导致食物残留，影响空气流动，在上前牙会影响发音。

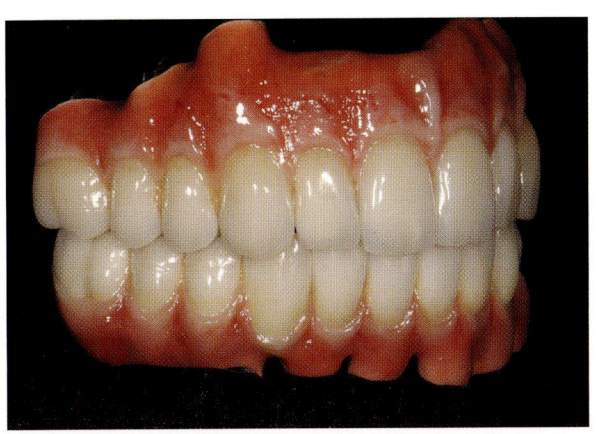

图 19-35 当冠高度较大时传统的金属烤瓷熔附修复体需要大量的金属来制作支架，在冷却的过程中增加了出现折断和孔隙的概率

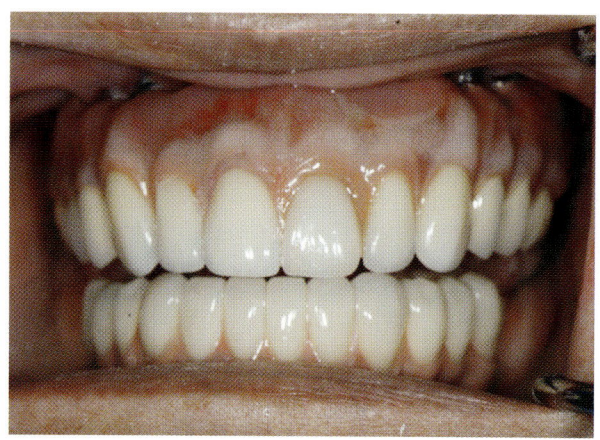

图 19-36　混合式修复体（上颌牙弓）使用了金属铸造支架（小于烤瓷熔附金属支架的规格），使用树脂牙来修复缺牙

因为冠高度是一个力放大器，冠高度越高，从种植支持系统延伸出的悬臂梁部分应该越短。当冠高度超过 15 mm 时，除非其他所有涉及力的因素都非常小且骨质条件好（常用于老年女性患者的下颌，对颌为上颌全口义齿），否则不应该使用悬臂梁。在种植咬合系统中，应该减小任何偏斜方向上的咬合接触力量。在悬臂梁最远端的部分正中咬合接触也可以消除[47]。所以，功能紊乱所造成的负荷也能够减小，因为绝大部分修复体的悬臂梁部分只有在进食或行使功能时才承受负荷。

### 冠高空间不足

在 CHS 过大时，会给种植体和修复系统带来更大的力量；CHS 过低时，修复组件变得很薄弱。理想的 CHS 为 8~12 mm。8 mm 的 CHS 包括了 2 mm 的咬合材料空间，4 mm 的最小基台固位高度和骨面以上 2 mm 的生物学宽度（不包括龈沟上皮，为了固位良好或达到美学状态，冠边缘应位于龈下 1 mm）（图 19-32）。

过低的 CHS 会导致一些生物力学问题，例如：种植体和修复组件强度的降低，会使材料折裂的风险增加，修复体固位力降低[52]。材料的疲劳强度和弯曲性能与半径的 4 次方相关[55]，在固定修复体中，材料直径减小后发生弯曲会导致崩瓷，螺丝松动或是修复体脱位。因此，当 CHS 过低时，义齿材料的失败比较常见（框图 19-4）。

颌弓位置关系不良（例如：深覆𬌗），由于磨耗或磨损造成的 OVD 减小、牙拔除后较小的骨吸收或是对颌牙的过萌都会导致修复间隙不理想，传

#### 框图 19-4　冠高空间（CHS）不足

1. CHS 不足会增加修复体的结构完整性问题
2. 种植体植入的外科程序可以增加 CHS
3. CHS 不足时，由于种植位点导致的并发症的发生率可能增加（例如：种植体角度较差，位于骨上几毫米的种植体平台）
4. 不同的种植体系统有不同的最小修复部件高度

统的修复体和修复过程适用于 OVD 和𬌗平面良好的情况。然而，在某些情况下，即使纠正了对颌牙弓和 OVD，CHS 仍会小于 8 mm 的理想情况。

当牙列缺损患者的 OVD 减小时，通过正畸纠正 OVD 是比较理想的方法，必要时使用种植支抗压低牙齿。该方法也可联合正颌外科，例如 LeFort Ⅰ型截骨和 Superior 复位。然而，利用修复体则是较常见的方式，但也许会涉及整个牙弓。

当对颌牙在良好的正中咬合位置和 OVD 的情况下，而 CHS 不足时，可以通过单侧牙弓的骨组织修整、软组织削减来增加 CHS 空间，在经过修整后应该保留足够的骨高度来支持修复体（图 19-37），如果设计的是种植体支持的可摘修复体，可以在牙拔除后采取牙槽骨修整术来为修复体开辟足够的空间。

临床上，可以通过软组织切除来得到额外的修复空间，特别是在上颌，如果种植体的愈合位置在龈下，软组织缩减应该在种植二期手术时进行。较厚的软组织可以保证可摘修复体在种植体愈合期内的软组织支持，从而避免对种植体造成损害。如果种植体愈合位于龈上，那么软组织切除就应该在种植体植入同期进行，软组织修整包括龈切除、结缔组织去除或软组织的根向复位。应该采取一定的措施来保证种植体周围足够的角化黏膜，软组织修整有助于减小种植体的探诊深度。然而 CHS 的定义是从骨平面到𬌗平面的距离，尽管在软组织修整后改善了修复空间，但如果只进行了软组织修整，CHS 并不会有太大的变化。

当 CHS 小于理想情况时，需要关注以下修复参数[53]：

1. 可用空间。
2. 基台的锥度。
3. 基台的表面。
4. 粘接剂类型。
5. 表面抛光程度。

第 19 章 种植修复前：综合评估、特定标准和治疗前修复体 515

留率。另外，最终修复体的弯曲性能与材料厚度的三次方成反比关系[60]。固定修复体的厚度减小 1/2，弯曲程度会增加 8 倍，因此会导致粘接剂破碎、固位螺丝松动、折断或是崩瓷，𬌗面瓷层或树脂厚度不足或没有足够的金属基底支撑，也会导致组件折断等并发症。

不同种植体系统对最小修复空间的要求不同。修复空间过小将导致𬌗面材料厚度较小，当材料厚度降至 1 mm 时（金属咬合面）就要将基台高度降低到修复螺丝的顶端。对 3I Osseotite 种植体系统来讲最小修复空间是 4.21 mm，Replace Select（Nobel BioCare）系统则是 4.35 mm，BioHorizons 系统是 4.5 mm，Frialit 2 系统是 4.56 mm，最大修复空间的要求在 Astra 是 6.6 mm，Lifecore 是 6.84 mm，Straumann 是 7.0 mm[61]。

当制作粘接固位修复体时，CHS 可能会影响修复操作（间接或直接）。将边缘伸至龈下可以获得为了满足固位所需要的额外基台高度，间接法（种植体水平印模）可能要优于口内直接取模法。种植体水平印模和种植体替代体用来制作的修复体允许修复体边缘伸展至龈下超过 1 mm 并且精度更高，因为当龈下边缘伸展超过 1 mm 时，印模的技术敏感性更高。间接技术也常用于个性化基台，增大基台的直径能够增加修复体的固位面积，个性化基台可以通过调磨来减小锥度以增加修复体的固位力。因此间接法在 CHS 较小的情况下有利，特别是当软组织只有几毫米的厚度时。

直径 4.5 mm 的基台在高度为 3 mm 和 5 mm 时，固位和抗力上相差 40%，基台高度小于 3 mm 的种植冠需要螺丝固位，高度为 3~4 mm 时可以选择螺丝固位也可以选择树脂粘接，尽管对于理想的 CHS，基台高度为 6 mm 是合适的（更大 CHS 的理想基台高度更大），但是当基台高度超过 4 mm 时，医生就可以任意选择采取何种固位方式和粘接材料。联合固定的种植体，无论是螺丝固位还是粘接固位，都能获得足够的固位力。

粘接剂硬度、基台表面特性和𬌗面材料（瓷或金属）都应该在 CHS 有限的情况下被考虑。当 CHS 较小时，考虑𬌗面材料是很重要的，主要表现在两个方面。首先，当选择金属𬌗面时，基台上的𬌗面间隙仅需要 1 mm，这样可以增加基台的高度，但瓷修复需要 2 mm 的间隙，树脂修复则需要 3 mm 或更多。因此，选择金属𬌗面可以增加基台的高度从而增加修复体的固位力。另一个因素是材

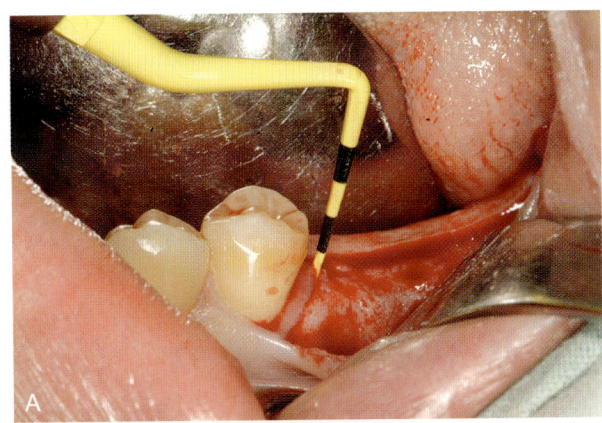
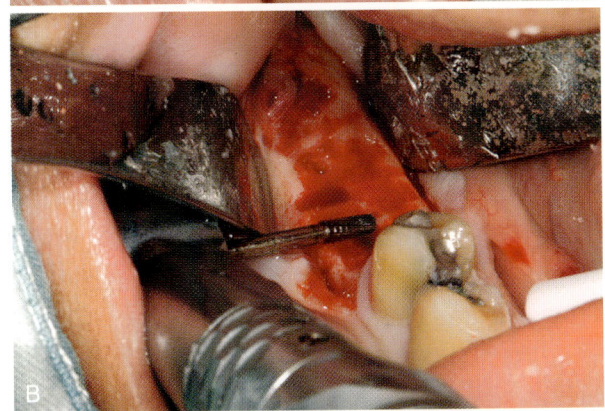
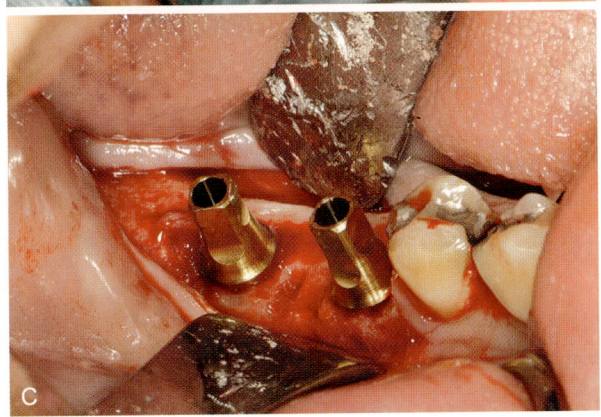

图 19-37　A. CHS 减小导致基台高度降低、粘接固位力下降，修复体中金属折断的可能性增加；B. 在种植体植入前行骨修整术可增加 CHS；C. 在 CHS 增大后植入种植体可以减少一些修复并发症

6. 咬合形态和材料。
7. 最终修复体的负荷情况。
8. 修复体与基台的密合程度。
9. 修复体的固位力。
10. 种植体制造商。
11. 种植体平台到𬌗平面的距离。

CHS 不足的后果有基台高度的降低（也许将导致修复体的固位力不足），义齿材料量的不足会影响到力学和美学，卫生条件差会影响到长期的存

料的强度，因为金属𬌗面有着最强的抗折裂性能。所以，在 CHS 有限时应该考虑使用金属𬌗面。当用螺丝固位修复体时，由于𬌗面的螺丝孔，𬌗面瓷层的强度会减小 40%。因此，除非基台高度低于 4 mm 而必须使用螺丝固位，使用粘接固位修复体在保证𬌗面材料强度上是有优势的。丙烯酸树脂为了保证强度所需要的空间更大，所以在 CHS 有限的情况下，树脂容易发生折裂。这就是树脂覆盖义齿相对于金属烤瓷固定修复体需要更大的 CHS 的原因之一。

当外科医生植入种植体过浅，在 CHS 过小时，情况会变得更加棘手。医生也可能通过改变植入角度将种植体植入，但这会放大修复的问题。因为存在螺丝开口，角度基台丧失了部分能提供固位力的表面积，进一步降低了在 CHS 不足情况下的固位力。另外，为了纠正平行度而采用呈 30° 锥度的基台会丧失超过 30% 的基台表面积，极大地降低了固位力。

在 CHS 较小时，覆盖义齿的并发症出现率也较高，可摘修复体需要一定的空间来放置一些组件。例如：连接杆，附着体和修复材料（金属或树脂）。按照英国的研究，Locator 单个附着体的最小 CHS 是 10 mm，对杆卡和"O"形环来讲 CHS 应该在 12~15 mm 之间[62]。可摘修复体的理想 CHS 应大于 14 mm，最小是 10.5mm[53]。当 CHS 较小时，应该使用𬌗龈距较小的附着体来适应修复体，使用更多的树脂来降低折裂的可能性，在不减小固位和抗力的情况下可以将牙排于理想的位置[63]。

覆盖义齿的杆卡可以选择螺丝固位或粘接固位[64]。固定修复体最常见的方法是粘接固位，杆卡固位的覆盖义齿中最常见的是螺丝固位。然而，固定修复体所用的粘接固位的优势是它也能应用于杆卡覆盖义齿。因此，在 CHS 较小的情况下，螺丝固位杆有着明显的优势，但当 CHS 过大时，应该考虑粘接杆。在一部分基台使用螺丝固位，另一部分使用粘接固位是许多 RP-4 修复体的明显优势。

## 颞下颌关节

颞下颌关节（TMJ）可能会有功能紊乱的表现和症状，症状有开口疼痛和肌肉触痛。在检查患者的过程中，开口时的关节杂音和弹响，开口运动时的下颌偏斜和下颌运动受限都是潜在功能紊乱的表现。因此，在修复计划开始之前应谨慎评估 TMJ[46]。

颞肌、咬肌、翼内翼外肌的触诊是 TMJ 检查的一部分，在触诊过程中应适度用力以避免疼痛。功能紊乱会导致 TMJ 障碍，也是导致肌肉触痛的主要原因，肌肉也会因为力量过度而出现肥大。咬肌和颞肌触诊相对容易。但是，患者的翼外肌经常被过度使用但触诊困难，但同侧的翼内肌较易诊断并且在翼上颌切迹位置进行评估较容易。功能亢进时它起到了翼外肌的对抗作用，触诊疼痛是其中任何一类肌肉过度使用的良好标志[46]。

在开口运动过程中下颌偏向一侧表明肌肉力量不平衡，也有可能是关节发生了退行性病变[46]。患者正常情况下应该表现出不受限制的下颌运动。在检查过程中应该注意患者的最大开口位，对于安氏 I 类患者，上颌切牙切缘到下颌切牙切缘的距离应该大于 40 mm，如果存在深覆𬌗或深覆盖，应将深覆𬌗或深覆盖距离从 40 mm 的最小开口距离中减去[65]。如果不考虑深覆𬌗、深覆盖，男性的开口范围是 38~65 mm，女性是 36~60 mm。

应鼓励操作者谨慎评估 TMJ 状态，解决 TMJ 功能紊乱的方法则超出了本文的范围。然而，许多佩戴了软组织支持修复体且同时伴有 TMJ 功能紊乱的患者都能从种植治疗所提供的精确而稳定的咬合条件中受益。因此，这些有 TMJ 疾病的患者能受益于种植治疗，从而改善他们自身的条件。然而，在制作最终修复体前，传统修复体有益于评估 TMJ 的症状和功能。

## 现有的修复体

当现有修复体的设计和功能都良好时，对将来计划进行种植修复的对颌牙列设计软组织支持的可摘局部义齿有着特殊意义。𬌗力随着下方的骨改建而发生的变化很大，如果患者在未来的一段时间里并没有佩戴对颌的可摘义齿，患者的咬合条件将明显改变。因此，建议对患者进行定期检查和随访评估，包括重衬和咬合评估。

应询问患者现在的修复体是否达到了他们的美学要求。能够完全接受修复体的情况不少见，但是仍有患者希望牙齿的外形和轮廓能做适当的改变。如果患者不能接受现有的修复体，应该关注不能接受的原因。另外，应该对口内的现有修复体进行全面的评估，以使它们达到临床上的和谐。通常会选择美学效果欠佳但咬合尚可的修复体而不是美学效果尚可但位置欠佳的修复体，因为后者有可能会影响将来的修复。现有修复体的桥体区域常常需要移植额外的结缔组织来改善。

可被接受的现存的上颌可摘修复体可以用种植固定修复体来替代，当制作种植体支持的固定或可摘修复体时，可以将其作为导板来进行种植重建[64]。对现有义齿的唇侧基板厚度进行评估，然后在去除义齿后，再评估唇的位置和其支持程度。如果种植体植入正确，在去除唇侧基板后常需要对唇提供额外的支持，通常会使用羟基磷灰石、结缔组织和脱细胞骨移植物，这些移植并不是用来为种植体提供支持的，而是为了增加唇侧的牙槽骨和黏膜，以提高对唇的支持。

## 颌弓形态

在种植修复中对于两种不同形态的颌弓也应给予考虑[16]。第一个颌弓形态是关于剩余牙槽嵴的，需要决定的是种植体支持的 A-P 距离。第二是有关排牙的位置。在水平方向上看，无牙颌和有牙颌的颌弓形态有 3 种：卵圆形、尖圆形和方形。在无牙颌患者中，卵圆形牙弓最常见，其次是方形牙弓，最后是尖圆形牙弓。一般，方形牙弓的形成很有可能是因为颌骨的基骨成为剩余牙槽嵴。然而，由于尖牙前的切牙缺失较早，唇侧骨板的吸收导致方形牙弓在上颌种植修复的患者中更为常见。由于生长和发育过程中咬合习惯不良，尖圆形牙弓经常出现在 II 类骨关系的患者中。上下颌弓形态不一致的情况也并不少见。

牙列形态和剩余牙槽嵴形态并不一定相关，最糟的情况是上颌方圆形剩余牙槽嵴支持了一个尖圆形的修复体，这种情况下桥体的悬臂梁部分会比较大（图 19-38）。

最理想生物力学特性的牙弓形态取决于修复体情况。如果剩余牙槽嵴的牙弓形状呈尖圆形，则适合前牙区种植体支持后牙区悬臂梁的情况，方形牙弓适合尖牙和后牙区种植体支持前牙的情况，卵圆形牙弓介于方形和尖圆形牙弓之间。

当设计为前牙种植体联冠修复并支持后牙区悬臂梁时，牙弓形态是一个很重要的因素，在此条件下，方形牙弓的预后要比尖圆形牙弓差，A-P 距离或 A-P 范围是指最前方种植体到最远端 2 颗种植体连线的垂直距离[66]，它是合理设计悬臂梁长度的基础。当下颌前牙区有 5 颗种植体支持且没有明显的不良作用力因素且颌骨的密度良好，后牙区悬

臂梁长度不应超过 A-P 距离的 2 倍。悬臂梁的实际长度不仅依赖于种植体的位置，也依赖于是否有功能紊乱、冠高空间、种植体直径和数量等因素。

决定悬臂梁长度的主要因素是应力因素而不仅仅是 A-P 距离[16, 67]。例如：2 颗种植体间的距离支持悬臂梁（C）形成了 1 类杠杆，2 颗种植体相距 10 mm，且后牙悬臂梁也是 10 mm 时，受力如下：在悬臂梁 C 施加 25 磅的力，位于悬臂梁最前方的植体（A 区）也会受 25 磅的力，而距悬臂梁最近的植体（B 区）则会受 50 磅的力，并且成为了一个支点。如果植体相距 5 mm，后牙悬臂梁是 10 mm 时，同样在 C 区施加 25 磅的力，A 区受力会达到 50 磅，B 区受力会达到 75 磅，减小种植体间的距离会显著增加种植体的受力。但在第一种情况中，如果患者因功能紊乱在 C 区的力达到了 250 磅，则 A 种植体受力是 250 磅，B 种植体受力是 500 磅。换而言之，在设计悬臂梁时，应力因素（例如，功能紊乱）比种植体间距离（A-P 距离）更有实际意义[16]。因此，A-P 距离仅是评估悬臂梁长度的力学因素之一，功能紊乱、冠高度、咀嚼动力学、在颌弓的位置、对颌牙弓、力的方向、骨密度和种植体数量、种植体直径、种植体设计和 A-P 距离都是需要考虑的因素。当力学因素较小，局部因素（种植体数量、宽度、设计）较大时，在骨质良好时，悬臂梁长度可以是 A-P 距离的 2 倍。

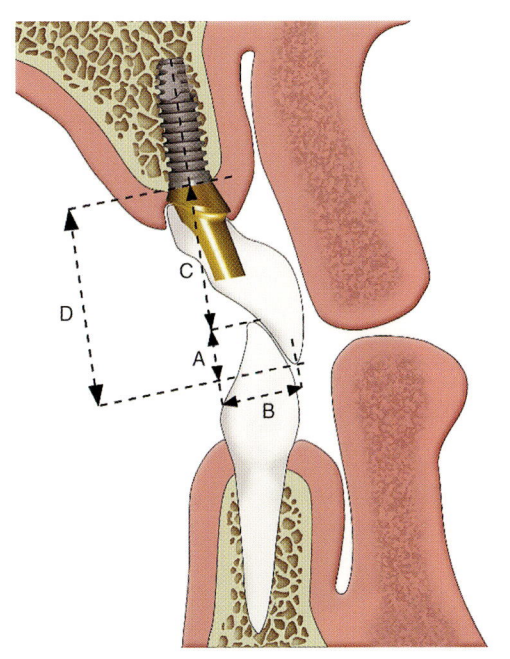

图 19-38 牙弓形态和剩余牙槽嵴的形态可能不一致。因为在前牙区修复体与种植体间形成悬臂梁，尖圆形牙弓位于方形颌弓之上是最差的情况

如前所述，上颌前牙区的种植体常常因为上颌唇侧骨板的吸收和种植位点骨宽度的不足而不能植入到理想位点。因此，要将种植体植入原天然牙的腭侧方向，在吸收较严重的情况下需要利用尖牙区域，而不是中切牙或侧切牙的位点，最终修复体在前牙区形成悬臂梁来恢复原有的牙弓形态。当其他条件相同时，尖圆形牙弓会比方形牙弓造成的应力更大[67]。

在尖圆形牙弓，上颌前牙使用悬臂梁修复时，就需要增加种植体数量或增大直径来对抗增加的侧向力和力矩。例如，不仅需要在尖牙区种植，必要时也建议在前牙区额外增加2颗种植体，即使需要在种植前进行骨移植。此外，强烈建议在第一至第二磨牙区的种植体与最前端种植体联冠修复。因此，如果上颌尖圆形牙弓需要采用这种治疗方案，至少需要植入8颗种植体（每侧4颗），并建议将磨牙种植体与切牙区种植体相连以增加A-P距离[67]。骨密度较差时，在下颌运动过程中上颌前牙区悬臂梁易受侧向力的影响。因此，上颌前牙区悬臂梁长度最好短于下颌后牙区悬臂梁的长度。

## 软组织支持

对软组织支持的评估最初在RP-5（覆盖义齿，由种植体和缺牙区的牙槽嵴共同支持）修复体中得到关注。RP-5修复体具有一定的种植体存留率，并且可在前牙区获得一定的稳定性。后牙区是修复体提供软组织支持的区域。应该对以下因素进行评估：牙槽嵴形态、大小、平行度、腭侧形态。

体积较大吸收较小的颌骨比体积小吸收量大的颌骨提供的支持更多，上下颌骨都是如此。软组织不能仅通过放射线来评估，因为它高度依赖于肌肉的附着，骨量适中或丰富时（A或B类骨）肌肉附着较高，可以在种植同期进行前庭沟成形术以降低肌肉的附着。

对修复体的支持取决于剩余牙槽嵴的形态，在上颌还包括腭穹隆。方圆形牙槽嵴有利于抗力和稳定，尽管相对平坦的牙槽嵴的支持足够，但固位和抗力不足，上腭尖圆形牙弓的稳定性也较差[56]。

牙槽嵴的平行度也需要评估，无牙区牙槽嵴与𬌗平面平行时有利于软组织的支持。如果牙槽嵴本身存在缺陷，义齿的稳定性会受到很大的影响。

也应对上颌义齿或RP-5修复体不同形式的后堤区进行评估。如果软腭自软硬腭交界区较长且呈缓坡状，可以保证后牙区腭侧基板的伸展而增强修复体的固位力[68]。在另一方面，如果软腭下降得比较明显易导致疼痛和边缘封闭的丧失并易导致恶心[69]。

在对使用种植体支持的上颌覆盖义齿的患者进行评估时，患者的软组织情况也是重要的评估要素。不利的解剖因素越多，越倾向于RP-4修复体（通过增加种植体的支持、减少软组织支持来满足患者的解剖要求）[70,71]。

必须要向患者强调部分或完全软组织支持的修复体并不能终止骨吸收。因此，所有的软组织支持修复体都被认为是过渡义齿。它们常常需要重衬来修复缺失骨，而全种植体支持修复体（不论是固定还是可摘修复体）不需要软组织的支持而且可以作为永久修复体。

因为很多患者无法负担全种植体支持修复体的费用，因此，临床上尚存在着许多软组织支持修复体，在无牙颌患者身上体现得更加明显。然而医生常常忽略一个事实：患者现在无法负担整个治疗方案，并不意味着以后也无法负担。例如：患者需要修复4颗第一磨牙，但并不能一次负担全部费用，医生通常可以选择只修复1颗第一磨牙，在经济条件允许后再修复其他的缺牙。按此方案施行，最后4颗磨牙都得到了修复，咬合也得到了重建。同样，该方案也适用于需要进行种植修复的无牙颌患者。因为将来可能需要植入更多的种植体来减小甚至终止持续性的骨吸收，并且考虑到对将来的美学和功能的影响，应该建立一个终身的治疗方案。

## 治疗性修复体

## 固定修复体

常常需要对口腔修复中的治疗性修复体进行诊断，在制作软组织支持修复体前，应改善软组织健康情况、重建OVD、评估美学结果、治疗颞下颌功能紊乱（图19-39）。同样，进行种植修复的患者也需要治疗性修复体。另外，治疗性修复体可以用来选择修复方案，渐进性的负荷可以改善骨的受力，还可以保护植骨区和种植体。在牙列缺损患者，植入种植体后即刻修复通常使用没有咬合接触的过渡修复体。全口无牙颌即刻负荷时，原则上，过渡修复体在非美学区域不使用悬臂梁，治疗性修复体也可以帮助评估患者种植治疗前的心理状况（框图19-5）。

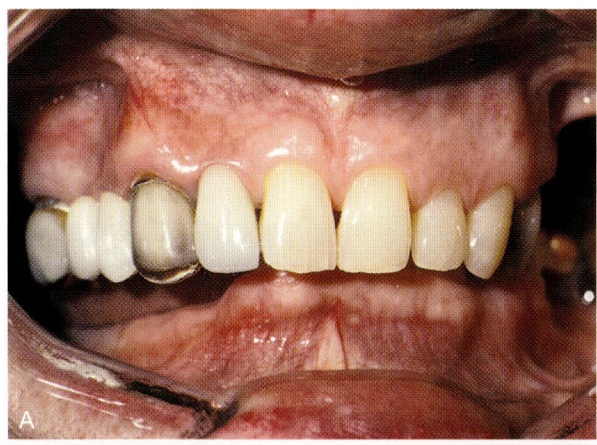

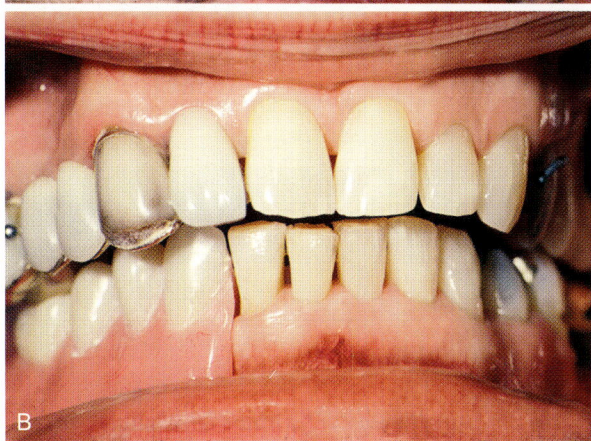

图 19-39 A.患者的垂直距离减小，𬌗平面不佳，对修复医生来说，如果最终的修复结果不明确，常常需要通过治疗性修复体来评估或重建修复参数；B.可摘义齿常用作重建适当的垂直距离、下颌位置、𬌗平面、颞下颌关节状态、语言功能，以及可能修复结果的治疗性修复体

| 框图 19-5　治疗性种植修复体 |
| --- |
| 1. 可以帮助诊断<br>　a. 冠长度<br>　b. 𬌗平面<br>　c. 无保留价值的牙齿<br>2. 评估患者的心理状态<br>　a. 种植手术前的义齿<br>3. 改善种植覆盖义齿最终印模前的软组织状态<br>4. 种植手术后的修复<br>5. 评估咬合垂直距离<br>6. 评估颞下颌关节功能状态<br>7. 改进与最终修复体位置相关的种植位点<br>8. 术前美学评估<br>9. 评估固定修复体的卫生形态<br>10. 决定是否使用可摘修复体来支持上唇（RP vs FP）<br>11. 在愈合过程中保护种植体和骨移植物<br>12. 患者的经济情况和依从性管理<br>13. 骨的渐进性负荷<br>14. 全口无牙颌患者的全牙弓种植体支持固定修复体的语音和美学 |

RP，可摘义齿；FP，固定义齿

疾病诊断是制订治疗方案的第一步。同样，为牙列缺损或无牙颌患者制订治疗方案时，也需要有合理的诊断。有时，治疗性修复体在此过程中发挥着作用。例如，对于存在健康问题的牙齿，应通过治疗性修复体来评估它的预后，并决定是否要在种植修复前拔除患牙。

治疗性修复体可以纠正现有的𬌗平面，鉴定伸长牙、判断完善最终的修复计划是否需要牙髓治疗、冠延长或是拔牙，记住在冠延长术后牙槽嵴平面以上至少应有4 mm的牙体组织（2 mm供结缔组织和结合上皮附着，另2 mm可以产生牙本质肩领效应以减小根折的风险）。同样，牙齿的冠根比例增加时，也应该对牙齿的动度进行评估，动度过大可能需要额外的种植体或联冠修复，甚至是拔除患牙，以及植入额外的种植体。

3颗或更多相邻天然牙缺失的牙列缺损患者常常戴着固定的治疗性修复体，也能起到临时修复体的作用。当桥体数量达到3～5颗时，常常会使用金属加固的过渡修复体。这些固定的过渡修复体可以在骨移植物和种植体愈合阶段，减少软组织传递至骨和种植体的力量。

## 渐进性负荷

在进行最终修复前，可以改善骨组织质量的过渡修复体经常会用于D3或D4类骨支持的种植体中，暂时的树脂修复体使骨组织承受渐进性负荷，因此可以被认为是治疗性修复体。治疗性修复体渐进性负荷的突出优点是：减小种植体颈部的骨吸收和种植体失败，对于软质骨这种优点表现得更明显。治疗性修复体可以帮助确定最终的修复形式和功能，对那些佩戴了很多年全口义齿的无牙颌患者来说，治疗性修复体可能会是他们第一次使用全口固定义齿。

## 经济保障

治疗性修复体的另一个好处是在进行不可逆

的治疗之前患者能从容地处理经济问题，它也有利于明确治疗费用和强调按照治疗程序进行整个治疗的必要。很少有治疗性或过渡修复体可以佩戴多年而不出现折断、脱位，也不影响骨移植和种植体的情况。

## 可摘修复体

在 RP-5 和全口修复之前，可以通过治疗性修复体来改善起支持固位和稳定作用的软组织，义齿不合适对剩余牙槽嵴的破坏最初表现为修复体下的组织的变形和创伤[69]。软组织床会有不同程度的组织增生、牙龈瘤、肥大或磨损[70]。通常，对软组织进行修整治疗意味着在制作最终修复体印模前应先恢复软组织的健康[71]。类似切除增生组织的其他治疗常常需要在软组织调整前进行。即使10～14d软组织就能恢复正常，但每2～3d就应更换软组织调整剂。现有的义齿可以作为治疗性修复体。常用于组织的调整或在种植体的愈合期间佩戴。

需要注意的是软组织调整剂与应用于可摘修复体软组织支持区的软衬材料不同，组织调整剂形态的变化发生在最初的18～24h内，当组织恢复到一个相对正常的形态后，材料会发生相应的变化来允许并促进这些变化的发生。然而，促进这种变化所需要的改性剂会从材料中滤出，且在一天之内就会中止这种变化，然后材料发生硬化。另一方面，软衬材料比软组织调整剂的硬化时间要长，这种情况在表面涂了封闭剂时更加明显。因此，软衬材料尺寸在第一天没有什么变化，因此它不能适应组织的变化。

组织调整剂常用于在制作最终可摘修复体取印模之前改善组织压迫。另外，这些材料常用在处于种植体-骨界面愈合阶段的可摘义齿区域，组织调整剂会对软组织的肿胀及翻瓣后的各种变化立刻做出反应。另外，它可以对种植区进行缓冲，在拆线时可以去除软组织调整剂更换为密封的软衬，这种材料在很长一段时间内都保持着较软的性状，而且不会通过软组织将力传导至种植体上。

## 咬合垂直距离

对于长期佩戴同一副义齿的无牙颌患者来说，在种植治疗前需要通过前期修复体来恢复OVD和牙槽嵴关系[72]。由于长期佩戴义齿和持续性的骨吸收会造成OVD慢慢减小，这种情况在全口无牙𬌗患者身上表现得更加明显，将来患者可能会出现颞下颌关节和肌功能的紊乱。前期修复体能够重建OVD或是对有症状的关节进行评估，来帮助患者决定是否需要纠正功能紊乱。

当OVD减小，下颌骨向前旋转逐渐发展至安氏骨性Ⅲ类关系，为了将种植体植于合适的角度，OVD应该在种植治疗前得到重建，这样才能建立牙与颌弓的合理位置关系。

在进行固定或活动种植修复前，全口无牙颌患者佩戴的修复体通常是全口义齿。它是用树脂牙制作以方便进行调整，并可通过添加自凝塑料来进行修整、改变OVD或唇部的支持。

在无牙颌即刻负荷的情况中，治疗性修复体在种植术中或术后可以立即使用，修复体上部结构同种植体下部结构的设计在种植覆盖义齿即刻负荷中是很重要的。因此，在种植体植入和制作上部杆卡之前有必要通过治疗性修复体恢复正常的OVD和牙齿位置。

当安氏Ⅲ类患者的OVD增加，上下颌骨的位置关系转变成安氏Ⅰ类，并会影响种植体的植入位点和角度。另外，覆盖义齿杆卡的位点也会受到OVD改变的影响，治疗性修复体可以用来确定牙齿的位置。

## 美学评估

有时候，患者对美学方面的期望值很高甚至不切实际，对于无牙颌患者来说，种植治疗前可以通过治疗性修复体来判断义齿是否满足患者的美学要求。而该义齿的牙齿形态、表面特性、大小和位置、色泽、唇及周围软组织轮廓、义齿位点、牙龈色泽及周围软组织和牙乳头的支持都是需要进行评估的[73]。如果患者对治疗性修复体不满意，就能在种植体植入前意识到这个问题。即使挑剔的患者对治疗性修复体并不满意，可以降低他们的期望值并选择继续治疗或者另选择其他的医生进行治疗。如果患者选择了后者，我们应谨慎地与下一位医生联系，通知他们在种植治疗前最好先制作一个治疗性修复体。

上颌的唇线或下颌的唇线会影响患者对牙龈形态和修复体颜色的要求，然而修复体维护的需要可能会影响到最终的美学效果。设计的固定修复体必须有利于种植体和天然牙周围的清洁。治疗性修复体可以帮助确定是否通过种植可摘修复体才能达到患者的美学要求而不必非得使用固定修复体，但是可摘修复体需要经常摘戴以进行正确地维护。

上唇的位置常常因为上颌前牙的缺失而改变，在骨缺失后，整个唇部的自然支持就缺失了，并常需要依靠修复体唇侧部分来进行补偿，局部固定义齿常常需要前牙区悬臂梁在水平和垂直方向上离开软组织从而为唇提供支持。而治疗性修复体帮助确定固定修复体是否能满足美学、支持或该区域牙齿龈方清洁卫生的需求。

## 心理因素

最终的治疗计划的制订和对患者的心理和精神的评估应在种植之前进行，如果修复医生不确定最终的修复方案能否得到患者的认同，或者患者的意见与期望并不合理，那么应该进行进一步的评估，而治疗性修复体为这些评估提供了机会和时间[73, 74]。

## 小　结

在对牙列缺损患者进行种植修复之前，应对5个口内指标进行评估：①上颌切缘；② OVD；③下颌切缘；④上颌殆平面；⑤下颌殆平面。另外，还有10项标准也会影响整个治疗计划：①唇线；②上下颌位置关系；③现有咬合情况；④冠高空间；⑤ TMJ状态；⑥拔除无保留价值牙和愈后不佳的牙；⑦现存的修复体；⑧牙弓形态；⑨软组织评估。治疗性修复体也常用于种植修复的评估（框图19-6）。

对种植修复体的评估借用了许多天然基牙的评估标准。另外，在某些情况下，需要用特殊的方法进行种植修复并会影响整个种植治疗计划。外科医生的目标是得到骨结合良好的种植体，修复医生的责任是在一个满足所有传统修复标准的环境中保持种植体-骨界面的稳定。

### 框图 19-6　种植修复重建的治疗顺序

种植团队的种植修复重建治疗应该按照以下的顺序：
**最初的预约**
　医学和牙科病史
　X 线检查和牙齿评估
　诊断模型
　治疗方案的早期讨论
　治疗方案的初步决定
　早期的治疗方案、病情描述，以及其他可供选择的方案
　临床和技工室程序之前的额外的诊断模型记录
　科室辅助诊断项目（如计划、曲面断层片、医学检查结果、会诊记录、组内成员）
　最终修复效果的诊断蜡型，复制诊断模型
　确定最终的治疗方案以及其他选择
　医学检查评估
　术前和术后医嘱
　治疗同意书和治疗要求
　给现有情况拍照
**第一阶段**
　术前修复预约——去除龋坏、拔牙、拆除临时修复体等
　牙周治疗、牙髓治疗、正畸治疗
　咬合垂直距离（OVD）
　殆平面的调整、治疗性修复体、调整现有牙形态、釉质成形等
　过渡修复体（可摘或固定）或诊断性试戴，组织成形
　外科导板的印模（如果口腔环境相对最初的诊断模型有所改变）
**种植前进行软、硬组织重建**
　种植手术
**第一阶段：种植体植入**
　愈合阶段
**第二阶段：二期手术、早期负荷**
　修复：渐进性骨负荷
　早期的基台预备和印模制取
　最终的基台预备和印模制取
　试戴金属基底或蜡型
　殆关系的初步转移
　殆关系转移后最终的调整
　夜间保护
**维护**
　第一年：每3~4个月复诊
　第6个月时行影像学检查，以后每年都进行放射学检查，持续3年，再往后按要求进行
　家庭护理宣教
　牙齿涂氟
　种植体氯己定冲洗

### 参 考 文 献

[1] Crispin BJ, Watson JF: Margin placement of esthetic veneer crowns. Part 1: Anterior tooth visibility, J Prosthet Dent 45:278–282, 1981.

[2] Laney WR, Gibilisco JA: Diagnosis and treatment in prosthodontics, Philadelphia, 1983, Lea & Febiger.

[3] Farzaneh M, Abitbol S, Friedman S: Treatment outcome in

endodontics: the Toronto study. Phases I and II: orthograde retreatment, J Endod 30:627–633, 2004.
[4] Farzaneh M, Abitbol S, Lawrence HP, et al: Treatment outcome in endodontics—the Toronto study. Phase II: initial treatment, J Endod 30:302–309, 2004.
[5] Adell R, Lekholm U, Rockler B, et al: A 15 year study of osseointegrated implants in the treatment of edentulous jaw, Int J Oral Surg 6:387, 1981.
[6] Sjogren U, Hagglund B, Sundquist G, et al: Factors affecting the long-term results of endodontic treatment, J Endod 16:498–504, 1990.
[7] Peak JD: The success of endodontic treatment in general dental practice: a retrospective clinical and radiographic study, Prim Dent Care 1:9–13, 1994.
[8] Rapp EL, Brown CE Jr, Newton CW: An analysis of success and failure of apicoectomies, J Endod 17:508–512, 1991.
[9] Klokkevold PR, Newman MG: Current status of dental implants: a periodontal perspective, Int J Oral Maxillofac Implants 15:56–65, 2000.
[10] Bower RC: Furcation morphology relative to periodontal treatment: furcation entrance architecture, J Periodontol 50:23–27, 1979.
[11] Fugazzotto PA: A comparison of the success of root resected molars and molar position implants in function in a private practice: results of up to 15-plus years, J Periodontol 72:1113–1123, 2001.
[12] Hamp S-E, Ravald N, Teiwik A, et al: Modes of furcation treatment in a long-term prospective study, J Parodontol 11:11–23, 1992.
[13] Muller H-P, Eger T, Lange DE: Management of furcation-involved teeth: a retrospective analysis, J Clin Periodontol 22:911–917, 1995.
[14] Wang HL, Burgett FG, Shyr Y, et al: The influence of molar furcation involvement and mobility on future clinical periodontal attachment loss, J Periodontol 65:25–29, 1994.
[15] Balshi T: Newsletter, 2009.
[16] Misch CE: Pre-implant prosthetics. In Misch CE, editor: Contemporary implant dentistry, ed 2, St Louis, 2005, Elsevier Mosby, pp 157–179.
[17] Misch CE: The evaluation of natural teeth adjacent to implant sites. In Misch CE, editor: Contemporary implant dentistry, ed 2, St Louis, 2005, Elsevier Mosby, pp 151–162.
[18] Reider CE: Copings on tooth and implant abutments for superstructure prostheses, Int J Periodontics Restorative Dent 10:437–454, 1990.
[19] Rufenacht CR: Fundamentals of esthetics, Chicago, 1990, Quintessence.
[20] Lynn BD: The significance of anatomic landmarks in complete denture service, J Prosthet Dent 14:456, 1964.
[21] Harper RN: The incisive papilla: the basis of a technique to reproduce the positions of key teeth in prosthodontics, J Dent Res 27:661, 1948.
[22] Vig RG, Brundo GC: The kinetics of anterior tooth display, J Prosthet Dent 39:502–504, 1978.
[23] Misch CE: Guidelines for maxillary incisal edge position. A pilot study: the key is the canine, J Prosthodont 17(2):130–134, 2008.
[24] Pietrokovski J, Masseler M: Alveolar ridge resorption following tooth extraction, J Prosthet Dent 17:21–27, 1967.
[25] The glossary of prosthodontic terms, J Prosthet Dent 81:39–110, 1999.
[26] Shannon TEJ: Physiologic vertical dimension and centric relation, J Prosthet Dent 6:741–747, 1956.
[27] Niswonger ME: The rest position of the mandible and centric relation, J Am Dent Assoc 21:1572–1582, 1934.
[28] Kois JC, Phillips KM: Occlusal vertical dimension: alteration concerns, Compend Contin Educ Dent 18:1169–1180, 1997.
[29] Sherry JJ: Complete denture prosthodontics, New York, 1968, McGraw-Hill.
[30] Robinson SC: Physiological placement of artificial anterior teeth, Can Dent J 35:260–266, 1969.
[31] Silverman MM: Accurate measurement of vertical dimension by phonetics and the speaking centric space, part I, Dent Dig 57:265, 1951.
[32] Pound E: Let /S/ be your guide, J Prosthet Dent 38:482–489, 1977.
[33] Pound E: Utilizing speech to simplify a personalized denture service, J Prosthet Dent 24:586–600, 1970.
[34] McGee GF: Use of facial measurements in determining vertical dimension, J Am Dent Assoc 35:342–350, 1947.
[35] Danikas D, Panagopoulos G: The golden ratio and proportions of beauty, Plast Reconstr Surg 114:1009, 2004.
[36] Amoric M: The golden number: applications to cranio-facial evaluation, Funct Orthod 12:18, 1995.
[37] Haralabakis NB, Lagoudakis M, Spanodakis E: A study of esthetic harmony and balance of the facial soft tissue [in Greek (modern)], Orthod Epitheorese 1:175, 1989.
[38] Ricketts RM: The biologic significance of the divine proportion and Fibonacci series, Am J Orthod 1:357–370, 1982.
[39] da Vinci L: The anatomy of man. Drawings from the collection of Her Majesty Queen Elizabeth II, Windsor, United Kingdom, ca 1488.
[40] Misch CE: Vertical occlusal dimension by facial measurement, Continuum: Misch Implant Institute Newsletter, summer; 1997.
[41] Misch CE: Objective vs. subjective methods for determining vertical dimensions of occlusion, Quintessence Int 31:280–281, 2000.
[42] Mach MR: Facially generated occlusal vertical dimension, Compendium 18:1183–1194, 1997.
[43] Brzoza D, Barrera N, Contasti G, et al: Predicting vertical dimension with cephalograms, for edentulous patients, Gerodontology 22:98–103, 2005.
[44] Ciftci Y, Kocadereli I, Canay S, et al: Cephalometric evaluation of maxillomandibular relationships in patients wearing complete dentures: a pilot study, Angle Orthod 75:821–825, 2005.
[45] Kelly E: Changes caused by a mandibular removable partial denture opposing a maxillary complete denture, J Prosthet Dent 27:140–150, 1978.
[46] Dawson PE: Evaluation, diagnosis and treatment of occlusal problems, ed 2, St Louis, 1989, Mosby.
[47] Misch CE, Bidez MW. Implant protected occlusion: a biomechanical rationale, Compend Contin Educ Dent 15:1330–1343, 1994.
[48] Misch CE: Dental Tooth System Patent #5,501,598, March 26, 1996.
[49] Tjan AHL, Miller GD, Josephine GP: Some esthetic factors in a smile, J Prosthet Dent 51:24–28, 1984.
[50] Cade RE: The role of the mandibular anterior teeth in complete denture esthetics, J Prosthet Dent 42:368–370, 1979.

[51] Kokich, VG, Spear FM, Kokich VO: Maximizing anterior esthetics: an interdisciplinary approach: esthetics and orthodontics. In McNamara JA, editor: Craniofacial growth series, Ann Arbor, MI, 2001, Center for Human Growth and Development, University of Michigan.

[52] Misch CE, Goodacre CJ, Finley JM, et al: Consensus Conference Panel Report: crown-height space guidelines for implant dentistry—part 1, Implant Dent 14:312–318, 2005.

[53] Misch CE, Goodacre CJ, Finley JM, et al: Consensus Conference Panel Report: crown-height space guidelines for implant dentistry—part 2, Implant Dent 15:113–121, 2006.

[54] Goodacre CJ, Bernal G, Rungcharassaeng K, et al: Clinical complications with implants and implant prostheses, J Prosthet Dent 90:121–132, 2003.

[55] Bidez MW, Misch CE: Force transfer in implant dentistry: basic concepts and principles, J Oral Implantol 18:264–274, 1992.

[56] Zarb GA, Bolender CL, Hickey JC, et al: Diagnosis and treatment planning for the patient with no teeth remaining. In Zarb GA, Bolender CL, editors: Boucher's prosthodontic treatment for edentulous patients, ed 10, St Louis, 1990, Mosby.

[57] Bidger DV, Nicholls JI: Distortion of ceramometal fixed partial dentures during the firing cycle, J Prosthet Dent 45:507–514, 1981.

[58] Bryant RA, Nicholls JI: Measurement of distortion in fixed partial dentures resulting from degassing, J Prosthet Dent 42:515–520, 1979.

[59] Bertolotti RL, Moffa JP: Creep rate of porcelain-bonding alloys as a function of temperature, J Dent Res 59:2061–2065, 1980.

[60] Smyd E: Mechanics of dental structures. Guide to teaching dental engineering at undergraduate level, J Prosthet Dent 2:668–692, 1952.

[61] Finley JM: Personal communication, 2005.

[62] English CE: The mandibular overdenture supported by implants in the anterior symphysis: a prescription for implant placement and bar prosthesis design, Dental Implantol Update 4:9–14, 1993.

[63] English CE: Prosthodontic prescriptions for mandibular implant overdentures—part 1, Dental Implantol Update 7:25–28, 1996.

[64] Misch CE. Treatment options for mandibular implant overdentures. In Misch CE, editor: Contemporary implant dentistry, ed 2, St Louis, 2005, Elsevier Mosby, pp 175–192.

[65] Tanaka TT: Recognition of the pain formula for head, neck and TMJ disorders. The general physical examination, Calif Dent Assoc J 12:43–49, 1984.

[66] English CE: The critical A-P spread, Implant Soc 1:2–3, 1990.

[67] Misch CE. Premaxillary implant considerations, treatment planning and surgery. In Misch CE, editor: Contemporary implant dentistry, St Louis, 1999, Mosby, pp 509–520.

[68] House MM: The relationship of oral examination to dental diagnosis, J Prosthet Dent 8:208–219, 1958.

[69] Lytle RB: Soft tissue displacement beneath removable partial and complete dentures, J Prosthet Dent 12:34–43, 1962.

[70] Lambson GO: Papillary hyperplasia of the palate, J Prosthet Dent 16:636–645, 1966.

[71] Lytle RB: The management of abused oral tissue in complete denture construction, J Prosthet Dent 7:27–42, 1957.

[72] Turbyfill WF: The successful mandibular denture implant. Part two, Dent Econ 86(1):104–106, 1996.

[73] Pound E: Preparatory dentures: a protective philosophy, J Prosthet Dent 15:5–18, 1965.

[74] Smith DE: Interim dentures and treatment dentures, Dent Clin North Am 28:253, 1984.

# 第 20 章

# 种植位点相邻的天然牙：将种植体与天然牙相连

Carl E. Misch

口腔修复学的一个常见原则是尽可能地向牙列缺损患者提供固定修复体。不管缺失多少颗牙齿，种植体通常能够为实现此目标提供必需的基牙。种植体可以在特殊的位置作为基牙，而不是使用并非健康状态的天然牙作为基牙，这种能力使得医生能够在大多数牙列缺损患者身上实现固定修复的目标。

牙医通常将种植体用作为义齿独立的支持。少数情况下，可以用同一修复体将种植体和天然牙连接起来。不管是哪种情况，对缺牙位点相邻的天然基牙的临床评估将极大地影响治疗计划。

在完成最终修复体之前，天然牙可能需要额外的治疗。最好在开始种植手术之前与患者沟通修复所需的相关治疗。否则，治疗结果、治疗程序、治疗花费可能与原先的计划冲突，造成患者不满，需要修改原来的治疗计划或导致较差的预后。

不管是否考虑作为基牙，牙列缺损位点的邻牙都应该用不同的角度仔细评估[1,2]。在之前的章节中，列出了需要拔牙的情况。在本章中，缺牙区的邻牙计划保留。然而，有时邻牙存在骨吸收，健康状况欠佳。因此，紧邻该牙的可用骨会受到其相当大的影响。通常这是选择独立的种植修复体、传统固定局部义齿，还是选择可摘义齿的决定因素。当缺失多颗牙时，治疗更为复杂，有更多的修复选择，例如是否使用种植体和天然牙作为同一修复体的基牙。

缺牙区邻牙的评估标准在本章被列出：1.基牙的选择；2.邻近骨和软组织的解剖；3.悬臂梁；4.种植体和天然牙相连；4a.天然牙和种植体的动度；4b.将天然牙连接在一起；4c.天然牙和种植体桥基牙；5.过渡基牙（框图 20-1）。

## 基牙的选择

缺牙区有很多的修复选择。在 20 世纪 90 年代之前，当种植体被用于牙列缺失患者时，通常会制作三单位或四单位 FPD，用种植体作为末端基牙，天然牙作为另一个基牙，中间有 1 或 2 个桥体[3,4]（图 20-1）。在 20 世纪 80 年代中期，当使用骨结合种植体支持全口无牙颌固定修复体的概念被引进后，该概念被改良为用种植体在部分缺牙牙弓制作独立的修复体。这种方法的主要理由是限制一颗"松动的"基牙与一个"刚性"的种植体连接时产生的悬臂梁效应[5,6]（图 20-2）。然而，两个相互独立的修复体单位的主要优点更多地与减少天然牙的生物学并发症相关，而与种植体的生物力学并发症无关。

在理想情况下，植入足够数目的种植体制作独立的种植修复体有多种优点。牙支持的固定修复体最常见的失败原因是基牙龋坏[7]。未修复的天然牙不像基牙那样容易龋坏，而种植体不会龋坏。另外，

| 框图 20-1　种植位点的邻牙 |
|---|
| 1. 基牙的选择<br>2. 邻近骨和软组织的解剖<br>3. 悬臂梁<br>4. 种植体和天然牙相连<br>　a. 天然牙和种植体的动度<br>　b. 将天然牙连接在一起<br>　c. 天然牙和种植体桥基牙<br>5. 过渡基牙 |

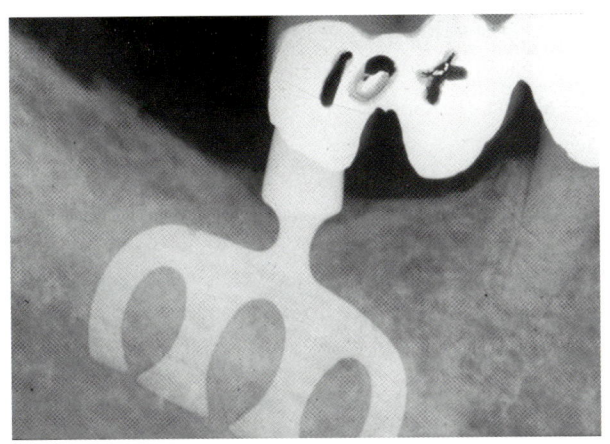

图 20-1 在 20 世纪 90 年代之前，种植体常植入牙列缺失患者的颌骨中并用同一固定修复体与天然牙相连

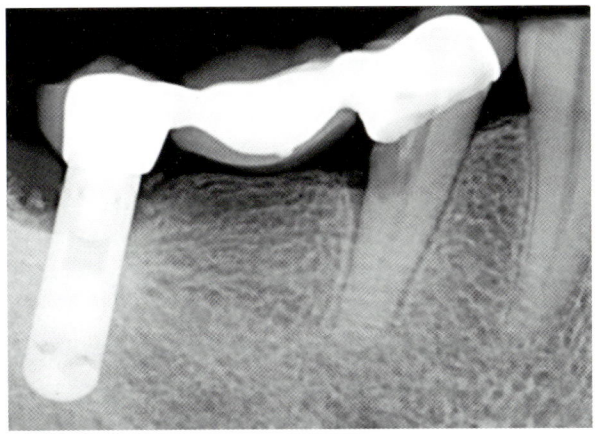

图 20-3 当种植体与天然牙连接在一起并间隔一个桥体时，该桥体会聚集菌斑并增加天然牙龋坏的风险

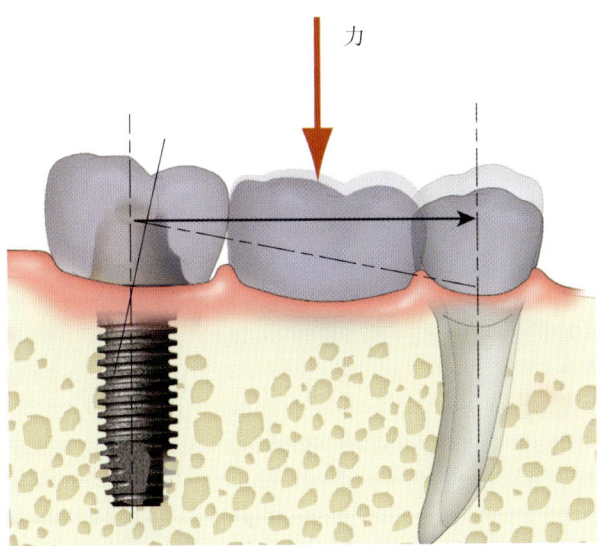

图 20-2 将刚性的种植体与天然牙连接在一起，产生了对二者生理动度差异的担忧。因为天然牙的动度比种植体大，种植体可受到由修复体"悬臂梁"产生的力矩

相连基牙之间的桥体（不论是天然牙之间还是天然牙和种植体之间）起到菌斑聚集的作用。因此，天然牙单冠 10～15 年的龋坏率为 1%，而 FPD 基牙的龋坏率为 20%（图 20-3）。固定修复体失败的第二大常见原因是天然基牙发生牙髓病变及并发症。种植体不需要牙髓治疗。未修复的天然牙不太可能需要牙髓治疗。因此，理想情况下天然牙不应与种植体连接在一起。10 年的存留率研究显示，种植修复体比天然牙支持的 FPD（或天然牙与种植体相连）的存留率高 25% 以上，因为天然牙更易受生物并发症影响[8,9]。

与未修复的天然牙相比，天然基牙更难清洁；更易聚集和滞留菌斑；更常发生温度或触觉敏感；将来接受修复、牙周、牙髓治疗的可能性更大。龋坏、牙髓问题，或两者一起，不仅会造成固定修复体失败，还几乎总是导致拔除至少一颗天然基牙。因此，种植体独立支持的修复体是所有多颗牙缺失的牙列缺损患者的最佳治疗方案。除了种植体独立支持的修复体的生物学优势，它还有生物力学优势。天然牙对咬合力的反应与种植体不同。较轻的力大就能使天然牙产生可记录的移动，而种植体的移动幅度和力的大小直接相关[6-8,10-11]。在有种植体和天然牙的牙弓，当两者是独立的单位时更容易调殆。

当计划制作种植体独立支持的修复体，而非利用天然牙作为末端基牙之一时，牙医通常需要至少一颗额外的种植体。种植体基牙数目的增加加强了种植体-骨界面，因此减少了支持系统的压力，增强了固定修复体对抗外力的能力。另外，因为有额外的固位单位，更少发生修复体失粘接或松动。松动是固定修复体报道的第三常见的并发症[7,8]。

种植修复体的并发症之一是基台螺丝松动，尤其是第一年内[8,11,12]。种植体数目增加能减少作用于基台螺丝上的力，因此降低了基台螺丝松动的风险。因此，许多理由都支持使用足够数目的种植体制作独立的修复体。多单位种植体支持的独立修复体有如此多的优点，所以应尽可能地将它作为第一治疗选择（图 20-4）。

不幸的是，在牙列缺损患者制作种植体完全支持的固定修复体并不总是可行，有时其外科风险更高。因此，某些时候可考虑用天然牙作为基牙。然而，只有当种植体支持面积不足以修复缺牙总数的时候，且不能植入额外种植体时，牙医才能考虑将天然牙和种植体连接起来。

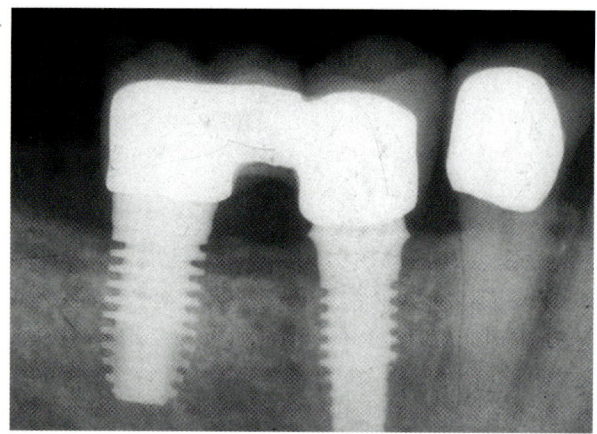

图 20-4　即使当邻牙需要冠修复时，由种植体独立支持的修复体也是最佳治疗选择

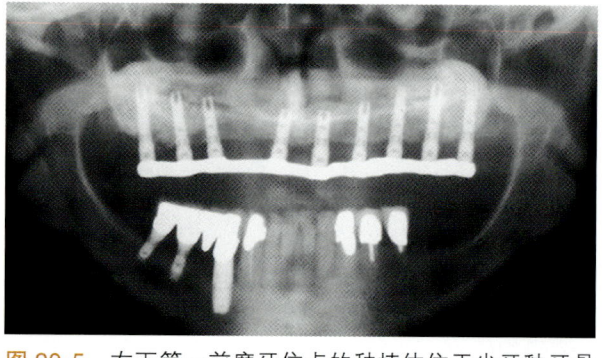

图 20-5　右下第一前磨牙位点的种植体位于尖牙釉牙骨质界下方 6 mm 以上。因为尖牙远中存在骨，种植体周围的软组织坡形成了超过 5 mm 深度的软组织袋，增加了种植体周围并发症的风险

## 邻近骨的解剖

当天然牙中有一颗或更多的牙缺失时，邻牙牙根上骨的位置需要被仔细评估，特别是缺牙区在美学区时。理想状况下，邻近缺牙区前牙的骨位置应该在距离邻面釉牙骨质界（CEJ）2 mm 或以内（即颊侧 CEJ 的 3 mm 以内）范围。有这种解剖结构时，邻近缺牙区的龈乳头是理想的，因为其受到邻面骨的支持。

与天然牙相邻的缺牙区骨结构在高度、宽度、长度、角度上均不同，并且受原先牙齿病史的影响，即它的拔牙史和缺牙时间。如果牙槽嵴的形态对种植体植入到紧邻天然基牙的位置不利，牙医应该考虑骨移植或制作桥体。与天然牙相邻的缺牙区有时需要骨修整术以获得合适的宽度，但此举常会威胁邻牙牙根的支持；增加最终种植修复体的冠高度；影响美学效果，尤其是在牙间龈乳头区域（图20-5）。因此，邻近天然牙的缺牙区通常不进行骨修整术以获得额外宽度。

如果理想的修复基牙位点紧邻天然牙，且骨宽度不合适时，在种植体植入前进行缺牙位点骨增量可能改善骨的解剖形态而不威胁天然基牙。如果缺牙区骨宽度不足，与缺牙位点相邻的天然牙具有足够的根面骨量，医生可以考虑植骨以增加牙槽嵴宽度，形成 A 类或 B 类牙槽嵴，然后再植入种植体。

相邻的天然牙骨高度不足时进行骨增量比其他情况的预后差。通常来说，让骨垂直生长比水平生长要难。另外，当缺牙位点骨高度不足区域包括邻牙牙根的附近时（且导致牙根面骨的水平吸收），骨再生的能力更为不可预测，且通常失败。

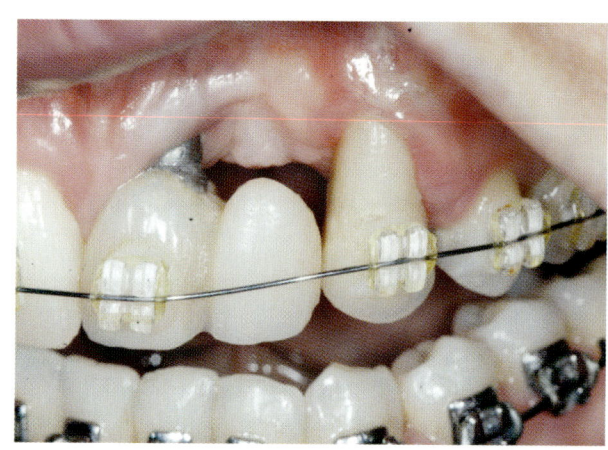

图 20-6　正畸牵引种植位点的邻牙可能会促使邻面骨向冠方推进并改善软组织轮廓

当天然牙根有水平骨缺损时，垂直骨增量的效果是难以预测的。如果与缺牙区相邻的天然牙牙根周围已经发生了骨吸收，骨的垂直增量通常不会超过根面上现存的骨。邻近天然牙的骨高度不足时，有 4 种备选方案。第一是骨移植前进行正畸牵引天然牙。当牙齿邻近的骨的解剖情况不佳时，可以考虑正畸牵引以提升邻面骨。正畸移动会提升牙齿邻近的骨高度，且改善骨移植的预后效果。完成牵引后，在此位点的骨移植效果更加可预测（图20-6）。然而，牙齿通常在正畸牵引后往往需要牙髓和修复治疗。

第二种选择是拔除邻牙且在拔牙窝及其邻近处进行骨增量。当仅有一颗邻近种植位点的牙齿状况不佳时且该牙因为骨内牙根数目不适合正畸牵引时，常使用该方案（图 20-7）。

第三种选择是制作三单位 FPD。这通常是最可预测、最廉价的治疗方案。在 Tarnow 等的一项研究中，如果邻面骨距离牙冠的邻接区超过 5 mm 时，牙龈乳头通常会退缩[13]。当该距离为 6 mm 时，40% 的龈乳头区在正常范围内；当为 7 mm 时，只有 25% 的龈乳头是正常的。当缺牙区两侧邻牙的邻面骨都不理想，但两者的龈乳头在理想范围内时，可考虑保留软组织的形态并制作三单位 FPD（图 20-8）。如果缺隙两侧邻牙的邻面骨并不理想还尝试种植，术后软组织通常会退缩，且种植体周围的软组织轮廓会受损，而且同样重要的是，邻牙牙根会暴露。

第四种选择是在靠近邻牙放置一个桥体（图 20-9）。种植体位于邻牙 CEJ 根方 3~4 mm 以上且邻牙牙根邻面骨水平表现出潜在软组织问题（图 20-10）。当天然牙牙根远中骨高度不足时，牙和邻近种植体之间的软组织会形成一较缓的斜坡，而不像两者之间骨组织那样的陡坡。在这种情况下，天然牙邻近种植冠的软组织袋深度可能超过 6 mm（图 20-5）。因此，当多牙缺失位点需要在垂直向骨增量，以便在邻近天然邻牙处植入种植体时，牙医应该考虑用桥体修复缺失牙。桥体可以通过悬臂梁由种植体或牙支持，或者牙和种植体联合支持。

总的来说，如果牙根和种植位点的骨高度不足，应该进行下面的治疗：1. 正畸牵引和骨移植；2. 拔牙并在两个位点骨移植；3. 制作三单位 FPD；4a. 通过悬臂梁由 2 颗或以上的牙齿支持的桥体，或通过悬臂梁由 2 颗或更多的植于 A 类牙槽骨的种植体支持的桥体；4b. 制作有一个桥体连接着 1 颗种植体和 1 或 2 颗天然邻牙（取决于邻牙的情况）的固定修复体。

## 牙列缺损区的悬臂梁

固定修复体的悬臂梁可导致基牙受力矩负荷和转矩[14]。它们更多地被用于种植修复体而非牙支持修复体[15,16]。一些非常规的指南建议在牙列缺损区使用悬臂梁，范围从几乎无悬臂梁到几颗牙的长度[16,17]。有悬臂梁的修复体通常是有问题的。天然牙上带悬臂梁的修复体最常见的并发症是悬臂梁最远端的基牙发生失粘接[8,18]。当桥体是悬臂梁时，邻近桥体的基牙是一个支点，桥体所受的咬合力会对更远端的基牙产生拉力和剪切力（图 20-11）。粘接剂在拉力作用下比压力下脆弱几乎 20 倍。例如，磷酸锌粘接剂的压力强度是 12 000 psi，但其崩裂前拉力强度（剪切）仅有

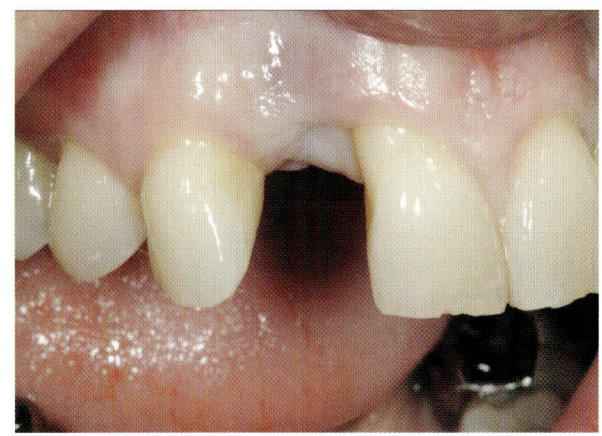

图 20-7　当缺牙位点的一颗邻牙情况不佳时（中切牙），一种方案是拔除该牙（当正畸牵引不适用时），然后在此两个相邻的位点植骨（在种植体植入前）

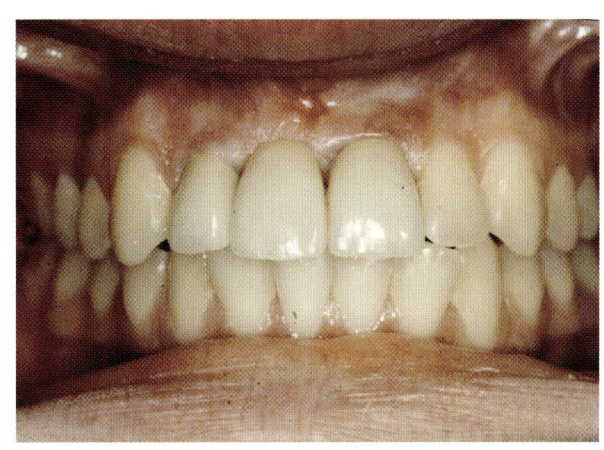

图 20-8　缺牙区有垂直骨吸收，缺牙区的邻牙牙根表面也有骨吸收，但是软组织的外形是足够的。三单位固定局部义齿通常是修复缺失牙的治疗选择。在本病例中，右上中切牙是桥体，由邻牙支持

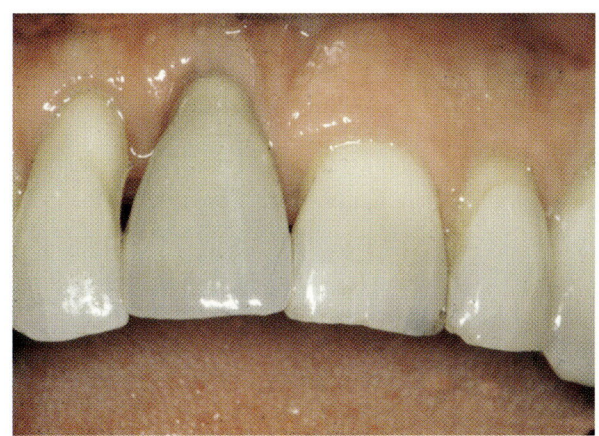

图 20-9　当种植体植入缺牙区，与缺牙区相邻的天然牙根面骨高度不足，则邻面的软组织会发生退缩，影响软组织美学效果

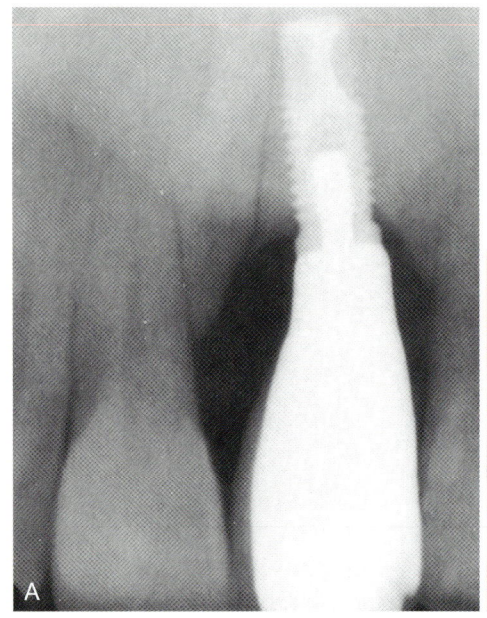

图 20-10　A. 种植体被植入于邻牙 CEJ 下方数毫米处；B. 软组织发生了退缩并损害了颈部和邻面的美观

500 psi。因此，最常见的并发症是远端基牙上的冠松动，然后支点基牙发生松动和骨吸收、折裂，或两者都有。

有趣的是，在传统修复学中，很少在天然基牙上应用悬臂梁。传统三单位 FPD 5 年失败率通常小于 5%。然而，三单位带悬臂梁 FPD 的 5 年失败率为 25%，且 60% 有并发症[8,19]。失败通常与基牙的（悬臂梁最远端的基牙）失粘接相关，本质是生物力学因素。传统三单位 FPD 更多因为生物学因素失败（例如龋坏、牙髓疾病），其发生所需时间更长。种植体比牙齿刚性更强，因此，种植体基台上粘接剂所受的力比天然基牙上的大，桥体旁的种植体更能起到支点作用。换句话说，在种植体上应用悬臂梁比在天然牙上更差（图 20-12）。

悬臂梁上的力可以比作 I 类杠杆。用悬臂梁长度除以最前和最远中基牙间的距离算出悬臂梁对最远端基牙的力学优势。Takayama 建议悬臂梁长度不能超过种植体间的距离以保证力学优势小于 1[20]。2 颗种植体中心最常见的距离为 7~8 mm，所以种植体的外轮廓可能相距 3 mm 且牙冠大小与前磨牙相似。因此，当 2 颗种植体支持一个三单位 FPD 时，悬臂梁的尺寸（当被考虑时）不能大于一颗相似大小的前磨牙。

决定悬臂梁安全长度最重要的因素是患者施加在悬臂梁上的力的大小。例如，悬臂梁的力学优势（力量放大器）可能是 2。因此，如果对桥体施加 25 lb 的负荷，对最远的基牙产生 50 lb 的张力，对

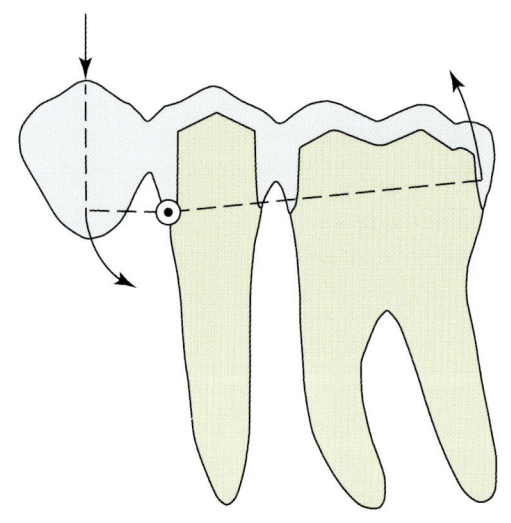

图 20-11　由 2 颗天然牙支持的悬臂梁桥体引起的并发症大多是修复体松动。作用于桥体的压力转换为对远中基牙的拉力和剪切力

支点产生 75 lb 的力（I 类杠杆原理）。因此，力被增大 2~3 倍。然而，如果桥体上的负荷是 100 lb，对远端基牙的负荷是 200 lb，对支点是 300 lb，或者超过前述例子的 4 倍。换而言之，施加在悬臂梁的力比悬臂梁长度或种植体的间距更为重要。

种植体上的悬臂梁比天然牙上的悬臂梁问题更大。力的放大效应作用于整个种植体系统。提供固位的粘接剂或螺丝可能失败（图 20-13）。种植体可能折断（图 20-14）。种植体可能松动、脱落。这些并发症比天然牙支持的悬臂梁的并发症更为严重。

理想情况下，如果必须使用悬臂梁，它应该向近中延伸，而非远中，以减少作用于其杠杆上的𬌗力[6]（图20-15）。由2颗或以上种植体支持的侧切牙悬臂梁的风险最小，因为尖牙（种植体）可以保护悬臂梁的侧向力而且前牙区咬合力较小，而且侧切牙是牙弓中最小的牙。

冠高度也影响悬臂梁对骨界面和粘接剂的作用力。当侧向力或悬臂梁存在时，冠高度可增加力的大小[14]（图20-16）。施加于悬臂梁成角度的力比延基牙轴向的力更为有害。悬臂梁会放大任何存在的力，因此需要谨慎使用。当最终修复体应用悬臂梁时，需要减小在悬臂梁桥体的𬌗力，在下颌前伸时悬臂梁桥体应无咬合接触。

当力学因素为中度到重度时，不应在2颗种植体上用悬臂梁。相反地，额外的种植体或（骨）移植并将种植体植入到避免悬臂梁的位置能减少并发症。当悬臂梁力过大时，牙医应考虑将种植体与邻牙连接以消除悬臂梁效应（图20-17）。通常将种

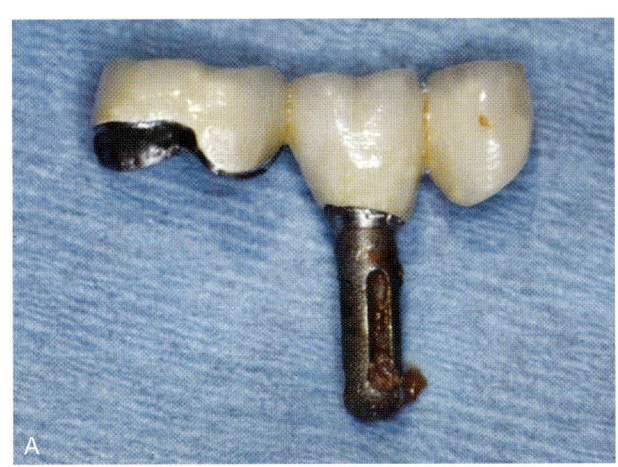
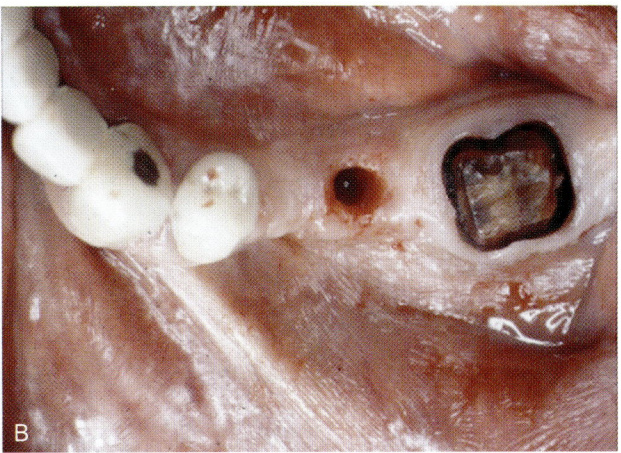

图20-12　A.1颗失败的种植体和三单位固定修复体。种植体作为桥体旁的基牙；B.粘接封闭被破坏并导致种植体支持整个修复体，种植体随后发生失败，天然牙也发生龋坏

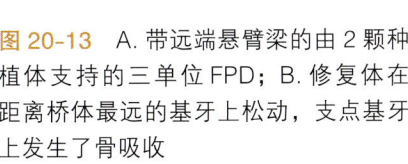

图20-13　A.带远端悬臂梁的由2颗种植体支持的三单位FPD；B.修复体在距离桥体最远的基牙上松动，支点基牙上发生了骨吸收

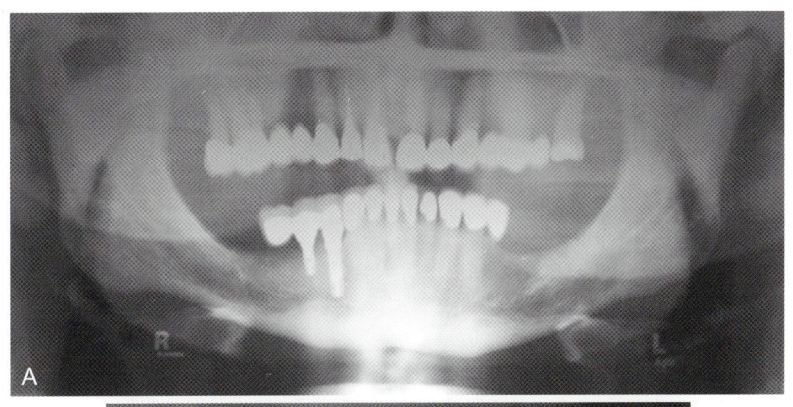
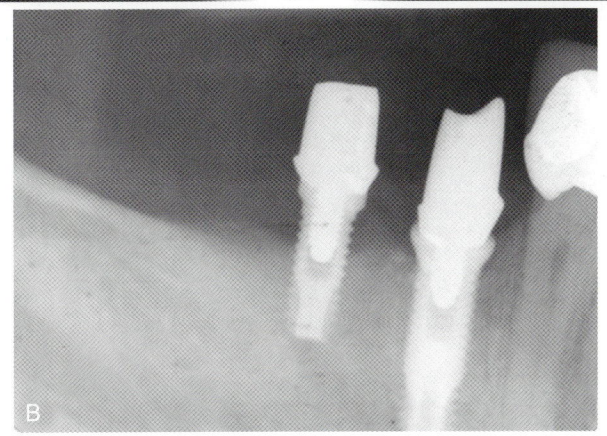

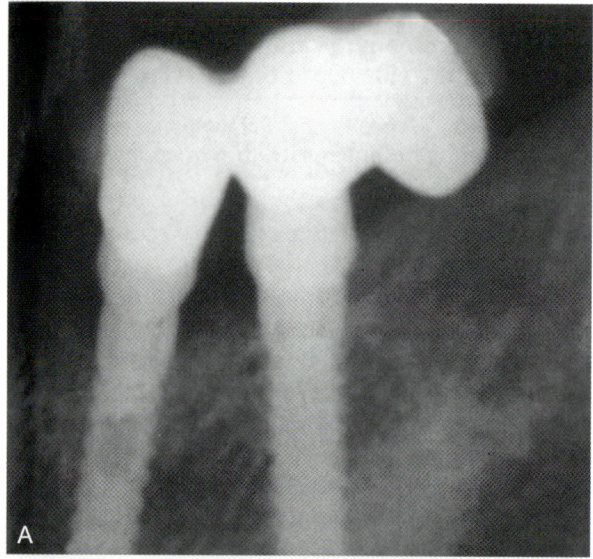

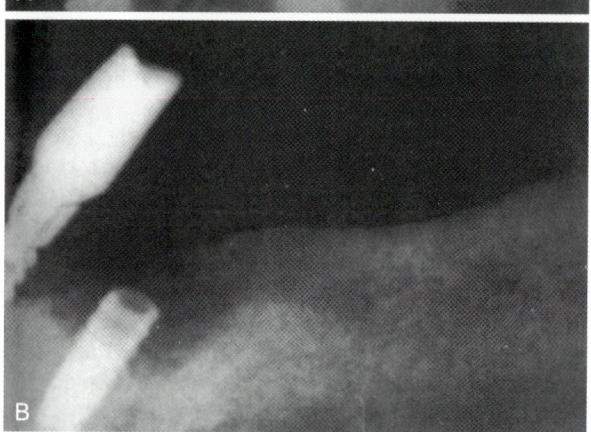

图20-14　A.带有远端悬臂梁的三单位固定修复体；B.修复体在距离悬臂梁最远的基牙处变得松动，且支点基牙发生了折裂

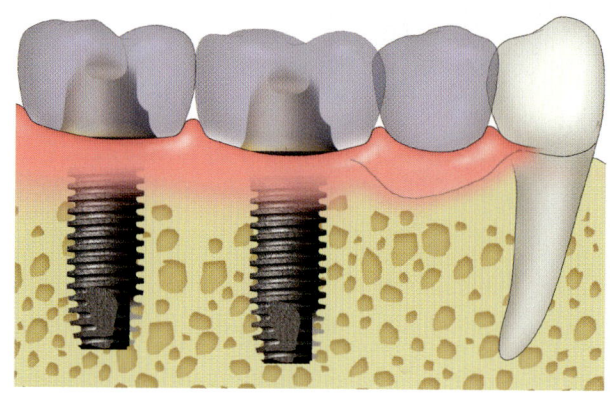

图20-15　如果需要悬臂梁，最好放置在近中以减少咬合力

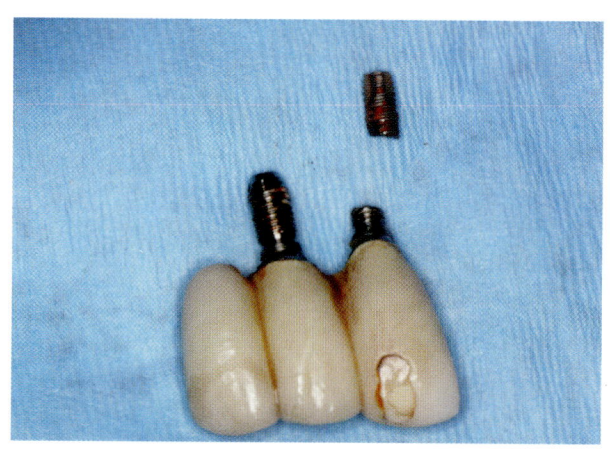

图20-16　冠高度的增加会进一步放大作用于带悬臂梁修复体上的力量。悬臂梁和冠高度的增加导致这2颗种植体在几年内发生了折断

植体和天然牙连接起来的生物力学风险小于用悬臂梁替代缺失牙的风险。

## 种植体与牙齿相连

如前所述，在1988年之前，许多从业者将种植体与1颗或2颗牙连接在一起[3,4]。这些种植体被设计为要么有纤维组织，要么有直接骨接触界面[21,22]。当20世纪80年代中期，Brånemark用于全口无牙颌固定修复体的根形骨结合（种植体）概念开始普及后，这些种植体被用于牙列缺损的牙弓。当时提出假设：把刚性的种植体与天然牙连接后会对种植体、其上的修复体或二者同时，产生生物力学并发症[5,6]。从那时起，一些报道提出可将种植体和天然牙用同一修复体连接起来[16,23,24]。事实上，带悬臂梁的种植修复体比把种植体与天然牙连接起来有更多的并发症。

牙列缺损患者中后牙缺失的情况比前牙多。因此，将根形种植体与天然牙连接在一起的情况最常见于后牙区。这类情况最常见的是患者缺失磨牙，利用种植体作为末端基牙。例如，如果患者某一象限内缺失第一、第二磨牙（无第三磨牙），该区段需要至少2颗大小、设计合适的种植体以独立地修复缺失的2颗牙。如果剩余骨量在第二磨牙位点和第一磨牙远中1/2处合适，而在近中1/2不合适，需要制作一个前磨牙大小的桥体。桥体可作为悬臂梁由前面的天然牙或后面的种植体支持。这两种方案都可能产生并发症，因为会对桥体最远端基牙的粘接剂产生剪切力。

如果其他因素都有利，将种植体和天然牙连接起来是一种备选方案。当邻牙的骨高度不足导致骨移植预期下降，牙槽嵴为C-h类时，更可能使用

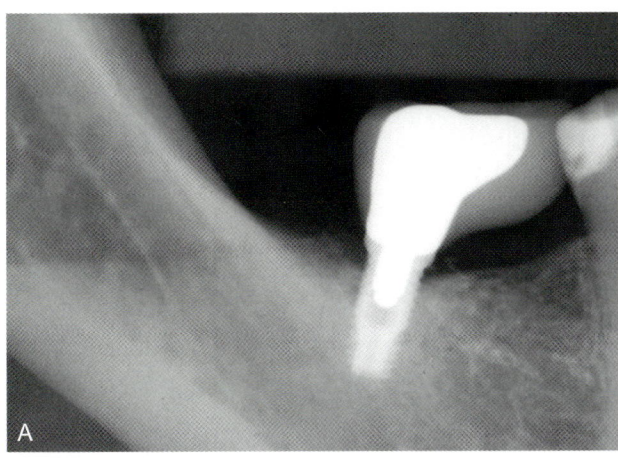
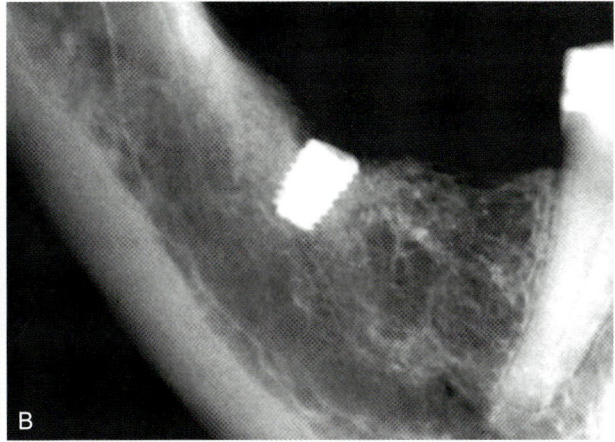

图 20-17　A. 1 颗有近中悬臂梁的后牙区种植体；B. 几年内就发生的种植体折断。这种情况，将种植体和天然牙相连比用 1 颗种植体支持悬臂梁更可靠

该方案。此方案还可用于后牙种植体过于偏远中无法用单冠修复的情况。另一个适合此方案的情况是后牙区种植体直径偏小。当在下颌后区用 2 颗植入到 B 类牙槽骨的种植体修复磨牙时，不应该有悬臂梁，防止放大作用在种植体上的力。后牙区桥体悬臂梁不能由 2 颗植入于 B 类牙槽骨、连接在一起的根形种植体支持，其生物力学风险更大。这时通常需要 1 颗额外种植体或天然牙作为基牙。当不能植入额外的种植体时，种植体可通过刚性连接体（例如：焊接）与 1 颗或多颗天然牙相连接，前提是所有因素都有利。

利用一个刚性修复体将天然牙和骨结合种植体连接起来引起了思考和报道，进而出现了两种极端的研究和指南（图 20-18）[5,6,24,25]。换句话说，一些文献报道认为有问题，另一些声称没问题。在这种特殊情况下，需要更多的信息以制订成功的治疗计划。将种植体和天然牙连接起来有 2 种可用的修复体设计：传统 FPD 或带非刚性连接体的 FPD。需要评估天然基牙的动度以决定使用哪种设计。

### 松动度：垂直移动
#### 种植体和天然牙

是否连接种植体和天然牙，天然基牙的动度比其他任何因素都重要。在种植体-牙刚性固定修复体中，5 个因素可导致系统的移动：种植体、骨、牙、种植体与修复组件。

天然牙在垂直、水平和旋转方向上有正常生理移动。动度与其表面积和牙根的形态有关。因此，牙根的数目和长度、直径、形态、位置、牙周韧带

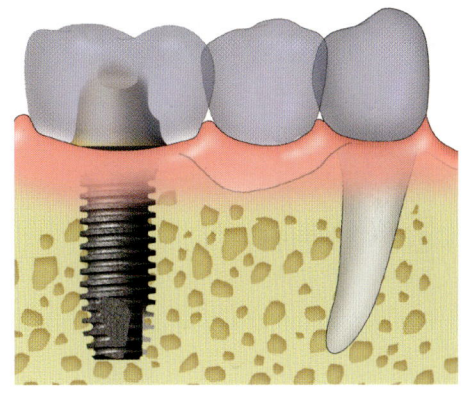

图 20-18　将种植体和天然牙相连，由一个桥体间隔，可能是一种可接受的治疗方案

的健康状况影响牙齿的动度[26]。健康的牙齿在垂直方向上没有任何临床动度。天然牙实际垂直初始运动只有大约 28 μm 的移动，且前、后牙一样[15]。牙齿的即刻回弹大约为 7 μm，全部恢复大约需要 4 h。因此，在 4 h 内作用于牙齿的额外力造成的移动比初始力所造成的移动小[27]。刚性的种植体在 10 lb 的力下的垂直动度为 2~5 μm，且主要是因为种植体下方骨的黏弹性而致[28]（图 20-19）。种植体移动不如天然牙迅速，因为牙的移动是牙周韧带（拉伸）的后果，而非骨的弹性。

#### 修复体的移动

连接牙齿和种植体的固定修复体也表现出动度。在 25 lb 的垂直力下，由贵金属制造的有 2 mm 连接体的固定修复体，1 个桥体时会产生 12 μm 的移动，2 个桥体时则有 97 μm 的移动[29,30]。（图 20-20）。因此，FPD 的动度能够弥补种植体和健康天然牙垂直动度的差异。

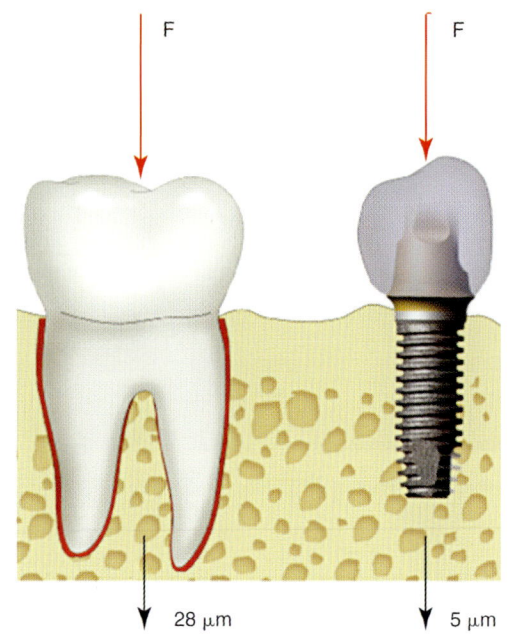

图 20-19 垂直的力（F）作用于牙齿可使其移动 28 μm，作用于种植体仅能使其移动 2~5 μm

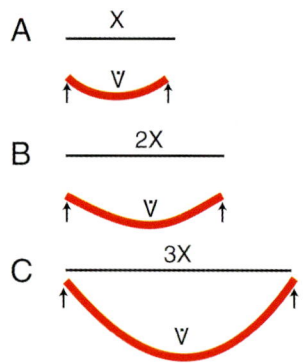

图 20-20 桥的曲度与基牙间距的立方相关。有 1 个桥体的修复体弯曲 12 μm，有 2 个桥体的修复体弯曲达到 97 μm

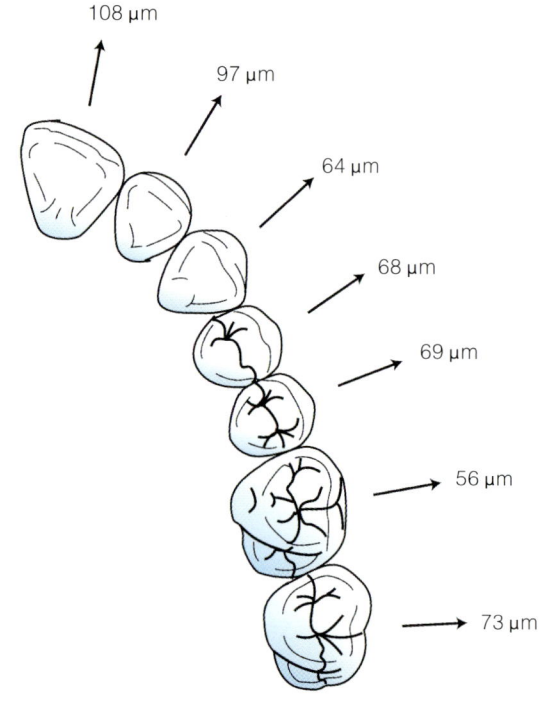

图 20-21 健康天然牙可侧向移动 56~108 μm，前牙移动量比后牙多

### 种植体和修复组件

Rangert 等人报道了一项由 1 颗种植体和 1 颗牙支持的固定修复体的体外实验，显示系统中的基台或金制圆柱状螺丝连接也起到弹性元件的作用[31]。这种固有的弹性与天然牙的垂直向动度相匹配。因此，天然牙的动度很小，且种植体、修复体、基台组件有一定的动度，提示当由 1~2 个桥体作为间隔时，种植体和天然牙的生物力学差别所造成的风险在垂直方向上很小。

## 水平动度

### 牙的动度

牙齿的水平动度比垂直动度大。轻的力（500 g）可使天然牙水平移动 56~108 μm（图 20-21）。健康、不松动的后牙的初始水平移动比前牙小，为 56~75 μm，是垂直移动的 2~9 倍[10]。水平初始运动在前牙更大，健康牙的范围是 90~108 μm[27]。

Muhlemann 发现牙齿的水平运动可分为初始运动和继发运动[10]。施加轻微力量即可观察到即刻的初始动度，这是牙周韧带变形的结果。如果在牙上施加持续的力，可观察到继发运动，这与力的大小直接相关。牙齿的继发运动与骨的黏弹性有关，在大作用力下可达 40 μm（图 20-22）。天然牙继发运动与种植体运动相似。

### 种植体动度

种植体–骨界面也会有侧向运动。Sekine 等评估了刚性种植体的动度，发现唇舌向动度为 12~66 μm[28]。Komiyama 测量种植体在 2000 g（约为 4.5 psi）的力下在近远中向动度为 40~115 μm，唇舌向 11~66 μm[32]（图 20-23）。种植体在近远中向的水平动度大于颊舌向，是因为近远中向上缺乏骨皮质。因此，种植体动度与加载的力和骨密度相关，反映了骨组织的弹性形变。

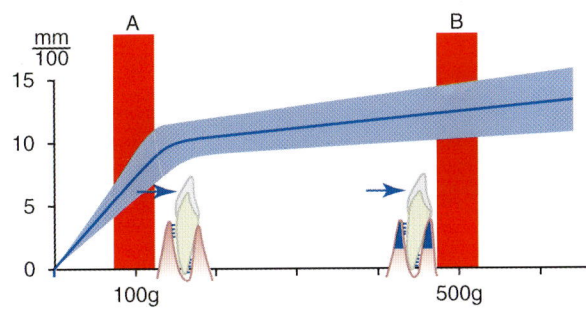

图 20-22 牙齿有与牙周韧带相关的初始运动。这导致了根向 28 μm 和侧向 56~108 μm 的运动。它们也有与骨的黏弹性相关的延迟继发运动

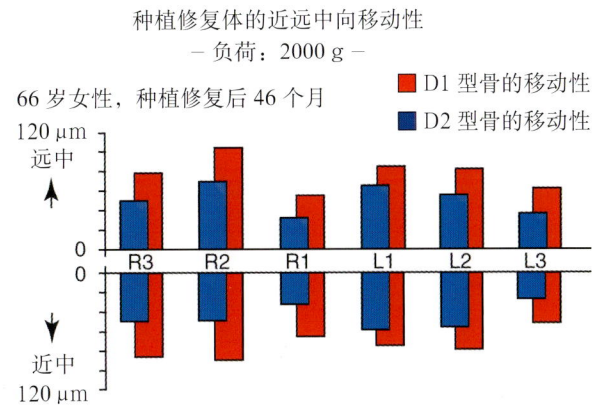

图 20-23 种植体近远中动度比颊舌向多，范围为 40~115 μm[32]

尽管种植体有一定动度范围，其动度与骨的黏弹性相关，而不是牙周膜的生理特点。因此，当种植体和牙齿在同一修复体下受力，牙齿会立刻移动（牙初始运动），然后牙和种植体一起运动。换句话说，牙继发运动与种植体运动相似，因为二者都依赖于骨的黏弹性。Sekine 等的一项研究中，当牙齿在 2 s 内被逐渐加载负荷，牙齿立刻移动 36 μm，然后再渐渐移动 6 μm[28]。被逐渐加载负荷的种植体的运动与负荷大小直接相关，并最终移动 22 μm。因此，牙继发运动与种植体运动相似（图 20-24）。

有趣的是，种植体长度与动度无显著相关性。这项发现进一步证实了种植体长度不是种植体的主要支持因素，甚至是在侧向负荷存在的情况下。骨密度对种植体动度的影响比种植体的长度更大。这些动度特点与 Fenton 的发现相符。他对上颌前牙和骨结合种植体施加 500 g 的负荷 4 s[33]。种植体平均移位 10 μm，之后迅速弹性回弹（不超过 1 ms），但天然牙平均移位 57 μm，黏弹性回弹较缓慢。

因此，考虑了所有因素后，种植体可以垂直和水平向运动，基台和修复体可以弯曲，天然牙发生根向和侧方移动。然而，种植体和天然牙移动的主要差别与运动的方向相关（水平运动范围的差别比垂直运动的更大）。

### 将种植体和天然牙相连的指导原则

为了降低生物力学并发症风险，将牙齿和种植体连接起来的必要条件是在单侧修复体上不能有任何侧向力。侧向力可增加牙齿的运动幅度而减小种植体的运动幅度（颊舌向 vs 近远中）。作用于种植体的水平力也可放大作用于牙槽嵴区域的应力[34]。

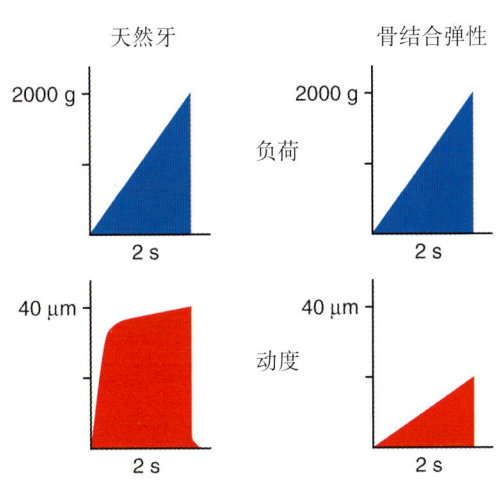

图 20-24 Sekine 用持续 2 s 的逐渐加载的负荷比较了天然牙运动（左）和种植体运动[28]。牙齿的继发运动与种植体运动相似

施加在与一颗健康后牙相连的种植体上的垂直运动或力会造成对种植体的近中向张力。种植体可垂直移动 3~5 μm，近中移动 40~115 μm，带有一个桥体的贵金属固定修复体可近远中向移动 6 μm（图 20-25）。因此，无临床动度的天然牙可以与无侧向力的骨结合种植体刚性连接在一起，因为种植体、骨、修复体能补偿牙齿的轻度移动。有限元、光弹分析、临床记录都确切证明种植体可以和稳定的天然牙刚性连接起来[35-38]。然而，需要调𬌗使初始接触位于天然牙上以避免种植体承受初始负荷的主要部分[34]。

健康切牙的侧向动度通常是阳性，为 90~108 μm。肉眼可观察到超过 90 μm 的动度。因此，当天然牙（前牙或者后牙）的水平动度可被观察到时，动度超过 90 μm，不能被种植体、骨、修复体

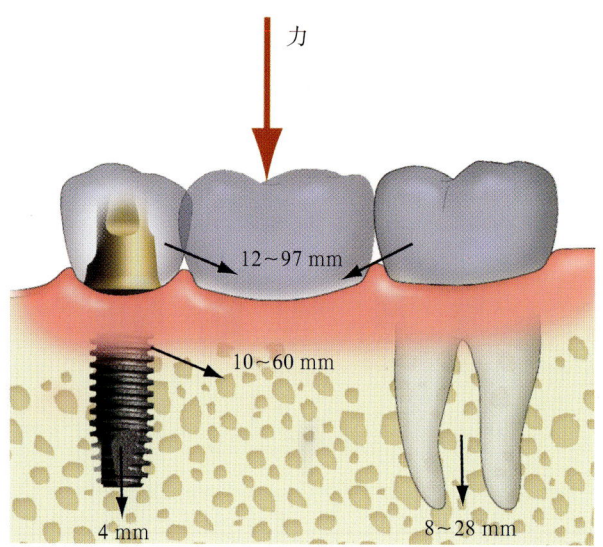

图 20-25 一个三单位或四单位的、由贵金属制作的、刚性连接 1 个种植体和 1 个后牙的修复体有一定的固有动度。种植体可根向运动 0~5 μm，牙齿可根向运动 8~28 μm，但可由于力矩的作用向种植体旋转达 75 μm。修复体的金属可弯曲 12~97 μm，取决于桥体的长度和连接体的宽度。因为基台螺丝的弹性，基台-种植体组件动度达 60 μm。因此，当种植体与不松动的牙连接在一起时，作用于修复体上的垂直负荷所产生的生物力学风险很小

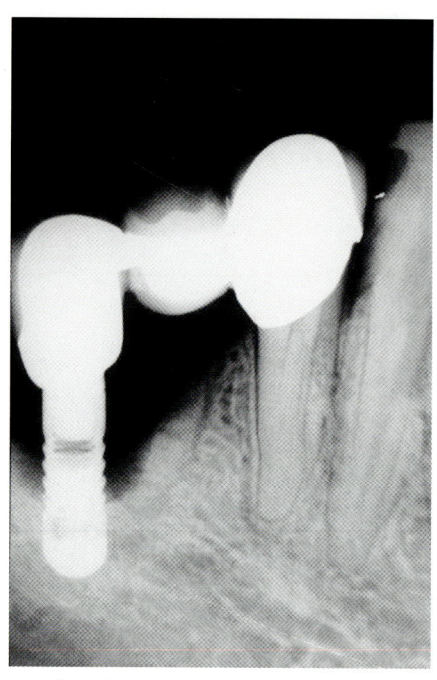

图 20-26 种植体与前牙相连或侧向力作用于天然牙上，发生生物力学过载的风险较大。作用在牙齿上的侧向力造成的运动比垂直力更大。侧向负荷被传递至种植体。种植体上的侧向负荷增加了嵴顶骨应力

的运动补偿。在同样情况下，后牙垂直运动、种植体垂直运动、种植体近远中运动和修复体运动与侧向负荷下"松动的"牙相比，其生物力学风险因素并不相同。因此，是否可将种植体和牙连接在一起的一项重要前提条件是天然基牙在功能运动时没有临床可观察到的动度。因此，修复体无侧向负荷时，可将不松动的后牙和坚固固定的种植体连接在一起。然而，种植体很少可以与前牙连接在一起，因为：①前牙的临床动度是种植体的 10 倍以上；②下颌前伸时修复体所受的侧向力会传导至天然牙和种植体上（图 20-26）。

种植体不能与松动牙进行刚性连接，这基本是在种植体上加了个悬臂梁（天然牙作为悬臂梁桥体）。如果在同一修复体下，天然牙相对种植体来说过于松动，可能会发生好几种并发症，并对天然牙和种植体有危害。如果修复体是粘接固位的，活动会破坏粘接剂-种植体基台封闭。粘接剂对钛的粘接力不如牙本质。另外，松动牙会发生移动（减少冲击力）而非破坏粘接剂封闭。然而，刚性的种植体会有更大的应力作用于粘接固位（或螺丝固位）的牙冠上。当种植冠松动后，作用于天然牙上的应力会更大。后果可能是天然牙动度增加或牙折（特别是进行过牙髓治疗时）。

种植体和天然牙间的活动附着体通常没有好处。（活动附着体比天然牙或者种植体动度更大）。因此，它并不是"附着体"。桥体成为种植体的悬臂梁，天然牙提供的支持很少甚至没有。通常种植体和牙齿之间的刚性连接体比活动附着体更有利。

当天然基牙表现出水平运动或者基牙的水平力增加时，最终修复体可选择两种方案。第一，最佳选择，额外植入 1 颗种植体避免与天然牙连接。这可能包括拔除松动牙并用种植体修复。另外一个选项是通过连接更多的天然牙来改善应力分布，直到被连接的单位观察不到临床动度。

### 连接基牙数目的指导原则

用修复体将天然牙连接在一起不会显著降低某颗牙的动度，但修复体总动度被显著降低了，特别是被连接的单位构成一个弓形时。如果因为颌骨的关系导致不能消除下颌侧方运动时的后牙接触，或者对颌为可摘修复体，连接松动牙通常是更安全的，可减少远期并发症的方法。另外，连接天然牙能减少作用于每个基牙上的负荷（当 150 psi 的负荷被分散于所有基牙时，每个基牙上的负荷就被减少了）[39]（图 20-27）。

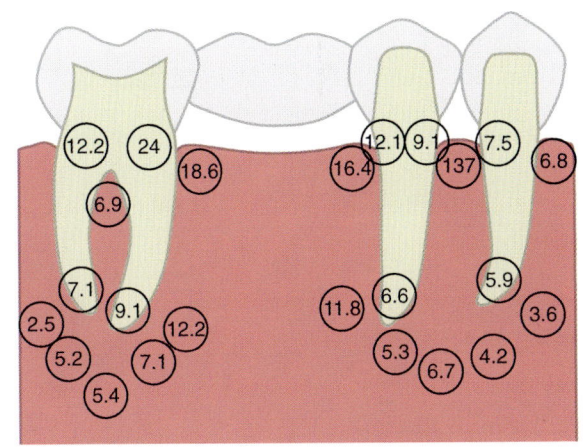

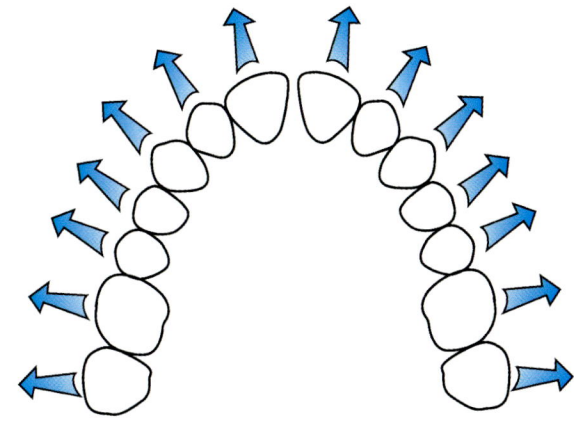

每个牙齿的移动方向不同

图 20-28 因为牙齿沿牙弓分布，它们的颊舌向运动并不在同一方向上

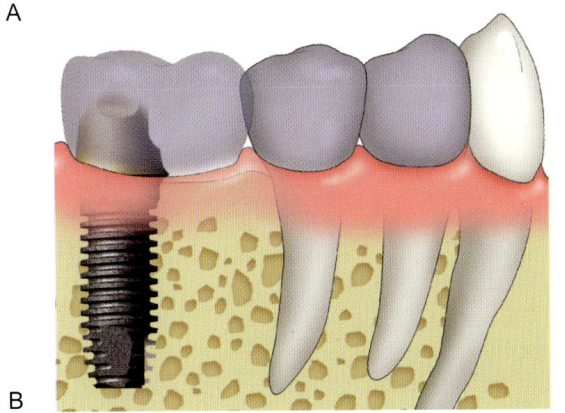

图 20-27 A. 将牙齿连接在一起降低了它们的动度并减少了传递至支持系统的应力（引自 Y. Ismail, Pittsburgh, PA）；B. 当末端天然牙有轻微动度时，需要多连接 1 颗邻牙

连接的天然牙数目等同于消除修复体松动所需的基牙数目。初始的评估包括酸蚀并将潜在松动的基牙粘接在一起，评估多少颗牙连接在一起才能将基牙 - 修复体的临床动度降为 0。当牙医将牙齿连接在一起时，应当遵循以下修复原则：

1. 连接的最后一颗牙齿不应是松动的。换而言之，为了降低动度，至少最后一颗（有时更多）被连接的天然牙应该是稳定的。
2. 末端基牙的冠固位形应该良好。
3. 被连接的相邻的牙应该足够平行以获取修复体的共同就位道。
4. 相邻的牙不应拥挤、重叠，应有足够的联冠修复空间以确保良好的邻间隙卫生。

口腔修复学中连接牙齿的经典格言是"当最后的牙相比其健康的邻牙缺乏稳固时，连接它作为基牙是不明智的，因为作用在稳固基牙上的应力可能是毁灭性的[18]"。种植修复体可能需要额外的第二颗天然基牙以减少修复体动度，防止破坏种植体的刚性固定。然而，如果最后一颗基牙是松动的，它不会起到其该有的作用。因此，总的原则是不要让最弱的基牙作为固定修复体的末端基牙。较弱的牙齿不能提供额外的支持，而且会增加健康基牙的负担。另外，如果粘接失败或者需要返工，固定修复体更难从松动的基牙上取下，常导致冠折或其他并发症。

天然牙有一定程度的颊舌向动度，在健康牙是 56~108 μm。这里讨论的是当牙齿有可见的松动时，应减小这种动度使其可以与种植体相连。不过牙齿在颊舌向的动度在牙弓不同区域是不同的。换而言之，前牙的颊舌向运动方向类似于后牙的近远中运动。因此，将这些牙齿连接在一起时，整体就可能没有动度了（图 20-28）。

牙弓可被描述为五边形结构[1]。一侧的后牙运动方向相似，尖牙运动的方向不同，前牙运动方向又与前两者不同，对侧尖牙又不相同，而对侧后牙与该侧后牙运动方向相似。连接的牙齿区段越多，结构就越刚性。一般原则是，刚性连接 3 个或更多区段能使整体成为不松动的结构。甚至轻度到中度松动的个别牙齿可以变得不松动。

将牙弓中不同位置的种植体和松动牙连在一起的方法通常局限于牙弓的多个区段需要修复的情况下。不会有人用冠连接 8 颗或以上牙齿仅仅是为了和种植体连接。相反，可能需要使用天然牙作为桥基牙。

最后一颗被连接的牙齿的固位形应该良好。当力量作用于多颗牙连接的修复体的末端区域，桥基牙可能起到支点作用。其后果是，有拉力和剪切力作用于粘接封闭层。因粘接剂在剪切力下相比压力下脆弱20倍，粘接封闭会被破坏，导致天然基牙常发生龋坏或拔除。因此，修复体最远端的基牙应该有足够的高度和固位形。

基牙之间应该拥有共同就位道（图20-29）。为了实现跨牙弓的连接，可能需要对有干扰的牙齿进行牙髓治疗甚至拔除。

被连接在一起的邻牙不应是拥挤或者重叠的（图20-30）。为了取得和种植体相似的就位道，有时可能需要正畸治疗或者选择性拔牙。当相邻的牙被连接在一起时，需要去除足够的邻间牙组织以容纳相邻的金属基底、连接体和瓷层，并能维持邻间隙卫生（图20-31）。

综上所述，与刚性的种植体相连的天然基牙不应该有临床动度或欠佳的固位形。这两条标准同样也适用于传统FPD中的末端基牙。

### 非刚性连接体

尽管有文献提倡非刚性连接体[18,40]，但在单侧修复体中它很少适用于种植固定修复体，并可能有危害。非刚性连接体不能改善不同基牙之间的应力分布[36,38]，有报道称它可使天然牙迁移[41-43]。如果非刚性连接体有临床可见的动度，其动度比种植体大。这样，修复体中由种植体支持的部分如同一个悬臂梁。另外，非刚性（或活动性）附着体会增加费用、造成基牙预备过度、损害日常卫生，且并不会减少牙齿的临床动度。

与种植体相连的天然牙被压低的报道常见于使用临时粘接剂在天然牙上粘接一个基底，而最终修复体与该基底却并不粘接在一起，或使用非刚性连接体的情况[41]（图20-32）。当种植体与天然牙相连，且是末端基牙时，天然牙上应该用永久粘接剂。天然牙不会被压低，除非它与种植体的连接发生了松动（或者使用了非刚性连接体）。

对牙齿被压低的一种可能的解释是它被垂直压入28μm但仅回弹8μm。固定修复体会即刻回弹且牵拉牙齿。粘接剂封闭最终被破坏，形成一定空隙，它首先被空气占据。然后修复体起到正畸矫治器的作用并持续地垂直推动牙齿。最终，该空隙被唾液占据，在咀嚼时液压的推动作用持续向下。牙齿最终被压低或从修复体中被推挤出来。

### 种植体桥基牙（中间基牙）

桥基牙位于两个基牙中间，有时称为中间基牙。中间基牙可为天然牙或种植体，二者在治疗中起不

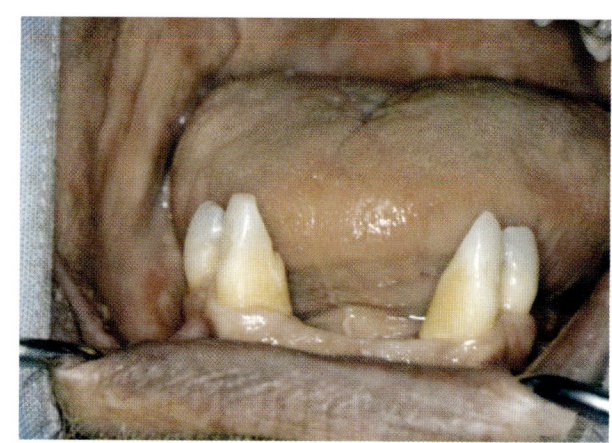

图20-29 连接在一起的牙齿应该与种植体足够平行，以获取修复体的共同就位道

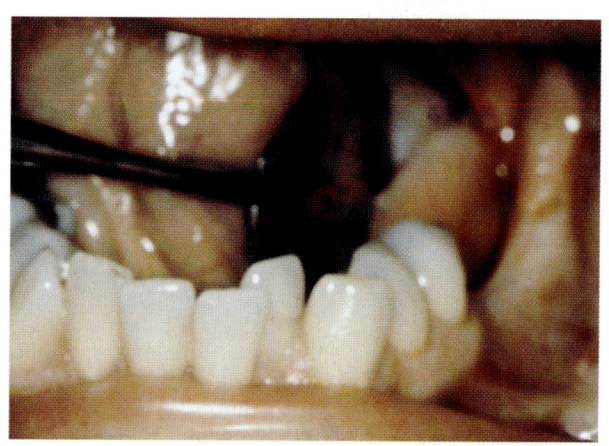

图20-30 被连接在一起的牙不应该有扭转或者重叠

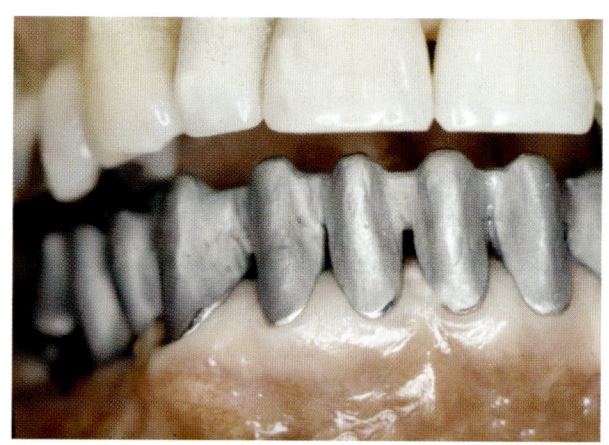

图20-31 牙根之间应该有足够的空间，当它们被连接在一起时，可以维持邻间隙卫生

同的作用。当1颗种植体位于2颗天然牙之间作为桥基牙时，种植体和天然牙之间运动的差异可能增加并发症的发生率（图20-33）。种植体桥基牙比末端天然基牙的动度小，起到Ⅰ类杠杆支点的作用。

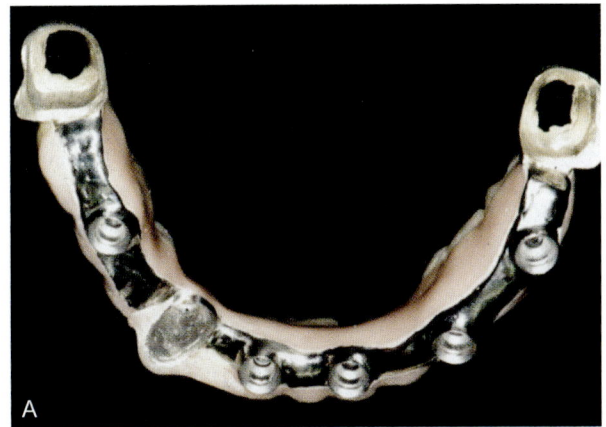

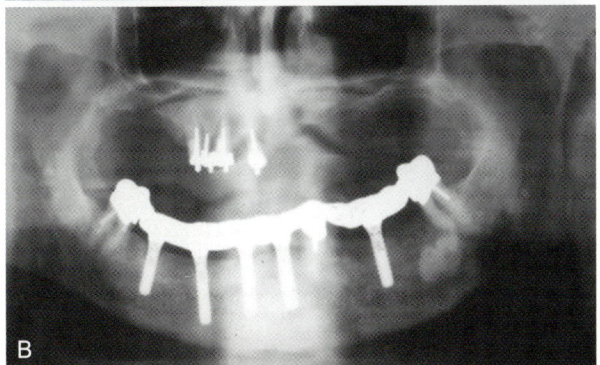

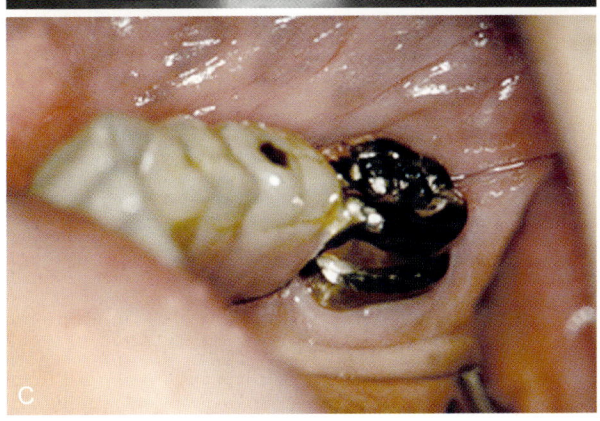

图 20-32 A. 一个连接种植体和牙齿的修复体。为牙齿设计了基底。B. 种植体和修复体就位时的全景片。C. 牙齿从修复体中被压低了。粘接封闭分离（或者结构之间有非刚性连接）导致牙齿被压低

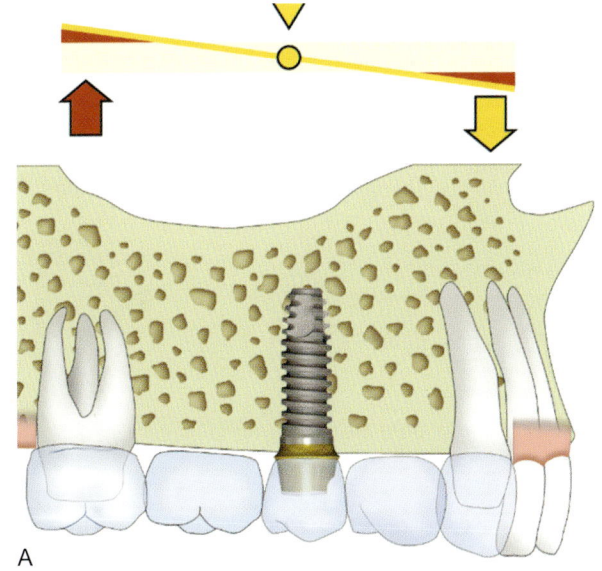

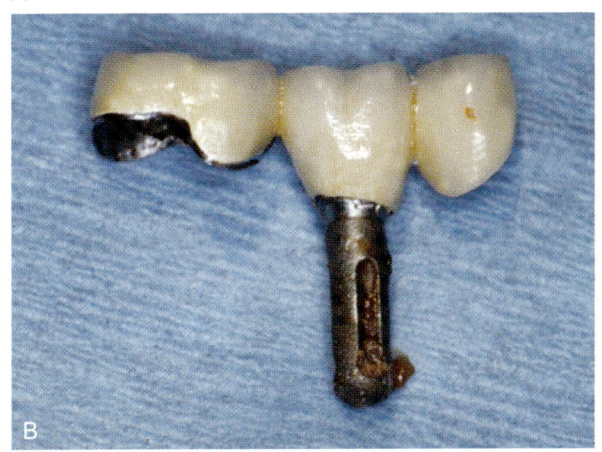

图 20-33 2 颗天然牙之间的种植体桥基牙可造成牙齿上的粘接封闭被破坏，特别是其中一颗比另一颗更松动时

后果是，修复体一端的压力被转换为另一端的拉力或剪切力[18]。粘接剂的抗拉强度通常比抗压强度脆弱 20 倍或以上。因此，当种植体作为支点时，常见的后果是基牙失粘接（通常是动度最小的牙或固位最差的冠），接下来最常见的后果是龋坏。

这一问题被更长的杠杆臂放大了，例如种植体和牙齿之间的桥体（杠杆臂），当天然牙有临床动度时，作用于修复体上的力是侧向力，或力量比平时更大。种植体中间基牙即便是与无动度的末端基牙连接在一起，也可能会导致并发症。

即使治疗的各个方面都在可接受范围内，修复体粘接失败也是 FPD 常见的并发症。任何可能促成此问题的情况，都应该避免。当无法植骨并且无法植入额外的种植体时，可用活动附着体帮助修复该种植体中间基牙（图 20-34）。用非刚性附着体连接种植体和松动度最低的牙来防止种植体中间基牙起到支点的作用。

非刚性附着体可用于种植体和较松动的牙齿之间。在传统固定义齿中，非刚性附着体的阳极通常位于靠后的桥体的近中面，而阴极位于天然桥基牙的远中面。这样可以防止未就位的附着体向近中漂移[40]。然而，种植体不会向近中漂移，因此非刚性连接体的位置更多变。

### 天然桥基牙

当天然牙在 2 颗或更多的种植体之间作为桥基

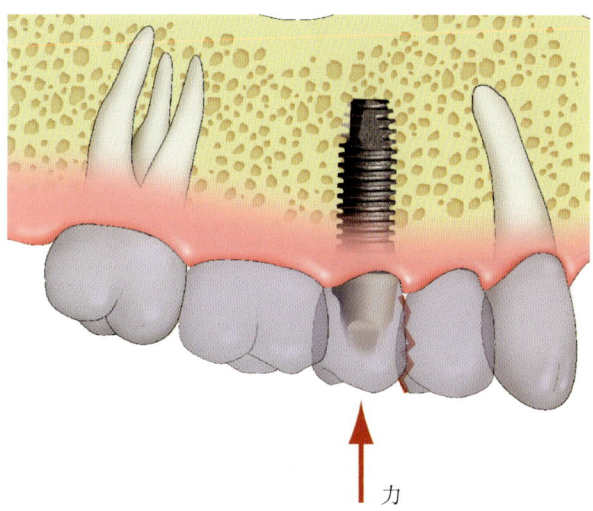

图 20-34 当不能植骨和植入额外的种植体时，可用活动附着体防止种植体桥基牙起支点作用

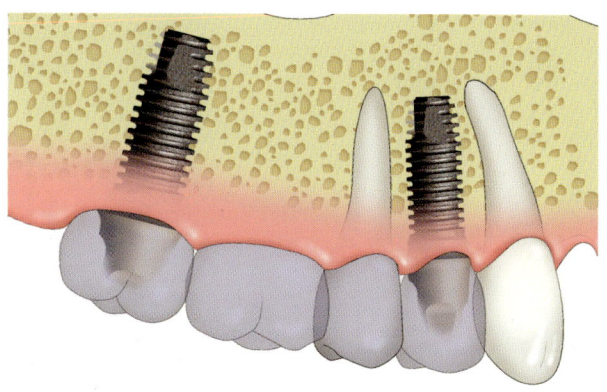

图 20-35 当天然牙在 2 颗或更多的种植体之间作为桥基牙时，该牙起到"活桥体"的作用。这种情况下不需应力中断器

牙时，这种情况与之前的完全不同。当 2 颗或更多的种植体能够单独支持修复体时，天然桥基牙变成了"活桥体(living pontic)"（图 20-35）。换而言之，该牙齿不需要支持修复体，刚性的末端基牙组成了修复体的支持系统。如果没有该牙齿，这个位置将会变成一个桥体且无害处。因为该牙的动度比末端种植体大而且对支持修复体负荷的贡献很小，它可被称为有牙根的桥体，或"活桥体"。不能使两个相邻位点成为桥体，因此不存在三单位的桥体跨度。当种植体和牙齿之间没有多余桥体时，此情况是最佳的。对于两个种植体中间的天然桥基牙来说，不能用应力中断器。

有时候，一个全牙弓修复体下的多个种植体被连接在一起来支持一个或两个单位桥体悬臂梁，有一健康的天然牙恰好位于种植体之间。在整个治疗过程中不会考虑该牙所发挥的作用，医生会选择将其制作成修复体中的桥体部分而不是单独制作一个牙冠（图 20-36）。保留天然牙（尽管它对修复体并无贡献）的一项好处是保留了牙周复合体的本体感受器[34]。由于患者对咬合的感知下降，种植修复体在咀嚼时比天然牙修复体有更大的咬合力。活桥体可能减少功能时力量的相互作用。

### 天然过渡基牙

某些时候，由于治疗周期很长，尤其是在种植体植入之前需要骨增量时，可能需要在初期策略性保留牙齿（即便是预后较差的天然牙）作为临时修复体的基牙。这些牙通常是支持临时固定修复体的末端基牙，防止种植体或者移植区域受到咬合创伤，并可避免使用黏膜支持的可摘局部临时义齿。这些牙在种植体初期愈合后被拔除，而且这些牙通常不是支持最终修复体的理想种植位点。在二期手术时，可在这些拔牙位点植入种植体。这种方法有利于向患者提供固定过渡修复体，并避免在植骨位点使用软组织支持的修复体，但可能使总体治疗时间延长 6 个月。

天然过渡基牙的情况最常见于使用全牙弓过渡性固定修复体的牙周病患者。这些基牙的预后可能欠佳，需要被拔除（留存时间低于 5 年）。然而，如果拔除所有欠佳的牙齿，患者必须在植骨和种植体植入后佩戴全口即刻义齿作为临时修复体。随着义齿而发生的心理学和生理学改变，即便是临时的解决方法，对于患者而言这样的改变过于剧烈。这些患者能从分阶段的治疗方法中受益，在该方法中一些情况欠佳、短期的、无症状的牙被保留下来，而所有其他的牙被拔除，目的是为患者提供一固定临时修复体[44]（图 20-37）。

应谨慎选择过渡基牙，它们不应妨碍种植治疗。然而，治疗时间会延长，且可能需要额外的种植手术。例如，4 颗分散于整个牙弓的欠佳的牙齿可被保留用于支持固定过渡修复体。同时，其他位点的牙被拔除、植骨、植入种植体。当这些种植体愈合并准备好被修复时，"临时"天然基牙可被拔除并植入另外的种植体。愈合的种植体此时可以支持过渡修复体。新植入的种植体，在骨密度和生物力学因素允许时，可用改良的过渡修复体即刻修复。

利用过渡基牙的优点是患者的整个治疗过程都能使用固定修复体，在潜入式愈合期内保护种植位

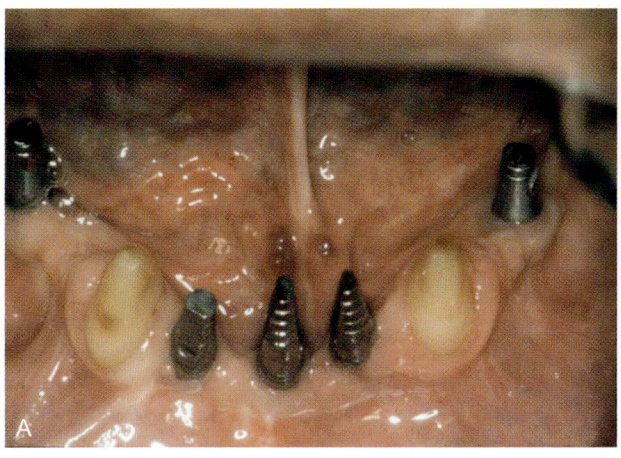
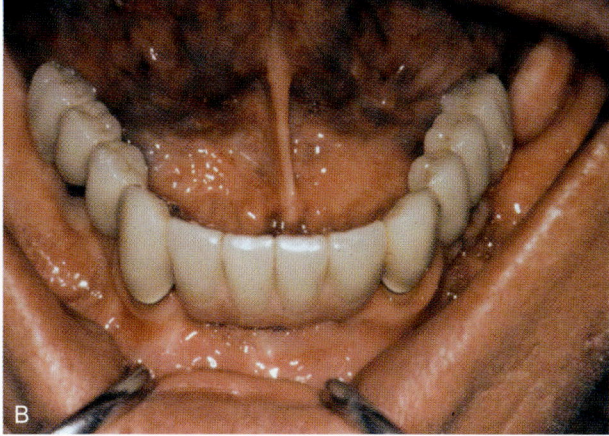

图 20-36　A. 下颌修复体连接了 5 颗种植体和 2 颗天然牙，所以可用悬臂梁修复后牙。由 5 颗种植体支持修复体的负荷。天然桥基牙起到活桥体的作用。B. 固定修复体的口内观。天然牙为修复体带来了一些本体感觉，特别是在尖牙位置。修复体的支持主要来自种植体，分散在牙齿周围并被连接在一起

点。缺点包括额外的花销、时间增加、如果天然基牙还有污染种植位点的风险、先期植入的种植体其支持力不足以完全支持修复体而造成的风险。牙医在向患者提出该治疗方案前应该仔细权衡这种方法的利弊。

在无牙颌中的固定临时修复体也可由额外植入的 3～6 颗即刻负荷的种植体支持，利用它们制作临时固定修复体，而其他种植体是潜入式愈合[45]。牙医在制作最终修复体时评估这些额外的种植体，可能把它们包括在最终修复体中，也可能不，这主要取决于它们在最终修复时的状态。为达到这个目标，也有人专门研发了过渡性微种植体。

应用正常尺寸或最小尺寸的额外种植体时需要慎重，因为植入这些种植体所需的骨量可能在治疗计划中有策略性价值，风险因素是即刻负荷后这些位点的骨因纤维组织形成而被破坏，或者发生骨吸收，这样会影响最终修复效果。这种治疗方案仅在个例中适用。

## 参 考 文 献

[1] Misch CE: Pre-implant prosthetics. In Misch CE, editor: Contemporary implant dentistry, ed 2, St Louis, 2008, Mosby, pp 157–179.
[2] Misch CE: The evaluation of natural teeth adjacent to implant sites. In Misch CE, editor: Contemporary implant dentistry, ed 2, St Louis, 2008, Mosby, pp 151–162.
[3] Cranin AN: The anchor oral endosteal implant, J Biomed Mater Res 235(Suppl 4), 1973.
[4] Kapur KK: Veterans Administration co-operative dental implant study—Comparison between fixed partial dentures supported by Blade-vant implants and partial dentures, J Prosthet Dent 59:499–512, 1987.
[5] Ericsson I, Lekholm U, Brånemark PI, et al: A clinical evaluation of fixed bridge restoration supported by the combination of teeth and osseointegrated titanium implants, J Clin Periodontol 13:307–312, 1986.
[6] English CE: Biomechanical concerns with fixed partial dentures involving implants, Implant Dent 2:221–242, 1993.
[7] Holm C, Tidehaq P, Tillberg A, et al: Longevity and quality of FPDs: a retrospective study of restorations 30, 20, and 10 years after insertion, Int J Prosthodont 16:283–289, 2003.
[8] Tan K, Pjetursson BE, Lang NP, et al: A systematic review of the survival and complication rates of fixed partial dentures (FPDs) after an observation period of at least 5 years. III. Conventional FPDs, Clin Oral Implants Res 15:654–666, 2004.
[9] Pjetursson BE, Tan K, Lang NP, et al: A systematic reviewof the survival and complication rates of fixed partial dentures (FPDs) after an observation period of at least 5 years. I. Implant-supported FPDs, Clin Oral Implants Res 15:625–642, 2004.
[10] Muhlemann HR: Tooth mobility: a review of clinical aspects and research findings, J Periodontol 38:686–708, 1967.
[11] Klinge B: Implants in relation to natural teeth, J Clin Periodontol 18:482–487, 1991.
[12] Dixon DI, Breeding LC, Sadler JB, et al: Comparison of screw loosening, rotation, and deflection among three implant designs, J Prosthet Dent 74:270–278, 1995.
[13] Tarnow DP, Magnera W, Fletcher P: The affect of the distance from the contact point to the crest of bone on the presence or absence of the interproximal papilla, J Periodontol 63:995–996, 1992.
[14] Bidez MW, Misch CE: Force transfer in implant dentistry. Basic concepts and principles, J Oral Implant 18(3):264–274, 1992.
[15] Adell R, Lekholm U, Rockler B, et al: A 15-year study of osseointegrated implant in the treatment of the edentulous jaw, Int J Oral Surg 6:387, 1981.
[16] Schackleton JL, Carr L, Slabbert JC, et al: Survival of fixed implant supported prostheses related to cantilever lengths,

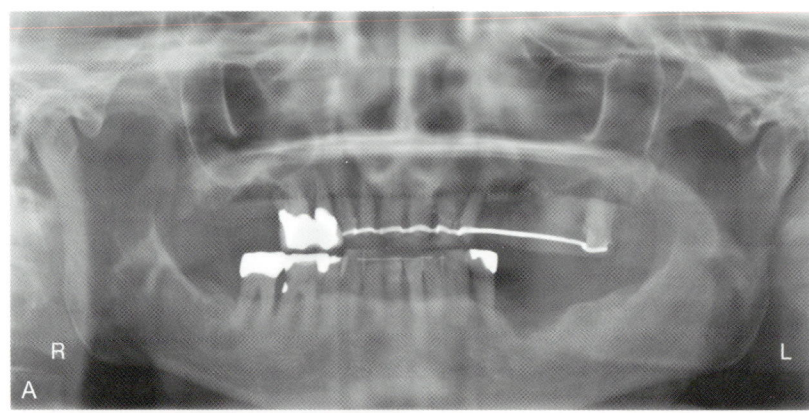
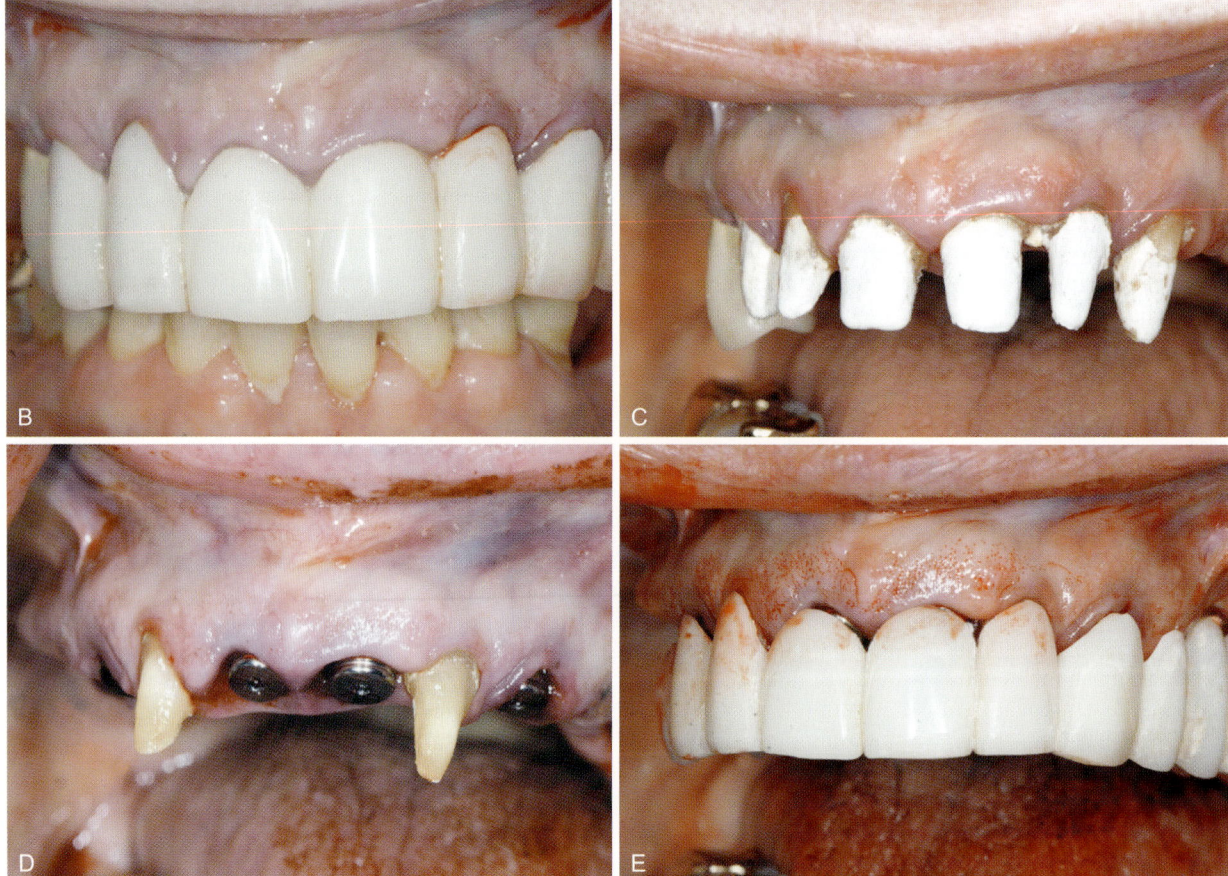

图 20-37　A. 上颌保留无望牙齿的全景片；B. 用过渡性树脂修复体将牙齿连接在一起修复缺失牙；C. 取下修复体；D. 在策略性拔牙位点植入种植体，在这些种植体骨结合初期，保留 3 颗牙齿用于支持过渡修复体；E. 过渡修复体被重衬并重新粘接在 3 颗过渡基牙上

J Prosthet Dent 71:23–26, 1994.

[17] McAlarney ME, Stavropoulos DN: Determination of cantilever length–anterior-posterior spread ratio assuming failure criteria to be the compromise of the prosthesis retaining screw-prosthesis joint, Int J Oral Maxillofac Implants 11:331–339, 1996.

[18] Shillinburg HT, Hobo S, Whitsett LD, et al: Fundamentals of fixed prosthodontics, ed 3, Chicago, 1997, Quintessence.

[19] Goodacre CJ, Bernal G, Rungcharassaeng K, et al: Clinical complications in fixed prosthodontics, J Prosthet Dent 90:31–41, 2003.

[20] Takayama H: Biomechanical considerations on osseointegrated implants. In Hobo S, Ichida E, Garcia CT, editors: Osseointegration and occlusal rehabilitation, Chicago, 1989, Quintessence.

[21] Linkow, L: Mandibular implants: a dynamic approach to oral implantology, New Haven, CT, 1978, Glarus Publishing, pp 10–12.

[22] Misch CE: Osseointegration and the submerged blade-vent implant, J Houston District Dent Assoc Jan:12–16, 1988.

[23] Astrand P, Borg K, Gunne J, et al: Combination of natural teeth and osseointegrated implants as prosthesis abutments: a 2 year longitudinal study, Int J Oral Maxillofac Implants 6:305–312, 1991.

[24] Cavicchia F, Bravi F: Free standing vs tooth connected implant supported fixed partial restoration: a comparative retrospective clinical study of the prosthetic results, Int J Oral Maxillofac Implants 9:711–718, 1996.

[25] Lundgren D, Falk H, Laurell L: Prerequisites for a stiff connection between osseointegrated implants and natural teeth, J Dent Res 67:247, 1988.

[26] Picton DCA: On the part played by the socket in tooth support, Arch Oral Biol 10:945–955, 1965.

[27] Parfitt GS: Measurement of the physiologic mobility of individual teeth in an axial direction, J Dent Res 39:608–612, 1960.

[28] Sekine H, Komiyama Y, Hotta H, et al: Mobility characteristics and tactile sensitivity of osseointegrated fixture-supporting systems. In van Steenberghe D, editor: Tissue integration in oral maxillofacial reconstruction, Amsterdam, 1986, Elsevier.

[29] Phillips RW: Personal communication, 1990.

[30] Bidez MW, Lemons JE, Isenberg BF: Displacements of precious and nonprecious dental bridges utilizing endosseous implants as distal abutments, J Biomed Mater Res 20:785–797, 1986.

[31] Rangert B, Gunne J, Sullivan DY: Mechanical aspects of a Brånemark implant connected to a natural tooth: an in vitro study, Int J Oral Maxillofac Implants 6:177–186, 1991.

[32] Komiyama Y: Clinical and research experience with osseointegrated implants in Japan. In Albrektsson T, Zarb G, editors: The Brånemark osseointegrated implant, Chicago, 1989, Quintessence.

[33] Fenton AH, Jamshaid A, David D: Osseointegrated fixture mobility, J Dent Res 66:114, 1987.

[34] Misch CE, Bidez MW: Implant protected occlusion, a biomechanical rationale, Compendium 15:1330–1342, 1994.

[35] McGlumphy EA, Campagni WV, Peterson LJ: A comparison of the stress transfer characteristics of dental implants with a rigid or a resilient internal element, J Prosthet Dent 62:589–592, 1989.

[36] Ismail YH, Misch CM, Pipko DJ, et al: Stress analysis of a natural tooth connected to an osseointegrated implant in a fixed prosthesis, J Dent Res 70:460, 1991.

[37] Dimilano GP, Corrente G: Photoelastic evaluation of attachments in tooth connected implant restorations in relation to residual periodontal support, Riv Ital Osteointegrazione 2(Suppl 1):35, 1992.

[38] Misch CM, Ismail YH: Finite element analysis of tooth to implant fixed partial denture designs, J Prosthodont 2:83–92, 1993.

[39] Wylie R, Caputo AA: Force distribution to periodontally involved teeth by fixed splints [abstract], J Dent Res 61:1030, 1982.

[40] Shillingburg HT, Fisher DW: Nonrigid connectors for fixed partial dentures, J Am Dent Assoc 87:1195–1199, 1973.

[41] Cho GC, Chee WL: Apparent intrusion of natural teeth under an implant supported prosthesis: a clinical report, J Prosthet Dent 68:3–5, 1992.

[42] Rieder CE, Parel SM: A survey of natural tooth abutment intrusion in implant connected fixed partial dentures, Int J Periodontics Restorative Dent 13:335–347, 1993.

[43] Pesun IJ: Intrusion of teeth in the combination implant-to-natural-tooth fixed partial denture: a review of the theories, J Prosthodont 6:268–277, 1997.

[44] Gottehrer NR, Singer G: Full team approach for provisional stabilization of edentulous implant patients, Dent Today 15:56–59, 1996.

[45] Schnitman PA, Wohrle PS, Rubenstein JE: Immediate fixed prostheses supported by two-stage threaded implants: methodology and results, Oral Implantol 16:96–105, 1990.

# 第 21 章

# 诊断模型、外科导板和临时修复体

Randolph R. Resnik, Carl E. Misch

种植治疗的长期成功从综合性治疗计划和理想的种植手术开始。理想的种植体位点由最终修复体的美观、功能和生物力学因素所决定，这受到广泛的认同。如果种植体没有被植入到这些因素决定的最佳位点，可能会引起并发症，增加病例的发病率。因此，为了尽可能避免种植体被植入不合适的位点，需要综合性的诊断治疗计划，通常包括放射学和外科导板的使用。

本章强调了诊断过程中的关键步骤。讨论了将种植体植入理想位点的准则，并将其与放射学及外科导板归纳于制订种植治疗计划的原则中。另外，阐述了多种术后临时修复技术以帮助临床医生在术后对缺牙区进行临时修复。

## 诊断模型

制订种植治疗计划的第一步是制作精确的诊断模型。诊断模型或研究模型在口腔医学尤其是口腔种植学中有十分重要的价值。许多患者长期处于牙列缺损的状态，由于缺牙区骨的持续性吸收和周围牙列的变化，与传统的修复治疗相比，种植修复前须认真考虑的因素大大增加了。医生需要在早期确定种植修复体的类型（即 FP-1、FP-2、FP-3、RP-4、RP-5）[1]，然后决定理想的种植体数目、位点和最终的咬合方案。

诊断模型必须精确复制上、下颌牙弓并能反映缺牙区的情况（图 21-1）。诊断模型上殆架可以初步评估种植位点的选择、所需的角度、修复体的选择、现有的咬合、外科导板的制作。另外，可以利用这些研究模型与其他医生、技师、患者进行讨论或评估治疗计划。

## 殆 架

为了准确评估种植患者的上、下颌关系，研究模型必须正确地上殆架。殆架的定义是"一种代表颞下颌关节（TMJ）和颌骨的机械装置，上、下颌模型连接于其上，模拟某些或全部下颌运动[2]。"如今，多种用于修复的殆架的应用及指征存在争议。

目前，有许多种可用的殆架，它们有不同范围的运动形式和调节参数，使得分类和系统命名混乱。在牙科文献中，有许多分类方法。然而，如今最简单、最常用的分类方式与《口腔修复术语》中的一致[2]。殆架根据其可调节性被分为四类。这种分类的基础是殆架对患者最常见的 5 种情况的记录能力：①面弓；②正中关系记录；③前伸运动记录；④侧方运动记录（Bennett 运动）；⑤髁突间距离[3]（表 21-1）。

### 不可调殆架[2]

#### 分类 1：简单铰链殆架

上此类殆架不需要面弓。它们只可精准复制最

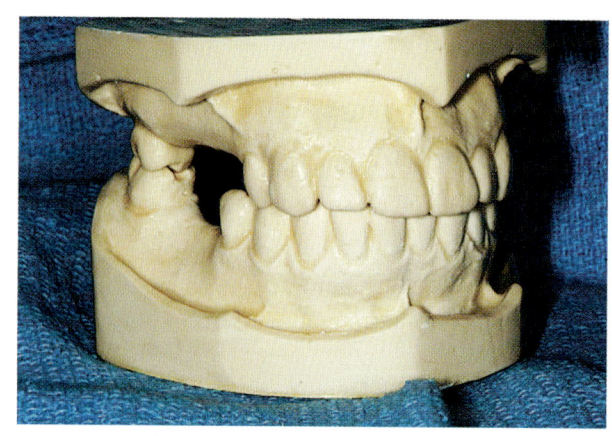

图 21-1 诊断模型能够精确反映整个口腔解剖结构，这一点非常重要，包括缺牙区牙槽嵴

表 21-1 殆架的选择

| | 铰链轴（面弓） | 正中关系记录 | 前伸运动 | 侧方运动 | Bennett 运动 |
|---|---|---|---|---|---|
| 不可调型（简单和平均值） | 否 | 是 | 否 | 否 | 否 |
| 半可调型 | 经验型（解剖型） | 是 | 是（直线） | 是（直线） | 近似地 |
| 全可调型 | 是（运动型） | 是 | 是（曲线） | 是（曲线） | 是 |

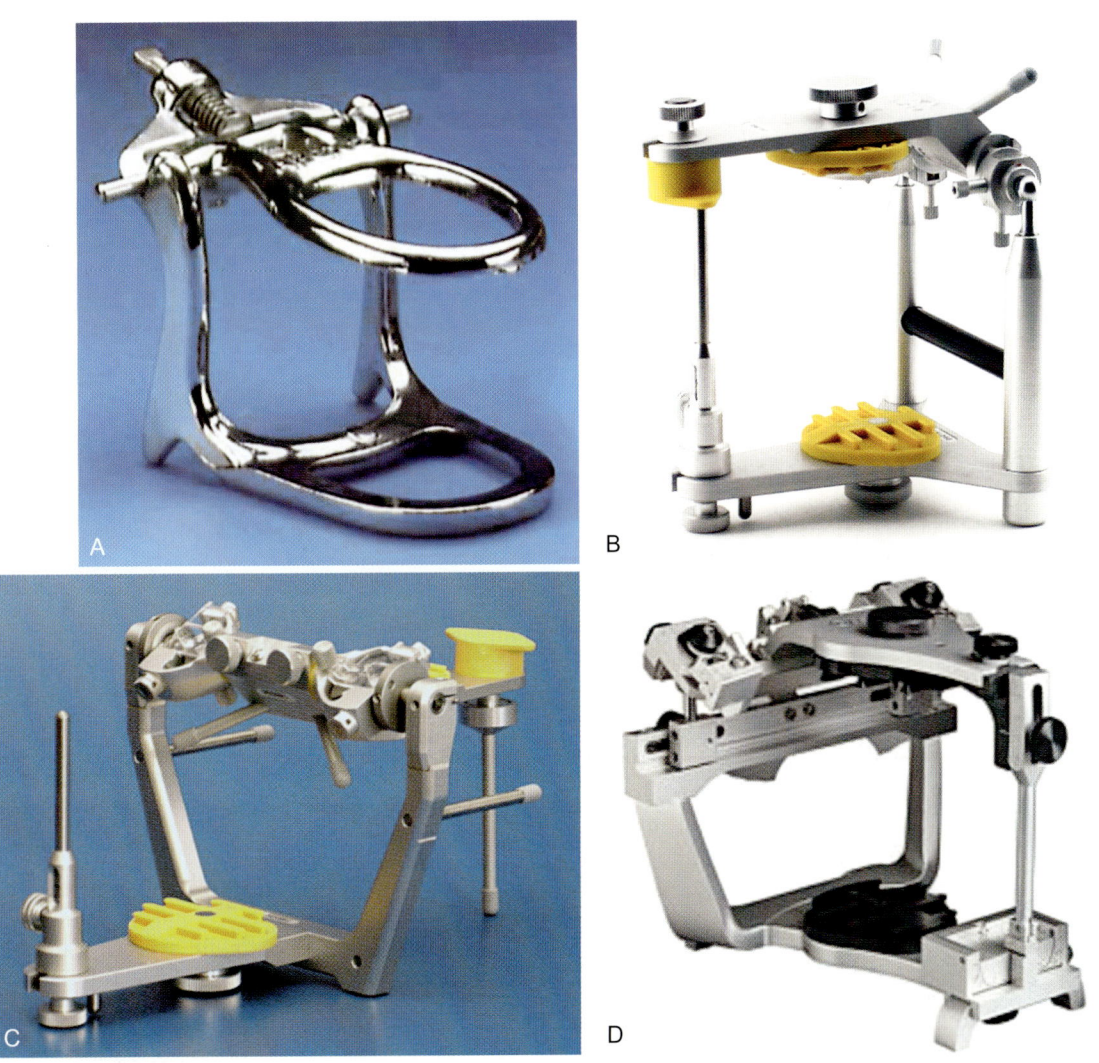

图 21-2 口腔种植修复中应用的多种殆架。A.简单铰链殆架；B.平均值殆架；C.半可调殆架；D.全可调殆架

大牙尖交错位（MIP），因为其铰链轴固定，所以开、闭运动都以此轴为中心（与患者的铰链轴无关）（图 21-2A）。

### 分类 2：经验平面线（平均值）殆架

这种殆架从简单铰链进化为可允许一定程度的侧向运动的殆架。经验平面线殆架有固定的经验髁导斜度值、旋转垂直轴和 Bennett 角。不可调殆架的主要缺点是铰链的闭合与患者的解剖结构显著不同。只能记录闭口 MIP，因为不可调殆架的运动不能记录开口时正中关系。在不可调殆架上，铰链到牙齿的距离更小。因此，闭合时会出现更陡的曲线，会造成最终修复体的早接触和错误的尖窝沟嵴接触（图 21-2B）。

## 可调殆架[2]

### 分类 3：半可调殆架

这种殆架经过调整可以模拟多种下颌运动，满足大多数修复病例的要求。使用它们需要用面弓转移和上下颌关系记录。这种𬌗架可以模拟侧方、前伸和Bennett运动。半可调𬌗架有两种不同的设计，Arcon型（髁突元件在上颌组件里）和非Arcon型（髁突元件在下颌组件里）。Arcon型能更近似地模拟髁突和关节窝的天然解剖结构（图21-2C）。

半可调𬌗架适用于大多数牙列缺损或牙列缺失患者的常规局部固定义齿的制作。因为半可调𬌗架可近似地模拟解剖结构的尺寸和距离，模型上𬌗架足够精准，减少发生𬌗干扰的可能性。

### 分类4：全可调𬌗架

这类Arcon型𬌗架非常复杂，可记录的位置广泛，可用于模拟患者的边缘运动。全可调𬌗架必须是可以记录所有参数的，包括：面弓、正中关系、前伸关系、侧方关系和髁突间距离[4]。全可调𬌗架依赖于特殊的描记仪而不是蜡𬌗记录。一个运动型面弓要与一个复杂的描记记录仪一起运用。由于全可调𬌗架能复制边缘运动和非常规路径的运动，仅作微小的调整，就能实现复杂的修复体在垂直方向上的改变（图21-2D）。

此类𬌗架的准确性依赖于医师和技师的操作、𬌗架和记录装置的固有误差、肌肉组织引起的偏移和下颌骨的偏斜。

## 面弓

面弓在修复学中被用于记录上颌功能尖的前后与侧向空间位置与患者下颌横向开、闭口运动的关系[5]。口腔修复学中的面弓分两类，解剖型和运动型。

### 解剖型

这类面弓可以大致地转移水平横轴，并依赖于平均的解剖结构特点。通常，用一个解剖学标志，例如外耳道，来稳定面弓，并帮助研究模型上𬌗架。解剖型面弓加半可调𬌗架对大多数诊断和修复程序而言足够准确了（图21-3A）。

### 运动型

此类面弓主要用于需要更精准的水平轴位置时，例如复杂局部固定义齿或利用患者真实铰链轴的全口重建。可以记录所有下颌边缘运动，从最后退位到侧位、最前位。此类面弓仅与全可调𬌗架联合使用（图21-3B）。

## 𬌗架的选择

由上可见，𬌗架重现多种下颌运动相关的生物力学因素的能力不尽相同。不存在所有情况下都"正

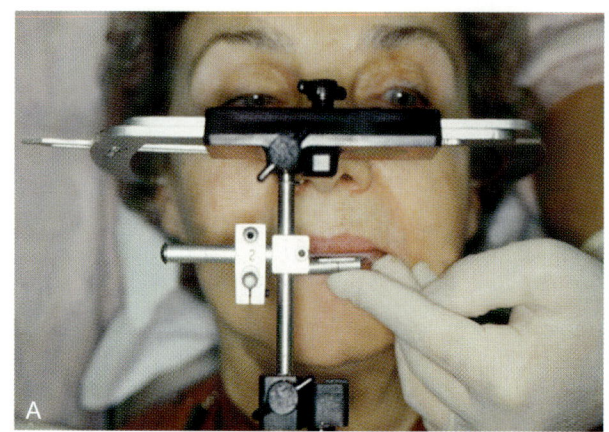

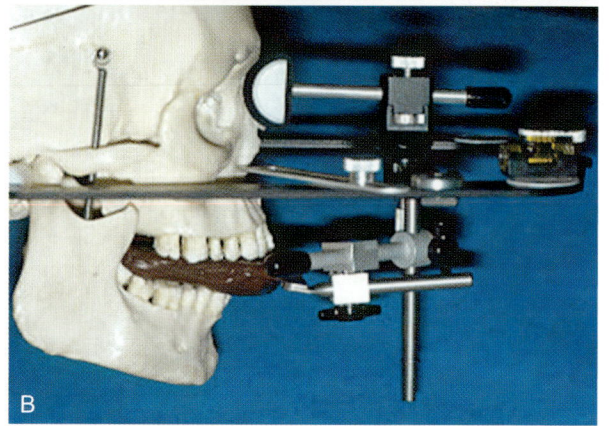

图21-3　A.解剖型面弓；B.运动型面弓

确"的𬌗架，在不同的情况用何种𬌗架存在着很大的争议。𬌗架的选择高度依赖于患者的咬合需求、修复体类型与医师的理念、经验和知识，和技工室的技能[6]。

另外，医师需要辨别𬌗架使用的需求和意图。如果仅仅是为了诊断（外科导板所用的诊断蜡型），这与修复体阶段（制作最终修复体）对𬌗架的需求有很大的不同。一般地，不同类型𬌗架的使用适应证如下。

### 不可调型（1分类和2分类）

当患者无咬合疾病，且最终种植修复体与现存的咬合相适应时，可以用不可调𬌗架。这通常代表着单颗牙缺失或小的缺牙位点，研究模型的最大牙尖交错位准确（三点咬合稳定）时，可以用不可调𬌗架。

### 适用范围

诊断阶段：单颗牙缺牙区、多颗牙缺牙区但有三点稳定性、不需改变𬌗关系时。

修复阶段：单颗或多颗牙缺牙区，但有三点稳定性、不需改变𬌗关系。

### 半可调型（3分类）

在多颗牙缺牙区或无牙颌的情况下，推荐使用半可调𬌗架。因为需要恢复大部分咬合接触，半可调𬌗架在技工室和患者身上操作时的准确度更大。使用面弓能使牙-铰链轴以及单侧咬合与前伸记录的误差最小化。另外，如果需要改变垂直距离或者咬合面存在倾斜，必须使用半可调𬌗架。在评估牙列缺损患者时，推荐用正中关系位咬合记录评估现有的咬合关系，通过模型的闭口过程检查早接触。

**适用范围**

诊断阶段：单颗牙和多颗牙缺牙区、无三点稳定性、𬌗关系或垂直距离有明显改变，和全口无牙颌的患者。

修复阶段：单颗牙和多颗牙缺牙区、无三点稳定性、𬌗关系或垂直距离不稳定，和全口无牙颌的患者。

### 全可调型（4分类）

此类型𬌗架适用于全口修复时、待修复区域的对颌牙弓正被修复时、恢复垂直距离时、侧方运动存在明显的侧移时，或者有严重副功能运动和TMJ紊乱的患者。医师掌握如何获得铰链轴的运动学位置以及下颌运动精确记录的知识和技能是实现此类𬌗架高精确性所必备的。

**适用范围**

诊断阶段：通常不适用。

修复阶段：显著改变上、下颌关系的全口修复；需要医师和技师的专业知识、技能。

## 上下颌关系

用正中关系位咬合记录和面弓正确地把模型上𬌗架观察牙齿与缺牙区牙槽嵴在无保护性神经肌肉反射干扰下的静态和动态关系（3、4分类𬌗架）。另外，还可以发现口内不容易检查到的畸形和干扰。表21-1详细列举了种植治疗计划制订过程前要获取的重要的信息[7-9]（框图21-1）。

### 𬌗干扰

医生在种植手术前应该评估现有的咬合关系。牙列缺损患者由于牙齿的迁移常常存在𬌗干扰。理想状况下，在种植修复阶段之前，应该查出并消除所有的非正常接触。特别是当患者有咬合疾病时。在口腔修复学中，存在4种𬌗干扰：①正中𬌗干扰；

---

**框图 21-1**　口腔种植修复中把研究模型正确地上𬌗架能获取的诊断学信息

1. 正中关系和早接触
2. 缺牙区牙槽嵴和邻牙及对颌的关系
3. 潜在天然基牙的位置，包括对于倾斜、扭转、伸长、空间、平行度和美学方面的考虑
4. 牙齿形态，副功能运动的标志（例如：磨损面、折裂）
5. 评估未来种植体植入位点的受力方向
6. 目前的咬合情况，包括平衡侧和工作侧的接触
7. 缺牙区软组织的角度、长度、宽度、位置、美学区黏膜的位置，肌肉附着和隆突（下颌骨突、上颌结节）
8. 颌间距离
9. Wilson和Spee咬合曲线
10. 颌弓位置关系
11. 评估对颌牙列
12. 未来潜在的咬合设计
13. 缺牙位点的评估
14. 未来基台在牙弓的位置
15. 牙弓形态和对称度
16. 牙邻接位置
17. 用于制作诊断蜡型

---

②工作侧𬌗干扰；③非工作侧𬌗干扰；④前伸𬌗干扰[6]。

有正中𬌗干扰时，早接触可导致下颌从髁突在关节窝内的最佳位向前或向侧方偏移。这类𬌗干扰可导致副功能运动习惯，例如紧咬牙和夜磨牙，以及肌肉疲劳和TMJ疼痛[10]。

工作侧𬌗干扰发生于上、下牙间侧方运动时，下颌运动朝向的那一侧。而非工作侧𬌗干扰是一种发生在另一侧的偏斜接触。这些力量有损害咀嚼器官（尤其是种植体）的潜能，因为它们产生了牙（或种植体）长轴方向之外的剪切力，可能引起骨吸收和干扰正常肌功能。因为有更多的咬肌和颞肌收缩，它们也增加了侧方运动时作用于牙列的力量。

前伸𬌗干扰通常发生在下颌前伸运动时上颌后牙远中斜面和下颌后牙近中斜面的偏斜接触。这不是一种边缘运动，对口颌系统的损害较小。然而，这些𬌗干扰可能对牙齿和种植体有害，因为它们阻止了使后牙脱离咬合接触的前牙引导，从而产生剪切力。

在用蜡堤或咬合记录（正中关系咬合记录）正确地把研究模型上𬌗架后，就可能查出早接触。在去除牙列之间的咬合记录材料后，使模型闭合就可以查出并确认早接触或非正常接触点，然后在口内调改[11]。

当最大牙尖交错位与正中𬌗位是协调的时候有很大的修复学优势。如果咬合垂直距离没有发生改变则可允许在修复重建时使用闭口正中关系记录，制作修复体时不需要记录精准的髁突铰链轴或使用全可调𬌗架。当上颌牙的切嵴是确定的时候，它的位置通常会形成比半可调𬌗架上髁导盘更陡的前伸或侧方位置。因此，更容易建立后牙的无接触咬合。这些情况使得修复重建可以在技工室内被制作完成并精确转移至患者身上。

在种植修复时可能需要重建全部咬合以消除潜在的不利力量。需要在上、下牙弓上进行修复治疗以建立理想的咬合接触关系。夜磨牙伴随着前牙磨耗导致的切导的缺失，或对颌是全口义齿时，这两种是最常见的必须全面改良对颌牙列的情况。第一种情况通常需要提高前牙引导以使后牙在前伸运动时无咬合接触，第二种情况需要制作双侧平衡（两者平衡咬合）𬌗（框图 21-2）。

### 诊断性治疗计划

用于确定最终修复体位点、角度、轮廓的技术都以完成诊断蜡型为起点。步骤可简单（单颗牙缺失），也可复杂（全口重建）。

#### 牙列缺损
##### 诊断蜡型

可通过复制诊断模型上𬌗架，并完成诊断蜡型以确定最终修复体理想的轮廓、咬合接触、美观。需要注意每颗牙齿的形态、牙长轴、牙龈轮廓、颌间接触。当需要全口修复时，通常推荐使用诊断蜡型技术，尤其是需要改变垂直距离时（图 21-4，框图 21-3）。

#### 全口无牙颌
##### 不需修改现有的修复体

对于全口无牙颌患者，可通过复制患者现有的修复体（如果美观和功能理想的话）帮助诊断模型上𬌗架。最简单的方法是使用复制义齿（图 21-5）。

##### 需要修改现存的修复体

如果由于美观和功能改变需要修改的现有修复

---

**框图 21-2　口腔种植修复中常见的咬合定义[2]**

**正中关系**：当髁突与关节盘无血管的最薄处形成关节连接，盘-髁复合体位于上前位并与关节结节相对时上、下颌之间的关系。这个位置与上下颌之间的牙齿接触无关

**正中咬合**：下颌位于正中关系时的咬合，此时可能是最大牙尖交错位，也可能不是

**最大牙尖交错位**：上、下颌牙齿最大牙尖交错，与髁突位置相独立；有时候作为牙齿最佳咬合位置，不论髁突是什么位置

**前牙（切牙）引导**：上、下颌前牙牙齿咬合面对下颌运动的影响

---

**框图 21-3　诊断蜡型的技术**

1. 制作诊断蜡型：制取上、下颌牙槽嵴的印模。印模没气泡比模型没气泡更为重要，因为印模气泡会导致模型的凸起。如果需要，可利用面弓把上颌模型上𬌗架以转移正中关系时的颌间记录。应该用合适的水-粉比灌制模型
2. 选择𬌗架：根据病例的复杂程度选择合适的𬌗架。理想状况下，当患者有咬合疾病时，需要用半可调𬌗架模拟下颌运动
3. 诊断模型上𬌗架：用面弓和正中关系咬合记录将上、下颌模型上𬌗架
4. 完成诊断蜡型：评估未来种植位点的位置、空间、轮廓修复体。用蜡替代缺牙以显示牙齿理想的位点和轮廓。也可用人工牙替代蜡牙
5. 复制最终诊断蜡型：复制最终诊断模型让技工室制作外科导板或制作全口义齿作为临时修复体的全口义齿

---

体，适合进行传统的全口义齿修复。在口内试戴合适后，可复制此修复体用作放射线或外科导板的制作（图 21-4D）。

### 种植体理想定位的指导原则

在设计诊断蜡型的过程中，种植体的理想位点对种植体系统的远期成功非常重要。牙种植体理想的三维植入位置应该考虑与最终种植修复体的生物力学和修复学原则相关的因素。种植体的植入位点应该与现存牙、重要的结构，和其他种植体的关系

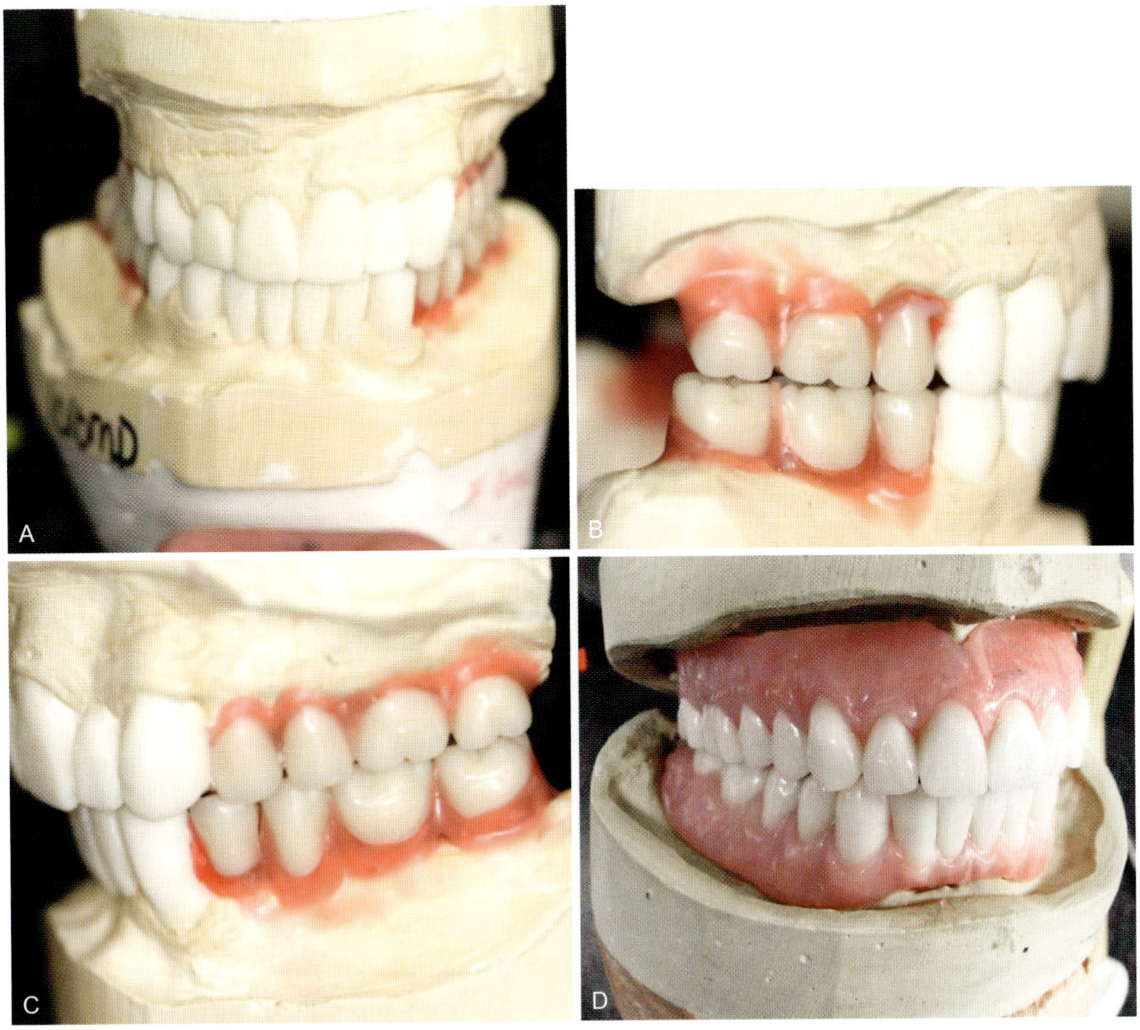

图 21-4　A~C. 牙列缺损患者的诊断蜡型；D. 牙列缺失患者的诊断蜡型

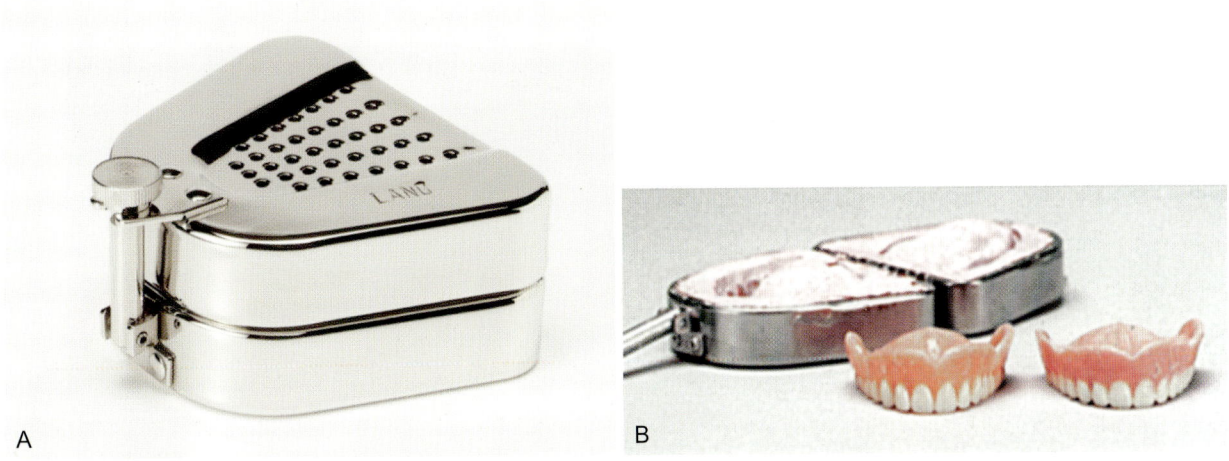

图 21-5　如果患者现有的修复体美观和功能尚可接受，该修复体可用于诊断过程。A. 义齿复制器（Lang）；B. 用藻酸盐和丙烯酸树脂完成复制

适当,而且位于适当的颊舌向、近远中向、冠根向位点[12, 13]。

### 与解剖和关键结构相关的种植体定位原则

#### 种植体-天然牙间的距离

天然牙旁边的种植体应该距离牙齿邻面釉骨质界(CEJ)及其根面1.5~2 mm或以上(图21-6)。这在美学区尤为重要,牙间龈乳头的外形是最终修复体美观的决定性因素。因此,在天然牙旁边种植时,定位孔(种植体中心)应该距离天然牙大约4 mm,以植入1颗嵴顶部件直径为4 mm的种植体为例。缺牙区的近远中径至少是7 mm[14]。

如果种植体没有按照这些指导原则植入,最终修复体可能会发生并发症。种植体与邻牙过近(<1.5 mm)可能导致牙周并发症、邻牙损伤、骨吸收、最终修复体的穿龈形态不佳(图21-7)。研究表明种植体和邻牙间距的减少与骨吸收的增加相关[15]。如果种植体距离邻牙超过2 mm,种植冠边缘嵴上会产生悬臂梁效应,这在某些病例中会造成生物力学过载或美学问题(图21-8)。

#### 种植体-种植体间的距离

种植体间的距离与是否发生骨吸收、种植体间龈乳头是否存在,以及组织的健康情况显著相关。种植体植入后,种植体的间距应该在3 mm或以上。这样才有足够容许牙间龈乳头的存在及健康组织的空间,使水平骨吸收最小化。另外,合适的空间使

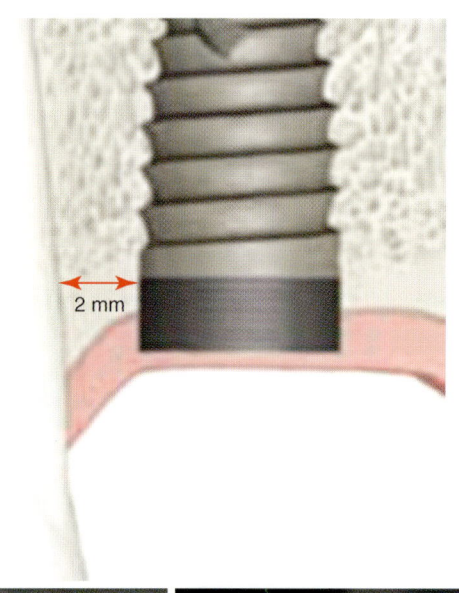

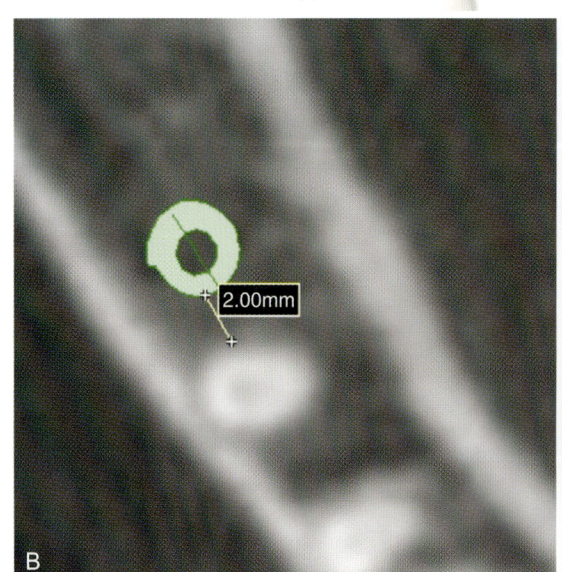

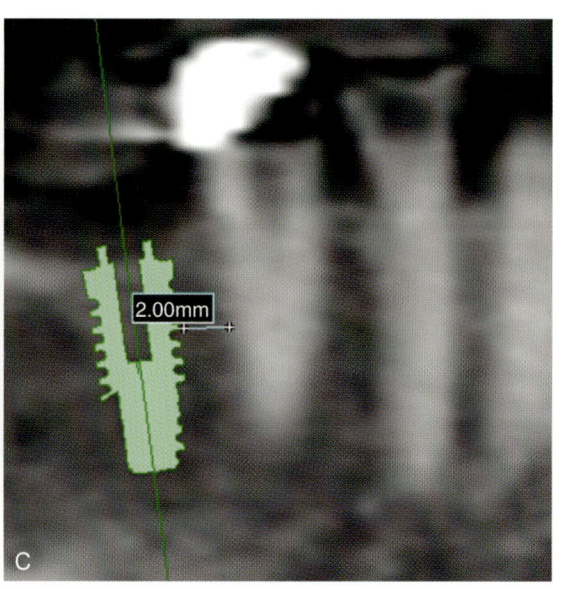

图21-6 虚拟治疗计划显示种植体距离牙齿(A)2 mm;CT轴向观(B);全景CT观(C)

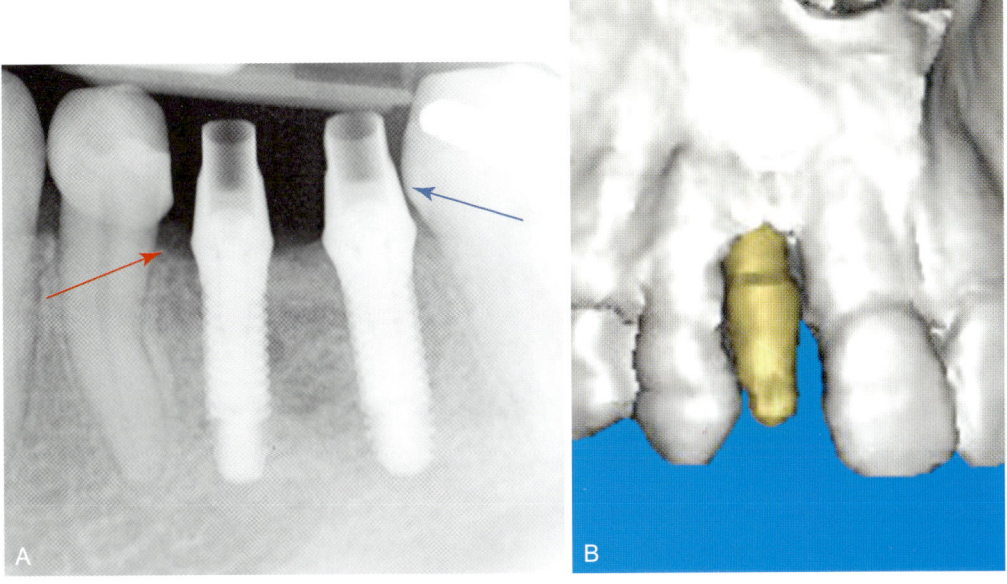

图 21-7　天然牙-种植体间距。种植体距离邻牙应有 1.5~2 mm 的间距以维持骨水平和健康的牙周组织。A. 理想的种植位点（前牙种植体，红箭头）和与天然牙距离欠佳的种植位点（后牙种植体，蓝箭头）。B. 糟糕的种植位点无法形成穿龈轮廓

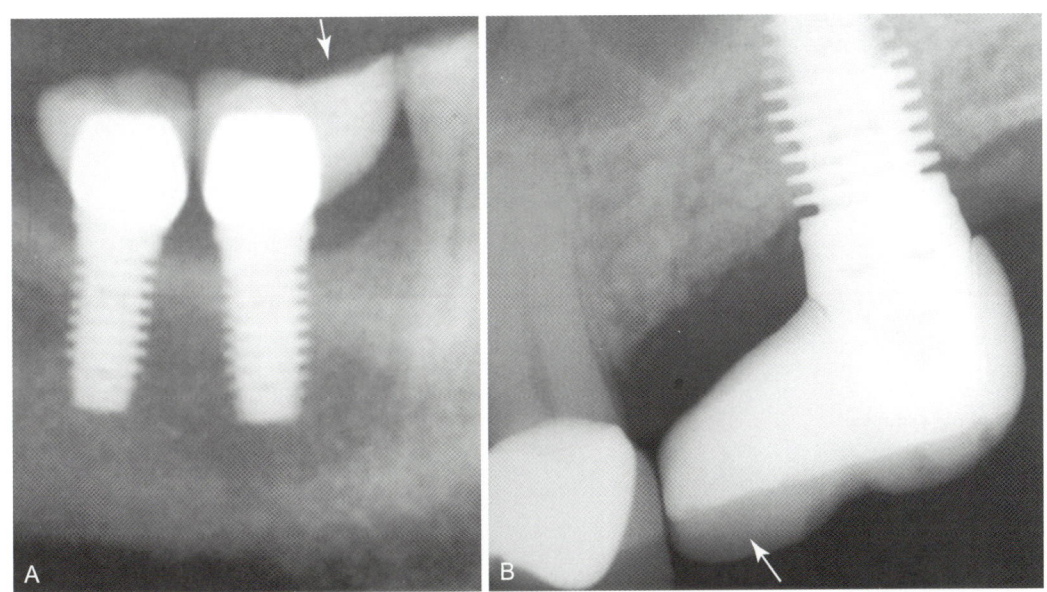

图 21-8　种植体距离邻牙过远会造成修复体的生物力学不利影响，即悬臂梁效应（箭头），增加生物力学并发症的风险

患者能够清洁邻间隙，以及在取模时有足够的空间放置印模帽[12]（图 21-9）。

### 与下颌神经管和颏孔的距离（图 21-10A）

种植体与下颌神经管和颏孔的精准毗邻关系对防止感觉神经受损十分重要。需要利用三维成像以确定神经和下颌神经管的正确位置，特别是种植体可能距离神经小于 2 mm 时。在确定了这些重要结构后，种植体应距离下颌神经管和颏孔 2 mm 以上。距离小于 2 mm 时会增加神经干受压或损伤，以及麻木的风险[12]。

### 与鼻腔的距离（图 21-10B）

在上颌骨前部植入种植体可能具有挑战性，特别是骨高度很低时。理想状况下，种植体应该植入距离鼻底只差一点的位置。然而，外科技术的进步使种植体可以通过鼻黏膜下植骨术而向鼻腔延伸 2~4 mm[12]。

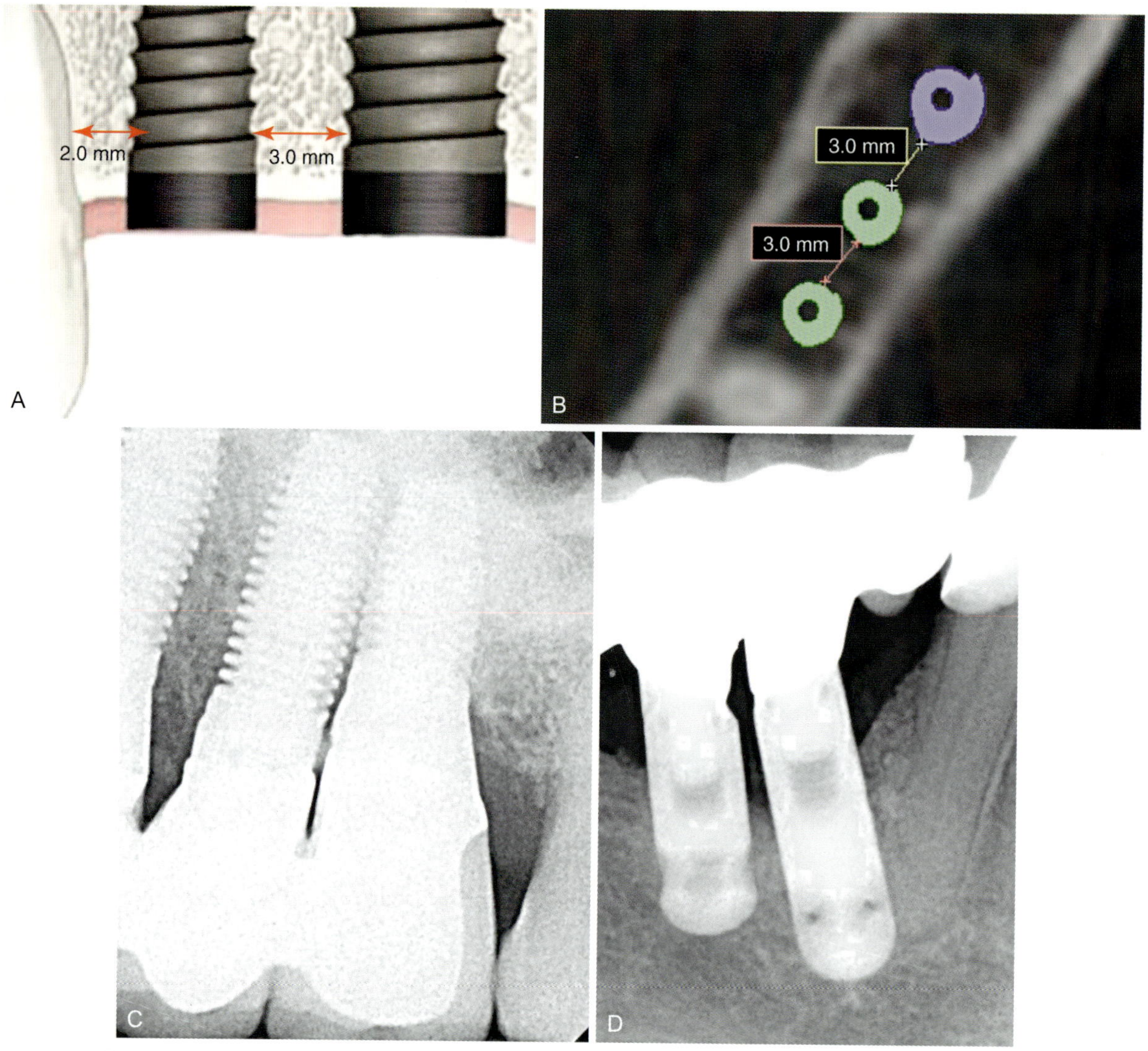

图 21-9 A. 与牙齿（2 mm）和种植体（3 mm）理想的距离；B. CT 轴向图像上的虚拟治疗计划；C 和 D. 种植体相距过近导致骨吸收

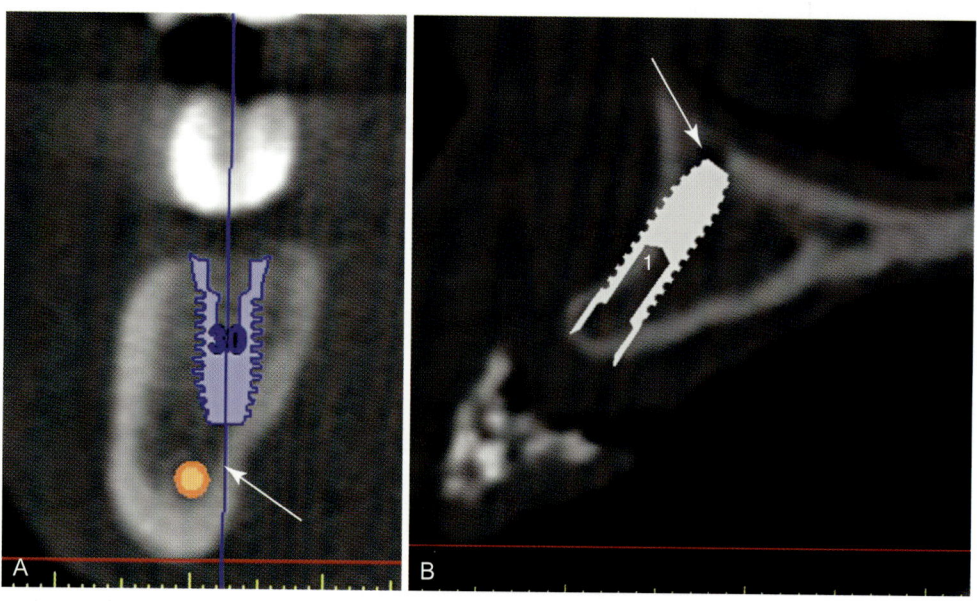

图 21-10 种植体距离下牙槽神经（>2 mm）(A) 和鼻腔 (B) 的理想距离

### 与上颌窦（下边界）的距离（图 21-11）

上颌后牙区是最具挑战性的种植区域之一。在此区域常见由于骨吸收和上颌窦气化导致的骨高度不足。在此区域，根据牙槽骨嵴到上颌窦下边界的骨量，有 4 种治疗方案[16]：

1. SA-1：骨高度大于 12 mm；按照标准方法进行种植。
2. SA-2：骨量为 10~12 mm，经上颌窦内提升术将窦底提升 0~2 mm 后植入种植体。
3. SA-3：骨量为 5~10 mm，经上颌窦侧壁开窗的外提升植骨术，可同期植入种植体（SA-3I）或不同期植入（SA-3D）。
4. SA-4：骨量少于 5 mm，种植前必须进行上颌窦外提升术。

### 种植体的植入角度

植入于骨量充足位点的种植体与空间中的物体相似，可用"$x$"、"$y$"、"$z$"坐标定义其位置。在口腔种植学中，$x$ 轴定义为近远中面，$y$ 轴是颊舌向，$z$ 轴是冠根向（与骨嵴有关的种植体长度）[17]。

### 颊舌向（"$y$ 轴"）

种植体的颊舌向位置对最终修复体很重要。临床经常会直接根据剩余骨量植入种植体，导致相关并发症。拔牙后骨的改建通常是从颊侧开始吸收，降低骨的宽度。

理想状况时，种植体应该位于牙槽嵴的中央，颊舌侧各有 1 mm 的骨板。足够的骨皮质能防止将来的软、硬组织退缩。种植体的颊舌向位置也会影响最终修复体。

#### FP-1 和 FP-2

如果需要制作 FP-1 修复体，则需要准确地植入种植体。在前牙区，种植体位点应允许直基台位于粘接固位的最终冠修复体的切嵴正下方。这样，作用力是沿种植体的长轴传导，减小了破坏性剪切

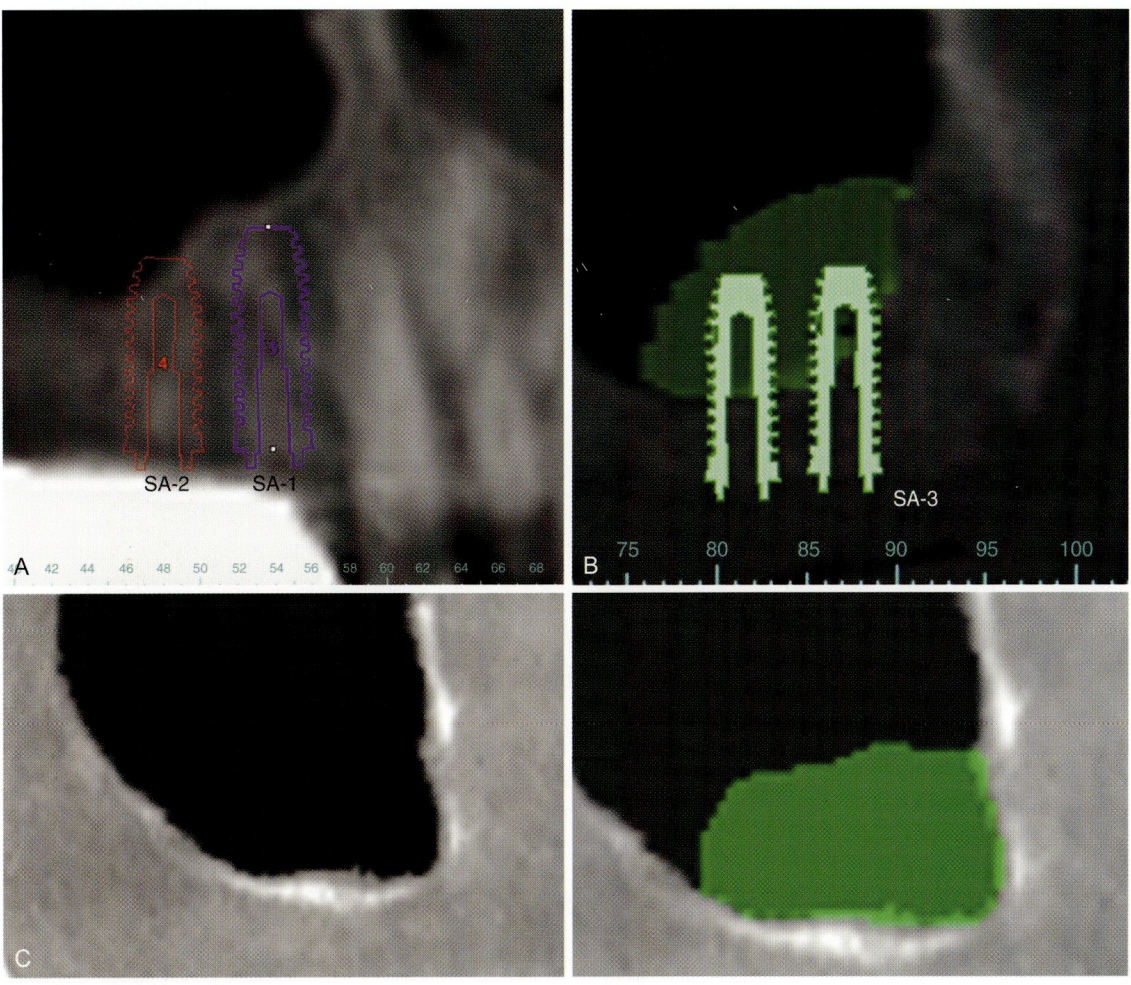

**图 21-11** 上颌后部的治疗计划：SA-1、SA-2（A）、SA-3（B）和 SA-4（C）

力。如果种植体偏颊侧，会导致多种并发症，包括颊侧骨板的吸收、组织退缩、需要角度基台及最终修复体的美学问题。种植体偏唇侧会导致最终修复体唇侧轮廓过凸（盖嵴设计）、需要角度基台、修复体不美观、挤占舌体空间。

对于螺丝固位修复体，种植体应该在前牙舌隆突的位置穿出，这样螺丝孔就不会影响美观。如果种植体偏唇侧，螺丝孔会影响修复体美观。如果种植体偏腭侧，最终冠的唇侧轮廓过凸可能会导致生物力学问题（图 21-12）。

在后牙区，对于粘接固位或螺丝固位的 FP-1、FP-2 修复体，种植体长轴应该大致位于牙齿中央。这样可使力量沿种植体长轴传导（图 21-13）。

### FP-2 和 FP-3

在𬌗架上评估关节、牙弓、可用骨量和力学因素后，应该决定 FP-2 和 FP-3 是用螺丝固位还是粘接固位。对于螺丝固位修复体来说，理想的种植位点应该位于义齿或瓷牙的略偏舌侧。种植体偏颊侧会影响美观并妨碍螺丝拧入。种植体过于偏舌侧会导致修复体过凸，在上颌会造成发音问题，在下颌会造成舌拥挤。

对于粘接固位的修复体来说，种植位点在前牙区应该通过切端，在后牙区应该通过中央窝。如果考虑力学因素，种植体的理想位点对减小生物力学负荷来说至关重要。然而，如果力学因素较低，种植位点欠佳的问题影响较小，因为可以用角度基台进行调整（图 21-14）。

在 FP-2 和 FP-3 修复体中，种植体的近远中位点不如颊舌向位点重要，因为种植体的近远中向位点与牙的形态并不相关。

### RP-4 和 RP-5

用于可摘义齿的种植体的位点应该在义齿的基

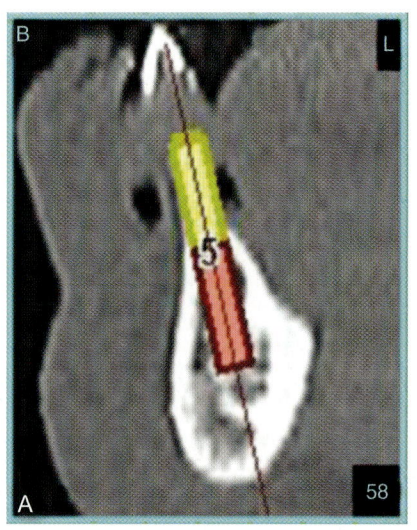 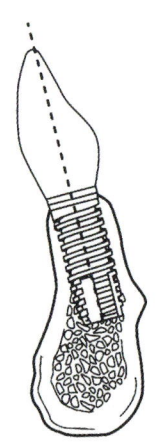 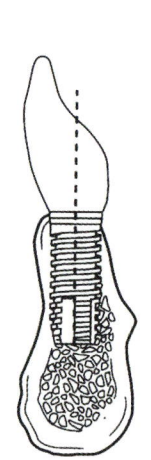 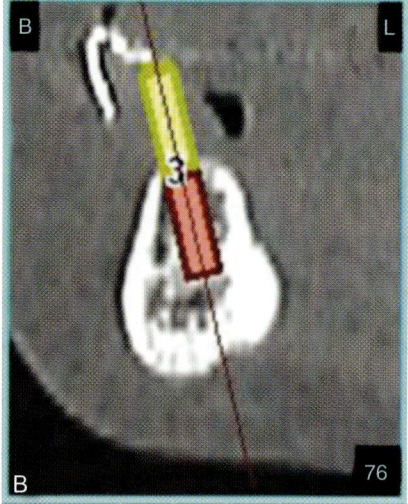

图 21-12　前牙种植体的理想植入位点。A. 通过切端的粘接固位；B. 通过舌隆突区域的螺丝固位

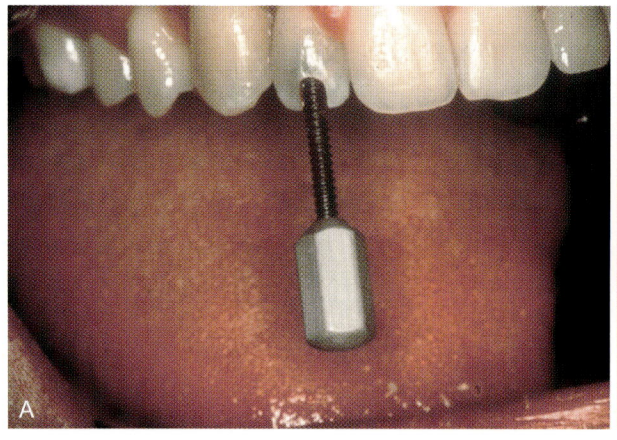 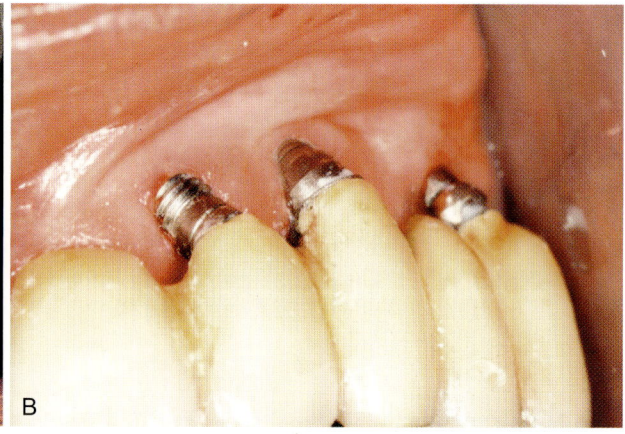

图 21-13　种植体偏唇侧引起的并发症导致外形过凸（A）和组织退缩与嵴顶骨吸收（B）

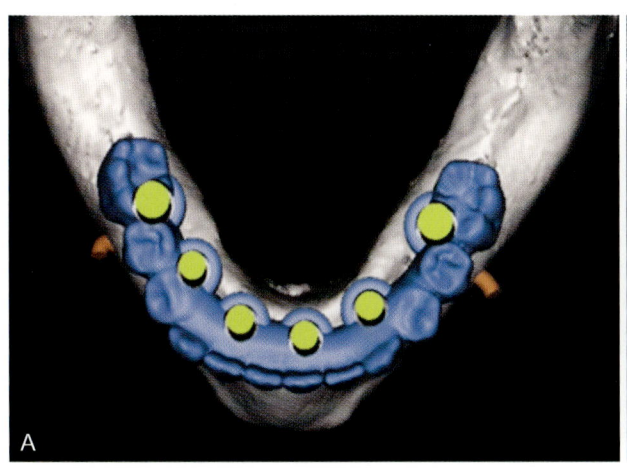
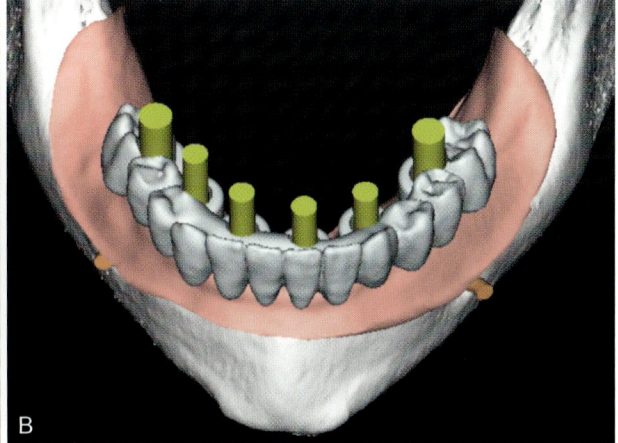

图 21-14 FP-3 修复体的理想种植位点。A. 殆面观；B. 前面观

底内穿出。这很重要，种植体上的组件不应妨碍义齿的理想排牙。种植位点过于偏舌侧可能会干扰发音、舌侧面过凸导致舌体拥挤。种植体过于偏颊侧会干扰义齿理想地排牙，可能导致人工牙突然崩脱。此外，偏颊侧的种植体通常会导致附着组织不足和潜在的牙周问题，这样更易发生牙龈退缩。

### 近远中（"x 轴"）

当评估种植体在近远中向的位置时，最大的限制因素是与邻牙的距离。种植体理想的近远中位置是在牙槽嵴中央，与两邻牙等距（图 21-15）。

#### FP-1

在美学区，必须评估对侧同名牙齿的最佳形态。这对种植体的理想植入和未来的美观很重要。种植体距离现存的邻牙不应过近或过远。可用恒牙的平均近远中宽度作为指导（表 21-2）。

#### FP-2、FP-3、RP-4 和 RP-5

种植体在这些修复体中的近远中位置范围更广。然而，应该坚持前后距离（A-P 距离）的最大化分布原则。因为在这类修复体中，软组织也被修复了（粉色丙烯酸树脂或者瓷），种植体不需要被植入具体的牙位。种植体的位点应该尽可能地距相邻的种植体 3 mm，并尽量前后分散分布。

FP 3、RP-4 和 RP-5 修复体的种植体过于偏舌侧会导致修复体外形过凸或过大，可能会影响发音。种植体过于偏颊侧会导致骨吸收和软组织刺激。

### 不同的情况

在许多病例中，会由于牙根的位置导致种植体在研究模型上的定位出现问题。这就是为什么需

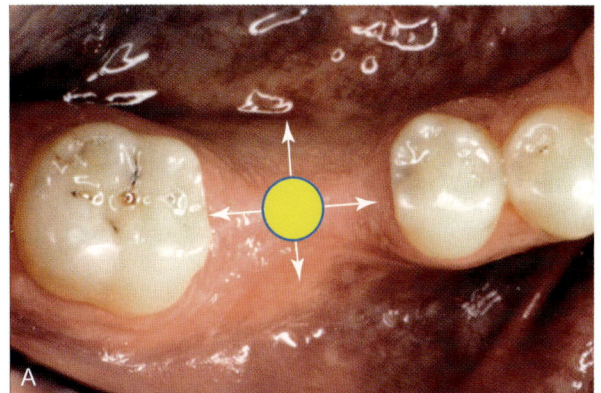

图 21-15 A 和 B. 后牙种植体的理想植入位点，颊舌向位置与中央窝成一条线

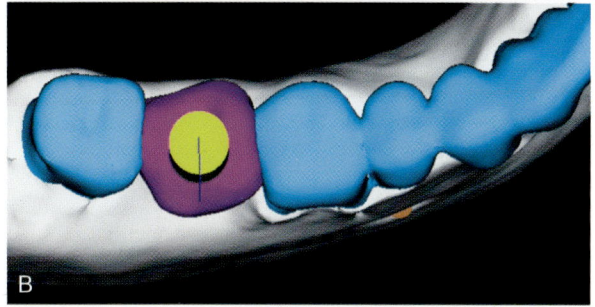

表 21-2　恒牙平均近远中宽度[33]

| 牙 | 下颌（mm） | 上颌（mm） |
| --- | --- | --- |
| 中切牙 | 5.3 | 8.6 |
| 侧切牙 | 5.7 | 6.6 |
| 尖牙 | 6.8 | 7.6 |
| 第一双尖牙 | 7.0 | 7.1 |
| 第二双尖牙 | 7.1 | 6.6 |
| 第一磨牙 | 11.4 | 10.4 |
| 第二磨牙 | 10.8 | 9.8 |

要三维评估种植体的理想位点（用 CT 或 CBCT）。最常见的问题是修复先天缺失的侧切牙。在正畸治疗后，牙冠之间存在正常的近远中距离。然而，牙根之间仍缺乏空间。这特别常见于根尖区。这样可能使种植体无法植入，或需要正畸进行控根移动（图 21-16）。

另一个经常出现牙根过近问题的区域是上颌第一前磨牙位点，必须仔细评估天然尖牙的角度。尖牙根尖平均向远中倾斜 11°，并有向远中的凸度，经常使得根尖位于第一前磨牙种植区域。因此，种植体需要随着尖牙牙根呈一定的角度植入，防止接触牙根或造成牙根穿孔。通常需用较短的种植体，特别是当存在第二前磨牙的时候[14]。

在评估根间距离时，如果仅凭二维放射影像或研究模型作为确定种植体植入位点，那么应该谨慎进行。理想状况下，为了确认合适的根间距离，应该进行三维扫描（CT 或 CBCT）。这样可在轴面的 3 个位点获得精准的测量值：CEJ 处、根中点、根尖点。

### 冠根向（"z 轴"）

种植体理想的冠根向位置应该是种植体顶端到缺失牙的 CEJ 处有 2 mm 的距离。这样做的理由包括：形成足够生物学宽度的空间、穿龈轮廓从种植体平台到基台和冠的平滑过渡，与冠边缘位置和未来可能的（牙龈）退缩相关的美学考虑。

#### FP-1

对于 FP-1 修复体，种植体的冠根向位置对修

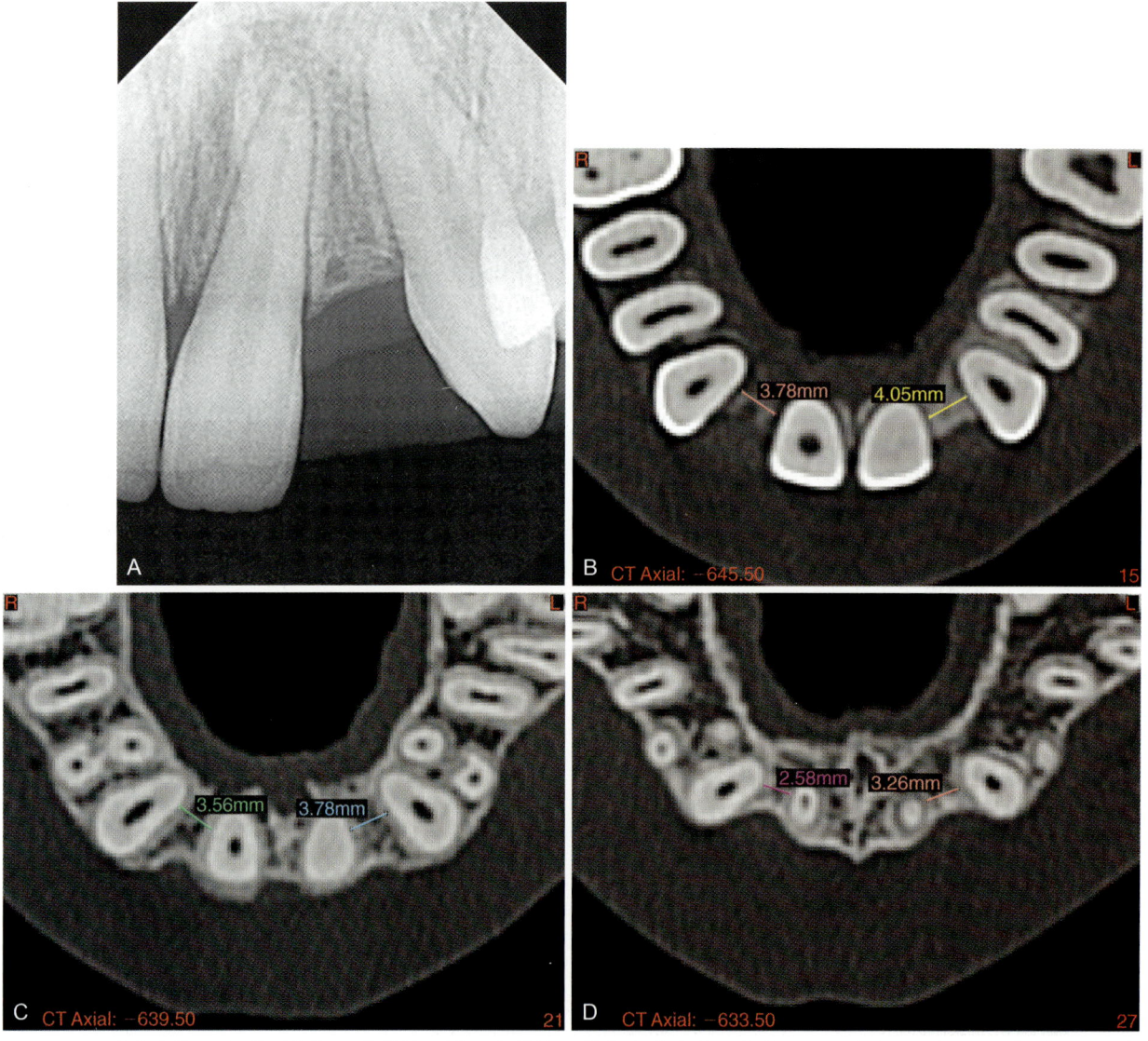

图 21-16　上颌侧切牙是常引起问题的种植区域。这种情况常在正畸治疗后发生，A. 牙根相距过近。理想的 CT 评估应该包括牙槽嵴轴面图像（B）、根中（C）和根尖部（D）

复组件所需的足够空间、修复体良好的固位和理想的穿龈轮廓都很重要。在美学区，种植体需要位于邻牙 CEJ 根方 2 mm 处（图 21-17A）。

此距离大于 2 mm 会导致冠高空间不佳（冠-根比）和牙周问题。会产生更高的力矩，可引起嵴顶骨吸收（图 21-17，图 21-18A）。距离小于 2 mm 会导致穿龈形态不佳（从较窄的种植体到较宽的牙冠的过渡），和种植修复体的固位力下降。固位力下降会导致修复体松动或者组件折裂（图 21-17C，图 21-18B）。

### RP-4 和 RP-5

必须谨慎操作为种植覆盖义齿留出合适的咬合空间，特别是应用连接杆时。对使用杆附着体的覆盖义齿而言，从牙槽嵴顶到切嵴缘至少要有 15 mm 的空间。少于 15 mm 可能会导致杆附着体的空间不足，这会引起持续存在的修复并发症。人工牙的固位需要至少 2 mm 厚度的丙烯酸树脂。

## 放射线导板

### 术语

目前，在描述放射线导板和外科导板时存在修复学术语和系统命名的混乱。术语"stent"、"guides"、"model"和"appliances"曾被用于描述此物。其他的术语包括"scan appliance"、"scan stent"、"radiographic appliance 或 surgical

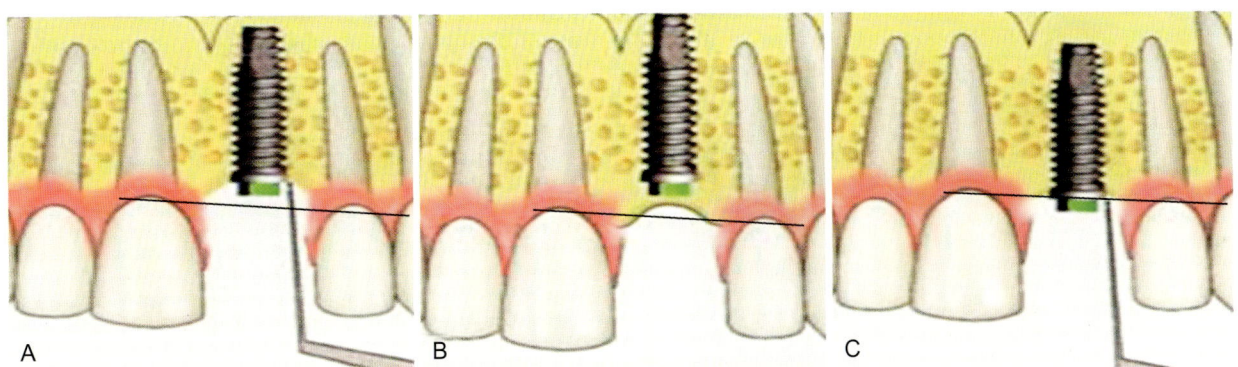

图 21-17 "z 平面"的种植体。A. 种植体的理想位点（在 CEJ 下 2 mm；B. 位置过于偏根方（距离 CEJ>2 mm）；C. 位置过于偏冠方（距离 CEJ<2 mm）

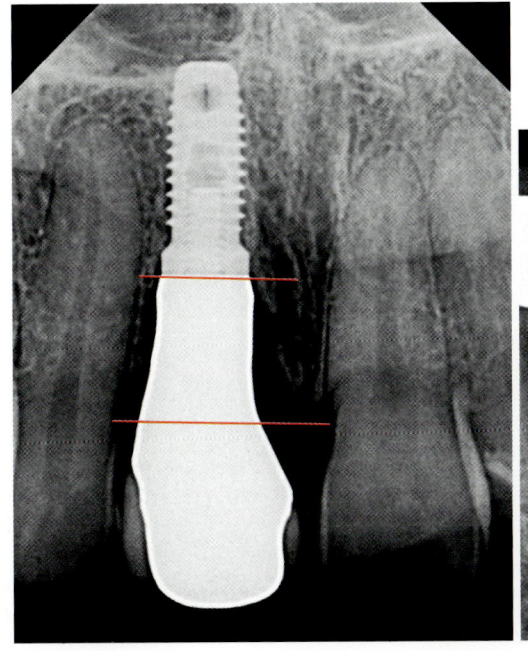
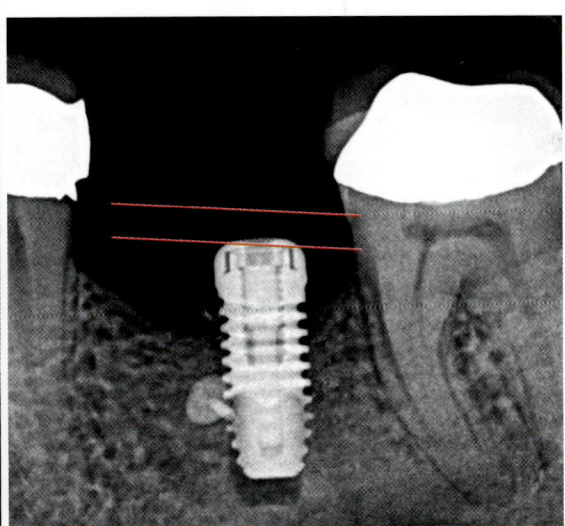

图 21-18 冠根向位置不佳导致的并发症。A. 种植体过于偏根方（距离 CEJ>2 mm），导致最终修复体冠高空间过大；B. 位置过于偏冠方（距离 CEJ<2 mm），导致最终修复体缺乏固位和穿龈轮廓不佳

appliance"和"radiopaque appliance"。然而，根据《Journal of Prosthetic Dentistry》的《修复学术语》，"template"的定义最能说明此物的目的[2]（框图21-4）。

### 放射线导板的原理

为了使种植体位点和可用骨组织相关联，必须确定最终人工牙或修复体的理想位点。如果没有精确的定位，种植体可被植入在不恰当的位点，导致生物力学问题和未来的并发症。为了获得此位点信息，必须用放射学影像建立人工牙或修复体与剩余骨的联系。如果没有此联系，种植体的植入将变得很困难，且可能最终植入到不恰当的位点（图21-19）。

> **框图21-4　修复技术和系统命名**[2]
>
> 导板（template）：一种复制修复体组织面的薄的、透明的装置，用于引导塑形牙槽突的手术和引导种植体正确的定位和角度
>
> 支架（stent）：以第一个描述它的应用的牙医Charles R. Stent命名。此类附加的修复体用于向软组织施压以利愈合（如牙周支架、皮片支架）
>
> 装置（appliance）：一种装置或修复体；用于某种特殊目的或行使特殊功能的物体；是一种含义广泛的术语，用于描述任何用于修复或替代牙齿结构、牙齿、口腔组织的材料或修复体
>
> 模型（model）：用于展示的副本；用于代表某物的微型复制品

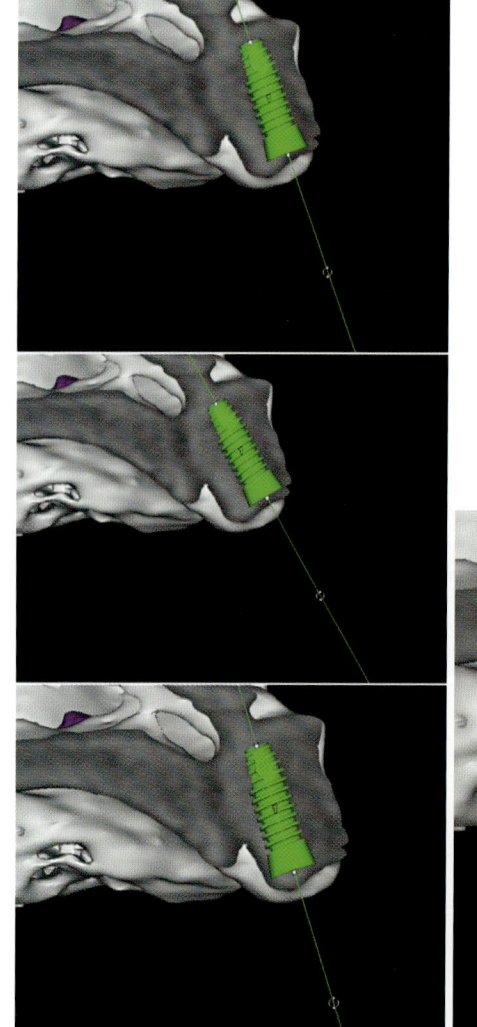

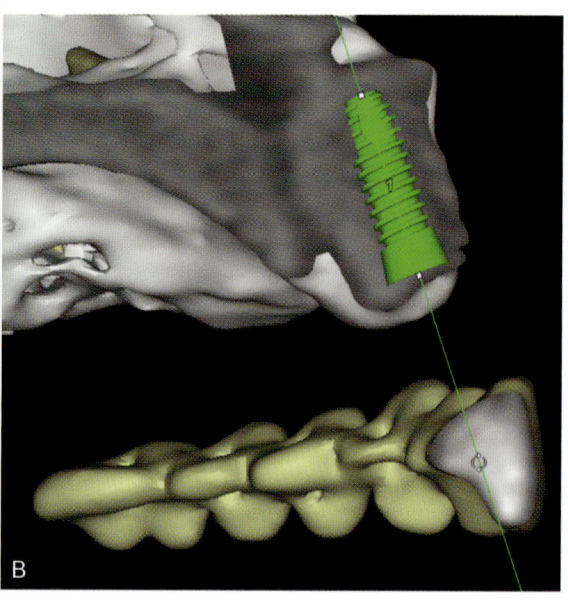

**图 21-19**　A.没有放射线导板，不能确定理想的颊舌向角度；B.放射线导板显示出最终修复体理想的位点

如今最常用的方法是利用 CT 扫描放射线导板转移此信息。口腔种植中应用过许多种放射线导板。先通过诊断蜡型、排牙或复制现有修复体确定牙齿位置后，将该信息转移至放射线导板上，并进行扫描。有时候，放射线导板会被改为外科导板用于种植手术。

### 放射线导板（扫描导板）的制作
#### 阻射性标记物

为了确定人工牙的位置和组织与可用骨及重要解剖结构之间的关系，必须要使用阻射性材料。文献中描述了许多种用于制作阻射性标记物的不同材料。如今口腔种植学最常用的材料是硫酸钡（$BaSO_4$），它在医学影像诊断学中被用作放射对比物质（图 21-20）。这种材料在颌面成像中很理想，因为它可以准确地描述牙齿和软组织的轮廓而不会有伪影。将 $BaSO_4$ 混入放射线导板的方法包括：①用 $BaSO_4$ 充填无牙区；②在导板的颊、舌面涂 $BaSO_4$；③利用 $BaSO_4$ 预制的人工牙。必须小心不要用过高浓度的 $BaSO_4$，因为这样可能会造成过多的伪影。其他阻射性材料包括：牙胶、汞合金、铅箔、金属套筒。然而，这些材料只能标记最终修复体牙齿的位置，而很少能提供修复体外形的信息[18,19]（图 21-21）。

#### 单次扫描与双次扫描技术的对比

现今大多数制订计划软件都使用放射线导板的单次扫描技术（后面会分别讨论牙列缺损和无牙颌的情况）。放射线导板的组成和设计取决于制订计划所用的软件类型。在扫描前需要了解相关的方法，避免将 CT 数据整合进扫描软件时发生问题（框图 21-5）。

**单次扫描** 用 20% 浓度的 $BaSO_4$ 分辨牙齿和诊断蜡型。如果要制作软组织导板（不翻瓣的手术），牙齿最好用 20% 浓度的 $BaSO_4$，而基底（软组织）用 10% 的浓度。这样可以区别牙齿和软组织。若混合不良会造成混合物不均匀，会形成高度透射区域[20]。

**双次扫描** 有些计划制订软件要求应用双次扫描技术，这样比单次扫描的伪影少。在这种技术中，参考标记物（阻射性材料）被嵌入于阻射导板里。患者先戴着导板进行扫描，然后再取出导板并单独扫描。软件利用标记物对图像进行关联。利用双次扫描技术，可以对人工牙和义齿基底树脂进行重建而制订治疗计划。可通过导板和骨的区别来区分软组织。标记物所需的数量和位置取决于所用的软件（框图 21-6）。

---

**框图 21-5　单次和双次扫描设置**

1. 矩阵：512×512
2. 层厚：0.4~0.8 mm
3. 层距：0.3~0.5 mm
4. 机架倾角：0°
5. 分辨率：高

---

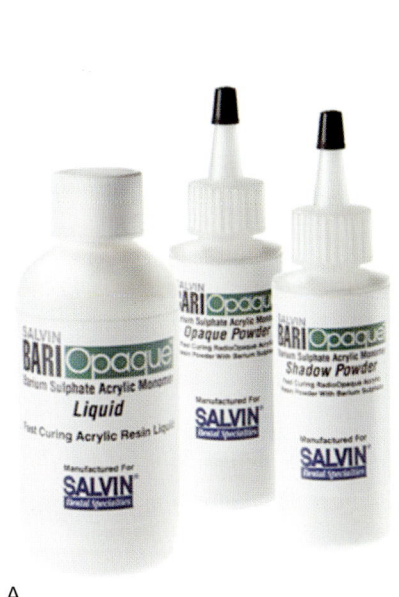
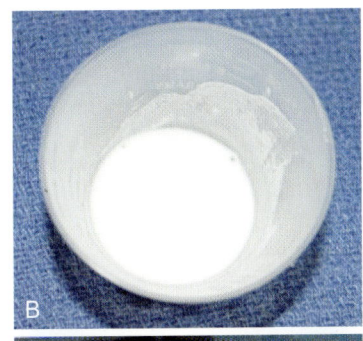
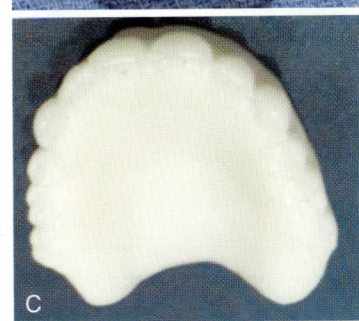

图 21-20　A. 硫酸钡（Salvin Dental）；B. 均匀的混合物；C. 用硫酸钡复制的修复体

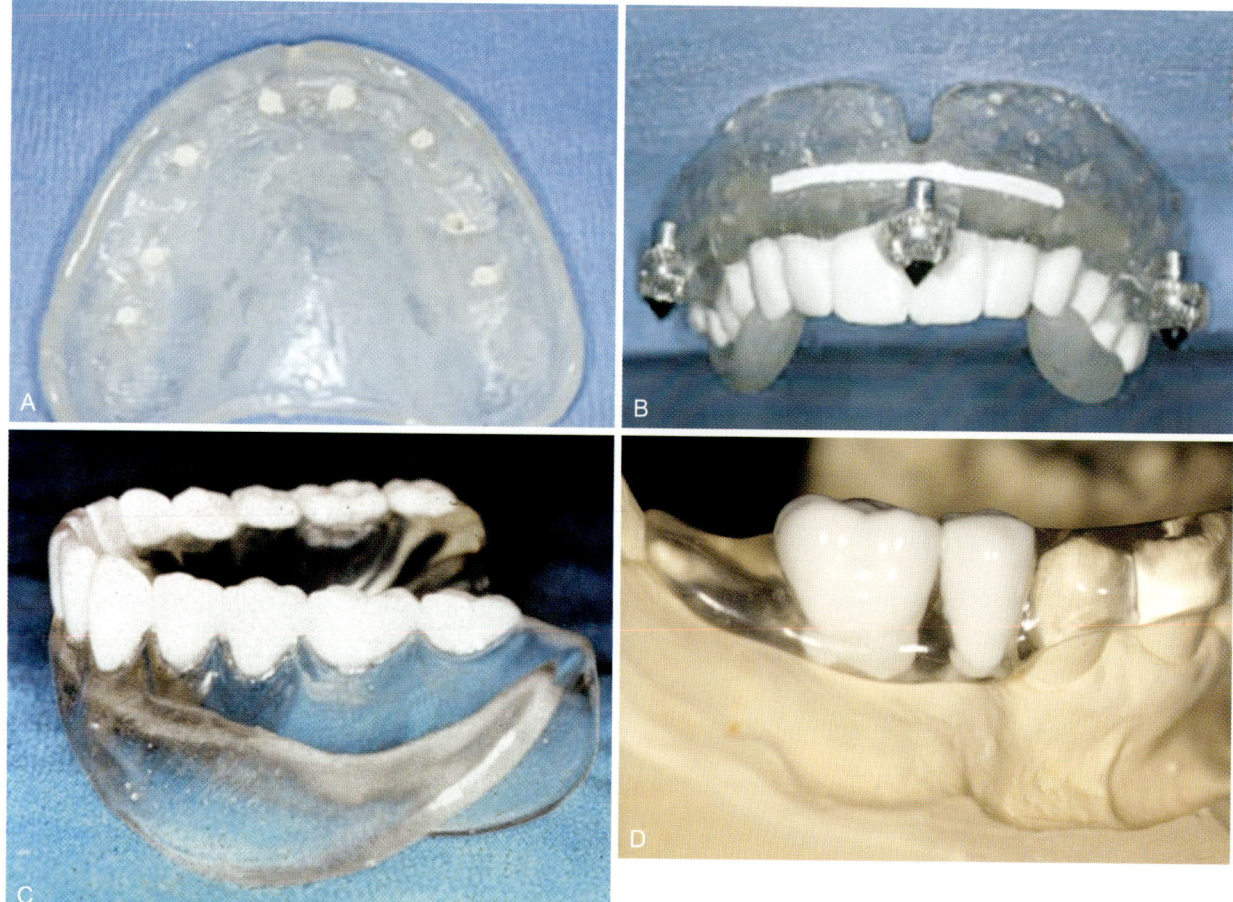

图 21-21 多种硫酸钡放射性导板

| 框图 21-6 双次扫描技术 |
|---|
| 1. 第一次扫描时患者佩戴带有双次扫描标记的透射导板和咬合记录。咬合记录是为了在扫描时稳定导板
2. 患者的位置与标准牙科 CT 扫描相似。横断切片必须平行于地面
3. 上、下颌和扫描导板,必须在扫描视野内
4. 第二次扫描仅扫描导板,所用设置和第一次扫描一样
5. 导板的位置必须和在患者口内时一样,这很重要。夹持导板的材料必须比导板的透射性更大。可用聚乙烯和聚亚安酯泡沫。另外,可用纸板盒确保导板垂直向稳定 |

| 框图 21-7 牙列缺损的阻射性导板的技工室制作步骤 |
|---|
| 1. 完成缺牙区的诊断蜡型,包括所要修复牙齿的全部轮廓和适当的咬合关系
2. 用不可逆性水胶体复制诊断蜡型,用牙科石膏灌制模型。修整复制模型
3. 用透明热塑材料(至多 0.060 英寸,5×5 英寸)在修剪后的复制模型上制作真空压制透明导板
4. 修剪导板,至少覆盖邻牙一半,完全覆盖缺牙区
5. 用蜡或复合材料填补缺牙区邻牙上的倒凹
6. 向导板的缺牙区灌透明丙烯酸和硫酸钡(20%)的混合物。从模型上取下导板并修剪和抛光 |

### 制作牙列缺损的放射线导板

文献中有许多制作放射线阻射导板的技术。下面是最简单的一种。在做好诊断蜡型后,复制研究模型。制作透明的真空压制模型。向缺牙位点添加 $BaSO_4$,患者佩戴着导板进行扫描。导板可在技工室制作,也可以利用诊室内技术制作(图 21-22,框图 21-7)。

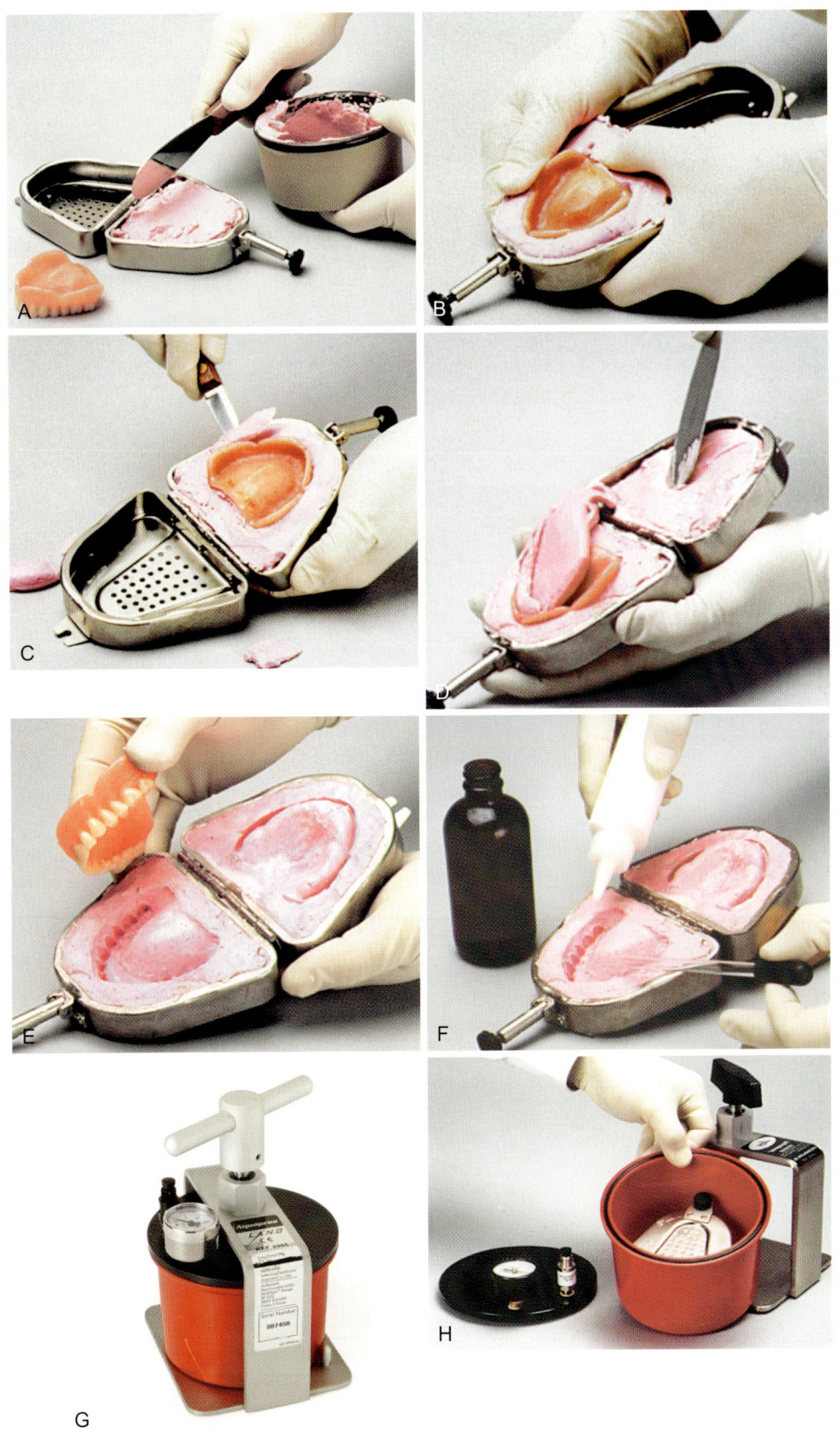

图 21-22 制作放射线阻射导板的技工室步骤，A~D.诊断蜡型印模；E.移除诊断蜡型；F.在牙齿的位置加入硫酸钡；G 和 H.固化硫酸钡

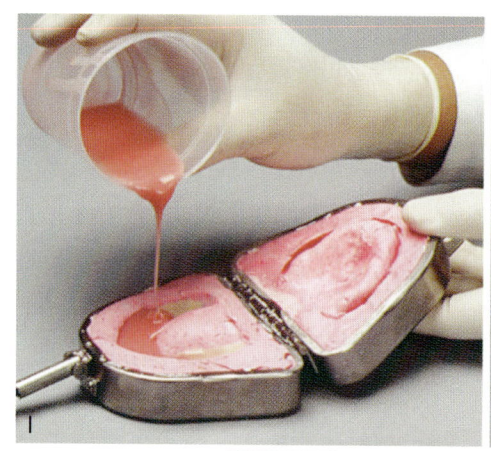
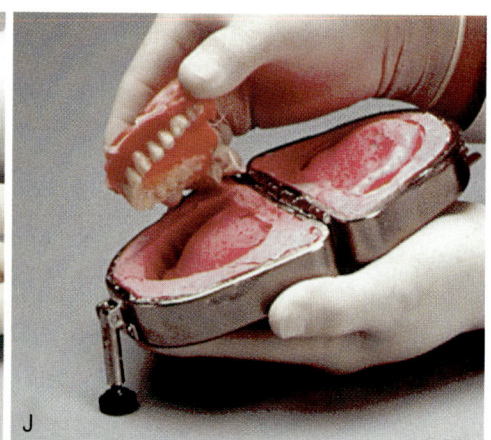
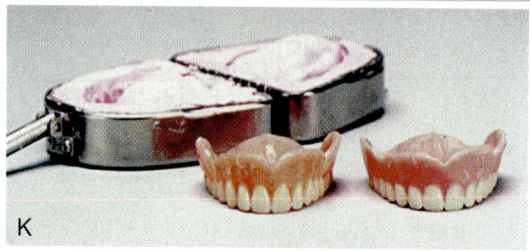

图 21-22（续） I.向固化的牙齿上添加丙烯酸树脂；J.移除蜡型的复制品；K.蜡型和放射线导板

### 制作全口无牙颌的放射线导板

如果患者现有的修复体美观和功能良好而不需修改，可用义齿复制器复制义齿。患者在扫描时佩戴全口无牙颌放射线导板，仔细操作使导板在扫描时是稳定的。极力推荐在扫描前使用义齿粘接剂以避免牙齿位置的扫描结果不准确。另外一种方案需要制作一个稍微脱离咬合的记录，患者在扫描时佩戴着它。导板的厚度至少要有 3 mm，因为过薄的义齿基底在扫描时可能穿孔，而且如果用作外科导板的话会存在脆弱区域（图 21-24，图 21-25；框图 21-8）。

### 放射线导板的替代选择

利用 SimPlant 软件，其中的"虚拟牙齿"功能可用于短的缺牙区和单颗牙缺牙区的修复设计。这项功能可让医师不用制作阻射性导板而通过软件就能设计修复所用的牙齿[21]。然而，需要注意此方法仅适用于理想的病例，如不需要改变上下颌的情况（图 21-25，框图 21-9）。

## 外科导板

### 外科导板的要求

外科导板的要求如下：

1. 外科导板能让医师在颊舌、近远中、冠根方向上理想地植入种植体。
2. 导板被置于正确位置时应该稳定、坚固、可被评估。不应该出现摆动和就位不全。
3. 如果牙弓有余留牙，导板应该利用这些牙以帮助稳定。当无余留牙时，软组织支持的导板应延伸至不活动的软组织区域（即在上颌为腭部和上颌结节、在下颌为磨牙后垫）。
4. 能在手术时提供良好的操作空间，尤其是在后牙区。导板应该是透明的，不能太大，防止遮挡外科标志。
5. 必须要冲洗通道。无冲洗冷却的钻会导致骨组织过热和种植体骨结合不佳。
6. 导板必须可被灭菌以确保手术的无菌操作，且必须是透明的、可被调改的。大多数导板应该可用 3.2% 的戊二醛消毒，并可在手术时浸泡在 2% 氯己定中。
7. 导板应该可被其他程序重复使用。

### 外科导板的制作

外科导板的制作需要通过以下技术达到患者理想美观和功能的咬合：

1. 诊断蜡型。

### 框图 21-8　全口无牙颌患者放射线导板的技工室制作步骤

方案1：技工室制作的导板（图21-23）
1. 应用义齿复制型盒（Lang Dental Manufacturing, Chicago），调拌藻酸盐并充填盒子的一半
2. 将义齿压入藻酸盐（牙齿那侧向下），牙齿与型盒底部垂直
3. 藻酸盐凝固后，修剪义齿边缘的多余材料
4. 用分离剂润滑藻酸盐和义齿
5. 用藻酸盐充填覆盖牙齿牙槽嵴那部分的另一半型盒
6. 关上型盒，确保完全密封。在藻酸盐凝固后，打开型盒取出义齿
7. 向𬌗面倒入透明丙烯酸树脂（透明手术导板）或阻射性丙烯酸树脂（放射线阻射），确保无气泡。将混合物倾倒在腭部和前庭沟区域
8. 在技工室工作台上固化最少20 min，或在30 psi的压力锅内固化
9. 修剪和抛光。注意：如果是修改现存的义齿，应该在口内试戴完成调整后再复制义齿

方案2：即刻导板（图21-24）
1. 用患者现有的全口义齿，用热塑材料制作真空压制透明导板（最多0.060英寸，5×5英寸）
2. 用硫酸钡单体和聚合体涂覆在导板的颊、舌面。晾干
3. 戴着阻射性导板行CBCT扫描

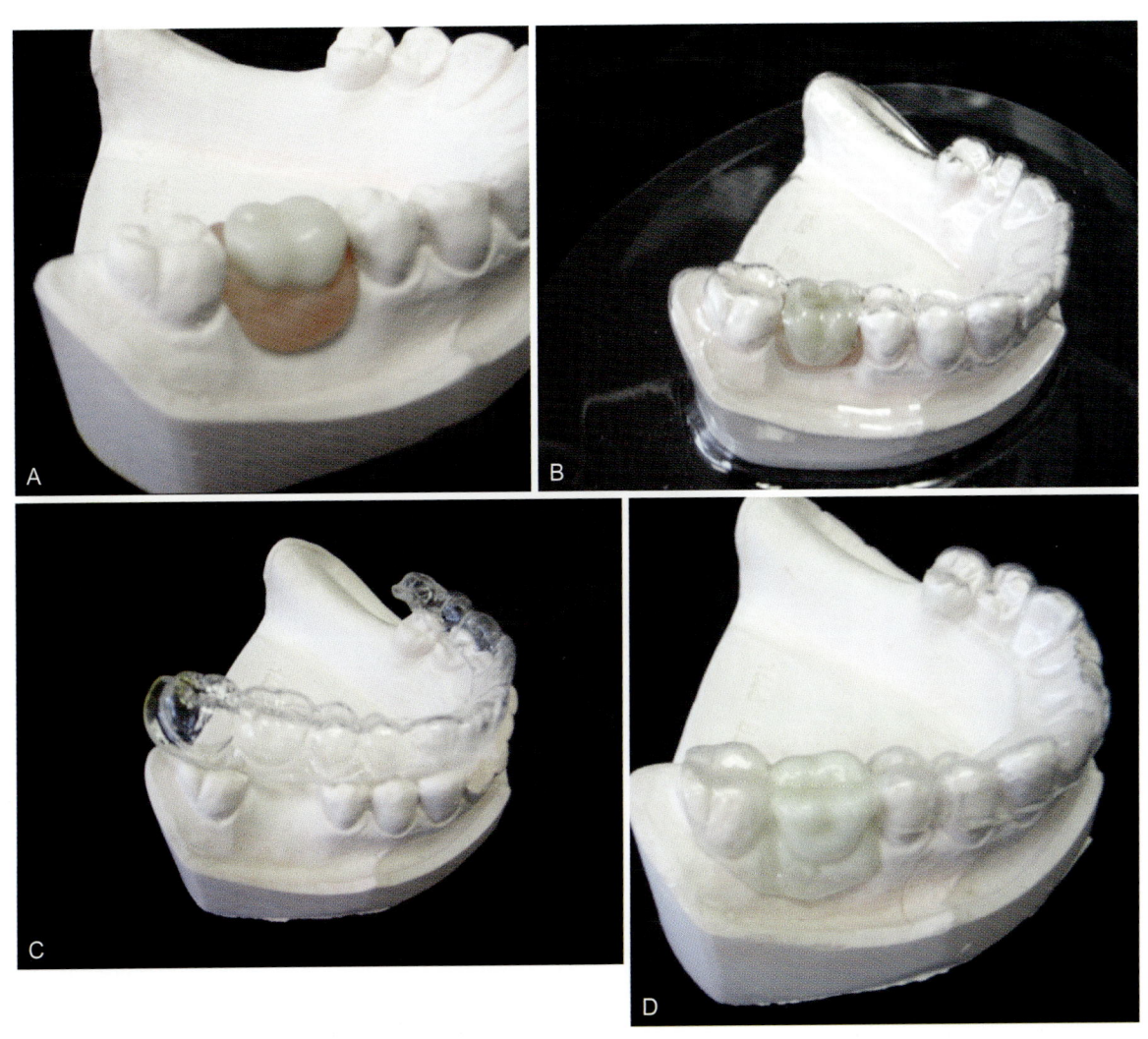

图21-23　复制义齿的技工室步骤

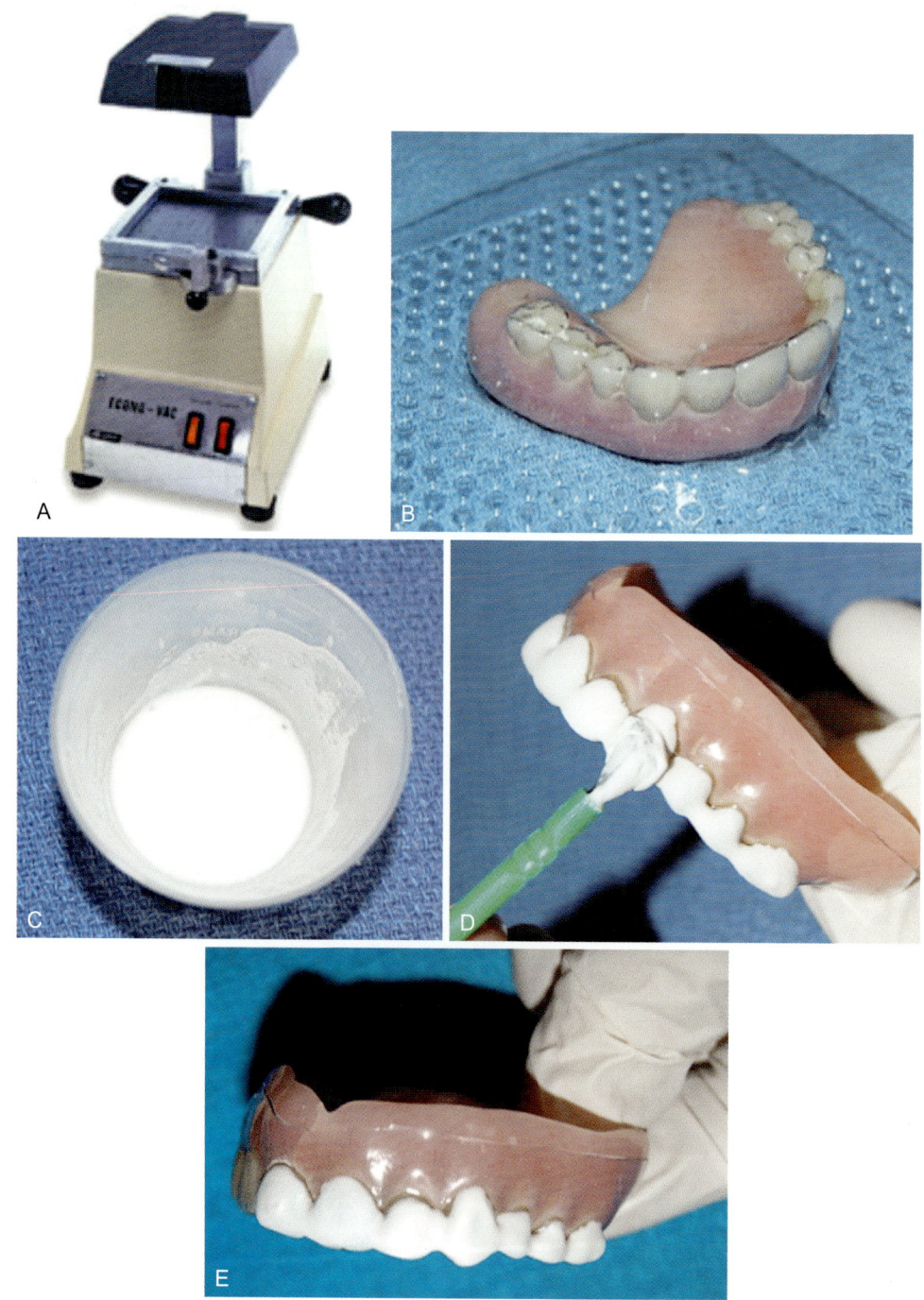

**图 21-24** 为全口无牙颌患者制作即刻放射线导板的备选技术。A. 热塑机；B. 用现存的义齿制作热塑导板；C. 均质硫酸钡混合物；D. 涂布于颊侧和舌侧轮廓；E. 患者在扫描时佩戴阻射性导板

2. 全口或局部义齿蜡型。
3. 复制患者现有的修复体。
4. 将放射线导板转制为外科导板。

## 外科导板的分类

放射线导板和外科导板可根据其制作时所用的材料分类，和根据限制（钻引导孔）的程度分类。

### 材料[22,23]

1. 透明真空压制模型：透明真空压制模型有很多优点，包括：性价比、制作简单、半透明性和多样性。其他的材料如自凝丙烯酸树脂、牙胶、金属棒可添加进这种透明模型里，该导板可分为几种亚类：刚性、柔性或混合型（图 21-26A）。

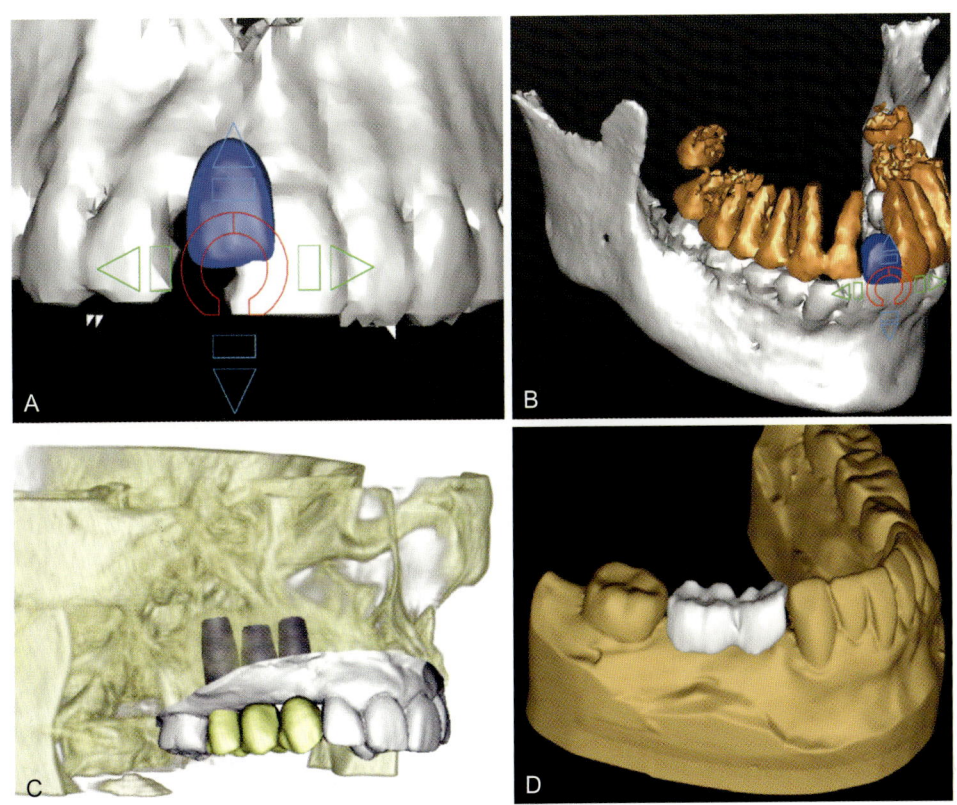

图 21-25 使用 SimPlant 软件制订互动性治疗方案,计算机"虚拟牙"的示例

| 框图 21-9 | 用 SimPlant 软件创造虚拟牙齿 |

1. 在二维轴向窗口选择"创造虚拟牙"
2. 选择你想要创造的牙(a),患者性别(b)和全景曲线(c)
3. 牙齿被生成,可用鼠标左键调整牙齿的位置
4. 可通过将光标置于角落的图标并拖动鼠标来调整尺寸、形态、颜色

2. 自凝丙烯酸树脂(图 21-26B)。
3. 光固化复合树脂(图 21-26C)金属引导套筒与钻和种植体的直径高度匹配。这些导板在 CAD/CAM 技术的辅助下被制作。通过 CBCT 成像制订治疗计划,大大提高了制作的简便性和准确性[24-46](图 21-26D)。

### 外科限制程度

文献中描述了外科导板的 3 种不同的设计:非限制型、部分限制型和全限制型设计[27]。

#### 非限制型设计

非限制型导板允许医生在种植体位点的选择上有一定的多样性,因为此类导板标示了最终修复体的理想空间,而不是真正的近远中角度。这种导板因为制作简单和费用低廉得到了广泛应用(图 21-27)。

#### 部分限制型设计

部分限制型设计含有一个引导套筒或槽,可以定位一种尺寸钻的角度,通常是先锋钻。因此,用过第一根钻后,取下导板,然后用其他钻完成位点剩余的种植窝洞的预备工作。可以使用多种技术制作,包括:技工室手工制作法、放射导板改制法(图 21-28)。

#### 全限制型设计

全限制型的设计,可通过引导套管控制备洞的位置、角度和深度,以此限制医生操作的误差。这种导板防止在颊舌和近远中平面的备洞误差。另外可加上止动环防止过度预备。基本上,利用全限制型导板,在手术之前就已经知道了最终种植体位点。利用这种技术时,可预制修复体最终基台或临时修复体从而在种植后即刻临时修复,所以此技术变得越来越受欢迎。

常用 3 种技术定位引导孔和制作全限制型导板(图 21-29,图 21-30)。

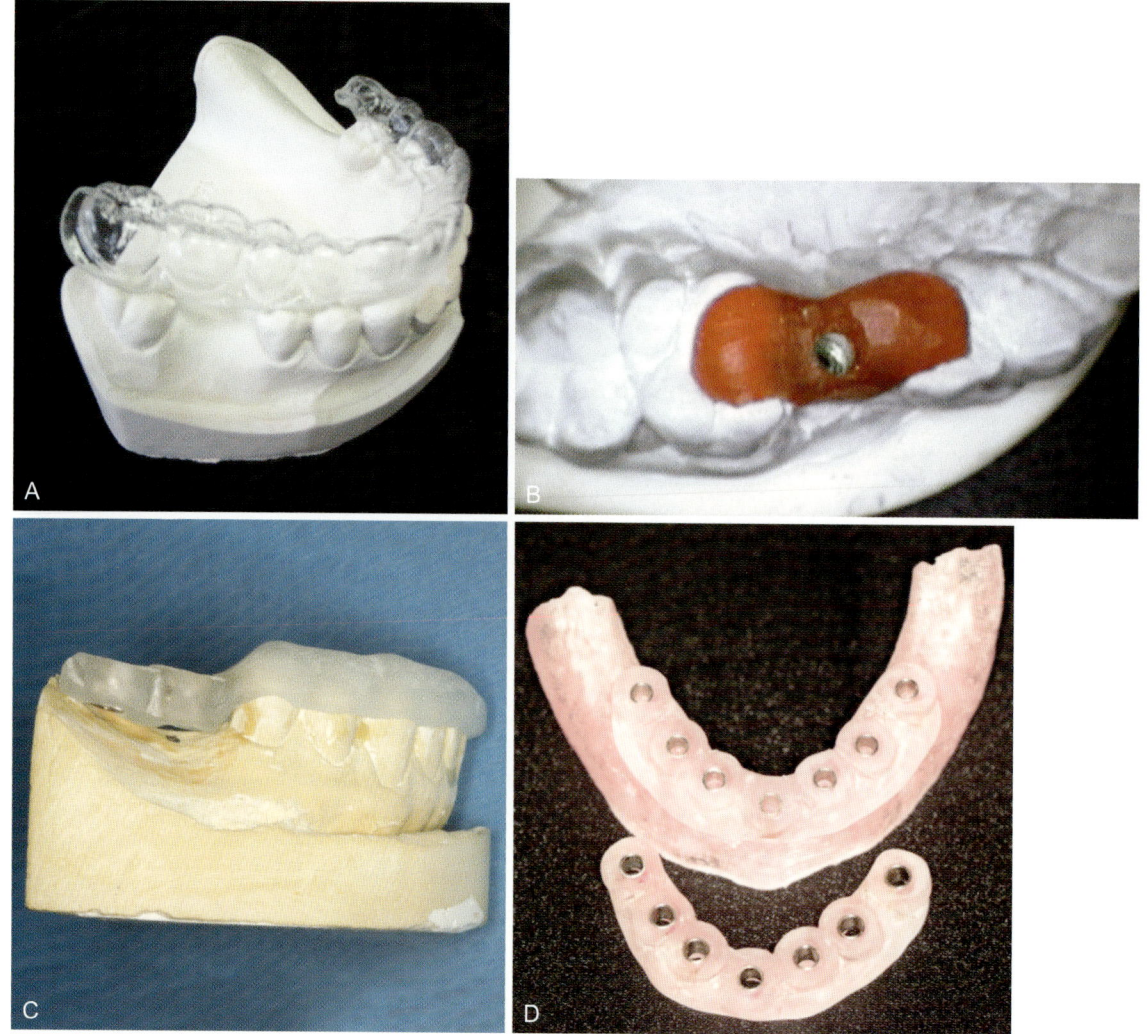

图 21-26 依据不同材料分类的外科导板。A. 透明热塑材料；B. 自固化丙烯酸材料；C. 光固化丙烯酸材料；D. 计算机辅助设计/计算机辅助制造

**徒手制作** 徒手制作时，引导孔和引导套筒的定位准确度取决于操作者。这种技术不能完全平行种植体角度，误差幅度最大。通常用技工硬质合金钻在模型上做标记，而不用固定器具（观测仪）。徒手技术有两种不同的设计："狭槽"和"个别孔"技术。狭槽设计的准确度不佳，高度取决于操作者的经验。个别孔技术允许种植体植入角度的多样性，因为备洞是通过一个较大的孔完成的[28-30]（图21-31）。

**研磨** 研磨技术是较准确的，用研磨机器定位引导孔或引导套筒。这种技术通常在技工室实施，准确度高度依赖于技师的经验[28]。

**计算机辅助设计/计算机辅助制造** 这种技术通过特殊的软件利用三维图像精准地定位引导孔和引导套筒。可以利用骨的形态、密度、对颌牙情况和种植体理想位点的CT数据进行精准定位[21,32]。

## 外科导板的技工室制作技术

### 非限制型外科导板

非限制型外科导板能大致地定位种植体最佳位点。这种导板内没有真正的导向结构，而是显示牙齿处于理想位点时大致的颊侧和舌侧轮廓。制作此类导板一种简单廉价的方法是复制现存的修复体或者修改Preston透明夹板以判断牙齿的轮廓、位点和𬌗面形态[33]。

在拟植入种植体的缺牙区完成诊断蜡型以评估牙齿的大小、位点、轮廓和咬合。用不可逆性水胶体或硅橡胶材料取全牙弓印模并灌制模型。在复制模型上真空压制一个树脂壳（0.060~0.080英寸），与牙槽嵴颊侧的牙齿和牙龈轮廓贴合。如果后牙区无天然牙存在，后牙区应覆盖磨牙后垫、上颌结节或腭部以辅助定位。

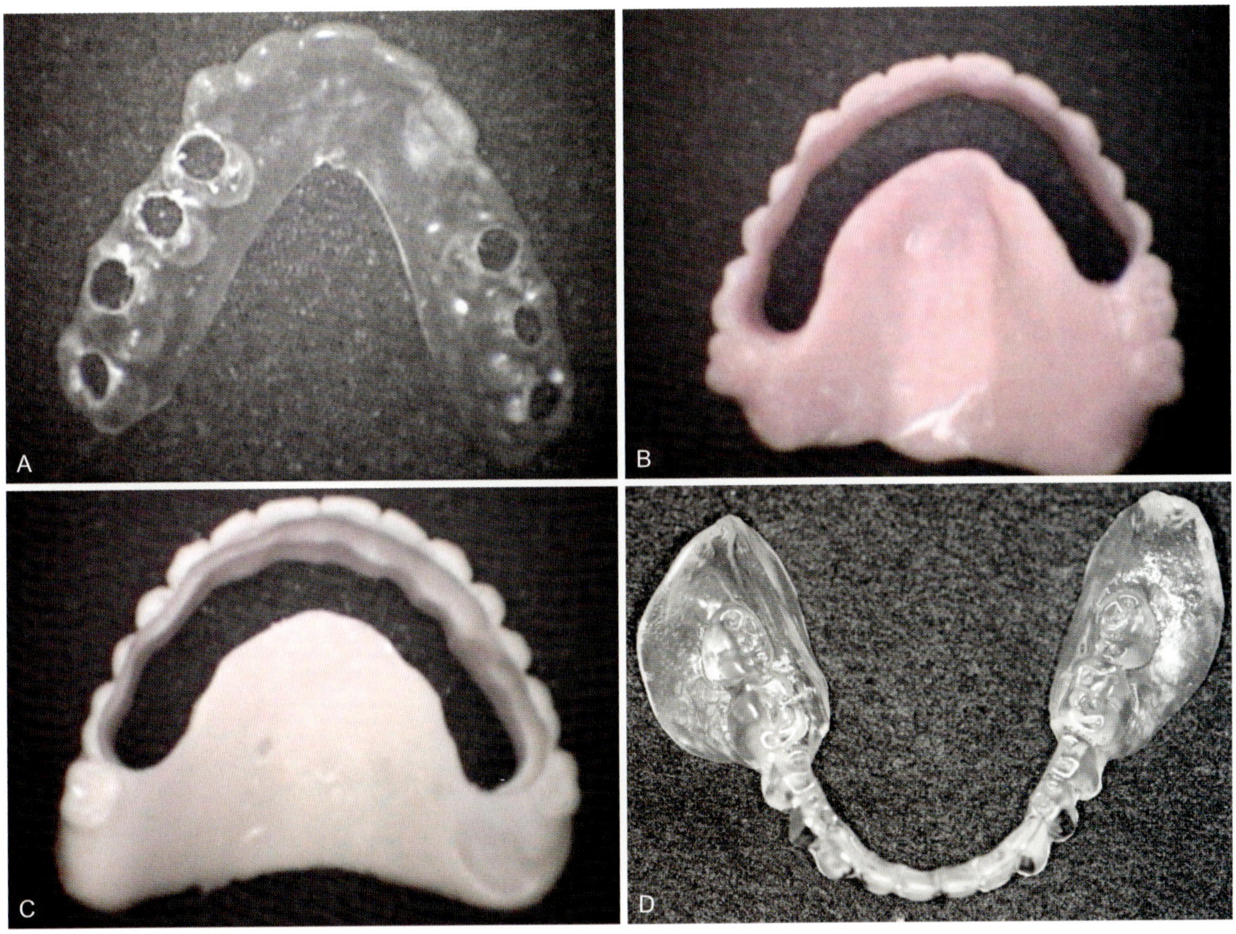

第 21 章 诊断模型、外科导板和临时修复体 565

图 21-27 A~D. 非限制型外科导板的示例

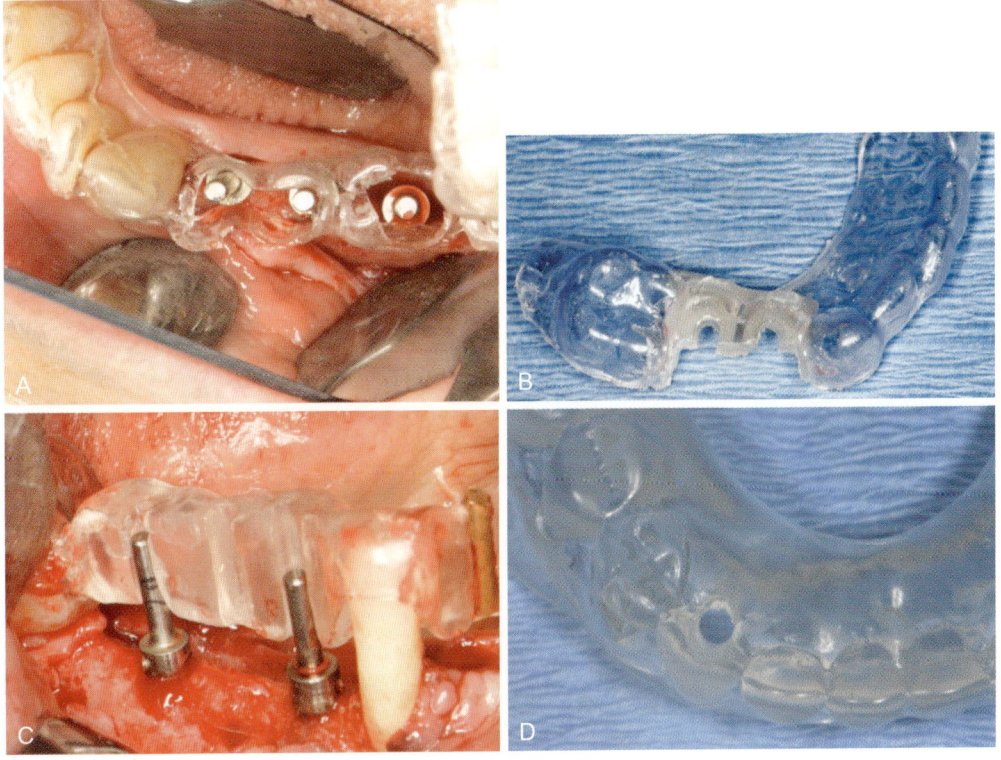

图 21-28 A~D. 部分限制型外科导板的示例

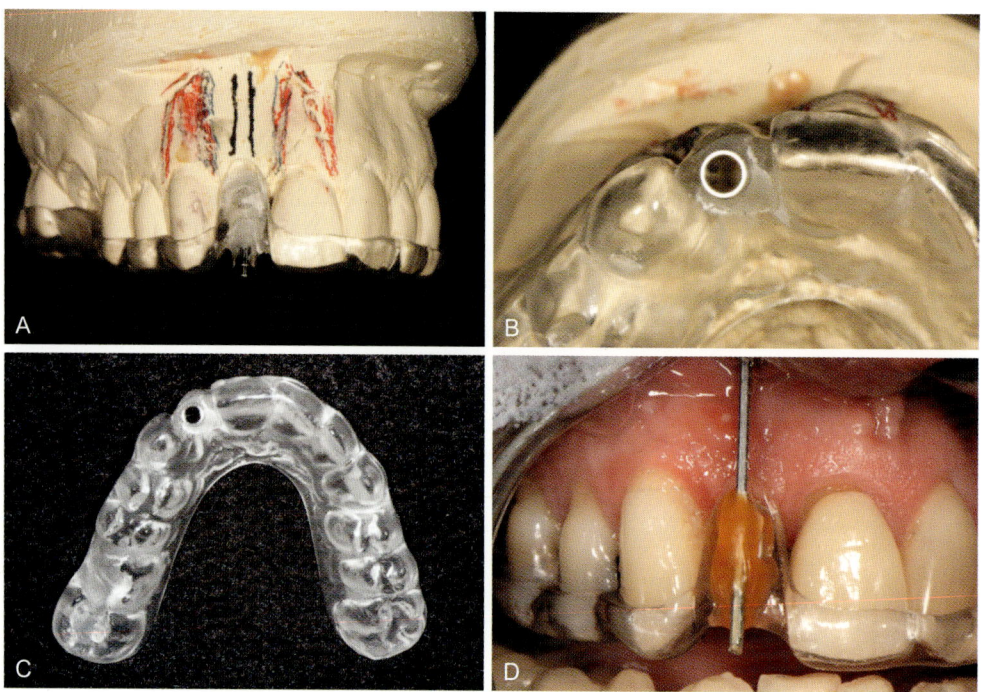

图 21-29 单颗种植体的全限制型导板

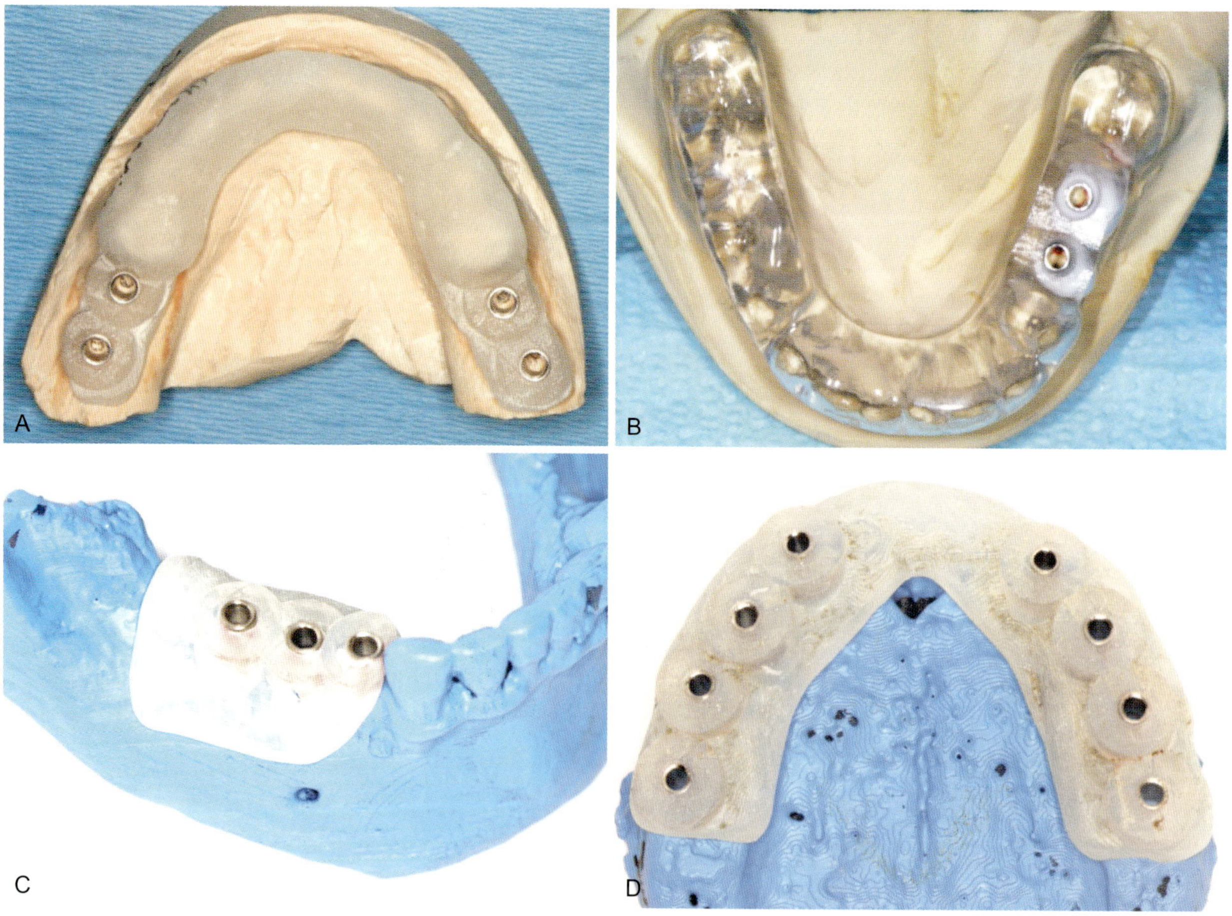

图 21-30 A 和 B. 牙支持的全限制型导板；C 和 D. 骨支持的全限制型导板

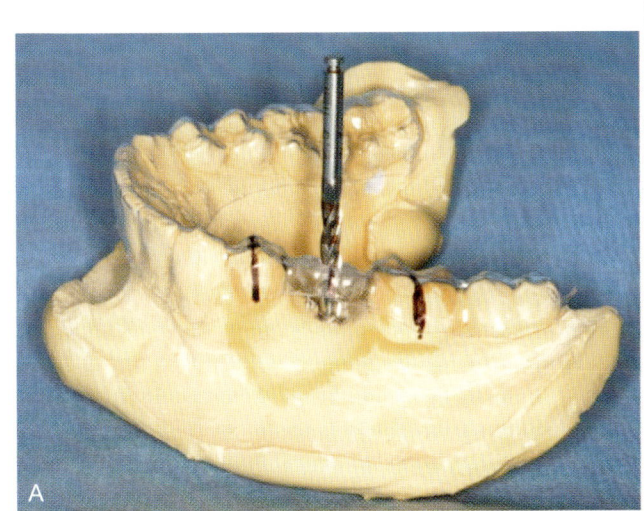
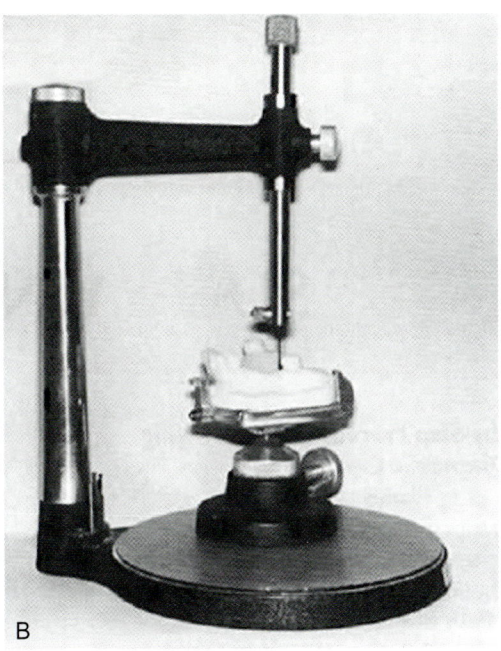

图 21-31　导板的徒手制作。因为不用三维评估所以无法确定牙根的真实位置，所以应小心操作。A. 估计牙根位置；B. 可用模型观测仪使多颗种植体平行

从外科导板上修剪掉种植体位点的𬌗面，保留颊侧及颊-𬌗线角。用记号笔在导板上画一条黑线以表示每颗种植体的中心和想要的角度。这样能让医生在手术操作时有一定的自主性，同时能显示出牙齿理想的位点和角度。

外科导板应该与理想的颊侧轮廓相关。许多缺牙区牙槽嵴的颊侧骨发生了吸收，导板可帮助确定支持种植体或支持面颊或唇所需增加的组织量。同一个外科导板可用于植骨，然后用于种植体植入，还可用于二期手术。

### 部分限制型外科导板

部分限制型外科导板常用作某一尺寸钻的引导，通常是先锋钻。然后由医生徒手（不用导板）完成剩下的备洞。这种导板可在义齿的人工牙或诊断蜡型的𬌗面钻孔制成。对于牙列缺损病例，制作技术包括修改传统义齿，就是在义齿上种植体的理想位点上打孔（2mm）或者放置金属套筒。

如果现存的可摘义齿可以接受，可通过真空压模法制作导板。可在上颌结节、磨牙后垫和其他手术不涉及的软组织区域添加软组织衬垫材料。在不涉及种植体的位点的𬌗面部分添加丙烯酸树脂。在对颌牙齿上涂凡士林后，患者戴入此导板然后咬合。这样，在术中翻开软组织后，导板可被正确地置于缺牙牙槽嵴上方。否则，导板可能会偏向颊侧或其他一侧。

在翻开软组织后，导板用对颌牙定位。患者可以咬合在导板上，逐一确定牙的理想中间位置。用先锋钻标记每颗种植体的位点。导板也可确定备洞的角度。外科导板可以轻松地定位种植体，而且患者能张口，医生有足够的视野和操作空间备洞。该导板还可用于在二期手术时协助找到每颗种植体的位点，而不用完全翻开软组织。

### 全限制型外科导板

大多数全限制型外科导板由第三方制作，他们可以制作多个导板，以引导不同直径的钻头，将种植体精确植入理想的位点。

## 将放射导板转换为外科导板

将放射线导板转换为外科导板较简单。如果诊断蜡型已经确定了牙齿的理想位点，可钻制孔洞以准确引导种植体植入（图 21-32）。

## CT 外科导板

虽然传统的外科导板制作简单，但它们的缺点是所计划的修复体与其下方的骨解剖结构无三维联系。在虚拟治疗计划完成后，可制作外科导板。

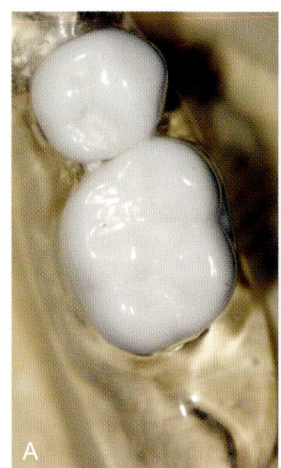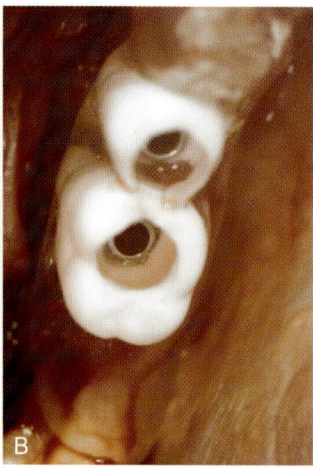

图21-32 扫描后放射线导板（A）被改为外科导板（B）

两种最常见的外科导板一种来自于SimPlant，称为"surgiguides"，另一种来自于Nobel Biocare（NobelGuide），称为"surgical templates"。其他商业可用的软件包括ImplantMaster（I-Dent Imaging Ltd., Hod Hasharon, Israel）、Easy Guide（Keystone-Dental, Burlington, MA）和coDiagnostiX（IVS Solutions AG, Chemnitiz, Germany）。

利用CT软件（例如：SimPlant），这样解剖关系术前就可以被可确定。在扫描阻射性导板后，数据被转换为扫描软件能用识别的格式。每种治疗计划软件都有其特殊的操作方法，但是所有软件都与下载于（CT）扫描仪的DICOM（医学数字成像与通信，digital imaging and communication in medicine）文件相匹配，尽管第三方会制订种植体植入的计划，但强烈建议医生参与到计划的制订中。

在数据被转入软件程序后，可以在想要的修复位置上评估潜在种植位点。可利用软件虚拟地植入种植体，Iamplant Libraries囊括了多种种植体品牌、类型、直径、长度。可以确定可用的骨量、密度与所计划的修复体相关的角度。在完成最终种植体定位后，保存治疗计划，设计外科导板[23]（图21-33）。

### 外科导板的计算机辅助设计和制造
#### CT外科导板的制作步骤
1. 由诊断蜡型、临时修复体、患者现存的修复体制作放射线导板。放射线导板里阻射性标记物显示了修复缺牙的理想位点。
2. 患者戴着放射线导板进行扫描。准确的扫描很重要。
   a. 如果放射线导板缺乏固位，让患者使用义齿粘接剂后佩戴放射线导板以确保固位。松动和就位不当将导致误差，造成种植体定位不准确。
   b. 指导放射技师分离上下牙弓，以理想地获取理想的牙齿轮廓（如用棉卷）。
3. 然后将数据转入电脑软件（例如：SimPlant），完成治疗计划的制订，确定种植体理想的位点。
4. 治疗计划数据转至软件公司制造外科导板（图21-33~图21-35）。

可应用3种不同的外科导板：牙支持式、骨支持式、软组织支持式[34]。

**牙支持式导板** 是最准确、最简单的导板。这些导板主要用于牙列缺损患者，高度依赖于印模和研究模型的准确性。这些导板通常为半透明的，允许目测检查导板的就位。不论在研究模型上或在口内，导板和牙之间都不应有空隙。另外，导板必须是稳定的，并且在操作时无动度（图21-36）。

**适应证**
1. 牙列缺损患者。
2. 有足够多的牙来支持导板。

**骨支持导板** 可用于牙列缺损和牙列缺失患者。这类导板需要大范围翻全厚瓣以暴露骨嵴，才能将导板就位。如果需要骨修整，导板的正确就位会有困难，造成种植体植入的误差。某些情况下，可在就位骨支持导板前使用骨塑形导板。需要注意的是可能存在小于扫描分辨率的小骨突。因此，在预备种植窝洞前需要仔细评估骨的轮廓（图21-37）。

**适应证**
1. 牙列缺失患者。
2. 牙列缺损患者（至少缺3颗牙）。

**软组织支持导板** 常用于牙列缺失患者，导板仅位于软组织上。有时这类导板难以正确就位，特别是向前庭沟和口底过度延伸时。常用咬合记录确认正确的导板就位位置。在备洞和植入种植体时，有时需要用固定钉或螺丝稳定导板。用软组织支持导板最具挑战性的情况是上腭穹隆扁平和下颌口底高而前庭沟浅。注意：对于软组织支持的导板，牙齿和基底的阻射程度要不同以显示二者的区别。

**适应证**
1. 仅用于牙列缺失患者。

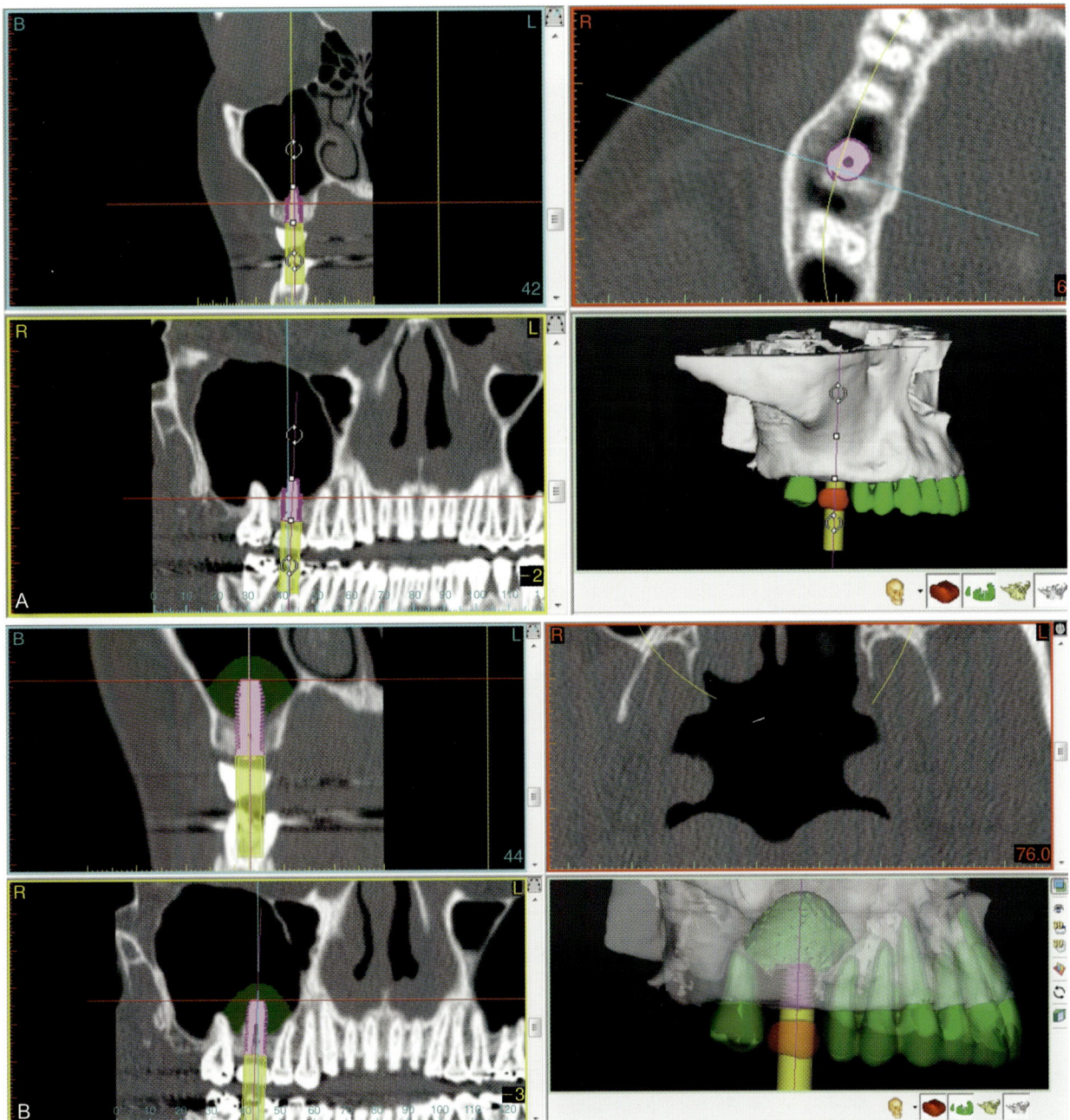

图 21-33 制作外科导板为右上第一磨牙制订治疗计划。A. 种植体被植入理想位点；B. 由于骨量不足，通过软件计划 SA-3 即刻上颌窦提升

2. 必须有足够的支持。
   a. 上颌（腭部）。
   b. 下颌：足够的前庭沟和舌侧支持。

## 制作外科导板

有两种技术制作软件规划的外科导板。
1. 激光聚合液态树脂。
2. CAD/CAM。

## 其他类型的导板

### 激光固化成形模型

激光固化成形模型的制作是一种依赖于激光的快速聚合技术，利用贯序多层单体精确复制骨的外形[31, 32, 35]。这类模型包括：
1. 用于制作外科导板的模型（图 21-39）。
2. 用于术前评估种植体植入、骨移植和正颌手术的术前模型（图 21-40，图 21-41）。

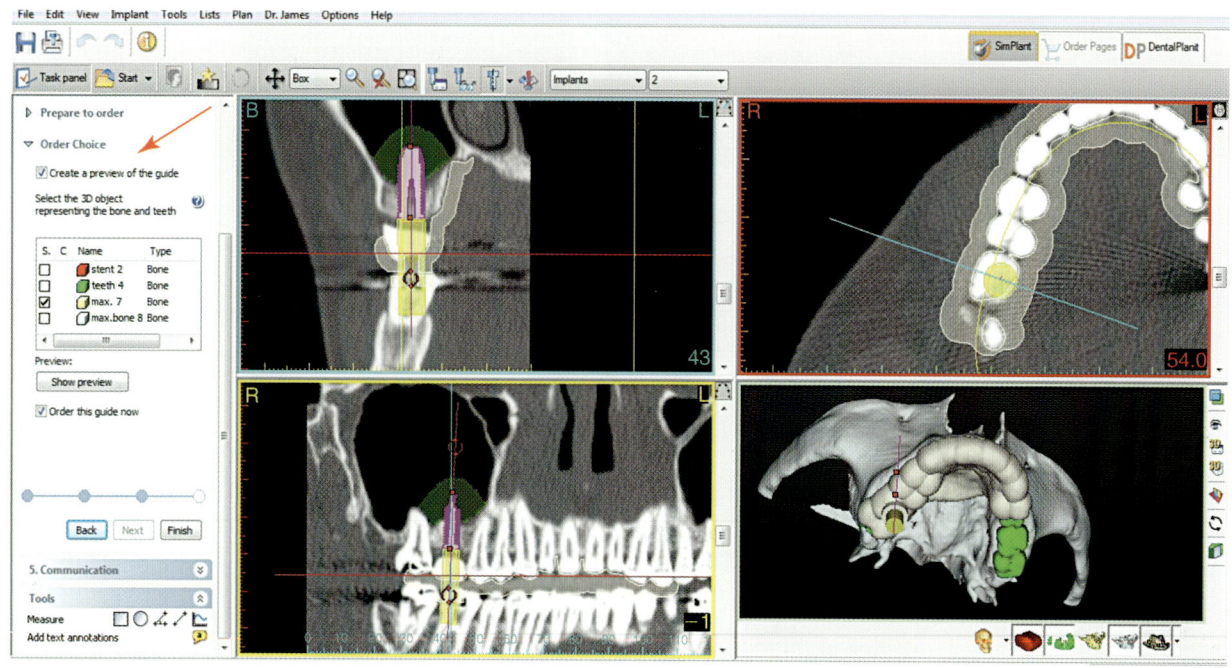

图 21-34 线上订购种植外科导板（红箭头），在向外科导板制造商（即 SimPlant, Materialise Dental）上传（数据）前，设计是多种多样的

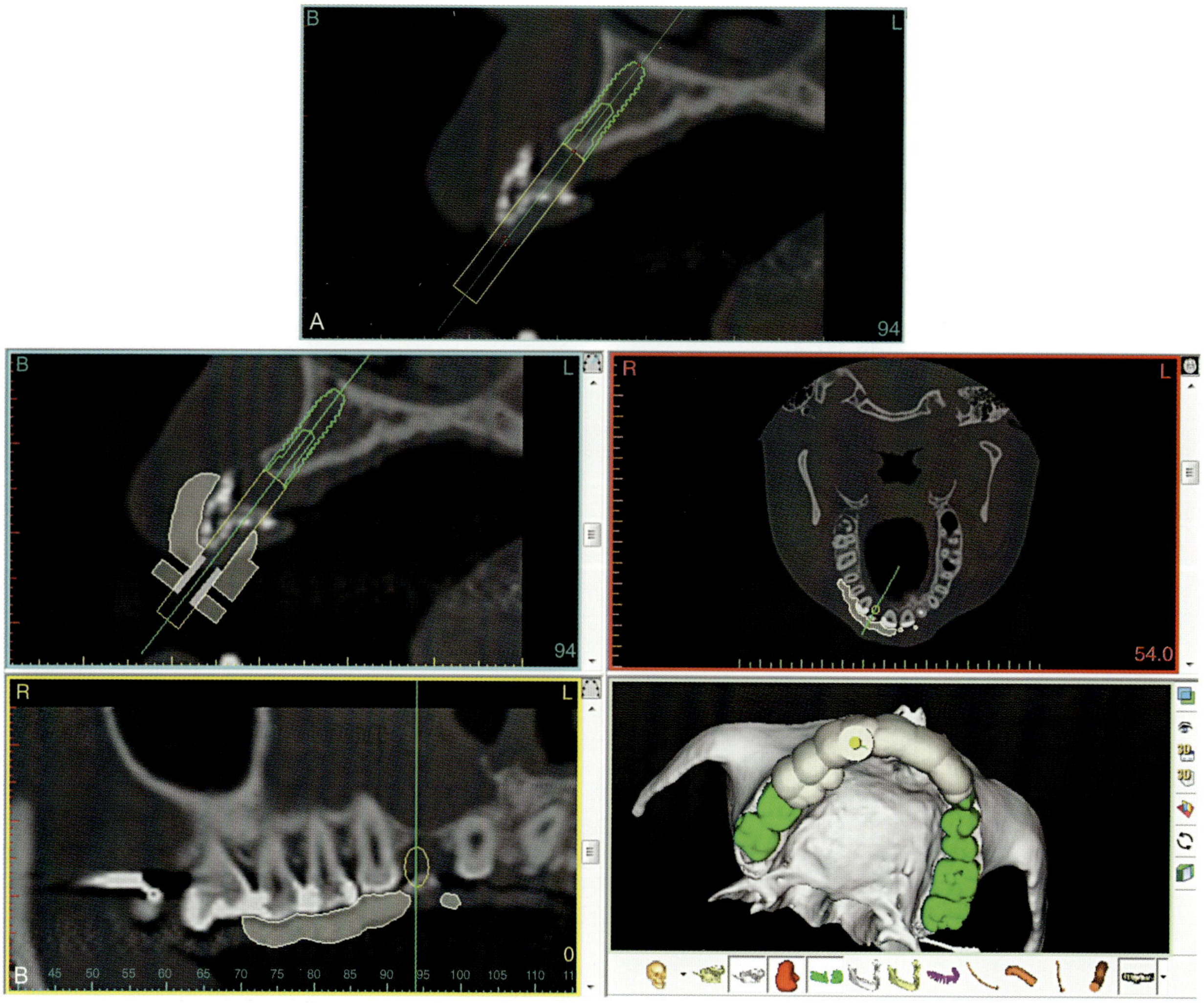

图 21-35 外科导板的设计多种多样

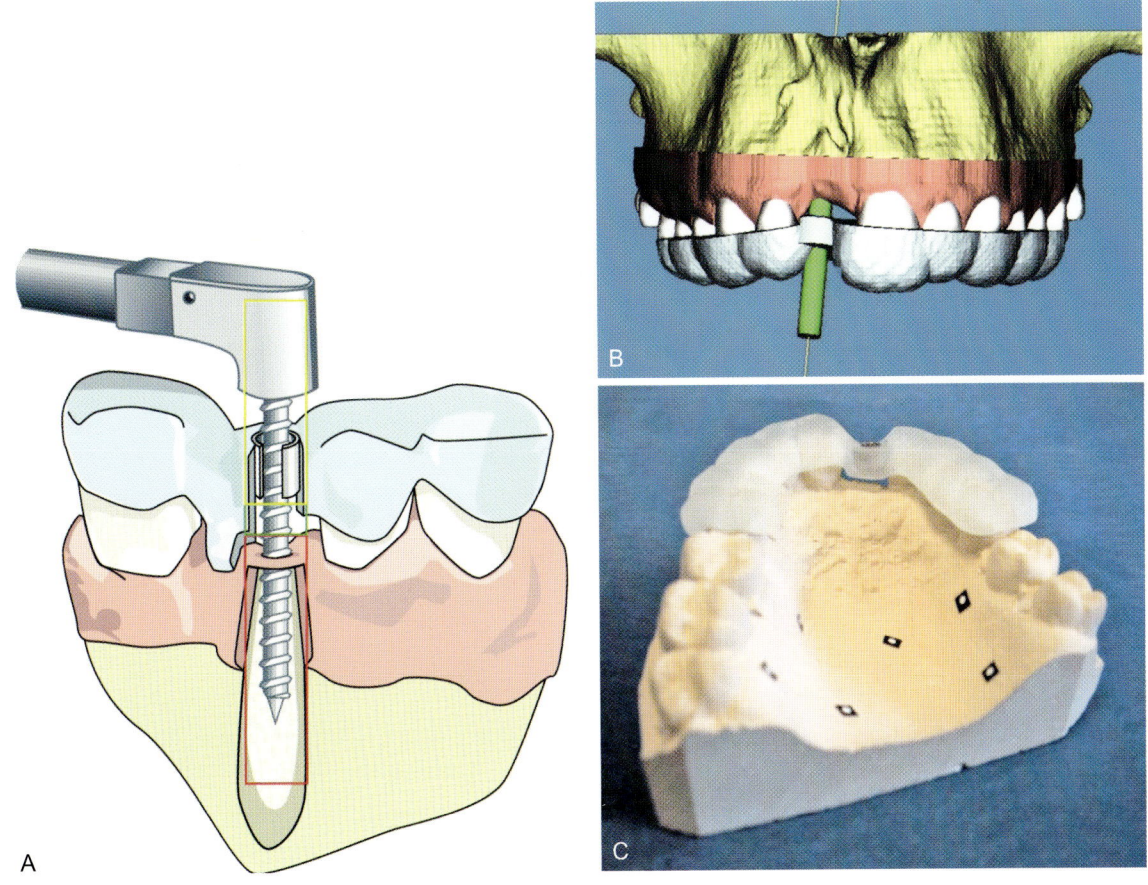

图 21-36　牙支持式外科导板。A. 牙支持导板的示意图；B. 导板的虚拟设计；C. CT 辅助制作的牙支持式导板

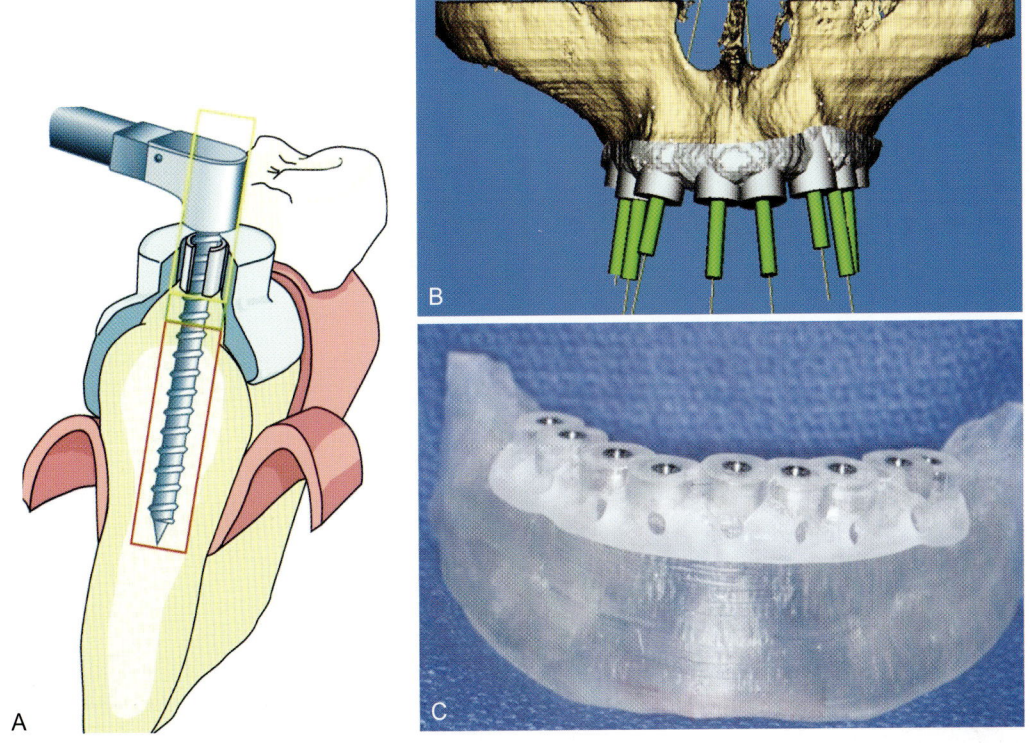

图 21-37　骨支持式外科导板。A. 骨支持导板的示意图；B. 导板的虚拟设计；C. CT 辅助制作的骨支持式导板

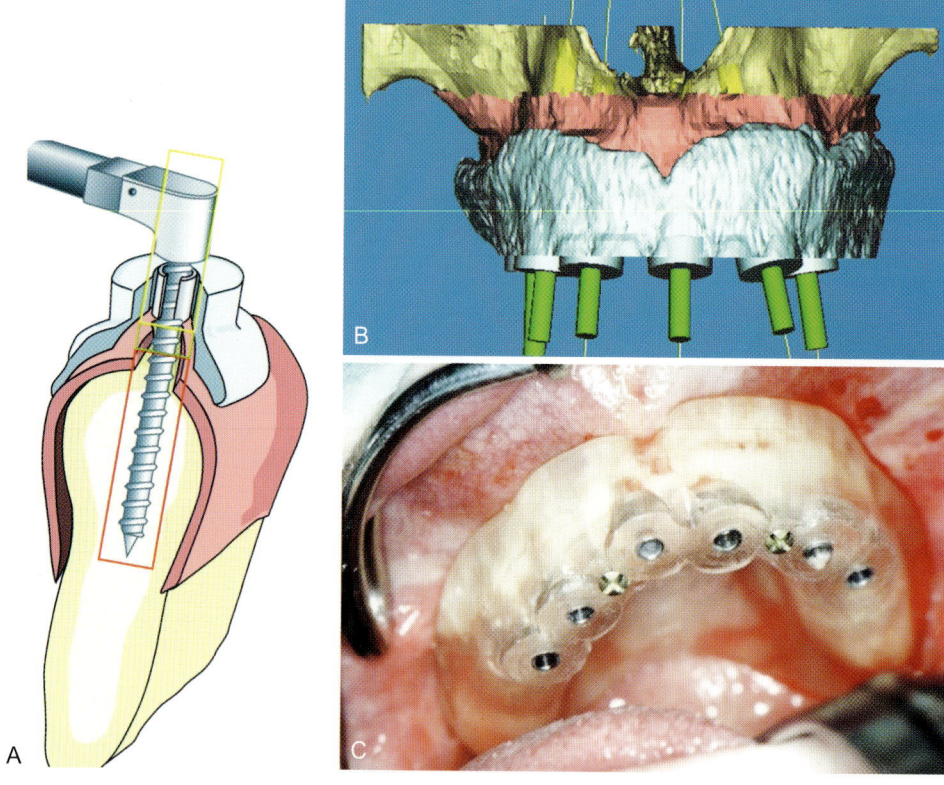

图 21-38 黏膜支持式外科导板。A. 黏膜支持式导板的示意图；B. 导板的虚拟设计；C. CT 辅助制作的黏膜支持式导板

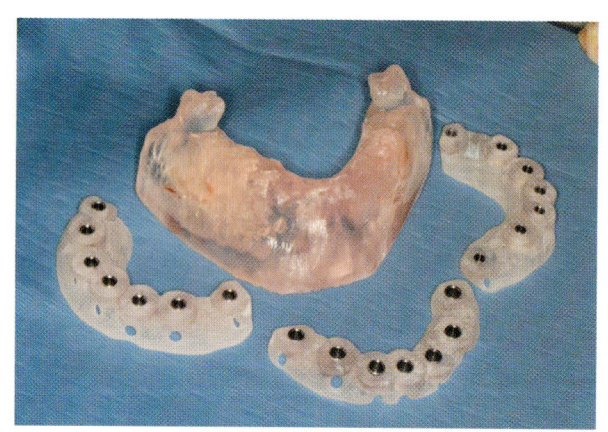

图 21-39 制作骨支持式外科导板中所用的激光固化成形模型

3. 骨塑形导板：与传统冠和桥修复的备牙导板类似；骨塑形导板用于在种植体植入前去除骨高度（图 21-42）。

### 临时修复体："即刻微笑"

进一步利用 CT 衍生的技术在种植体植入前制作临时修复体。首先，由医生制订虚拟治疗计划，然后由制造商制作激光固化成形外科导板。技工室利用此外科导板和𬌗架上的诊断模型制作临时修复体，或某些情况下制作最终修复体。然后医生利用外科导板植入种植体和放置基台，随后戴入临时（或最终）修复体（图 21-43）。

### 临时修复体

接受种植治疗患者的最常见、最具挑战性的沟通是对植骨和种植后缺牙区临时修复的认知。多数情况下，压力直接或非直接作用于手术位点、种植体和植骨位点会导致骨吸收和并发症增加。因此，尽管有许多临时修复技术，但它们都有缺点和优点。临时修复体的要求有：

1. 舒适。
2. 功能。
3. 美观。
4. 对种植体和植骨位点无损害、无压力。
5. 寿命。

### 牙列缺损位点

#### 固定修复体

理想状况下，最佳的临时修复体应是固定修

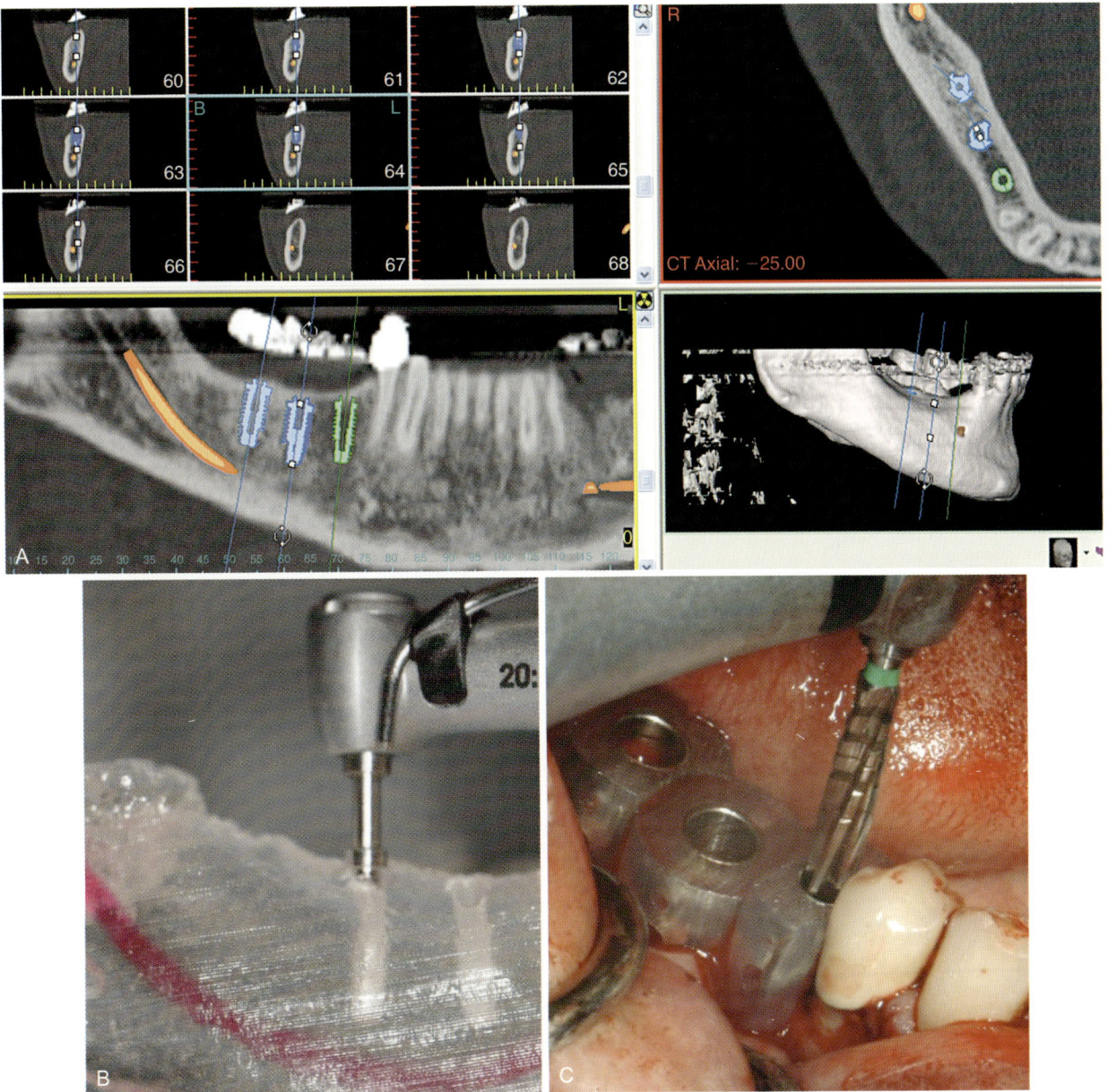

图 21-40 激光固化成形模型。A. 设计 3 颗种植体的植入位点；B. 术前在模型上定位；C. 手术应用骨支持式导板

复体，在愈合期不会对手术位点产生压力。图例中包括固定修复体、丙烯酸临时修复体或树脂粘接桥。必须仔细操作以使桥体不对组织产生压力（图 21-44，图 21-45；框图 21-10）。

### 可摘修复体

可摘修复体可用多种方式制作，取决于个体情况。

#### 可摘局部义齿

如果要使用可摘局部义齿，天然牙应该有足够的卡环和𬌗支托支持。与种植体表面和移植位点相对应的组织面应该做足够的缓冲，放置组织调整剂（图 21-46，图 21-47）[8]。

#### 优点

1．能抵抗施加于手术位点的压力。
2．美观。
3．手术位点组织面的压力最小化。
4．摘戴方便。

#### 缺点

1．额外的加工费。
2．可能影响发音。

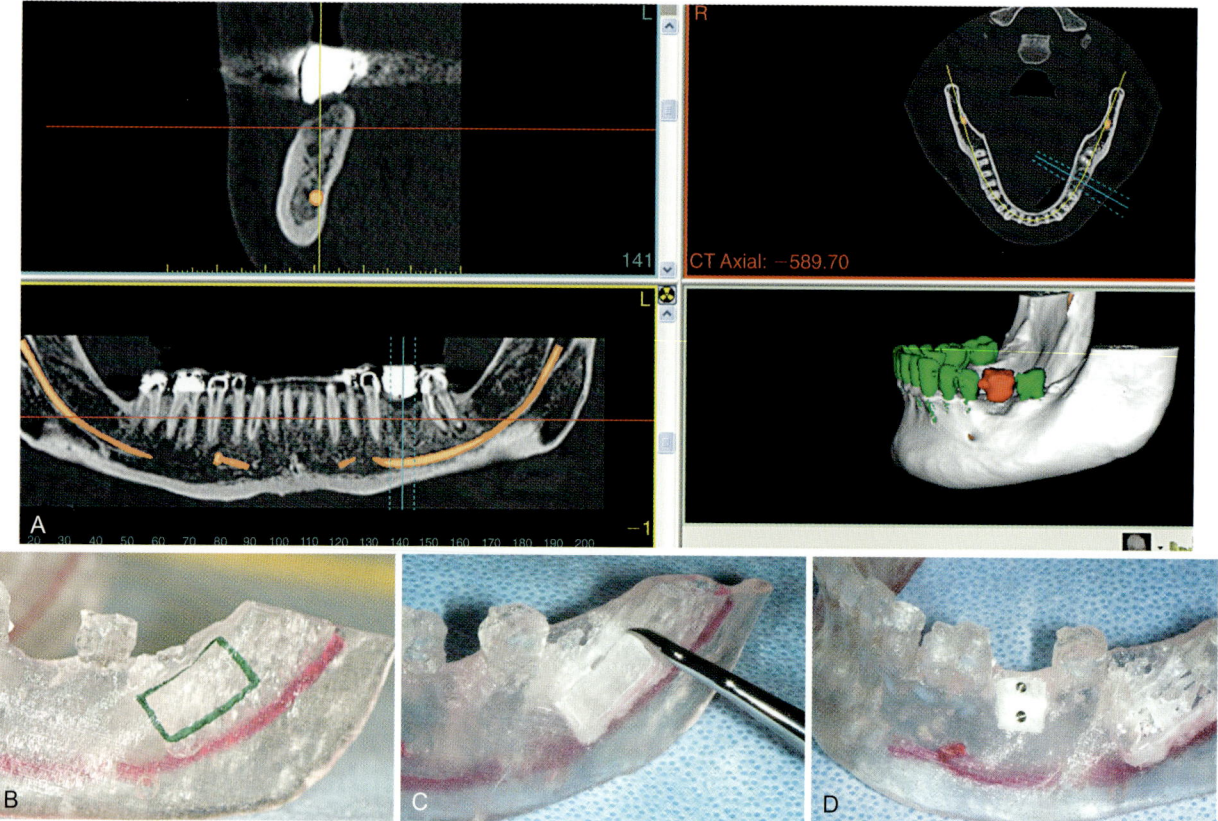

图 21-41 激光固化成形模型。A.为下颌升支自体骨移植术制订治疗计划；B~D.术前在技工室模拟手术

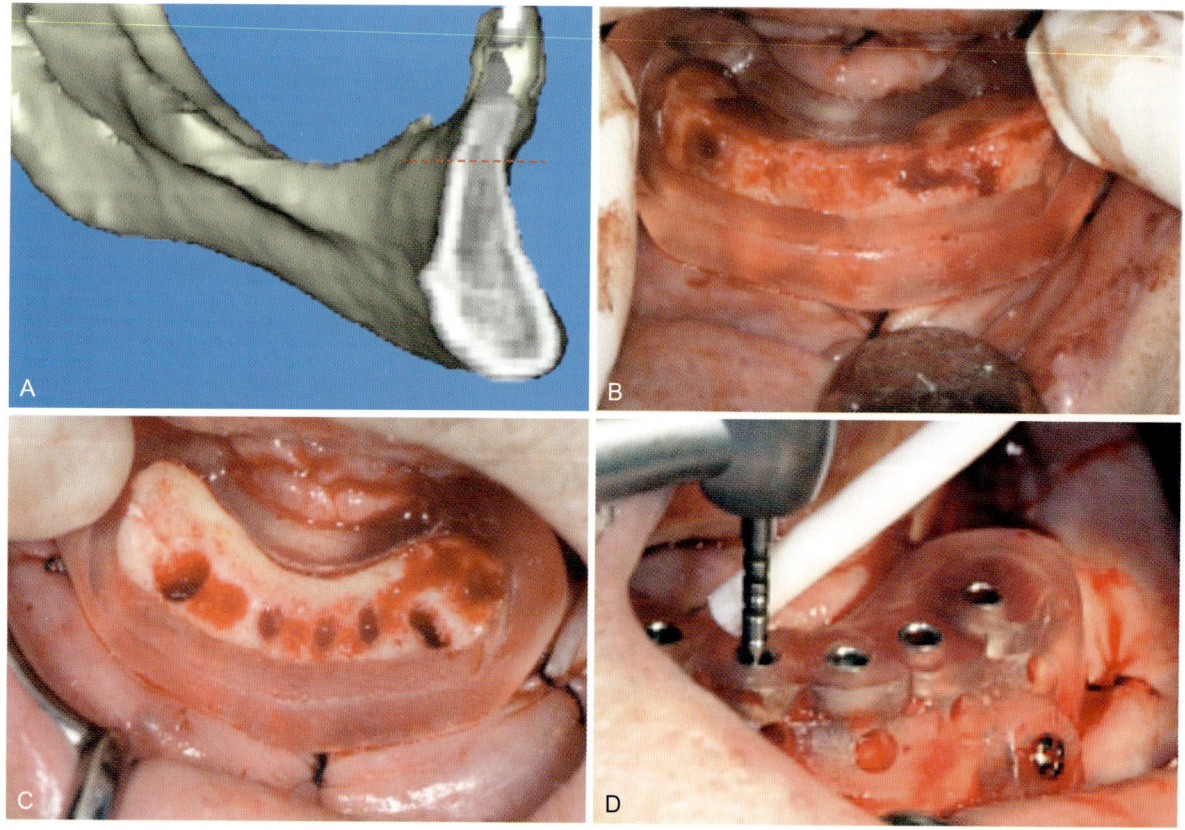

图 21-42 骨塑形导板。A.截面图显示 B 级牙槽骨需要骨修整术；B.术中放置骨塑形导板；C.去骨；D.去骨后应用骨支持式导板

第 21 章 诊断模型、外科导板和临时修复体 | 575

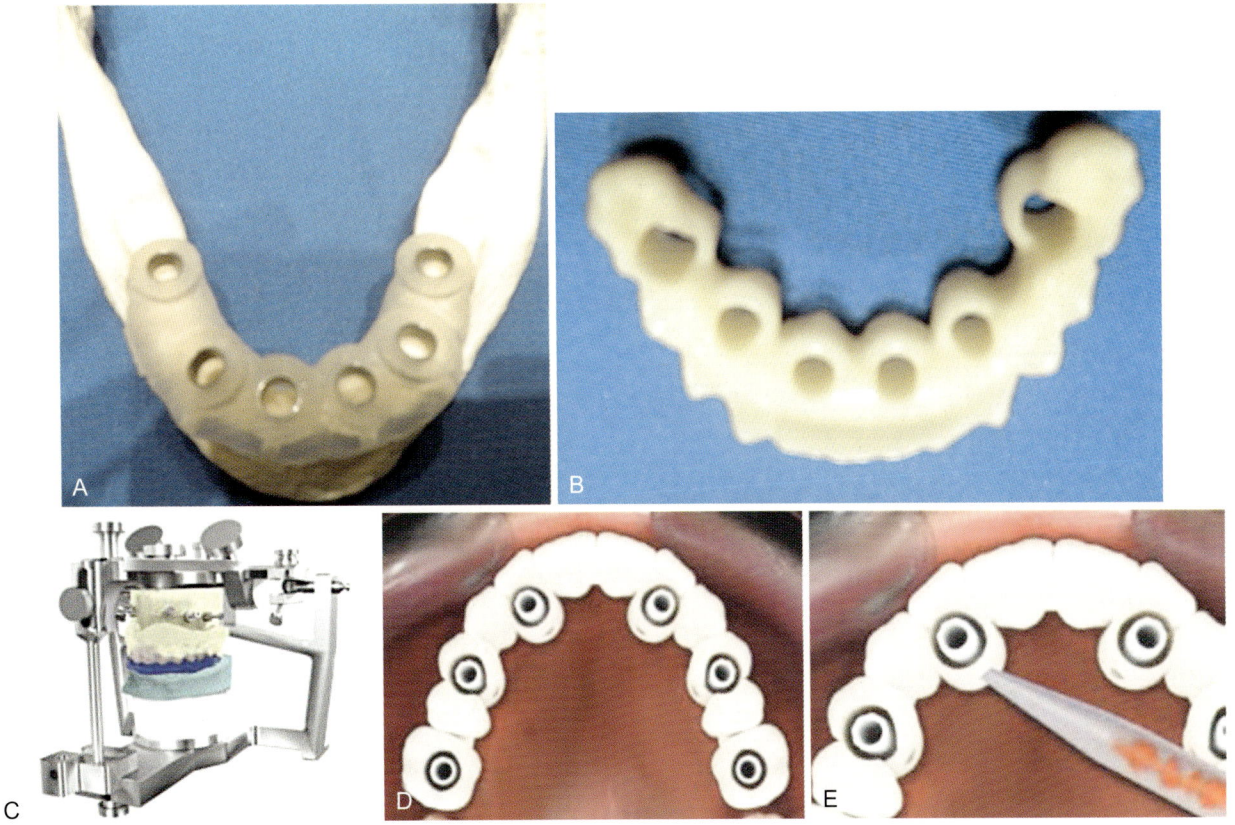

图 21-43 即刻微笑技术。A. 殆架上的诊断模型；B. 通过 CT 虚拟设计制作的外科导板；C. 技工室制作的临时修复体。在种植体植入后，戴入临时修复体（D）并用光固化树脂固定（E）

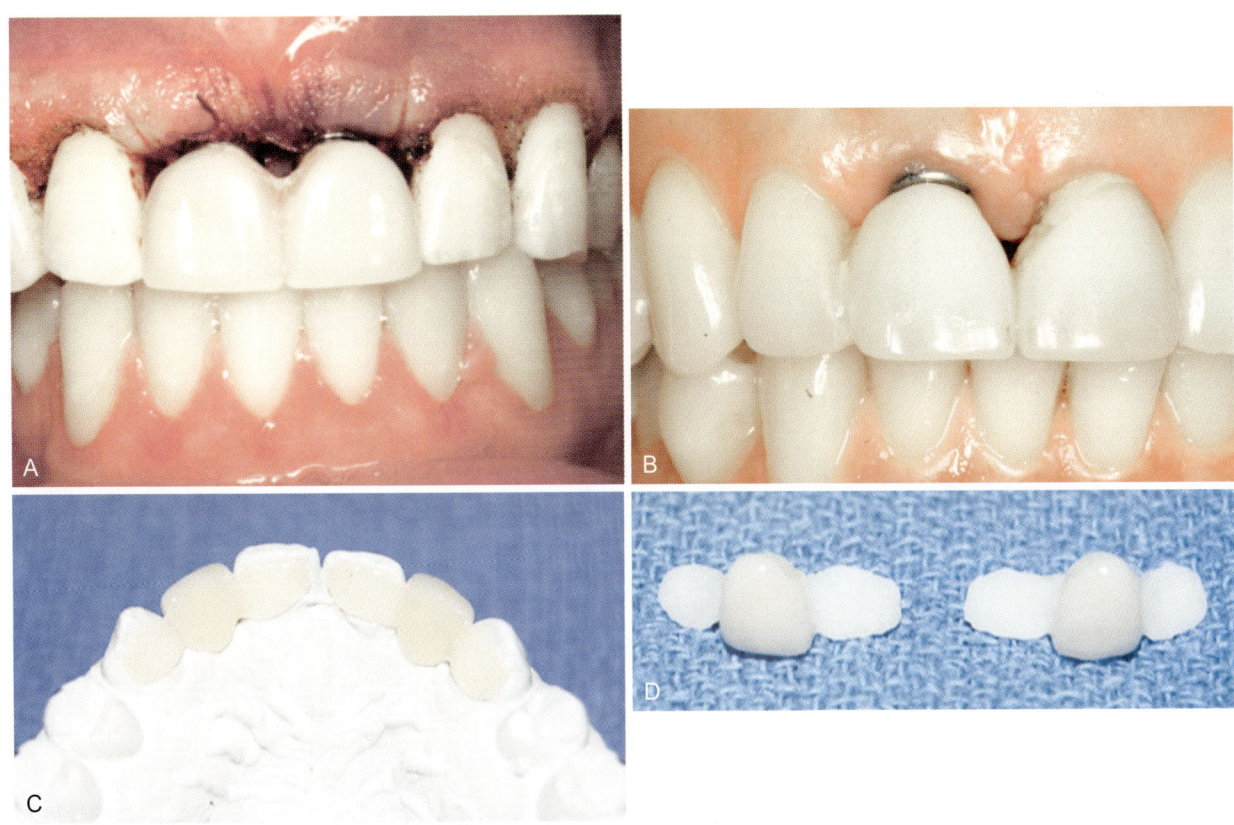

图 21-44 牙列缺损区临时修复体：固定的（A）；固定修复体（B）；树脂粘接桥（C）

#### 压模保持器

热塑压模保持器在口腔全科和正畸中有多种应用。这种修复体常由牙医或护士在诊室内制作完成（图 21-48，图 21-49；框图 21-11）。

优点

1．制作简单、快速。
2．邻牙承受咬合压力。
3．廉价。

| 框图 21-10 椅旁粘接修复体的技工室制作步骤 |
|---|
| 1．在完成研究模型制作和上殆架后，在缺牙区放置大小、颜色合适的人工牙。修剪人工牙舌侧，并用光固化树脂固定于模型上（图 21-45A～C）<br>2．剪下一条绷带置于邻牙的舌侧面。用光固化树脂固定此绷带（图 21-45D）<br>3．用自凝塑料制作粘接固位于邻牙上的舌侧翼（图 21-45E 和 F）<br>4．用丙烯酸车针抛光（图 21-45G）<br>5．最终修复体（图 21-45H） |

4．在种植体愈合阶段防止牙齿活动。
5．摘戴方便。

缺点

1．可能有美学问题。
2．有副功能运动的患者可能会磨损或折断。
3．可能影响发音。

#### 按压就位式临时修复体（DenMat）

DenMat 是一种非侵入性、美观的局部或全牙弓可摘修复体，按压就位于患者现存牙列上。此修复体不会损害任何腭部的牙龈组织，这使其成为种植和植骨位点良好的临时修复体。通常不需要义齿粘接剂也有极佳的固位。用硅橡胶制取牙齿及其周围软组织印模（图 21-50，框图 21-12）。

优点

1．美观。
2．固位极佳。
3．对手术位点无压力。
4．邻牙吸收咬合压力。
5．摘戴方便。

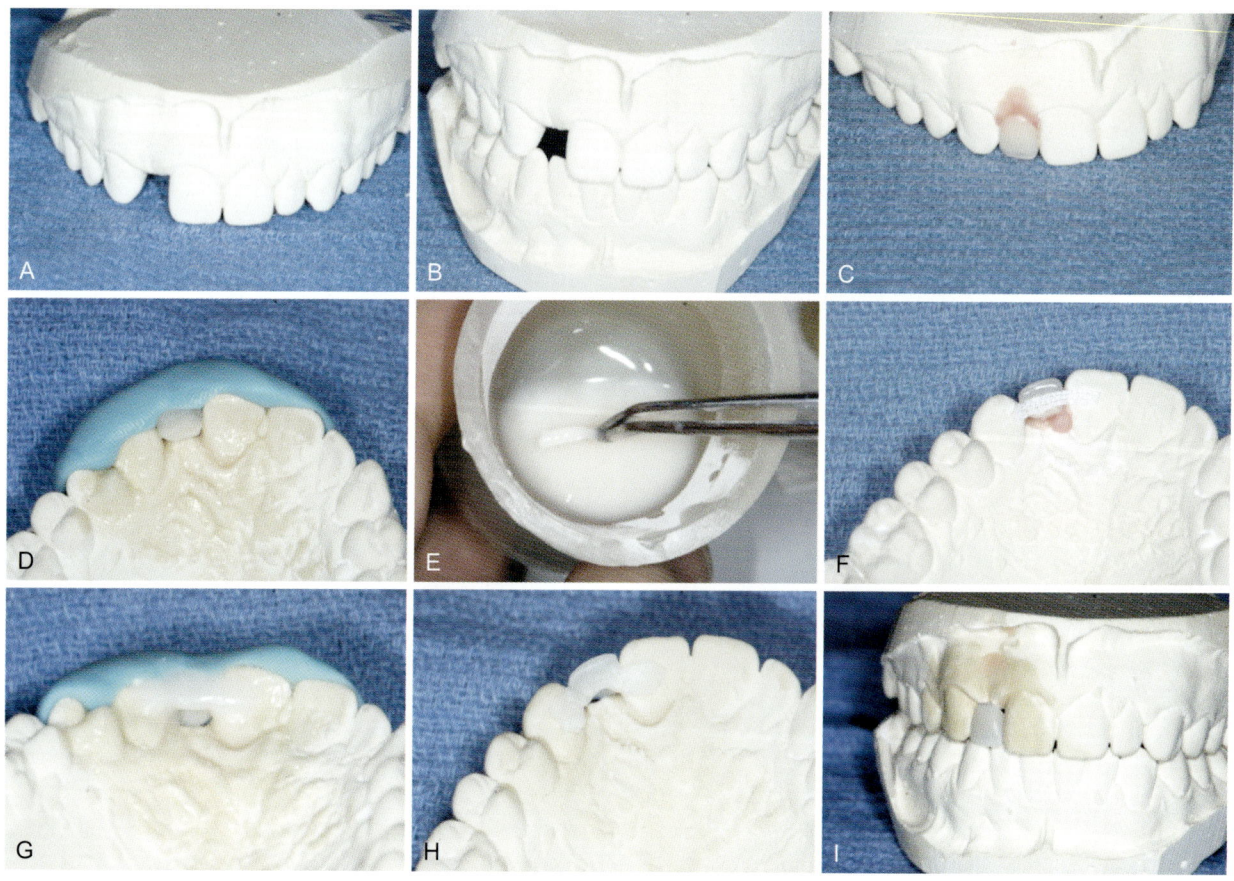

图 21-45　A～I．制作椅旁树脂粘接桥的技工室步骤

第21章 诊断模型、外科导板和临时修复体 577

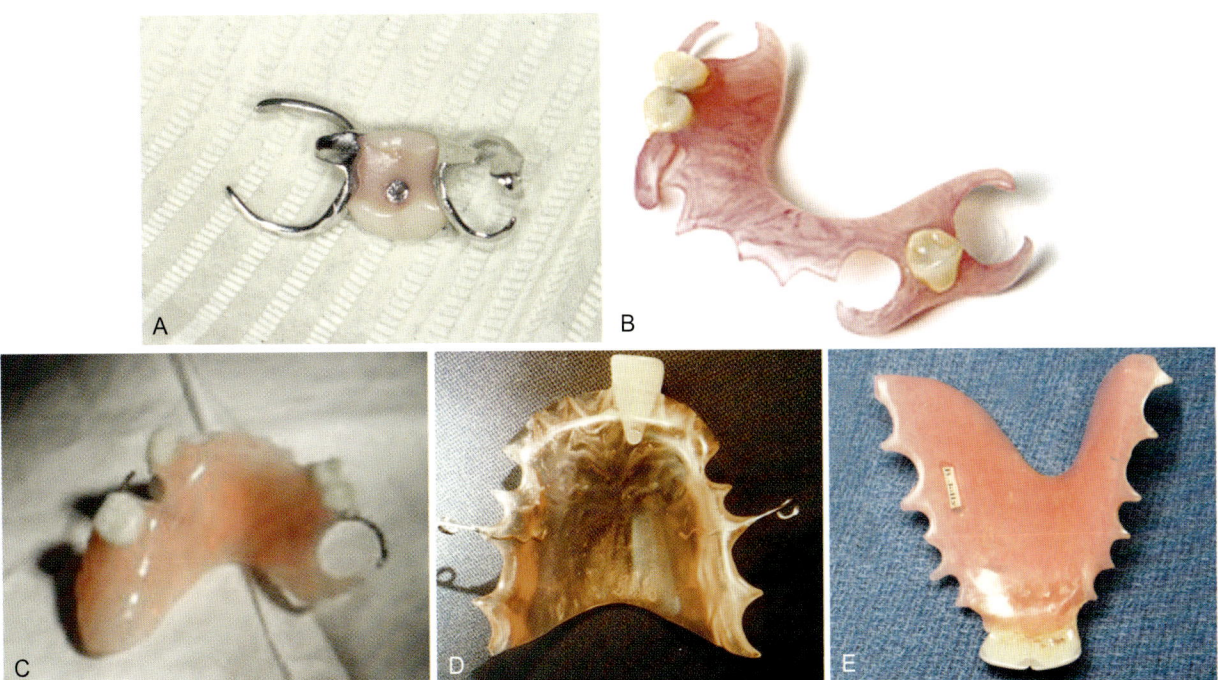

图 21-46 可摘临时修复体示例

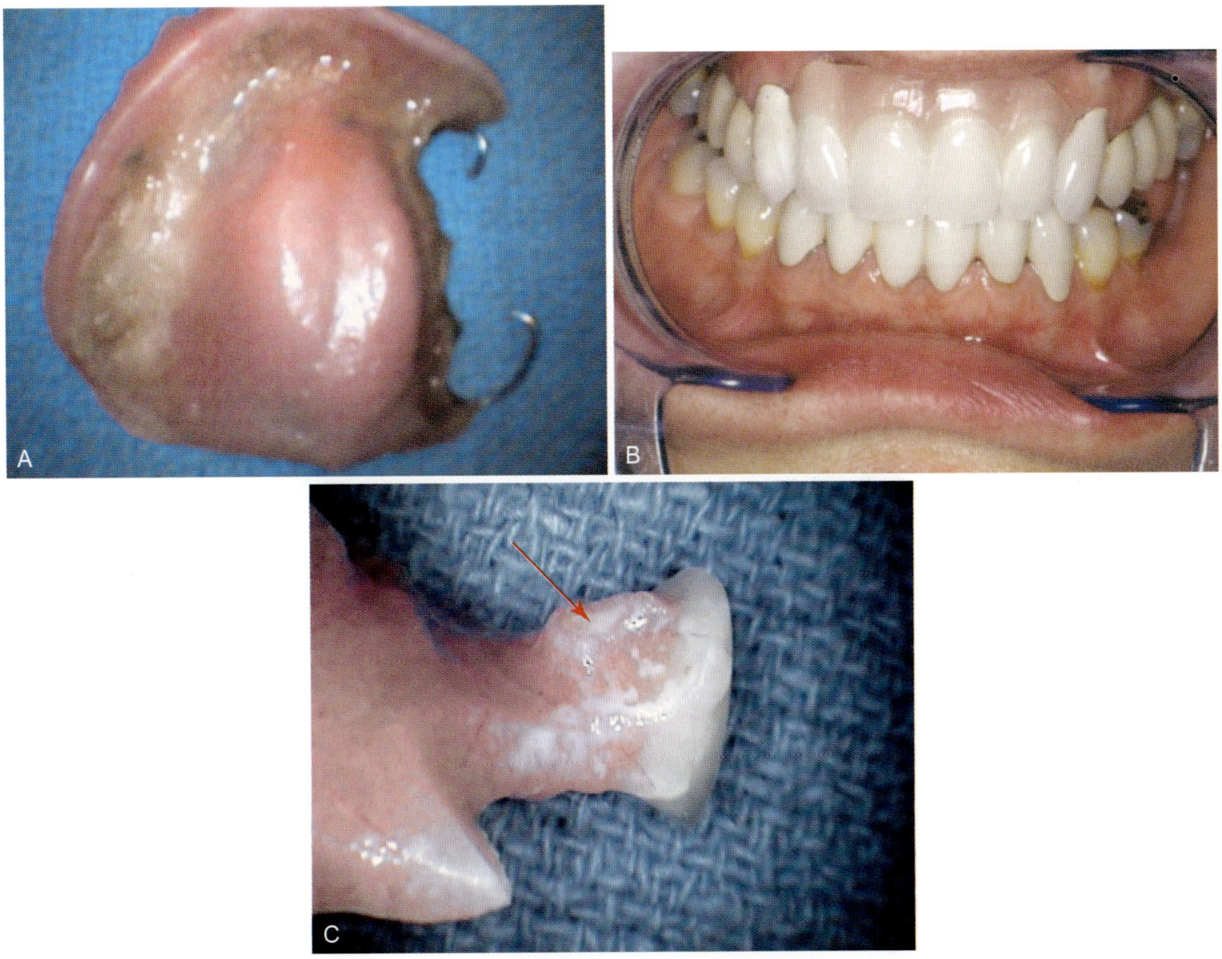

图 21-47 局部临时修复体的误差。A. 不按时更换的重衬材料会滋生真菌并变硬；B. 重衬材料延伸至手术位点；C. 过大的翼板会对手术位点造成压力

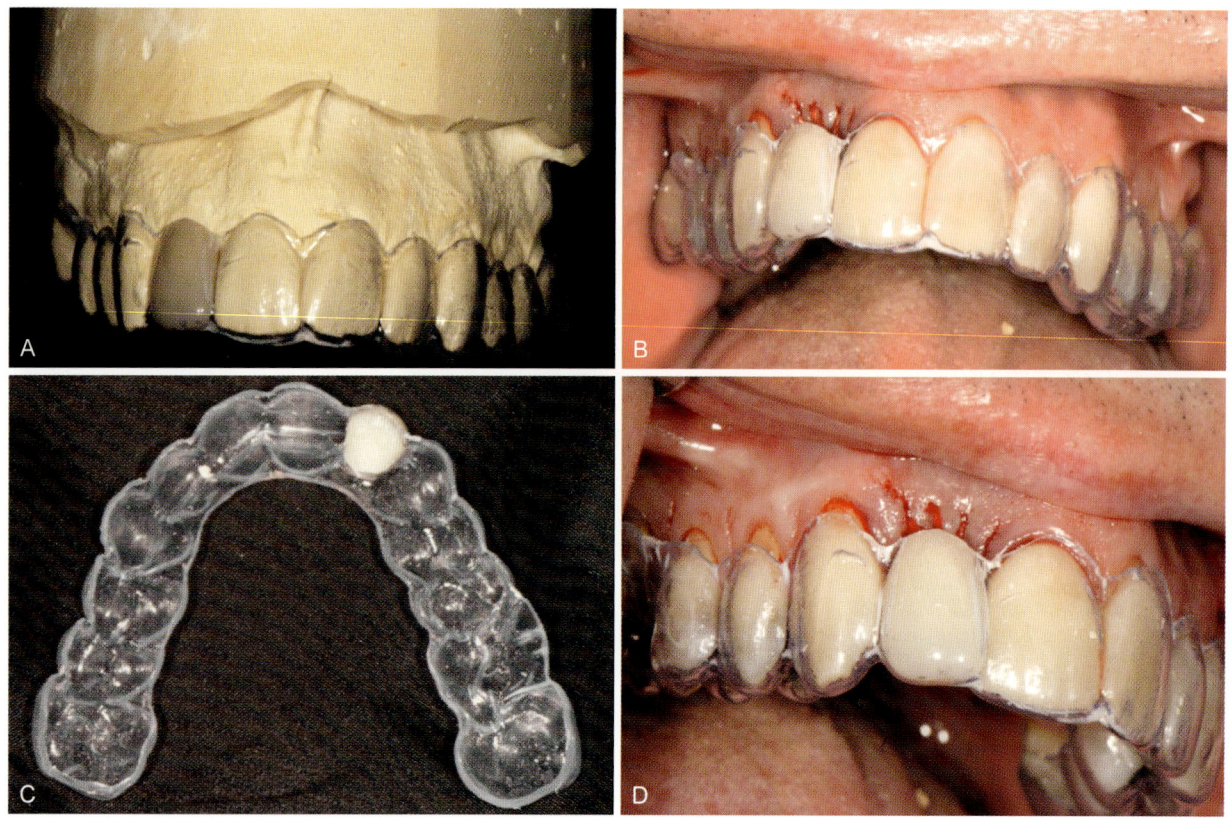

图 21-48　A~C. 技工室制作的压模保持器；D. 在种植体植入后戴入压模保持器

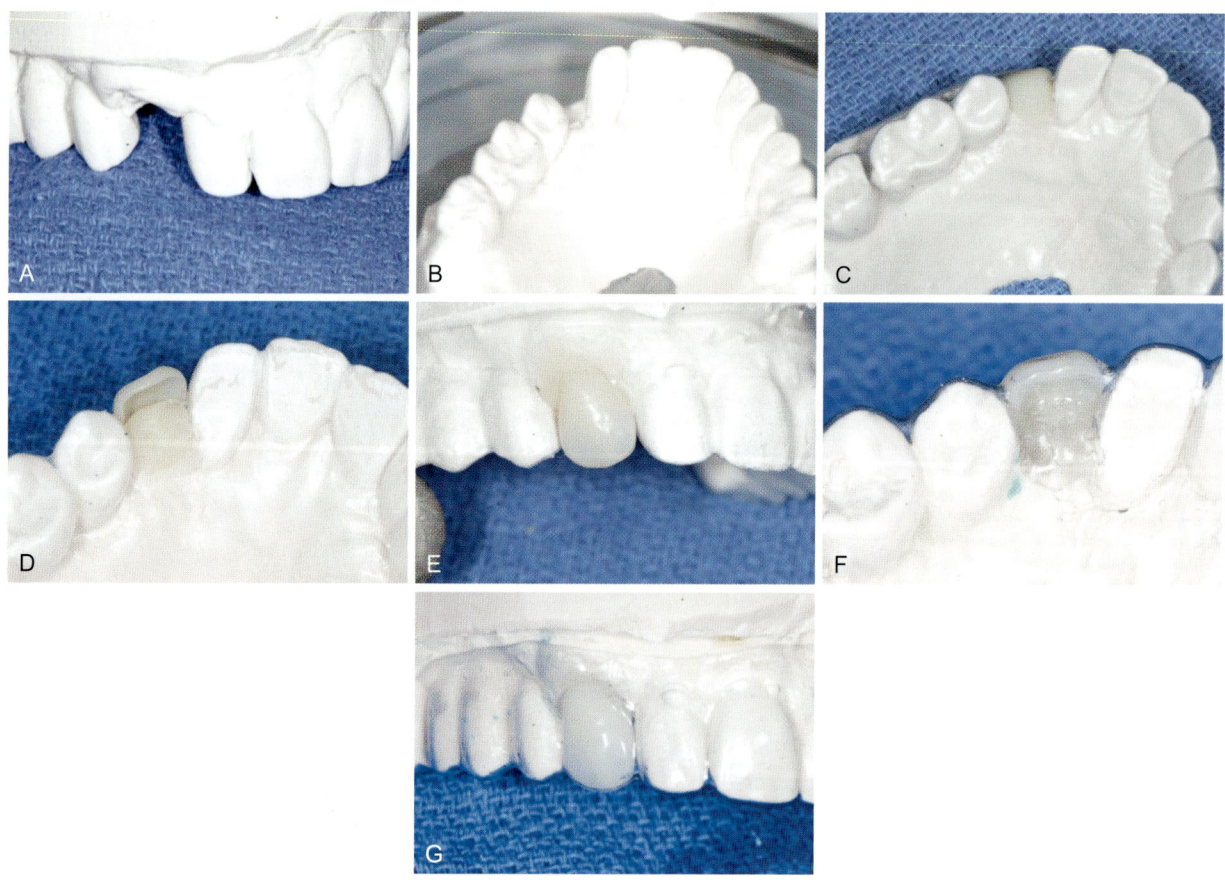

图 21-49　A~G. 制作压模保持器的技工室步骤

### 框图 21-11　制作压模保持器的技工室步骤

1. 在完成研究模型后，向缺牙区安装一个大小、颜色合适的人工牙。修剪盖嵴部，使其与组织有一定的空间（图 21-49A，B）
2. 用 4 号球钻或者 34 号倒锥形技工室钻在人工牙舌侧切一倒凹。这个机械固位能使人工牙在压模保持器中稳定（图 21-49C 和 D）
3. 通过 Ministar 压膜机（Great Lakes Orthodontics），利用热塑薄膜（0.10 mm）材料在模型上真空压制。它可作为一种倒凹隔离物
4. 用光固化粘接剂把人工牙固定在缺牙区上。不能用蜡，因为它会在热塑过程中熔化（图 21-49D）
5. 在人工牙就位后，把模型放回压膜机
6. 真空压制一个透明保持器（图 21-49E）
7. 从压膜机上取下模型，用热的雕刀在颊侧膜龈联合下方切开，延伸至超过舌侧龈缘数毫米处。将压模保持器从模型上小心分离。如果需要，用剪刀修剪多余材料（图 21-49F）

注意：提醒患者注意脱矿。如果酸性食物滞留在压模保持器内时间过长，釉质可能会脱矿。为了预防此现象，要加强卫生保洁。推荐使用含氟再矿化漱口液预防脱钙过程

**缺点**
1. 高笑线患者可能有美学问题。
2. 有副功能运动的患者可能会折裂。
3. 加工费昂贵。
4. 可能使釉质脱矿。

## 全口无牙颌
### 全口义齿

牙医所遇到的最具挑战性的临时修复是全口无牙颌患者的临时修复。使用全口义齿作为临时修复体而且对手术位点无压力是非常具有技术含量的。应遵守与主承托区相关的全口义齿基本原则。通过维持主承托区的强力支持，压力作用于手术位点的机率会更小。

### 框图 21-12　按压就位式临时修复技术

1. 获取上、下颌研究模型
2. 取上、下颌牙弓的硅橡胶印模
3. 正中咬合记录
4. 比色
5. 送技工室（DenMat）

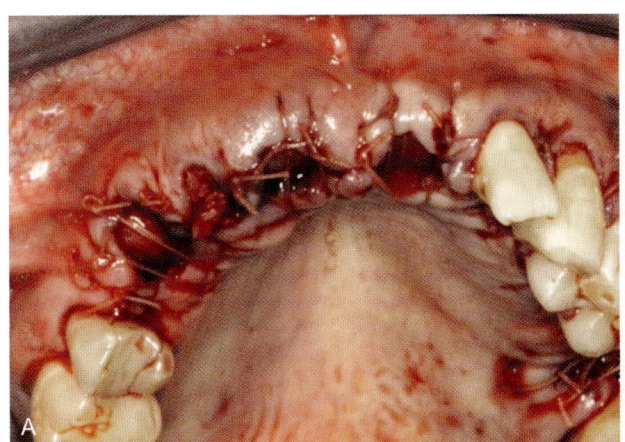
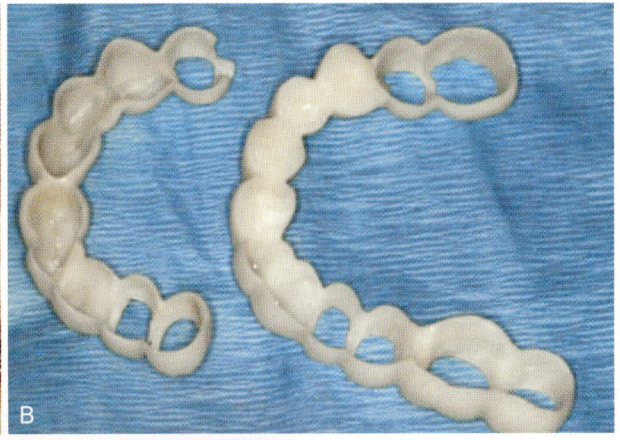
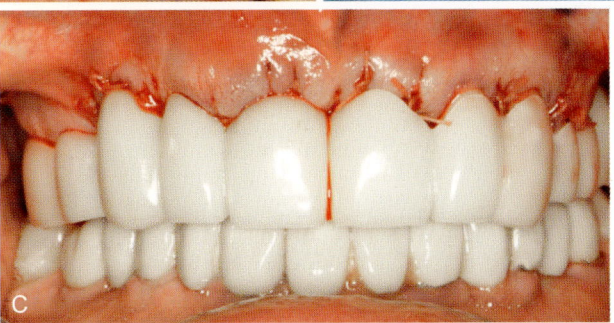

图 21-50　牙列缺损的临时修复体：术后（A）和按压就位式临时修复体（B）和戴入（C）

**优点**
1. 制作简单或修改现有的修复体。
2. 摘戴方便。

**缺点**
1. 术后佩戴困难。
2. 可能有固位问题。
3. 经常需要重衬。

## 修复体重衬

多数患者在手术后愈合期愿意佩戴义齿。现在的患者不论是在职业还是在休闲方面都更活跃。患者更愿意接受多次复诊，利用组织-治疗材料协助义齿的佩戴，而不是摘下义齿进行日常活动（例如：上颌和下颌全口义齿）。

医生在重衬临时修复体时有很多选择。现今有许多可用的产品，但医生应该了解这些材料的区别以根据患者的临床情况选择最佳的产品。

### 理想的材料

- 有弹性。
- 尺寸稳定。
- 抗撕裂。
- 在唾液中的低溶解度和吸收率。
- 易于清洁。

### 分类[2]

#### 硬质重衬材料

一般地，硬质义齿重衬材料由改良的聚甲基丙烯酸甲酯（PMMA）制成，由于其固有的硬度，不能用于术后重衬[36]。

#### 软质重衬材料

软质重衬材料为丙烯酸类材料或者硅橡胶类材料。硅橡胶软质重衬材料包括热固化衬垫材料，与Molloplast-B类似。这是一种热聚合γ-（甲基丙烯酰氧）丙基三甲氧基硅烷材料[36]（框图21-13）。

#### 组织调整剂

组织调整剂是一种质软的弹性体，为一种塑性丙烯酸材料，由聚甲基丙烯酸甲酯混合物与邻苯二甲酸盐增塑剂和至多25%的乙醇构成。

组织调整材料在调拌适当时，会形成一种弹性的单体和多聚体的凝胶。该弹性凝胶能为紧邻硬质义齿基底材料的创伤组织提供极佳的缓冲垫。当频繁更换组织-治疗衬垫材料时，口内受损的支持组织能恢复至健康状态。使用任何组织-治疗材料需要每3~30 d更换1次，这取决于不同的材料特性。最终，这些材料会变硬、粗糙，滋生细菌和真菌。

---

**框图21-13　重衬技术**

1. 修复体准备：在覆盖手术位点处去除足够多的组织面的树脂。材料至少需要1~2 mm以保证流动性。如果存在妨碍手术位点的凸缘，则移除之
2. 混合组织调整剂：按照生产商推荐的粉-液比。可用额外的粉使混合物变稠，以减少戴入修复体时材料的流动性。利用水溶性凡士林来协助去除多余的材料
3. 戴入修复体：嘱患者正中咬合
4. 修剪多余的材料：在足够的固化时间后（最多10 min），从患者口内取出修复体，用锋利的雕刻刀或手术刀修剪多余的材料

---

在涂组织调整剂之前，口内组织必须是干净和干燥的。尽管大多数牙科材料都需要按照生产商的说明书进行调拌，但某些组织-治疗材料的调拌具有可变性，取决于临床所需的黏度和流动性。当在修复体上涂抹材料并口内就位后，材料在患者闭口至最大牙尖交错位或适当的颌间关系时可以流动。当材料固化后，用锋利、加热过的雕刻刀或手术刀修剪掉多余的量。

用在修复体内放置组织调整剂的方式频繁更换衬垫材料是相对简单的程序，但是根据生产商的建议，不经常更换软质衬垫材料会对手术位点产生过多的压力并造成组织损伤。塑化剂可从材料中溶出，导致材料变硬。因此，为了使种植体和植骨位点的负荷最小，选择合适的组织调整材料很重要（图21-51）。

最常见的一些组织调整剂包括Coe-Comfort（G-C America）、Lynal（Dentsply/Caulk）、Visco-Gel（Dentsply）。当组织的动度和炎症较大（种植术或植骨术后）时，需要用流动性更好的（黏度更小）的材料。因此，Visco-Gel通常是最佳选择，因为其流动性良好，能抵抗细菌侵入，相比于其他组织调整剂需要每2~3 d更换一次，它仅需每30 d更换一次。

## 小　结

口腔种植修复使口腔治疗发生了革命性变化，

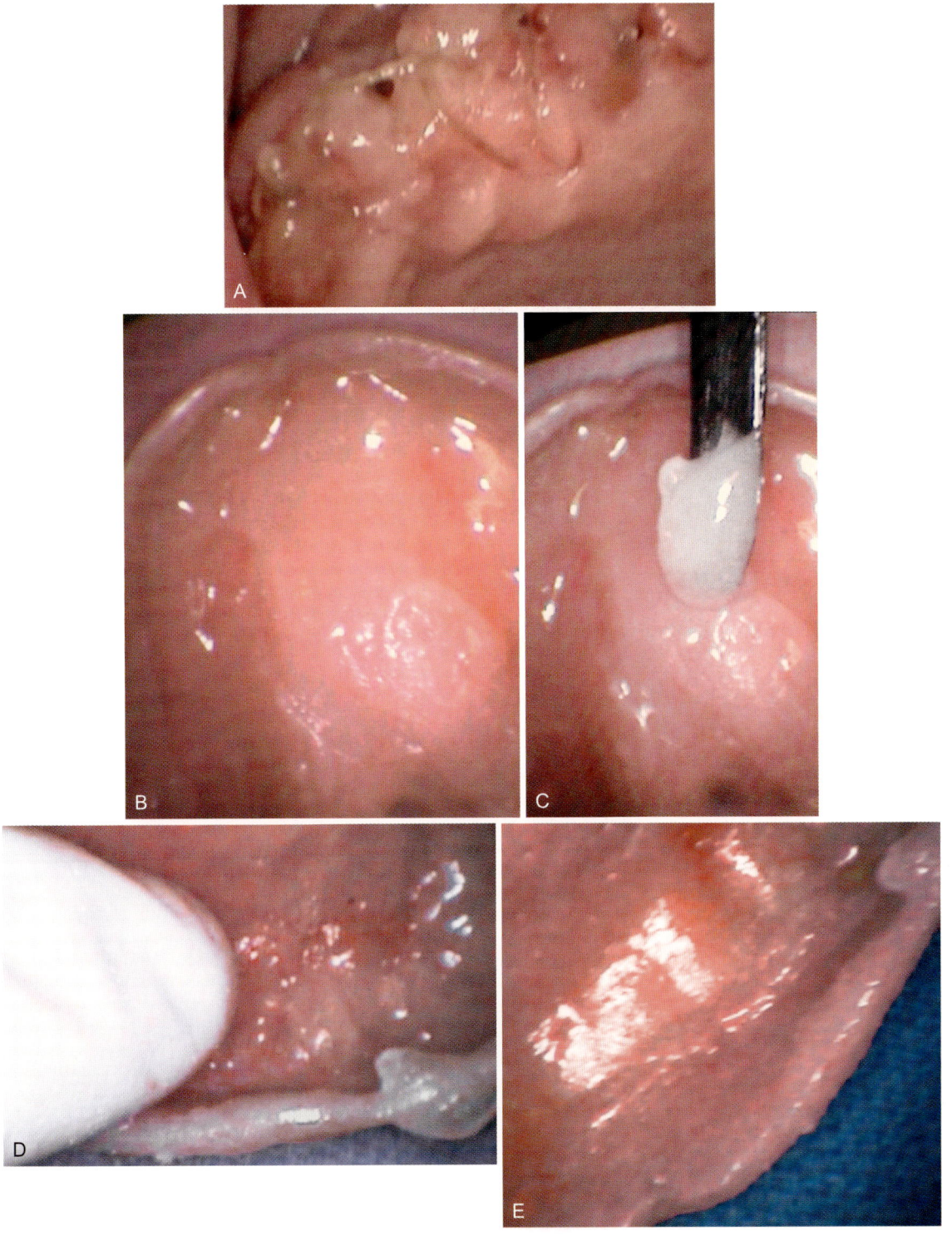

图 21-51 A. 术后位点；B. 理想的黏度（流动性不大）；C. 放入修复体中；D. 初步凝固后，缓冲组织面以防止压迫手术位点；E. 最终修复体组织面没有朝向手术位点的凸起

能为患者提供更多的治疗方案。因为有更多的患者在咨询或接受复杂的种植治疗计划，医生在制订治疗计划阶段会面临相当大的挑战。由于上颌、下颌缺牙后骨吸收的特点，会发生许多改变，如垂直距离、骨量的减少、咬合不协调。在开展治疗前必须考虑到患者这些解剖结构的改变。

口腔种植修复的诊断阶段对种植治疗的远期成功十分重要。正确地上𬌗架与评估研究模型，对制作放射线导板和外科导板十分重要。评估缺牙区以及上下颌关系的过程对确定种植体理想位点非常关键。种植体的植入位点与邻牙、其他种植体、重要的解剖结构的三维关系应该严格遵循指导原则。放射线和外科导板的使用提升了准确性、减少了不确定性和手术时间,因此能更有把握地处理复杂修复病例。另外,种植体植入位点的可预测性简化了基台的选择,避免了为了修正误差而导致的复杂技工室制作程序,从而改善了修复结果。技术的不断进步使医生在利用这些技术的同时能够控制花费、减少手术时间、简化修复步骤。

## 参 考 文 献

[1] Misch CE: Dental implant prosthetics, St Louis, 2004, Mosby.

[2] The glossary of prosthodontic terms, J Prosthet Dent 94(1):10–92, 2005.

[3] Rihani A: Classification of articulators, J Prosthet Dent 43(3):344–347, 1980.

[4] De Toledo de Carvalho O: A new fully adjustable articulator system and procedure, J Prosthet Dent 80(3):376–386, 1998.

[5] Simpson JW, Hesby RA, Pfeifer DL, Pelleu GB Jr: Arbitrary mandibular hinge axis locations, J Prosthet Dent 51(6):819–822, 1984.

[6] Hobo S, Shillingburg HT Jr, Whitsett LD: Articulator selection for restorative dentistry, J Prosthet Dent 36(1):35–43, 1976.

[7] Laney WR: Critical aspects of removable partial denture service. In Goldman HM, editor: Current therapy in dentistry, St Louis, 1968, Mosby.

[8] Misch CE, editor: Patient evaluation booklet, Plattsburgh, NY, 1994, Medigraphics.

[9] Desjardins RP: Tissue integrated prostheses for edentulous patients with normal and abnormal jaw relationships, J Prosthet Dent 59:180–187, 1988.

[10] Dawson PE: Temporomandibular joint pain-dysfunction problems can be solved, J Prosthet Dent 29(1):100–112, 1973.

[11] Dawson PE: Evaluation, diagnosis and treatment of occlusal problems, St Louis, 1989, Mosby.

[12] Naitoh M, Ariji E, Okumura S, et al: Can implants be correctly angulated based on surgical templates used for osseointegrated dental implants? Clin Oral Implants Res 11:409–414, 2000.

[13] Al-Harbi SA, Verrett RG: Fabrication of a stable surgical template using staged tooth extraction for immediate implant placement, J Prosthet Dent 94:394–397, 2005.

[14] Misch CE: Contemporary implant dentistry, ed 3, St Louis, 2007, Mosby.

[15] Esposito M, Ekestubbe A, Grondahl K: Radiological evaluation of marginal bone loss at tooth surfaces facing single Brånemark implants, Clin Oral Implants Res 4:151–157, 1993.

[16] Misch CE: Maxillary sinus augmentation for endosteal implants: organized alternative treatment plans, Int J Oral Implantol 4:49–58, 1987.

[17] Stumpel L: Model-based guided implant placement; planned precision, Inside Dent 4(9):72–77, 2008.

[18] Basten CHJ, Kois JC: The use of barium sulfate for implant templates, J Prosthet Dent 76(4):451–454, 1996.

[19] Isrealson H, Plemons JM, Watkins P, et al: Barium-coated surgical stent and computer-assisted tomography in the preoperative assessment of dental implant patients, Int J Periodontics Restorative Dent 12:52–61, 1992.

[20] Rosenfeld A, Mandelaris G: Prosthetically directed implant placement using computer software to ensure precise placement and predictable prosthetic outcomes, Int J Periodontics Restorative Dent 26(3):215–221, 2006.

[21] Maloney K, Bastidas K, Freeman K, et al: Cone beam computed tomography and SimPlant Materialize dental software versus direct measurement of the width and height of the posterior mandible: an anatomic study, J Oral Maxillofac Surg 69(7):1923–1929, 2011.

[22] Ku YC, Shen YF: Fabrication of a radiographic and surgical stent for implants with a vacuum former, J Prosthet Dent 83:252–253, 2000.

[23] Weinberg LA: CT scan as a radiologic database for optimal implant orientation, J Prosthet Dent 69:381–385, 1993.

[24] Becker CM, Kaiser DA: Surgical guide for dental implant placement, J Prosthet Dent 83:248–251, 2000.

[25] Akca K, Iplikcioglu H, Cehreli MC: A surgical guide for accurate mesiodistal paralleling of implants in the posterior edentulous mandible, J Prosthet Dent 87:233–235, 2002.

[26] Neidlinger J, Lilien BA, Kalant DC Sr: Surgical implant stent: a design modification and simplified fabrication technique, J Prosthet Dent 69:70–72, 1993.

[27] Stumpel LJ III: Cast-based guide implant placement: a novel technique, J Prosthet Dent 100:61–69, 2008.

[28] Mason WE, Rugani FC: Prosthetically determined implant placement for the partially edentulous ridge: a reality today, J Mich Dent Assoc 81:28–37, 1999.

[29] Engleman MJ, Sorenson JA, Moy P: Optimum placement of osseointegrated implants, J Prosthet Dent 59:467–473, 1988.

[30] Ku YC, Shen YF: Fabrication of a radiographic and surgical stent for implants with a vacuum former, J Prosthet Dent 83:252–253, 2000.

[31] Lal K, White GS, Morea DN, Wright RF: Use of stereolithographic templates for surgical and prosthodontic implant planning and placement. Part I. The concept, J Prosthodont 15:51–58, 2006.

[32] Lal K, White GS, Morea DN, Wright RF: Use of stereolithographic templates for surgical and prosthodontic implant planning and placement. Part II. A clinical report, J Prosthodont 15:117–122, 2006.

[33] Hebel MKS, Gajjar R: Anatomic basis for implant selection and positioning. In Babbush C, editor: Dental implants: the art and science, Philadelphia, 2001, WB Saunders, pp 85–103.

[34] Molé C, Gérard H, Mallet JL, et al: A new three-dimensional treatment algorithm for complex surfaces: applications in surgery, J Oral Maxillofac Surg 53:158–162, 1995.

[35] Nikzad S, Azari A: A novel stereolithographic surgical guide template for planning treatment involving a mandibular dental implant, J Oral Maxillofac Surg 66(7):1446–1454, 2008.

[36] O'Brien WJ: Dental materials and their selection, ed 3, Chicago, 2002, Quintessence, pp 78–85.

# 第 22 章

# 牙列缺损以及牙列缺失的种植治疗方案

Carl E. Misch

## 牙列缺损

为了能给患者提供一个完善的治疗计划，我们首先需要对患者的牙齿条件做一个详细的分类。如果我们把牙齿和缺牙间隙进行不同组合，那将会超过 65 000 多种形式。多年来各位学者对牙列缺损患者的软硬组织关系进行了深入探讨，关于牙列缺损分类的方法层出不穷，但目前尚未有任何一种分类方法可以被普遍认可。本章对有种植修复需求的牙列缺损或牙列缺失的患者的诊断和治疗计划的分类进行了回顾，并主要介绍了作者在 1985 年提出的分类方法。通过此种分类，医生可以明确缺牙区可用骨的三维形态，指导种植体植入关键位点以完成修复[1, 2]。

## 历史回顾

多年前 Cummer[3]、Kennedy[4]、Bailyn[5]等一批知名学者就率先提出了牙列缺损的分类方法，但是这些分类方法多针对于可摘局部义齿的概念和设计。还有一些分类方法被陆续提出[6-16]（其中包括美国修复协会提出的方法），但没有一种被普遍认可。目前，在美国大多数牙科学院的教学中均使用 Kennedy 分类。

Kennedy 分类将牙列缺损分为 4 类[4]：第 I 类为双侧后牙游离端缺失；第 II 类为单侧后牙游离端缺失；第 III 类为单侧非游离端缺失；第 IV 类为跨中线的前牙缺失。

Kennedy 分类没有特定的细则，在很多情况下难以使用。Applegate 提出了 8 条基本原则用于帮助细化分类设计[13]，它们被概括为 3 条基本原则。第一，该分类应以最终修复前所存在的天然牙为准，而不是未拔牙前的状况。例如，需斟酌考虑第二或第三磨牙是否需要在最终修复前拔除，否则可能会改变最初的分类。第二，大部分分类都是根据后牙缺失情况而决定。第三，除去决定分类的主要缺牙区，余下的缺牙区仅考虑缺牙数目，不能决定分类设计。

## 牙列缺损的分类

Misch 和 Judy 于 1985 年在 Kennedy-Applegate 分类基础上根据需要植入部位的不同骨量构建了牙列缺损的 4 种种植计划。这样便于大部分操作者用这种熟悉的分类来交流讨论缺牙位点和主要缺牙区，它也为其后治疗方法和原则的选择奠定了基础。由 Misch 和 Judy 提出的牙列缺损的种植学分类包括先前提出的缺牙区 6 种骨量分类（A，B，VB-w，C-w，C-h 和 D）。如果这一区域不涉及种植，非主要缺牙区放入可利用骨量在 Kennedy-Applegate 分类中不是重点考虑对象。但是，如果在治疗计划中包括了某处非主要缺牙区，该区域的种植情况中包括骨量分类等将给予考虑。

### 治疗计划：第 I 类

第 I 类患者为双侧游离端缺失，且前牙的天然牙存在（图 22-1）。绝大部分患者的牙弓中主要缺失磨牙，切牙和尖牙都存在[17]。因此，在恢复合适的咬合垂直距离之后，在正中咬合时天然的前牙有助于殆力的分散。特别重要的是当对颌是天然牙或者是种植固定修复体时,在下颌运动时它们可以适当地自我缓冲,以保护游离端区域的种植修复体免受过大的侧向力。然而,许多下颌牙列缺损为第Ⅰ类的患者,其上颌为全口义齿,这种情况下两侧的平衡𬌗就更为重要。

第Ⅰ类缺失患者较之第Ⅱ类或第Ⅲ类缺失患者更倾向于选择可摘义齿。因为如果下颌不佩戴可摘义齿,患者咀嚼以及对颌可摘义齿的支持将更困难。第Ⅰ类牙列缺损的患者进行可摘局部义齿修复时,负荷区可置于后部缺牙区或天然牙的前牙区。适当的卡环设计,可减少天然牙受力,将更多的力分散在骨组织上。而有些 RPD 设计则可以适当增加基牙受力,减少缺牙区骨组织的受力。当然,在任何病例中可摘修复体都会加速后部牙槽骨的吸收。此外,可摘局部义齿如果设计不当或基牙受力过大会危害基牙的牙周健康。这些条件的叠加最终会导致缺牙区的骨吸收和邻近天然基牙的松动。因此,经过作者观察,长期佩戴可摘义齿的第一类牙列缺损患者通常会出现 C 类牙槽嵴和基牙松动。

第Ⅰ类牙列缺损的患者因佩戴一副不合适的可摘局部义齿或者根本没有佩戴义齿,导致前牙长期缺乏双侧后牙的支持,剩余牙列过度负荷造成前牙松动。因此,这类患者常常需要一颗后牙的种植修复体来减小松动天然牙的受力,在咬合设计中注意保护松动的前牙。较之第Ⅱ类或第Ⅲ类患者,第Ⅰ类缺牙者需在后牙区适当增加种植体,并注重咬合调整。

治疗计划应该考虑到双侧游离端缺失带来的特殊的力学因素。较之后牙区因为解剖结构限制(上颌窦或下颌神经管)只能种植在前牙区的第Ⅳ类牙列缺损患者或无牙颌患者,第Ⅰ类患者无需过多利用骨增量术来增加骨宽度;但以适当的骨增量术来改善后部缺牙区的骨量是可行的,它可以增加骨与种植体表面接触的面积,并为个性化的种植修复提供了更多的可能。

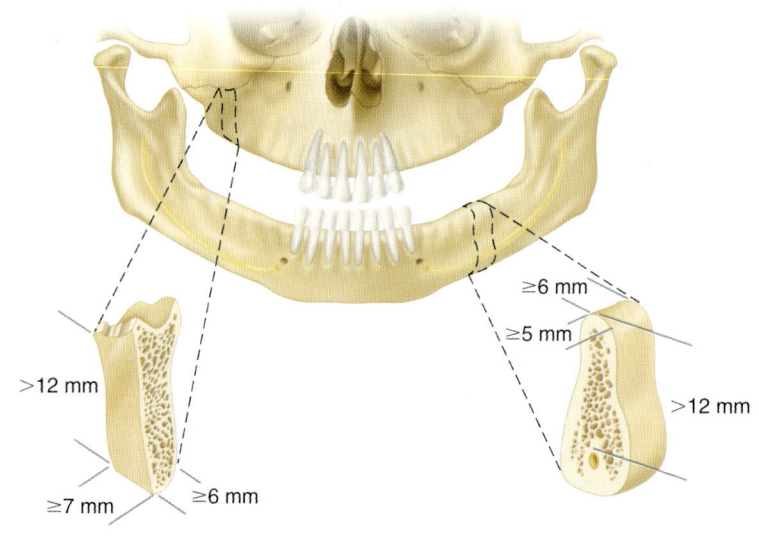

图 22-1　第Ⅰ类 A 亚类患者的牙弓形态为双侧后牙游离端缺失,缺失部位骨量充足

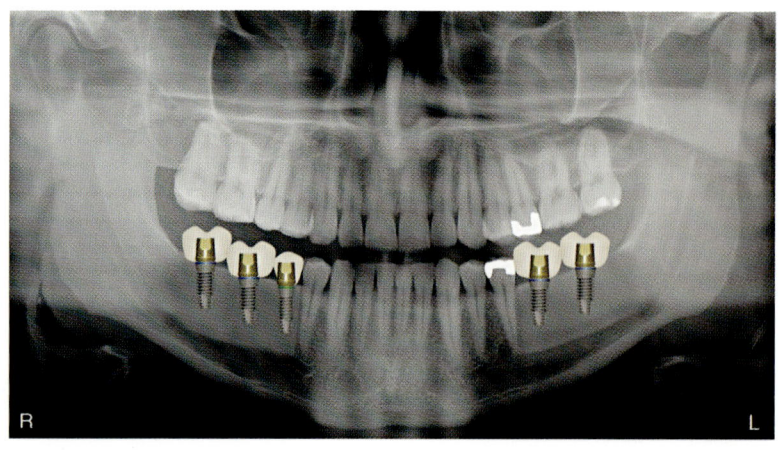

图 22-2　第Ⅰ类 A 亚类的下颌骨牙槽嵴,确定了种植体的合适位点,理想的种植体型号在前磨牙是 4 mm × 12 mm,磨牙是 5 mm × 12 mm

从经济上考虑，可能需要长时间分期完成治疗。对于骨量充足不需植骨的后牙区可先行完成种植修复。这样，先行植入的种植体具有更大的直径和表面积，在患者等待后续治疗期间能抵抗后牙区的各种侧向力。如果在缺牙多年后才对骨量不足的位点进行种植修复，那么由于长期持续性的骨吸收，可能需要在种植之前进行植骨。

如果双侧后牙区都需要植骨，最好同期进行。这样可以充分利用取骨区的自体骨分配给两侧的植骨区，同时还能减少患者手术次数，降低风险。

### A 亚类治疗计划

对于第Ⅰ类 A 亚类的牙列缺损患者，通常多采用独立的种植固定修复体（单冠而非联冠修复）。所以该区域常需要 2 颗或更多的种植体来获取足够的固位力以满足单冠修复的需要。缺失牙数目越多，越需要直径更大和数目更多的种植体来弥补。一般来说，后牙区可用的骨高度常受到下颌神经管和上颌窦的限制。在第一前磨牙位点的种植体还须注意避开尖牙的根尖区，在上颌骨避开上颌窦底；在下颌骨，需避开颏孔和颏神经前袢。

### B 亚类治疗计划

第Ⅰ类 B 亚类的牙列缺损患者的特征是在后部缺牙区有较窄牙槽骨，前部有存留的天然牙（图 22-4）。在这类情况下也应考虑行种植固定修复。该区域受下颌神经管和上颌窦的限制，可利用的骨高度往往不足，而通过骨增量术来增加骨宽度的需求较少。可以考虑在下颌后部 B 亚类的牙槽嵴植入小直径的种植体，当然如果采用窄直径种植体，B 亚类患者所用种植体数目应比 A 亚类多。对于 B 亚类患者最值得推荐的方案是在每一个缺牙位点都植入种植体以进行无悬臂梁的修复。

对于 B 亚类患者下颌磨牙以及 2 颗前磨牙缺失的类型，需要植入至少 3 颗种植体［第一磨牙远中，第一前磨牙，第一磨牙近中（第二磨牙不修复）］，

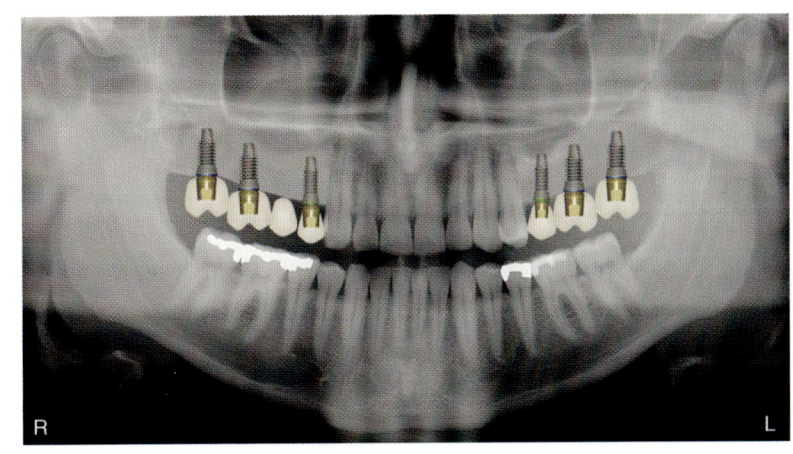

图 22-3 第Ⅰ类 A 亚类的上颌骨牙槽嵴，对于种植体的位点和型号在植入时没有太多的限制

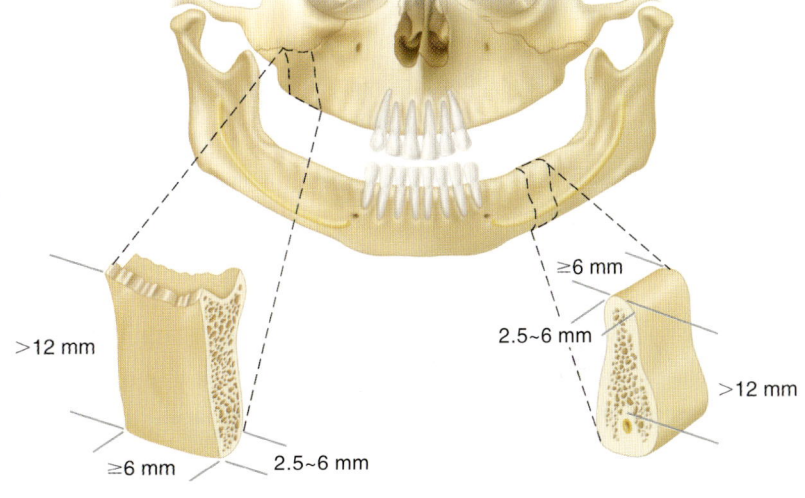

图 22-4 第Ⅰ类 B 亚类的牙槽嵴有足够的骨高度，但骨宽度不足

考虑到其他力学因素的影响，这是下颌种植固定桥修复的基础。在 B 亚类患者的上颌牙弓，第二磨牙通常需要修复，要求植入 4 颗种植体（第一前磨牙，第二磨牙，第一磨牙，第二前磨牙）。如果𬌗力过大（比如口腔副功能）或骨质不佳（比如上颌骨），应先使用骨增量术将 B 亚类骨质改善为 A 亚类，然后植入大直径种植体。当对颌是天然牙或固定修复体时，在第 I 类的患者非正中运动时后牙区种植修复体脱离咬合接触。

第 I 类患者下颌磨牙区的种植修复体不需做联冠修复，因为开口或紧咬牙时下颌骨的弹性形变，会对联冠修复的后牙种植体产生侧向力。因此，应首先考虑单冠修复。

其他 B 亚类骨质患者选择的是窄直径种植体，这些种植体通常用来修复缺失的磨牙或者磨牙和第二前磨牙（当对颌为上颌全口义齿或咬合力不大时）。平台对接种植体经常在最终修复时同前方一或两个无动度的前磨牙相连，采用联冠修复。当对颌牙是天然牙时，种植修复体上不能出现侧向负荷。

### C 亚类治疗计划

当骨高度、宽度、近远中距离不足或角度不良，或者冠高空间（CHS）大于或等于 15 mm 时，医生应该考虑多种方案。

第一个方案：不考虑种植修复，患者进行传统的可摘局部义齿修复。然而，这种方式虽然容易恢复软组织和骨组织缺损，但骨吸收会持续，并最终影响修复效果。

第二个方案：使用骨增量程序。如果想要 C 亚类骨质改善为 A 亚类或 B 亚类骨质以利于种植体植入，需要采用骨增量术，至少部分自体骨移植是必须的。在第 I 类上颌骨中通常采用骨增量术，用同种异体植骨材料和自体骨混合来进行上颌窦底提升的植骨，这种效果是可预期的。种植体应该在牙槽嵴转成 A 亚类后植入，治疗计划根据前述方案确定。

第三个方案：对于第 I 类 C 亚类骨质的下颌骨，患者可选择植入单侧骨膜下种植体或下颌管上的圆盘状种植体（图 22-5），并在圆盘状种植体或者骨膜下种植体上进行双侧独立的后部固定单冠修复或者和 1~2 颗前磨牙联冠修复。当对颌牙是天然牙时，采用平台对接的种植体完成修复后应避免侧向力。

第四个方案：即使遇到像第 I 类 C 亚类这种后牙缺牙区的牙槽骨高度严重不足的情况，第一前磨

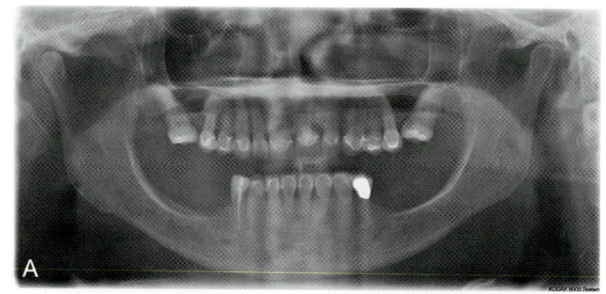
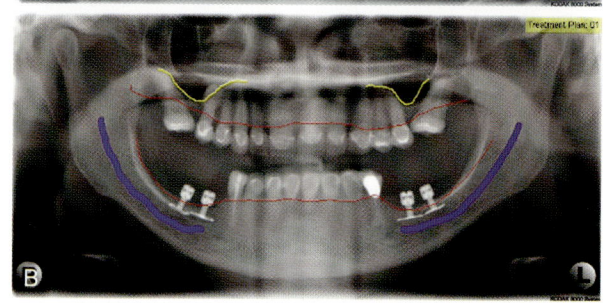

图 22-5　A. 在第 I 类 C 亚类中，种植设计可选择小型号种植体比如圆盘状种植体，这种种植体可以植入在下颌神经管上方，能充分利用该区域较低的骨组织高度；B. 可以通过两个独立的由后牙种植体支持的固定单冠修复缺失牙，或者通过联冠修复

牙区通常仍可像 A 亚类一样植入 1 颗种植体。对下颌植骨效果不佳或只能采用骨膜下种植体的病例可采用下颌神经游离术后植入骨内种植体，但有长期感觉异常的风险，包括感觉过敏和疼痛，许多文献报道中也提及到有感觉障碍和严重萎缩下颌骨病理性折裂这些并发症。

在 C 亚类的骨质中通过植入盘状种植体或者神经移位术，需补偿增高的冠高度和悬臂梁带来的应力或侧向力造成的不利影响。因此，使𬌗力通过修复体沿种植体长轴方向传递是很重要的，切牙引导时必须使后牙修复体脱落咬合接触。

### D 亚类治疗计划

第 I 类 D 亚类骨质通常存在于长期缺牙的上颌骨。D 亚类的上颌牙槽骨因为上颌窦的气化使得骨吸收得更多，在种植体植入前常需要行上颌窦植骨术，以获得可预期的骨增量效果。第 I 类 D 亚类的牙槽嵴在下颌牙列缺损患者中非常少见，如果出现这种状况，最常见的原因是外伤或肿瘤切除术后。对于这类患者常需要在修复重建前行 onlay 植骨以提高种植成功率及防止病理性骨折。在完成骨增量获得足够可用骨量后，评估患者的条件，可采用骨量充足患者相似的方法进行治疗。

其他第 I 类 D 亚类骨质的患者的方案是，可以

拔掉下颌前牙，在双侧下颌颏孔之间植入 5 颗或者 6 颗种植体，通过悬臂梁完成一个完整牙列的固定修复体。如果下前牙有牙周炎，患者要求固定修复，会更多采用这个方案，除了种植体部分，其余下前牙位置采用卵圆形桥体。

## 第 II 类治疗计划

根据 Kennedy 和 Applegate 提出的第 II 类牙列缺损，即一侧后牙游离端缺失。这类患者通常不进行可摘局部义齿修复也能行使部分功能，他们一般不能忍受和克服佩戴可摘局部义齿的不适感。所以，这类患者通常都不会佩戴可摘义齿。即使是长期牙齿缺失，但可用骨量一般都比较充足，可满足种植体的植入。在第 II 类 A 亚类或 B 亚类的下颌骨，这类患者通常采用简单的骨成形术就能完成种植手术，然而在上颌骨，通常需要做上颌窦提升和骨挤压术。

由于此类患者一般不佩戴可摘局部义齿，对颌天然牙常向缺牙区伸长。所以在修复时应该注意评估倾斜或者过长牙齿与殆平面之间的关系，以建立良好的咬合关系和殆力分布。对于此类患者，以下几种方案可能需要考虑：拔除第二磨牙、根管治疗、冠延长术、第一磨牙冠修复、第二前磨牙釉质成形。

### A 亚类治疗计划

对于骨质 A 亚类的第 II 类患者，通常采用独立的种植固定修复体（单冠修复而非联冠修复）。所以该区域常需要 2 个或更多的种植体来获取足够的固位力来满足单冠修复的需要。缺失牙数目越多，就需要直径越大和数目越多的种植体来弥补。一般来说，后牙区可用的骨高度常受到下颌神经管和上颌窦的限制。在第一前磨牙位置的种植体还须注意避开尖牙根尖、下颌神经管前襻以及上颌窦。当患者存在口腔副功能时，应考虑 1 颗种植体修复 1 颗缺失牙。

### B 亚类治疗计划

B 亚类骨质的第 II 类患者的后部缺牙区有较窄牙槽嵴且前面有存留的天然牙。在这类情况下也应考虑种植固定修复。该区域受下颌神经管和上颌窦的限制，可利用的骨高度往往不足，而通过骨增量术来增加骨宽度的需求较少。B 亚类牙槽嵴的下颌后部可以考虑植入窄直径种植体。当然如果采用窄径种植体，B 亚类骨质患者所用种植体数目应比 A 类多，如果患者有口腔副功能或者对殆是种植体支持的修复时，就要在每一个缺牙位点都植入种植体以进行无悬臂梁修复。在第二类缺失 B 亚类骨质的上颌骨，由于骨密度比较低，常需要做骨挤压和骨增量手术。

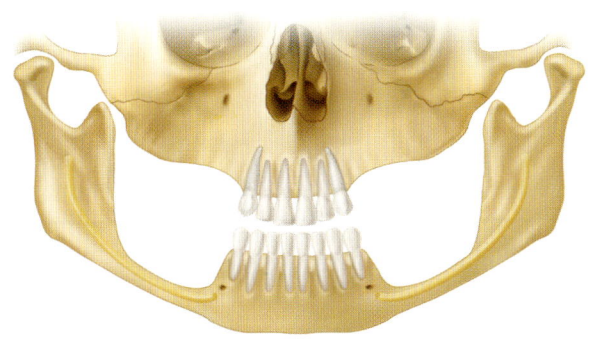

图 22-6　第 I 类 D 亚类的患者通常见于上颌窦腔体积膨大，上颌窦底骨高度少于 7 mm 的上颌骨

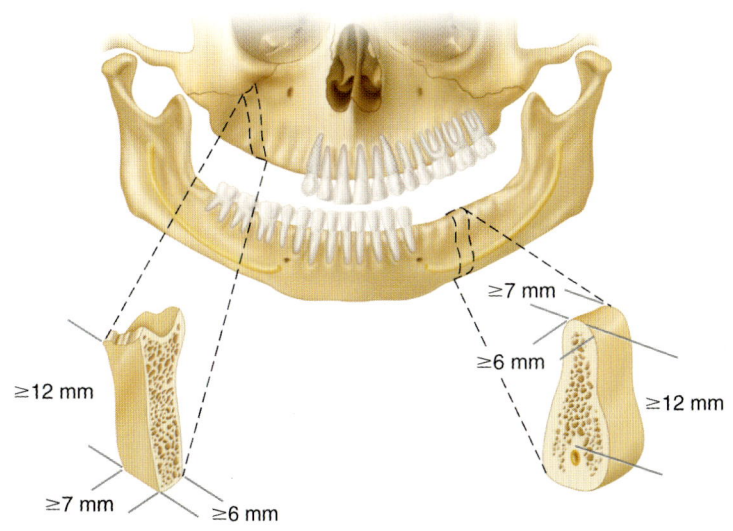

图 22-7　第 II 类 A 亚类是患者的一个象限里的后牙缺失，缺牙部位骨量充足

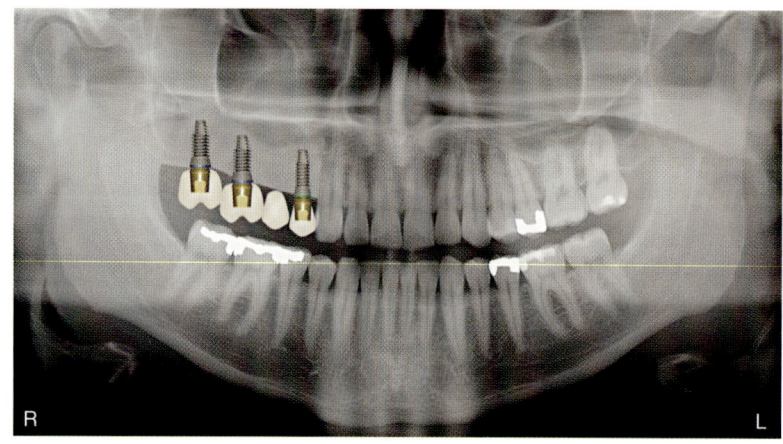

图 22-8 在第Ⅱ类 A 亚类的上颌牙弓可让种植体植入在关键的位点和理想的种植体型号

当承受的殆力较小时（例如患者是位老年女性，对颌是可摘义齿，没有口腔副功能）可采用平台对接的种植体修复1颗磨牙或者第二前磨牙和下颌的磨牙，种植体通常与无动度的后牙联冠修复。

对于磨牙以及2颗前磨牙都缺失的B亚类骨质患者需要额外的种植体支持，考虑到其他的应力因素，3个种植体是下颌行固定种植义齿修复的基础。如果应力因素过大（功能异常的结果），或骨质差（上颌骨），应先使用骨增量术将B亚类骨质改善为A亚类，然后植入大直径种植体（图22-10）。当对颌是天然牙或固定修复体时，在非正中运动时应使后牙区种植体脱离咬合接触。

### C 亚类治疗计划

当骨高度、宽度、近远中距离不足或角度不良，或者冠高度≥15 mm 时，医生应该考虑多种方案。在下颌骨，第一个方案是不考虑种植体支持的修复，但考虑利用2~3颗前牙做基牙，利用悬臂梁修复为前磨牙形态的牙冠。当只有磨牙缺失时，笔者强烈建议采用这种简单的方式。

第二个方案：使用骨增量程序。如果在下颌骨想要 C 亚类骨质改善为 A 亚类或 B 亚类骨质以利于种植体植入，需要采用骨增量术，至少部分自体骨移植是必须的。在第Ⅰ类上颌骨中通常采用骨增量术，用同种异体植骨材料和自体骨混合来进行上颌窦底提升的植骨，效果是可预期的。种植体应该在牙槽嵴转成 A 亚类后植入，治疗计划根据前述方案确定（图 22-12）。

第三个方案，对于第Ⅱ类缺失 C 亚类骨质的下颌骨，患者可选择植入单侧骨膜下种植体或下颌管上的圆盘状种植体。单冠修复时避免侧向力。种植体可以与无松动度的后牙联冠修复或者在颏孔之

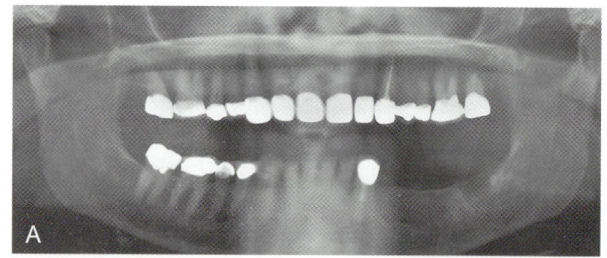

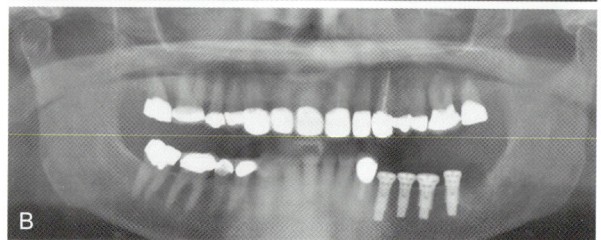

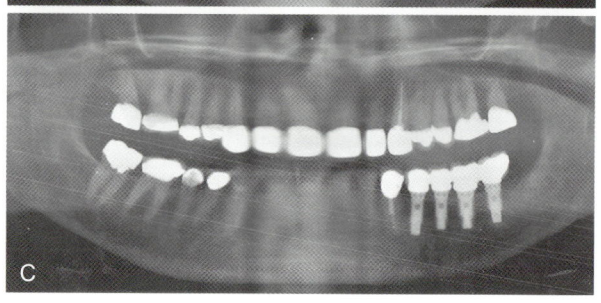

图 22-9　A.第Ⅰ类 A 亚类的下颌骨；B.在第一前磨牙、第二磨牙（无悬臂梁修复）、第一磨牙（第一磨牙原则）的合适位点植入合适型号的种植体，因为患者是一位年轻女性，对颌是天然牙，有磨牙症，所以在第二前磨牙增加了1颗种植体；C.最终固定修复体粘接就位

前植入种植体。

第四个方案，对下颌骨增量效果较差者可采用神经移位术后植入种植体。但其不良反应较大，可能会发生长期的感觉异常，包括过敏和疼痛。许多文献报道中也提及感觉迟钝和严重萎缩下颌骨病理性折裂这些并发症。此外，冠高空间仍大于15 mm 时，种植修复体应当避免侧向力和悬臂梁设计。

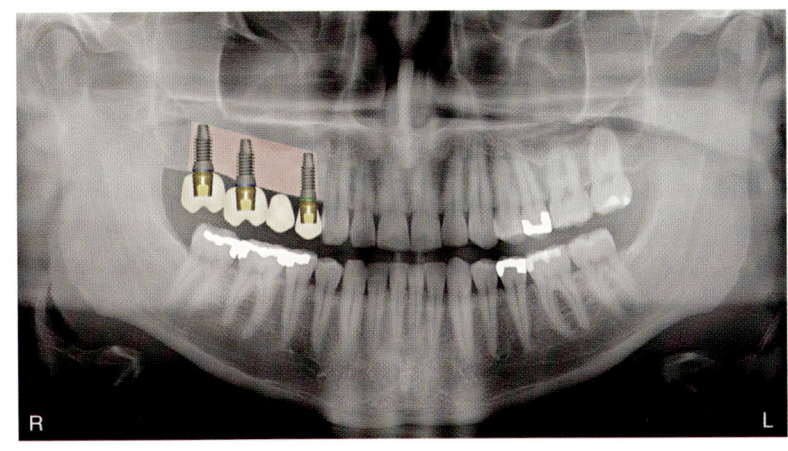

图 22-10　第 II 类 B 亚类患者的上颌骨通常通过屏障膜成骨来增加骨的宽度（粉色），在关键的位点植入理想型号的种植体

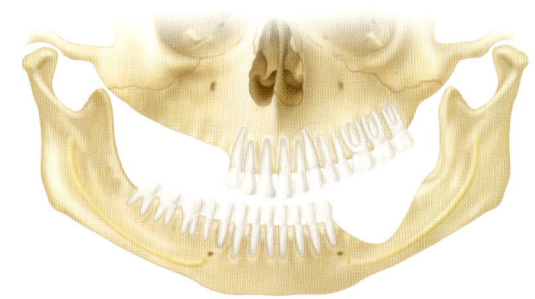

C 亚类

图 22-11　在第 I 类 C-h 亚类的牙弓，缺牙区的骨高度为 7~9 mm

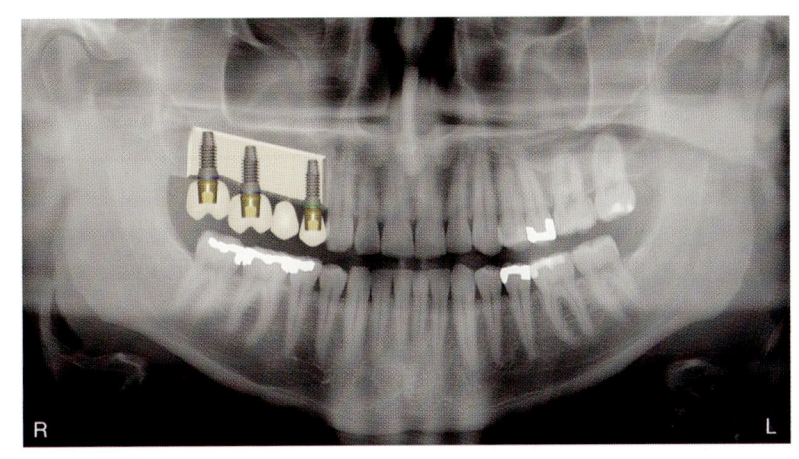

图 22-12　在第 II 类 C-h 亚类的上颌牙弓通常通过上颌窦提升获得骨高度后在关键位点植入理想型号种植体

## D 亚类治疗计划

D 亚类骨质通常存在于上颌第 II 类缺牙区牙槽嵴。在种植体植入前常需要行上颌窦植骨术，使牙槽骨转变为 A 亚类骨质。第 II 类缺失 D 亚类骨质牙槽嵴在下颌牙列缺损患者中非常少见。这种状况最常见的原因是外伤或肿瘤切除术后。对于这类患者常需要在修复重建前行 onlay 植骨以提高种植成功率及防止病理性骨折。在完成骨增量获得足够可用骨量后，评估患者的条件，可采用骨量充足患者相似的方法进行治疗。

## 第 III 类治疗计划

第 III 类缺失患者两种情况多见：单颗牙缺失（前后有邻牙）或一个跨度较长的后部缺失（后面有 1 颗第二磨牙或第三磨牙）。多颗后牙缺失通常可以用一个独立的种植修复体修复，但是有时可能需与邻近的一个后部天然基牙联合修复。后牙的动度通常小于前牙，所以后牙需设计为轻咬合。

文献回顾显示，在特定条件下种植体联合天然后牙修复是可行的。当然从另一方面说，因为前牙有更大的动度，非正中运动时侧向力大，所以种植

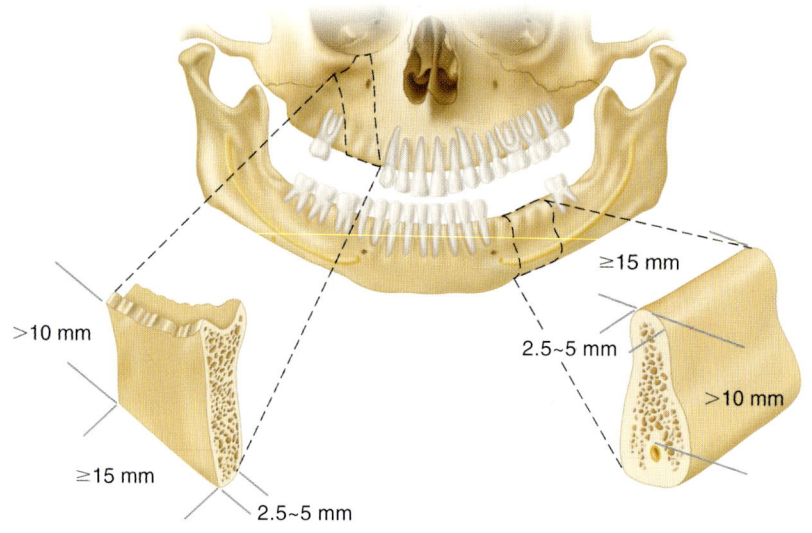

B 亚类

图 22-13 第Ⅲ类牙列 B 亚类口内缺牙区骨高度足够但骨宽度不足

体联合前牙修复是不可取的。除非它是"天然牙桥体"（天然牙两侧都是种植体）或是前牙应力中断型修复体的一部分，能有效地分散侧向力。

如果骨组织和软组织正常，首选种植单冠修复。因为固定修复中如果涉及天然牙就会增加龋病、牙髓病、牙周疾病的风险。因此，较之种植修复，传统修复和天然基牙存留率较低。第Ⅲ类患者通常尽可能考虑种植单冠修复。

### A 亚类治疗计划

种植修复是 A 亚类骨质第Ⅲ类缺失患者的最佳选择。这样可以保证天然牙为独立修复体降低使用风险，同时还能缩短修复体跨度以减少应力。A 亚类骨质患者在下颌孔和上颌窦前部放置种植体可以很容易地获得最大的骨高度。

一般来说，这类患者的最终设计为种植体支持式修复体，连续 3 颗牙缺失者可考虑在两端植入 2 颗种植体进行支持。

如果邻近缺牙区为松动天然牙，会导致种植体负荷加大。在这种情况下，应选择在每个缺牙位点都植入种植体，以尽量增加种植数目。这样在咬合时种植体会同时对缺失牙和松动天然牙提供支持。

### B 亚类治疗计划

B 亚类骨质的第Ⅲ类缺失患者应采用窄直径的种植体，植入下颌长跨度的缺牙区，如果患者的咬合力比较大，当使用窄直径的种植体时，在每个

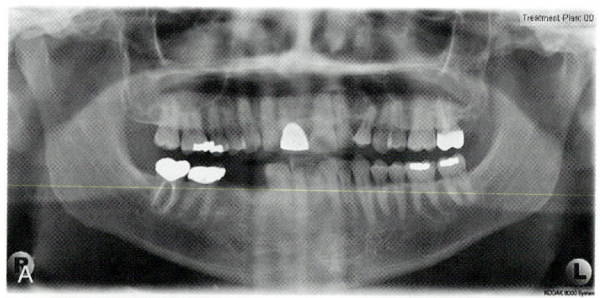
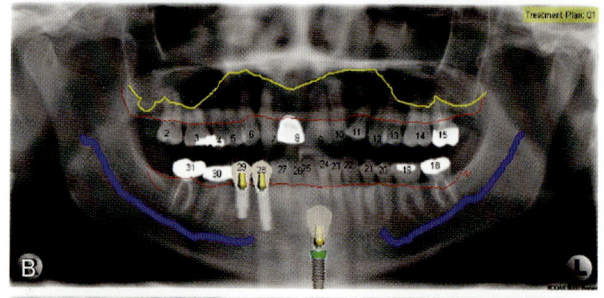
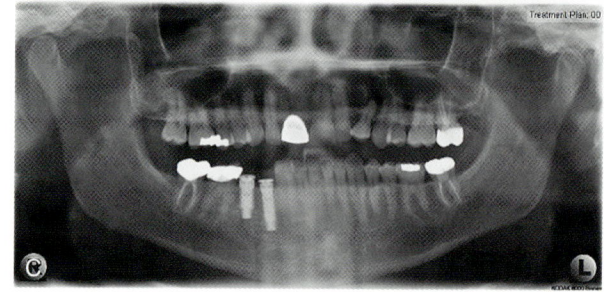

图 22-14 A.第Ⅲ类缺失患者多见两种情况：单颗牙缺失或一个跨度较长的后牙缺失；B.理想的治疗计划可以利用计算机辅助技术，形象化地展示最佳的种植位点和最终的修复体形态；C.外科手术时利用计算机辅助技术可以完美植入到最佳的种植位点

缺牙位点都植入种植体或者 2 颗种植体支持 1 颗磨牙。这种治疗计划主要用于跨度或𬌗力过大，天然基牙不能支持的固定修复。最终的修复方案应为每个缺牙位点单独植入种植体。

B 亚类骨质的患者可在后牙间较长跨度的缺牙区植入平台对接的种植体，这种窄直径种植体通常和旁边无动度的邻牙联冠修复，同时避免侧向力。

第 III 类缺失 B 亚类骨质的患者经常需要通过骨增量手术增加骨宽度。在 B 亚类骨质，2 颗存留天然牙之间的屏障膜引导骨再生技术增加骨量的效果是可预期的，然后就可以在关键的种植位点上植入直径和长度都比较理想的植体（图 22-16）。

### C 亚类或 D 亚类治疗计划

第 III 类缺失 C 亚类或 D 亚类骨质的患者，上颌最常见的治疗计划是先行骨增量手术。然后，植入种植体并以种植单冠修复（图 22-17）。对于 C 和 D 亚类患者，后部牙槽嵴行上颌窦植骨术很常见，预期效果良好。但对于下颌第 III 类缺失 C 亚类骨质的患者则应该考虑传统固定修复，因为该区域垂直植骨的预期效果不及上颌。当后牙缺失跨度为 3 颗牙以上，则不能做固定义齿修复，因此在下颌可以考虑用圆盘种植体，这些种植体可以和无动度的天然牙做联冠修复。当下颌骨后牙区可用骨高度在 9 mm 时，植入 1 颗 7 mm 长度的种植体，冠高度常常超过 12 mm。此时，前牙需要建立合适的切导斜度，消除修复体上的侧向负荷（图 22-18）。

### 第 IV 类治疗计划

第 IV 类缺失患者有跨越中线的前部缺牙区（图 22-19）。过去，当尖牙存在时，传统固定义齿修复是常见的选择。今天，多选择独立的种植修复体。然而，上颌骨前部骨量不足很常见，在种植体植入前先行植骨可以防止种植体相对于天然牙过度偏向腭侧，影响修复效果。

前牙的偏载使种植体体部必须植入到上颌中切牙的切端位置，这样才能将前牙恢复到合适位置，并以此获得美学和发音效果。上颌所受的力矩比下颌对应区域大很多，加上一些其他因素，导致上颌前牙区要获得良好的美学效果难度很大。一般的原

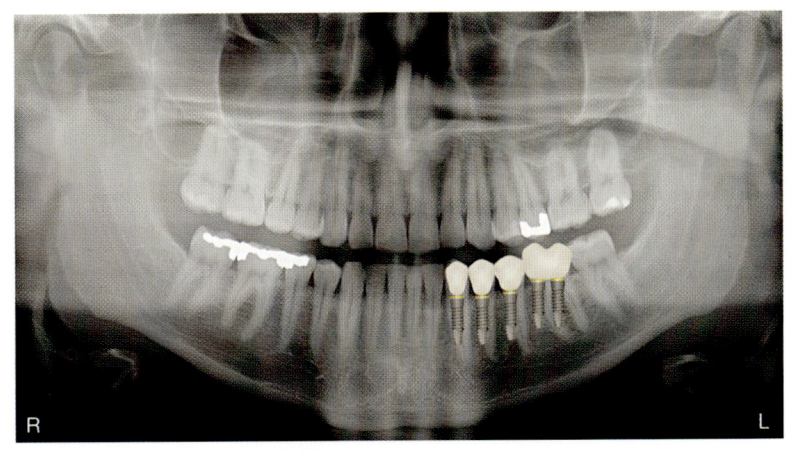

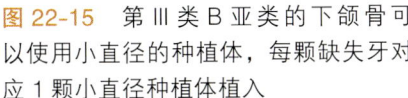

图 22-15　第 III 类 B 亚类的下颌骨可以使用小直径的种植体，每颗缺失牙对应 1 颗小直径种植体植入

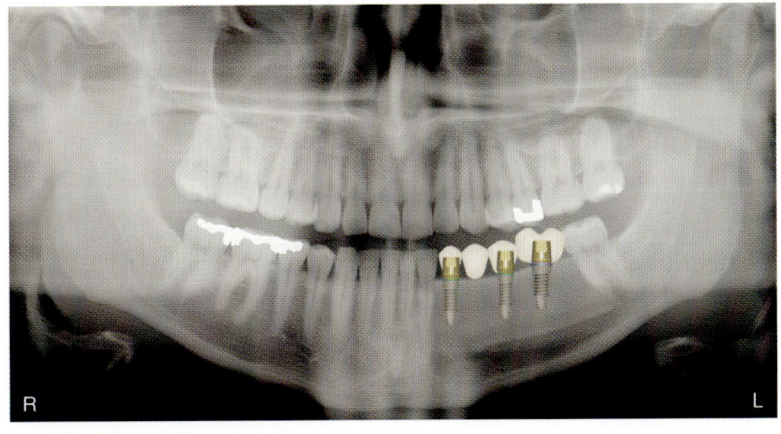

图 22-16　第 III 类 B 亚类下颌骨可以通过屏障膜成骨增加骨宽度后在关键部位植入理想型号的种植体

则是，在上颌前牙区最好使用3颗种植体修复6个缺牙的部位。B亚类患者中3颗种植体修复4颗切牙，而下颌前牙区则可以采用2颗种植体修复4颗前部切牙和3颗种植体修复6颗前牙。

### A亚类治疗计划

第Ⅳ类缺失A亚类骨质患者，采用种植体修复缺牙间隙是最佳的选择。这样可以保证邻接天然牙为独立修复体，降低使用风险，同时缩短修复体跨度，减少应力。这种情况适于𬌗力太大仅靠天然基牙不足以支持的固定修复体（而非天然基牙松动）（图22-20）。

第Ⅳ类A亚类的患者中，除了缺失8颗前牙的下颌骨较难在恰当的位点植入种植体外，其余情况均容易在合适的位点植入种植体。采用无悬臂梁修复和尖牙位点植入原则。然而，当患者的咬合力不大，骨质很好时，不用严格遵循连续种植桥体不能超过三单位的原则（图22-21）。

如果相邻天然牙松动，那么在咬合时种植体必须同时支持缺失牙和邻牙的力量。一般原则是，此类患者的最终修复体应完全由种植体支持，2颗种植体可支持3颗缺失牙。如果相邻天然牙松动，种植体的负荷会加大，这种情况下建议在每个缺牙位点都植入种植体。

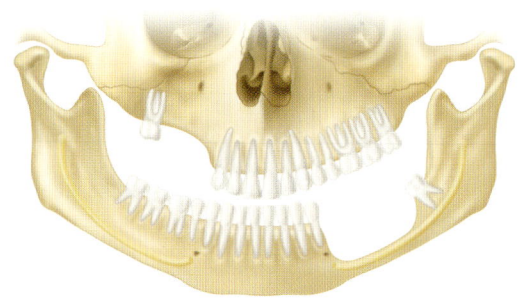

D亚类

**图22-17** 第Ⅲ类D亚类牙弓常见于上颌骨

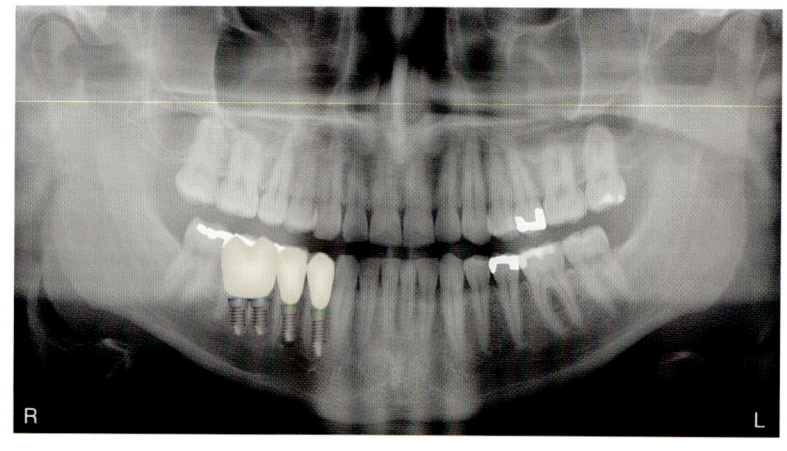

**图22-18** 第Ⅲ类C-h亚类患者利用骨高度为9 mm，可以植入长度为7~9 mm根型种植体支持固定修复。前牙在下颌运动中需要有合适的切导斜度，避免在较长的牙冠修复体上出现过度的侧向力

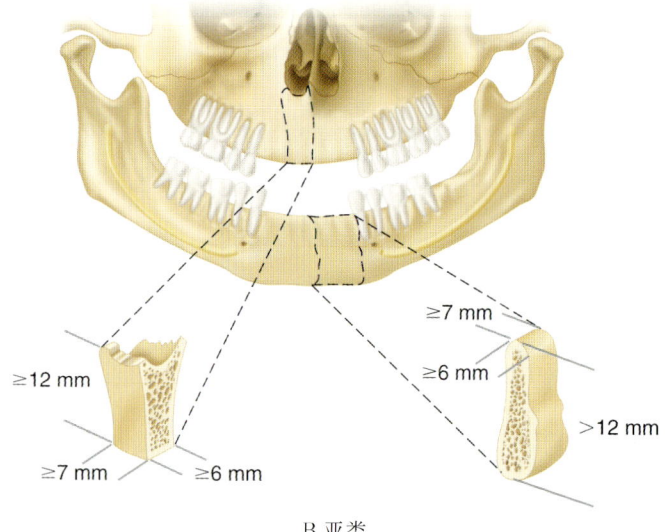

B亚类

**图22-19** 第Ⅳ类牙列缺损牙弓为跨越中线的前部缺牙区，当骨高度足够而骨宽度不足时，为B亚类

## B 亚类治疗计划

第 IV 类缺失 B 亚类骨质的患者常需在种植体植入前植骨。如果牙槽嵴是 B 亚类骨质或宽度不足以容纳 A 亚类种植体,那么可选用窄直径种植体勉强恢复美学效果和保持口腔卫生。一般来说前部较窄的牙槽嵴建议植骨(图 22-22),因为 A 亚类骨质的种植修复利于恢复上颌中切牙冠的轮廓、有较好的美学效果并方便日常维护。并且最好选用单冠修复。

在第 IV 类 B 亚类骨质的下颌骨,窄径的种植体(3.0~3.5 mm)经常用于单独的种植体支持的修复,有较好的美学和功能效果(图 22-23)。骨密度一般比较好,正中咬合时咬合力沿着种植体的长轴垂直往下传导。

尖牙是一个重要的基牙,当尖牙和邻近 2 颗牙缺失时,不建议采用两侧种植体支持式的固定桥修复。换句话说,当多颗牙缺失(包括尖牙时),必

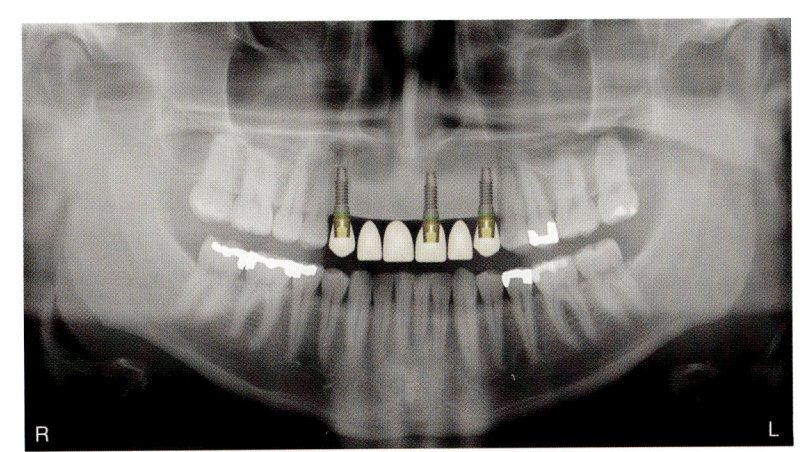

图 22-20 第 IV 类 A 亚类的牙弓能在关键位点植入理想型号的种植体

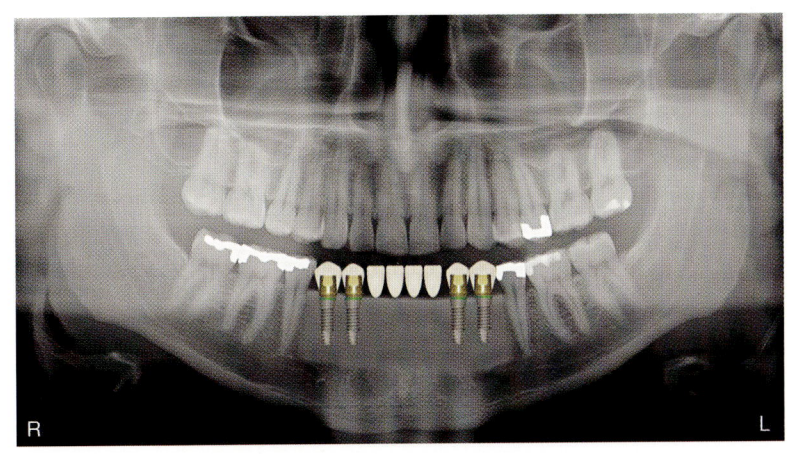

图 22-21 第 IV 类 A 亚类的下颌骨在关键位点植入种植体,当患者骨质密度好并且咬合力低时,在后牙区的植体和尖牙的植体连接起来时 2 个尖牙区不必植入种植体

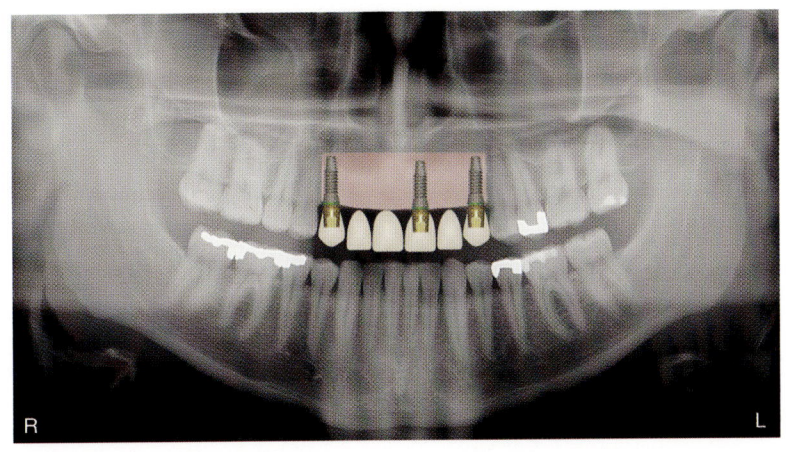

图 22-22 在第 IV 类 B 亚类的上颌骨,通常通过骨增量技术增加骨宽度后,在关键位点植入理想型号的种植体来支持固定修复

须有一个种植体用来恢复尖牙。羟基磷灰石和细胞真皮基质移植物等通常置于 B 亚类牙槽嵴的唇侧来恢复美学外形。即使是桥体区也可以用于恢复牙龈外形从而使唇部丰满度增加。

### C 亚类或 D 亚类治疗计划

如果植骨可将 C 亚类或 D 亚类骨质转成 A 亚类或 B 亚类便于植入骨内种植体，第 Ⅳ 类缺失的第一种选择即是植骨（图 22-24）。临床常采用自体骨移植。当 C 亚类或 D 亚类骨经植骨成为 A 亚类牙槽嵴后，种植体即可植入。治疗计划按照先前所阐述的步骤进行（图 22-25）。

在 C 亚类骨质，下颌前牙区因为限制较少，也可以通过植入种植体完成固定修复，即使当殆龈距离有 15 mm，由于此区域骨密度好，殆力传导方向佳，也可行种植固定修复。对于说话时下唇位置低，会暴露下前牙颈部的患者，可以设计为 FP-3 修复体（图 22-26）。

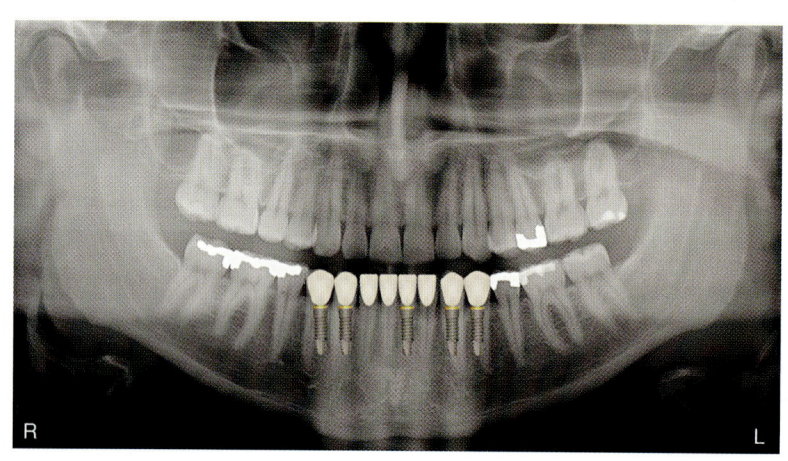

图 22-23 在第 Ⅳ 类 B 亚类的下颌骨可以植入 1 个窄径（3.0~3.5 mm）、理想长度（12 mm 或者更长）的种植体，需要在两颗尖牙之间选择一个关键位点植入

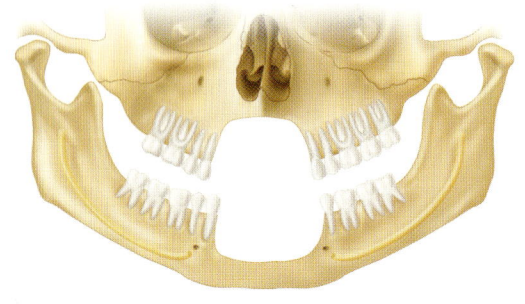

C 亚类

图 22-24 第 Ⅳ 类 C-h 亚类为骨高度不足，第 Ⅳ 类 C-w 亚类为骨宽度不足

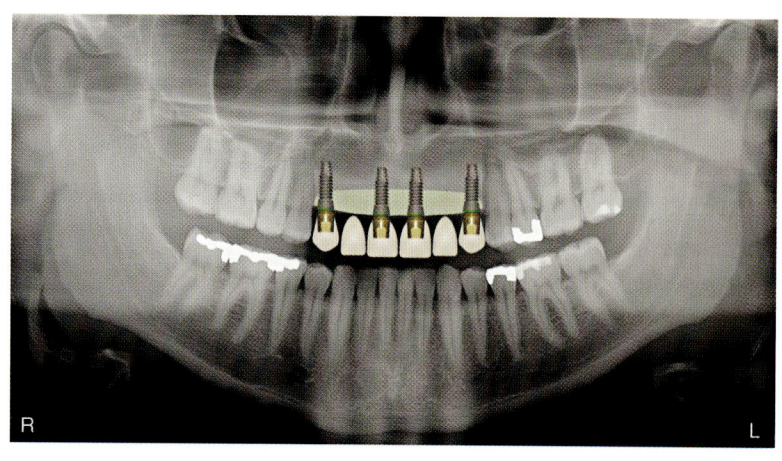

图 22-25 第 Ⅳ 类 C-w 亚类患者需要通过骨块移植增加宽度，在关键位点植入种植体。如果骨的密度不好或者咬合力比较大，需要增加额外的种植体

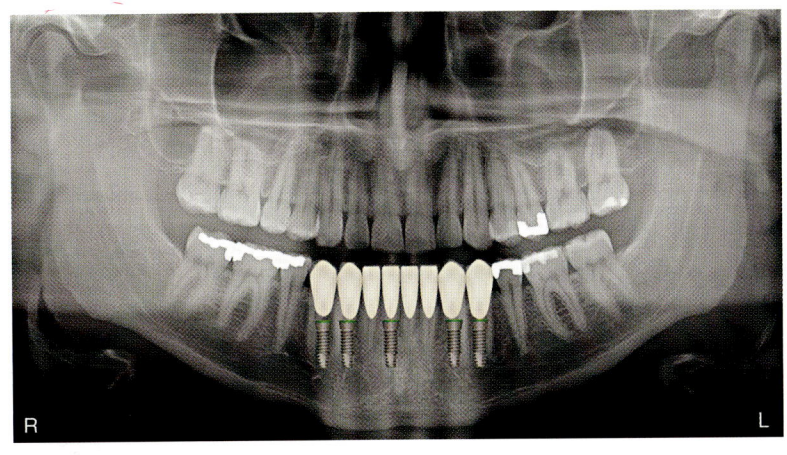

图 22-26 第 IV 类 C-h 亚类的下颌骨，通常能在关键位点植入种植体，骨密度一般都比较高，在正中咬合时，力沿着种植体长轴传导

## 牙列缺失的分类

Kent 和 Lousiana 牙科学院分类是牙列缺失分类的一种。它主要用于羟基磷灰石移植后的牙槽骨的常规修复。这种分类可以用于所有缺牙区，没有区域限制。Lekholm 和 Zarb 亚类仅仅提出了上颌骨和下颌骨前部分类，通常是针对无需植骨的根形种植体，且通常为固定修复而不需考虑生物力学因素。先前提到的 Misch 和 Judy 分类是本章提出牙列缺失牙弓分类的基础。本分类不仅可以区分骨量同时还可以具体到位置。它涵盖了牙列缺失最常见的种植支持修复类型。

根据 Misch 和 Judy 分类，无牙颌被分成 3 个区域。下颌骨包括从颏孔到磨牙后垫的左右后部区域以及位于颏孔之间的前部区域。前部区域通常位于双侧第一前磨牙之间（或第二前磨牙之间）。

上颌后部缺牙区是指左右两侧从第二前磨牙往后的区域，这是因为该区域有个重要的解剖标志——上颌窦，它决定了可用骨高度。上颌前部即双侧第一前磨牙之间的区域，位于上颌窦前部（图 22-27）。

牙列缺失的颌骨被分成不同的区域，每一个区域的骨质的分类又有不同，缺牙区 3 个区域的每部分的骨质分类都需独立评价。因此，可能存在 1、2 或 3 这 3 种不同分类。这种区域内骨质的不同分类比缺牙区区域的分类要使用得更多，即使在牙列缺损的情况下。

### 第 1 类

第 1 类无牙颌，3 个区域的骨质分类相似。因此，在第 1 类牙槽嵴中存在 4 种不同的分类。在第 1 类、A 亚类牙槽嵴，3 个区都有充足的骨质，多

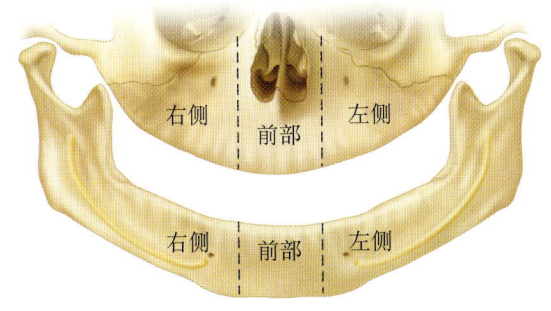

图 22-27 牙列缺失的牙弓可以分成 3 个分段，前段为下颌颏孔的近中之间或者两侧上颌窦前壁之间，右侧后段和左侧后段和患者的左右侧类似

颗根形种植体可以植入来支持最终修复体。一般来说，下颌用 5～9 颗种植体，上颌用 7～10 颗种植体支持固定修复。

在第 1 类、B 亚类牙槽嵴，3 个区有充足的骨质放置窄直径根形种植体。通常需要用骨成形术调整下颌前部转变为 A 亚类骨质来放置标准根形种植体。

在下颌后部或上颌后部有充足的骨高度进行骨成形术改善骨质。因此，如果后部种植体植入时没有同期做骨移植，通常在下颌放置几颗窄径种植体。每颗种植体替代一个牙根，来补偿种植体表面积的不足。

如果患者想要固定修复，尤其当对颌是天然牙时，上颌可以考虑植骨。如果对颌力很大，则需要在后牙区侧壁开窗植骨以增加种植体长度。

第 1 类、C-w 亚类牙槽嵴通常有充足的可利用骨高度但是宽度不足。如果患者想要一个种植体支持的可摘修复，那么下颌骨就需要骨成形术转变为 C-h 亚类牙槽嵴。治疗计划与第 1 类、C-h 亚

类相同。当想要固定修复时，在 C-w 牙弓中需要自体骨块 onlay 植骨保证种植体植入前转变为 A 亚类骨质。在上颌骨，通过骨成形术来增加骨宽度的效果不是特别好，一般通过骨增量术使牙槽嵴变成 A 亚类或 B 亚类。

第 1 类、C-h 亚类牙槽嵴通常不能提供种植体支持的长期固定修复的必须要求。种植体支持的 RP-4 或 RP-5 可摘修复体常可以减轻咬合负荷。下颌牙弓可以选择骨膜下种植体或前部的根形种植体来支持修复。这种修复必须为完全种植体支持式，这样才能防止口内后牙区因负荷造成的持续的骨吸收。但是如果前牙区为 C 亚类骨质，修复体的受力最好不要完全由前部的根形种植体承担。建议部分受力可由后部软组织支持。

在下颌被完全修复前，上颌无牙颌通常可以采用传统全口义齿修复。如果该区域传统义齿固位和稳定不佳，可以用羟基磷灰石移植来扩展上颌骨前部的丰满度。方圆形牙槽嵴可以在行使功能时抵抗咬合偏移。C-h 亚型上颌骨可以考虑在鼻下植骨同时在尖牙隆突区植入根形种植体，或上颌窦提升植骨后植入根形种植体。并在其上行 RP-4 修复。但是这两种方法手术难度大，且并发症发生率很高。

对于一些前部的骨质不良的患者，如果坚持行固定修复，可能需要自体髂骨移植来获得长期的美观效果。当然在某些条件下也需要行上颌窦植骨（图 22-28）。

第 1 类 D 亚类牙弓对传统和种植修复都是最具挑战的。如果第 1 类 D 亚类患者种植失败，可能会导致病理性骨折和几乎无法修复的后果。每一个患者都必须仔细权衡利弊。种植体可以置于下颌前部。然而，超过 20 mm 的冠高空间和下颌骨骨折可能在种植体植入或种植失败后导致明显的并发症。

通常最好的方法是用自体骨改变骨质，然后重新评价条件和调整合适的治疗计划。第 1 类 D 亚类牙槽嵴常采用自体髂骨移植。植骨 6 个月后，重新评估牙弓的骨条件，有可能转变为 C-h 亚类或 A 亚类骨量，这取决于患者自身因素。牙弓的前部和后部可以植入 5~9 个种植体来支持义齿。

## 第 2 类

在第 2 类牙列缺失中的牙弓，两后部骨质相似但不同于前部。在这类牙弓中最常见的是由于解剖条件限制后部骨质较前部少，例如在上颌窦以下或下颌管以上区域。这些缺牙区牙槽嵴在整个牙弓骨

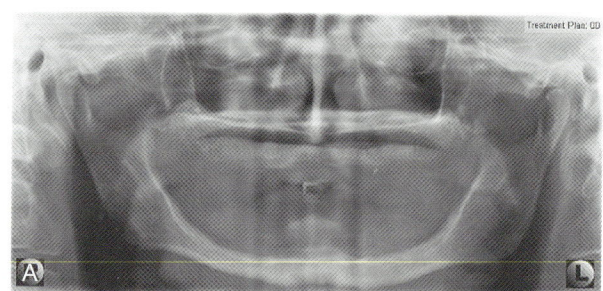
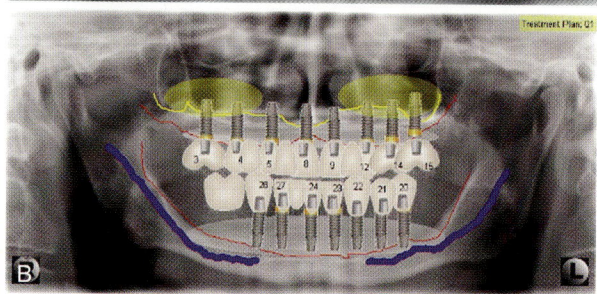
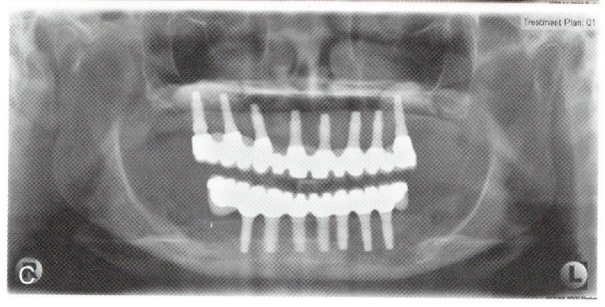

图 22-28 A. 第 1 类 C-h 亚类的上下颌牙列缺失，当需要设计制作固定修复体时应该通过自体骨移植使之恢复到 A 亚类；B. 种植治疗前计算机辅助设计的治疗计划：用 5~9 颗种植体植入已经进行骨移植的颌骨内；C. 一位患者上颌分类为 C-h 亚类，下颌已通过髂骨移植恢复为 A 亚类。图为患者行全口无牙颌种植体支持式固定修复后的曲面断层片

质分类中又有两种分类，前部骨质被首先提出因为它决定了整体的治疗计划。例如，当下颌孔之间为 A 亚类骨质、下颌孔远中为 C 亚类骨质时，成为第 2 类 A、C 亚类牙弓。这种情况很普遍，因为在下颌后牙区比前牙区吸收速度快 4 倍。因此，在下颌后牙区 onlay 植骨更困难，通常只在前牙区更多提供种植体支持。

第 2 类 A、B 亚类牙弓，此分类在后牙区可放置窄直径种植体。在前部区需要放置大直径的种植体以获得足够的种植体的支持（图 22-29）。当然如有可能，可将后部 B 亚类骨质转变为 A 亚类。当然对于 B 亚类骨质，onlay 植骨较之单纯的种植体植入风险大，愈合周期长。所以，如果缺牙区受力较小时可以不考虑 onlay 植骨。但是当患者要求很高或者受力很大时可以通过自体骨移植增加后部

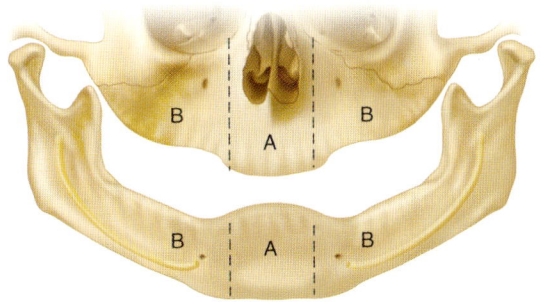

图 22-29 第 2 类 A、B 亚类牙弓，后牙区为 B 亚类，前牙区为 A 亚类，前牙区在无牙颌治疗中起主导作用，通常比后牙区有更多的骨质

骨宽度。在自体骨移植时，小的骨块可以在口内的骨块中直接获得。在上颌后牙区，通常考虑通过骨扩张植入 A 亚类种植体，骨密度越低越容易通过骨扩张达到 A 亚类骨量。

两种主要的模式存在于修复第 2 类 A、C 亚类牙槽嵴中。在下颌骨，最常见的选择是只使用前部种植体支持的根形种植体（图 22-30）。如果上颌骨后牙修复体需获得额外的支持，上颌骨可以考虑上颌窦植骨和种植体植入的联合治疗。因为下颌骨的骨密度通常优于上颌骨，𬌗力沿着牙弓的形态传递，下颌骨很少需要额外的后牙区植骨来获得支持。然而，对于一个方形牙弓或高咀嚼力（例如对颌是天然牙）的患者，后部常需要行 RP-4 或固定修复。在下颌骨，想获得更多的支持，可以使用 7 mm 的种植体。

一个后牙缺牙区严重骨吸收、前牙缺牙区有充足骨质的牙槽嵴，这种情况比较少见，更多的是发生在上颌骨。第 2 类 A、D 亚类患者的治疗与第 2 类 A、C 亚类相似。在上颌骨进行上颌窦植骨并植入骨内种植体或在下颌骨仅前部缺牙区植入种植体，同时伴有或不伴有自体骨移植，这些治疗方案是最常选择的。

第 2 类 B、C 亚类无牙颌主要有两种治疗选择。如果解剖条件允许，前部骨质可通过骨成形术转变为 A 亚类骨质。这类患者可以按第 2 类 A、C 亚类牙弓先前描述的方案进行治疗。当通过骨成形术提升骨质后，牙槽嵴仍然不能达到足够高度时，后牙区可通过上颌窦植骨来改善。此时可以参考第 1 类 B 亚类牙弓或第 2 类 A、B 亚类牙弓相同的方式修复整个牙弓。onlay 植骨比上颌窦植骨风险更大，因此下颌骨前牙区通常通过骨成形术转变为 C 亚

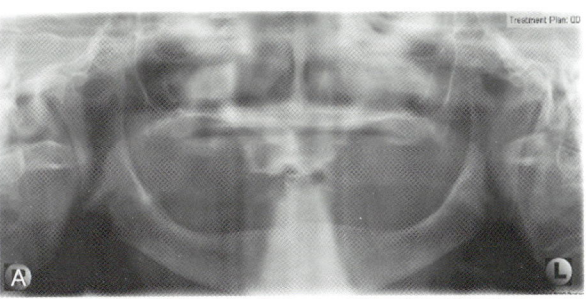
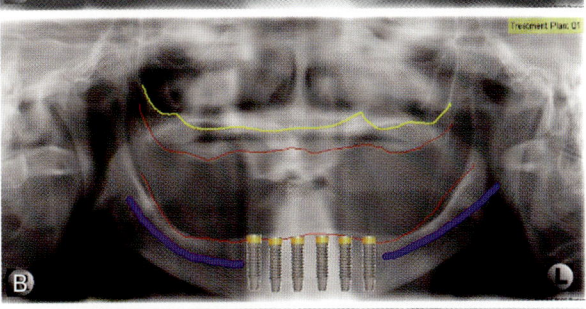
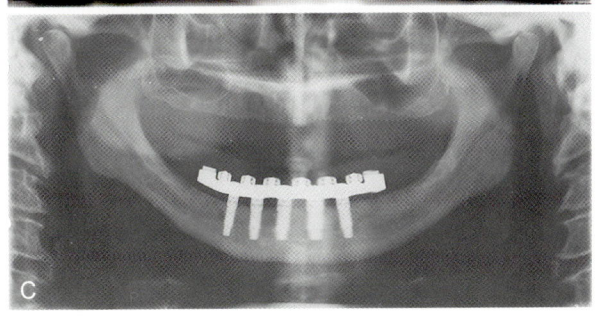

图 22-30 A. 第 2 类 A、C 亚类牙槽嵴的治疗选择；B. 计算机辅助设计的治疗方案：在下颌前牙区可用骨量较多区域进行种植体植入，利用前部种植体支持修复体的后部结构形成悬臂梁，这种设计符合生物力学标准；C. 在有较高咀嚼应力或者夜磨牙的情况下，这种牙弓类型的修复体可设计成 RP-4 形式

类骨质，用前牙种植体和 RP-4 修复，患者是下颌第 1 类 C 亚类的牙弓则选择 RP-5 修复。

患者后牙缺牙区严重萎缩、前部有充足牙槽嵴骨宽度和高度的牙弓被定义为第 2 类 B、D 亚类牙弓。这种条件的牙弓几乎不可能出现在下颌骨，但偶尔发生在上颌骨。这些患者的治疗方式与第 2 类 B、C 亚类牙弓相似。主要的区别是后牙区需要更大量的植骨，同时在种植体植入和修复重建前需要更长的愈合周期。在下颌，第 2 类 C、D 亚类患者治疗与第 1 类 D 亚类下颌骨牙弓相似，都需要在种植体植入前做自体骨移植（图 22-31）。

## 第 3 类

在第 3 类牙列缺失的牙弓，上颌或下颌后牙区的骨质相互不同。这种条件较之其他两类更为少见。相对来说，上颌比下颌可能性较大。我们在描述骨

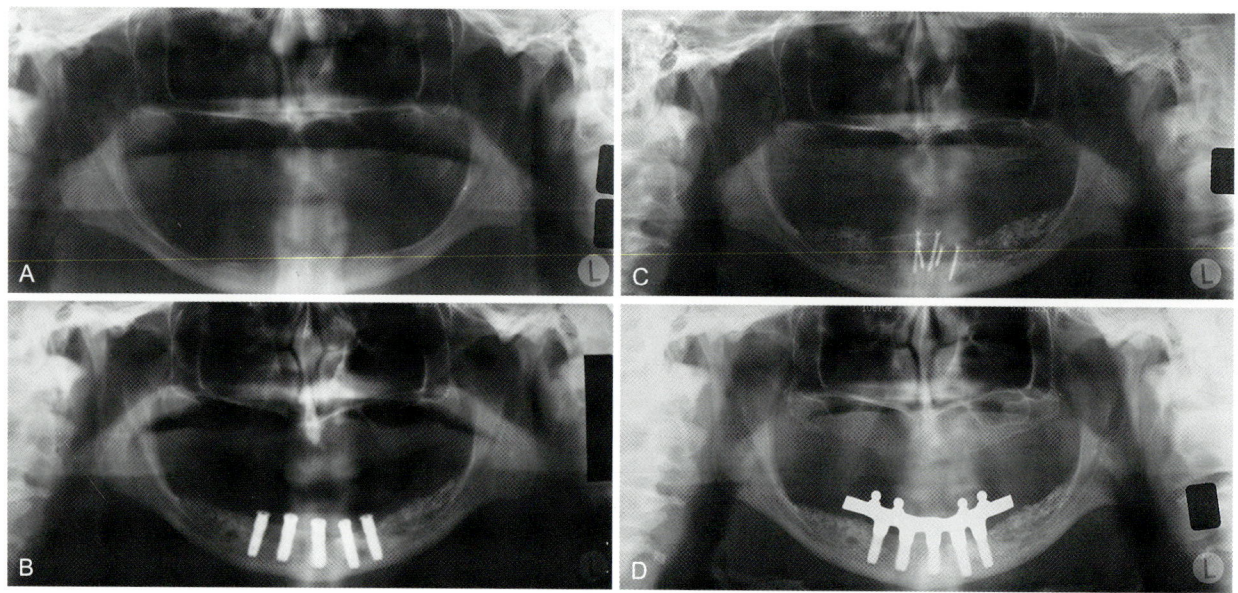

图 22-31　A.第 2 类 C、D 亚类的患者下颌骨的治疗方案可以与第 1 类 D 亚类的患者治疗方案相似；B.先进行牙槽嵴植骨，使之恢复获得修复体设计所必需的适当骨量（A 亚类）；C.种植体植入前；D.最终修复体的完成

量时，前部骨量首先列出，然后是右侧后部，最后是左侧后部。因此，牙列缺失的上颌牙弓在前牙区有充足骨量，在左侧后部没有种植体植入可利用的骨质，在右侧后部有充足的骨质是第 3 类牙列缺失 A、B、D 亚类的牙弓（图 22-32）。

患者下颌在右侧后部有充足骨质而另一侧骨质不足时，但前部骨质充足称为第 3 类 A、B、C 亚类牙槽嵴。窄直径种植体置于右侧后部，根形种植体置于前部支持修复。如果下颌左侧额外的修复需要支持，许多病例中在前部植入多颗根形种植体连同后部种植体形成支架，用悬臂梁修复。第 3 类 A、C、B 亚类患者是第 3 类 A、B、C 亚类的对应分类，处理方法一致。

第 3 类 A、D、C 亚类（或第 3 类 A、C、D 亚类）患者的治疗计划与第 2 类 A、C 亚类先前讨论的计划相似。前部缺牙区可植入骨内根形种植体，如果修复需要更多的后部支持，尤其在上颌后牙区，则考虑后牙区植骨。前部为 B 或 C 亚类的第 3 类患者，与第 2 类前部 B 或 C 亚类骨质的患者治疗计划相似。

在上颌骨偶尔还可能出现前部骨量不足、一侧后牙区需要上颌窦植骨的情况，即第 3 类 C、A、D 亚类。如果是方圆形牙弓，在尖牙区有合适的骨量和理想的受力的这类情况，可以在一侧进行上颌窦植骨后在尖牙区和后牙区植入种植体，进行全牙弓的固定修复（图 22-33）。

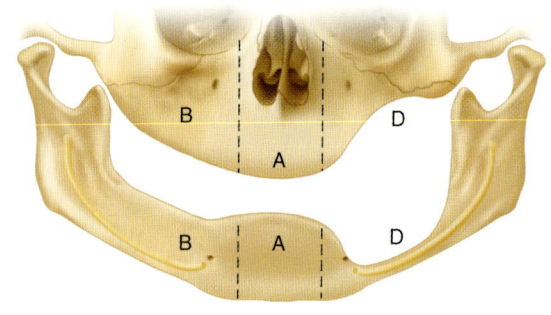

图 22-32　第 3 类，A、B、D 情况下前牙区域有足量的骨（A），右侧后区有适中量的骨（B），而左侧后牙区则骨量严重不足（D）。如果上颌后区需要种植，上颌窦提升是常规治疗方法，但是在下颌后区（D 亚类）行骨增量也很常见，利用增加前部种植体数目（A 亚类）来支持的悬臂梁修复相对更加典型，另一个选择就是在右侧后牙区使用窄直径种植体，和前牙的种植体连在一起修复

第 3 类牙弓中还有一种状况，即当前部缺牙区与一侧后部缺牙区相似时。例如，第 3 类 C、D、C 亚类牙槽嵴：C 亚类骨质的前部、严重吸收的右侧牙槽骨、中度萎缩吸收的左侧牙槽骨。在这类下颌牙弓，尽管在 C 亚类后牙区可以植入圆盘状种植体或者长度为 7 mm 的根型种植体，但前部骨质有充足的骨量可以植入种植体完成修复。这类上颌骨常需要上颌窦植骨和鼻底提升，因为生物力学和骨的质量都很差，牙弓前部缺牙区决定整个治疗计划。

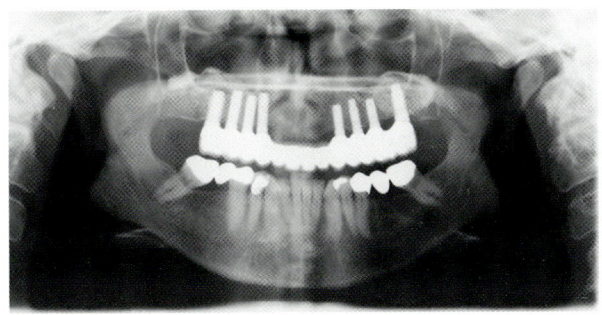

图 22-33　上颌第 3 类 C、D、E 亚类方圆形牙弓情况下需要双侧上颌窦提升，尖牙区种植也需要鼻底提升术，以利于种植体植入并制作固定修复体

仅有后部种植体植入而没有前部支持的情况很少见。在传统修复中 Kennedy-Applegate 第Ⅰ类、第Ⅰ亚类患者，前部缺牙区通常用一个前部的固定义齿或后牙支持式可摘局部义齿来修复。这样可以限制修复体的转动，同时减小了传递到基牙上的应力。在传统修复中，当尖牙和两颗邻近牙缺失时，不推荐固定义齿修复，这也适用于当 6 颗前牙缺失，种植体不能植入的情况。这些被时间验证的传统的修复原则指出：后部的种植体不应该没有前部种植体或自然前牙支持而独立存在。然而，这个原则在上颌常被忽略，操作者通常依赖于上颌窦植骨和在后牙区植入种植体。如果尖牙区没有种植体植入，那么缺乏前部支持会导致修复体旋转且会加速后部骨吸收。

两侧后部的修复体因为第一前磨牙之间跨度太大很难相连，后部种植体排列接近直线，缺乏生物力学优势，前部旋转的力和后部侧向力作用在这些直线性种植体上会增加种植失败率。失败后患者的条件经常比种植治疗前更糟。通常更谨慎的做法是说服患者在前部做 onlay 植骨和植入种植体，做一体式全牙弓修复体。

## 小　结

在牙列缺损的牙弓，该分类充分形象化地分析了牙齿和骨量两大要素，很好地概括了牙列缺损的种植设计。该分类的基础是 Kennedy-Applegate 系统（在修复中最常用的分类）。在牙列缺失的牙弓这一分类方法基于对骨量评估也有所运用。总的来说，修复牙列缺损和牙列缺失的治疗计划都能根据这个分类方法而制订。

## 参 考 文 献

[1] Misch CE: Available bone improved surgical concept in implant dentistry. Paper presented at the Alabama Implant Study Group, Congress XI, Birmingham, AL, May 1985.

[2] Misch CE, Judy WMK: Classifications of the partially edentulous arches for implant dentistry, Int J Oral Implantol 4:7–12, 1987.

[3] Cummer WE: Possible combinations of teeth present and missing in partial restorations, Oral Health 10:421, 1920.

[4] Kennedy E: Partial denture construction, Brooklyn, NY, 1928, Dental Items of Interest.

[5] Bailyn M: Tissue support in partial denture construction, Dent Cosmos 70:988, 1928.

[6] Neurohr F: Partial dentures: a system of functional restoration, Philadelphia, 1939, Lea & Febiger.

[7] Mauk EH: Classification of mutilated dental arches requiring treatment by removable partial dentures, J Am Dent Assoc 29:2121, 1942.

[8] Godfrey RJ: Classification of removable partial dentures, J Am Coll Dent 18:5, 1951.

[9] Beckett LS: The influence of saddle classifications on the design of partial removable restoration, J Prosthet Dent 3:506, 1953.

[10] Friedman J: The ABC classification of partial denture segments, J Prosthet Dent 3:517, 1953.

[11] Austin KP, Lidge EF: Partial dentures: a practical textbook, St Louis, 1957, Mosby.

[12] Skinner CNA: Classification of removable partial dentures based upon the principles of anatomy and physiology, J Prosthet Dent 9:240–246, 1959.

[13] Applegate OC: Essentials of removable partial denture prosthesis, ed 3, Philadelphia, 1965, WB Saunders.

[14] Avant WE: A universal classification for removable partial denture situations, J Prosthet Dent 16:533–539, 1966.

[15] Parameters of care for the American College of Prosthodontists, J Prosthodont 5:3–71, 1996.

[16] Garry TJ, Nimmo A, Skiba JF, et al: Classification system for partial edentulism, J Prosthodont 11:181–193, 2002.

[17] Marcus SE, Drury TF, Brown LJ, et al: Tooth retention and tooth loss in the permanent dentition of adults: United States 1988–1991, J Dent Res 75(special issue):684–695, 1996.

[18] Laney WR, Gibilisco JA: Diagnosis and treatment in prosthodontics, Philadelphia, 1983, Lea & Febiger.

[19] Cecconi B, Asgtar K, Dootz E: The effect of partial denture clasp design on abutment tooth movement, J Prosthet Dent 25:44, 1971.

[20] Thompson W, Kratochvil F, Caputo A: Evaluation of photoelastic stress patterns produced by various designs of bilateral distal-extension removable partial dentures, J Prosthet Dent 38:261, 1997.

[21] Davis WH: Neurologic complications in implant surgery. In American Association of Oral and Maxillofacial Surgeons Congress, Clinical Study Guide, 1992.

[22] Fonseca RJ, Davis HW: Reconstructive preprosthetic oral and maxillofacial surgery, ed 2, Philadelphia, 1995, WB Saunders.

[23] Naert I, Quirynen M, van Steenberghe D, et al: A six year prosthodontic study of 509 consecutively inserted implants for the treatment of partial edentulism, J Prosthet Dent 67:236–245, 1992.

[24] van Steenberghe D, Lekholm U, Bolender C, et al: The applicability of osseointegrated oral implants in the rehabilitation of partial edentulism: a prospective multicenter study on 558 fixtures, Int J Oral Maxillofac Implants 5:272–281, 1990.

[25] Walton JN, Gardner MF, Agar JR, et al: A survey of crown and fixed partial denture failures: length of service and reasons for replacement, J Prosthet Dent 56:416–420, 1986.

[26] Andersson B, Odman P, Lidvall AM, et al: Single tooth restorations supported by osseointegrated implants, Int J Oral Maxillofac Implants 10:702–711, 1995.

[27] Henry PJ, Laney WR, Jemt T, et al: Osseointegrated implants for single tooth replacement. A prospective 5-year multicenter study, Int J Oral Maxillofac Implants 11:450–455, 1996.

[28] Misch CE, Bidez MW: Implant protected occlusion, a biomechanical rationale, Compend Contin Educ Dent 15:1330–1344, 1994.

[29] Kent JN: Correction of alveolar ridge deficiencies with non-resorbable hydroxylapatite, J Am Dent Assoc 105:99–100, 1982.

[30] Lekholm U, Zarb GA: Patient selection and preparation. In Brånemark PI, Zarb GA, Albrektsson T, editors: Tissue integrated prostheses: osseointegration in clinical dentistry, Chicago, 1985, Quintessence.

[31] Misch CE: Classification of partially and completely edentulous arches in implant dentistry. In Misch CE, editor: Contemporary implant dentistry, St Louis, 1993, Mosby.

[32] Misch CE: Available bone influences prosthodontic treatment, Dent Today 7:44–75, 1988.

[33] Misch CE: Maxillary sinus augmentation for endosteal implants: organized alternative treatment plans, Int J Oral Implantol 4:49–58, 1987.

[34] Tolman DE, Keller EE: Management of mandibular fractures in patients with endosseous implants, Int J Oral Maxillofac Implants 6:427–436, 1991.

[35] Misch CE: Iliac crest grafts and endosteal implants to restore 35 severely resorbed totally edentulous maxillae: a retrospective study. In Proceedings of the Second World Congress of Osseointegration, Rome, October 1996.

[36] Li KK, Stephens WL, Gliklich R: Reconstruction of the severely atrophic edentulous maxilla using the Lefort I osteotomy with simultaneous bone graft and implant placement, J Oral Maxillofac Surg 54:542–547, 1996.

# 第 23 章

# 后牙区单颗牙种植修复：治疗方案和适应证

Carl E. Misch

70% 的美国人至少缺失一颗牙，从 1999—2004 年的调查发现，收入高于贫困水平的人群平均缺牙数目为 2.96 颗，低于贫困水平的人群平均缺牙数目为 4.15 颗，经济收入不是成人平均缺牙数目的主要影响因素（图 23-1）。跟过去相比，单颗种植牙修复在口腔修复中所占比重更大。在 1960 年，美国 55 岁以上人群平均拥有 7 颗天然牙。如今，65 岁老年人平均有 18 颗天然牙，美国人口生育高峰期出生的人口（1946—1964 年），在 65 岁有望平均拥有至少 24 颗天然牙（图 23-2）。

目前，成年人缺失第一颗牙齿年龄通常在 35～54 岁。50～59 岁美国人的全国调查报告显示，约 30% 的人存在单颗或者多颗后牙缺失[1]。这部分人有较高的可支配收入，且至少有保险公司支付口腔护理费用。后牙区单颗种植修复治疗费用有 7% 来自保险公司的年度牙科保健补偿，每年总计超过 32 亿美元[2,3]。因为大多数保险公司的补偿常少于 50%，所以单颗牙修复治疗费用每年总共约 70 亿美元。

## 后牙缺失

第一磨牙是口腔内最先萌出的恒牙，在维持牙弓形态和正确咬合关系中发挥着关键作用。第一磨牙常最先发生龋坏，成年患者通常有一个或多个冠修复体，用以恢复牙齿形态并取代原有的大面积充填物。冠修复体的使用寿命各项报道差异较大，平均使用寿命约为 10.3 年。冠修复体失败的主要原因包括牙体牙髓治疗、崩瓷和（或）牙折、修复体脱落。由于这些并发症外加龋坏，使基牙面临被拔除的风险，也是成年人单颗后牙缺失的主要原因[1-9]（图 23-3）。

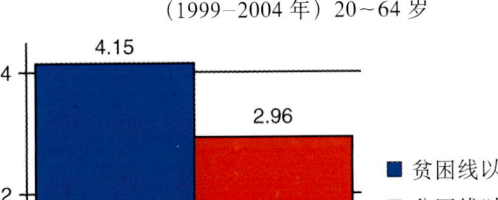

图 23-1  20~64 岁人群尽管经济收入不同，但平均缺牙数目相似

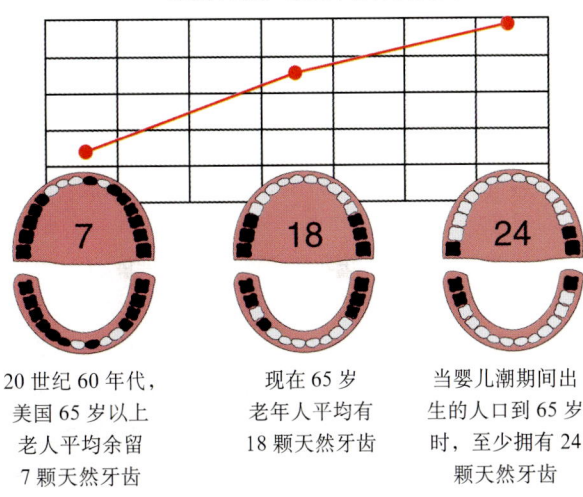

图 23-2  自 1960 年以来，年龄超过 65 岁人群缺牙数量已经降低

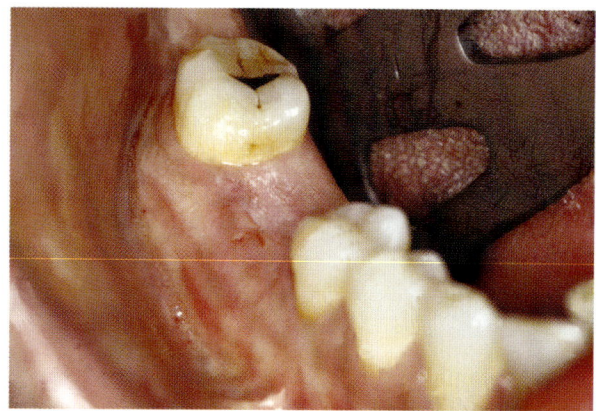

图 23-3　下颌第一磨牙常常是第一颗缺失的恒牙

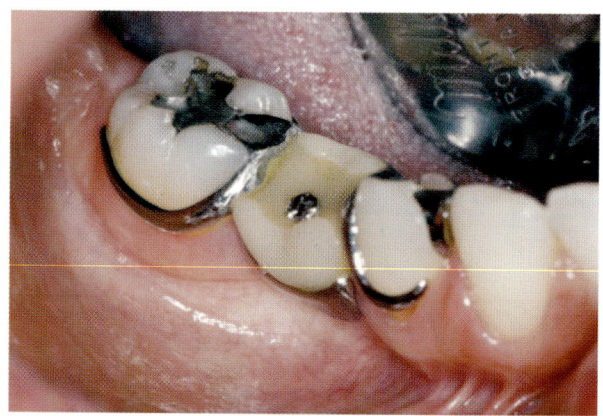

图 23-4　单颗后牙缺失极少以可摘义齿作为最终修复体

## 单颗后牙缺失的治疗方案

循证医学可以认真、明确、明智地根据现有的最佳证据来制订个性化的治疗方案[10]。经过多年研究发现的客观临床证据既能推翻早期被认可的治疗方案，也能通过调整使原有的治疗方案更加有效和安全[10]。有证据支持的循证医学原则适用于单颗后牙缺失的修复治疗方案的制订。

单颗后牙缺失的修复有 5 种治疗方法（框图 23-1）。无论选择哪一种治疗方案，必须认真评估咬合空间，垂直距离不足是任何修复治疗的禁忌证，必须在修复前调整咬合曲线和上下颌颌位关系。

### 可摘义齿

可摘局部义齿（RPD）是单颗后牙缺失的修复方法之一（图 23-4）。尽量为患者提供固定修复体是口腔修复治疗的一个基本原则[8]。RPD 通常适用于修复缺失 3 颗以上后牙缺失，或尖牙伴 2 颗以上邻牙缺失的病例。很少有单颗后牙缺失的患者愿意接受 RPD 作为永久修复方案。

可摘义齿修复多颗牙缺失的优点为：易于邻牙的日常清洁，缺失牙位于美学区伴有大量组织缺损时可以恢复软组织，维持上唇丰满度，对邻牙最低的预备量，降低治疗成本（框图 23-2）。但没有报道认为单颗磨牙缺失用 RPD 修复有优势。

可摘义齿不能维持骨量，上颌后牙常位于美学区（特别是上颌前磨牙），骨吸收可引起美学缺陷。后牙区单颗或双颗牙缺失用可摘义齿修复并不能恢复咬合功能。因此，患者接受 RPD 修复的两个原因：美学考量和保持缺牙间隙。因为需要扩展义齿基托并在对侧设置卡环以保证修复体的固位稳

> **框图 23-1　可选方案：单颗牙修复**
>
> 1. 可摘局部义齿（RPD）
> 2. 树脂粘接型修复体
> 3. 间隙保持器
> 4. 固定桥修复（FPD）
> 5. 种植修复

> **框图 23-2　可摘局部义齿修复的优点**
>
> 1. 易于保持口腔卫生
> 2. 美学区软组织缺损的恢复
> 3. 支持上唇丰满度
> 4. 最小牙体预备量
> 5. 降低治疗成本

定，所以与其他修复方式相比，更易引起食物残留和邻牙的菌斑积聚（框图 23-3）。目前，很少有单颗后牙缺失以 RPD 修复后使用寿命和邻牙状况的临床报道。所以，基于循证医学，并不推荐使用可摘义齿修复。

RPD 修复引起的菌斑积聚增加了龋病和牙周并发症的风险。近期 Shugars[3] 和 Aquilino[11] 等人报道了后牙非游离端缺失后邻牙的保留状况，RPD 以每侧缺隙的邻牙作为支持，邻牙存留率为 17%~44%，在 4.2~13.5 年内拔除，与其他修复方式相比邻牙存留率更低[3,11-14]。患者不使用 RPD 修复，邻牙的存留率反而较高。

因此，不建议以 RPD 作为单颗后牙缺失的最终修复方案，因为它可能加快邻牙拔除的速度，RPD 最常用于美学区的过渡义齿。

| 框图 23-3　单颗牙缺失可摘义齿修复缺点 |
| --- |
| 1．扩展义齿基托——常需跨牙弓稳定性
2．易积聚食物残屑、菌斑
3．有动度
　　a．影响发音
　　b．咀嚼功能低下
4．临床研究不足
5．造成缺牙区骨吸收
6．基牙缺失率高（10 年内达 44%） |

| 框图 23-4　树脂粘接固定局部义齿的优点 |
| --- |
| 1．牙体预备少
2．利于年轻患者（无需冠修复，无侵及牙髓风险）
3．颌骨未发育完成的患者作为可选择性方案 |

| 框图 23-5　树脂粘接固定局部义齿的缺点 |
| --- |
| 1．较高脱落率（3 年内达 50%）
　　a．患者和医生的不便
2．部分脱落时基牙龋坏的风险 |

## 树脂粘接局部固定义齿

修复单颗后牙缺失的第二种方法是利用旁边的天然牙作为基牙，以树脂粘接固定局部义齿修复。主要的优点为基牙预备量少，与固定局部义齿（FPD）相比治疗费用较低（框图 23-4）。

关于失败率的报道，各文献差异较大，大多数文献认为 10 年内失败率至少为 30%，高者在 11 个月内失败率达到 54%[6,5-17]。另外，早期的有孔设计也表现出较低的存留率（框图 23-5）。

大多数树脂粘接固定修复失败是由于粘接失败（局部粘接导致的龋坏引起）造成的。在口内不同区域使用此方法修复成功率不同，从高到低依次为：上颌前牙区、下颌前牙区、上颌磨牙区、下颌磨牙区[18]。所以，后牙缺失树脂粘接固定修复成功率不及前牙区。

修复体失粘接最常发生于功能咀嚼时，如果在社交活动进食时发生修复体脱离，则可能引起患者的尴尬，甚至出现危险。树脂粘接固定修复可能发生部分粘接剂脱落，导致基牙的龋坏。患者选择此修复方法通常因为其经济能力或者希望尽量保存牙体组织。此修复方法与 RPD 相比更易为患者接受，但是，因为较高的脱落率和继发龋，此修复方法一般用作过渡性的修复方式。

## 维持后牙区缺牙间隙

第三种治疗方法为不修复缺失后牙，而维持该缺牙间隙。修复缺失牙一般是为了防止以下并发症：邻牙倾斜、对颌牙伸长、菌斑滞留、龋坏、牙周疾病和维持牙弓的完整性[8,14]（图 23-5）。可以推断这些并发症会导致邻牙拔除，这也被认为是 30 岁后牙缺失牙的第二个最普遍病因。临床研究评估长期存在 1 或 2 颗的缺牙间隙，在 8~12 年后邻牙缺

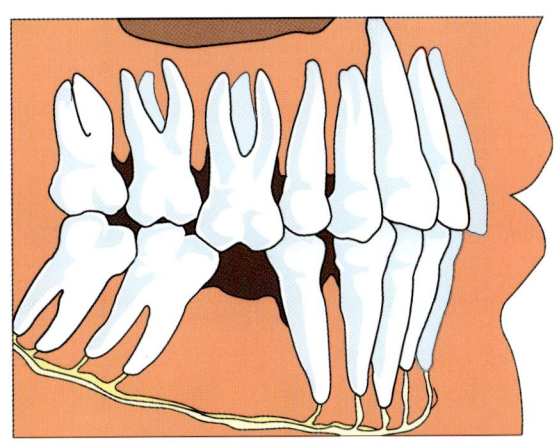

图 23-5　文献中下颌第一磨牙拔除后需修复的原因有 82 个，主要原因是为了防止邻牙倾斜，对颌牙伸长，最终导致其他牙的缺失

失率为 8%~25%[3,13,14]。Aquilino 等人[11]的报道，后牙缺失 10 年后邻牙缺失率为 18%。

不修复缺失牙的一种情况是牙间隙较小。当缺牙间隙小于 6 mm 时，口内现有的咬合关系可使邻牙不发生倾斜、对颌牙伸长。现有的咬合关系可使邻牙有 2 颗对颌牙与之发生咬合接触，这样可以避免邻牙倾斜和伸长。这种情况常发生于下颌第三磨牙已萌出，下颌第二前磨牙缺失时，或矫正治疗时第一前磨牙被拔除时。关闭较小缺牙间隙可考虑正畸治疗或增加邻牙冠宽度的修复方法。

后牙区缺失牙的牙位影响修复治疗方案的制订。一般来说，如果第三磨牙缺失，作者认为无需修复缺失的下颌第二磨牙[19]（图 23-6）。下颌第二磨牙不在美学区。90% 的咀嚼功能由下颌第一磨牙的近中以前的部分承担，修复下颌第二磨牙的主要原因并非处于功能考虑，第二磨牙在咀嚼时测得的

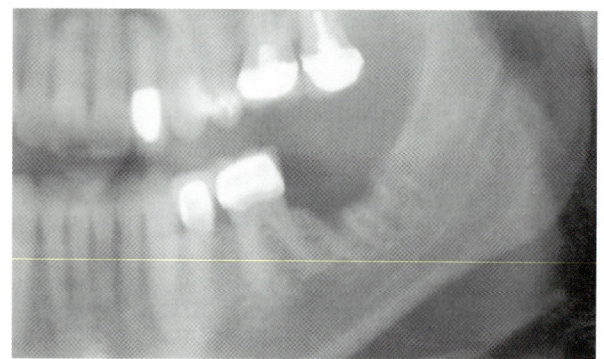

图 23-6  当下颌第二磨牙缺失后不予修复有许多优点，只有很少缺点

框图 23-6  修复下颌第二磨牙的缺点

1. 不在美学区
2. 伸长的上颌第二磨牙不在美学区且无咬合功能
3. 承担少于 5% 的咀嚼功能
4. 咬合力增大 10%（增加骨吸收、崩瓷、基台螺丝松动风险）
5. 常出现咬合干扰
6. 下颌神经管在此区域位置较高且不确定
7. 密质骨较少
8. 颌下腺凹较深
9. 牙槽骨与咬合平面角度更大
10. 有限的修复空间和粘接力（增加冠脱落风险）
11. 螺丝放置困难
12. 准确植入种植体受限
13. 反𬌗时，种植体比上颌更偏颊侧
14. 口腔清洁较困难
15. 易咬颊
16. 术后切口易裂开
17. 功能异常时下颌骨弯曲更大
18. 治疗费用较高
19. 当下颌第三磨牙近中倾斜时，缺牙间隙过小

咀嚼力较第一磨牙大 10%。并且，生物力学相关并发症是更大的风险，包括基台螺丝松动。在下颌前伸时，下颌第二磨牙常在工作侧和非工作侧出现咬合接触，增加了应力及咬合干扰，也增加了崩瓷的发生率。冠高空间（CHS）不足，限制了种植体的植入及基台螺丝和基台的就位，尤其是反𬌗时，基台高度降低也影响冠的粘接强度。此区域接近颊肌运动，所以经常发生咬颊（框图 23-6）。

下颌第一磨牙中部前方下颌神经管的走形与颏孔处于同一水平，而第二磨牙位置下颌神经管变化较大，可获得骨的高度不足，所以在种植体备洞和植入时，增加了损伤血管神经束及感觉异常的风险。下颌第二磨牙区域的骨质较下颌其他区域差，骨吸收和种植体失败的风险增大[20]。与下颌前磨牙和下颌第一磨牙相比，颌下腺凹在下颌第二磨牙区域比较深，种植体倾斜角度增大，使种植体颈部应力增大，因而增加了骨吸收和基台螺丝松动风险。此外，面动脉位于颌下腺内，勾绕下颌切迹到达面部。如果下颌第二磨牙舌侧骨板穿孔，可能损伤面动脉，引起危及生命的出血。在开口和第二磨牙𬌗力较大时下颌骨扭曲变形增大，对咀嚼动力学是不利的。因此，对磨牙症或紧咬牙的患者不建议选择种植修复。第二磨牙种植或固定修复的治疗费用不能保证预期的治疗效果。所以，当下颌第三磨牙和第二磨牙均缺失时，不需要修复下颌第二磨牙。

不修复下颌第二磨牙的主要缺点在于：潜在的上颌第二磨牙伸长、以至于需要拔除，从而丧失了正常的邻接接触（增加了龋坏、牙周疾病的风险）。上颌第二磨牙伸长不会引起美学缺陷和咬合问题，因为即使伸长，下颌功能运动时，位于下颌第一磨牙后面，不会影响下颌运动轨迹。如果患者或医生关注到上颌第二磨牙伸长，可以将下颌第一磨牙以冠修复，使之与上颌第二磨牙近中边缘嵴建立咬合接触，或上颌第二磨牙与上颌第一磨牙行联冠修复。

另一方面，如果上颌第二磨牙缺失，下颌第二磨牙伸长，当下颌前伸或侧方运动时会引起咬合干扰。一般而言，上颌第二磨牙缺失，当存在对颌牙时应进行种植修复（图 23-7）。

当下颌第三磨牙存在并正常行使咬合功能时，下颌第二磨牙缺失应修复治疗（图 23-8）。另外，一些患者要求恢复牙列完整，不论是否存在下颌第三磨牙，仍希望修复缺失的下颌第二磨牙（图 23-9）。如果骨量充足，手术和神经损伤风险较低时，可以种植修复下颌第二磨牙。然而，这种情况通常属于特例而并非治疗原则，而且只恢复成前磨牙尺寸。

另一个下颌第二磨牙缺失需种植修复的情况是，患者缺失下颌全部磨牙，咬合力量过大（如严重的副功能），此时可考虑种植 2~3 颗种植体修复缺失牙齿（图 23-10）。

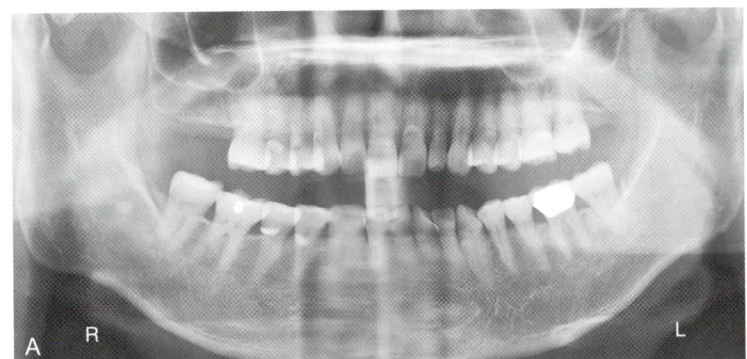
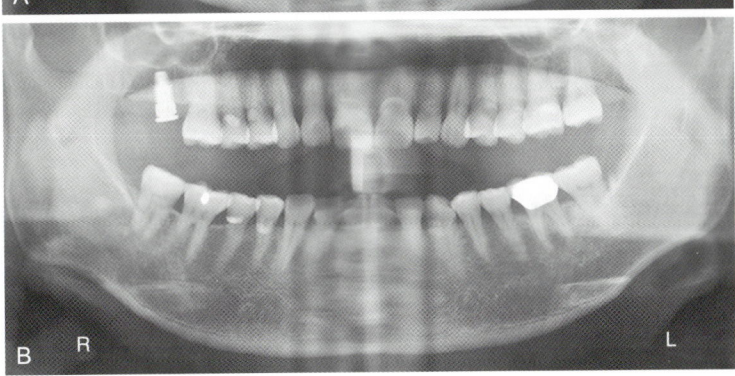

图 23-7 A.当上颌第二磨牙缺失不予修复，有很多缺点；B.种植修复上颌第二磨牙可以纠正下颌的殆平面

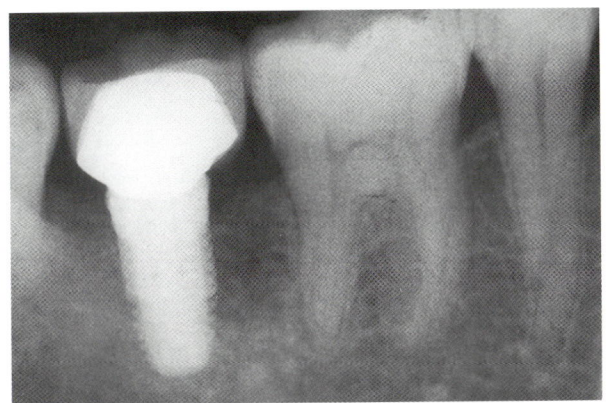

图 23-8 下颌第三磨牙存在并正常行使咬合功能时，下颌第二磨牙缺失通常需修复

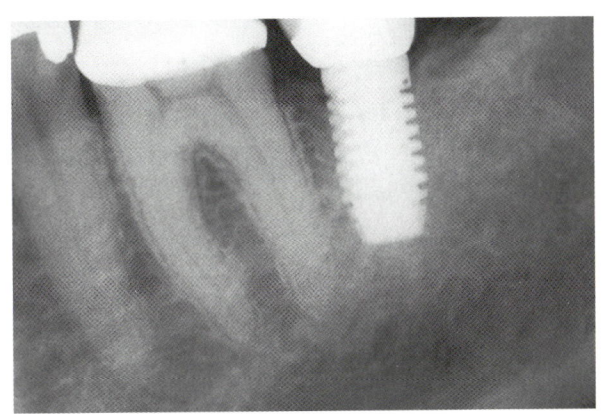

图 23-9 尽管有时没有必要，但还是有一些患者要求修复缺失的下颌第二磨牙，当缺牙区条件较好时，可以植入单颗种植体，在此区域选择种植修复的缺点较少，常将牙冠修复至前磨牙大小

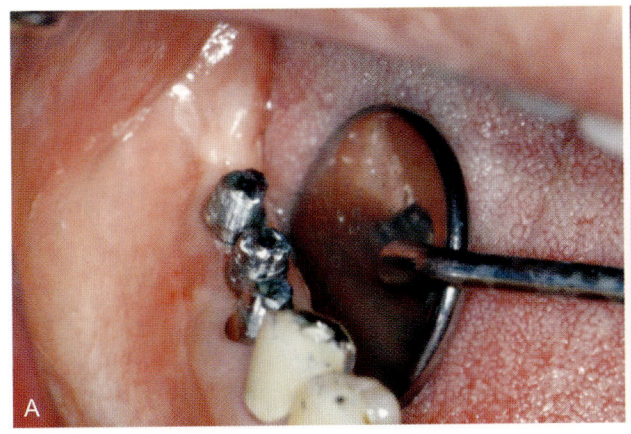
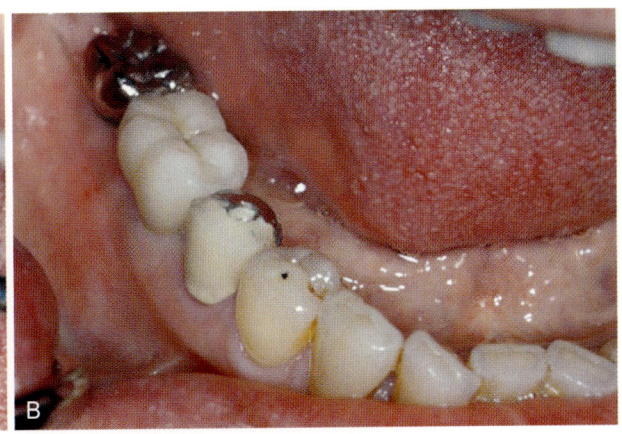

图 23-10 A.下颌第二磨牙、下颌第一磨牙同时缺失时，下颌第二磨牙需修复；B.咬合力较大时，缺失的2颗牙常需3颗种植体修复

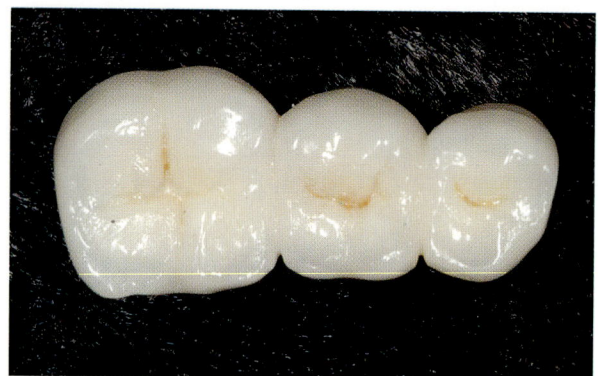

图 23-11 后牙缺失以三单位 FPD 修复，是牙学院最常讲授的治疗方案

框图 23-7　固定局部义齿的优点

1. 最常见的治疗方法（医生偏爱）
2. 降低治疗时间（两次就诊，1~2周间隔）
3. 恢复功能，美学和牙弓完整性
4. 较少考虑骨和软组织
5. 已证实的长期存留率
6. 降低治疗费用－牙科保险涵盖，降低患者成本
7. 可适用于少于 6 mm 的近远中间隙
8. 基牙松动可以通过固定修复固定
9. 增加患者依从性和缓解恐惧
10. 即使修复失败，后果不严重

## 固定局部义齿（FPD）

该治疗方式最常用于单颗磨牙缺失，以三单位固定桥修复（图 23-11）。在 19 世纪 90 年代，美国有超过 400 万患者接受了 FPD 修复[21]。该修复可以在 1~2 周内完成，可以恢复正常的牙齿轮廓、舒适度、咬合功能、美学、发音和健康。因为这些优点，FPD 在过去的 60 年被认为是一种较好的治疗方法[22, 23]。不需过多考虑缺牙区的骨组织和软组织量，每位口腔医生都熟悉此治疗方法，广泛地被同行、患者、牙科保险公司认可（框图 23-7）。

三单位 FPD 修复的修复体和基牙的存留率均不理想[7]。Creugers[23] 等人统计了自 1970 年以来，42 例接受 FPD 治疗的患者，15 年后存留率为 74%。Walton[24] 和 Schwartz[25] 报道平均使用寿命分别为 9.6 和 10.3 年。Scurria[26] 等人通过对文献的 Meta 分析认为，在 10~15 年内失败率为 30%~50%。然而，这些报道结果差异较大，失败率最低的在第 23 年时仅 3% 的失败率，最高者在超过第 3 年时有 20% 的失败率[4, 5, 23-26]。

固定义齿修复时基牙发生龋坏概率超过 20%，牙体牙髓治疗并发症为 15%，成为修复失败最常见的原因[22, 24, 26]。基牙龋坏主要发生在邻近桥体的冠边缘区（图 23-12），因为只有少于 10% 的患者定期使用牙线，使用牙线穿线器的患者则更少[27]。桥体邻近冠的部位形成较大的悬突，成为菌斑积聚的部位，使邻牙牙周健康面临更大风险，甚至引起骨吸收。

活髓牙进行预备时造成不可逆的牙髓损伤的风险为 3%~6%，进而造成基牙需要牙体牙髓治疗[28]。不仅活髓牙的预备使基牙有需要进行牙体牙髓治疗的风险，桥体旁冠边缘区高发的继发龋使之风险更

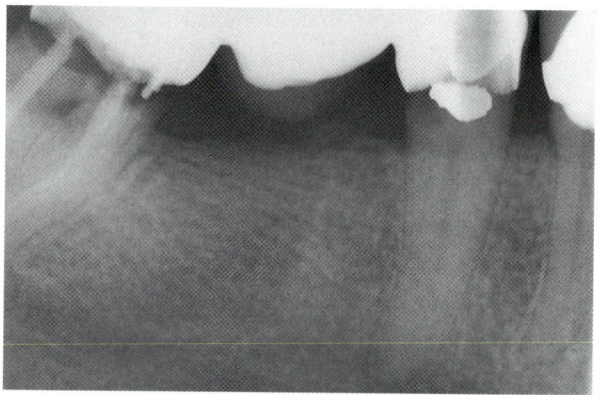

图 23-12　FPD 修复失败最常见原因为：基牙邻近桥体处菌斑滞留导致的龋坏，牙体牙髓并发症，牙折断，冠脱落，这些将导致基牙拔除

大。冠预备但不作为基牙的牙齿有 3%~6% 需要牙髓治疗。相比之下，FPD 修复的基牙牙髓治疗的风险上升为 15%（框图 23-8）。

FPD 修复失败的不良后果不仅是需要更换失败的修复体，也可能会导致基牙拔除而不得不增加额外的基牙数目和桥体长度。根管治疗的疗效不能确保完全成功，一篇 Meta 分析报道根管治疗 8 年成功率只有 90%。因为 FPD 修复的基牙有 15% 需要行牙髓治疗，所以很多基牙可能被拔除。另外，磨牙根管治疗后折断的可能性更大。有报道认为，FPD 修复的基牙，因牙体牙髓并发症（如根折）失败概率是活髓牙的 4 倍之多[27, 30, 31]（图 23-13）。基牙的折断导致修复失败和基牙的拔除。

FPD 修复的基牙可能因龋坏、牙体牙髓并发症或牙折断而拔除，拔除率在 8~14 年达到 30%[3, 13, 14]。近期的研究报道表明，FPD 修复的基牙在 10 年内拔除率达到了 8%~18%（图 23-14）。最可惜的是

## 框图 23-8  固定局部义齿的缺点

1. 10～15 年的平均使用寿命
2. 龋坏和牙体牙髓病变是很常见的基牙并发症
3. 桥体附近菌斑滞留增加了龋坏和牙周病的风险
4. 对健康基牙有破坏
5. 基牙拔除后修复失败（10 年内 8%～18% 基牙缺失）
6. 折断并发症（瓷，牙）
7. 修复体脱落

## 框图 23-9  固定局部义齿禁忌证

1. 基牙支持力较弱
2. 美学区、桥体区软硬组织缺损
3. 患者不接受邻牙的预备
4. 年轻患者，髓角较高者

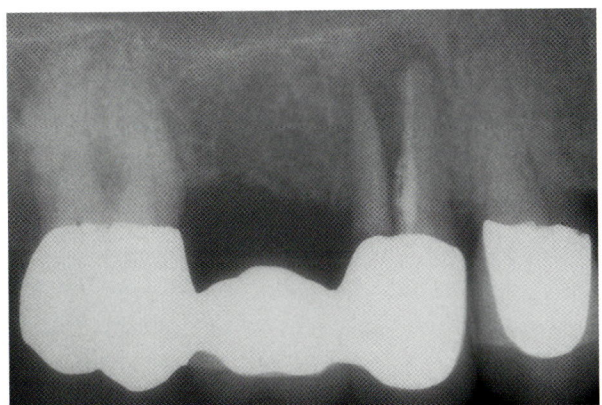

图 23-13　基牙经过根管治疗后折断概率比原来高 4 倍

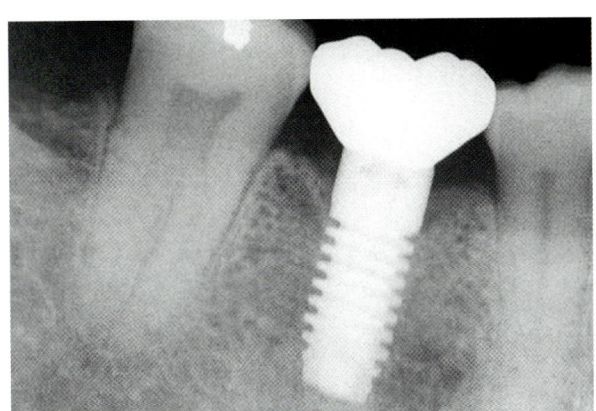

图 23-15　后牙缺失修复最佳治疗方案为单颗牙种植修复

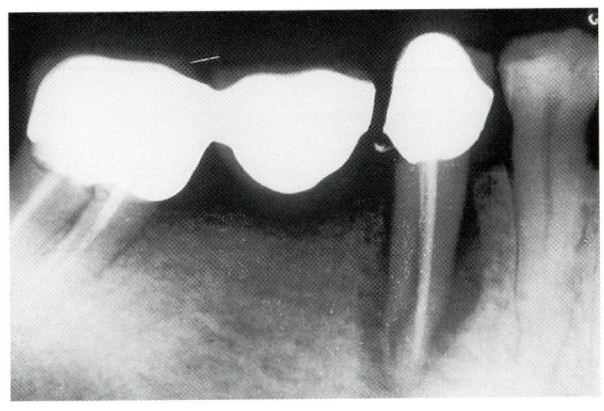

图 23-14　FPD 并发症导致基牙的拔除

80% 的基牙在 FPD 修复之前，没有龋坏或只行微创的充填治疗[6, 32]。

磨牙区 FPD 的禁忌证主要与基牙相关，当基牙有骨吸收或牙根较短时，额外增加的咬合力使其处于风险之中。处于美学区的缺牙间隙，基牙和桥体处有软、硬组织缺损时，三单位的 FPD 修复是比较困难的，此情况下可摘义齿可达到较好的美学效果。有时患者认为天然牙有正常的形态，健康且美观，所以不愿意接受牙体预备，但如果不预备就无法完成 FPD 修复。此外，FPD 另一个禁忌证为年轻恒牙，因为此时还没有萌出到最终位置，特别是当牙齿有较高髓角时（框图 23-9）。

选择 FPD 修复的考虑因素有：治疗周期，患者对手术的恐惧，邻牙松动度和不佳的缺牙间隙。传统的 FPD 修复可以在 2 周内完成，而种植修复常需要几个月，尽管这不是决定因素，但少数情况下可能是重要因素。患者如果心理上害怕种植手术，常可采取清醒性镇静，但是如果需全身麻醉，FPD 修复可能更适合。

当缺牙区邻牙松动度达到 Ⅱ° 但其他牙周指数正常时，可以选择 FPD 修复。后牙区种植修复常需要至少宽 6.5 mm、高度为 9 mm 的骨量。如果下颌神经管或上颌窦区域无法通过骨增量手术来改善，或者近远中距离太窄，则选择 FPD 修复（框图 23-7）。

### 单颗牙种植修复

单颗后牙缺失第 5 种修复方法为种植修复（图 23-15）。多年来患者被建议放弃自身的愿望而接受有局限性的 FPD 修复，主要原因在于 FPD 修复临床更容易且治疗时间短。然而，RPD 治疗时间更短、更简单和治疗费用更低。如果这种更快、更简单、更便宜的观念得到宣扬，则拔牙将取代牙体牙髓治疗，义齿修复将取代正畸治疗（修复后的牙齿可以做得更白、更直）。选择治疗方案不能仅仅只考虑治疗周期、成本或操作的难易程度，最主要的是考虑远期治疗效果。

在1990年之前，关于口内单颗牙缺失，以骨结合为理论基础的种植修复远期疗效的研究报道较少。早期报道的单颗牙种植修复的治疗结果比近10年报道的结果要差。例如，1990年Jemt[33]等人报道，23例种植修复（21颗位于上颌，2颗位于下颌）在修复完成3年内失败率达9%。1992年Andersson[34]等人对34位患者37颗单颗牙种植修复发表了早期前瞻性的研究结果。而随后包含这组持续观察病例及另外23位患者28颗种植冠的3年随访观察研究表明，总累积成功率为93.7%，而持续观察的这组病例行使功能3~4年后累积成功率为89%[24]。

从1993年至今，单颗牙种植修复已经成为修复牙齿缺失的最佳方法。几乎所有5年和10年的报道都论证了：与其他任何修复方法相比，单颗牙种植修复具有更高的存留率。例如在1993年，Schmitt和Zarb[35]报道了32位患者的40颗种植体（28颗上颌，12颗下颌，27颗位于前牙区，13颗位于后牙区）均无失败，一直到术后6.6年后种植体功能完好。在1994年，Ekfeldt[36]等人的报道对77位患者（93颗种植体）进行4~7年的回顾性研究，在修复后1年内有2颗种植体失败。在1995年，Haas[37]等人报道76颗单颗牙种植修复术后6年内失败率为2.6%。Simon[38]观察了70颗后牙种植修复病例，术后6个月到10年内成功率为97.1%。Levin[39]等人在2006年报道，单颗磨牙种植修复10年以上的成功率为93.6%。

在1996年由口腔全科医生进行的多中心前瞻性临床研究[40]，在磨牙区植入38颗种植体（15颗上颌，23颗下颌），5年的种植成功率达到了100%。与术前牙槽嵴高度相比，从种植体植入到二期暴露手术时平均骨吸收少于0.4 mm，修复后第一年后骨吸收平均少于0.3 mm，此后无骨吸收，无基台螺丝松动或任何种植体部件折断。在2000年，Misch等人报道，上颌磨牙区30颗单颗种植修复，术后5年成功率为100%。在2006年，Misch[40,41]等人的多中心研究，1377颗单颗种植体10年存留率为98.8%。Priest一项10年的研究报道表明，单颗后牙种植修复成功率大于97%。

Misch等和Priest对邻近种植冠的天然牙超过10年的评估报道，可能更有意义[6,32]，两个报道里均无邻牙因牙髓原因失败或龋坏而拔除，只有1颗邻牙在种植体植入后进行了牙体牙髓治疗，不到10%的牙齿需要修复。这些报道明确地论证了，缺失牙通过种植修复使邻牙出现风险的概率最低。

虽然单颗后牙种植修复是相对比较新的治疗方法，但关于它的研究文献多于其他修复方式。如果不包括早期的报道，那么种植修复后1~10年成功率介于94.6%~100%之间。Goodacre[42]等人的一篇综述，研究从1981年至2003年，单颗牙种植修复有最高的修复体存留率，平均为97%。报道最常见的并发症为基台螺丝松动和崩瓷，但不会引起种植体或邻牙的失败。

治疗花费的比较研究表明，种植修复拥有更高的性价比[6,42,43]。即使基牙没有被拔除，传统的FPD修复在10~20年后需重新修复，因为龋坏，牙体牙髓并发症、崩瓷或者无法保留的修复体（因基牙继发龋需牙体牙髓治疗时）。而种植修复不会发生龋坏或需要牙体牙髓治疗，因此种植修复有更长的使用寿命。与FDP或树脂粘接修复不同，后牙的种植修复不需要远中基牙。所以，上颌第二磨牙可以通过种植修复来防止下颌第二磨牙的伸长。

尽管单颗后牙种植修复存在一些局限性和较高的临床挑战，但其仍是一种高满意度、合理的治疗方法。邻近种植冠的邻牙无需牙体预备的优点：降低邻牙患龋和牙体牙髓治疗的风险；提高邻牙邻接面的清洁能力，从而降低龋坏和牙周疾病的风险；降低邻牙刷牙或冷刺激敏感的风险；改善了美学效果（天然牙看起来比冠更自然）；改善患者的心理（尤其牙齿先天缺失的患者，和因冠修复失败后牙齿拔除的患者）；降低邻牙因龋坏或牙体牙髓治疗失败最终拔除的风险（框图23-10）。这些优点对保持身体健康、保持邻牙的牙周健康以及原有牙弓完整性有重要意义，因此单颗牙种植修复可适用于大多数病例。

总之，在单颗后牙缺失治疗方案中，种植修复在5种治疗方法中展现出最高的存留率。另外，邻牙有最高的存留率和最低的并发症发生率，这是一个相当重要的优势（图23-16）。另一方面，种植冠的使用寿命没有得到充分的研究，因为这些报道没有像其他治疗方法一样去延伸研究，经常不报道修复体并发症。然而，10年的数据明确地指出，种植修复体跟FPD相比，有更高的存留率，且邻牙有更小的风险。

| 框图 23-10　单颗牙种植修复的优点 |
| --- |

1. 无需与邻牙联冠修复
    a. 减少龋坏风险
    b. 减少牙体牙髓疾病风险
    c. 减少崩瓷风险
    d. 减少修复体脱落风险
    e. 减少牙折风险
2. 患者的心理需要：患者不愿意将邻牙预备后进行固定桥修复
3. 改善卫生状况
    a. 减少龋坏风险
    b. 利于使用牙线
    c. 桥体较少的菌斑集聚
4. 降低冷刺激、接触性敏感
    a. 预备后的基牙冷刺激敏感更强
    b. 基牙预备时去除了部分牙本质：刷牙或刮治时敏感
5. 美学效果更好：类似天然牙的美学特点
6. 维持种植位点的骨量：拔牙后 3 年内有 30% 的牙槽骨宽度吸收
7. 减少邻牙缺失：10 年时种植修复和非种植修复的邻牙缺失率分别为 0.05% 和 30%

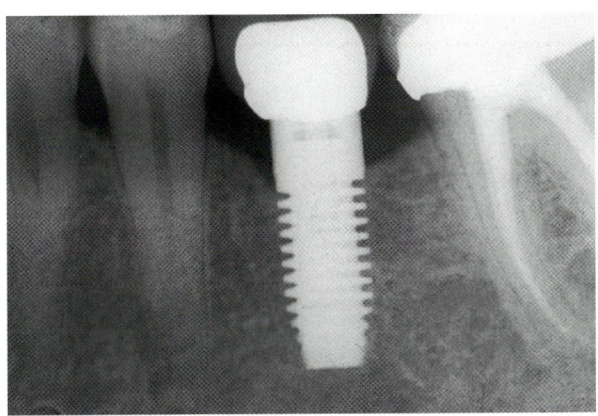

图 23-16　单颗牙种植修复是单颗磨牙缺失的最佳治疗方案，特别当邻牙有牙体牙髓问题或邻牙需要冠修复时（注：单冠修复的基牙只有 3% 需牙体牙髓治疗，而固定修复的基牙有 15% 需牙体牙髓治疗）

## 单颗后牙种植修复的局限性和禁忌证

有时选择 FPD 修复是因为，单颗后牙种植修复具有其独特的禁忌证，包括骨量不足，缺牙间隙空间不足，邻牙松动明显，治疗需要的时间和恐惧手术的心理因素。移植手术可以改善骨量不足，包括宽度或高度不足。如果邻牙骨已经吸收，无论采用哪种技术，通过骨移植增加高度，不像种植体植入和愈合那样具有可预测性。因此，FPD 修复仍然可以作为一种可选择的治疗方案。

单颗牙种植修复与三单位 FPD 修复相比，早期失败率可能更高。虽然种植手术成功率较高，但种植失败常由骨吸收导致。如果种植体失败后重新种植，则需进行骨移植手术。植骨费用最常由医生支付，因为绝大多数患者认为前期种植失败责任主要在于医生。骨移植手术不像种植手术那样具有可预测性。因此，如果需要进行骨移植（特别是增加骨高度），就有失败的可能性。但与固定义齿修复失败相比，种植修复的失败不会累及邻牙，不会增加邻牙拔除的风险。

下颌磨牙区种植手术最常见的禁忌证为骨高度不足。有时磨牙牙根比较短，下颌神经管位于下颌体部的位置比平常要高。种植体最短长度为 9 mm，意味着需要至少 11 mm 的骨高度，因为下颌神经管上方需要 2 mm 的安全距离，所以理想的骨高度为 12 mm 或更高。当现有骨高度少于 10 mm 时，医生可能不会选择种植修复。

牙缺失后上颌窦迅速气化，上颌磨牙区骨高度常少于 10 mm，此时需进行上颌窦提升术。上颌窦植骨效果的预期性很高。然而，为获得额外的高度需要更多的培训、更高的费用，以及健康状况良好的上颌窦。一些患者有慢性上颌窦炎，为进行上颌窦提升而消除病变比较困难，那么这些患者可以选择 FPD 修复。

后牙区种植修复所需的近远中宽度至少为 6.5 mm。小的缺牙间隙可以通过 FPD 修复，或通过增加 2 颗邻牙的宽度来解决（或可以维持缺牙间隙不予修复）。单冠修复与 FPD 相比，邻牙未固定在一起，有利于牙线清洁邻面，并且降低了治疗费用。如果缺牙间隙不在美学区，且邻牙由于和对颌牙存在咬合关系不会出现倾斜或伸长，那么可以考虑不予修复。

当邻牙可以观察到明显的动度但所有其他牙周指数在正常范围内时，三单位的 FPD 修复是较理想的修复方式。当邻牙有中、重度松动时，种植冠调𬌗比较困难，因为种植修复体在 3~5 个相邻牙齿中是唯一稳定的。

健康后牙在咬合运动初期时垂直向可移动 28 μm，侧向移动少于 75 μm。重咬合情况下允许在种植冠形成咬合接触前，天然牙在生理范围内移动,但是如果旁边的天然牙重度松动,在其他天然牙咬合接触前,种植冠就已经产生咬合接触,咬合力的平衡是不可能的。此时,种植体承担了所有松动牙的咬合力。因此,周围天然牙重度松动是种植修复的禁忌证。

有时患者可能有恐惧手术的心理,则有必要实施全身麻醉。如果在种植手术前需要进行骨移植或多次手术,则可能有必要选择 FPD 修复。

极少情况下,修复缺失牙齿所需的治疗时间成为选择治疗方案的首要因素。FPD 修复最快可以在一周内完成,而种植修复则需要几个月的时间。

简而言之,单颗牙种植修复的禁忌证(相当于三单位 FPD 修复的适应证):①治疗时间的限制;②骨高度不足且植骨效果不确定者;③缺牙间隙过小;④邻牙重度松动;⑤手术恐惧症。单颗牙种植修复是除此之外大多数临床情况的治疗方案。

## 特殊单颗牙种植修复适应证

### 先天性缺牙

先天性缺失牙可以表现为单颗或多颗牙齿缺失、全口牙齿缺失(极少)或者部分牙缺失(称为牙发育不全),比多生牙的发病率要高好几倍[44]。部分牙齿先天性缺失(包括智齿)的主要原因为家族遗传性,美国人的发病率为 1.5%~10%[45]。先天性缺失牙在亚洲人和美国黑人(2.5%)的发病率低于白人(5.15%),最高发病率报道于北欧国家(挪威 10.1%,芬兰 17.5%)。此外,文献报道中有许多综合征也包括多颗牙缺失,其中先天性外胚层发育不全最为常见。

乳牙缺失和恒牙缺失存在高相关性,而恒牙缺失的发生率更高。Capriogiio[46]等人统计了 10 000 名 5~15 岁儿童的缺牙情况,下颌第二前磨牙缺失率最高(38.6%),其次是上颌侧切牙(29.3%),上颌第二前磨牙(16.5%),下颌中切牙(4.0%),其余牙缺失率在 0.5%~1.8%,上颌第一磨牙先天缺失最少见。下颌第二前磨牙缺失好发生于男性,上颌侧切牙缺失好发生于女性(图 23-17)。

最常见的缺失牙(除智齿)为上颌侧切牙,继而为下颌第二前磨牙、上颌第二前磨牙。临床工作中先天性缺牙比较常见,幸运的是,缺失牙数目超过 2 颗的患者少于 1%,缺牙超过 5 颗的患者少于 0.5%。儿童中超过 5 颗牙缺失的患者大多数与外

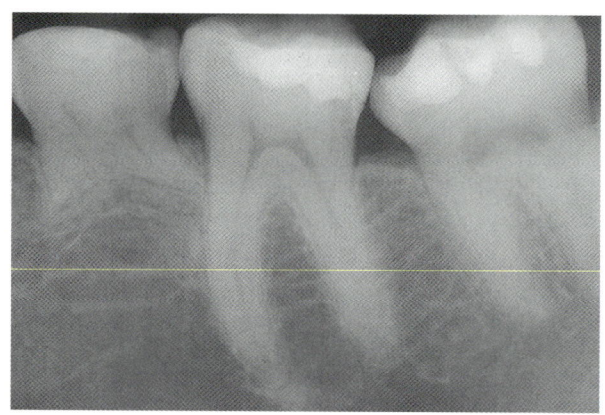

图 23-17　男性患者第二前磨牙先天性缺失,第二乳磨牙滞留根尖片

胚层发育不良有关。

修复先天性缺失牙有助于心理上的改善,因为该疾病是基因遗传造成的,带有这一基因缺陷的父母在为孩子种植修复缺牙后,常常会感到心理上的安慰。种植修复相比来说更加微创,因为健康的邻牙无需进行预备。虽然治疗周期长,治疗费用高,家长更倾向于选择种植修复。然而,如果骨移植和种植手术失败,家长在感情上难以接受,尤其损伤到邻牙时情况就更糟了。如果年轻患者因种植或植骨导致邻牙拔除时,医患关系将比较紧张。因此,医生在术前需谨慎制订治疗计划,确保在种植体植入前有足够的修复空间和骨量。

医生在制订治疗方案前应首先确定是否进行增隙(或维持间隙),关闭间隙(正畸治疗)。下颌第二前磨牙的治疗方法不同于上颌侧切牙。

下颌第二前磨牙先天缺失的患者常伴第二乳磨牙滞留。下颌第二乳磨牙在患者 5、6 岁时拔除,那么下颌第一磨牙偏近中萌出。当第一乳磨牙自然脱落(9~11 岁)时,可通过正畸治疗将第一前磨牙和第一磨牙恢复正常的邻接关系。此方法可以避免第二前磨牙的修复治疗,因为正畸治疗关闭了该缺牙间隙,从而避免了植骨手术、种植手术或冠修复。通过正畸治疗关闭后牙缺失间隙的缺点非常少。

比较常见的方法是尽可能长时间保存第二乳磨牙,但该牙常因各种原因于 35~40 岁间拔除。当下颌第二乳磨牙滞留时,有 10% 的可能性引起牙根固连,并引起上颌第二磨牙伸长,邻牙盖过该滞留乳牙(图 23-18)。此外,第二乳磨牙宽度比前磨牙宽 1.9 mm,在患者成年后第二乳磨牙拔除时,缺牙间隙宽于正常前磨牙。此时通常采取种植修复,但牙槽骨颊舌向宽度往往限制了植入 1 颗大直径植

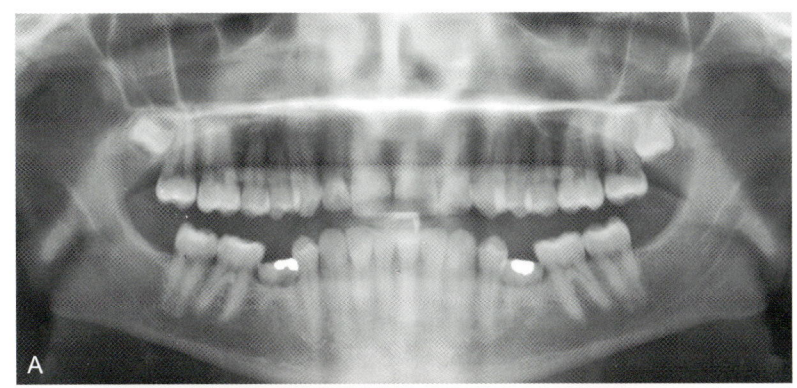
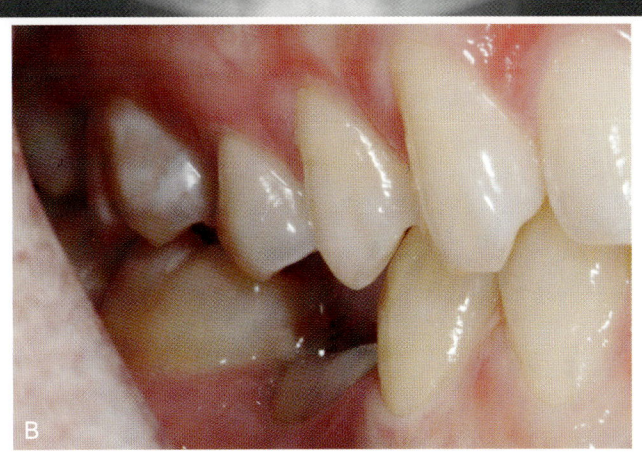

图 23-18 A.患者先天缺失双侧下颌第二前磨牙,乳磨牙牙根固连的全景片;B.对颌前磨牙伸长,邻牙倾斜盖过乳磨牙

体,常规直径种植体支持较大的牙冠,增加了螺丝的负荷,从而增加了螺丝松动的风险。与传统邻牙牙体预备的 FPD 相比,种植修复仍是最常见的治疗方法(图 23-19),可以通过骨增量手术增加骨宽度,来容纳大直径种植体(5 mm),这样可以改善穿龈轮廓,降低基台螺丝松动的风险。

成年人缺失第一前磨牙的另一种治疗方法是正畸治疗。需要注意的是,防止前面的牙齿向远中移动及正中咬合关系的打开。为防止这种情况,可以选择在尖牙牙根远中位置放置正畸支抗钉(过渡性支抗装置)牵引第一磨牙向前关闭间隙(图 23-20),此方法也可以避免青少年患者该象限内第三磨牙的拔除。

### 年龄因素

儿童发生牙根固连的概率是 8%~14%,主要发生于乳磨牙。由于牙根与牙槽骨直接接触,阻止了牙齿的萌出,使该牙位于邻牙的𬌗平面以下。这种情况与发育期的儿童接受种植修复相同,种植体与骨直接接触,阻止了种植体随骨生长发育的移动。但是,种植体在三维空间上限制了骨,阻止了种植部位的骨与周围环境的改变相适合。

一篇对发育中的猪的研究表明,种植体周围的邻牙持续随颌骨的发育而变化,邻牙位于下颌种植体的颊侧及𬌗向,在上牙弓则位于种植体的𬌗向[47]。邻近种植体的牙胚生长也会在它们的萌出路径中移位。一些临床研究同样报道了年轻患者接受种植治疗后出现相似的结果。因此,临床研究和动物实验确定了种植体不会随颌骨的生长发育而改变,仍停留在最初植入的位置。

上、下颌骨的生长顺序为以下三个方向:横向(宽度)、前后向(长度)和垂直向[48]。所有颌骨的发育都是宽度方向上首先完成,进而长度和最终高度生长的完成。宽度方向上发育完成在青少年发育高峰期之前。上、下颌骨磨牙区牙槽骨在第二、三磨牙完全萌出前仍持续发育,且下颌骨磨牙区宽度上大于上颌磨牙区(图 23-21)。

女孩比男孩牙齿萌出更早,发育更快,骨宽度通常在 9~15 岁间完成。男孩在生长高峰期(11~17 岁)后仍持续生长,在磨牙区骨宽度宽于女孩 3 mm。因此,如果过早在上颌磨牙区植入种植体,在生长发育结束后可能形成反𬌗,尤其是年轻女性(图 23-22)。在上颌磨牙萌出后上颌窦开始膨大,上颌窦可能覆盖植体尖端,并不清楚是否影响骨-

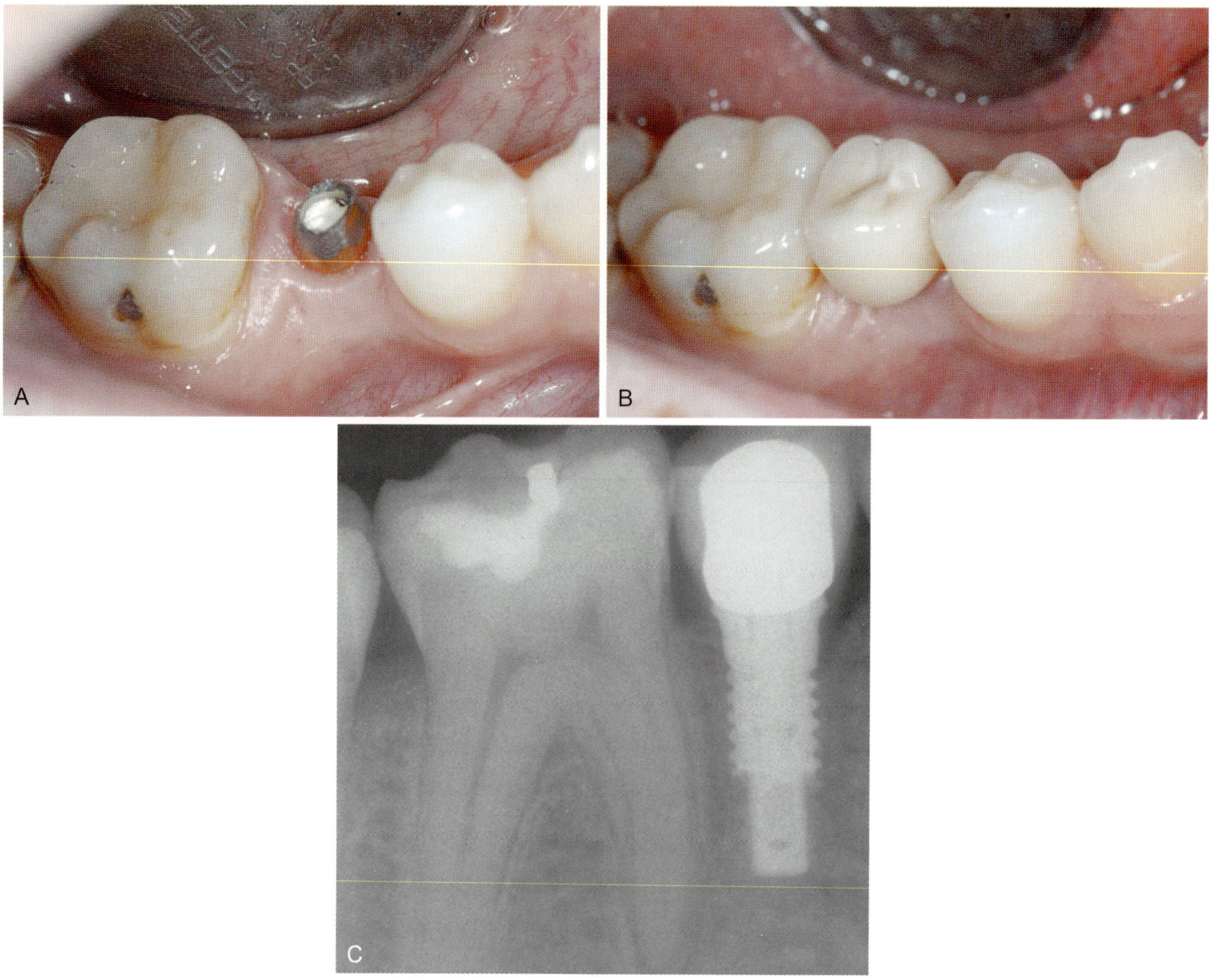

图 23-19　A. 成年患者乳磨牙拔除后常以单颗种植修复作为治疗方法；B. 骨宽度常不足，近远中间隙常宽于原恒牙；C. 直径 4 mm 种植体常用于修复第二前磨牙

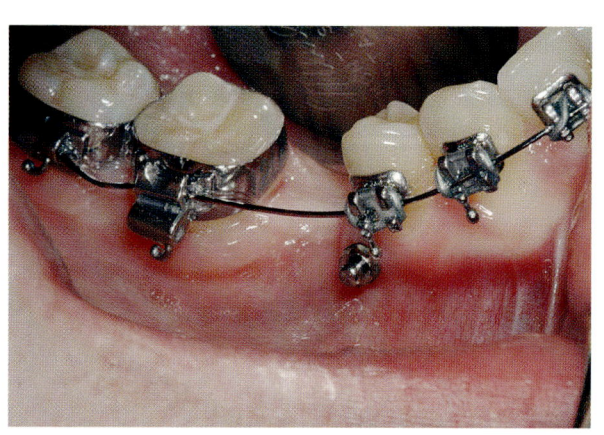

图 23-20　过渡性支抗装置放置于缺牙间隙的近中，帮助磨牙向近中移动以关闭缺牙间隙

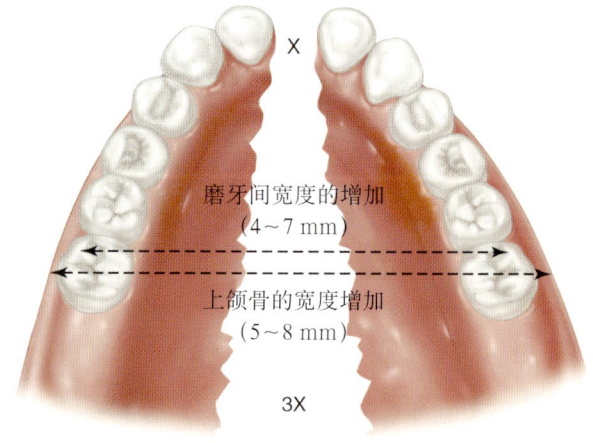

图 23-21　上颌骨后部在生长发育期宽度的增加大于上颌骨前部

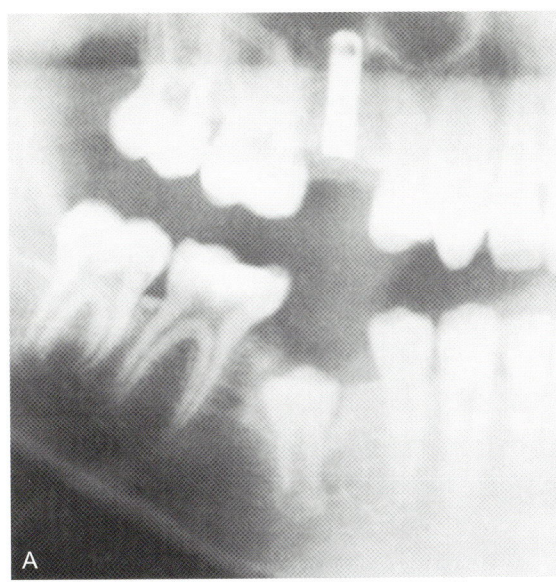
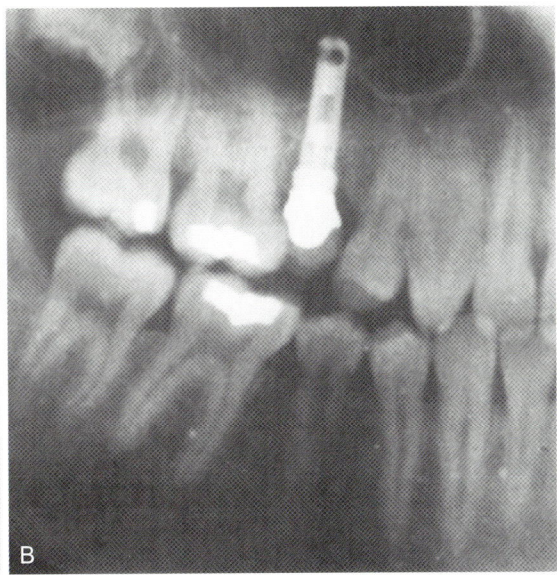

图 23-22　A. 生长发育期完成前上颌第二前磨牙缺失时植入种植体；B. 发育完成后，种植修复体呈反𬌗，上颌窦底盖过种植体根尖，种植修复体咬合功能较差（引自 Oosterle LJ: Implant considerations in the growing child. In Higuchi KW, editor: Orthodontic applications of osseointegrated implants, Chicago, 2000, Quintessence）

种植体接触面。下颌前磨牙区骨宽度的增长量可能有 2～3 mm，因此如果在生长发育前植入种植体将来可能更加舌倾。

骨宽度发育完成后，在前后向上仍在持续发育，年轻女性通常在 16 岁完成发育，也就是月经初潮后几年。而年轻男性前后向的生长可能持续到 20 多岁或者性成熟 4 年后。

颌骨垂直方向上的发育最后完成，年轻女性约 17～18 岁，晚于年轻男性。这是在生长发育完成前植入种植体最需要注意的方向。上颌骨三维空间方向在 9～25 岁期间发育的结果，磨牙可能向下萌出超过 8 mm，侧向 3 mm，向近中 3 mm，在生长发育高峰期每年发生约 1.5 mm 的变化。

在下颌骨，前后向常伴随垂直方向上的发育，因为下颌骨是向上、向后生长。下颌体部、升支部和髁突的发育使下颌骨看起来向下、向前发育，实际前部区域只有很少的发育变化。

如果在生长发育前在磨牙区域植入种植体，旁边的恒牙萌出后会高于种植冠，改变邻接接触（图 23-23）。随着下颌骨旋转式发育，下颌磨牙的位置可能高于种植体冠部更多。

前磨牙缺失后植入种植体可以防止骨宽度吸收，但是如果生长发育未完成，邻牙可能有更大的风险，比如排列不齐，种植体位点低于邻牙，对颌牙可能伸长或局部缺失，种植体周围龈袋加深。

在过去的 10 年里，Misch 等[49]为年轻患者

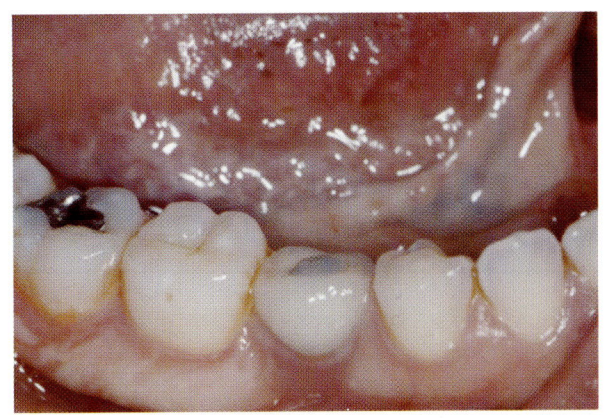

图 23-23　生长发育完成前下颌第二前磨牙种植修复，发育期完成后修复体咬合功能较差，舌倾，远中邻面无邻接

种植制订了 4 项标准。第一条为患者的实际年龄，女性骨垂直方向上发育完成在 17～18 岁，男性在 18～19 岁（比口腔前部区域要晚）。等到骨骼和牙齿发育完成后再行种植治疗是合理的，所以一般情况下后牙区种植体植入女性年龄至少 17 岁，男性要到 18 岁[48]。但是，不能单一地遵从这一条，理想中的年龄应该是生物学年龄，而不是实际年龄。

在种植体植入前，应评估其他反映生长完成的生物学因素。第二条标准为种植体植入应参考儿童的内分泌改变，青春生长高峰期与这些激素变化有关。女性患者出现月经初潮，男性患者出现体毛、声音的改变和经常需要剃须（如果其父亲每天

剃须）。这些标准性特征经常在17~18岁出现，但至少必须包括在内，因为被称为"青春期生长高峰期"[50]。

儿童的身高与种植体植入相关，此为第三个标准。需要早期植入种植体的患者应该在身高上高于同性儿童，当考虑种植体植入的最小年龄时，患者的身高比年龄更为重要。

第四个种植体植入标准为患者身高超过6个月的时间里没有发生变化。Thilander等人发现，如果在最近6个月里身高不再增长，那么下颌的生长发育至少接近完成[51, 52]。相比需要至少2年的头影测量或者手腕影像学检查，这个标准更容易观察。

作者认为，需要2年的头影测量检查[44]。虽然重叠几年的X线片比较困难，但是这个标准是最好的，代表青春生长高峰期完成和大部分颌面部发育完成。可是如果在过去的一年中发生任何变化，有必要再增加一年的观察期，来评估生长发育足够成熟，以接受种植体植入。

### 过渡修复

在非美学区骨结合和种植体愈合阶段极少进行过渡修复，比如下颌磨牙区。咬合和邻牙在4个月的愈合过程中可能发生位置改变，但极少在非美学区进行过渡修复（图23-24）。

单颗后牙区种植修复很少选择RPD作为过渡修复，美学区在种植体愈合过程中经常制作过渡义齿。应该意识到过渡义齿为软组织支持式，如果植骨材料上的软组织负荷，会影响植骨术的最终效果。在一些极少情况下RPD也可能导致骨吸收，甚至在种植体一期愈合时早期负荷，可能导致种植体失败。另外，可摘义齿可能压迫邻牙的牙龈乳头，影响美学效果。因此，在美学区可以使用有𬌗支托和卡环的RPD，或者牙支持的透明压模保持器，或树脂粘接固定修复，提供可改善功能的过渡修复及保护术区。因为在植骨术后植骨区很脆弱，愈合时间相应延长，所以若种植体植入前或植入时需植骨，过渡修复主要选择树脂粘接固定修复。

牙支持式的可摘义齿或树脂粘接固定修复体均可以作为过渡义齿，种植术后即刻使用可摘义齿（例如透明压模保持器）以在初期愈合阶段保护切口[53]，拆线后可进行树脂粘接修复（不需备牙）。因为制作了两种过渡义齿，患者可以在固定义齿无法粘接时使用可摘义齿，避免影响美观，但增加了治疗费用。树脂粘接修复不适用于后牙区临床牙冠短

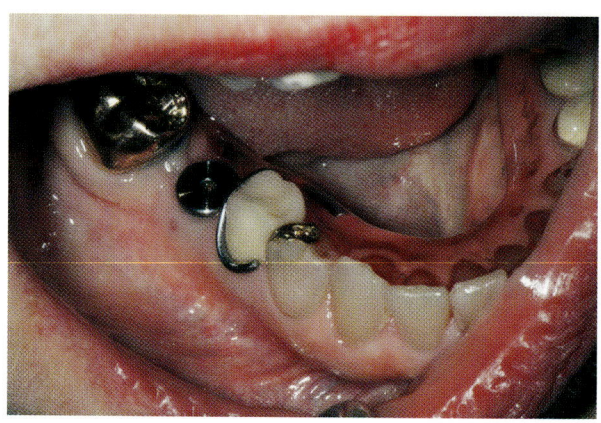

图23-24　4个月的种植愈合过程中邻牙极少发生位移，但应观察缺牙间隙，当发生变化时，应当戴入间隙保持器

或者不良咬合关系的患者。

单颗后牙缺失修复另外一种过渡义齿为，丙烯酸树脂制作的悬臂梁式或三单位临时固定修复，仅用在当邻牙也需要冠修复时。若单颗邻牙或多颗邻牙已预备，则可以作为丙烯酸制作的临时修复体的过渡基牙，当种植体愈合后，邻牙的冠和种植冠可以同时单独制作。

### 种植体体部的选择

单颗后牙种植体体部应该具备特殊性能以减少并发症。种植体体部应使用钛合金制作，因为抗折强度是一级纯钛的4倍，三级纯钛的2倍。螺纹状种植体功能性表面积大于柱状种植体，锥形种植体提供的表面积小于平行边缘的柱状种植体。当种植体体部为内六角设计时，磨牙区种植体直径应至少4mm，以增加外部结构厚度来降低种植体长期行使功能时折断的风险。

单颗牙种植最常见的问题是基台螺丝松动[42]。种植体颈部与基台的连接设计应减少基台螺丝的受力。种植体应当有抗旋转结构（如内、外六边形），抗旋转结构越高或越深，传导至基台螺丝的力就越小。精确的部件连接、基台螺丝设计以及基台螺丝上螺纹的数目都是其至关重要的因素[54, 56]。

单颗牙种植体的理想直径取决于缺失牙的近远中径和种植位点骨的颊舌径。基台和种植体连接部位的骨在宽度上可能发生1.0~1.4 mm的角形吸收，当种植体植入过于接近邻牙牙根，垂直方向上的角形吸收可能转化为水平方向上的吸收，进而引起邻牙的骨吸收。种植体周围水平方向上的骨吸收将增加探诊深度或增加软组织退缩的风险，这可能

| 上颌牙齿尺寸 | | | | |
|---|---|---|---|---|
| | M-D Crown | M-D CEJ | M-D CEJ-2 mm | Implant | Implant + 3 mm |
| 1st Bi | 7.1 | 4.8 | 4.2 | 3.8 | 6.8 |
| 2nd Bi | 6.8 | 4.7 | 4.1 | 3.8 | 6.8 |
| 1st M | 10.4 | 7.9 | 7.0 | 5.7 | 8.6 |
| 2nd M | 9.8 | 7.6 | 7.0 | 5.7 | 8.6 |

A

| 下颌牙齿尺寸 | | | | |
|---|---|---|---|---|
| | M-D Crown | M-D CEJ | M-D CEJ-2 mm | Implant | Implant + 3 mm |
| 1st Bi | 7.0 | 4.8 | 4.5 | 3.8 | 6.8 |
| 2nd Bi | 7.1 | 5.0 | 4.7 | 3.8 | 6.8 |
| 1st M | 11.4 | 9.2 | 9.0 | 5.7 | 8.7 |
| 2nd M | 10.8 | 9.1 | 8.5 | 5.7 | 7.7 |

B

图 23-25　A. 上颌后牙平均近远中宽度为 6.8~10.4 mm；B. 下颌后牙平均近远中宽度为 7.0~11.4 mm，稍宽于上颌后牙

影响菌斑微生物聚集或颈部软组织美学轮廓。当种植体唇侧骨板骨皮质厚度小于 1.0 mm 或者骨松质厚度小于 1.5 mm 时，可能增加骨吸收和种植体失败的风险[57]。因此，理想的种植体植入位点应距邻牙至少 1.5 mm 或每侧骨板厚度至少为 1.0 mm。理想的种植体直径在后牙区应至少比缺牙间隙近远中径（釉牙骨质界间的距离）小 3 mm 且至少窄于骨颊舌径 2 mm。通常磨牙区种植体的直径应大于前磨牙区（图 23-25）。

## 前磨牙种植修复

上、下牙弓后牙区中接受种植修复最理想的牙位是第一前磨牙（图 23-26）。当采用三单位 FPD 修复时，尖牙处侧向力大，增加了材料折断及冠脱落风险，与前牙、磨牙相比，恢复至原牙形态更加困难。前磨牙区垂直向可用骨量优于其他任何后牙区。上颌第一前磨牙常位于上颌窦前方或下方，下颌第一前磨牙常位于颏孔和下颌神经血管复合体前方。种植体在下颌第一前磨牙区的植入条件优于牙弓中其他位置。

对于高笑线患者，上颌前磨牙经常位于美学区。上颌第一前磨牙种植前需植骨的情况很常见，因为

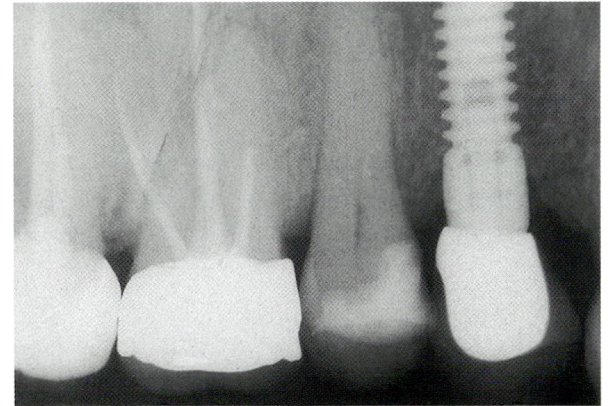

图 23-26　第一前磨牙的种植体通常位于上颌窦或颏孔前言

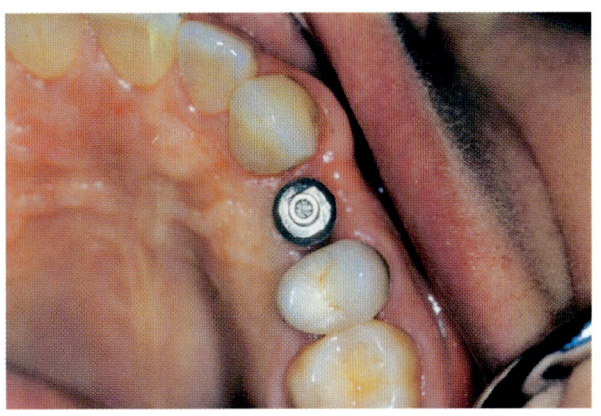

图 23-27　上颌第一前磨牙种植体植入时较下颌第一前磨牙种植体偏颊侧，因为冠的颈部在微笑时位于美学区

在拔牙中或拔牙后菲薄的颊侧骨常遭到破坏。没有植骨就进行种植可能引起骨凹陷，在以前可以通过盖嵴式冠纠正，但盖嵴式冠卫生状况较差，且在冠的颊侧龈沟部位无法探诊，只在万不得已情况下使用。

为了确保获得适当的美学效果，避免盖嵴式冠修复，前磨牙区植体植入位点类似前牙，在颊尖的下方（偏颊侧 1/3 位置），而不是位于牙槽骨正中（中央窝的下方）位置。种植体稍偏颊侧植入可以改善上颌前磨牙冠的颈部穿龈轮廓（图 23-27）。

下颌天然前磨牙冠宽度平均 7 mm，上颌前磨牙平均为 6.5~7 mm。前磨牙牙根在釉牙骨质界下方 2 mm 处通常直径为 4.2 mm，这也是理想的骨水平。因此，最常用的种植体直径在牙槽嵴顶约 4 mm。当缺牙间隙近远中径有 7 mm 或更宽时，种植体与邻牙牙根间可有约 1.5 mm 的骨量。当缺牙间隙近远中径只有 6.5 mm 时，建议使用 3.5 mm 直径的种植体。

上颌尖牙牙根常向远中倾斜 11°，且 32% 的

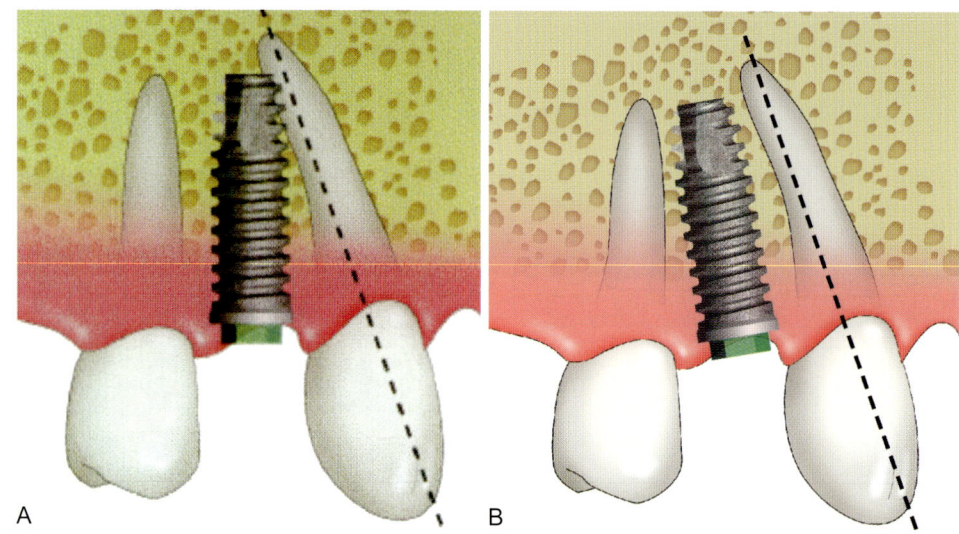

图 23-28　A.上颌尖牙牙根常向远中倾斜 11°，且 32% 的牙根弯向远中成弧形，第一前磨牙种植体可能与尖牙接触；B.第一前磨牙种植体应平行于尖牙与第二前磨牙呈一定角度植入

牙根弯向远中成弧形。第一前磨牙牙根较短时，上颌尖牙牙根可能跨过其牙根上方。在磨牙区，种植体体部长度常大于天然牙根长度，手术医生如果大意，使种植体平行第二前磨牙植入，会损伤尖牙牙根。此时，尖牙不仅需要根管治疗来解决，有时甚至会导致牙根根折而最终需要拔除。因此，在第一前磨牙区进行种植手术时，需注意评估尖牙牙根弯曲角度及垂直骨高度，种植体需平行尖牙牙根植入，且需要选择一个比理想长度短一些的种植体（图23-28）。根尖部呈锥形的种植体也可降低误伤尖牙牙根的风险。

第二前磨牙牙根可能位于下颌神经管（或颏孔）上方或上颌窦下方，颏孔常高于神经管上方至少 2 mm。因此，第二前磨牙区可用骨高度可能小于第一磨牙区，也小于前牙区，最好选择短一些的种植体。

## 第一磨牙种植修复

第一磨牙是后牙区中最易缺失的牙之一。天然第一磨牙承受的咬合力是前磨牙的 2 倍，牙根面积多出 200%。从逻辑上看，种植体在磨牙区承受的咬合力也应该比前磨牙区更大。第一磨牙近远中径常为 8~12 mm，取决于原牙大小和种植体植入前第二磨牙向近中倾斜的程度。需要注意的是，理想的种植体直径的选择是通过测量缺牙间隙旁邻牙釉牙骨质界间的距离，而不是边缘嵴的邻间距离。邻牙倾斜时，三角形的龈乳头间隙增大，需要重新塑

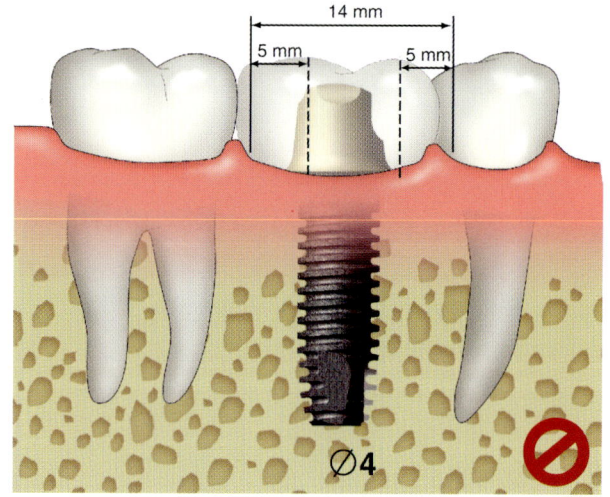

图 23-29　磨牙区植入 4 mm 直径种植体，在冠的近远中会形成悬臂梁

形到理想的形态，这样当种植修复完成时，在邻间接触区下方就不会出现食物嵌塞。

当植入直径 4 mm 的种植体来支持一个近远中径为 12 mm 的冠时，可能在冠边缘嵴处产生 4~5 mm 的悬臂梁（图 23-29）。较大的咬合力（特别是严重的副功能运动时）可能会引起骨吸收，增加了日常护理难度，增加基台螺丝松动和基台或种植体折断的风险[58,59]。Sullivan[59] 报道了单颗磨牙以 4 mm 直径、一级钛制作的种植体修复时，种植体折断率为 14%，他认为这不是一种可行的治疗方法（图 23-30）。Rangert[60] 等人报道了大量 4.0 mm 直径种植体修复单颗磨牙病例，过度负荷引起的骨吸收会在种植体折断之前发生。因此，应当植入大

第 23 章 后牙区单颗牙种植修复：治疗方案和适应证

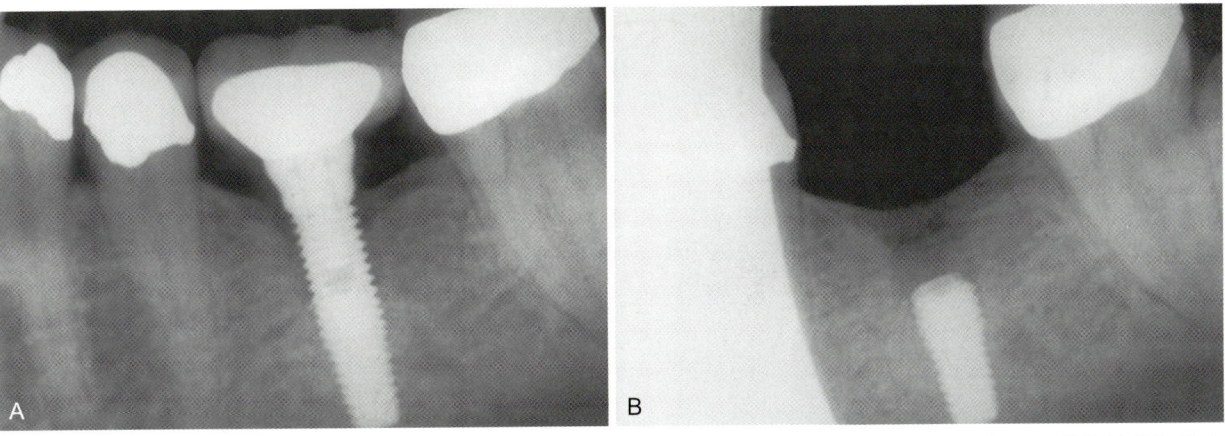

图 23-30　A. 第一磨牙植入 4 mm 直径种植体修复，在冠的近远中会形成悬臂梁，增加生物应力；B. 种植体体部发生骨吸收并折断

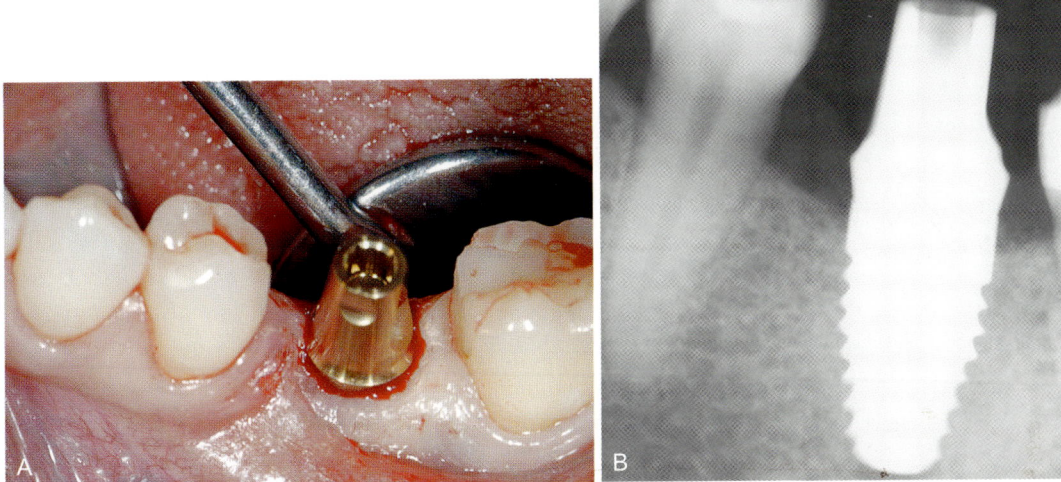

图 23-31　A. 当第一磨牙缺失，通常需要植入直径更大的种植体；B. 大直径种植体的悬臂梁应力较小，有生物力学优势

直径种植体来增加种植体系统的机械性能，增加其表面积和零部件抗折性能，提高基台螺丝的稳定性，使冠的穿龈形态更美观[61-64]（图 23-31）。

当缺牙间隙近远中径为 8~12 mm，颊舌向宽于 7 mm 时，建议使用直径为 5~6 mm 的种植体（图 23-32）。Langer[61] 等人也推荐在低密度骨或即刻种植失败时可以选用宽直径种植体。由于局部解剖形态和标志性解剖结构（上颌窦或下颌神经管）对磨牙区可用垂直骨高度的限制，宽直径种植体不要求长度与标准直径一样，因为可获得相似的负荷表面积[65, 61, 66]（图 23-33）。

当缺牙间隙近远中径为 14~20 mm 时，可考虑植入 2 颗 4~5 mm 直径种植体（图 23-34）。当 2 颗种植体植入磨牙缺失区，因为每颗种植体距

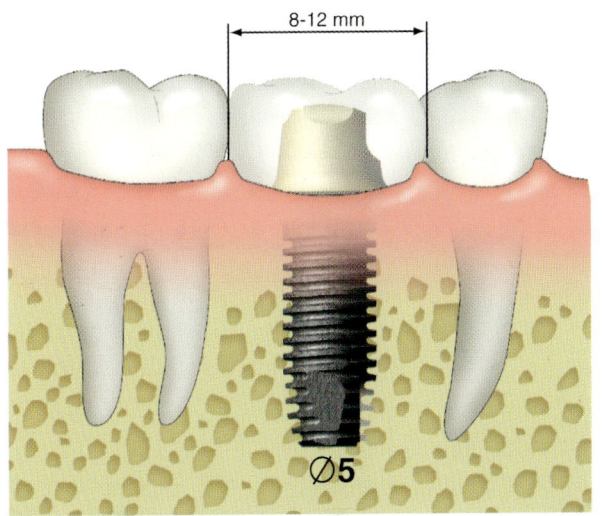

图 23-32　当后牙区缺牙间隙近远中为 8~12 mm，建议植入直径 5~6 mm 种植体

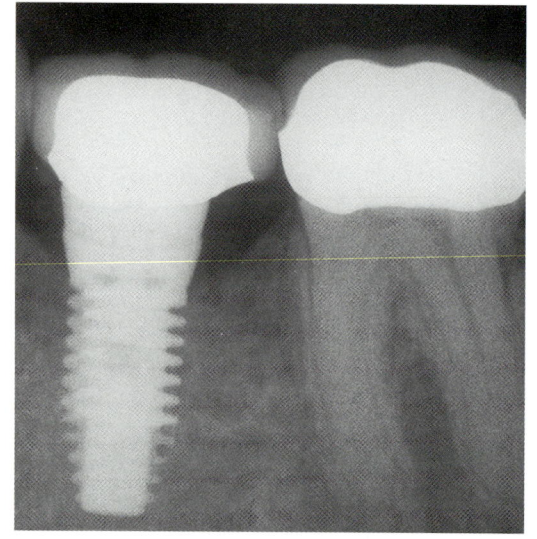

图 23-33  当下颌神经管上方可用垂直骨高度不足时，6 mm 直径种植体表面积大于 4 mm 直径种植体的表面积

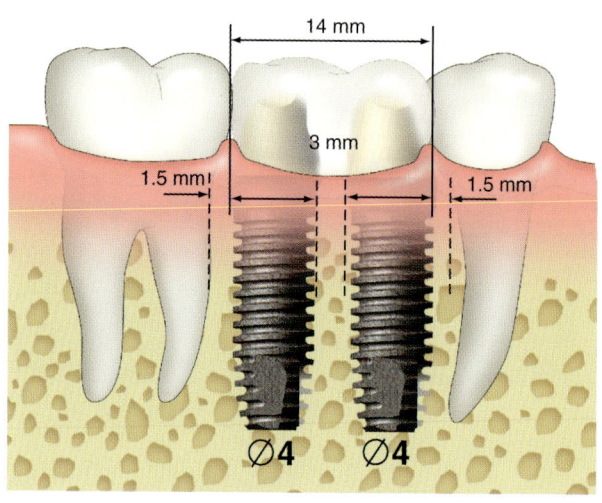

图 23-34  当缺牙间隙近远中距为 14~20 mm 时，应植入 2 颗种植体

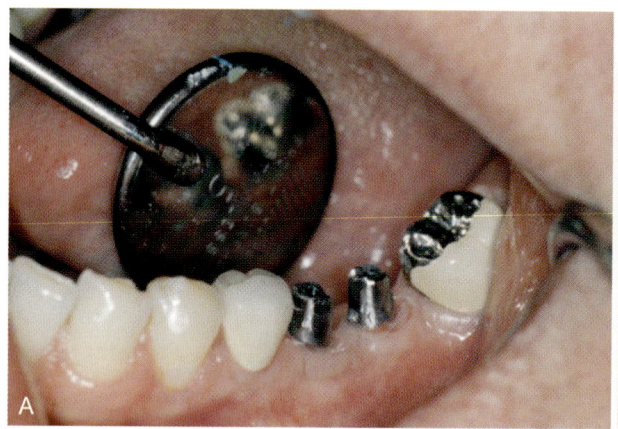
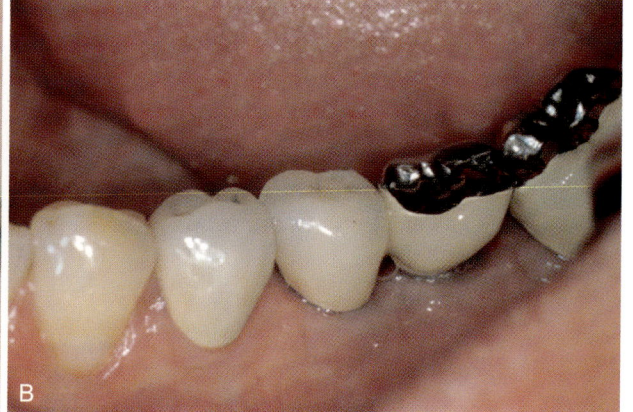

图 23-35  A. 当缺牙间隙近远中距为 14~20 mm 时，应植入 2 颗种植体；B. 2 颗种植冠制做为 2 颗前磨牙形态

离邻牙 1.5 mm，所以冠的近远中处侧向负荷可被消除。与单颗大直径种植体相比总支持表面积大大增加（2 颗 4 mm 直径种植体大于单颗 5 mm 或 6 mm 种植体）。另外，2 颗标准直径种植体与单颗宽直径种植体相比，应力降低更多，进而降低了基台螺丝的松动率。

1996 年 Bahat[65] 等人就不同种植体数量和直径的结果做研究，总的失败率为 1.2%，2 颗 5 mm 直径种植体成功率为 100%。同年，Balshi[67, 68] 等人比较单颗种植体和 2 颗种植体修复单颗磨牙，3 年累积成功率为 99%。修复体脱落和基台螺丝松动为单颗种植修复最常见的并发症（48%），相比之下，2 颗种植体修复该并发症降低到 8%。体外研究比较单颗宽直径和 2 颗标准直径种植体基台螺丝松动的差别，认为单颗大直径种植体基台螺丝松动率更高[69]。有限元分析 3 种不同种植体支持磨牙冠的设计，Geramy 和 Morgano[70] 发现植入 5 mm 直径和标准直径种植体相比，近远中和颊舌向应力降低了 50%，2 颗种植体设计应力最小。因此，宽间隙的单颗磨牙间隙应采用 2 颗种植体设计，来降低悬臂梁负荷和基台螺丝松动率（图 23-35）。

当后牙缺失间隙为 14~20 mm 时，2 颗种植体最大直径应该为缺牙间隙距离减 6 mm（种植体距邻牙 1.5 mm，种植体间距 3 mm）后除以 2（16 mm − 6 mm = 10 mm ÷ 2 = 5 mm）。应当记住的是，当 2 颗相邻的磨牙缺失，最好在距离邻牙 1.5~2 mm 处植入种植体（或者在第一磨牙冠的近中、第二磨牙冠的远中），而不是在缺失牙的位置植入，最后联冠修复，这样可以消除植体近远中悬臂梁（图 23-36）。

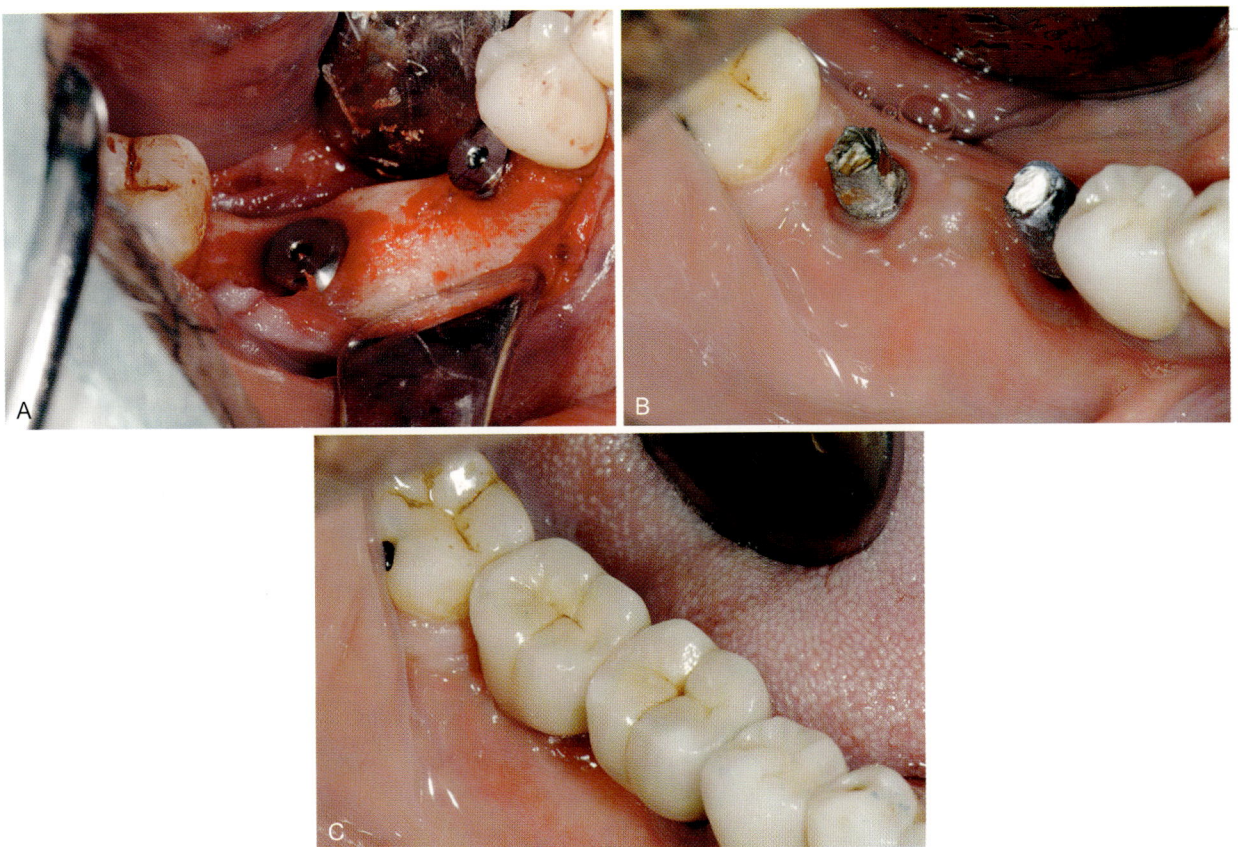

图 23-36　A. 当缺牙间隙近远中距为 14~20 mm 时，2 颗种植体应植入靠近邻牙而不是缺失牙的位置；B. 2 颗种植体联冠修复；C. 2 个冠在近远中向上无悬臂梁

种植体的直径指的是肩台直径而不是体部直径，嵴顶部直径通常大于体部直径 0.2~0.35 mm（例如 Nobel Biocare，3i，LifeCore）（图 23-37）。理想的 2 颗种植体间距离应为 3 mm，因为种植体周围牙槽骨可能发生吸收，而牙槽嵴缺损的宽度常小于 1.5 mm。2 颗相邻种植体间距离≥3 mm 不会使角形骨缺损转化为水平骨缺损，水平骨缺损会引起种植体周围龈袋加深以及龈乳头高度的降低[71]。虽然该区域为非美学区，但龈乳头高度的降低会加重食物嵌塞。

当缺牙间隙近远中距离为 12~14 mm 时，治疗计划不太容易制订，如果选用 5 mm 直径种植体将导致每个冠边缘嵴存在最大为 5 mm 的悬臂梁。然而，2 颗植体将增加额外外科、修复及口腔卫生维护的风险。幸运的是，12~14 mm 的缺牙间隙并不常见，可以将 12~14 mm 缺牙间隙增至至少14 mm（图 23-38），额外间隙可以通过以下几个方法获得。

正畸治疗可以校正倾斜的第二磨牙从而增加缺牙间隙。先植入 1 颗靠前的种植体，将正畸推簧与

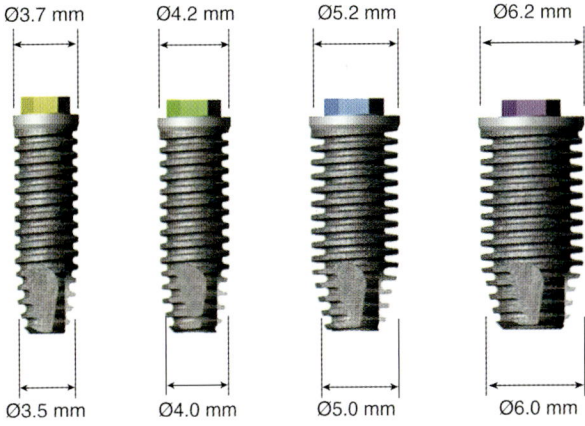

图 23-37　种植体嵴顶部直径通常大于体部直径（BioHorizons Dental Implants, External Hex, Birmingham, AL.）

临时冠粘接，推簧会推远中的牙向远中移动。正畸治疗结束后，植入第 2 颗种植体，这样风险更小，而且可以改善每颗种植体的卫生状况。另一种治疗方法为利用正畸减小间隙，仅植入 1 颗种植体及冠。

种植体不在牙槽嵴宽度的中心植入。相反，一颗种植体偏颊侧植入，另一颗位于舌侧对角线（图

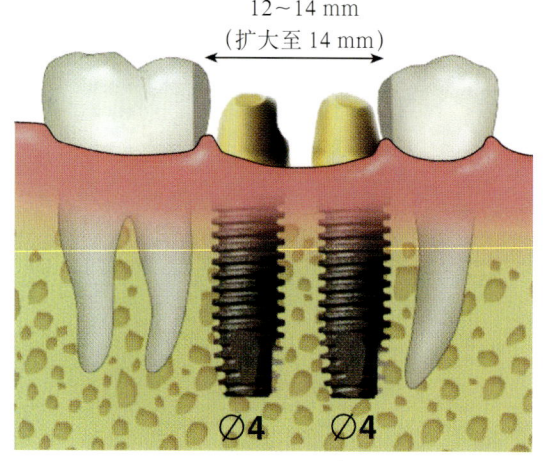

图 23-38　当缺牙间隙近远中距离为 12~14 mm 时，治疗计划不太容易制订

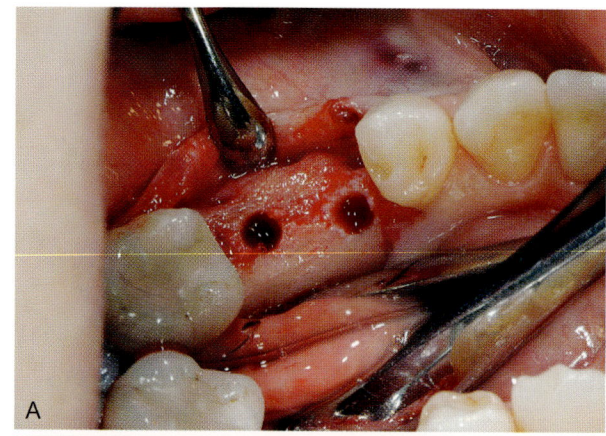

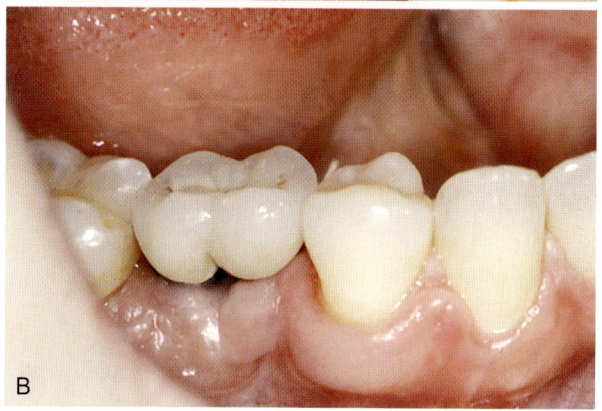

图 23-40　A. 下颌磨牙缺牙间隙近远中距为 13 mm，近中种植体植入偏舌侧，远中种植体偏颊侧（镜像）；B. 冠的颈部制作为 2 颗前磨牙形态，有利于口腔清洁

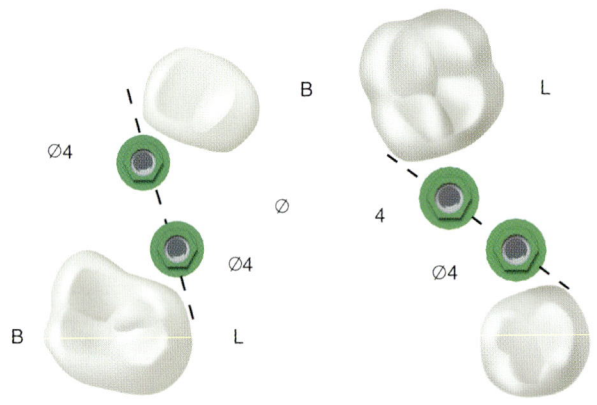

图 23-39　左图（上颌）近中种植体植入偏颊侧，远中种植体偏腭侧。右图（下颌）近中种植体植入偏舌侧，远中种植体偏颊侧

表 23-1　单颗磨牙修复方案

| 缺牙间隙 | 种植体直径 |
| --- | --- |
| 7~8 mm | 4 mm |
| 8~12 mm | 5~6 mm |
| 12~14 mm | 增加间隙后植入 2 颗 4 mm 种植体 |
| 14~20 mm | 2 颗种植体，1 颗位于近中边缘嵴，1 颗位于远中边缘嵴，联冠修复 |

23-39），这样可使近远中间隙增宽 0.5~1.0 mm。当种植体按此方法植入，应当考虑口腔卫生和咬合因素。在下颌，一般将近中的种植体植于牙槽嵴顶舌侧，而将远中种植体植于颊侧，这样有利于牙线从前庭沟进入邻接间隙。在种植冠近中颊侧的咬合接触稍做调整，使咬合覆盖中央窝（图 23-40）。而在上颌，前面的种植体偏颊侧植入，远中植体偏腭侧植入，这样可以看到一多半的牙，以增加美学效果。远中咬合接触点放置在舌尖上，近中咬合接触点放置在中央窝处。牺牲上颌磨牙远中颈部的美观以换取更大的邻牙间隙，这样有利于患者维持口腔卫生。上颌种植体的种植方法保证了两颗修复体根分歧处可以从腭侧清洁，而不像下颌从颊侧清洁。

## 小　结

单颗牙缺失是口腔修复学常见的情况，修复方法通常为 FPD 修复或种植修复。后牙区很少选择 FPD 修复作为首选治疗方案，龋坏和牙体牙髓并发症增加了基牙拔除的风险。有时后牙可能不需要修复，比如下颌第二磨牙，小的缺牙间隙（周围的牙咬合稳定，可以防止周围牙倾斜或伸长）（表 23-1）。

修复单颗后牙缺失的首要方案为，选择适当直径、设计和材料的单颗种植体。当缺牙间隙足够宽，虽然骨缺失但可以进行骨增量，种植修复是一种可选择的治疗方法。绝大多数的单颗后牙缺失病例可选择种植修复作为治疗方法。

## 参 考 文 献

[1] Meskin LH, Brown LS: Prevalence and patterns of tooth loss in U.S. employed adult senior populations, J Dent Educ 52:686–691, 1988.

[2] Hayden JW: Dental health services research utilizing comprehensive clinical data bases and information technology, J Dent Educ 61:47–55, 1997.

[3] Shugars DA, Bader JD, White BA, et al: Survival rates of teeth adjacent to treated and untreated posterior bounded edentulous spaces, J Am Dent Assoc 129:1085–1095, 1998.

[4] Palmquist S, Swartz B: Artificial crowns and fixed partial dentures 18 to 23 years after placement, Int J Prosthodont 6:279–205, 1993.

[5] Holm C, Tidehag P, Tillberg A, et al: Longevity and quality of FPDs: a retrospective study of restorations 30, 20 and 10 years after insertion, Int J Prosthodont 6:283–289, 2003.

[6] Priest GF: Failure rates of restorations for single tooth replacements, Int J Prosthodont 9:38–45, 1996.

[7] Goodacre CJ, Bernal G, Rungcharassaeng K, et al: Clinical complications in fixed prosthodontics, J Prosthet Dent 90:31–41, 2003.

[8] Shillingburg HT, Hobo S, Whitsett LD, et al: Fundamentals of fixed prosthodontics, ed 3, Chicago, 1997, Quintessence.

[9] Cheung GSP, Dimmer A, Mellor R, et al: A clinical evaluation of conventional bridgework, J Oral Rehabil 17:131–136, 1990.

[10] Chalmers I: The Cochrane Collaboration: preparing, maintaining, and disseminating systematic reviews of the effects of health care, Ann N Y Acad Sci 703:156–165, 1993.

[11] Aquilino SA, Shugars DA, Bader JD, et al: Ten year survival rates of teeth adjacent to treated and untreated posterior bounded edentulous spaces, J Prosthet Dent 85:455–460, 2001.

[12] Carlsson GE, Hedegard B, Kiovumina KK: Studies in partial denture prosthesis. IV. A 4 year longitudinal investigation of dentogingivally supported partial dentures, Acta Odontol Scand 23:443–472, 1965.

[13] Bell B, Rose CL, Damon A: The Normative Aging Study: an interdisciplinary and longitudinal study of health and aging, Int J Aging Hum Dev 3:5–17, 1972.

[14] Kapur KK, Glass RI, Leftus ER, et al: The Veterans Affairs longitudinal study of oral health and disease, Int J Aging Hum Dev 3:125–137, 1972.

[15] Hansson O: Clinical results with resin bonded prostheses and an adhesive cement, Quintessence Int 25:125–132, 1994.

[16] Barrack G, Bretz WA: A long term prospective study of the etched-cast restoration, Int J Prosthodont 6:428–434, 1993.

[17] Thompson VP, deRij KW: Clinical evaluation and lifetime predictions for resin-bonded prostheses. In Anusavice K, editor: Quality evaluation of dental restoration: criteria for placement and replacement, Chicago, 1989, Quintessence.

[18] Wood M, Kern M, Thomson VP, et al: Ten year clinical and microscopic evaluation of resin bonded restorations, Quintessence Int 27:803–807, 1996.

[19] Misch CE: Single tooth implants—difficult, yet overused, Dent Today 11:46, 1992.

[20] Fugazzotto PA: A comparison of the success of root resected molars and molar position implants in function in a private practice: results of up to 15-plus years, J Periodontol 72:113–123, 2001.

[21] American Dental Association Survey Center: Changes in dental services rendered 1959–1990. In ADA 1990 survey of dental services rendered, Chicago, 1994, American Dental Association.

[22] Johnston JE, Phillips RN, Dykema RW, editors: Modern practice in crown and bridge prosthodontics, Philadelphia, 1971, WB Saunders.

[23] Creugers NH, Kayser HF, Van't Hof MA: A meta-analysis of durability data on conventional fixed bridges, Community Dent Oral Epidemiol 22:448–452, 1994.

[24] Walton JN, Gardner FM, Agar JR: A survey of crown and fixed partial denture failures, length of service and reasons for replacement, J Prosthet Dent 56:416–421, 1986.

[25] Schwartz NL, Whitsett LD, Berry TG: Unserviceable crowns and fixed partial dentures, life span and causes for loss of serviceability, J Am Dent Assoc 81:1395–1401, 1970.

[26] Scurria MS, Bader JD, Shugars DA: Meta-analysis of fixed partial denture survival: prostheses and abutments, J Prosthet Dent 79:459–464, 1998.

[27] Payne BJ, Locker D: Oral self-care behaviours in older dentate adults, Community Dent Oral Epidemiol 20:376–380, 1992.

[28] Jackson CR, Skidmore AE, Rice RT: Pulpal evaluation of teeth restored with fixed prostheses, J Prosthet Dent 67:323–325, 1992.

[29] Bergenholtg G, Nyman S: Endodontic complications following periodontal and prosthetic treatment of patients with advanced periodontal disease, J Peridontol 55:63–68, 1984.

[30] Reuter JE, Brose MO: Failures in full crown retained dental bridges, Br Dent J 157:61–63, 1984.

[31] Randow K, Glantz PO, Zoger B: Technical failures and some related clinical complications in extensive fixed prosthodontics: an epidemiological study of long-term clinical quality, Acta Odontol Scand 44:241–255, 1986.

[32] Misch CE, Misch-Dietsh F, Silc J, et al: Posterior implant single tooth replacement and status of abutment teeth: multicenter 10 year retrospective report, J Periodontol 79(12):2378–2382, 2008.

[33] Jemt T, Lekholm U, Grondahl K: Three year follow up study of early single implant restoration ad modum Brånemark, Int J Periodontics Restorative Dent 10:340–349, 1990.

[34] Andersson B, Odman P, Lidvall AM, et al: Single tooth restoration supported by osseointegrated implants: results and experience from a prospective study after 2 to 3 years, Int J Oral Maxillofac Implants 10:702–711, 1995.

[35] Schmitt A, Zarb GA: The longitudinal clinical effectiveness of osseointegrated dental implants for single tooth replacement, Int J Prosthodont 6:187–202, 1993.

[36] Ekfeldt A, Carlsson GE, Borjesson G: Clinical evaluation of single tooth restorations supported by osseointegrated implants: a retrospective study, Int J Oral Maxillofac Implants 9:179–183, 1994.

[37] Haas R, Mensdorff Pouilly N, Mailath G, et al: Brånemark single tooth implants: a preliminary report of 76 implants, J Prosthet Dent 73:274–279, 1995.

[38] Simon RL: Single implant-supported molar and premolar crowns: a ten-year retrospective clinical report, J Prosthet Dent 90:517–521, 2003.

[39] Levin L, Laviv A, Schwartz-Arad D: Long-term success of

[40] Kline R, Hoar JE, Beck JH, et al: A prospective multicenter clinical investigation of a bone quality based dental system, Implant Dent 11:224–234, 2002.

[41] Misch CE, Steigenga J, Barboza E, et al: Short dental implants in posterior partial edentulism: a multicenter retrospective 6-year case series study, J Periodontol 77:1340–1347, 2006.

[42] Goodacre CJ, Bernal G, Rungcharassaeng K, et al: Clinical complications with implants and implant prostheses, J Prosthet Dent 90:121–132, 2003.

[43] Bragger U, Krenander P, Lang NP: Economic aspects of single tooth replacement, Clin Oral Implants Res 16:335–341, 2005.

[44] Graber TM: Anomalies in number of teeth. In Graber TM, editor: Orthodontics: principles and practice, ed 2, Philadelphia, 1966, WB Saunders.

[45] Maklin M, Dummett CO Jr, Weinberg R: A study of oligodontia in a sample of New Orleans children, J Dent Child 46:478–482, 1979.

[46] Caprioglio D, Vernole B, Aru G, et al: Le agenesie dentali, Milan, Italy, 1988, Masson, pp 1–14.

[47] Odman J, Grondahl K, Lekholm U, et al: The effect of osseointegrated implants on the dento-alveolar development: a clinical and radiographic study in growing pigs, Eur J Orthod 3:279–286, 1991.

[48] Oosterle LJ: Implant considerations in the growing child. In Higuchi KW, editor: Orthodontic applications of osseointegrated implants, Chicago, 2000, Quintessence.

[49] Creugers NH, Kreuler PA, Snoek RJ, et al: A systematic review of single tooth restorations supported by implants, J Dent 28:209–217, 2000.

[50] Op Heij DG, Opdebeeck H, Steenberghe DV, et al: Age as compromising factor for implant insertion, Periodontol 2000 33:172–184, 2003.

[51] Thilander B, Odman J, Grondahl K, et al: Osseointegrated implants in adolescents: an alternative in replacing missing teeth? Eur J Orthod 16:84–95, 1994.

[52] Thilander B, Odman J, Jemt T: Single implants in the upper incisor region and their relationship to the adjacent teeth: an 8-year follow-up study, Clin Oral Implants Res 10:346–355, 1999.

[53] Sheridan J, Ledoux W, McMinn R: Essix technology for the fabrication of temporary anterior bridges, J Clin Orthod 18:482–486, 1994.

[54] Boggan RS, Strong TT, Misch CE, et al: Influence of hex geometry and prosthetic tooth width on static and fatigue strength of dental implants, J Prosthet Dent 82:436–440, 1999.

[55] Binon PP: Evaluation of three slip fit hexagonal implants, Implant Dent 5:235–248, 1996.

[56] Binon PP: The effect of implant/abutment hexagonal misfit on screw joint stability, Int J Prosthodont 9:149–160, 1996.

[57] Spray JR, Black CG, Morris HF, et al: The influence of bone thickness on facial marginal bone response: stage 1 placement through stage 2 uncovering, Ann Periodontol 5:119–128, 2000.

[58] Malevez C, Hermans M, Daelemans P: Marginal bone levels at Brånemark system implants used for single tooth restoration. The influence of implant design and anatomical region, Clin Oral Implants Res 7:162–169, 1996.

[59] Sullivan DY: Wide implants for wide teeth, Dent Econ 84:82–83, 1994.

[60] Rangert B, Krogh PH, Langer B, et al: Bending overload and fixture fracture: a retrospective clinical analysis, Int J Oral Maxillofac Implants 10:326–334, 1995.

[61] Langer B, Langer L, Herrman I, et al: The wide fixture: a solution of special bone situations and a rescue for the compromised implant, Int J Oral Maxillofac Implants 8:400–408, 1993.

[62] Davarpanah M, Martinez H, Kibir M, et al: Wide-diameter implants: new concepts, Int J Periodontics Restorative Dent 21:149–159, 2001.

[63] Sato Y, Shindoi N, Hosokawa R: A biomechanical effect of wide implant placement and offset placement of three implants in the posterior partially edentulous region, J Oral Rehabil 27:15–21, 2000.

[64] Ivanoff C-J, Grondahl K, Sennerby L, et al: Influence of variations in implant diameters: a 3- to 5-year retrospective clinical report, Int J Oral Maxillofac Implants 14:173–180, 1999.

[65] Bahat O, Handelsman M: Use of wide implants and double implants in the posterior jaw, a clinical report, Int J Oral Maxillofac Implants 11:379–386, 1996.

[66] Renouard F, Arnoux JP, Sarment D: Five mm diameter implants without a smooth surface collar. Report on 98 consecutive placements, Int J Oral Maxillofac Implants 14:101–107, 1999.

[67] Balshi TJ, Hernandez RE, Pryzlak MC, et al: A comparative study of one implant versus two replacing a single molar, Int J Oral Maxillofac Implants 11:372–378, 1996.

[68] Balshi TJ, Wolfinger GJ: Two-implant-supported single molar replacement: interdental space requirements and comparison to alternative options, Int J Periodontics Restorative Dent 17:426–435, 1997.

[69] Bakaeen LG, Winkler S, Neff PA: The effect of implant diameter, restoration design, and occlusal table variations on screw loosening of posterior single-tooth implant restorations, J Oral Implantol 27:63–72, 2001.

[70] Geramy A, Morgano SM: Finite element analysis of three designs of an implant-supported molar crown, J Prosthet Dent 92:434–440, 2004.

[71] Tarnow DR, Cho SC, Wallace SS: The effect of inter-implant distance on the height of inter-implant bone crest, J Periodontol 71:546–549, 2000.

# 第 24 章

# 上颌前、后牙区单颗牙种植修复

Carl E. Misch

从 1990 年到 2000 年这十年间,植入的种植体数目,同种植体市场的增长情况一样,发生了十几倍的增长[1]。单颗牙种植修复是全球现阶段牙齿缺失最常见的治疗方式。2010 年,在不同国家,1/3 的牙齿缺失后选择种植修复。在非美学区域的后牙区,单颗牙种植修复的种植外科程序和修复程序都是最简单的。但是,必须引起重视的是:上颌中切牙区的单颗牙种植修复往往是整个种植修复程序中最困难的。

## 上颌前牙区种植修复体

用种植修复的方法来修复上颌单颗前牙缺失已有数十年的历史。例如:Strock 在 1942 年报道用柱状种植体修复上颌侧切牙的缺失[2]。40 年后,种植体依然在行使功能(图 24-1)。在 1989 年之前,最常见的上颌前牙区单颗牙缺失的种植方案是利用现存骨量。当现存骨量在宽度上不理想时,常使用叶片状种植体或针状种植体来支持上部修复体(图 24-2)。当根型种植体成为首选的种植体类型后,利用骨成形术的方法来增加骨宽度然后进行种植修复成为治疗的选择方案(图 24-3)。从 1995 年开始,骨增量术在种植修复中的应用降低了前牙美学区种植修复相关的美学并发症。但是,种植修复体周围的软组织轮廓经常存在不足的现象并且不易处理。(图 24-4)

从 2000 年始,种植修复的增长率和美学牙科以及软组织塑形再生技术均获得喜人的增长。牙医开始认识到,种植体周围软、硬组织形态是获得种植修复成功的关键所在。仅仅获得种植体骨结合不再是唯一重要的因素了。只有当最终修复体的组织支持与相邻牙列和谐一致时,才能获得前牙区种植体和修复体的成功(图 24-5)。

不同于后牙缺失,基本上所有上颌前牙缺失的患者都会有情绪上的不满意。当患者说"经济问题不是首要问题"时,不要怀疑患者想要解决前牙缺失的决心。当后牙拔除后,很少有患者要求将修复体制作得和邻牙相似。但是,在前牙区,将正常的天然牙预备作为固定义齿的基牙,患者往往很焦虑想寻找一个替代方案。在患者看来,前牙固定桥这类修复体必须像天然牙一样美观。一部分原因是,

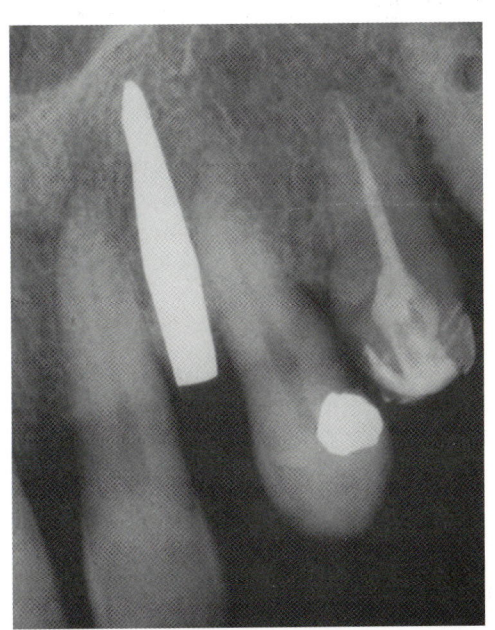

图 24-1 Al Strock 医生于 1948 年 9 月 14 日植入种植体,此图是 1986 年 11 月 22 日(种植后 38 年)复查拍摄的 X 线片(由 Al Strock 医生提供)

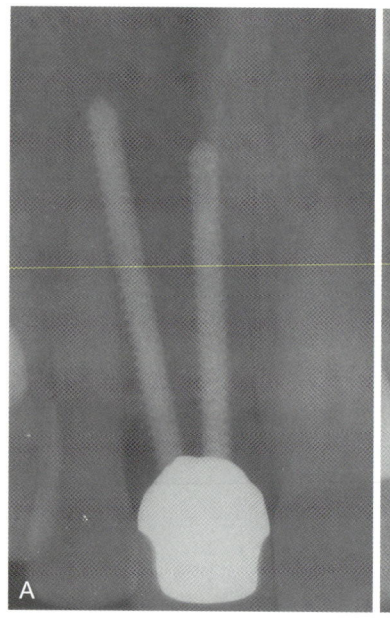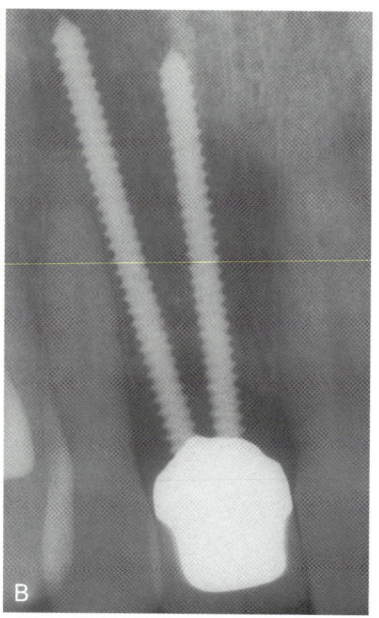

图 24-2　A.1979 年,单颗牙缺失,行钉状种植体植入后的根尖片;B. 植入 9 年后的影像学复查,显示种植体和邻牙颈部发生骨吸收

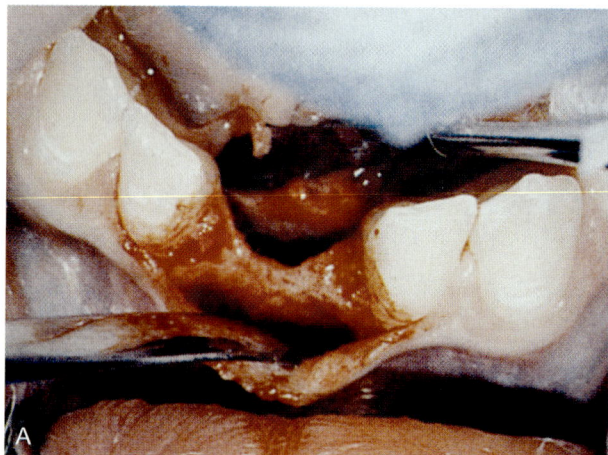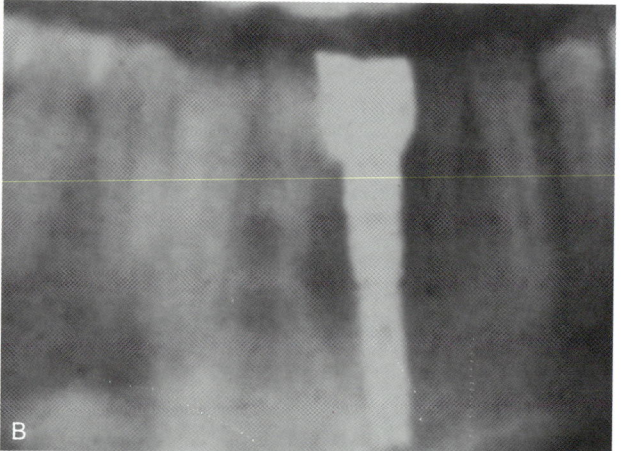

图 24-3　A. 下颌中切牙缺失合并骨宽度不足;B. 用骨成形术增加骨宽度同期平齐邻牙根尖水平植入种植体

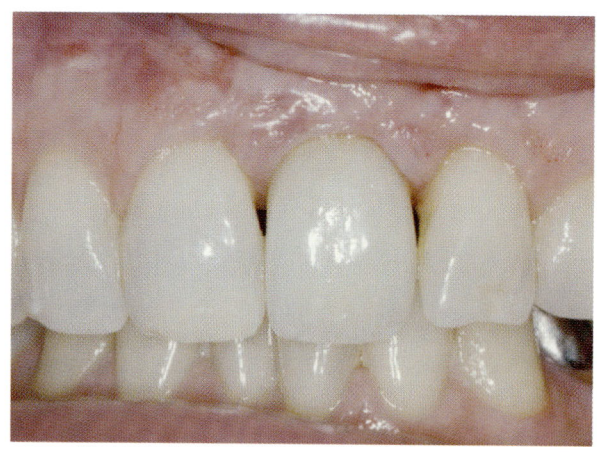

图 24-4　患者左上中切牙修复体及冠修复。冠在颜色、色调和外形上均可接受。但软组织退缩明显,尤其是在牙间乳头位置

患者本身能区分修复体美观效果的好坏,因为患者注意到修复体在外表上不像天然牙,进而他们认为前牙固定桥不美观。因此,前牙区单颗牙种植修复被认为是合理且预期非常好的治疗选择。

在具有高度美学意义的上颌前部,常常要求在进行单颗牙种植修复前或同期进行硬(牙槽骨和牙齿)、软组织的修整。软组织轮廓(牙间乳头和颈部穿龈区)常是整个治疗中最难处理的问题。种植修复体在软组织下的形态及其穿龈轮廓是独一无二的,不仅仅是对天然牙冠而言,对每一个修复体来说也是如此。因此,上颌前牙区单颗牙种植修复对很有经验和技巧的技师和牙医来说,都是充满挑战的。

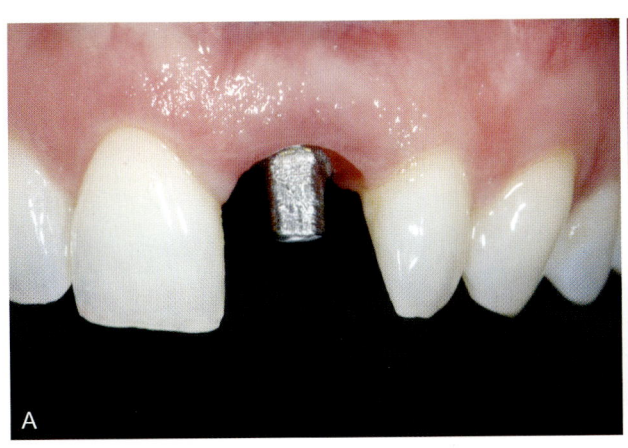 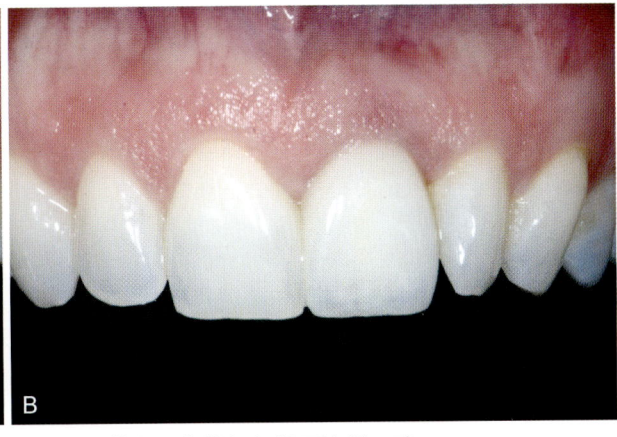

图 24-5　A. 种植体植入到左上中切牙位点；B. 种植冠和软组织形态整合得非常好与邻牙协调一致

## 上颌前牙区单颗牙修复的方案选择

修复上颌前牙区单颗牙缺失的选择包括：传统的固定局部义齿，固定式单端桥（主要用于单颗侧切牙缺失），局部可摘义齿，酸蚀 - 树脂粘接桥，或者单颗种植修复体。上颌前牙区单颗牙种植修复在口腔医学领域被认为是最有挑战性的工作。但是，根据单颗种植修复体的更长的使用时间、更好的骨维持情况、更少的后期基牙并发症，以及增加邻牙的存留率等优点来看，种植修复已成为前牙区单颗牙缺失修复的趋势。

单颗牙种植修复相对于其他替代缺失牙的修复治疗（如：全口义齿，短牙弓固定局部义齿，全牙弓固定义齿，及单颗牙种植修复）有最高的存留率[3]。2005 年，Misch 等报道在上颌前牙区进行了 276 颗单颗牙种植修复先天性缺牙患者[4]。对 255 位青少年患者，进行了种植体 2～16 年的追踪调查，种植体和上部修复体的存留率为 98.6%。同一年，Wennstrom 等报道了 45 个单颗牙种植修复体 5 年的前瞻性研究，种植体周仅发生极少量的骨吸收，且种植体存留率为 97.7%[5]。2006 年，Zarone 等报道了 34 个种植体修复上颌侧切牙先天缺失的研究，39 个月的种植体存留率为 97%[6]。Goodacre 等的文献综述报道发现，单颗牙种植修复的存留率是所有修复类型中最高的，平均达到 97%[3]。

近年来，越来越多的单颗牙缺失选择种植修复，尤其是在上颌前牙区软组织情况良好的情况下。Kemppainen 等在一项前瞻性研究中报道，上颌前牙区 102 颗单颗牙种植修复，使用一阶段或两阶段植入方法，种植体存留率为 99%[7]。其他几项研究发现在特定情况下，前牙区单颗牙拔除后即刻种植即刻修复也能获得成功[8-10]。

## 美学方面的挑战

在口腔修复学中，美学常常是上颌前牙区天然牙单冠修复的最大挑战，在种植体基台上进行修复的困难更大。种植体的横断面呈圆形，在上颌前牙区种植体直径多为 5 mm 甚至更小，而这个区域天然牙冠横断面颈部测量——近远中径距离多为 4.5～7 mm，并且天然牙颈部不是圆形（图 24-6）。实际上，天然中切牙和尖牙在釉牙骨质界（CEJ）位置，其唇舌径要大于近远中径[11, 12]。

骨吸收首先发生在唇舌向，要模仿天然牙根，需要植入比目前所提倡的直径更大的种植体，这就需要复杂的骨增量手术。因此，为了避免骨增量操作，建议在此区域植入小直径、圆形种植体，种植体单冠颈部美学设计必须能适应圆直径种植体的要求，并且同时能达到良好的口腔卫生控制和美学标准。想要获得类似于天然牙般的穿龈轮廓或个性化基牙颜色的效果，则需要增加很多其他的步骤和修复组件。

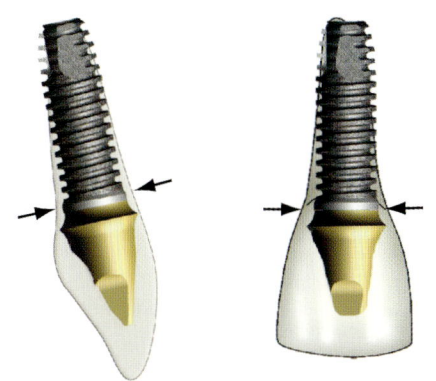

图 24-6　上颌前牙区种植体为圆形横截面，其直径小于被修复天然牙的牙根

近远中空间要求，骨高度及其与软组织轮廓之间的关系，唇舌向宽度，软组织轮廓，上颌余留前牙的大小和位置均需要考虑。另外，软组织生物类型，种植体颈部设计，理想的种植体直径，以及种植手术后愈合期的过渡修复将会在后续章节进行详细讨论。

本章最重要的目的是阐述上颌前牙区单颗牙缺失种植修复相关问题。软组织轮廓是前牙区种植能否获得理想的美学效果的关键因素，医生可以在6个时间点来解决复杂的软组织问题。分别是：在缺牙区未行骨增量术前，种植区行骨移植术时，种植体植入时，种植二期手术时，修复治疗阶段，长期的随访和复查阶段（框图24-1）。尽管会阐述一些重要的外科处理方法，但本章重点讲述修复重建阶段的方法。

想要重建理想的上颌前牙美学，种植体应植入到能获得最终修复体良好穿龈轮廓的三维空间上。因此，最初必须确定理想的植入位点。骨结合后要以修复体为导向引导软组织轮廓形成。然后确认了具体的修复体类型。对不同治疗方案及并发症也将一并进行讨论。

## 种植体体部位置

### 近远中向位置

上颌前牙区单颗牙种植应该在三个维度上精确定位。种植体应该位于近远中正中位置，和两邻牙之间要有等量的骨质。目的是和近远中两邻牙釉牙骨质界间最少有 1.5 mm 的距离。种植体周将来会出现的骨吸收导致的缺损宽度往往少于 1.5 mm。因此，如果种植体周出现骨吸收，吸收区域仍维持在垂直方向上而不会导致邻牙的骨吸收。邻牙颈部骨的高度将仍会维持邻间牙龈乳头高度。

切牙孔的位置和大小变化是很大的。而切牙孔位置通常位于中切牙牙根中间，当中切牙位点需要植入种植体时，所需的种植体直径比常规使用的要大，那么剩余骨量在这个维度上就可能不足。切牙孔也有可能增大并偏移到骨中线一侧。当需要对有切牙孔位置变异的患者行中切牙位点种植时，种植体可能会侵入切牙管，进而出现种植体近中腭侧骨量不足的情况。

为了防止出现以上情况，医生应该在进行上颌中切牙种植时探查腭侧黏膜情况，以及切牙孔位置，必要时可将种植体植入到偏远中位置。并且要求植入更小直径的种植体确保和侧切牙釉牙骨质界间维持 1.5 mm 的骨量。在这种情况下，种植体将植入到两牙之间稍偏远中位置（图 24-7）。而在某些情况下，需要去除切牙管内容物并在切牙管内填入骨移植材料从而减小了切牙管的大小（图 24-8）。

### 唇舌向位置

在唇舌向，种植体应植入在能充分容纳种植体的正中偏腭侧牙槽嵴处。这就允许使用尽可能大直径的种植体。理想的情况是：种植体唇颊侧至少有 1.5 mm 宽的骨量，腭侧至少有 0.5 mm 宽的骨量。即使发生种植体周骨吸收，颊侧骨板仍能保持完整，修复体颊侧不会出现萎缩塌陷。因此，若要在中切牙位点或尖牙位点植入 4 mm 直径种植体，唇舌向至少需要 6 mm 宽的骨量，若要在侧切牙位点植入 3.5 mm 直径种植体，唇舌向至少需要 5.5 mm 宽的骨量。当缺牙区牙槽嵴骨量不足时，常常在植入种植体同期行骨扩张术或唇侧骨移植术。

天然牙根唇侧骨板常常只有 0.5 mm 厚。在邻牙唇侧穿龈位置偏腭侧 1 mm 的牙槽嵴顶植入种植体。通过对最终修复体穿龈位置的游离龈缘（FGM）进行调整，使其与邻牙相协调。

### 种植体植入角度

已经讨论了缺牙区种植体在牙槽嵴顶唇舌向及近远中向的植入位点。接下来要考虑种植体植入角度这一问题。在文献中，对种植体的植入角度有3种建议：①模拟相邻天然牙唇侧位点植入；②沿最终修复体的切缘方向植入；③沿最终修复体的舌隆突位点植入（图 24-9）。

---

**框图 24-1　改善软组织形态的治疗时机**

1. 骨移植术前
2. 骨移植术中
3. 种植体植入同期
4. 种植二期手术
5. 修复方法
   a. 降低邻面接触点
   b. 修整龈下轮廓
6. 长期的随访

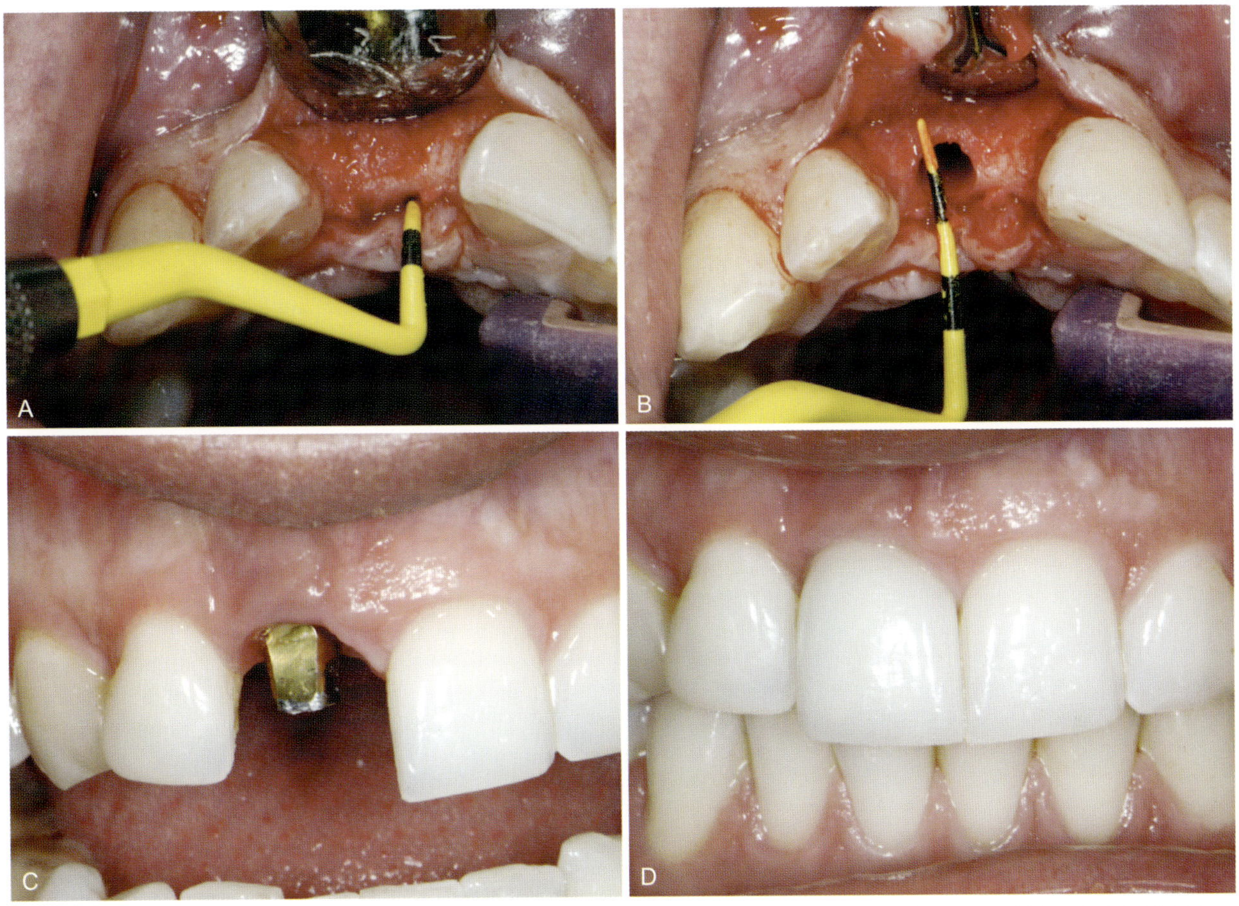

图 24-7　A. 腭侧探查到切牙孔偏离到了患者右侧中切牙位置；B. 种植窝洞的预备偏向远中且选择更小直径种植体；C. 愈合后，完成组织整合的种植体；D. 为适应小直径种植体，对最终修复体进行了穿龈轮廓的调整

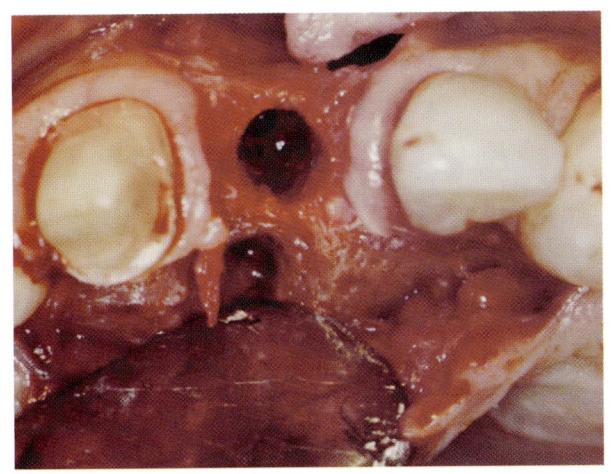

图 24-8　切牙孔偏离中线并增大，去除切牙管内容物，填入骨移植材料并植入中切牙种植体

### 种植体唇倾角度

理论上来说，上颌前牙种植体的角度应与最终修复体唇侧外形一致，种植体的唇侧位置应能使最终修复体唇侧的冠的颈部外形与天然牙一样，这有一定道理。但是，天然牙冠唇侧有两个平面，牙冠切端比唇侧外形要偏腭侧 12°~15°（图 24-10）。这也是为什么前牙牙冠预备时常常要预备 2~3 个平面（图 24-11）。另外，当种植体方向与天然牙根一样且有唇侧外形突度，但种植体直径要比天然牙根唇舌径窄，直基台的宽度无法保证切端偏向腭侧，因此修复体切端位置依然过于偏向唇侧，所以当种植体以原牙根方向植入时，应使用 15°的角度基台，使切端偏回腭侧（图 24-12）。

大多数的分体式角度基台对于颈部的唇侧美学修复来说，都存在着一定的缺陷。

角度基台唇侧厚度小于直基台，因此易发生折裂（尤其是在偏唇侧植入的种植体成角度负荷时）。厂家只能通过加厚这一区域来减少折裂的风险，但这又使角度基台更偏向唇侧，超出种植体的宽度，结果会导致上部的修复体超出应有的轮廓，显得更为突出（图 24-13，图 24-14）。医生为了美观，只能对基台唇侧进行预备或者需要更换角度基台；即便对角度基台唇侧的调改不损害基台的完整

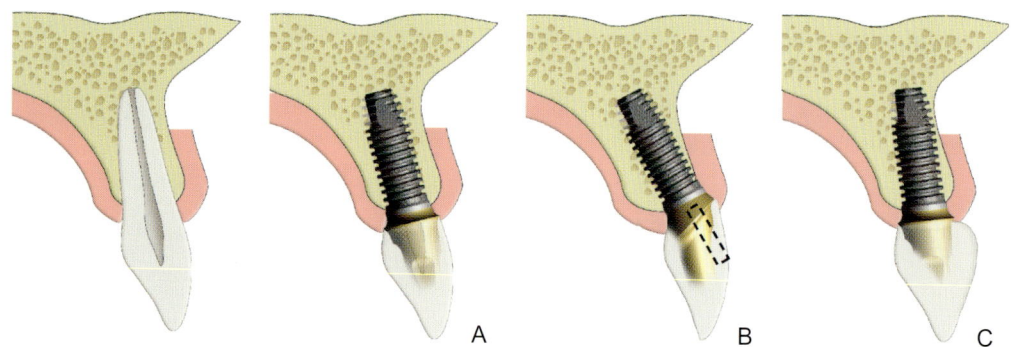

图 24-9　文献建议的 3 种上颌前牙区单颗种植体植入角度：A. 修复体切缘下方植入；B. 模仿天然邻牙唇侧位置植入；C. 从种植修复体舌隆突位点下方植入

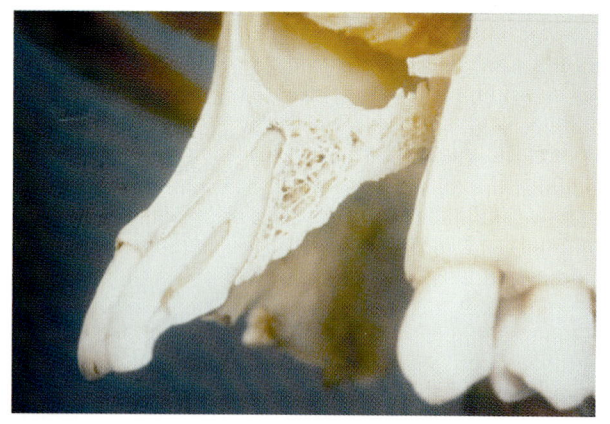

图 24-10　上颌前牙切端相对于牙冠唇侧穿龈位置有 12°~15° 的腭向偏移

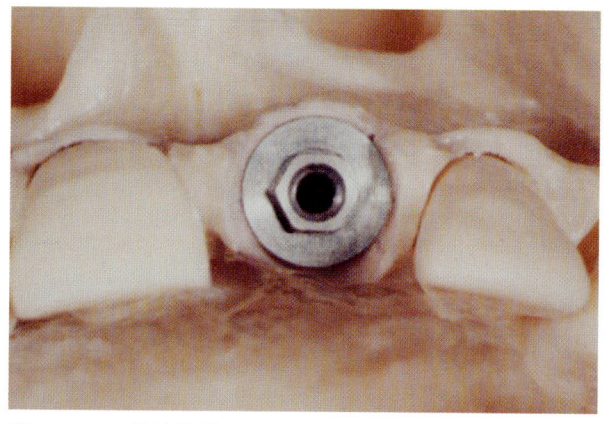

图 24-12　种植体植入方向类似于天然邻牙，在修复时，必须使用角度基台来调整切端位置偏向腭侧

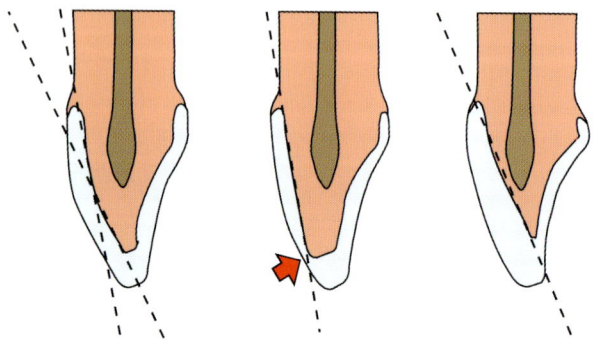

图 24-11　上颌前牙牙冠预备要在 2 个或更多平面进行。A. 当只从唇侧穿龈轮廓的平面进行预备；B. 预备体的切端位置就会太偏向唇侧

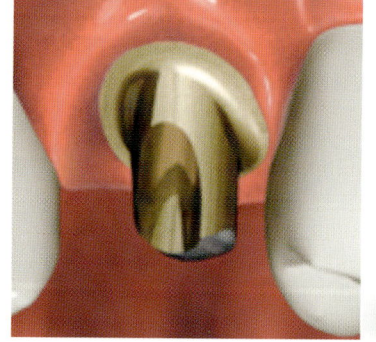

图 24-13　角度基台在唇侧有一个固位螺丝通道。结果导致唇侧金属量不足。制造商常常会通过增加唇侧金属厚度来提高强度（左图）。由于角度基台增厚了唇侧金属，基台比种植体更偏向唇侧（图右侧示）

性，但这样一来又使其变得薄弱，易发生折断（图 24-15）。因为是医生对基台进行了磨改，厂家就在无意中置医生和患者于风险之中。

在保证唇侧骨宽度 1.5 mm 情况下，种植体应该比天然牙根偏腭侧。要知道天然牙根唇侧骨板仅仅只有 0.5 mm。当医生试图将种植体植入位点与邻牙唇侧保持一致时，种植体往往会过于偏向唇侧。

当种植体基台位于邻牙游离龈之上时，修复起来就比较复杂了，现在还没有特别好的办法恢复到合适的美学效果。最终的修复体会很长而且唇倾明显。当种植体植入太浅时，这个问题会变得更加复杂。一旦种植体植入不正确，仅依靠软组织移植或骨修整是很难改善的（图 24-16）。

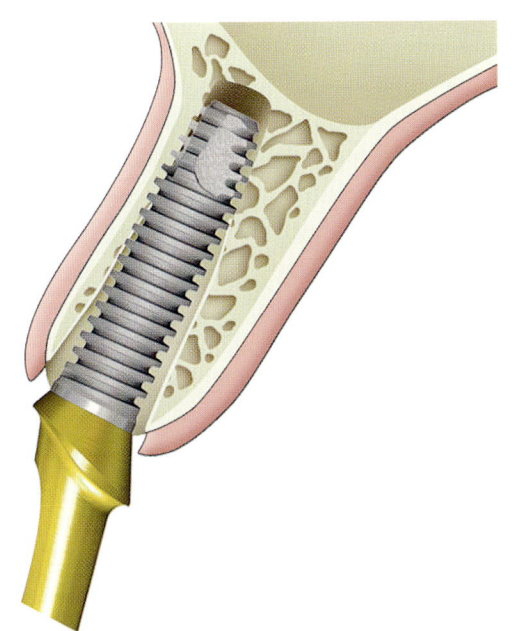

图 24-14　为增加基台唇侧金属厚度，角度基台在唇侧往往要比种植体更宽

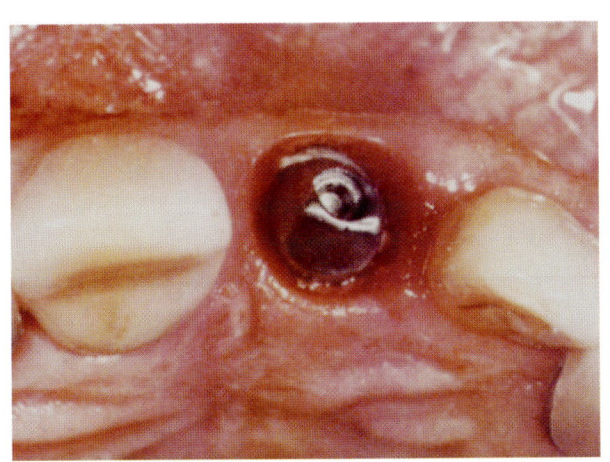

图 24-15　因为种植体植入位点和邻牙相似，必须使用角度基台进行修复。为给牙冠的修复材料留出空间，调改了唇侧基台螺丝通道

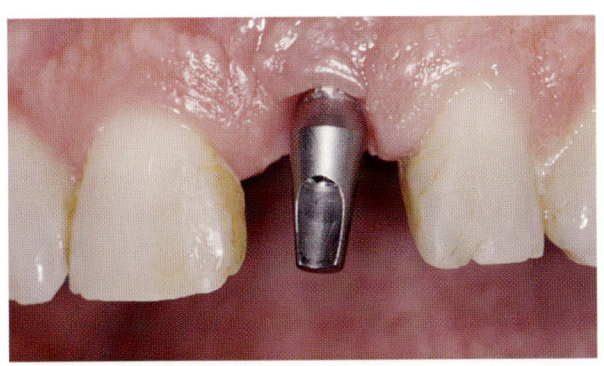

图 24-16　种植体植入太浅、太偏唇侧，必需对角度基台进行调改才能为修复材料留出空间同时允许冠边缘位置更靠根方

天然的上颌前牙承担𬌗力时有12°~15°时的角度，以适应天然下颌前牙，这也是为什么上颌前牙直径比下颌前牙大（下前牙受力在牙长轴上）的原因之一。种植体唇侧角度通常与种植体的体部角度相符合，偏离轴向15°，会使基台螺丝 - 种植体 - 骨复合体的受力增加25.9%，这些过度负荷都会增加基台螺丝松脱、嵴顶骨吸收以及颈部软组织退缩的风险，因此种植体过于唇倾不仅影响美观也会增加并发症的发生率（图24-17）。

### 舌隆突种植体角度

文献中提到的第二种种植角度更偏向腭侧，是沿修复体舌隆突方向植入，采用这种方式也可能是因为唇侧骨质显著吸收导致牙槽骨宽度不足（B类），这个位点上通常使用螺丝固位的修复体。很显然，修复固位螺丝（固定上颌前牙牙冠）不能在切端或唇侧开孔。此位点也被建议用于增加种植体唇侧骨厚度的情况时使用（图24-18）。

在舌隆突植入种植体可能会带来一些卫生维护问题。种植体是圆形的，直径通常为3.5~5.5 mm。为达到最佳美学效果，修复体的唇侧颈部轮廓应与邻牙协调一致。因为螺丝固位的冠长轴偏向舌侧，常需要使冠唇侧外形突出一些或进行"唇向校正"，牙冠唇侧盖嵴部分须扩展2~4 mm，与三单位改良型盖嵴式桥体的形态大致相同（图24-19）。使用"盖嵴改良冠"这个术语很合适。

对于较窄牙槽骨或偏腭侧的种植体，用改良型盖嵴式牙冠来解决美观问题是常用的一种方法，但是这给种植体唇侧的菌斑控制带来困难，即使牙刷能够到达龈沟，也没有合适的角度进入唇侧龈沟进行清洁。因此理论上虽然可以采用这种有效的美学修复方法，尤其是通过颈部加饰瓷的方式，但却无

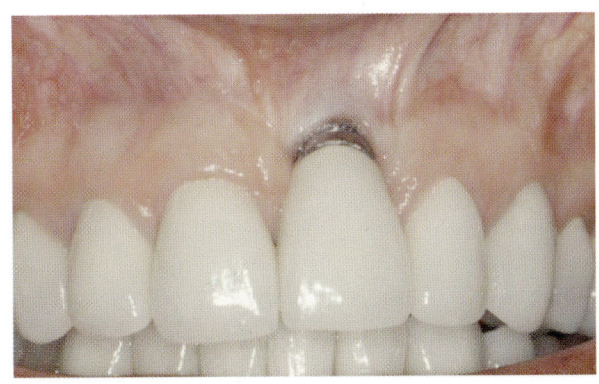

图 24-17　种植体植入太偏唇侧，嵴顶骨吸收后薄龈生物型软组织退缩

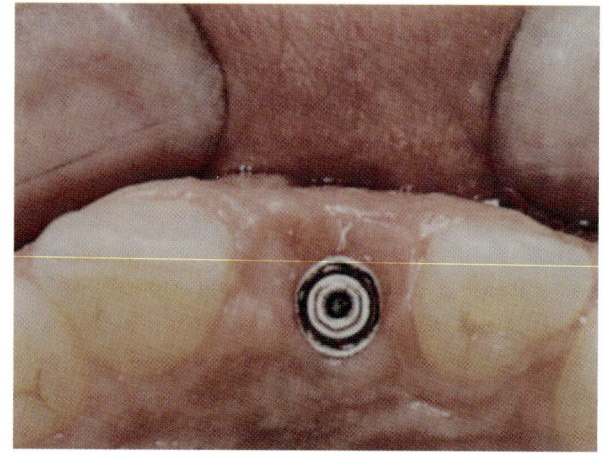

图 24-18　从最终修复体舌隆突位置下方植入种植体。这个位置建议用于骨宽度不足、修复体采用螺丝固位或种植体唇侧需要更多骨支持时

法达到卫生方面的要求，也不符合目前的种植要求（图 24-20）。

有些学者提出：当偏腭侧植入时，穿龈区形态的改善可以在龈下调整。为了达到这种形态，种植体需植入得更深，这样可以防止在颈部发生食物堆积。但是这种龈下盖嵴方式不利于牙菌斑的清理，很难进行牙龈出血指数和唇侧骨板吸收的评价（图 24-21）。因而这种改良后的唇侧颈部形态在临床也不能作为首选。

偏腭侧植入常常需要更大的颌间距离，因为愈合基台需要在偏腭侧的位置穿出。在颌间距离不足情况下偏腭侧植入，将特别不利于安氏Ⅱ类 2 分类患者将来的修复。

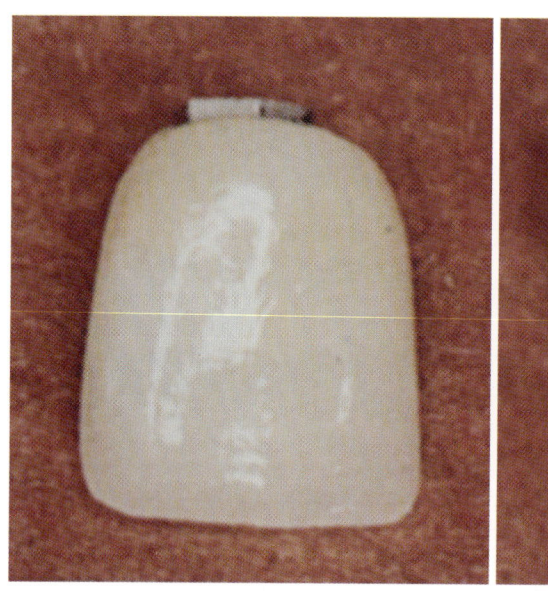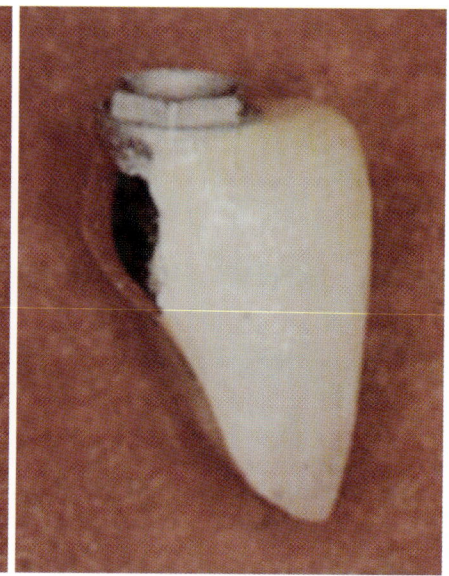

图 24-19　种植体位于舌隆突下方的螺丝固位种植冠（左图）。牙冠唇侧采用几毫米饰瓷的盖嵴设计，使其穿龈形态和邻牙相似（右图）

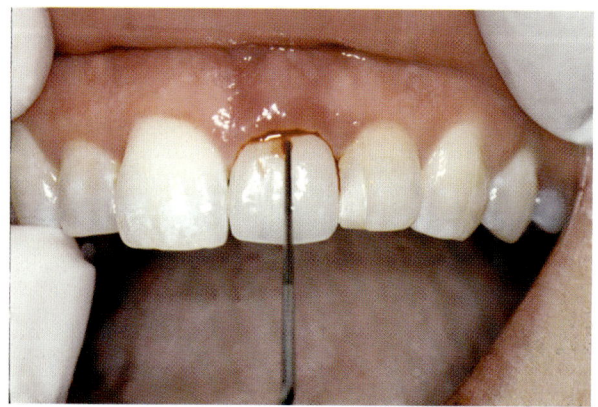

图 24-20　种植修复体采用"盖嵴改良冠"修复。因为口腔卫生护理工具（甚至是牙周探针）只能到达游离龈缘唇侧边缘位置却不能进入到龈沟内，导致软组织周期性炎症

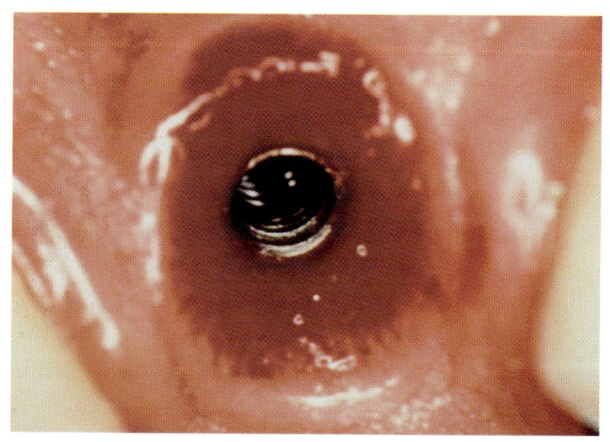

图 24-21　种植修复体使用了"龈下盖嵴冠"修复，拆除后可看到炎症状况的龈沟

若牙槽嵴相对于种植体直径来说太窄，就需进行牙槽嵴扩张或者更改治疗方案。单颗前牙种植可采用粘接固位的修复体，所以在舌隆突位置种植进行螺丝固位也并不是必须的。然而，一旦种植体在这个位点植入后，最好的治疗选择是上部修复体采用"盖嵴改良冠"方式，而不是拔除种植体后做骨移植（可能同时还需要软组织移植）再重新种植的方式。

### 理想的种植体角度

文献中提到的第三个种植体植入角度是被认为是最理想的角度，这是由两点决定的一条直线，临床上即修复体冠的切端和牙槽嵴顶中央的连线。种植体的中心位于冠切端的下方，这样在切缘下可以使用直基台粘接固位（图 24-22）。因为冠的轮廓有两个平面，切端相对于颈部更偏腭侧，因此切端的位置是种植体植入的理想角度，而且还能够适用于植入前颊侧已经发生吸收的牙槽骨。

修复体唇侧外形从种植体龈下部分开始就模拟邻牙的形态，使种植体的受力方向也能有所改善，减少了牙槽嵴顶处牙槽骨上的压力以及基台螺丝上的压力（图 24-23）。如果医生对角度把握不准的话，可以选择沿切端稍偏腭侧植入，因为相对于唇倾，腭倾的种植体最终修复时修复体的外形更容易得到纠正。

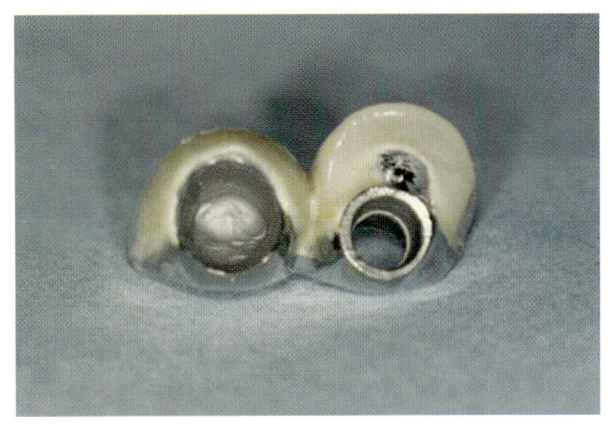

图 24-23　左侧的牙冠在切端下方位置植入，有着和邻牙相似的唇侧穿龈形态。右侧的牙冠在舌隆突下方位置植入，需要使用螺丝固位和唇侧改良盖嵴设计才能和邻牙有相似的穿龈形态

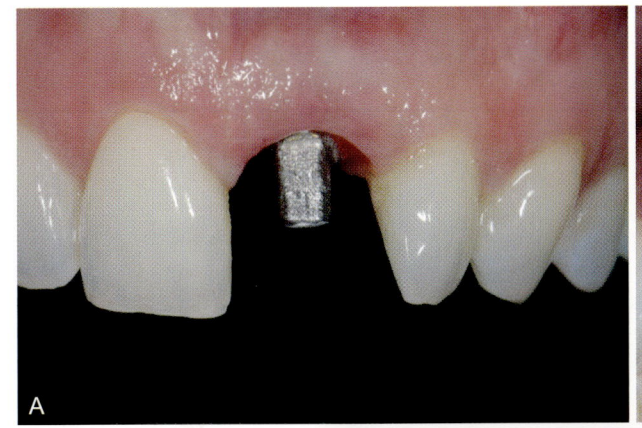
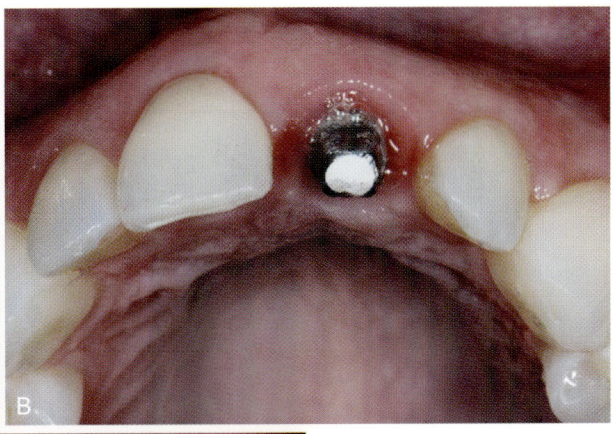
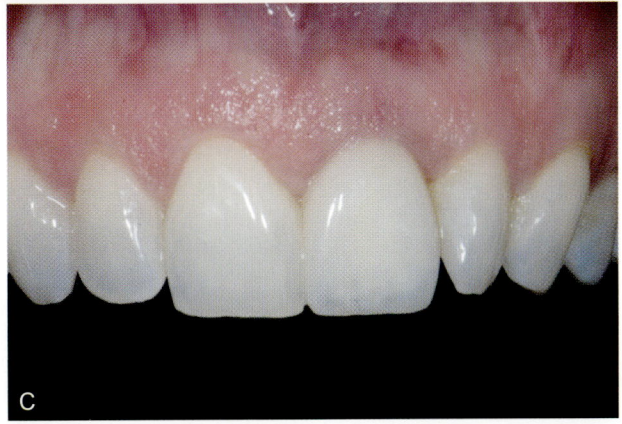

图 24-22　A. 种植体植入到缺牙区中间位点，与邻牙距离 1.5 mm 或更多；B. 种植体植入位点在将来上部修复体切端下方；C. 最终修复体唇侧穿龈轮廓和邻牙非常相似

上颌单颗前牙种植多采取粘接固位方式的修复，不需要太考虑容易拆卸的问题。种植体植入位点不佳时，粘接固位方式有更大的选择空间。基台高度往往大于 5 mm。粘接修复体的颈缘位置可以在基台甚至是种植体上的任何位置，只要高于骨边缘至少 1 mm，游离龈缘下方不超过 1.5 mm 即可。

种植体体部角度在切端之下时也同样可进行螺丝固位修复，此时螺丝固位多采用的是角度基台，牙冠内的修复螺丝多在舌隆突内。这种方法不需要修复体颊侧盖嵴，可以降低卫生不良的风险。但是，要注意到修复螺丝松动是上前牙螺丝固位修复体最常见的并发症[3]。当发生修复螺丝松动时，将出现因冠移动和松动螺丝之间产生的微间隙，增加边缘骨吸收的风险。

当骨量理想时，可采用外科导板指示最终修复体切缘和唇侧外形轮廓，因为钻头的最佳位置是直接通过切缘，因此导板的切缘可以设计导向孔（图24-24）。但是临床医生经常不使用导板，因为两侧邻牙可以提供很好的参照。另外，若不使用外科导板，须在术中更加注意唇侧骨板的完整性。

## 种植体的位置：深度

### 种植体深度超过邻牙釉牙骨质界下 4 mm（太深）

一些学者认为应该使用肩台钻使种植体植入在牙槽嵴顶下方低于釉牙骨质界（CEJ）4 mm 或更多，这样可以使修复体的冠边缘外形更加接近于天然牙，防止软组织退缩，还可以支持邻牙的邻近软组织。这种观点认为，这样可以为修复体的穿龈部分提供 5 mm 的高度，有利于达到与天然牙一样的宽度（理想的游离龈边缘的位置在釉牙骨质界上 1 mm）。由于天然牙的牙根在这一位置的直径为 4 mm[16]（图 24-25）。龈下部分的陶瓷可以给牙齿提供良好的牙冠轮廓和颜色过渡，因此通过这种技术往往可以获得非常美观的效果（图 24-26A）。尽管如此，当植入深度为釉牙骨质界下 4 mm 或更多时，需关注种植体周长期的卫生维护问题（图 24-26B）。

种植术后 1 年，牙槽骨吸收为 0.5~3.0 mm，这与种植体的设计有关。Malevez 等人研究表明，如果锥形种植体仅为长且光滑的锥形，则其周围牙槽骨吸收更显著[19]。基台种植体连接下方的牙槽骨会出现 0.5 mm 骨吸收，并且扩展到嵴顶部上方的

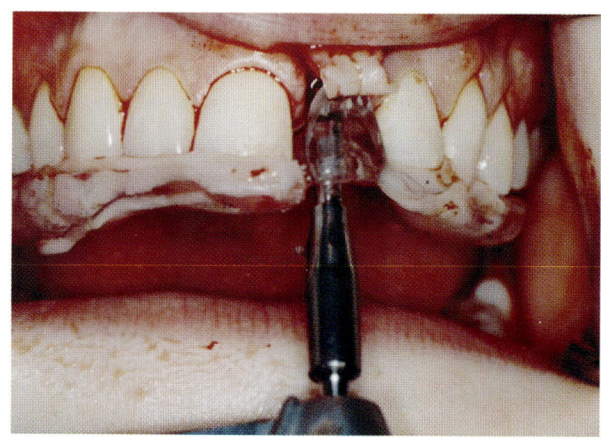

图 24-24　用于上颌前牙单颗牙种植的外科导板，在未来修复体切端下方有一个引导孔

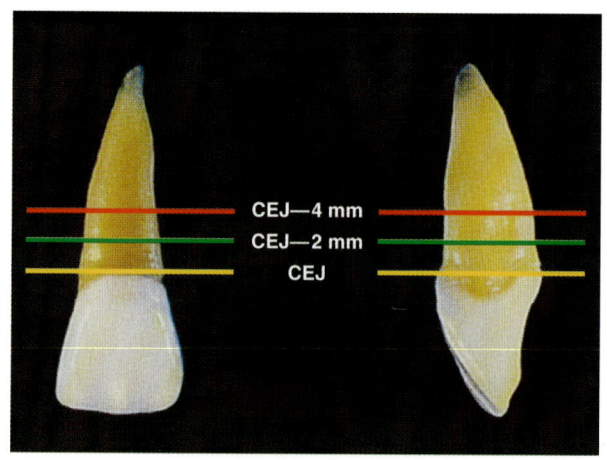

图 24-25　测量中切牙牙根在釉牙骨质界（CEJ）下方 4 mm 的直径是 4 mm

任何光滑或抛光平面（这与种植体的设计有关）[18]，这会导致颊侧探诊深度达 7~8 mm 甚至更多。Grunder 报道了 Brånemark 种植体行单颗牙种植体手术 1 年后，牙槽骨吸收至种植体-基台平面下 2 mm，探诊深度为 9.0~10.5 mm[20]。结果就是日常的维护不能维持种植体周围的健康，很可能出现厌氧菌的生长，与龈乳头密切相关的种植冠邻间隙区域的探诊深度也会加深（图 24-26C）。因此，当种植体的植入深度超过邻牙唇侧釉牙骨质界下 4 mm 时，更容易发生明显的牙龈萎缩。

相对于天然牙来说，种植体周围软组织较为脆弱，对外界的抵御能力也比天然牙的要差[21]。临床医生为维护种植体周围组织的健康，就需将种植体周围探诊深度控制在 5 mm 之内[22]。这对于单个种植修复体很重要，因为它会导致牙龈萎缩并影响到美学修复的远期效果。另外，单颗种植修复体与邻牙共同拥有牙槽间隔骨，如果水平骨吸收出现

终修复体高度及受力均会增加。远期来看，随着嵴顶部周围骨吸收，软组织萎缩的风险增加。结果是临床冠变长，同时宽度逐渐减少（逐渐接近种植体直径），导致在原应有牙龈乳头的地方出现黑三角，影响到远期的美观。增加的修复体高度也会增加更多负荷在基台螺丝上，进而增加螺丝松动的风险。

### 游离龈缘下2 mm 内植入（太浅）

当种植体在邻牙唇颊侧游离龈下2 mm 内植入时，因为龈下创造修复体颊部出龈轮廓的空间有限，增加了修复体颈部美学的风险。瓷修复体位于龈下部分太浅，可能不足以覆盖冠边缘下方钛基台或者种植体的金属色（图 24-27A）。

当种植体颈部位于牙冠周围游离龈下小于2 mm 时，颈部美学风险就会增加，此时瓷修复体位于龈下部分太浅，不能完全掩盖钛基台或者种植体的颜色（图 24-27A）。当出现骨吸收时，种植体和（或）基台的金属颜色投射到牙龈上形成黑影。当软组织出现萎缩时，种植体和基台就会显露出来，即使通过牙周手术来进行软组织移植也不能达到预期效果。

有时牙槽骨也会超过理想高度，这种现象最常出现于两种情况：①邻牙之间距离小于6 mm；②进行过块状骨移植，增加了牙槽嵴的高度和宽度。理想的情况是，邻间隙处骨高度比缺牙区中央的牙槽骨高3 mm。当缺隙两侧邻牙相距小于6 mm 时（比如，上颌侧切牙缺失），缺牙区两侧的邻间隙处的骨高度可以得到维持。单颗牙种植时，可以进行骨修整，使植入部位中央位于将来修复体游离龈边缘之下3 mm。相同情况也会发生在植骨后使邻间隙处牙槽骨高度增加的时候。

为了解决种植体位点过浅的问题，修复医生可以磨改种植体嵴顶部，将修复体边缘直接置于种植体上（有时为了美学需要，需对周围骨和软组织行冠延长术）（图 24-27B~D）。

### 游离龈缘下3 mm 植入（理想的种植深度）

对于两段式种植体来说，种植体颈部最为理想的位置是在天然牙缺失前牙槽骨水平，也就是在邻牙釉牙骨质界下2 mm[15]。这样种植体颈部就位于修复体的游离龈边缘下3 mm，也可以保证种植体上方修复体牙冠颊侧中央有3 mm 的软组织，邻间隙内更多的软组织生长。这个深度也增加了种植体

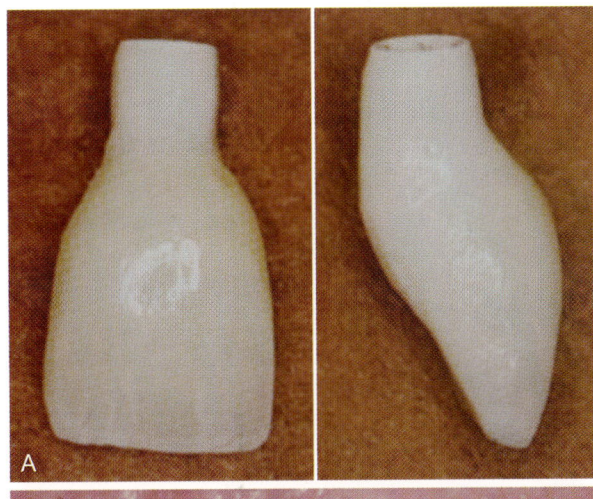

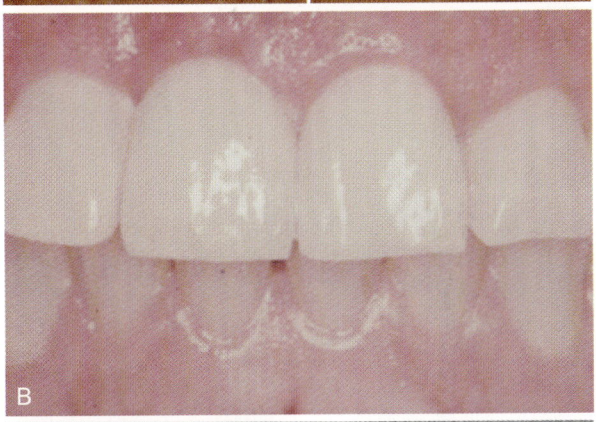

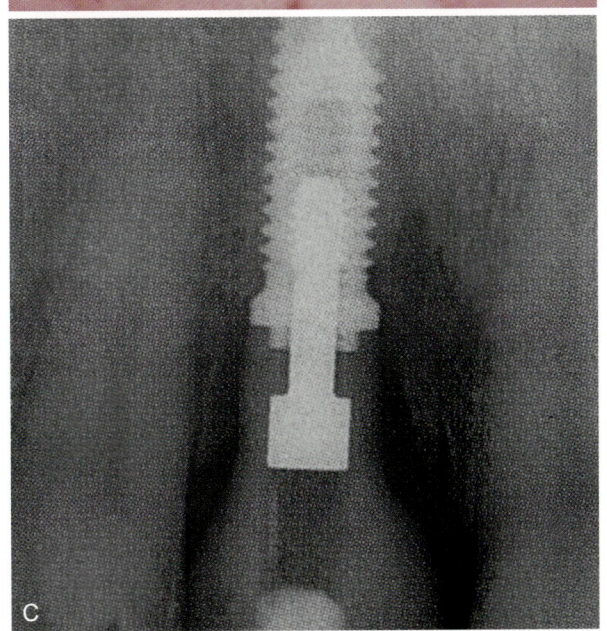

图 24-26　A. 植入到邻牙釉牙骨质界下4 mm 的上颌中切牙种植修复体；B. 上颌中切牙修复体在口内就位的情况；C. 种植体的根尖片，龈沟探诊深度超过6 mm

（尤其是当种植体与邻牙的距离小于1.5 mm），这一位置的厌氧菌通常会对邻牙产生不利影响。

当种植体位于牙槽骨骨皮质以下时，嵴顶部周围的骨小梁对于力的抵抗力会下降。此情况下最

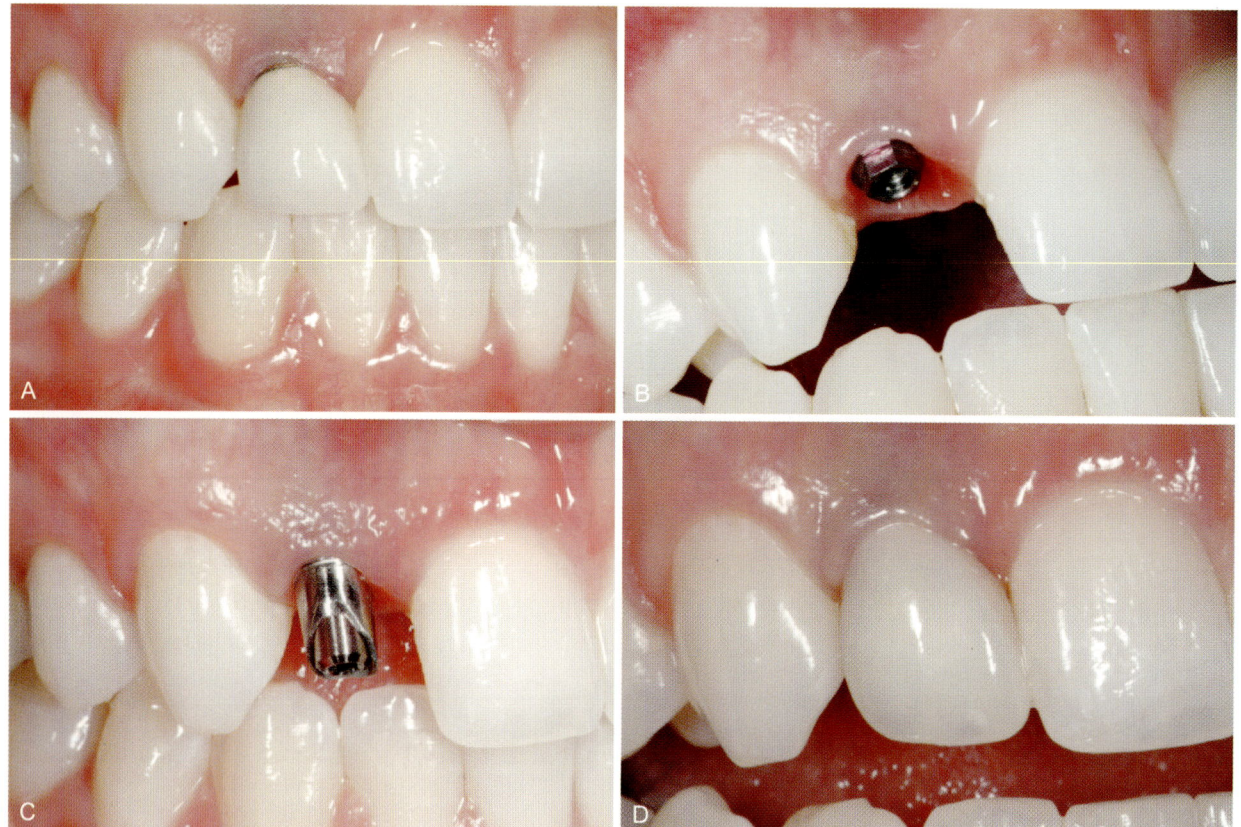

图 24-27  A. 上颌侧切牙种植体植入位点太浅。修复体不能放置到龈下足够深度，不能形成良好的穿龈轮廓，也不能遮盖住基台的颜色；B. 种植体植入位点太浅；C. 戴入基台，将龈下边缘位置直接放置在种植体上；D. 最终完成的修复体戴入到种植体上及龈缘下方 1.5 mm 处

唇侧表面软组织厚度，掩盖骨组织上的软组织黑影（图 24-28）。需要指出的是，侧切牙的游离龈要比相邻的中切牙和尖牙的更偏切端 1 mm。

总之，上前牙种植体的理想位置：①近远中向：中间位置（距离邻牙釉牙骨质界至少 1.5 mm）；②唇舌向：距离牙槽嵴顶唇侧骨板至少 1.5 mm，距离腭侧骨板至少 0.5 mm；③角度：位于修复体切端位置正下方；④深度：未来种植冠唇侧游离龈缘下 2~4 mm。若种植体平台低于邻牙釉牙骨质界下 4 mm，则太深；若种植体平台在未来修复体游离龈缘下 2 mm 内，则太浅。理想的种植体平台位置在未来修复体游离龈缘下 2~4 mm（框图 24-2）。

## 二期手术和软组织形态修整

医生在安放修复体基台前应通过 X 线片准确评估种植体牙槽嵴顶近远中骨质情况，探诊对于评估唇腭侧条件很有必要，如果怀疑存在骨吸收，则

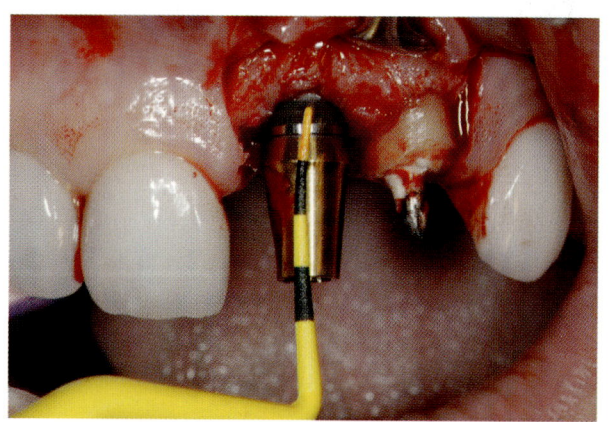

图 24-28  理想的植入深度是种植体位于将来修复体游离龈缘下方 3 mm 处。相对于理想位点而言，图中所示种植体植入太浅

需翻瓣直接观察骨组织情况，通过生物膜覆盖自体移植骨并重新缝合软组织可以纠正颈部骨的水平吸收，若垂直骨吸收少于 2 mm，可进行自体骨移植，同时可以暴露种植体，因为骨侧壁存在更有利于骨生长。

当种植体-骨界面可接受时；在暴露种植体前，应考虑软组织最终的结构。软组织形态可以在不同时期进行修整：①在骨移植术前；②与骨移植一同进行；③在种植手术时实施。这些程序不在修复章节阐述。

软组织形态调整的第四个时机为二期手术时。当种植体骨结合良好时，暴露后的种植体需要与理想的软组织最终形态相协调。为了得到合适的软组织形态，在二期手术前可以选择多种的方法塑形，进行软组织的减法、加法或者两者结合使用。

### 减法技术

种植二期手术阶段，当牙槽嵴顶上软组织高度与理想龈乳头高度平齐，且质和量都很充足时，可采用减法技术（如：粗金刚砂钻行牙龈修整术）磨除牙槽嵴顶部一部分牙龈，重现牙颈部良好的牙龈形态（图24-29A），获得完整的牙间乳头以及合适的唇侧牙龈轮廓（图24-29B）。

颊侧中央的软组织应比邻牙相同位置的软组织更靠切端1mm，以此来弥补种植体植入后1年所发生的软组织萎缩，龈乳头区域也需修整得比理想状态的龈乳头稍大，以此来补偿将来的萎缩。然后用过渡修复体的龈下轮廓来维持或改善软组织穿出龈轮廓（图24-29C，D）。过渡修复体的唇侧中间

> **框图 24-2　前牙理想的种植位点**
>
> 1. 近远中向
>    a. 两侧邻牙正中位置，距离邻牙釉牙骨质界（CEJ）至少1.5 mm
>       (1) 中切牙：注意切牙孔位置
> 2. 唇舌向
>    a. 距离唇颊侧骨板至少1.5 mm
>    b. 距离腭侧骨板至少0.5 mm
> 3. 角度
>    a. 位于上部修复体切端下方
> 4. 深度
>    a. 唇侧游离龈缘（FGM）下方2~4 mm

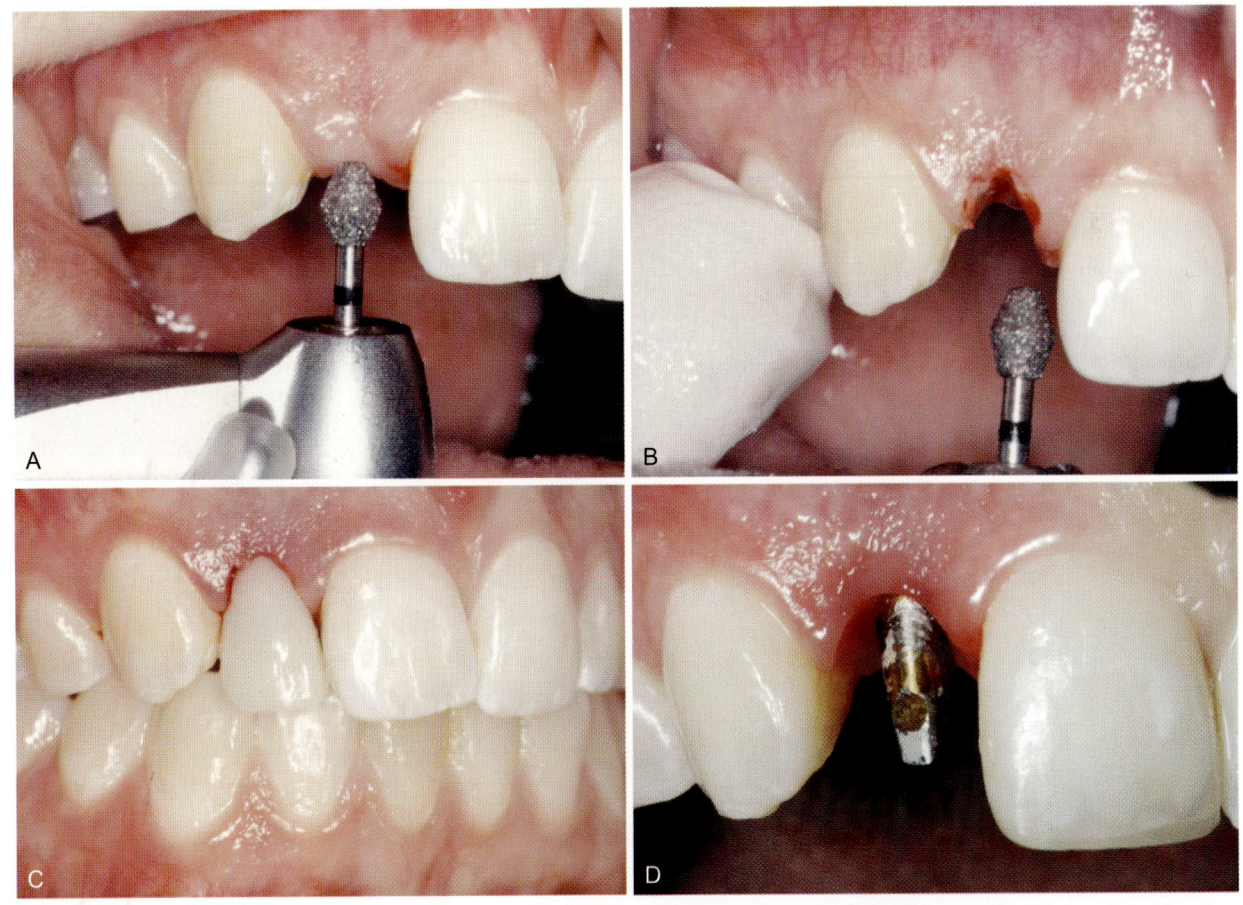

图24-29　A.种植位点软组织形态的理想目标是获得所需的牙间乳头高度；B.粗金刚砂钻修整种植体周软组织形态；C.过渡修复体帮助维持和改善软组织形态；D.使用过渡修复体2个月后的软组织形态

龈下穿龈部分的比以前的天然牙冠更凹陷，减少的凸度增加了软组织的厚度，有助于预防唇侧中间区牙龈萎缩。

一期种植体植入手术时，也可以使用同样的软组织处理技术。一期手术在愈合阶段，使用愈合基台来维持修整好的软组织形态。可以通过在预制愈合基台轮廓周围添加复合材料或树脂的方法来制作出个性化的穿龈轮廓。

### 加法技术

如果二期手术时牙龈形态不足以恢复合适的龈乳头外形，则需要采取加法技术来增加软组织的厚度。目前有多种方法[23-25]，比如，在牙槽嵴顶腭侧做切口，从邻牙腭侧线角开始；也可以在中线位置行松弛切口以此来达到颊侧理想的牙龈高度。翻开牙槽嵴顶的软组织，暴露覆盖螺丝，旋出覆盖螺丝并替换为3 mm愈合帽，将结缔组织移植物或脱细胞移植物（AlloDerm）环绕愈合基台放置，牙槽嵴顶组织跨过愈合基台与腭侧组织缝合，腭侧组织需要二期愈合，颊侧和龈乳头位置将会形成过多的牙龈组织，4~6周后，采取二期手术和牙龈成形术修整牙龈至理想的形态（图24-30）。愈合8周或更长时间后，在二期手术同期行牙龈修整术（减法技术）来实现种植体预期牙冠穿龈轮廓。在Ⅰ期手术时，也可以使用类似的技术来增加牙间乳头和嵴顶软组织。

作者还发展了一种组织扩增技术称为"对称指状瓣转移法"[26]。当牙龈乳头高度低于理想高度2 mm时，在邻牙的龈沟内做切口，切口起自邻牙远中舌侧线角，在种植冠唇侧边缘位置形成蒂，这样便在两侧天然牙的近缺隙侧产生至少2 mm宽的"指状瓣"，翻瓣后，唇侧的两个"指状瓣"将成为龈乳头的唇侧面。

手术过程中可在腭侧中央产生一个3.5~4 mm宽的支持"指状瓣"，翻瓣后，取下覆盖螺丝，用基台代替，腭侧的"指状瓣"被分为两部分，每部分都可以旋转至邻间隙支持颊侧已翻开的"指状瓣"，戴入过渡义齿后用4-0或5-0缝合线采取改良的褥式缝合，将龈乳头缝合至合适位置（图24-31）。

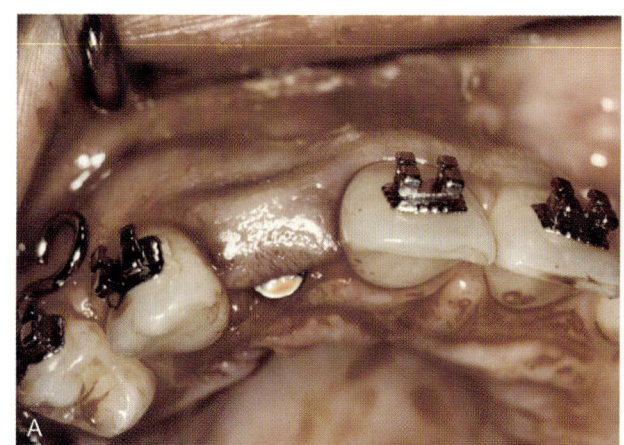
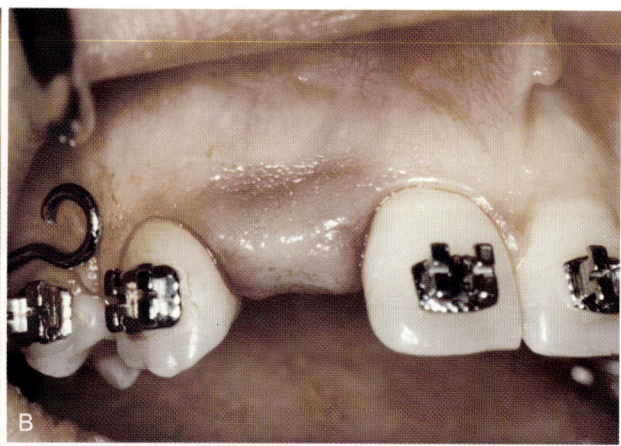
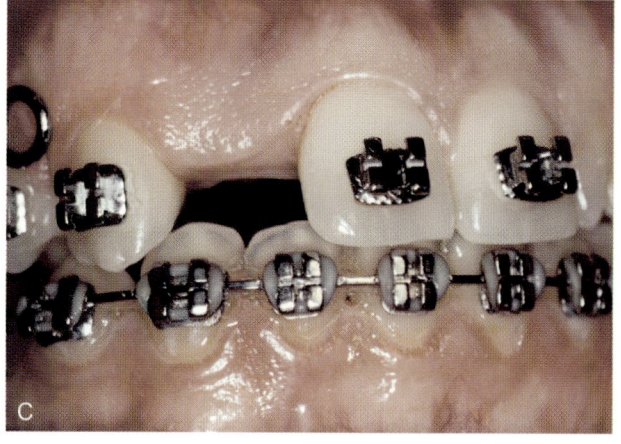

**图24-30**  A. 在邻牙腭侧线角处做切口暴露种植体；B. 软组织被抬升到牙间乳头高度并愈合（穿黏膜延伸）；C. 2个月或更长时间后，再使用减法技术来修整未来修复体周围的软组织形态

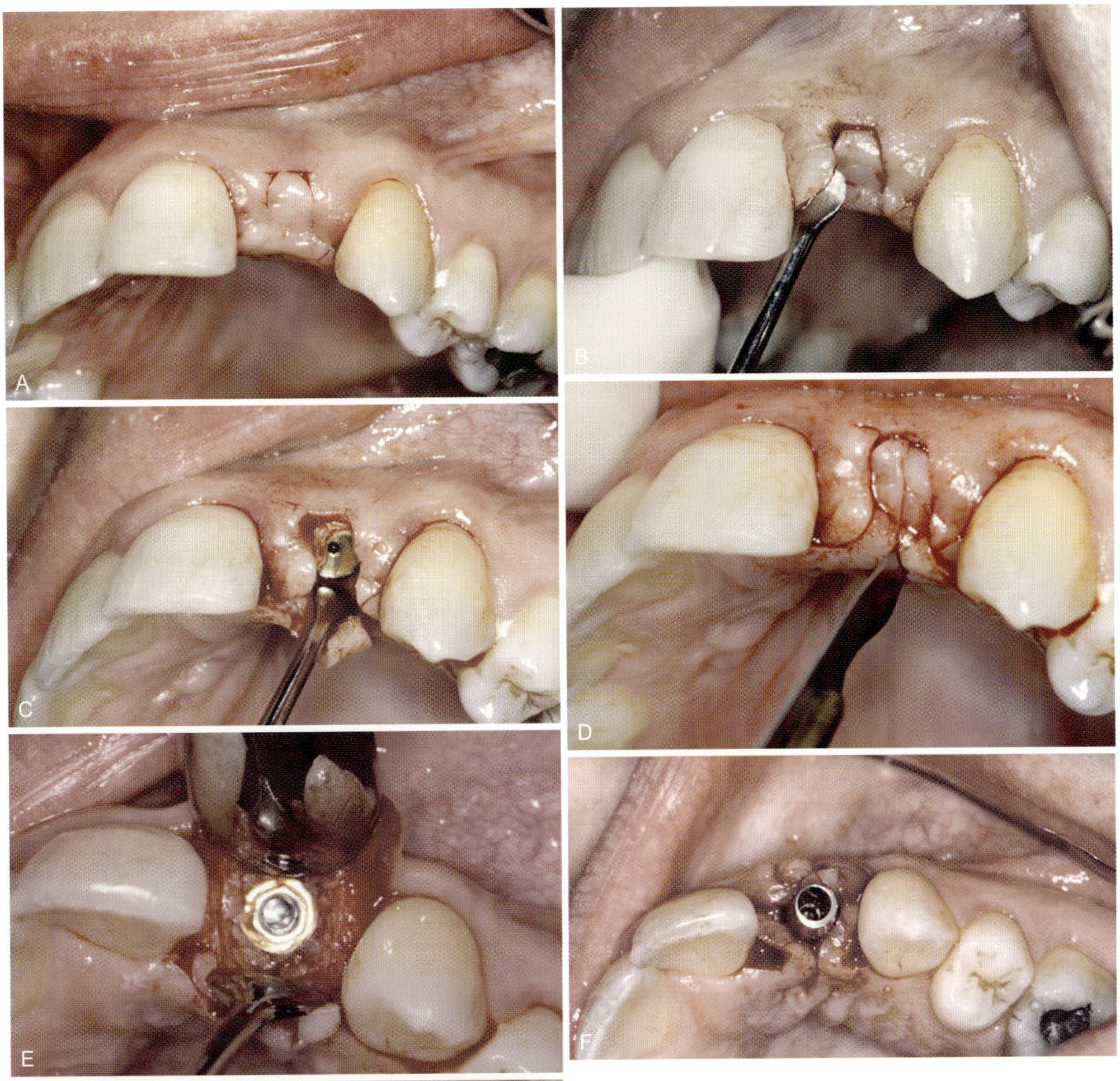

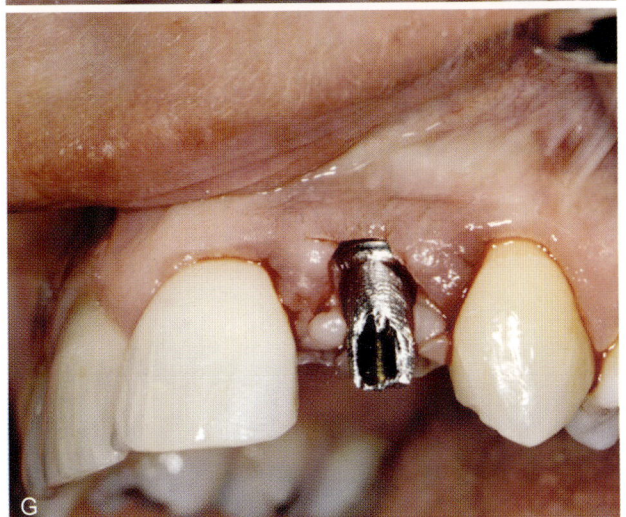

图 24-31　A. 在两侧邻牙龈沟内开始做切口，沿着腭侧距牙齿 1.5~2.0 mm 平行于邻牙切开，朝唇侧形成"指状瓣"，切口在未来修复体唇侧中央位置结合；B. 朝唇侧翻开唇侧"指状瓣"；C. 朝腭侧翻开腭侧"指状瓣"；并暴露种植体；D. 将腭侧"指状瓣"分为两部分（近中、远中部分）；E. 翻全厚瓣暴露种植体，取下覆盖螺丝；F. 安装种植体基台（或愈合基台），将腭侧左右两瓣分别置于颊侧对应的"指状瓣"下方；G. 种植体基台和唇侧"指状瓣"就位

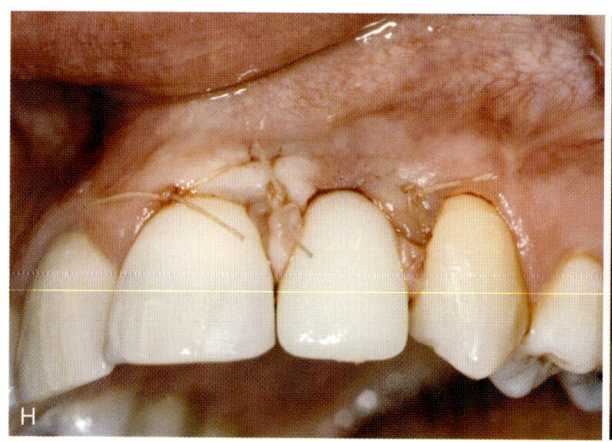
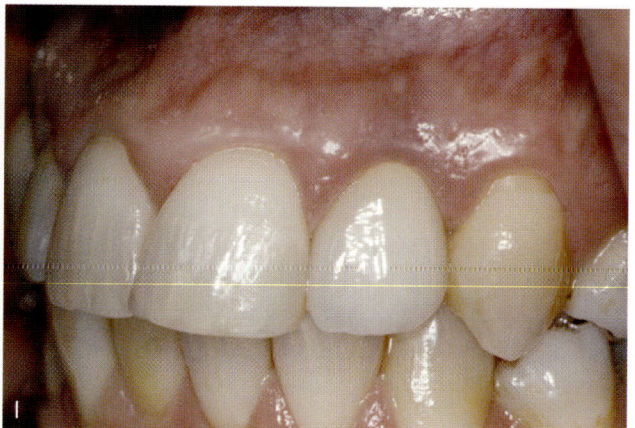

图 24-31（续） H.粘接暂时冠，缝合固定"指状瓣"；I.最终修复体位置以及理想的龈乳头形态

若还需增加高度，对称指状瓣转移法还可以同结缔组织移植物或脱细胞移植物（AlloDerm）同时应用来增加组织高度。此操作可以与植入手术同时进行。当有需要时，此操作也可以在植入手术同时或即刻临时修复时应用。

一旦软组织通过减法或加法的技术恢复了理想的形态后，医生可采用两种方法维持牙龈形态。一是安装穿龈愈合基台，其大小和形状比最终的修复冠颈部略小，穿过牙龈 1～2 mm，可在邻间区增加树脂或丙烯酸树脂制作个性化愈合基台外形，愈合基台可以促进周围软组织形成初步的形态。不应选用宽径的愈合基台，因为其可能造成牙龈萎缩且不利于修复医生塑形。

在接下来数周内患者需使用已经过修整的过渡义齿，直到患者进行最终修复。软组织会逐渐愈合并与愈合基台保持相似的形态，6～8 周后软组织愈合后进行最终修复。当种植修复操作是团队合作时，此方法最为简单。

当外科医生同时也是修复医生时可以制作固定过渡修复体，可以在二期手术时就可以进行修复体制作[27]。在软组织轮廓塑形结束后，就可以将预制的、机械加工的分体式基台放置在种植体中。使用抗旋的六角基台，用 5～10 Ncm 力矩（或适度手的力量）手动拧紧基台螺丝。拍摄根尖 X 线片，观察种植体嵴顶与基台连接处，确定基台完全就位。然后将基台螺丝用 20～35 Ncm（力矩大小参照厂商推荐值）旋紧，在旋紧过程中，使用止血钳夹住基台以抵抗旋转力，以减小对嵴顶骨的剪切力。

在直接修复技术中，像前牙制作冠修复体一样，在就位的基台上直接进行预备，且边缘位于龈下 1.5 mm 内。在完全没有咬合接触的情况下，过渡单冠的龈下轮廓与最终修复体相似。然后，在过渡修复体外形轮廓的引导下帮助形成软组织形态。

### 拔牙后即刻种植

根据 Kois 的观点，当想要进行即刻拔牙、即刻种植方案时，有 5 个关键性诊断因素用于评估单颗种植体周围美学的可预期性：①牙齿和游离龈的位置关系；②牙周组织的形态特征；③牙周组织生物型；④牙齿形状；⑤拔牙前骨嵴顶位置[28, 29]。因此，软组织和骨的情况，在 5 个关键美学评估因素中占了 3 个。当 5 个关键性诊断因素在需拔除牙齿周围都满足时，可以考虑行即刻拔牙、即刻种植。

前牙种植修复体的美学目标是获得与天然牙一样的外观。想要获得适宜的软、硬组织轮廓，必须有足够的骨量。拔牙后 3 个月，拔牙窝两侧骨量常会在宽度上出现吸收。如果拔牙后存留骨量理想，则在拔牙后即刻种植对于牙槽骨早期愈合是非常有利的。故而，前牙美学区，在拔牙位点进行即刻种植已成为非常流行的方法。

### 优点

即刻种植的优点是与拔牙后出现的组织塌陷相比，提高了软组织轮廓和骨结构的保存。这样，可以避免在拔牙位点组织愈合后、种植体植入前的骨增量术和软组织移植术。因为外科手术操作少，所以治疗时间减少，减少了患者的不适感和经济支出。即刻种植已被描述为是一种保存技术，可用来保存牙龈组织结构。

牙齿的形状是 Kois 的 5 个关键性诊断因素之一，尤其是当考虑要进行即刻种植时，这就成了与风险相关的关键性因素了[28]。牙齿按形态可分为尖圆形、卵圆形和方圆形。尖圆形牙齿在拔除后具有较高的软组织萎缩风险，因为这种形状牙齿的牙间乳头高度往往高于6 mm。尖圆形的牙齿往往和邻牙间有更多的邻间骨，在尖圆形牙齿的根面上有更多的唇侧骨。这些都改善了即刻种植位点的状况。因此，在理想条件下，尖圆形牙齿更有利于进行即刻种植，相比常规情况而言，软组织变化大，有更多的骨支持种植体稳定性，种植体和拔牙窝间的骨缺损更少。因此，在这种情况下，即同时满足厚龈生物型、理想的骨外形、理想的软组织轮廓、尖圆形牙齿形态且没有病理性问题的条件下，可以考虑进行拔牙后即刻种植（图24-32）。

### 缺点

当要进行即刻种植时，医生应该考虑拔牙创以及唇侧骨板与种植体间骨缺损的大小。上颌前牙的唇舌径往往大于其近远中径。中切牙常使用直径为4～5 mm的种植体，但拔牙创往往大于6 mm（尤其是在唇舌向），因此在种植体周会有大约2 mm的外科缺损。在前文已经描述过的，在种植体周和整个拔牙创之间沿冠状面会存在不同宽度的卵圆形或"肾形"的骨缺损间隙[33]。因此，种植体初期稳定性不足，增加了早期负荷出现松动的风险。

方圆形牙齿的牙间乳头高度最小，仅仅只有2 mm高。因为拔牙之后与邻牙牙根之间扇贝状的邻间骨和唇面骨暴露较少，牙龈萎缩量也较少。因此，出现延期种植相关的软组织轮廓萎缩的风险也较小。在方圆形牙齿的牙根部骨量更少，在拔牙创和潜在的种植体之间骨缺损空间会更大。这样的情况下，种植体很难获得初期稳定性，拔牙创和种植体之间的骨缺损可能需要骨移植材料来充填缺损间隙。因此，拔牙后即刻种植并不能给软组织带来更多的益处，还会增加植体-骨之间结合的风险。

当决定采用拔牙后即刻种植这项技术时，就必需考虑其缺点。种植体通过这项技术应该获得可预期的初期稳定性。然而，上前牙单颗种植的目的不仅仅是为了获得骨结合的刚性固定固位。若不能实现适宜的美学和健康目的，而仅能获得折衷的结果，将会增加美学或种植体失败的风险[35]。牙医和患者应该认识到存在这样的事实：种植体在初期愈合阶段有失败的可能。即使在理想的条件下，拔牙后即刻种植也会增加失败的风险。

如果发生种植失败，软组织形态将发生显著改变，即便是在数次额外手术后，也很难去修正。因此，拔牙后即刻种植是把双刃剑。它是目前获得理想种植美学效果的最好方法之一。应该注意的是，当软组织形态理想时，最容易通过拔牙后即刻种植这种一期种植体植入技术来维持软组织状态。然而，如果种植体失败，发生骨吸收或种植体位置不佳软组织形态可能难以保持或修正。

当上颌前牙需要拔除时，在拔除过程中，唇侧薄的骨皮质常常被破坏或吸收掉。唇侧根尖位点可能仅剩几毫米就到了腭侧骨皮质板。因此，建议在种植体植入同期常规结合骨移植或屏障膜覆盖。钛种植体周围放置的合成类骨移植材料生长成低密度的骨，使得种植体和周围骨质的接触有限。由种植体周围屏障膜促进生长形成的这种低密度骨，承受负荷的能力似乎是有限的，动物研究表明，在负荷后可能发生高达85%的骨吸收[36]。有种解释是：可能是因为种植体周没有血管形成。相反，它减少了缺损的骨壁数量，限制了唇侧骨移植材料的血液供应。结果，骨很难形成，即便骨形成，也是低密度骨，并且当种植体负荷时很容易发生吸收的风险。

拔牙后即刻种植技术过程包括：在唇颊侧骨板下2 mm或更低的位置（这已经比腭侧更偏向根尖）植入种植体，用磷酸钙（$CaPO_4$）材料、可吸收的HA或自体骨来填充唇侧骨缺损区，使用或者不使用结缔组织移植物或生物膜[33]。当种植体在唇侧骨板下方植入，种植体平台相当于邻牙釉牙骨质界下4 mm或更深的位置，这不是理想的状态，且会增加解剖冠高度和袋深度，尤其是在第一年嵴顶骨吸收后。

在上颌前牙区使用圆柱形种植体进行即刻种植常需要进行备洞，为了使种植体获得初期稳定性，需要将种植体植入到拔牙位点剩余舌侧骨壁的1/2～2/3范围内。由于种植窝预备和种植体植入固定在备洞后的腭侧骨骨壁上，种植体上端通常朝向唇侧。这种外科手术方法比在均质骨密度下进行窝洞预备更具挑战性。

拔牙后即刻种植也增加了种植体周发生术后感染的风险，当没有精心挑选合适的病例时，种植窝内会残存导致牙齿脱落的相关细菌。渗出物的存在降低了组织中的pH值，它会导致由溶液介导的移植骨吸收，同时会发生细菌污染种植体表面，这继而也减少了种植体-骨接触。

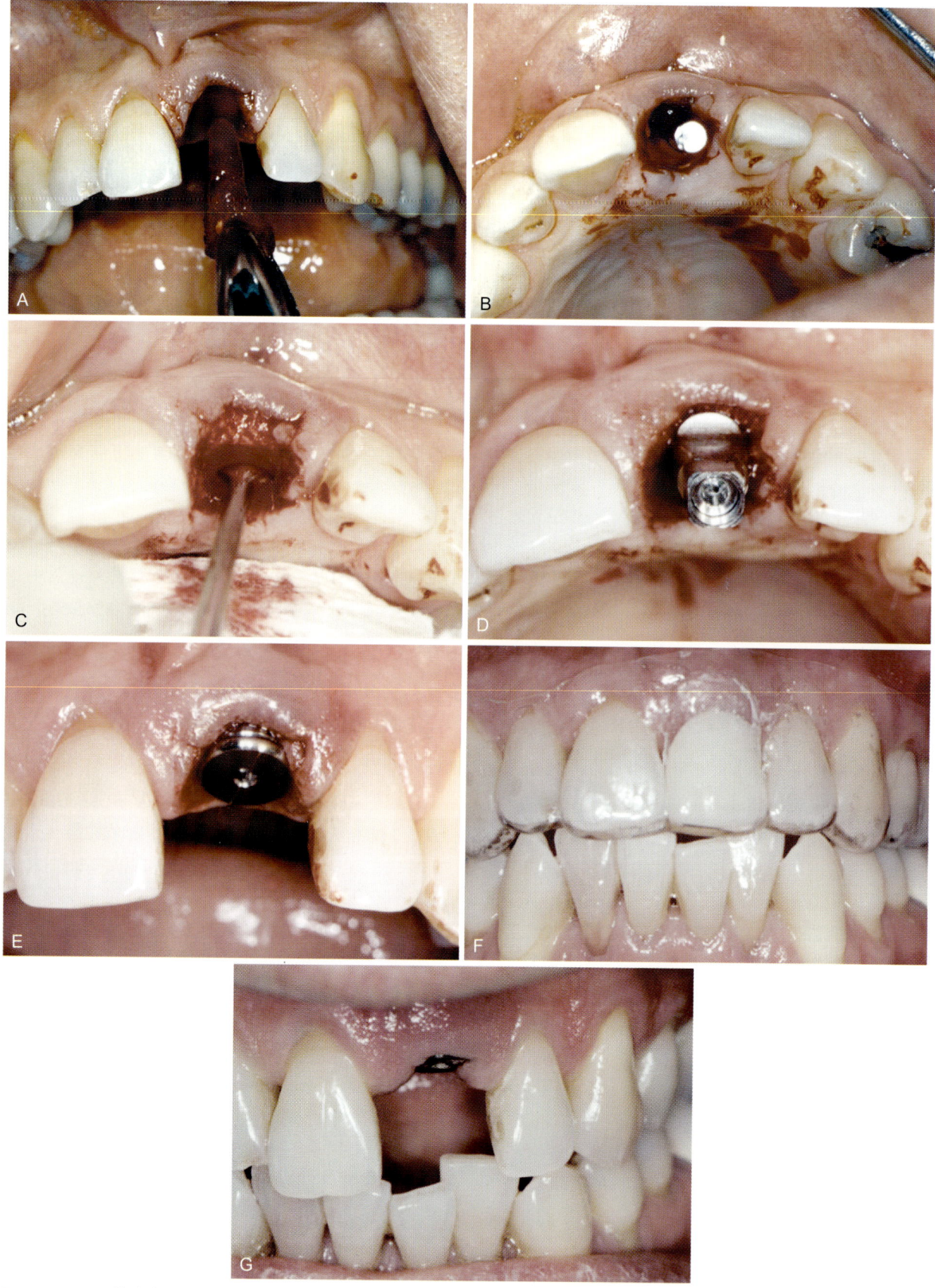

图 24-32　A. 拔除尖圆形牙；B. 在切端位置下方行种植窝洞预备；C. 将自体移植物放置于种植窝洞的唇侧；D. 将种植体旋入到唇侧游离龈缘下方 3 mm 的位置；E. 愈合基台支撑软组织形态；F. 愈合期间戴用透明压模保持器；G. 4 个月后，软组织形态和种植体均适合进行上部修复。

拔牙后唇侧骨板的自然吸收不会因为种植体植入而停止，当发生唇侧骨板吸收时也减少了种植体-骨的接触[36]。换言之，拔牙后早期发生的骨吸收过程不会因为拔牙窝内植入了种植体而减少。因此，最初促使该技术发展的一个主要因素已不成立。然而，在拔牙后可以通过这种治疗方法来维持软组织轮廓——使用非潜入式愈合基台或过渡修复体来支持牙间乳头和穿龈轮廓。因此，当Kois的5个关键诊断因素（框图24-3）都存在时，拔牙后即刻种植也是一种可行的治疗方案。每当考虑行拔牙后即刻种植技术时，在拔牙前进行正畸牵引技术可以获得很多益处[23]。

## 拔牙后延期种植

在拔牙后进行位点保存，软组织在拔牙位点生长，因此产生了附着龈增宽的区域。在种植体植入前，大直径的拔牙位点进行骨移植和等待骨愈合完成，可获得改善的骨界面。如果唇侧骨板受损，则需要行额外的口内取骨移植术或引导骨再生术（GBR）[37]。延期种植的方案在种植体植入前可获得更多的毛细血管网和形成更多的骨小梁结构，促进形成更理想的种植体-骨界面[38]。

在使用延期种植方案时，位点保存的效果在种植体植入前就应该评估，而不是在骨整合期进行妥协处理。拔牙窝筛状骨板愈合后已经重塑，并且在手术过程中并不影响钻孔位置和种植体最终植入位点。在这种情况下，种植体更容易植入到在相对

嵴顶骨和邻牙而言较理想的位点上，并且是在最终修复体确切的轮廓范围内。然而，软组织形态经常会受到延期种植方案的影响，尤其是牙间乳头的高度[39]。无论是拔牙后即刻种植还是早期愈合之后延期种植，种植体的位点都应该在之前提到的指导原则范围之内。

## 修复阶段

### 种植体基台的选择

单颗牙种植修复需要使用有抗旋结构的基台。在对生物力学因素有了非常好的理解和应用的基础上（例如扭矩、预负荷、夹紧力、螺纹力学、微动、沉降），才设计出了用于稳定种植体-修复基台连接的内锁结构[40-44]。寻求更理想的种植体-基台连接方式的努力仍在继续（图24-33）。目前，六边形内连接方式仍是最广泛使用的设计。作为单颗牙种植修复特定的解剖限制，基台不仅必须设计成具有抗旋转的结构（分体式种植体系统），而且还可能需要有角度来弥补种植体植入时不在最终修复体的轮廓内的偏差。这样需要至少2个部件：具有六角或其他抗旋结构的基台以及将基台连接到种植体上的螺丝[45]。

基台通过4个预制的龈下轮廓设计来修复种植体。包括：①基台具有与种植体相同（或稍小）的直径；②基台在种植体上方1~2 mm处有一个1 mm的外展；③基台在种植体上方1~2 mm处有一个2 mm的外展；④具有解剖学特征的基台，颈部直径和穿龈轮廓类似于要被修复的牙齿[46]。这些基台材质可以是钛金属或者钛合金，具有氮化钛涂层的钛，或陶瓷（氧化铝或氧化锆）。它们可以有角度的或者是直基台。预成角度基台具有制造商提供的各种不同角度，通常偏离轴向是15°~25°。

### 框图24-3　拔牙后即刻种植

**优点**
1. 维持理想的软组织形态
2. 减少外科手术的次数
   a. 降低经济成本
   b. 减轻不适感
3. 减少治疗复诊次数

**缺点**
1. 一旦失败将严重影响美学效果
2. 需要骨移植
   a. 减少了种植体-骨接触面积
3. 存在嵴顶骨吸收的风险
4. 改变植入位点
   a. 太深
   b. 太偏唇侧

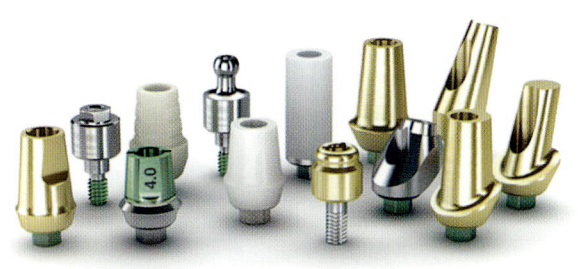

图24-33　有很多类型的基台可用于种植修复

基台也可以个性化定制。个性化粘接固位基台常规有 3 种选择：①带塑料套筒的可铸造基台；②有机械加工基底及塑料圆筒的可铸造基台；③钛（合金）或陶瓷的 CAD/CAM 个性化基台（框图 24-4）。

### 预成基台

**窄直径基台**

与种植体嵴顶部直径相同（或更窄）的基台具有以下几个优点：

1. 同一直径基台几乎可适用于所有患者。
2. 基台就位于种植体平台上，与六边形结构连接，而不干扰周边的软、硬组织，这样非常有利，因为种植体－基台连接处可位于组织下方几毫米。
3. 如果植入位点不理想（如：太靠近邻牙或偏唇侧），只需要做少量的调改。
4. 种植冠的穿龈轮廓可以诱导形成牙龈轮廓，也可以根据每个患者的特定需求来定制。
5. 种植冠的边缘呈刃状，可以放置在基台的任何位置。
6. 基台可用于直接和间接的种植冠制作技术。
7. 间接技术中（技工室辅助），软组织模型制作完成后，技工室可以对刃状边缘进行延长或缩短的调改。
8. 冠边缘下方的软组织更厚，发生退缩的可能性更小。
9. 软组织越厚，冠下方的灰线越不容易被观察到。

基台与种植体直径相同（或者在平台转换后更窄）也有缺点：①非常不利于修改软组织形态。游离龈缘下方 1.5 mm 或更少的龈下轮廓都由种植冠来支持。该尺寸不足以完全改善软组织形态。因此，这种基台设计仅限用于这样的情况下：软组织非常理想或者种植体和邻牙间的空间很小；②因基台基部窄，所以其锥度更小。因此，更加难以调整种植冠的就位道；③基台的外壁较薄，只能预备少量的材料以调整锥度或边缘形态（当需要使用凹形或直角肩台时）；④技工室没有明确的标记来确定最终修复体的边缘位置，除非在所选基台上有原本存在或制备的凹槽。

**宽直径基台**

制造商提供的最常见的基台类型是：基台外展比种植体体部宽 1～2 mm 的宽直径基台，也是口内直接技术中最普遍使用的基台。有直角和角度两种构造（图 24-34）。基台在种植体平台上方 1～2 mm 位置有 1mm 或 2mm 的外展时有几个优点。基台较宽的颈部区域可从骨上方 1～2 mm 位置开始改善软组织的穿龈轮廓。宽直径基台可提供更大的粘接面积，也能制作出更大的锥度（图 24-35）。因为种植体通常植入到比邻牙轮廓偏腭侧 1.5 mm

---

**框图 24-4　基台选择**

1. 预成基台
   a. 基台与种植体具有相同直径或稍小于种植体直径
   b. 1 mm 的外展宽于种植体
   c. 2 mm 的外展宽于种植体
   d. 解剖式基台
   e. 角度基台（15°～30°）
2. 个性化定制基台
   a. 塑料铸造式
   b. 机械加工基底／塑料套筒
   c. CAD-CAM［钛（合金），陶瓷］

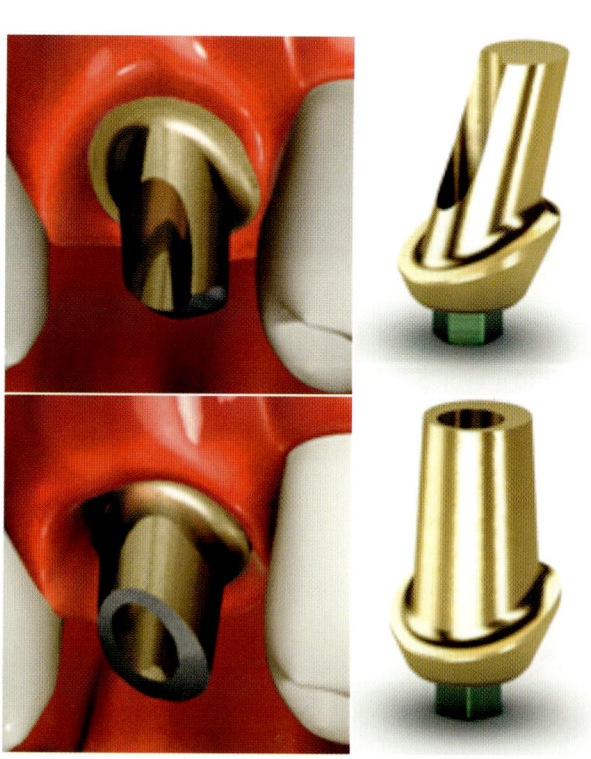

图 24-34　基底部比种植体嵴顶部稍宽的预成基台是最流行的设计。基台可以是成角度的（上图），也可以是直基台的（下图）

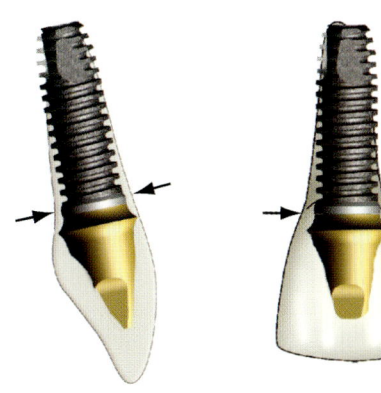

图 24-35　基台外展部分比种植体直径宽，能提供了更大锥度的就位道，更好的固位力，以及调整骨上方 1~2 mm 软组织形态的能力

的位置，基台 1 mm 或 2 mm 的外展可以在骨上 1~2 mm 位置就开始引导种植冠形成未来理想的穿龈轮廓。牙医可以根据每个患者、条件、位点的情况来调改基台。与用塑料套筒制作的个性化基台不同，预成基台的种植体-基台界面连接精度更高，减小了基台螺丝的受力，降低了基台螺丝松动的风险。它比个性化基台便宜，甚至可以在购买种植体时由制造商免费提供（例如，BioHorizons）。

宽直径基台设计的缺点：

1. 宽直径基台在种植体体部周围宽度一致。当和邻牙或其他种植体靠的太近，太偏唇侧或舌侧，则必须要调改基台。
2. 宽直径基台外展下方有向种植体锥形缩小的倒凹，这样就会有几个固有问题。种植冠边缘必须位于或高于倒凹处。通常，牙医将位于软组织下方数毫米的基台外展误认为是冠边缘。这样，在印模中获取基台外展非常困难，进而难以使牙冠就位，难以去除多余的粘接剂。种植冠边缘的位置应该与游离龈缘相关，为了美学效果也应该是位于龈下 1±0.5 mm 的范围，而不是基台外展所在的位置（图 24-36）。
3. 种植体植入在嵴顶骨面下方时，若不对种植体周行骨修整术，修复医生就无法将基台就位于种植体平台上。如果二期阶段愈合基台的直径与宽基台相同，外科医生在植入时需对种植体周进行骨修整。
4. 将基台置于组织边缘下方很困难，因为必须要从更窄的种植体体部将组织推开。

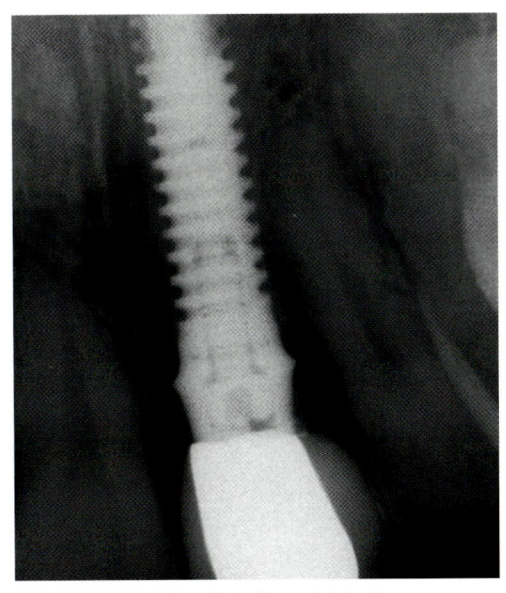

图 24-36　种植冠的边缘应位于游离龈缘下 1±0.5 mm，而非基台外展处。这样更容易去尽残留的粘接剂（即便是修复体远中位置）

### 预成解剖式基台

预成解剖式基台对经验不足的医生显得很有吸引力。完全模拟天然牙冠预备后形态的基台看起来很合理[46]。预成解剖式基台显示出与宽基台类似的优点和缺点。额外的优点是：因为上前牙唇舌向比近远中向更宽，基台可以反映出天然牙横断面的情况。

然而，其他的缺点如下：

1. 外科医生必须非常精确地定位六角种植体平台，这是除了将种植体植入到正确的唇舌向、近远中向以及合适的角度位置之外需要满足的。一个甚至是 10°以内的转动也会影响最终修复体的美观。
2. 种植体和基台之间的角度要根据组织厚度不同而变化。因此，对于预成解剖式基台，不同的基台类型常常要提供不同的高度和袖口厚度，这样就增加了医生或技工室储存和选择的间接成本。
3. 预成解剖式基台上有预备好的边缘完成线。边缘的位置要根据不同高度和角度的龈下金属颈环而设置，这样就需要更多的基台以供临床选择。
4. 基台设计的主要是应用于使用种植替代体的间接印模技术，这增加了直接在种植体基台上恢复和制作修复体的成本。

5. 当用于直接印模法时，印模必须获取到种植体边缘完整的360°肩台位置。如果有任何印模材料流入边缘倒凹下方，当从印模中脱下石膏模型时，代型上薄的石膏边缘容易断裂。结果，在这种模型上制作出来的冠边缘通常出现延伸到软组织中的基台悬突（背向牙冠方向的悬突）。

由于以上缺点，专业人士很少使用这种类型的基台。

### 全瓷基台

预成的全瓷基台颜色总是偏白（图24-37）。预成的全瓷基台渐渐流行的原因是在薄龈生物型病例中，预防了冠边缘下方的金属通过龈缘组织透出的灰暗色调（图24-38）。软组织下方的白色全瓷基台使组织在颜色上看起来更像珊瑚粉色（图24-39）。

通常制造商会提供两种类型的全瓷基台，铣削的一体式全瓷基台或者全瓷基台粘接到铣削的钛基底上。一体式的铣削全瓷基台没有金属和陶瓷粘接界面，因此更加牢固（通常也会更便宜）。但是，陶瓷材料比种植体连接部位更硬，很难以控制尺寸的变化，任何不适配都将磨损种植体内部抗旋结构，这样将增加螺丝松动的风险。而将陶瓷基台粘接到钛基底上，因钛基底可以更精确地与种植体内部抗旋结构结合，并且是由类似硬度的材料制作，这样降低了基台螺丝松动的风险。然而，钛基底和陶瓷基台粘接界面之间可能出现的并发症尚没有中长期的文献报道。

### 角度基台

预成的角度基台可以是由钛、钛合金或陶瓷制成。之前已经讨论过预制的角度基台设计存在的缺点，应限制其用于以下情况：种植体太靠近唇侧或植入角度不当导致角度不一致且难以纠正，则无法

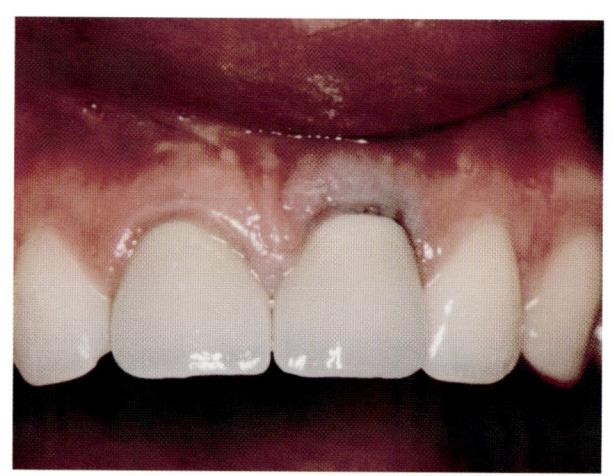

图24-38　薄龈生物型（或种植体太靠唇侧）在使用钛基台时可能会出现龈缘组织透出的灰暗色调

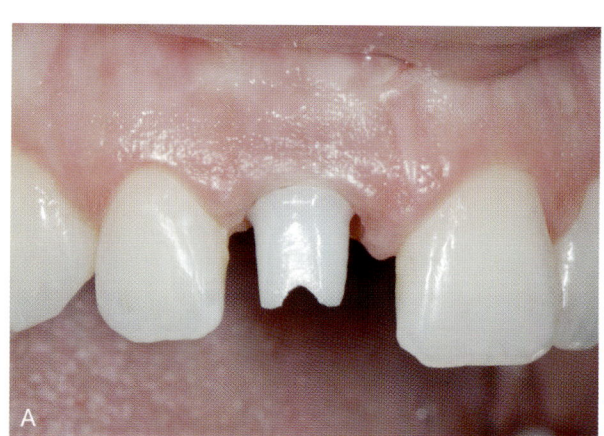

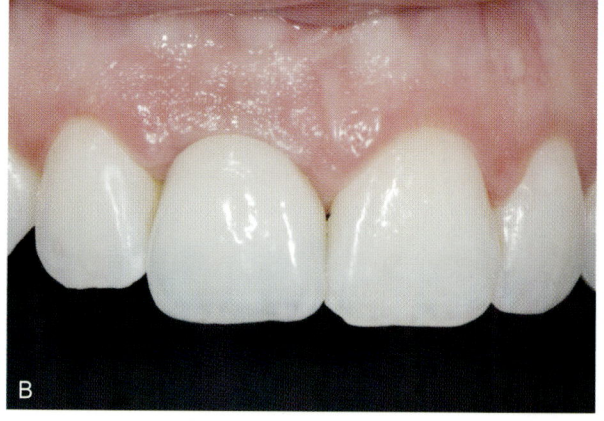

图24-39　A. 就位后的全瓷基台；B. 全瓷基台和牙冠使得软组织在颜色上看起来更像珊瑚粉色

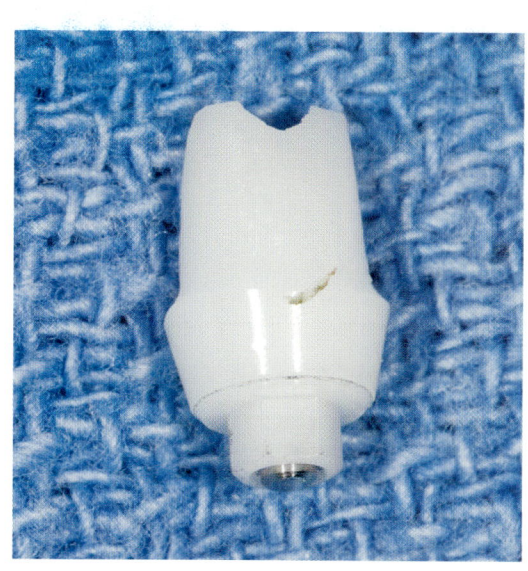

图24-37　预成的全瓷基台

完成后期修复。当种植体植入到非理想的位点后，角度基台对患者而言可能是后期修复唯一可行的解决方案了（图24-40）。当种植体内部的抗旋结构的平面朝向唇侧正中位置时，使用角度基台是最有效的。否则，基台的角度自中心处偏移，使得基台难以获得理想的预备和修复。

### 个性化定制基台

现在已经出现了向技工室定制个性化解剖或美学基台的趋势。在过去，个性化定制基台常常是由可铸的塑料代型或机械加工的圆柱和可铸塑料套筒来制造。这种类型基台最初是由加州大学洛杉矶分校开发设计（因此也称为UCLA基台）[47]。技工室通常在塑料或金属套筒上进行个性化基台设计，制作蜡型后铸造成金属。

个性化定制基台的主要优点是：针对每个患者特定的情况制造基台。龈下冠边缘的位置和穿龈轮廓只在需要时才做延伸。个性化定制基台的另一个主要优点是：基台可以和冠/桥用相同的金属制作，因此唇侧区域可以用瓷（和牙冠、牙根或者软组织的相同的颜色）覆盖，并且为了改善美观可以延伸到邻近种植体-基台连接处[15]（图24-41）。在技工室制作和开发出来的这种基台往往会在唇颊侧冠边缘组织下方预留1mm的瓷对接空间。通过这种方式，如果后期发生组织萎缩，也不会看到基台的金属边缘。考虑到随着时间推移发生潜在的牙龈形态重塑的可能性，这种设计对单颗种植修复的年轻患者是非常有益的。

个性化定制基台的缺点主要与技工室阶段有关。对于可铸塑料代型，基台可以由任何贵金属制作（以减少基底与铸件之间的腐蚀风险），从而没有两个金属界面。塑料可铸造代型也更便宜。但是，种植体-基台连接处不太精确。建议使用金刚砂石

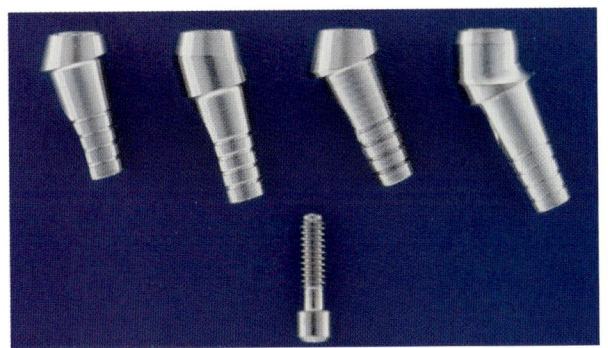

**图24-40** 预成的角度基台有数种不同的角度，通常的范围是偏离轴向15°~30°

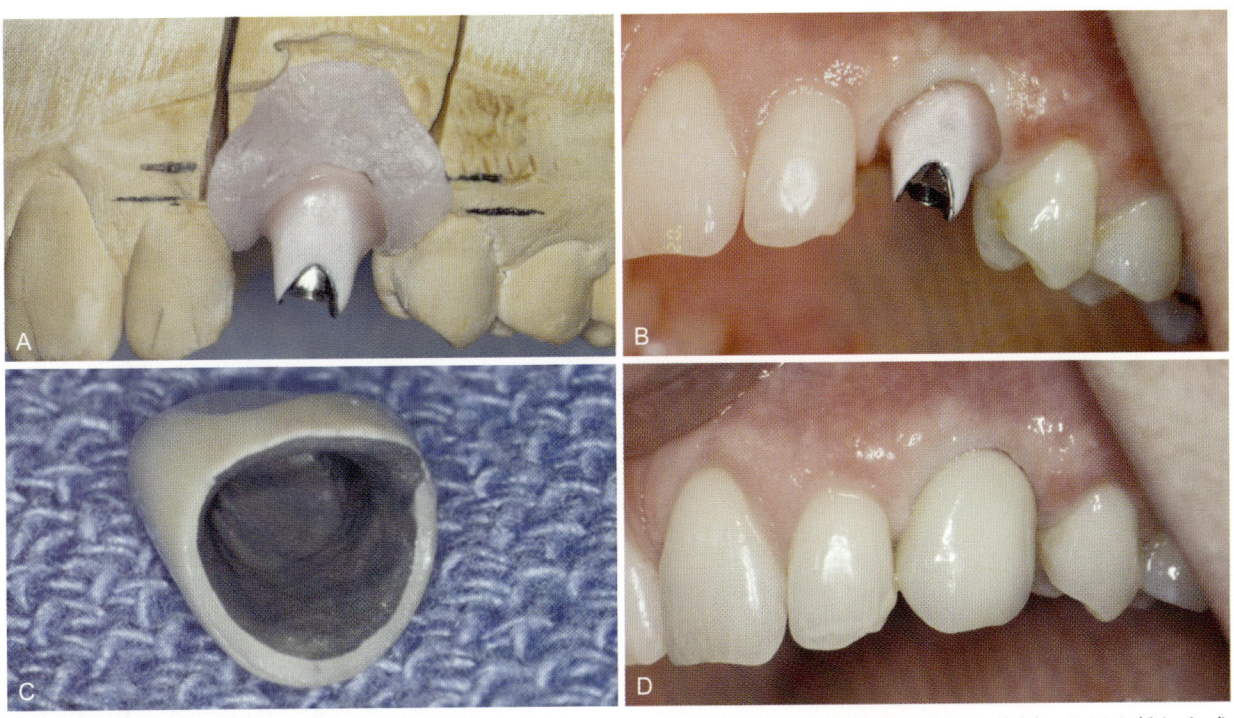

**图24-41** A.个性化定制的解剖式基台可以在外形上适应种植体和软组织现在的情况。基台上的倒凹可以上粉红色或牙色瓷；B.龈下部分为粉红色瓷的个性化定制基台就位。当软组织发白时，牙龈组织被塑形到不同位置。为防止唇侧牙龈萎缩，当发白的组织在10 min内没有恢复正常就应该缩减个性化定制基台的唇侧轮廓；C.种植修复体常常会使用瓷对接方式来提高美学效果；D.就位后的种植体基台和牙冠

工具调磨种植体-基台连接处的平台对接界面来改进，但调磨过度又可能产生间隙。此外，基台螺丝的内部平台不能精确铸造，因此，基台螺丝肩部不能精确就位，这样增加了基台螺丝松动的风险以及相关并发症[49]。所以，只要是在个性化定制的情况下，不建议使用塑料可铸代型。

由机械加工金属基底的可铸造个性化 UCLA 基台，具有高度适配的种植体-基台对接界面，从而有减少基台螺丝松动的优点。因此，尽管成本可能增加，但仍建议使用有机械加工金属基底的可铸造基台[48, 49]。

### CAD-CAM 基台

CAD-CAM 基台几乎可以由任何材料制作，几乎可以个性化定制为任何角度。需要使用间接的技工室技术。牙科医生使用带有抗旋结构的印模帽插入到种植体内制取种植体水平印模（使用闭合式或开窗式印模技术）。在技工室用计算机设计好基台后，通过数字技术来铣削或制造。随着数字化技术在种植修复体制作中应用的增加，这种修复方法将会变得越来越受欢迎。

总而言之，修复医生在单颗前牙修复中有很多基台可供选择。最常见的情况是种植体植入位点正确时，可以使用比种植体稍宽的预成基台直接修复。当基台外展处靠太靠近唇侧或邻牙时，可以很容易的调改。当种植体植入到正确位置，唇侧垂直深度 2~3 mm 的组织常常能够遮盖住牙冠下方金属基台的颜色。若预成的钛合金基台覆盖有金色氮化钛涂层时，将为龈下美学带来益处。

当种植体位点过于偏向冠方并且组织垂直深度太浅或者是薄龈生物型时，选择全瓷基台或带有颈部饰瓷的个性化定制基台将很有帮助。这些基台使得位于冠边缘下方的龈下区域更有利于最终修复体颈部获得良好的美学效果。当牙间乳头扁平需要使用修复体来提高牙间乳头高度时，个性化定制基台将大有益处。

## 最终预备和印模

### 直接法 vs 间接法制作修复体

在阅读本节前，建议先温习其他章节关于粘接固位修复的原则和螺丝固位各部件的工作原理的内容。主要使用两种方法来制作种植修复体：直接法和间接法制作冠修复体。直接法制作技术和在天然牙上制作牙冠最相似。事实上，该技术和在天然牙上制作桩核冠相同，用石膏代型来代表模型中的基台。间接制作法要求使用种植替代体，技工室完成了大部分基台预备以及在基台上制作牙冠的工作。

无论是直接法还是间接法，制取最终印模前，与种植冠相邻的牙齿常常需要调整。如果邻牙比理想的要长或者有旋转，需要用牙釉质调磨来改善。对颌牙也需要进行评估和调改来改善美观和咬合。

特别要注意和邻牙相关的邻间区域。邻间接触区应刚好位于牙龈乳头上方。当牙龈乳头高度不足时，和邻牙的邻间接触区应该降到组织所在的位置[15, 50]。

### 方案1：直接技术

二期手术后数周，是软组织愈合阶段，修复医生评估种植体上愈合基台周围的软组织轮廓。种植体周软组织形态通常在邻间隙区有萎缩，嵴顶软组织常会轻微的冠向生长到中间游离龈缘区。当观察到这些情况时，修复医生的目标便是如何提高牙间乳头高度及将种植体周唇侧游离龈缘轮廓调整得与邻牙相协调。

当种植体周有过多的软组织出现时，可以用高速手机+粗金刚砂钻或激光来进行修整。将牙龈轮廓形态修整得与天然牙的相协调（当天然牙是理想状态时）。龈下区域塑形需要取下愈合基台，当牙间乳头区域的组织缺损且不考虑行外科手术修整时，需要调改修复体龈下轮廓和牙冠之间的邻间接触区。

最常见的是，比种植体稍宽 1~2 mm 的粘接固位的分体式基台，用 5~10 Ncm 的手动扭矩就位后通过 X 线片检查确认是否完全就位。如果唇侧组织轮廓欠丰满，基台就位前须调磨唇侧外展处。确认基台就位后，使用基台反扭矩的方法用 20~35 Ncm 力矩（力值大小根据厂商建议）旋紧螺丝，然后松开，最后重新拧紧。关于如何减少基台螺丝松动的机械力学原理将在后面其他章节中讨论。

基台高度应先预备到位于最终修复体切缘下方 2~3 mm 处。基台的预备可以在口内进行，在大量水冲洗的情况下用高速手机+硬质合金钻（#702），像预备天然基牙一样。当使用 1 mm 深的龈下边缘时，基台位于龈上的最终高度应大于 4 mm，这样能保证粘接固位所需的最小 5 mm 的基台高度。

然后，基台唇侧切端 1/3 的预备和切端边缘所在的平面相同，这样确保了唇侧足够的材料厚度保证了美观。基台唇侧到切缘位置的空间对最终修复体的唇侧切端 1/3 的美观影响最大。

根据颈部区域唇侧位置，基台唇侧边缘可预备成与软组织高度相适应的瓷平台对接、凹状或刃状边缘。和理想的颈缘位置相比，基台越偏唇侧，越容易预备成平台对接的边缘（图 24-42A~D）。和唇侧牙冠外形轮廓相比，基台越偏腭侧，越容易预备成刃状边缘。当种植体在唇侧轮廓中间位置时，预备成凹状边缘。修复体舌侧面边缘通常是软组织水平的刃状边缘。邻间区域因为和邻牙相距 1.5 mm 或更多，通常预备成刃状边缘。

在基台周围放置排龈线。因为没有结缔组织纤维黏附到种植体基台上，与天然牙相比，排龈线更容易放置到软组织和基台之间。通常，排龈线应放置到龈缘下方 1.5 mm 处。最终修复体唇侧和邻间区域边缘制备到游离龈下 1~1.5 mm，这样就很理想的将修复体边缘位置放置在骨上 1.5~2 mm。修复体边缘位置通常在宽直径基台的基台外展上方。仅当需要额外增加牙冠的固位力时，才在基台舌侧使用龈下边缘。

封闭基台螺丝通道时先放置小棉球来保护基台螺丝头部，以防止粘接剂或其他材料进入。封闭材料可以是封闭髓腔的材料、复合树脂或弹性材料（如 Fermit）。然后检查患者咬合，评估咬合空间。在患者下颌前伸和侧方运动时，至少需要有 1.5~2 mm 的空间。在基台上制作粘接固位的过渡修复体。其边缘轮廓要适应牙龈成形术修整后的形态，此轮廓要和现有天然牙列的相协调。

基台所有线角都要预备平滑，尤其是咬合面位置。技工室会用石膏代型来代表基台，易碎或易裂的锋利边缘将会导致铸件不能在口内完全就位。

基台或牙冠（过渡修复体或最终修复体）的龈下轮廓与软组织轮廓直接相关。通过施加到软组织上的压力可以对牙龈组织进行轻微的调整，压力大小如同用水充盈气囊一样轻微[51]。

种植体基台周围没有结缔组织纤维长入。骨上方包绕在基台周围的环形纤维具有结合上皮附着（比天然牙韧性稍低）。因此，基台和牙冠的龈下轮廓可以调整软组织形态。调整牙冠的龈下轮廓可以增加牙龈乳头的高度（当有邻牙时）或者提高牙冠中间位置的颈部边缘。

有时，为了调整龈下轮廓，需将基台从种植体上取下，更换成愈合基台。愈合基台能有效预防软组织在种植体平台上塌陷。基台安装到种植体替代体上。当在口外调整基台时，最终牙冠的边缘位置可以低于唇颊侧和邻间隙区的组织水平且向下延伸 1~1.5 mm。因此，可以在直视下，在种植体替代体上预备基台的龈下边缘，并且可避免损伤软组织（图 24-42E~G）。

过渡修复体的边缘和穿龈轮廓也可以在口外检查就位和抛光。为了做到这一点，基台表面需要进行润滑，然后将过渡修复体就位于基台上。通过在过渡修复体边缘添加流动树脂进行必要的延伸及获得期望的轮廓外形（图 24-42H）。

口外印模法是将粘接固位的分体式基台和种植体替代体，就位于小分段式托盘中的弹性印模材料中，使基台预备边缘周围的材料厚度超过 2 mm。印模灌注石膏模型后，石膏代型代表了基台，而不用在工作模型上进行代型分割。尽管这种技术能够提供精确的基台边缘、代型以及临时冠，但仍需要制取口内印模来获得基台与其他牙及软组织的关系（图 24-42I，J）。

粘接固位的分体式基台重新装回种植体内。拍摄根尖片确认基台完全就位。用止血钳作为反扭矩装置把持住基台，使用扭矩扳手用 30 Ncm 力矩（大小根据制造商的产品说明、种植体材料、设计以及基台厚度）将基台螺丝旋紧。这种预负荷技术用于拉伸基台螺丝，有助于预防将来螺丝松动。再次封闭基台螺丝通道（图 24-42K）。

排龈线可以再次放置于预备后的基台边缘下方，但通常不需要。因为冠边缘延展到龈下需要推开软组织，临时冠使用渐进的压力就位。因为牙冠可被当作排龈线使用，故允许其在适当的位置停留数分钟。在制取最终印模前，临时冠同样可放回到软组织中 5~10 min 以维持穿龈轮廓。然后去除临时冠评估软组织情况。移除临时冠后制取口内印模。在制取终印模时，排龈线（如果有使用）可以继续保持在基台冠边缘下方（图 24-42L，M）。

这种技术有以下优点：①在这种直接法技术中，龈下边缘的制备没有损伤软组织的风险；②由医生来制作个性化的穿龈形态，而不是由预制的解剖式基台或技工室制作的标准形态；③在一次就诊过程中就可以安装临时冠；④因为在口外单独的代型与在实际基台上操作一样精确，所以获得的最终冠边缘非常精确。

当软组织情况不理想，需要在首次过渡修复体就诊时就进行调改操作，过渡修复体在制取最终印模前使用 2~3 个月。用这种方式，可以在制取最

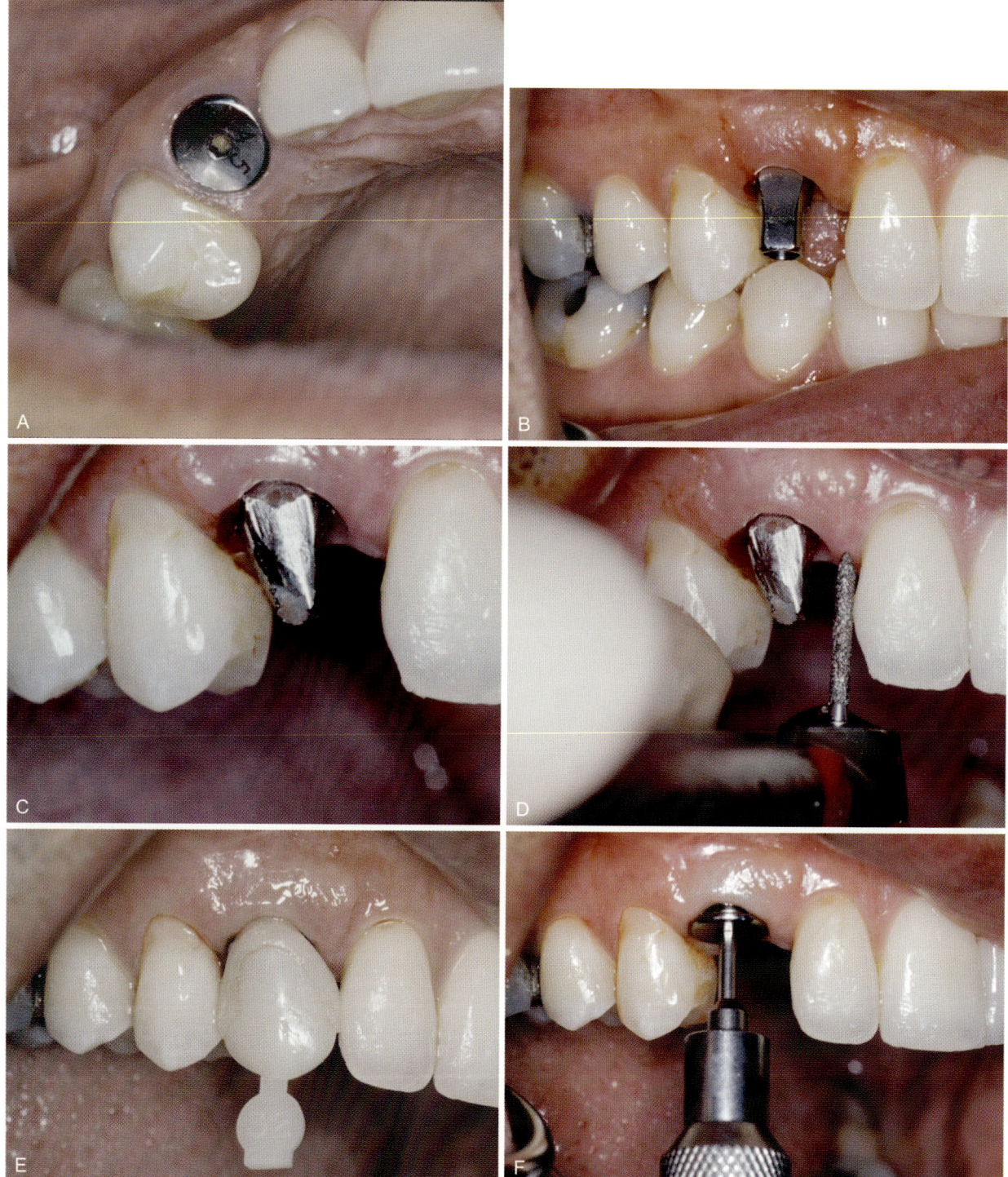

图 24-42　A. 放置愈合基台的右侧上颌尖牙将通过直接技术进行修复；B. 安装预成的分体式粘接固位直基台。X线片确认完全就位；C. 预备后的切缘形态，然后预备唇侧切 1/3，然后预备颈部区域到游离龈缘的高度；D. 在腭侧修整邻牙的邻接区，使其向牙间乳头处迁延；E. 制作的临时修复体恢复到软组织边缘位置；F. 取下分体式基台，旋入愈合基台防止软组织轮廓在种植体平台上塌陷

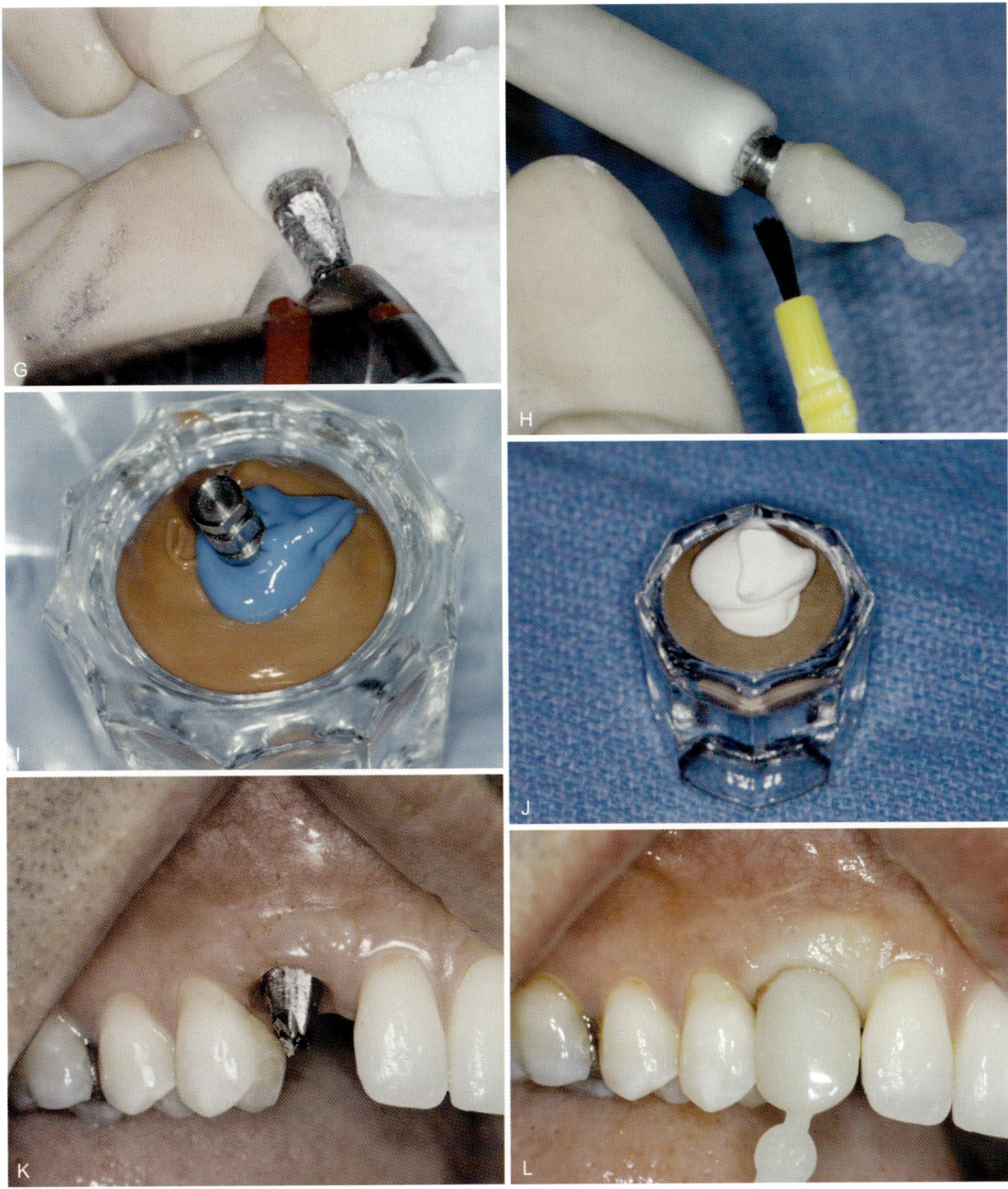

图 24-42（续） G. 粘接固位基台旋入到种植体替代体（和手柄）上。基台边缘向游离龈缘下延伸 1~1.5 mm；H. 在口外，临时冠就位于表面经过光滑处理的基台上，通过添加丙烯酸或复合树脂的方式，将冠边缘延伸到龈下位置。冠的龈下形态是通过过渡修复体来调整的；I. 将预备好的基台放置到另一个种植体替代体（没有手柄）上，并制取印模。将基台和替代体插入到玻璃皿中。这个印模精确复制基台。制取全牙列的口内印模来获得咬合情况、邻接情况和穿龈轮廓；J. 冠边缘位置可以通过这种基台印模的方式获得，因为它代表了基台模型；K. 预备好的基台重新装入种植体；L. 具有合适龈下形态的临时冠就位。因为临时冠对周围组织有一定的挤压所以出现组织发白的情况

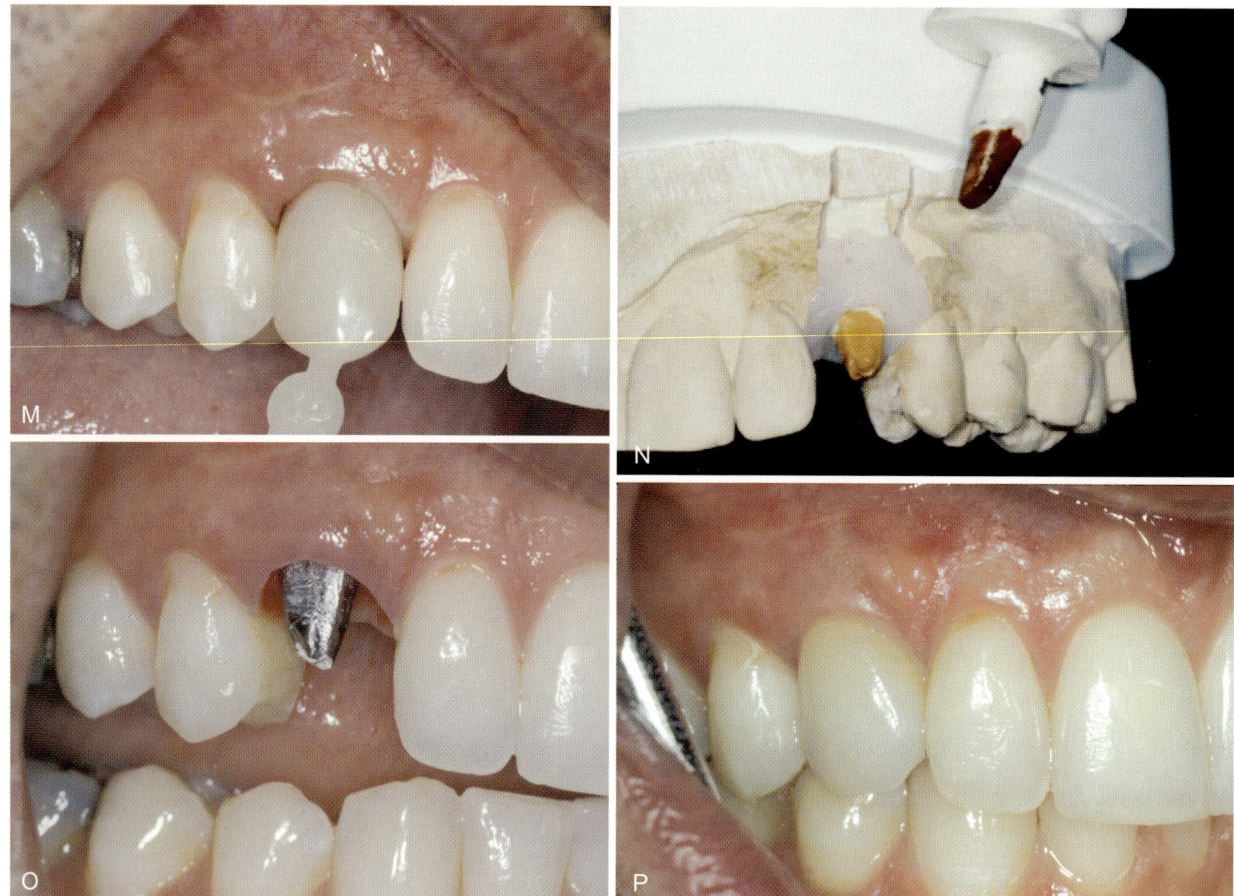

图 24-42（续） M. 软组织恢复到正常颜色之后，可以取下临时冠，制取基台、软组织穿龈轮廓、周围牙齿的最终印模；N. 软组织模型可以通过传统的闭合式印模技术制取。基底冠可以通过基台印模获取的独立代型制作。然后将基底冠放置在全牙列模型上来进行牙冠的最后调整；O. 在最后戴牙的复诊中，取下临时冠，评估基台和软组织形态；P. 最终修复体就位，用重咬合力的评估方法来调殆至适宜的咬合关系，牙冠粘接固位。最终修复体获得了适当的穿龈形态、协调的颜色和软组织形态。

终印模前评估牙间乳头高度和宽度，以及评估牙冠穿龈位置的软组织形态。

种植体渐进性的骨负荷可以减少种植失败率，并且也有报道称可增加骨密度，在骨密度较低的类型中使早期嵴顶骨吸收最少[52]。在一项上颌第一前磨牙种植修复的对照研究中，渐进性负荷的种植体组发生的嵴顶骨吸收少于未渐进性负荷组。因此，在复诊制取印模时，戴上的丙烯酸类临时修复体在接下来的 4~6 周内，不能承担功能咬合力。此外，告知患者在进食过程中应避开该区域。

**技工室阶段**

**软组织模型** 在石膏模型上制作最终牙冠类似天然牙。但是，与在天然牙上制作牙冠也有不同，种植体牙冠有个性化的龈下轮廓。种植体平台位于软组织下方 2~4mm，仅有 3.5~5.5mm 宽。在工作模型上，位于石膏下方，并且龈下边缘及其位置必须与软组织的穿龈轮廓精确匹配。技师修整代型后，模型的软组织部分就被破坏了。因而导致技师通常不能对牙冠的邻间隙区轮廓进行适当的调整，以避免在软组织上方出现三角间隙。因此，与天然牙不同，制作单颗牙种植冠通常需要制作软组织模型。软组织模型使技师能够维持基台周围软组织轮廓，现在软组织模型在制作种植冠颈部轮廓时已成为常用的辅助物。

单颗牙修复的直接技术使用石膏模型来代表基台。在这种情况下，终印模首先灌制成石膏模型。分离后，在印模中进行二次灌注。基台部分用环氧树脂或自固化丙烯酸树脂填充。将一固位装置插入基台树脂中并向外突出数毫米。

固化之后，将软质、代表软组织的弹性材料注入到丙烯酸树脂材料周围。印模余下部分灌注石膏。当分离模型时，由丙烯酸树脂替代的粘接固位基台，被软质的弹性材料所包绕（图24-42N）。由最先翻制出的石膏模型（和平常一样）来制作基底冠。制取单独的基台印模就是出于这个目的。软组织模型用于在不同的技工室阶段完成穿龈轮廓。

软组织模型应该多关注邻间隙区和牙间乳头的高度。邻间隙区域的冠龈下部分应稍做出过度延展，如果有必要的话，应充填任何潜在的三角间隙，而在唇侧颈部区域应该缩窄。

换言之，唇侧轮廓形态在游离龈缘下方成凹形，在近远中龈下轮廓是凸形。如果没有足够的空间，想要获得一个理想的穿龈轮廓，需要对软组织模型进行调改。为了更好地改善穿龈轮廓的美观，软组织模型应该在牙冠制作前调改好。然后依据调改后的情况来制作理想的牙冠外形（图24-42O，P；框图24-5）。

### 方案2：间接技术

近年来，用间接法制作牙冠越来越流行。与直接法相同，当软组织外形达到期望的穿龈轮廓后，取下愈合基台（图24-43A，B）。然而，接下来不是安装基台，而是装上与种植体六边形相契合的分体式印模转移帽。X线片检查确认就位后，用弹性印模材料制取上颌牙弓的种植体水平印模（图24-43C）。

对于单颗种植体，开窗或闭合印模方式均可使用。必须牢记的是：在制取印模时，分体式印模帽必须要转移出种植体的抗旋特征。

当印模帽具有锁定到印模材料中的倒凹时（开窗式印模帽），应该使用开窗托盘，以方便印模帽固位螺丝穿出。印模材料硬固后，拧松固位螺丝松开印模印模帽等组件。然后重新将愈合基台安装到种植体上。若软组织被调整后，愈合基台应该依据所需的修复体龈下轮廓进行个性化调改。

在闭合式印模技术中，印模帽和印模材料之间没有锁定作用存在。这种转移也必须使用分体式的印模帽（使用球形螺丝固位的闭合式印模帽）获取种植体的六边形位置，或者也可以使用按压在或按压入具有抗旋特征的印模帽系统（图24-43D）。按压式印模帽保持在印模材料中，为种植体替代体插入到印模帽-印模复合体中时正确就位提供安全的定位。最终修复体的颜色以及其他技工室所需信息也可在印模阶段获取。

#### 技工室技术

**软组织模型**　用间接技工室技术更容易制作软

| 框图 24-5　直接法制作牙冠 |
|---|
| 1．种植位点的评估和调整<br>　a．种植体稳定性<br>　b．角化龈情况<br>　c．牙龈乳头高度<br>　d．颈部牙龈组织高度<br>　e．骨吸收情况<br>2．天然牙的调改<br>　a．邻接区<br>　b．有扭转或排列不整齐牙齿<br>　c．咬合接触区<br>3．选择预成基台<br>　a．钛合金预成基台<br>　b．全瓷预成基台<br>4．基台的调改<br>　a．切端<br>　b．唇面-切端<br>　c．唇面-颈部<br>　d．龈下部分<br>5．过渡义齿制作<br>6．如果有需要，调改龈下边缘和过渡义齿<br>　a．口内或口外操作技术<br>7．封闭基台螺丝通道<br>8．制取终印模或对颌模型<br>9．戴入过渡冠<br>**技工室阶段**<br>1．工作模型准备<br>2．软组织模型<br>　a．有需要即行修整<br>3．最终修复体<br>　a．唇侧龈下轮廓呈凹形，邻间隙区龈下轮廓呈凸状 |

组织模型。将种植体替代体连接到印模帽上，如果需要的话，可以印模中直接操作（图24-43E）。软质弹性材料模仿口内软组织包绕在基台和种植体替代体周围。然后将石膏材料注入到印模其他部位。石膏材料硬固后分离出石膏模型，种植体替代体牢牢地固定在石膏中，模拟软组织的软质弹性材料包绕在其周围。软组织在工作模型上可以分离和替换，制作最终修复体时可以用来评估牙冠的穿龈轮廓（图24-43F）。

随后，技师可以选择一个机械加工的、分体式基台，并且预备它，如同方案1中所做的一样。或者技工室可以制作一个分体式、具有金属基底和塑料套筒的个性化定制基台。个性化定制基台也可以由 CAD-CAM 技术制作（图24-43G）。

根据特定情况制作好基台后，有两种方法来制作最终修复体。第一种方法是：技工室制作一个过渡修复体给医生。医生将个性化定制基台（或预备好的分体式基台）安装到种植体上，通过 X 线片确认龈下边缘制备情况以及是否就位。牙医再制取终印模及龈下轮廓，然后用软质粘接剂把过渡修复体粘固到最终基台上。技工室在石膏模型上制作好最终修复体，送回后再约诊患者戴用。

第二种方法是：技工室直接在基台上完成最终修复体。因此，医生可以在一次约诊中戴好基台和最终修复体。这是间接技工室技术中最常见的方案（图24-43H~J；框图24-6）。

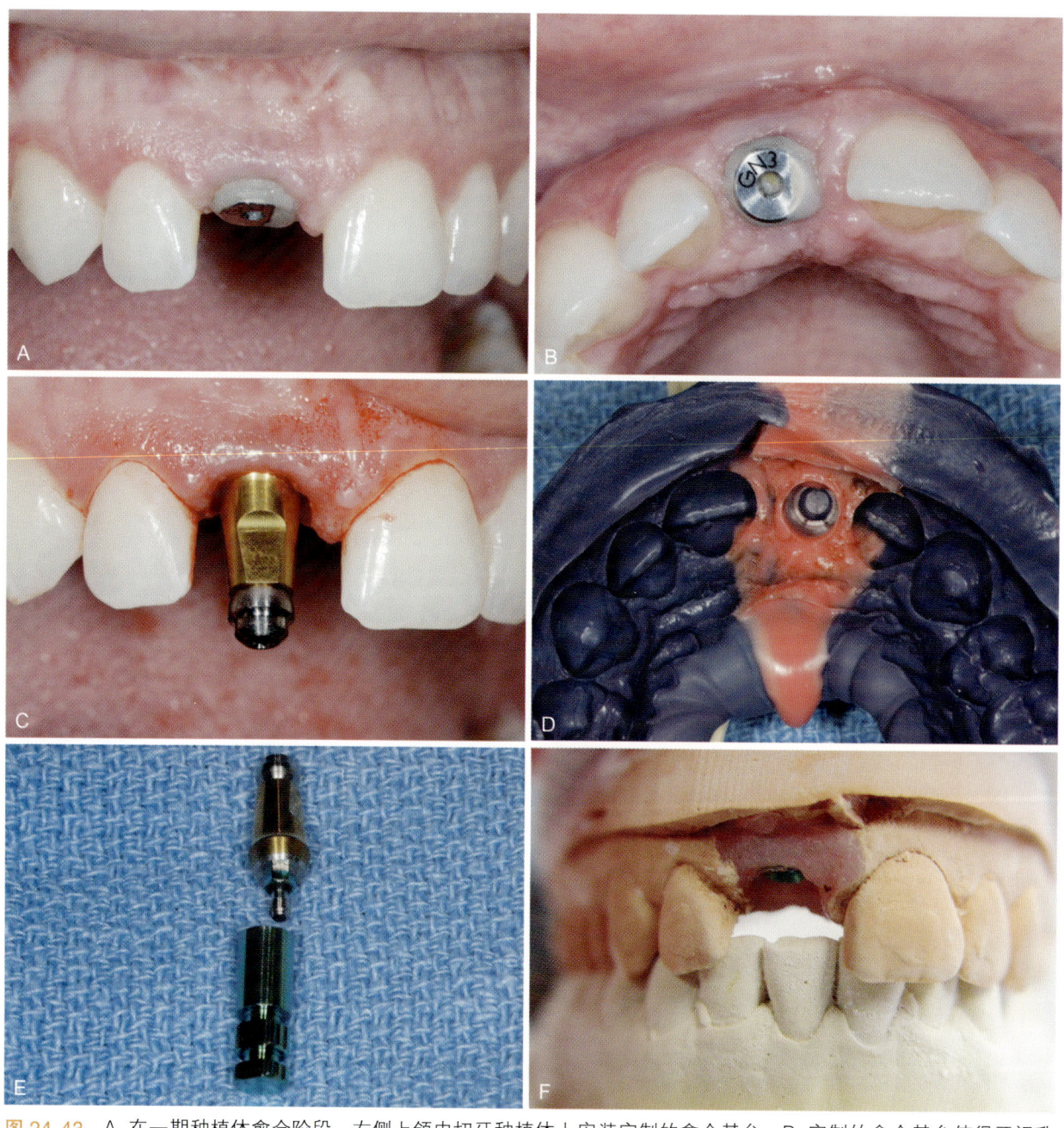

图 24-43　A. 在一期种植体愈合阶段，右侧上颌中切牙种植体上安装定制的愈合基台；B. 定制的愈合基台使得牙间乳头高度得以维持；C. 具有六角定位抗旋结构的分体式印模转移帽装入种植体内；D. 含有印模转移帽和周围牙齿信息的闭合式印模；E. 印模转移帽与种植替代体连接，然后回插到闭合式终印模中；F. 通过最终印模获的带有人工牙龈及种植替代体的工作模型

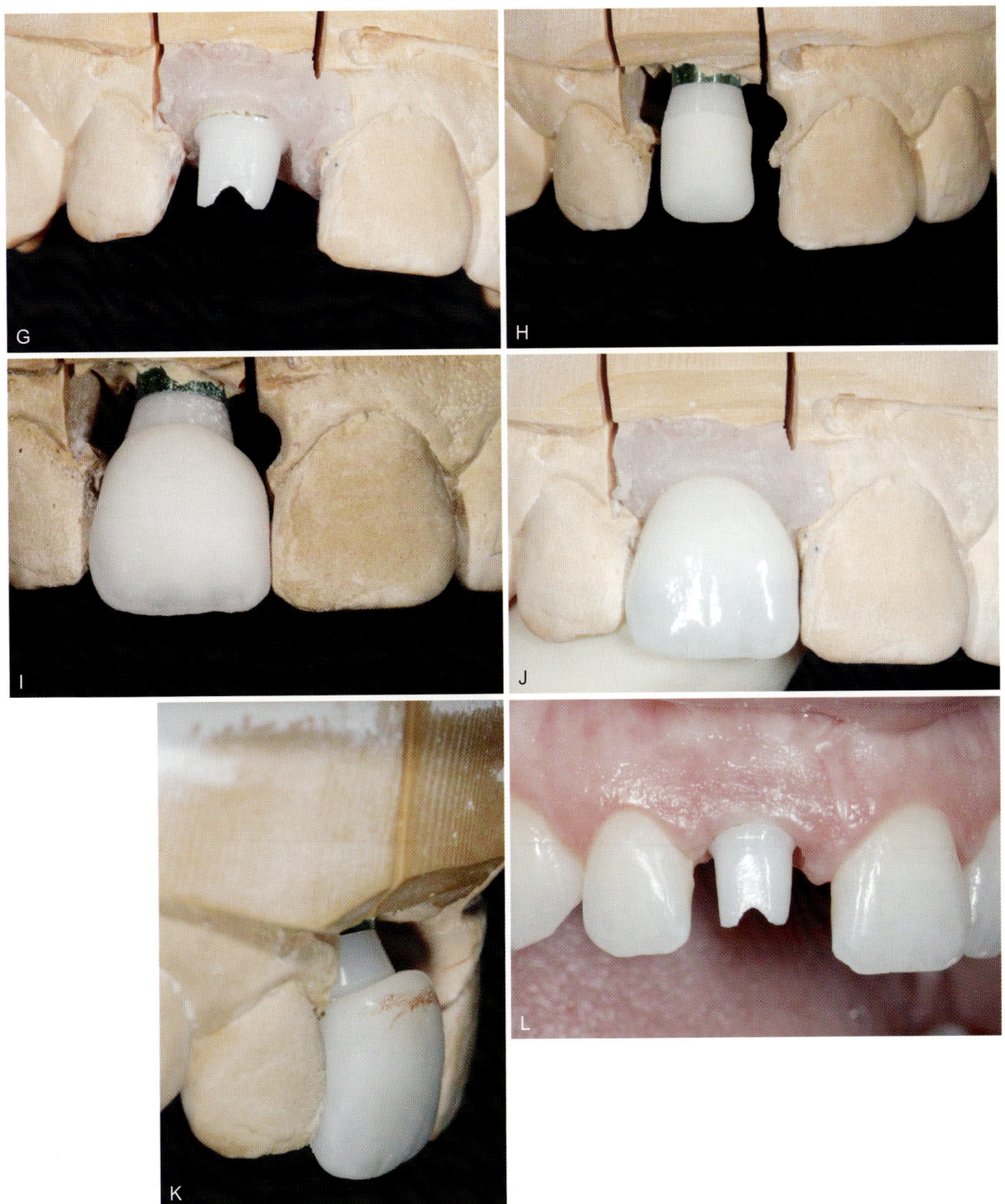

图 24-43（续） G. 技师选择了预成的陶瓷基台，并制备了牙冠的边缘完成线；H. 在种植体基台上制作了基底冠；I. 在基底冠上制作最终的修复体；J. 通过软组织模型来调整最终修复体的穿龈轮廓；K. 修复体具有和邻牙游离龈缘相似的穿龈轮廓。对每一个患者而言，最终修复体的龈下形态都是独一无二的；通常情况下，邻间隙区是向上凸的，而在唇侧龈下区域是凹形的；L. 间接法首先就位的是技工室预备好的最终基台

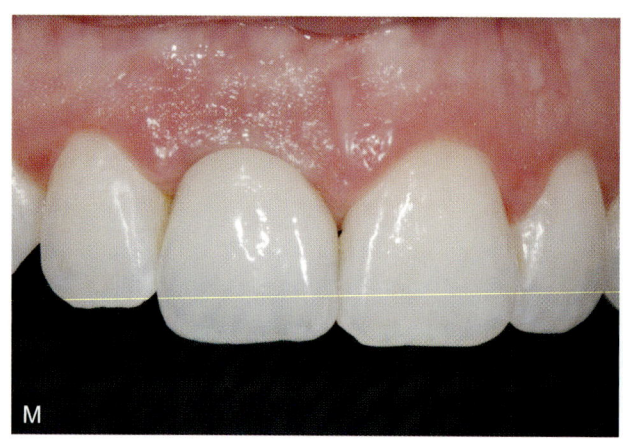
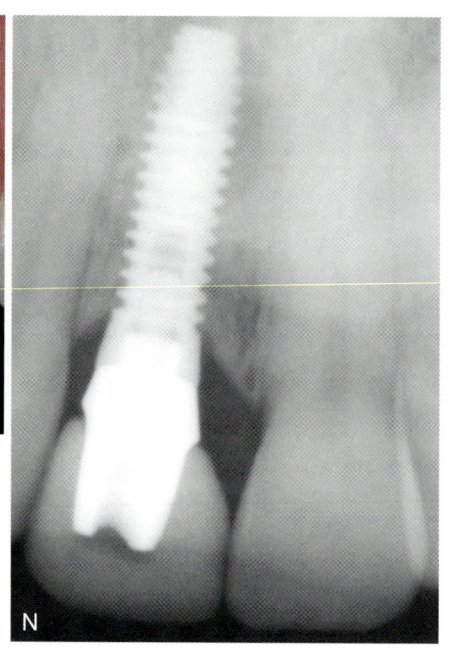

图 24-43（续） M. 从颜色、色调、外形轮廓以及咬合来评估最终修复体；N. 根尖 X 线片确认没有残留的粘接剂

---

**框图 24-6　间接法制作牙冠**

1. 种植位点的评估和调整
2. 天然牙齿的调改
   a. 邻接区
3. 开窗式或闭合式印模
   a. 分体式种植转移印模帽
4. 更换愈合基台（根据情况调改）

**技工室阶段**

1. 灌制工作模型或软组织模型
2. 基台选择
   a. 预成基台
   b. 个性化定制基台
3. 基台预备
4. 制作最终修复体

---

第一种方法是确保获得理想牙冠最安全的方法，因为牙医可以在最终修复体制作之前确认过渡修复体的技工室预备情况和外形轮廓。牙医也可以选择先戴用基台和临时冠，在制取终印模前等待几周直到软组织轮廓稳定。这样就可以让患者和医生评估牙齿和软组织的外观，并且可以在最终牙冠制作前根据需要进行调改。这种方法还可用于骨质情况疏松下的渐进性负荷。

### 最终修复体

种植冠常常是烤瓷修复材料，用很少出现金属腐蚀的贵金属材料制作，尤其是在有龈下边缘的时候。当进行肩台预备时，最好使用瓷对接边缘。当制作全瓷冠时，过大的咀嚼力可能会导致牙冠折裂。此外，当基台是金属色时，全瓷冠获得的美观效果也会有缺陷。

最终修复体的轮廓由周围的软、硬组织特征决定。理想状态下，当最终修复体完成后，一个与周围组织和谐的牙冠戴入到缺牙位置。最终修复体应遵循前牙的正常标准，种植体或者天然牙，均应从骨内支持系统独立出来。

然而，个性化定制龈下轮廓以提升软组织形态是最常用的方法。天然牙根唇侧的骨厚度通常是 0.5 mm，种植体在牙槽嵴顶位置比邻牙牙冠的唇侧轮廓偏腭侧 1 mm。最终修复体会从游离龈缘穿龈轮廓处补偿，从而与邻牙相似（图 24-43K）。

### 戴入最终修复体

在间接技术中，戴最终修复体之前必须先戴入基台（图 24-43L）。然后牙冠就位后评估其颜色、色调、外形以及咬合。在修复体最后粘接前，用一个高的咬合力接着一个重的咬合力的方法评估正中和侧方咬合。这一点非常重要，因为单颗种植体相邻天然牙的动度，前牙区大于后牙区（图 24-43M）。牙冠用 X 线阻射的水门汀粘接就位，所以可以用根尖片来评估多余粘接剂是否清除干净（图 24-43N）。最常用的是聚羧酸锌粘接剂，当发生基台螺丝松动时可以取下牙冠。

戴入最终修复体时，牙冠下方较大的龈下穿龈轮廓会对其周围的软组织有挤压和塑形的作用，一般会使软组织发白约 10 min。如果软组织在 10 min 内没有恢复到正常颜色，龈下膨大部分将会导致牙龈乳头或颊侧软组织发生不可逆的退缩。因此，龈下轮廓的塑形可能需要超过 10 min 时间才能完成。最初可让牙冠先就位 1/3~1/2，保持 10 min，当软组织恢复到正常颜色后，牙冠才最终完全就位（图 24-44）。

## 并发症

上前牙单颗种植修复的并发症主要包括：牙间乳头缺失、基台螺丝松动、嵴顶骨吸收（戴冠后合并或者不合并牙龈萎缩）。前几章已经讨论了基台螺丝松动和嵴顶骨吸收并发症。本章将讨论的并发症与用修复的方法解决软组织问题相关。

### 软组织问题

上颌前牙单颗种植体修复后最主要的美学并发症包括：牙间乳头缺失、唇侧轮廓缺失、牙冠戴入后牙龈萎缩。天然牙邻面的釉牙骨质界（CEJ）是朝向切缘的弧形。邻间隙区的牙槽骨也是同样的模式（朝向切缘的弧形），甚至在邻间隙区比唇或腭侧区更朝向冠方。这就保证了牙龈乳头区探诊深度与唇或腭侧区相似。

种植体周邻间隙区的骨却不遵循这样的轮廓形态。结果，牙间乳头看起来像天然牙一样，完全充满与健康邻牙之间的间隙区，邻间隙区探诊深度将大于其他部位。

事实上，当和天然邻牙之间的邻间隙区骨的高度发生吸收，种植冠或种植体牙龈乳头与天然邻牙相比，也相应地有更深的邻间隙区探诊深度。牙龈成形术或良好的口腔卫生护理后，仍可能有较深的龈沟，这增加牙龈萎缩的风险。甚至在多年以后，还会发生软组织萎缩以及邻间隙区美观状况较差。

种植冠唇侧的探诊深度也大于天然牙。种植体基台，即便当种植体嵴顶部分位于唇侧软组织边缘下方 3 mm，也没有结缔组织附着。

此外，嵴顶骨在基台连接处常会发生 0.5 mm 的骨吸收，并且可能发展到种植体的粗糙表面或第一螺纹处，从基台连接处到此的距离可以高达 3 mm [18]。因此，唇侧探诊深度可以大于 4 mm。探诊深度的增加，增加了牙龈萎缩的风险以及种植体修复体边缘暴露的风险。

种植体的唇侧位置可能没有 1.5 mm 厚度的骨包绕，上部修复体外形轮廓（或宽基台的唇侧）可能过度延展，最终的结果往往是最终修复体唇侧牙龈萎缩并且暴露更多的修复体。

### 牙间乳头缺失

如前所述，先后有 4 个外科手术时机可改善邻间隙区软组织高度：①在骨移植前行游离龈或结缔组织移植；②在骨移植同期，使用无细胞结缔组织移植物（如 AlloDerm）；③种植体植入同期，通过愈合基台来提升软组织高度；④二期手术时（如，使用对称指状瓣转移法）。此外，还有几种办法来改善软组织形态。有很多修复的方法用于修整软组织。

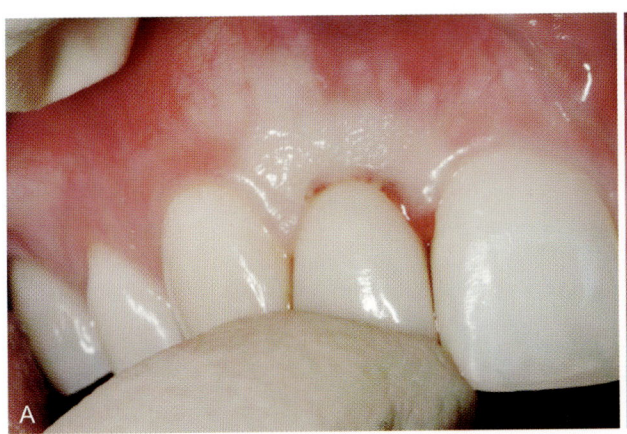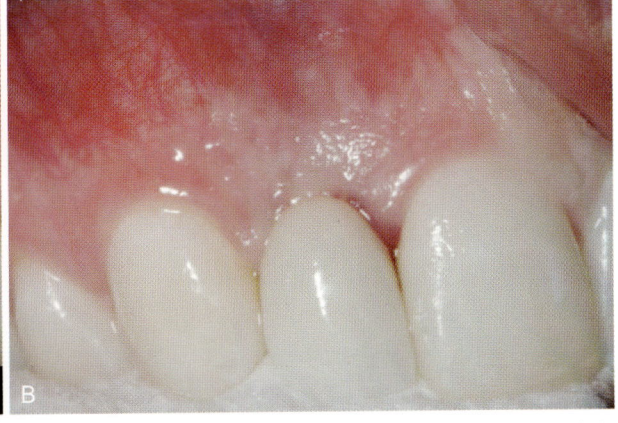

**图 24-44** A. 最终修复体就位阶段，经常发生软组织发白的情况，说明正进行着软组织形态的改建；B. 软组织应该在 10 min 内恢复为正常颜色。如果 10 min 后未恢复，说明龈下轮廓过度膨隆

可采用修复的手段来改善软组织的不足[51]。当软组织手术没有重建理想的牙间乳头高度时，这些技术是很有帮助的。最常用的方法是调整牙冠的邻间隙接触区和修复体的颈部穿龈轮廓[50]。

邻间隙区的处理方法与三单位局部固定义齿（FPD）的桥体邻间隙处理方法相似（图24-45）。极少在FPD桥体附近有完整形态的牙间乳头。相反，正确的处理方法不是将软组织尽量挤压到邻间隙接触区，而是将邻间隙接触区向软组织靠近，桥体的颈部区域在宽度上也做轻微延伸。

相似的邻间隙区处理方法也可以在单颗牙种植修复中使用[50]。调改与相邻牙齿的邻面接触，特别是在腭侧线角处，调改为椭圆形并且朝软组织延伸（图24-46）。

这种方法尤其适用于侧切牙或尖牙种植修复体。尖牙或第一前磨牙近中相对于邻间隙区的CEJ而言有过度的外形轮廓。邻牙的邻面接触点可以朝向软组织降低，因为不能直接观察到对侧牙齿情况（尤其是在观察尖牙时），患者很难察觉到邻牙外形轮廓的轻微变化。

当中切牙牙龈乳头高度不足，需要调改邻间接触区时，调磨接触位置舌侧线角的釉质。和固定修复的桥体类似，使单颗种植修复体颈部区域在宽度上轻度膨隆。这种概念会轻度损害邻间隙区牙冠和软组织轮廓的美学效果（图24-47）。

牙龈乳头在种植修复体间的高度不如天然牙齿之间高，并且种植修复体颈部宽度往往多出0.5 mm或更多。然而，和被抬高的牙龈乳头相比，龈沟深

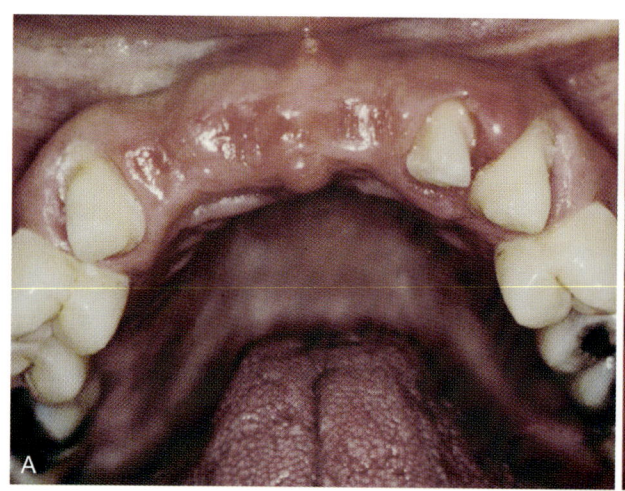 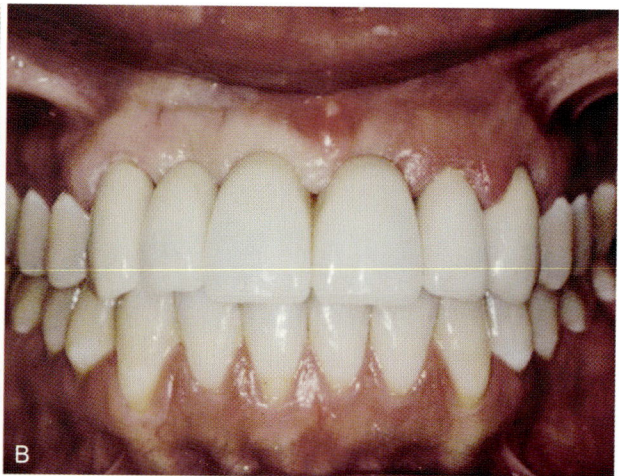

图 24-45　A. 前牙已经预备成传统的固定局部义齿的基牙（FPD）；B. 六单位固定桥就位后。邻间隙区域有良好的邻接和牙齿形态充盈，而不会在牙齿之间出现三角间隙

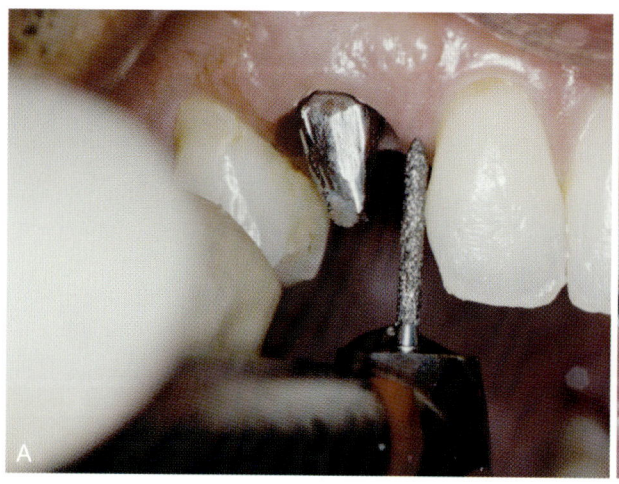 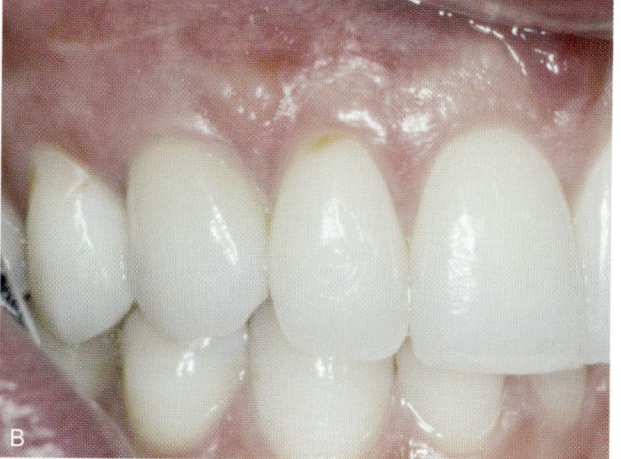

图 24-46　A. 对侧切牙邻接区进行调改，使得其向牙间乳头迁延；B. 最终修复体轮廓修改得更像卵圆形，来充盈邻间隙区域

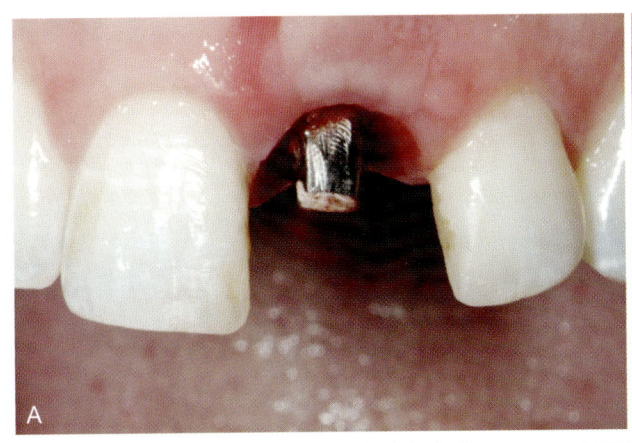 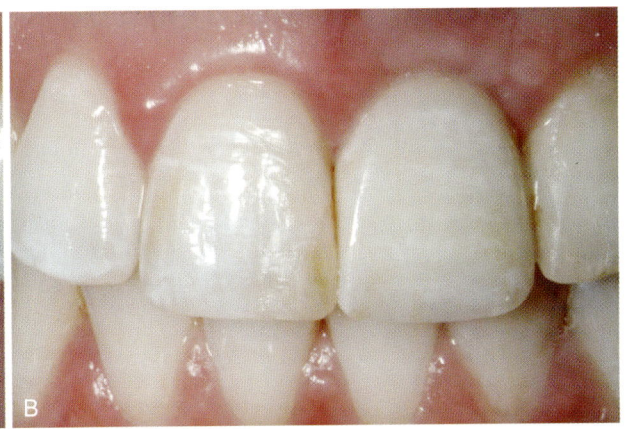

图 24-47　A. 中切牙种植，牙间乳头高度稍不足；B. 邻接区向组织方向迁延，尤其是在腭侧线角处。牙冠形态也从卵圆形更像方圆形

度减少，日常口腔卫生状况改善。此外，软组织的长期萎缩也不太可能发生。

也许出现这种情况最重要的原因是：患者很容易关注邻间隙区是否有牙龈乳头充盈；相比之下，不太注意牙龈乳头高度的降低。所以，当牙龈乳头高度不理想时，这个方法值得考虑。

离中线越远，通过改变接触区形状、位置以及增加牙颈部宽度的修复效果就越好。当能观察到一侧尖牙远中牙龈乳头高度时，就看不到另一侧尖牙了。因此，牙冠外形的细微变化是不会被注意到的。然而，当中切牙修复体周围牙龈乳头缺失时，颈部区域的差别是显而易见的。这时，唯一可期望的就是微笑时唇高线不会暴露出任何软组织形态。

种植修复体的龈下轮廓可以近、远中向延伸，推动软组织朝向邻牙并抬高牙间乳头。通过挤压邻间隙区软组织朝向邻牙的技术，往往是患者不愿意接受外科手术或正畸方案（通过正畸牵引邻牙方法）时的最后治疗选择。

邻间隙接触区向软组织方向降低，尤其是在腭侧线角处。过渡修复体是方圆形，首先制成软组织的高度。然后取下基台将其连接到替代体上（手柄把持器），再将过渡修复体就位在制备好的基台上。

在过渡修复体上使用复合树脂塑造一个1~1.5 mm的方圆形的龈下穿龈轮廓。基台重新就位于种植体上，然后过渡修复体就位，这个阶段时间的长短由软组织从发白到恢复的时间决定。当软组织恢复到正常颜色后，取下过渡修复体，制取终印模。

最终修复体的形态类似于方圆形的过渡修复体。最终修复体就位时，也根据软组织颜色的改变来分次就位。使用X线阻射的粘接剂（如：磷酸锌），并拍摄X线片来确认没有残余粘接剂遗留在组织下方（图24-48）。

方圆形的牙冠轮廓相比于种植冠周围的三角间隙而言，一般并不会引起患者注意。当使用一些邻间隙染色方法时，方圆形牙齿轮廓有可能会被放大（图24-49）。最终的美学效果可能并不理想。然而，具有理想外形的牙冠邻面接触下方的三角间隙对美学的损害更大。与牙齿形态相比，患者更关注牙齿颜色的过渡、色彩和饱和度。

个性化定制基台通常因为2个原因而用于较大的龈下穿龈轮廓：①基台穿龈轮廓可以在种植体平台附近开始。在种植体-基台连接的水平，仅将粘接固位冠的龈下轮廓用作这个目的；粘接剂残留是通常容易出现的并发症；②不同阶段可以使基台螺丝就位于基台。

基台开始慢慢旋紧直到组织发白；当软组织颜色恢复到正常时，再次拧紧基台螺丝直到组织发白。待颜色恢复正常，说明基台完全就位。牙冠在近远中轮廓上同样设计得有些膨大。这种轮廓的膨大从邻间区游离龈缘下方1.5 mm处开始。

当基台出于该目的使用时，当唇侧中间区域软组织形态不充足时，宽基台的唇、腭侧"膨大"常常需要调磨掉。否则，会造成颈部中间区域组织退缩，导致该区域的牙冠显得过长。另外，在所有方向上对软组织的挤压实际上可能会导致邻间隙区组织退缩而不是升高（图24-50）。

有时，牙间乳头缺失非常明显。这种情况经常发生于邻牙倾斜、牙齿缺失空间成为锥形时。尤其当中切牙缺失时应特别注意这个问题。考虑到牙齿形态和邻间牙龈乳头位置，修复医生应考虑在相邻中切牙上制作牙冠或贴面。

可以将两个卵圆形的中切牙冠的形态调整为方圆形，这样可以降低邻间接触区，达到减少或消除软组织和邻间接触区三角间隙的目的。此外，两颗牙齿同时制作时，更容易对两颗中切牙（种植修复体和天然牙）在颜色的过渡、色彩和饱和度上进行匹配（图24-51）。

复合树脂可以用在天然牙和种植体位点的邻间隙区，以调整邻牙的形态并降低邻面接触区到软组织的高度。当侧切牙或第一前磨牙的釉牙本质界（CEJ）区域与牙冠相比特别窄时，经常使用这种方法。

有时，软组织形态的差异主要集中在牙冠的唇侧中间区域。种植修复体游离龈缘下方的凹形轮廓可以改善这种状况。当患者是高笑线且在大笑时会

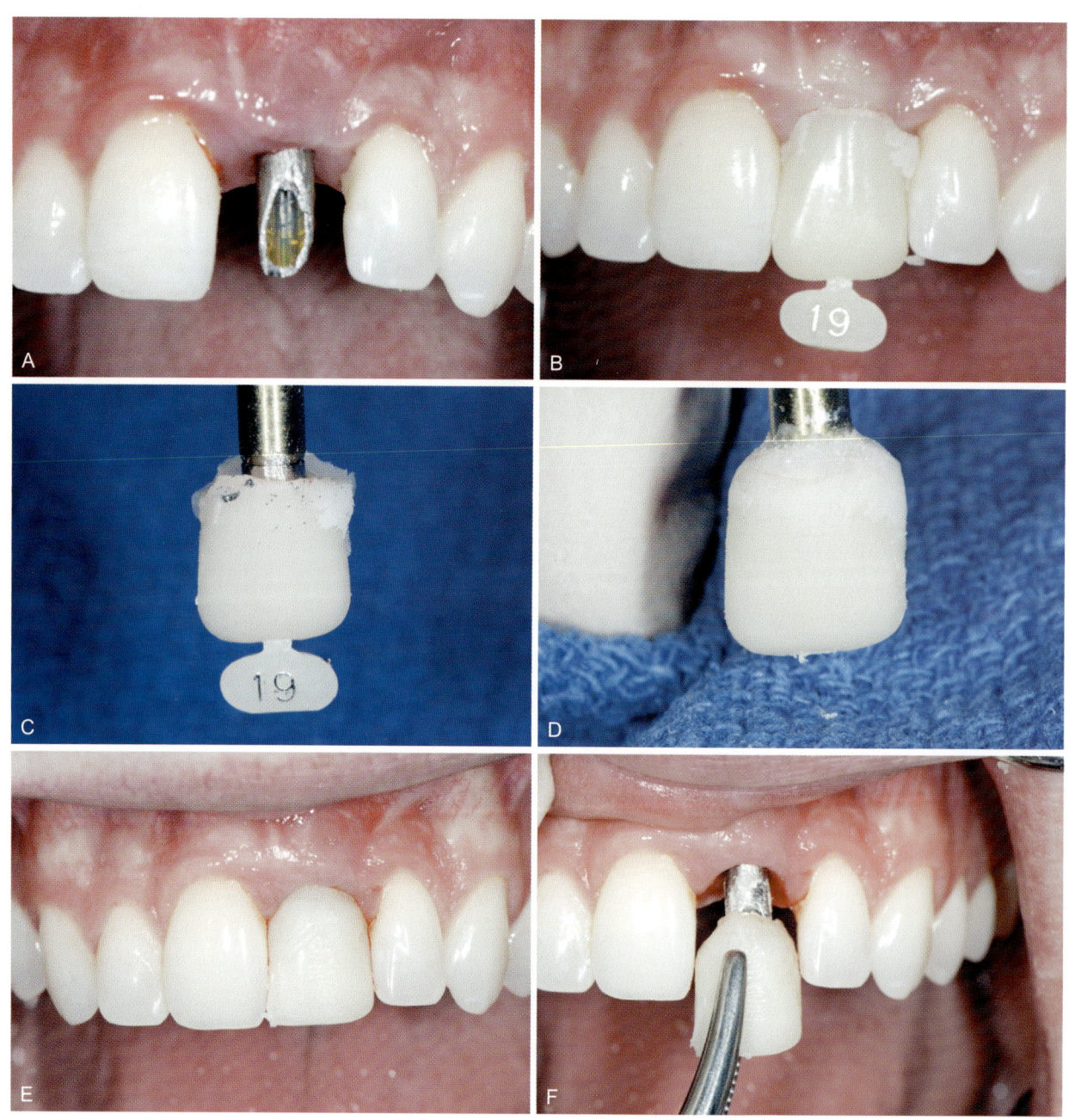

图 24-48　A. 中切牙种植体和基台，以及美学效果欠佳的软组织形态；B. 为软组织制作的过渡修复体（邻接区已经朝向腭侧线角的组织迁延）；C. 取下基台，旋入种植替代体和手柄上。冠边缘预备时向游离龈缘下延伸 1.5 mm。过渡修复体就位在润滑后的基台上；D. 在过渡修复体上添加复合树脂，形成方圆形牙冠的形态；E. 将基台和过渡修复体重新插回到种植体中，并且在适当位置至少保持 10 min 左右时间，可以在口内保持数月；F. 取下过渡修复体，制取终印模

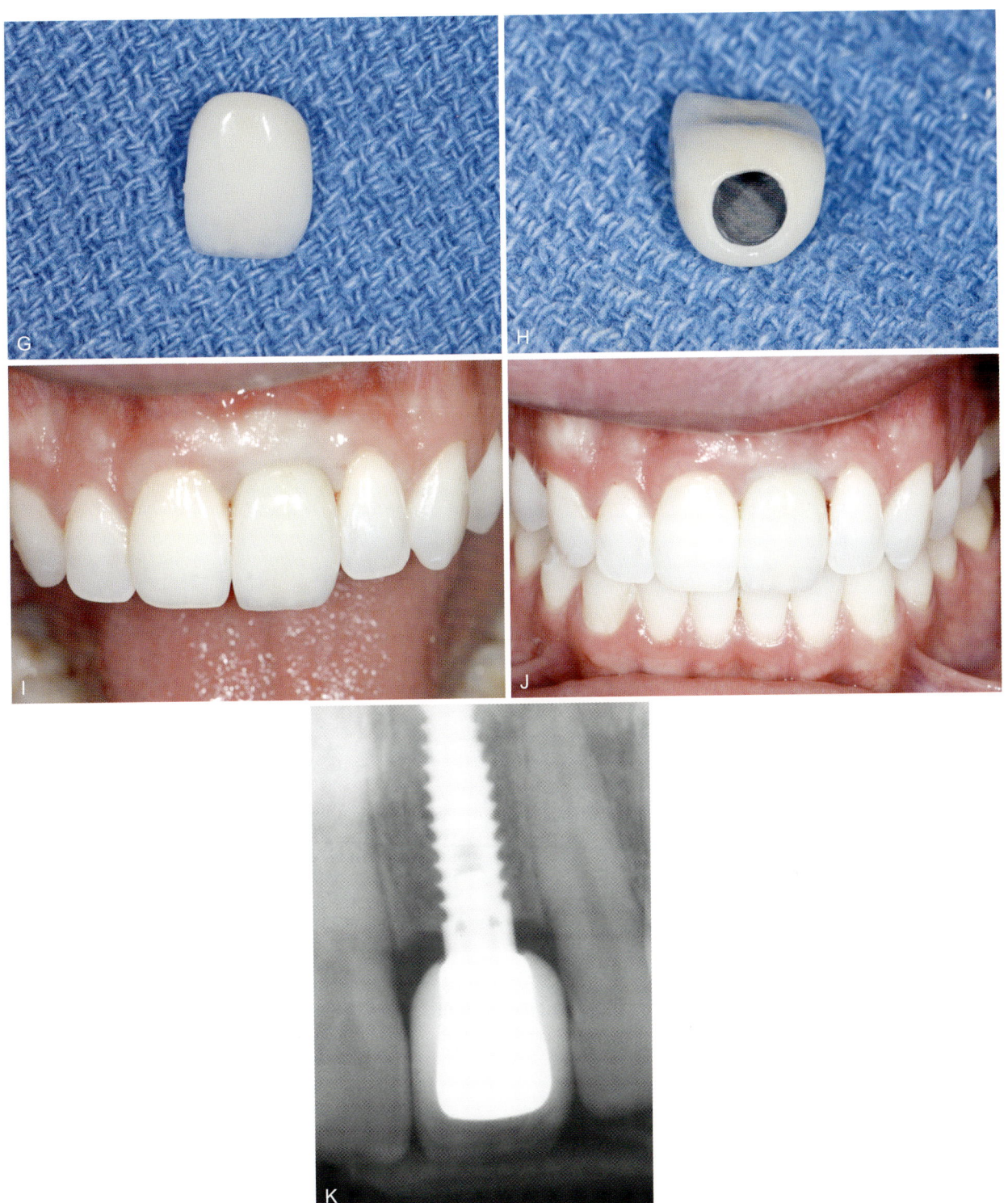

图 24-48（续） G. 技工室在游离龈缘上、下制作了一个方圆形牙冠；H. 方圆形牙冠延伸到龈下塑形软组织；I. 上颌左侧中切牙牙冠在就位的 10 min 中，通过使组织受挤压发白的方式调整软组织；J. 最终就位后，软组织应该在 10 min 内恢复到正常颜色；K. 粘接后，拍根尖 X 线片确认冠边缘下方没有残留粘接剂

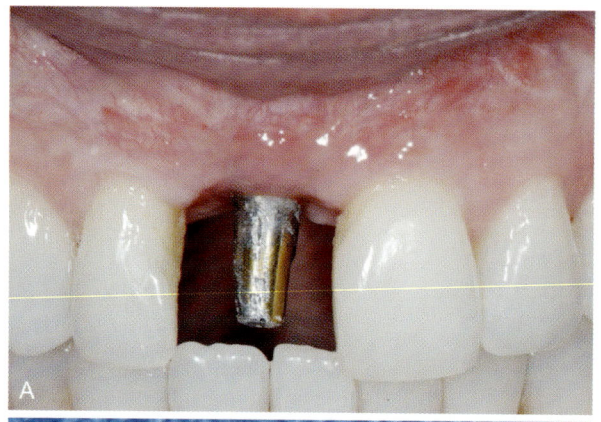
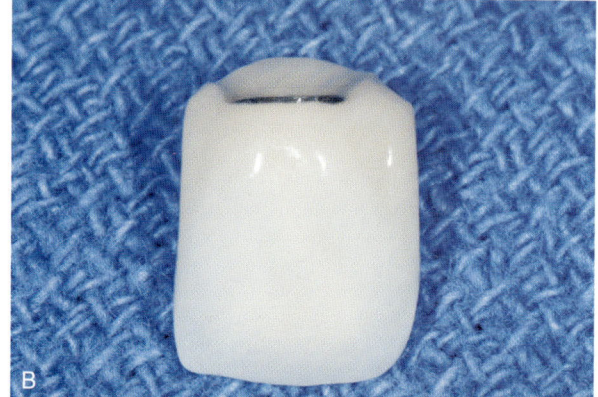
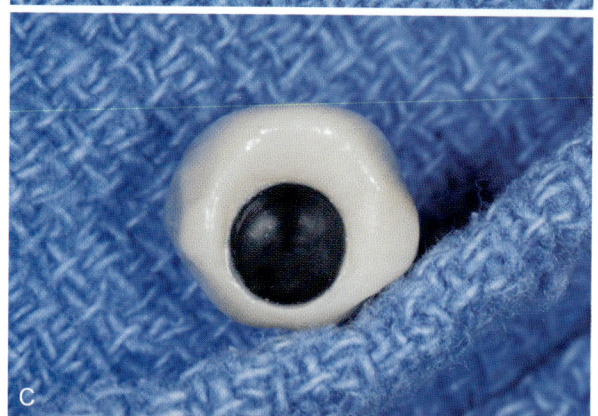
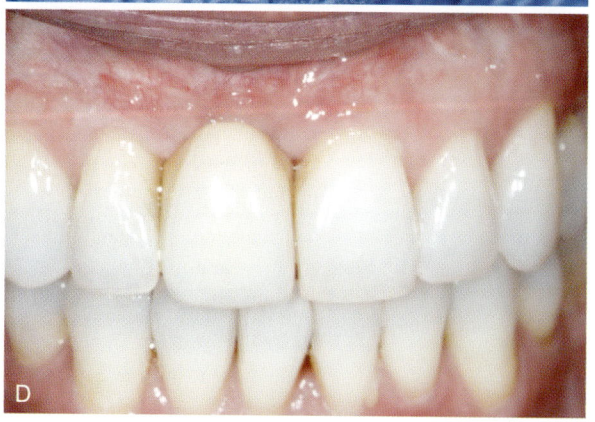

图 24-49　A.上颌右侧中切牙种植体和基台，邻间牙龈乳头缺失；B.制作了一个方圆形牙冠；C.方圆形牙冠充盈邻间隙空间；D.右侧上颌中切牙方圆形牙冠就位，邻间隙染色。尽管最终结果并不理想，但比邻间隙区大的三角间隙要好。

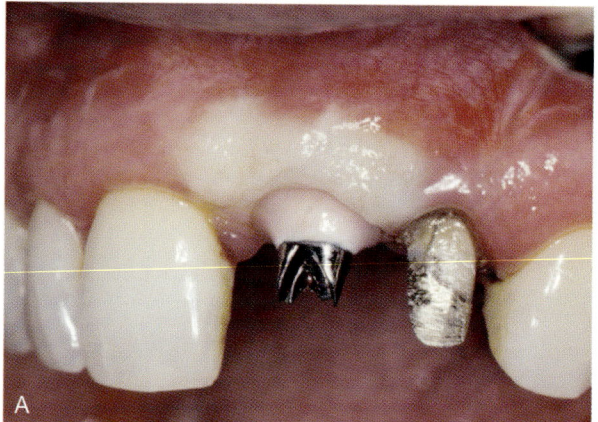
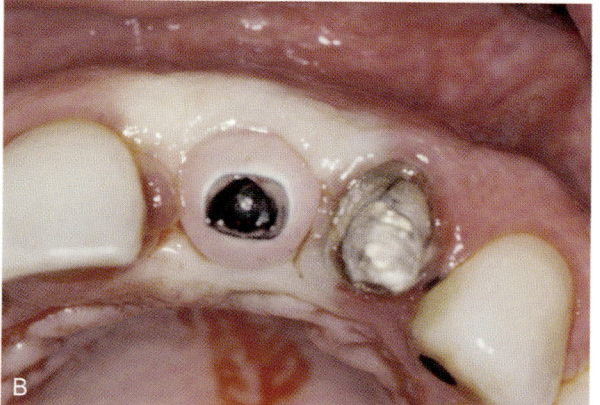
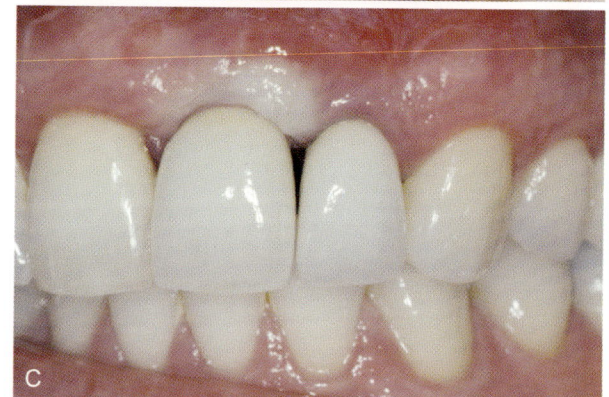
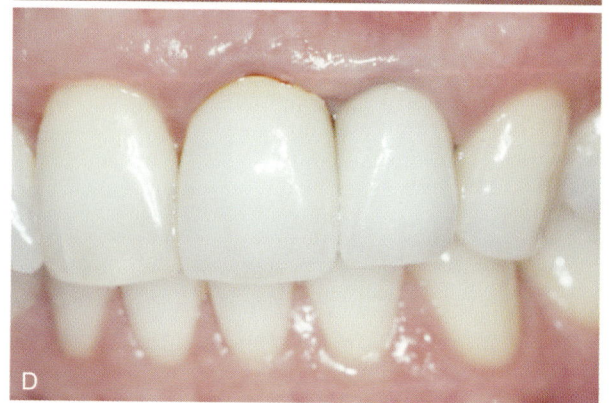

图 24-50　A.个性化定制的过度轮廓的基台；B.个性化定制的基台在 360° 范围都有过度轮廓。10 min 后，软组织仍然发白，没有恢复到自然颜色；C.唇侧和远中牙龈乳头萎缩，10 min 后软组织依然发白；D.长期的过大力量压迫，导致龈乳头已经出现萎缩

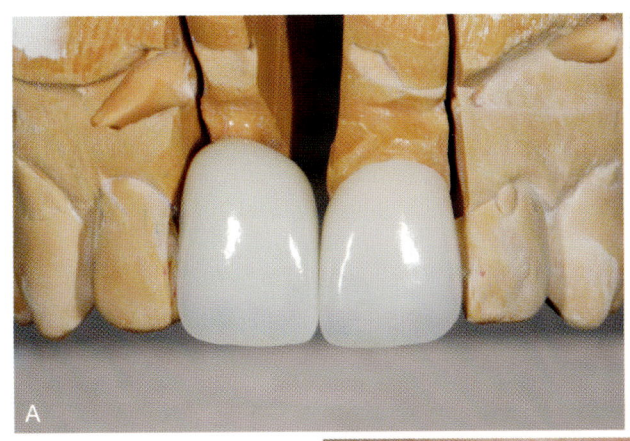
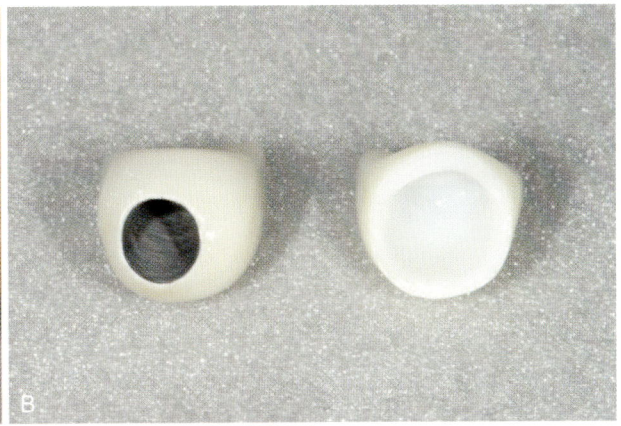
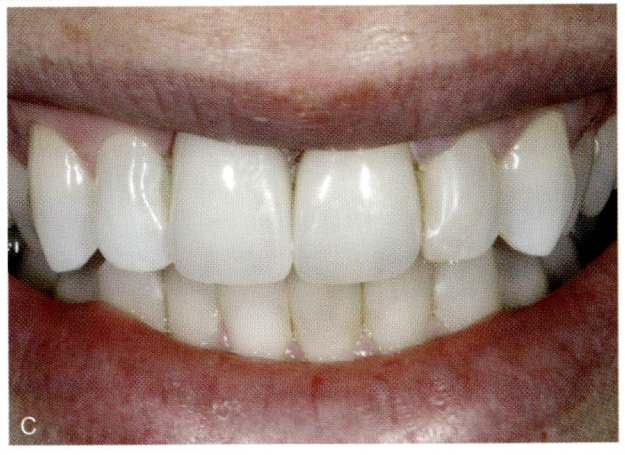

图 24-51　A. 2 颗中切牙——种植冠和邻牙全瓷冠，原本是尖圆形形态，调整为卵圆形甚至是方圆形牙齿形态；B. 种植冠（左边）和天然牙冠（右边）制作成方圆形形态；C. 当两颗邻牙同时制作时，牙医更易控制颜色的过渡、色调、饱和度以及牙齿外形

暴露游离龈缘中间位置，牙科医生可以选择对天然前牙行以美学为目的冠延长术。通过邻牙的冠延长术提高游离龈缘的位置，比在种植修复体周增加软组织轮廓更容易。

恢复软组织形态缺陷的最后一个治疗方案是使用粉红色牙龈瓷。此方法多用于多颗连续牙齿缺失合并软组织缺损时，单颗种植修复较少使用。粉红色牙龈瓷很难与天然邻牙现有的软组织匹配。当高笑线患者露出种植修复体粉红色牙龈瓷时，人眼会直接与周围组织对比，通常就会发现颜色不协调。很容易观察到软组织和牙龈瓷之间的分界线。当软组织形态不足而不包括邻间区时，使用该治疗方法最有效（图 24-52）。

用牙龈瓷恢复软组织的另一个选择是做一个个性化定制基台，基台上有粉红色牙龈瓷以及冠的对接边缘。当软组织在颈部中间区域不足而不是牙间乳头区域时，该方法更为有效（图 24-53）。

## 时间

Jemt 注意到邻间隙区牙龈乳头高度在戴牙 2 年后，有 80% 出现高度增加的情况[53]。他发表了一个牙龈乳头的分类标准，并指出 3 型牙龈乳头是理想的高度（充满邻间隙空间）。2 型牙龈乳头填充邻间隙空间大于 1/2。1 型牙龈乳头填充邻间隙空间小于 1/2。0 型牙龈乳头是完全缺失（框图 24-7）。在戴入种植修复体时，评估近远中邻间隙区牙龈乳头情况，平均分型是 2 型。2 年后，80% 的牙龈乳头分型达到 3 型。更重要的是，本报告中，在最初戴冠时，50% 的牙龈乳头分型是 0 型或 1 型。2 年后，不到 10% 仍然是 0 型或 1 型，大多数是 3 型（图 24-54）。

有些修复医生喜欢将临时冠留在患者口内 1~2 年，在制作最终修复体前用临时冠可以调改的优点来持续改进软组织。

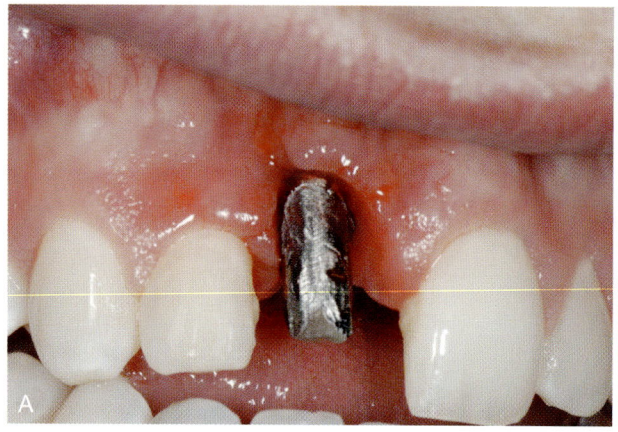 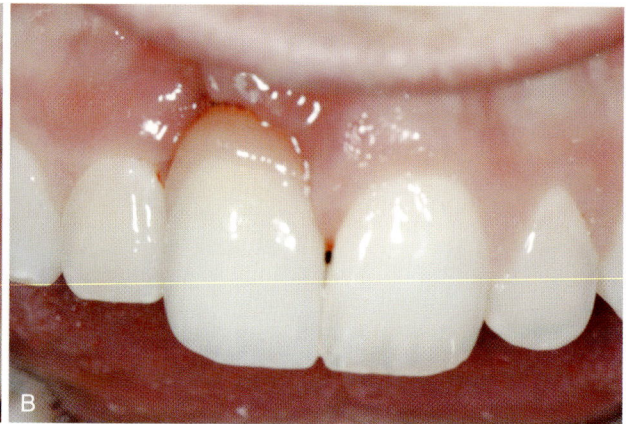

图 24-52　A. 种植体和基台,以及欠佳的软组织形态;B. 粉红色的牙龈瓷添加到种植冠上,试图掩盖右侧上颌中切牙种植体颈部软组织的缺损

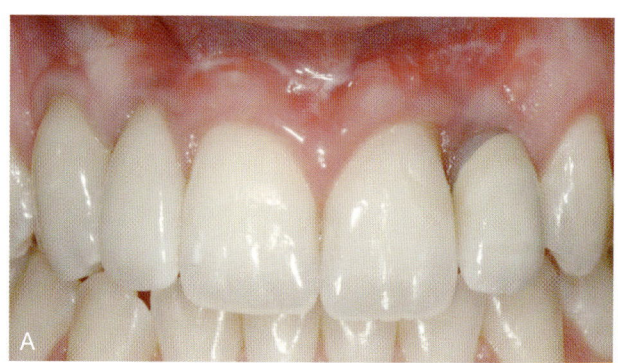 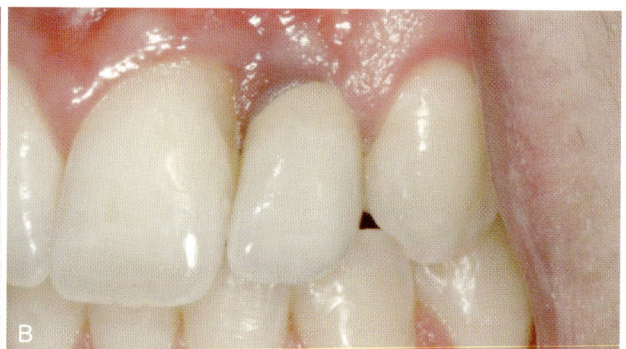

图 24-53　A. 在冠边缘下方添加粉红色牙龈瓷的个性化定制基台用于修复软组织的缺损;B. 邻间隙区骨质的缺损导致此区域软组织形态的不美观,通过在相邻中切牙上使用复合树脂来修复。尝试用添加了粉红色牙龈瓷的个性化定制基台来改善美学效果

| 框图 24-7 | Jemt 牙龈乳头分类标准[53] |
|---|---|
| 分类指数 | 分类描述 |
| 0 | 牙龈乳头完全缺失 |
| 1 | <牙龈乳头高度 |
| 2 | ≥牙龈乳头高度,但未完全填充邻间隙区 |
| 3 | 充满整个邻间隙区 |
| 4 | 超出邻间隙区,组织增生 |

但这个方法的缺点是,这个特定区域引起了患者 2 年的关注。相反,可以用这种技术转移患者询问邻间隙区软组织缺损的注意力。在戴冠时,如果患者注意到组织缺损,可以告知患者会在大约 2 年时间内改善,因为软组织确实通常会改善。而更多的时候,患者在这段时间里渐渐忘了这种组织缺损。

应该理解牙间乳头缺失并非修复失败。在正常的、健康天然牙间也常常存在邻间隙空间。Tarnow 等人的一项研究中,普遍观察到邻间隙空间缺少牙龈乳头的充盈[54]。在天然牙列中,从牙冠接触区的底部到骨水平的邻间隙区高度,约 90% 的是 5 mm、6 mm,或者 7 mm。观察到的 80% 的情况是 6 mm 甚至更多(图 24-55)。

当这个距离大于 5 mm 时,牙齿之间的邻间隙空间分别是 40%,75% 和 80%(图 24-56)。因此,牙间乳头缺失这种情况也常常发生在天然牙列(图 24-57)。

## 修复体制作

通常患者第一次预约修复医生时,口内就位的是高度较低的愈合基台。在初次就诊时,修复医生应确认种植体是否是以修复为导向的条件下植入,

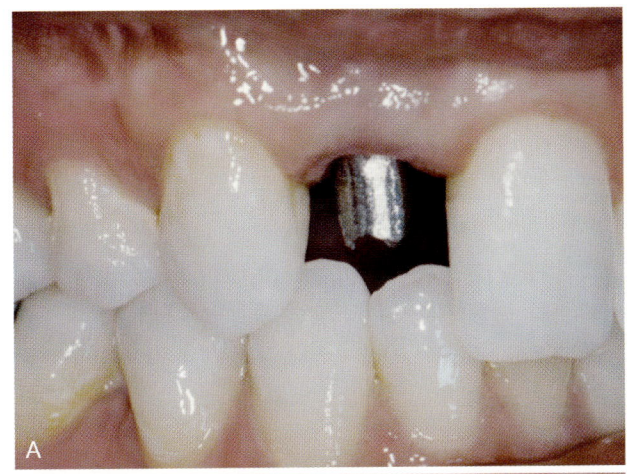
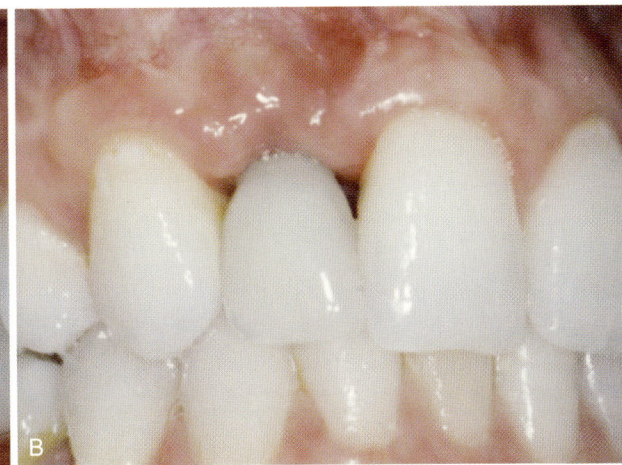
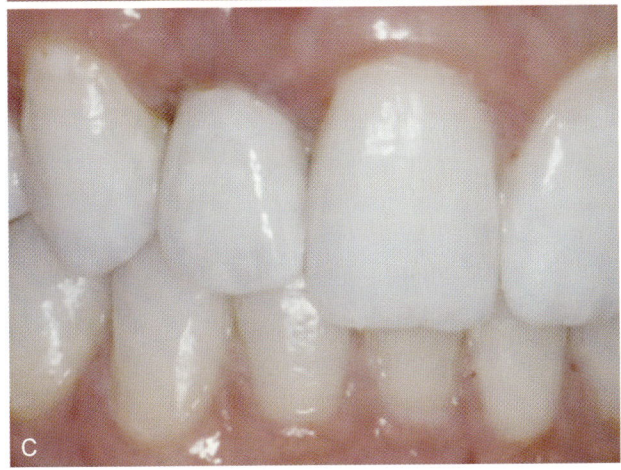

图 24-54 A.上颌右侧切牙种植体和基台；B.邻间隙区是 Jemt 定义的 2 型牙间乳头类型；C. 2 年后，牙间乳头充满近中邻间隙空间，远中牙龈乳头形态有所改善

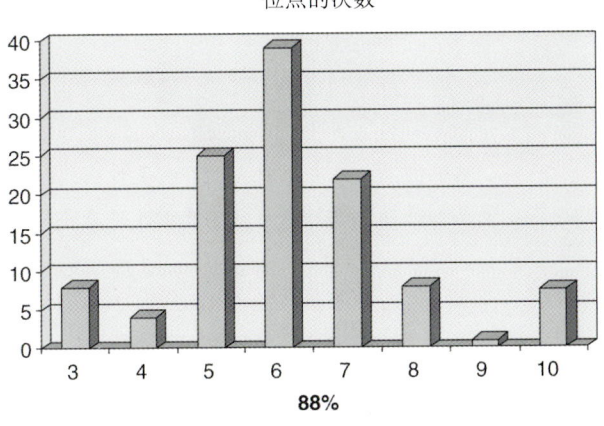

图 24-55 Tarnow 等在天然牙上测量从邻面接触区的底部到牙间骨水平的距离。88% 测量值都是 5 mm、6 mm 或 7 mm [54]

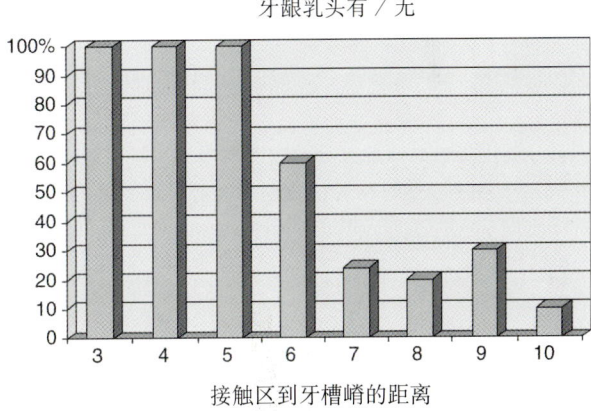

图 24-56 当天然牙邻面接触区 – 骨水平距离是 6 mm、7 mm、8 mm 时，牙龈乳头没有充盈邻间隙区域相对应的百分比分别是 40%、75%、80% [54]

稳定性是否足够，是否被成熟、角化的软组织包绕（图 24-58）。种植体周围探诊深度应该小于 4 mm，X 线片上嵴顶骨位置应该在种植体－基台连接处 1.5 mm 之内。

牙医评估邻牙外形轮廓、𬌗平面，并在需要的时候进行调改。最常见的是，对颌天然牙已经脱落或伸长，并且𬌗平面（尤其是牙尖处）应该进行牙釉质调磨以调整咬合接触位置。

相邻牙齿接触区通常需要被修改，尤其是当邻牙向缺牙区倾斜时。否则，戴上种植修复体后会出现大的邻间三角间隙，并导致食物嵌塞和菌斑堆积。牙医应该评估患者的咬合情况。在约诊期间，牙医也应该确定下一次就诊所需的种植修复组件和螺丝刀。

在之前已经提到，每个种植体系统都提供多种基台设计。当时机合适时，牙医应制取对颌印模并确定修复体颜色。

在这次就诊时，修复医生可以决定最终修复体是使用直接法还是间接法制作。直接法修复类似于在预制的根管桩上制作牙冠。间接法使用种植体替代体，在技工室制备基台并直接在基台上完成牙冠的制作。间接法（技工室辅助）可以使用带有间接印模转移帽的闭合式托盘或带有直接印模转移帽的开窗式托盘（图 24-59）。

### 直接修复技术

下一次修复就诊是整个治疗程序中的关键期。对于一个有经验的牙医，这个程序也可以在第一次评估就诊时进行。在非美学区，分体式标准基台（比

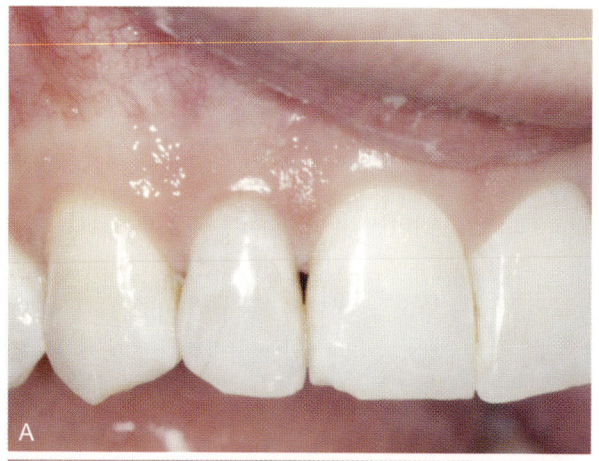
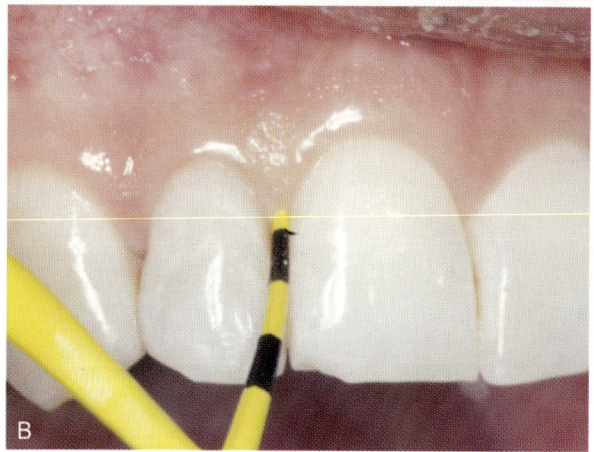

图 24-57　A. 在天然牙列中，中切牙和侧切牙间的三角间隙；B，周围骨在邻面接触区下方 3 mm。形成这个三角间隙的牙齿是健康的，但依然有开放的空间存在

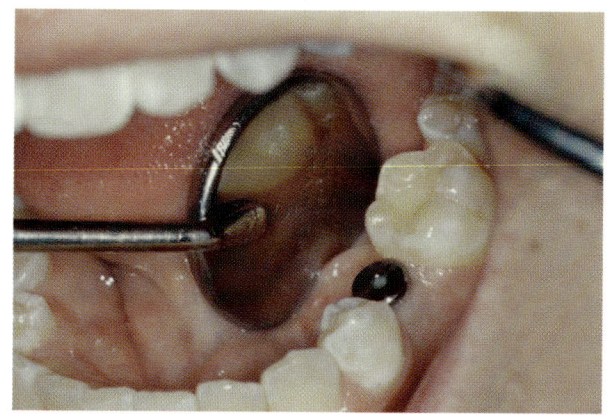

图 24-58　下颌第二前磨牙位点，装有愈合基台。种植体稳固，有足够的角化龈包绕，并且在最终修复体外形轮廓内

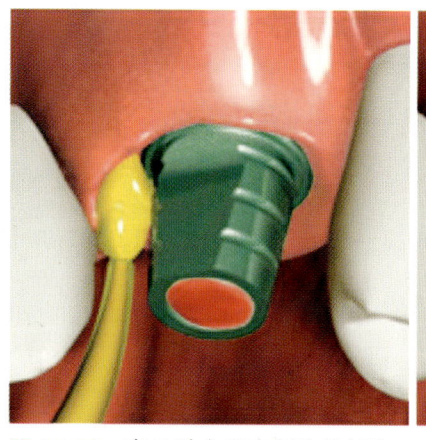
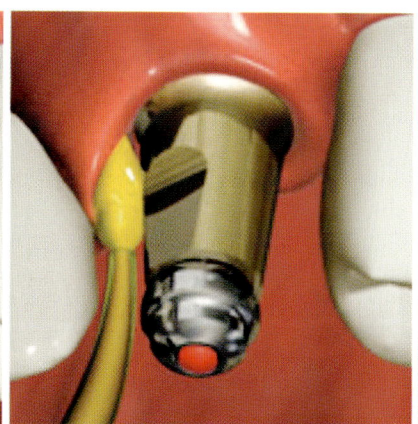
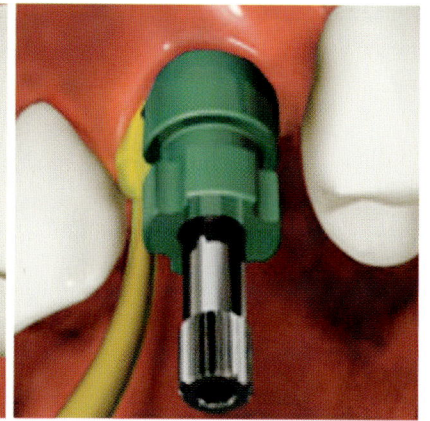

图 24-59　有 3 种方案来制作修复体：1. 直接修复技术，使用预成基台（左侧）；2. 闭合式托盘间接技术，使用间接印模转移帽（中间）；3. 开窗式托盘间接技术，用直接印模转移帽（右侧）

种植体体部稍宽）是首选。

有特别美学或外形轮廓要求的位点需要制作个性化定制基台。在这种情况下，牙医不应该选择直接法。相反，牙医应该选择间接法，制取在技工室制作基台和牙冠的种植体水平印模。

通常在不需要麻醉的情况下，牙医使用 0.5 英寸的六角螺丝刀旋出愈合基台。然后在种植体上安装具有抗旋结构的分体式基台（图 24-60A）。

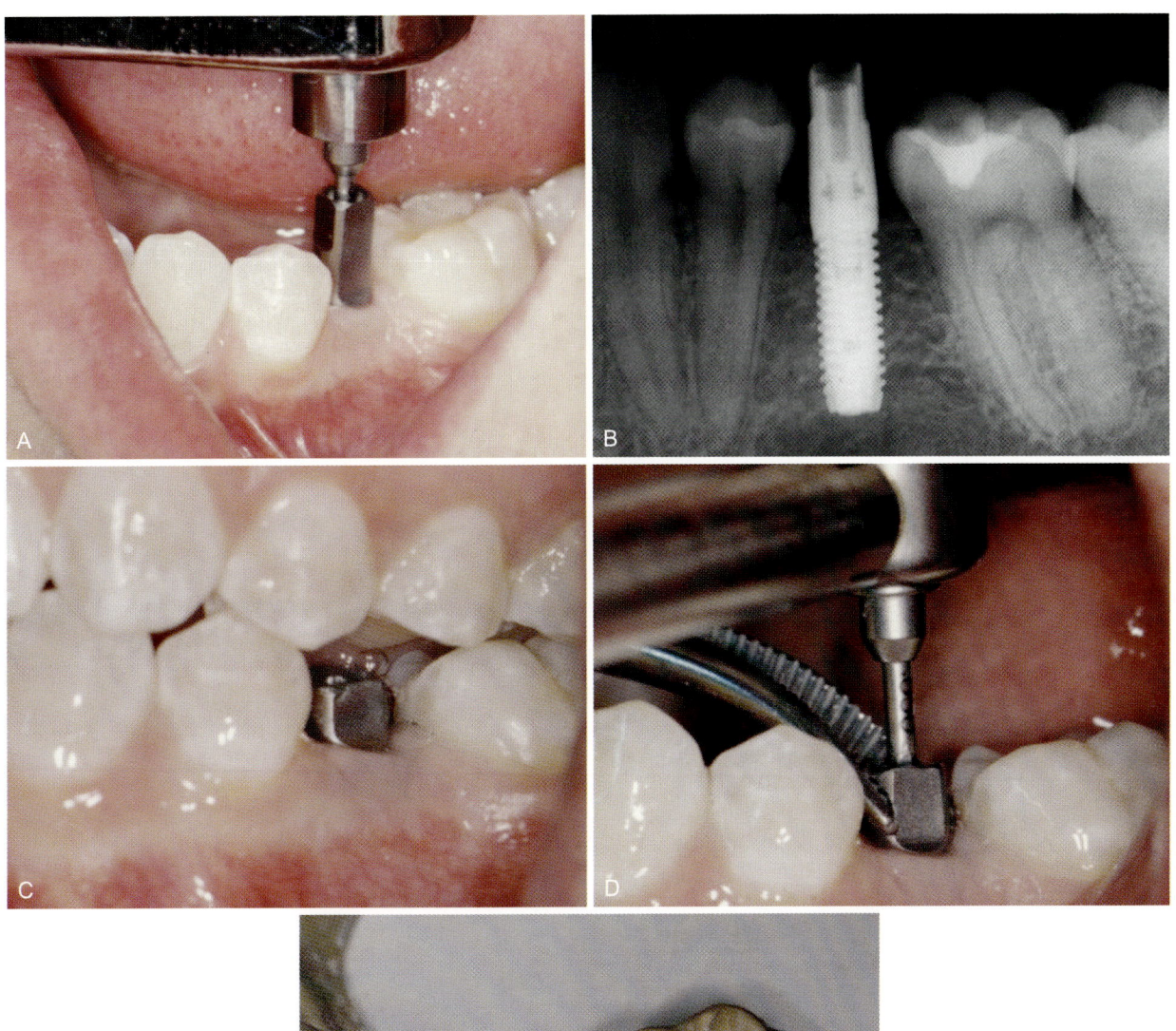

**图 24-60**　A. 分体式粘接固位基台就位在具有六边形抗旋结构的种植体上。基台应在未来修复体的轮廓内，且和骀平面有 15° 以内的夹角；B. 基台完全就位于种植体嵴顶部，拍摄根尖 X 线片确认就位；C. 前磨牙种植体基台在软组织上的高度为 4 mm。因此，提示需要制备龈下边缘；D. 再次使用 30 Ncm 扭矩扳手旋紧基台螺丝，为防止在种植体上施加剪切力，使用止血钳夹持对抗反扭矩；E. 类似于在天然牙上制作牙冠，在石膏模型上制作种植冠，但在正中咬合接触时，种植体基台上方有较宽的中央窝

取下愈合基台后，马上将基台安装到种植体嵴顶部。否则，围绕在种植体嵴顶部的圆形结缔组织纤维可能发生塌陷，这样修复医生需要使用软组织环切刀、手术刀或高速金刚砂钻去除组织。在这个过程需要麻药并延长操作时间，牙龈出血会使制取基台的终印模变得复杂。

当基台与种植体内部的抗旋结构接合，初步拧紧螺丝后，基台应该就位在未来修复体轮廓范围内。如果种植体与𬌗平面间的夹角大于15°，此角度可能超过了最终修复体的外形轮廓。牙医应该选择预成的15°、20°或30°（大多都可以从制造商处购买）角度基台来校正种植体的角度。通过根尖片或咬合翼片来确认各组件的精确就位（图24-60B）。

有时，基台没有正确地和六边形抗旋结构接合或者在连接界面卷入了软组织妨碍就位，就需要重新调整使基台完全就位并拍X线片确认。

在确认基台精确就位后，牙医使用扭矩扳手旋紧基台螺丝。施加在螺丝上最常见的扭矩是30 Ncm，扭矩由材料弹性模量的50%～75%和螺丝的设计决定。

在旋紧螺丝的过程中，牙医可以使用止血钳来夹持住基台，以减少施加到种植体周围嵴顶骨上的剪切力。D4型骨质条件下，这种操作方法尤其重要。然后，牙医松开基台螺丝，然后再次旋紧到30 Ncm。这样能轻微增加螺纹的拉伸，减少螺丝松动的可能性。

牙医使用高速手机在大量水冲洗的情况下，用新的切割裂钻（如，#702或#703）来预备粘接固位基台的高度。𬌗面需要预留2 mm咬合空间给美学修复材料。𬌗面材料应该在基台预备前选择好，因为它可能影响基台高度的预备量（金属𬌗面仅需要1 mm的空间）。

然后预备基台的聚合度和就位道。边缘完成线可以是刃状或凹形。如果发现在任何基台之间（天然牙或种植体间）空间小于1.5 mm，则需要将基台边缘完成线预备成凹形。当使用2个种植体修复一颗磨牙时，种植体间的基台需要预备成凹形边缘来增加空间，以确保有足够的邻间隙轮廓及卫生通道。有些基台已被机械加工成特定的边缘完成线。在这种情况下，牙医应评估预成完成线的位置并根据需要做相应的调改。

至少基台的一侧（通常是唇颊侧）应该具有平坦的（而不是圆形）轮廓。此外，在基台上经常要制备颊侧或舌侧轴沟（或者两侧），然后进行修复。通过这种方式，当牙冠粘接封闭后压力施加到粘接剂上，轴沟可以抵抗旋转的剪切力。

如果牙冠固位力足够且不在美学区，后牙牙冠的边缘通常位于平齐或高于牙龈的位置。如果种植体颈部不在美学区，边缘完成线平齐龈缘或在龈上能方便印模制取和日常卫生护理。但是，基台高度至少应为5 mm，以确保修复体有足够的固位力。当种植体基台龈上高度是4 mm时，提示应制备位于龈下1 mm的边缘（图24-60C）。

如果种植修复体在美学区，则在唇侧和邻间隙区制备龈下边缘。在美学区或颌间间隙较少且基台高度不足时，牙医在基台上预备龈下边缘。在预备龈下边缘前，应在龈沟内放置排龈线。这个过程比天然牙容易，因为没有结缔组织纤维长入到种植体基台中。

基台预备完成后，再次使用抗旋的止血钳夹紧基台，使用30 Ncm的扭矩旋紧螺丝（图24-60D）。这样做可防止在预备过程中基台螺丝发生松动。此外，基台制备过程中基台螺丝上有一些应变回弹，再次旋紧可使螺丝再次伸展。

在第二次旋紧基台后，基台螺丝通道用牙体填充材料（例如：Cavit，复合材料，或树脂）封闭。封闭前，放置小棉球在基台螺丝头部。如果封闭材料充填了基台螺丝的头部，未来发生螺丝松动后很难重新旋紧。

基台上所有预备出的线角都应该平滑，特别是在𬌗面。加工过程中会用石膏模型代表基台，任何锐边都可能在脱模时导致石膏模型破损或碎裂，进而导致修复体不能在口内完全就位。

牙医用弹性印模材料制取种植体基台终印模，并取闭口咬合记录以及对颌印模。然后选择修复体颜色和材料。在美学区，需要制作一个完全脱离咬合接触的过渡修复体，以降低嵴顶骨早期过度负荷的风险。在骨质情况较好（D1型骨、D2型骨）的非美学区，不需要过渡修复体，除非舌头感觉基台过于锐利或干扰舌头。直到下一次复诊前，可以不做任何处理。

### 技工室程序

技工室用石膏灌注印模，并通过闭口咬合记录来安装对颌模型。应该注意：此时基台是用石膏模型代替的。当石膏模型从印模中脱模时，因为基台直径仅有4～5 mm，该石膏模型很可能会断裂。为降低断裂的风险，从印模中脱模前，最好将石膏模型放置超过 1 d 时间。这段延长的时间可增加石膏模型的强度。

制作完成后的修复体在正中咬合接触时，种植体基台顶部的中央窝形态要比正常情况下的更宽与平坦（图 24-60E）。当在𬌗面上瓷时，金属基底向边缘嵴延伸，以确保没有剪切力施加到边缘嵴位置无金属支持的瓷层上（图 24-61）。通常缩减下颌修复体的颊侧轮廓和上颌修复体的舌侧轮廓，以降低咬合时种植体上的偏载负荷。

在一些种植体系统中，尤其是中、重度的磨牙症患者，后牙区基台螺丝松动的风险增加。在这些情况下，在粘接固位修复体的𬌗面预留螺丝孔，可以作为一个预防措施。

这个螺丝孔是留给基台螺丝的，而不是用来固定修复体的修复螺丝。基台螺丝直径比修复螺丝大，因此基台螺丝强度更高。基台螺丝通常也更长故而固位力更强。因此，基台螺丝发生松动的情况比修复螺丝的少。

粘接固位修复体依靠水门汀粘固到基台上，而不是通过螺丝固位。然而，若发生基台螺丝松动，牙医可以通过𬌗面预留的螺丝孔重新旋紧基台螺丝。𬌗面为基台螺丝预留的螺丝孔仅需螺丝刀直径大小（通常是 2 mm）。

在选择𬌗面材料时，𬌗面螺丝孔周围由金属包绕，这样可将崩瓷的风险降到最低（图 24-62）。粘接后，用小棉球和复合树脂封闭螺丝孔。正中

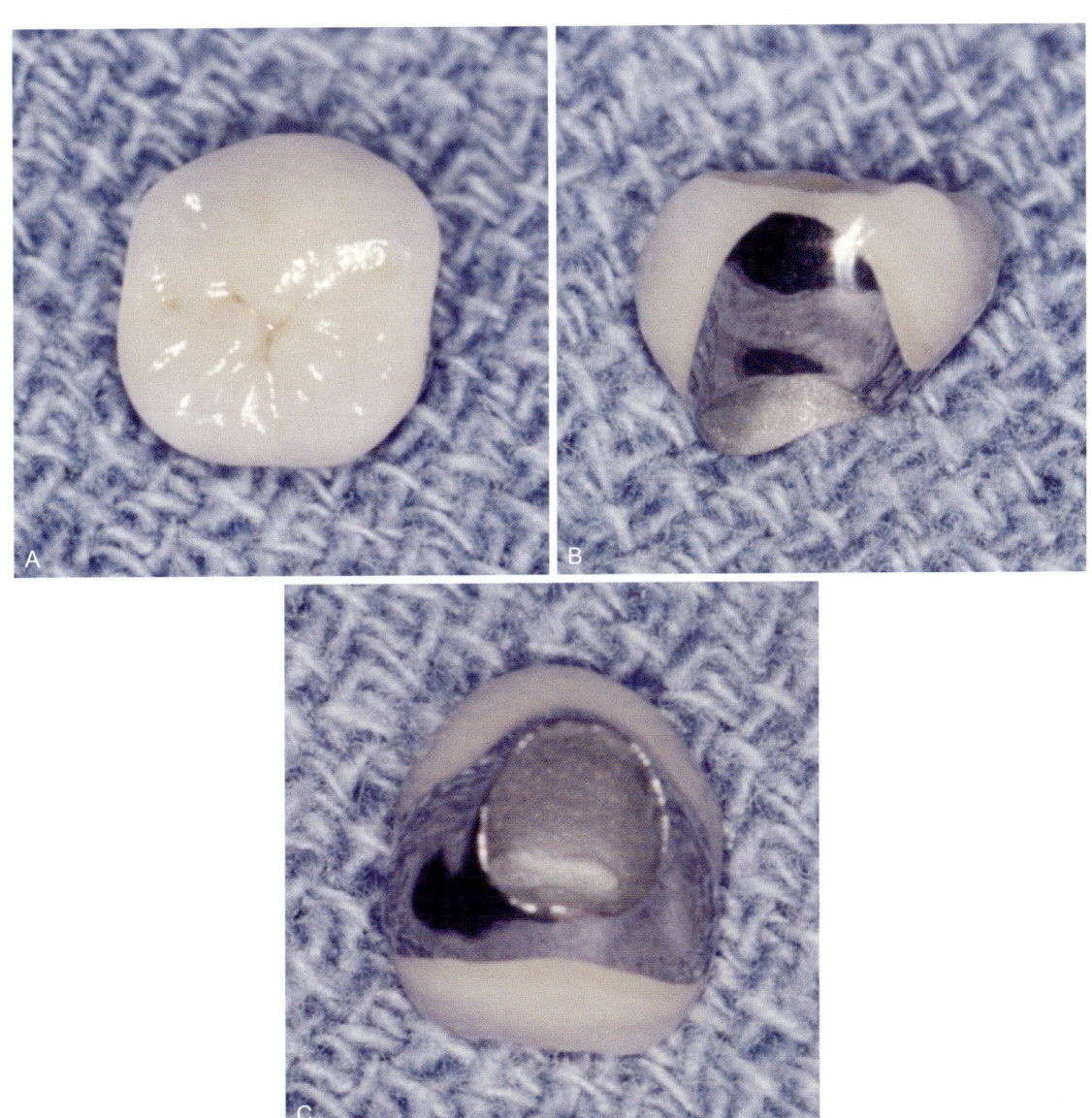

**图 24-61** A. 金属烤瓷种植冠；B. 金属基底延伸到边缘嵴，以减少瓷层边缘的剪切负荷；C. 边缘嵴位置由金属基底支撑，减少崩瓷的发生

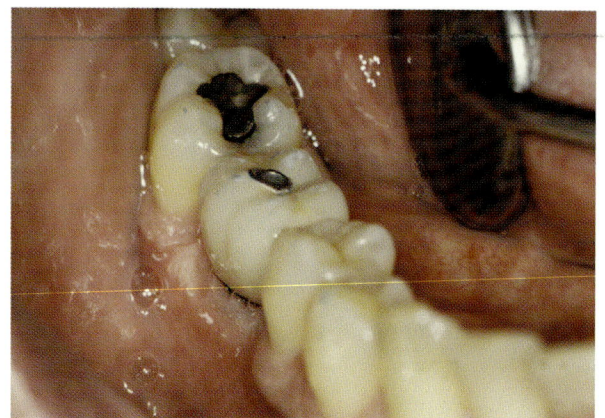

图 24-62　当存在基台螺丝松动的风险时可余留螺丝孔，殆面螺丝孔周围由金属包绕，可以减少崩瓷现象

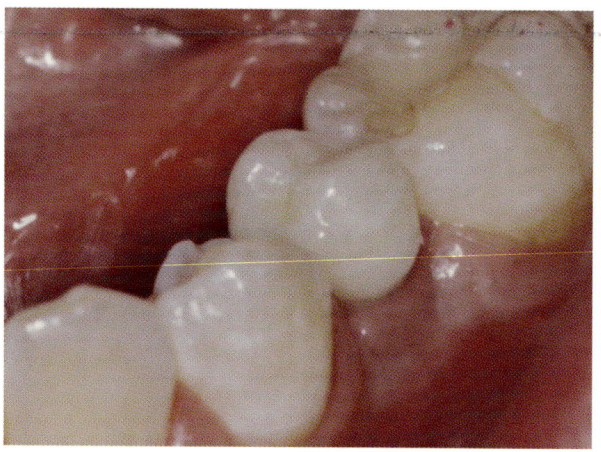

图 24-63　最后完成的下颌后牙修复体因不在美学区，缩减了颊侧外形轮廓。这样有利于改善口腔卫生和减少颊尖的偏载负荷

咬合接触沿种植体轴向，螺丝口可在中心开孔区 3mm 范围内。

### 戴入最终修复体

后牙单颗种植修复体在下一次就诊时戴入。牙医戴入修复体，用牙线评估邻接情况，并确认边缘密合性。最初的咬合调整与天然牙相似，牙医使用轻咬合力来减少或消除任何侧方咬合接触。然后用重咬合力来评估最终的咬合情况[63, 64]（图 24-63）。

常使用比氧化锌临时粘接剂更强，但粘接力不及永久粘接剂（如：聚羧酸锌水门汀），且有 X 线阻射的粘接剂粘固最终修复体。这种粘接剂允许在发生基台螺丝松动或崩瓷时取下修复体。牙医应该告知患者，使用这种粘接剂有修复体脱落的可能性，但是，与天然牙不同，即便种植修复体失粘接，也不会导致龋齿或敏感。但如果在粘接后第一年出现修复体失粘接，牙医应该选择使用更强的粘接剂（如：磷酸锌水门汀）。

### 间接法制作牙冠

修复医生可选择使用间接技术来制作牙冠。第一次修复复诊时用分体式印模转移帽替代愈合基台（图 24-64）。

一体式印模转移帽不能取出种植体的六边形特征，所以不能用于单颗牙种植修复。转移抗旋结构的六边形特征需要使用与分体式基台一致的分体式转移帽。

开窗式印模技术需要拧松印模转移帽螺丝后

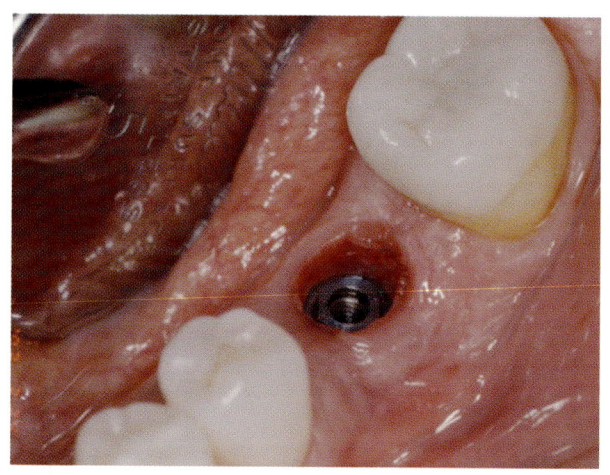

图 24-64　下颌第一磨牙种植体取下愈合基台后，拟采用间接牙冠制作技术修复

才能取出印模托盘。在开窗式印模技术中，转移抗旋结构六边形特征的分体式印模转移帽是通过固位螺丝固定，固位螺丝高于印模帽数毫米并且从托盘的顶部穿出（因此而被称为"开窗式"印模技术）。开窗式托盘是由技工室根据初印模制作或者由牙医调改塑料预成托盘而成。

大多数公司提供能用于闭合式印模，能连接种植体抗旋结构的分体式印模转移帽。这种分体式印模转移帽插入到种植体内并连接抗旋结构（图 24-65A）。

间接（闭合式）印模转移帽的螺丝孔用牙体充填材料（如：Cavit，Fermet）封闭（图 24-65B）。

这样可以防止印模材料进入螺丝孔内，导致在印模中出现螺丝孔形状的阳模。其结果是将间接印模转移帽回插到印模中时，印模转移帽不能完全就

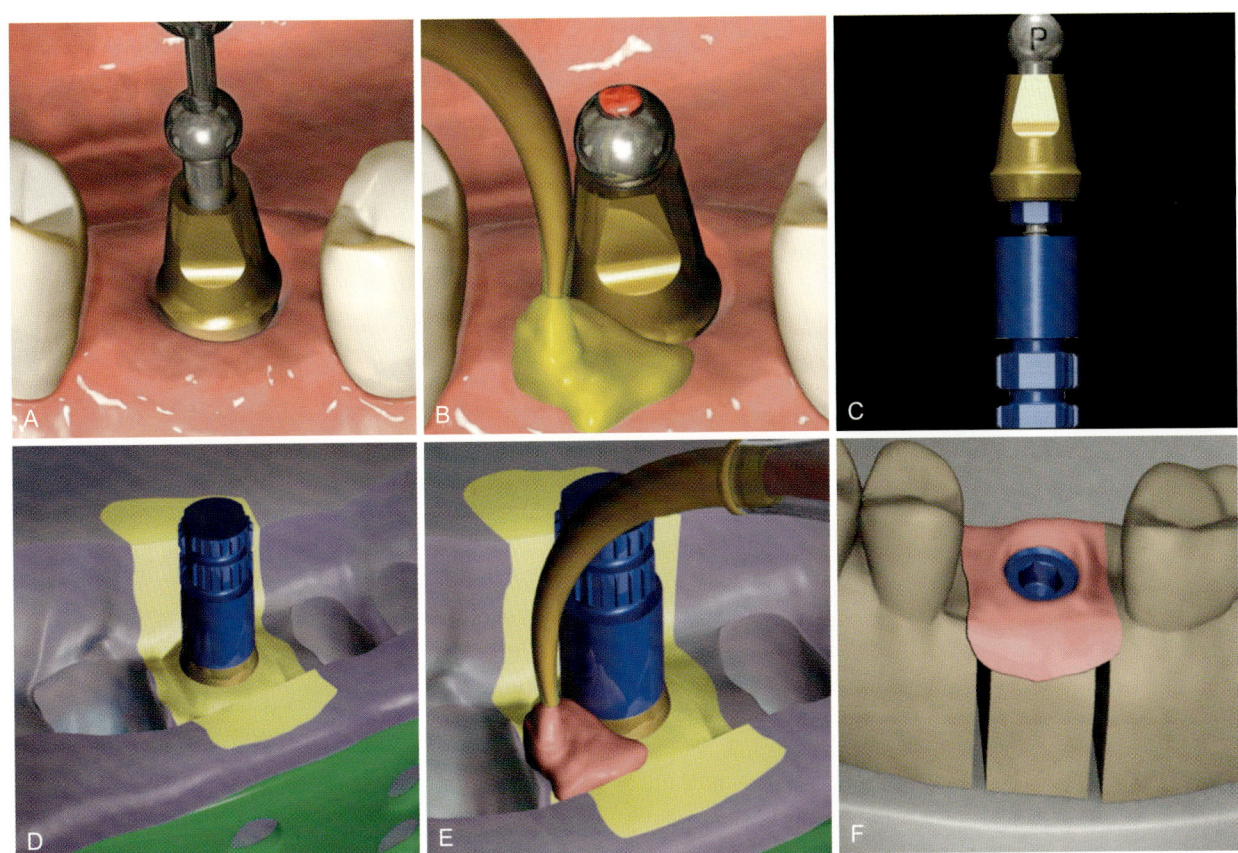

图 24-65 A. 分体式间接（闭合式）印模转移帽插入种植体，连接种植体的抗旋结构；B. 封闭间接印模转移帽上的螺丝孔，制取全牙弓终印模；C. 技工室将分体式印模转移帽连接种植替代体；D. 连接好的印模转移帽和替代体回插到终印模中；E. 将软质的、弹性材料注射到种植体替代体颈部周围制作软组织模型（人工牙龈）；F. 含有种植替代体及人工牙龈的工作模型

位。闭合式的全牙弓终印模获取了种植体位点和余留牙的信息。然后牙医取下间接印模转移帽，重新在种植体内旋入愈合基台；同时还要制取对颌印模和闭口咬合记录。

### 技工室流程

技师将印模转移帽与种植体替代体相连接，并将整个部件重新插入印模中（图 24-65C，D）。制备人工牙龈来代表现有的牙龈轮廓（图 24-65E）。石膏硬固后，技师从种植体替代体上取下直接印模转移帽，安装分体式基台（图 24-66）。在咬合记录帮助下安装对颌模型。

技师调改基台高度、聚合度、边缘完成线位置。在基台唇侧标记转移线或转移点，方便牙医在口内将基台安装到与模型相同的位置（图 24-67）。

技师可以直接用种植体基台作为代型来制作牙冠。这样可以使基底冠获得精确的边缘适应（图 24-68），然后在工作模型上调整修复体轮廓、咬合接触并完成最终修复体（图 24-69）。

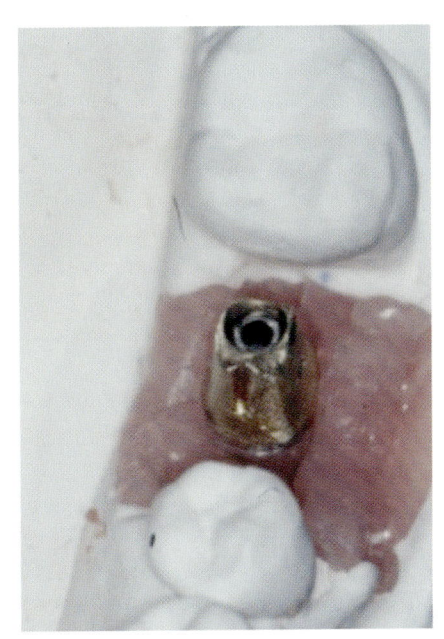

图 24-66 基台通过螺丝固位到种植替代体上，可以进行调改以制作牙冠

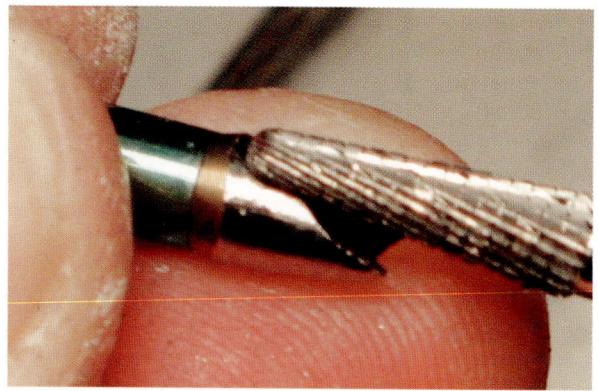

图 24-67 技师预备基台，包括基台上冠边缘完成线的位置

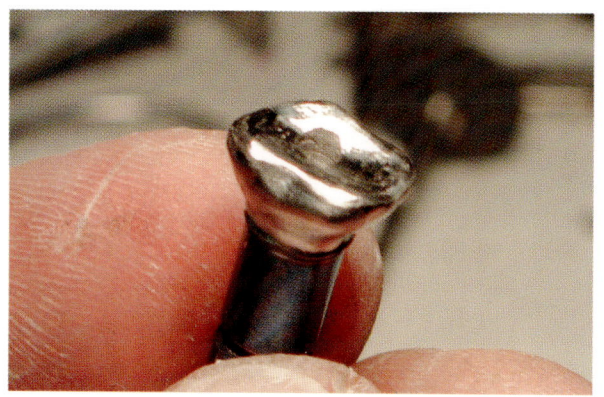

图 24-68 在基台上制作最终冠修复体的边缘

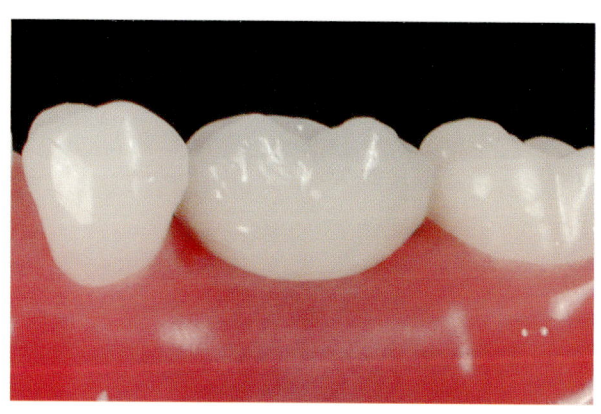

图 24-69 在工作模型上的最终修复体

### 戴入最终修复体

口内最终戴入的后牙单冠同样就位于技工室预备的粘接固位基台上（图 24-70）。牙冠就位后确认角度位置是正确的。拍摄 X 线片确认基台完全就位到种植体嵴顶部及内部的抗旋结构。

在 X 线片确认了基台和牙冠精确就位后，使用扭矩扳手旋紧基台，牙冠的咬合调整类似于直接法制作流程（图 24-70C；表 24-1）。

### 后牙种植修复体

理想状况下，外科医生应将种植体垂直于𬌗平面植入，但是修复医生可以让种植体承受角度负荷。

成角度力会造成较大的嵴顶骨应力，这已经通过光弹实验和三维有限元分析证实[63, 64, 71, 72]。无论是咬合负荷加载到成角的种植体上或者垂直于𬌗平面加载到种植体上的角度负荷（如：牙尖上的早接触），应力结果是相似的（图 24-71）。种植体系统的生物力学风险增加（如：基台、种植体-骨界面）。

成角度力也增加了剪切力，降低骨强度，增加了种植体、骨和基台螺丝上的剪切力负荷。因此，成角度植入的种植体或种植冠上的角度负荷增加了种植体系统嵴顶应力值；将较大百分比的力转换成了剪切力；降低了骨、瓷层及粘接剂的强度。相比之下，种植体承受轴向负荷时，环绕种植体系统的应力最小，骨、瓷层、粘接剂强度最大。所有这些因素都要求减小施加到种植体系统上的角度力。

### 后牙冠牙尖斜度

施加到种植体上的力的角度可能受到种植冠牙尖斜度的影响，以类似的方式对种植体施加角度负荷[63, 64]。天然后牙通常具有陡峭的牙尖斜面，30°牙尖斜度常被用于人工牙和天然牙冠的设计（图 24-72）。

较大的牙尖斜度通常被认为更加美观，也可能更容易和有效地切断食物。然而，为消除角度牙尖接触的负面影响，对颌牙需要在同侧牙尖斜度上同时有 2 个或者更多的精确咬合（图 24-73）。这在临床中几乎不可能实现。

只有一个倾斜牙尖的咬合接触也能导致对种植体系统的角度负荷，即使在其他咬合接触时它不是早接触（图 24-74）。

当角度咬合接触不是早接触，而是分布在几颗牙齿或种植体上的均布负荷时，力的量级被最小化。

牙尖角度负荷确实增加了拉应力和剪切力。然而，却没有发现任何优点，反而增加了生物力学的风险（例如：增加基台螺丝松动、崩瓷、以及修复体失粘接）。

理想状态下，种植冠上的咬合接触应位于与种植体垂直的平面上。这种咬合接触的位置通常置于

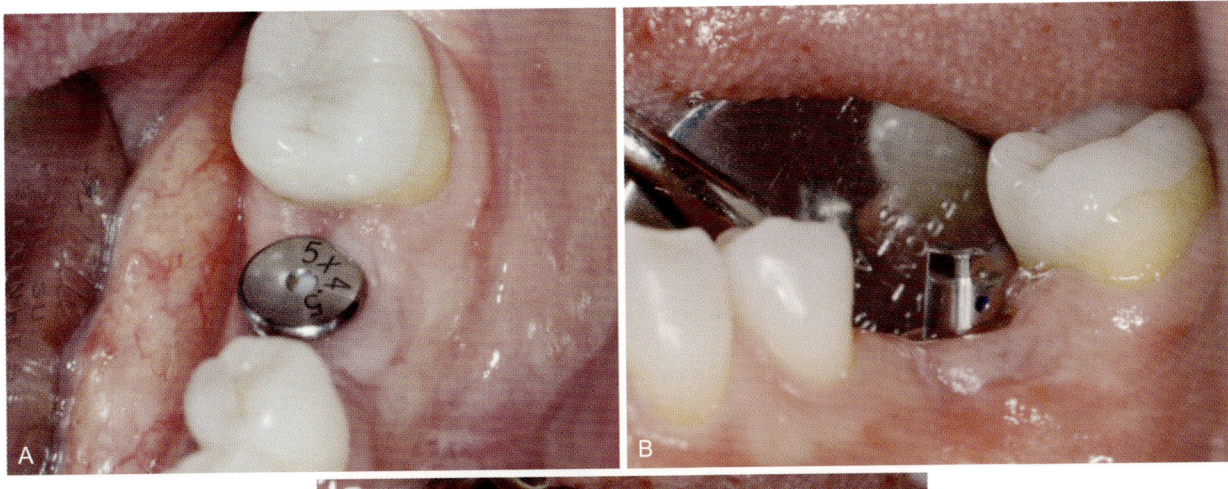

图 24-70 A. 将戴入最终修复体的带有愈合基台的第一磨牙种植位点；B. 取下愈合基台，戴入技工室预备好的基台；C. 使用间接（技工室辅助）技术制作的最终修复体

表 24-1 直接和间接技术的对比

|  | 直接技术 | 间接技术 |
| --- | --- | --- |
| 椅旁时间 | 多 | 少 |
| 技工室费用 | 少 | 多 |
| 修复组件 | 少 | 大量 |
| 步骤 | 少 | 多 |
| 制备完成线 | 口内 | 技工室 |
| 印模技术 | 传统方法 | 需要印模帽 |
| 临时修复 | 视具体情况 | 无 |
| 渐进性负荷 | 如果有临时修复体可进行 | 无 |
| 影像学检查 | 需要 | 需要 |
| 个性化定制基台 | 否 | 是 |

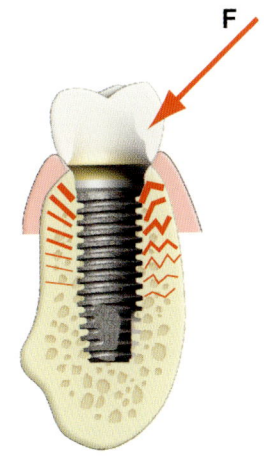

图 24-71 角度负荷增加了种植体系统的拉应力和剪切力

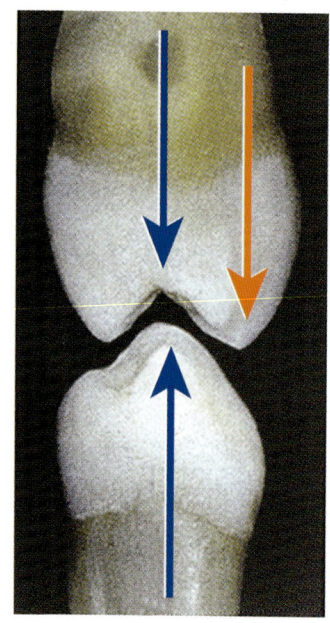

图 24-72　30°的牙尖斜度常用于制作种植冠

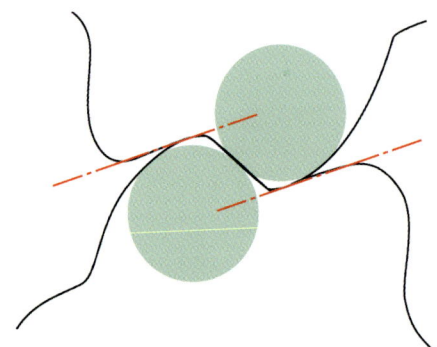

图 24-73　为了消除种植修复体上来自牙尖斜度的角度负荷，需要 2 个或更多的同时咬合接触

种植体基台的中间位置，通过将后牙种植冠中央窝宽度增加 2~3 mm 来实现。对颌牙尖需要进行外形调整，进而直接使咬合接触在种植冠上的中央窝处（图 24-75）。

换言之，技师应该确认种植体的中间位置，并在此位置平行于 Wilson 和 Spee 曲线制作一个宽 2~3 mm 的中央窝（图 24-76）。然后确立牙冠的颊、舌侧外形轮廓（下颌后牙缩减颊侧轮廓，上颌后牙缩减舌侧轮廓）。对颌牙可能需要调改相对应的牙尖来帮助形成直接沿着种植体长轴传导的咬合力。

## 后牙区种植冠外形轮廓

在后牙区的颊侧或舌侧悬臂梁被称为"偏载负荷"，适用 1 类杠杆力的放大原理。换言之，偏载

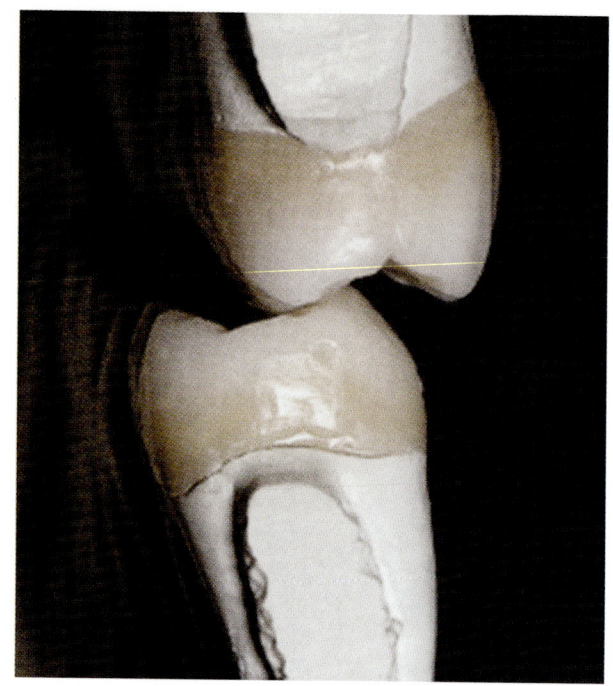

图 24-74　倾斜牙尖咬合接触的结果是使种植体上承受了角度负荷

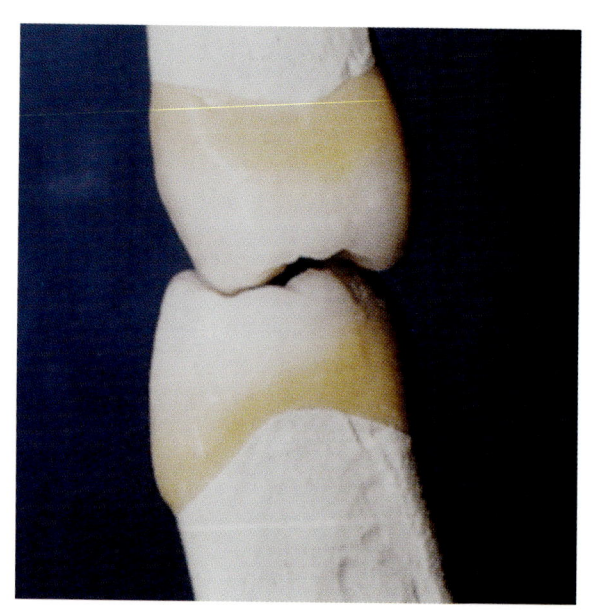

图 24-75　后牙冠在种植体基台上方常常有更宽的中央窝。咬合力直接通过长轴传导到种植体上

越大，种植体系统的负荷越大[63, 64]。偏载负荷也可能来自颊、舌侧的咬合接触并产生力矩，这增加了整个种植体系统的压应力、拉应力、和剪切应力（图 24-77）。

技师常常试图将种植冠制作成类似天然牙的咬合、颊、舌侧的外形轮廓。在非美学区，与天然牙相比，后牙区的种植冠应该减小咬合宽度。

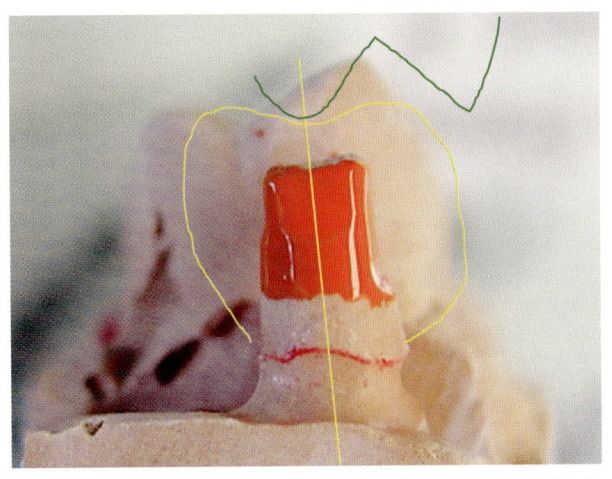

图 24-76　技师根据种植冠上的咬合负荷确定种植体位点

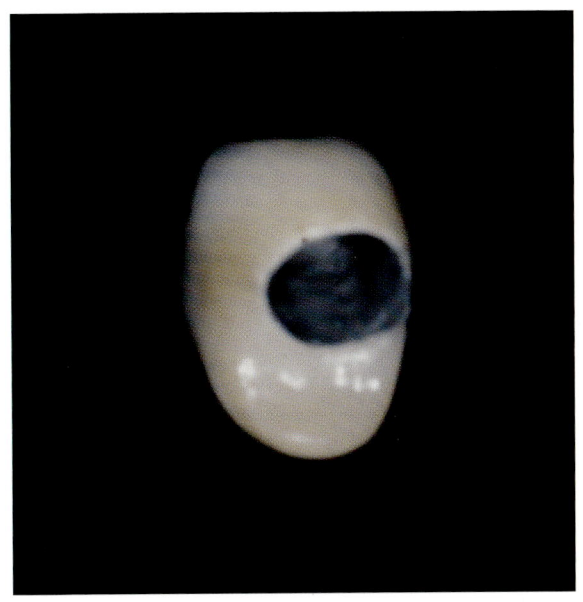

图 24-78　类似于天然牙轮廓的种植冠常常在颈部区域有唇侧盖嵴部

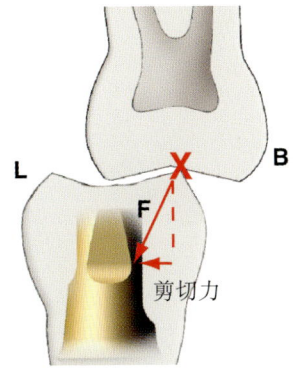

图 24-77　种植冠上的颊尖咬合接触常常是种植体的偏载负荷，这增加了剪切力负荷

窄的咬合平面有助于避免咀嚼或功能紊乱时的侧方咬合接触，同样也减少了崩瓷的风险。

在小直径种植体（例如：10 mm 天然牙 vs 4～6 mm 种植体）上制作的种植冠，唇侧轮廓类似于天然牙，种植冠唇侧会产生悬臂梁。这种带悬臂梁牙冠的轮廓常被设计为类似固定义齿（FPD）的盖嵴式桥体的形态（图 24-78）。因为种植冠的牙龈区也是瓷层，唇侧瓷层往往没有金属结构支撑。结果，下颌牙冠颊尖或者上颌牙冠舌尖上的剪切力更可能增加崩瓷的风险。和天然牙相比，种植体基台上加载的较高冲击力进一步加大了这种风险。

过度伸展的牙冠轮廓不仅增加了偏载负荷，也常导致在种植体基台的唇侧牙龈边缘的盖嵴设计或瓷层的延伸。

结果，种植体颈部龈沟区域的家庭护理受到过度轮廓牙冠外形的限制。牙线或探针可能到达游离龈缘处的牙冠盖嵴部下方，但不能进入到牙龈沟内。

因此，日常护理几乎不能施行。较窄的后牙咬合平面有利于日常龈沟的护理。

因此，窄的咬合平面与缩减的外形轮廓相结合利于日常护理，改善轴向负荷，降低崩瓷风险。但是，在美学区，种植冠有必要进行盖嵴式设计而不是将种植体拔除，进行骨移植后，再将种植体植入到一个更理想的位点。

### 下颌后牙冠

随着下颌后牙缺失后发生舌向吸收，骨质条件从 A 类变成 B 类[73]。因此，种植体相对于天然牙而言，更偏向舌侧。C 类和 D 类的下颌牙槽嵴相对于上颌牙弓来说，偏向颊侧。然而，种植体通常不能植入，因为下颌神经上方的可用骨量不足以容纳种植体。

下颌种植冠应该从颊侧（上颌牙冠应该从舌侧）减径。这样，功能尖偏载负荷减小。下颌后牙区减少的颊侧轮廓可避免产生咬颊的后果，因为依然维持了颊侧水平向覆盖（和增加）。下颌种植冠舌侧外形轮廓类似于天然牙（图 24-79）。这样允许了水平向的覆盖存在，并在咬合接触期间推动舌体远离牙齿（就像天然牙一样）。和天然牙齿一样，舌尖没有咬合接触。

下颌后牙区随着种植体直径的减小，颊尖牙尖轮廓也要做相应缩减。这减小了悬臂梁负荷的偏载长度。不论种植体直径如何变化，种植冠的舌侧外

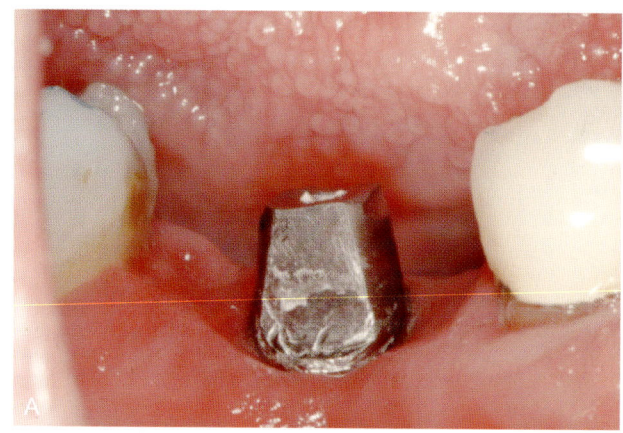
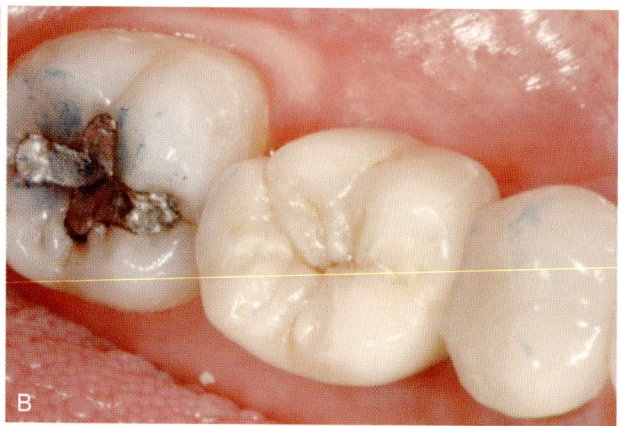

图 24-79　A. 下颌第一磨牙种植体和基台；B. 减小了颊侧宽度的种植修复体。舌侧外形和邻牙相似，以防止咀嚼时咬舌

形轮廓与天然牙相似。舌侧外形轮廓能与上颌舌尖维持水平向的覆盖，这样舌体在功能咬合期间被推离咬合接触面。下颌舌尖不承担咬合负荷（与天然牙一样）。

咀嚼期间，穿透食物团块的力量大小可能和咬合面宽度有关。例如，用锋利的刀（窄的咬合平面）切一块肉所需的力比用钝刀（更宽的咬合平面）更小。宽咬合平面较大的表面积需要更大的力来获得类似的结果。因此，咬合平面越宽，通过生物系统产生穿透食物团块的力越大。然而，功能咬合力通常小于 30 psi。但在发生与功能紊乱相关的生物力学风险时，力量可能有 10~20 倍的放大。

### 上颌后牙牙冠

在美学区（微笑时高笑线），上颌种植冠的唇侧外形类似于天然牙。这样不仅提高了美观效果，并且维持了颊侧覆盖防止咬颊。但与天然牙齿一样，在颊尖没有咬合接触。理想状况下，当上颌后牙种植体在美学区时，它们被植入到牙槽嵴中间稍偏唇颊侧。应该减小上颌牙冠舌侧外形轮廓，因其不在美学区且是咬合功能尖（存在偏载负荷）。

当颈部区域不在美学区时，上颌后牙种植体理想的功能植入位点在中央窝下。因此，对于种植体而言，类似于下颌后牙颊尖，上颌后牙种植冠的舌尖是悬臂梁。因此，减少舌侧轮廓也就减少舌侧的偏载负荷（图 24-80）。

因为有上颌覆盖，上颌后牙区牙槽嵴位置比其相对应的下颌骨位置稍偏唇颊侧。当上颌牙齿缺失时，缺牙区牙槽嵴向近中向吸收，骨分类由 A 类变为 B 类，再由 B 类变为 C 类，最后由 C 类变为 D 类[73]。

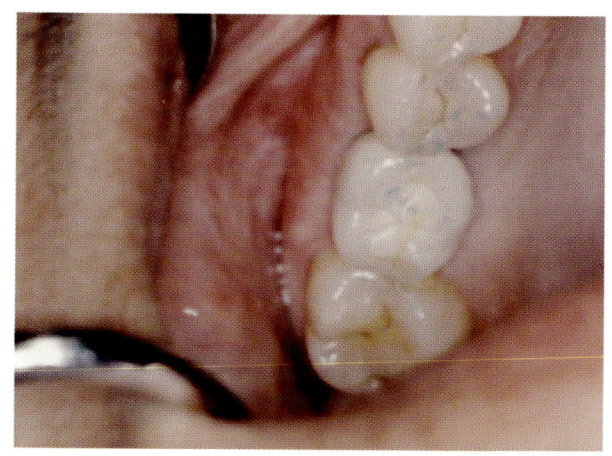

图 24-80　后牙区上颌第一磨牙种植修复体在种植体上方有正中咬合接触。当种植体位于中央窝和舌尖下方时，减少舌侧牙冠外形，咬合负荷直接通过长轴传递到种植体上

结果，随着上颌牙槽嵴的吸收，上颌种植体的穿黏膜位点逐渐移向中线位置。上颌窦移植允许种植体植入到上颌后牙区，即便治疗前是 D 类骨。然而，因为宽度的吸收，上颌后牙种植体的穿黏膜位点相对于下颌天然牙可能偏向腭侧。

在美学区，许多牙冠的外形轮廓被制作成尽可能与天然牙相似。但是，在非美学区，后牙区牙冠的外形轮廓应该与天然牙不同。种植体的颊舌向直径比天然牙小。种植体中心位置常被放置在缺牙区的中间位置。因为牙槽嵴随着吸收而向舌侧偏移，种植体常常不在相对应的牙尖下方，而是在中央窝附近甚至更靠舌侧一些，在上颌种植体甚至可以在原始天然牙位置的舌尖下方。常见的情况是，技工室制作的大小与天然牙相似的后牙种植修复体，唇侧轮廓都带有悬臂梁。另外，咬合接触也常常在下颌的颊尖上。但是，这些功能尖常常承受偏载负荷（颊侧悬臂梁）。

当上颌后牙不在美学区时，牙冠可以设计成反𬌗关系（图24-81）。舌侧覆盖避免了咬舌的发生，颊侧覆盖（来自于下颌牙齿）避免了咬颊的发生，种植体通过下颌舌尖轴向负荷，口腔卫生也得到了改善。

总之，种植修复体若简单模仿天然牙冠的轮廓和咬合解剖外形常常会导致偏载负荷（增加应力和相关并发症的风险），难以操作的家庭护理，以及增加崩瓷的风险。因此，在口腔非美学区域，相较于天然牙应该缩减咬合面。

## 结 论

种植体应该延轴向承担负荷。在A类上颌牙槽嵴，种植体可以放置在天然牙中央窝和颊尖之间。下颌天然牙的颊尖是咬合功能尖。

减少上颌后牙种植修复体的舌侧轮廓以减小或消除偏载负荷。为了适宜的美学效果，上颌颊尖位置应该保持在原来牙齿相似的位置，并且在正中咬合和所有的非正中运动时没有咬合接触。

当发生更多的骨吸收，牙槽嵴发展成B类或C类时，位于种植体正上方的上颌腭尖可能成为主要接触区。降低腭尖斜度，直接在种植体基台上方建立接触区。因此，种植修复体的咬合接触与天然牙不同。

当下颌骨是A类时，种植体植入到中央窝下方；B类时，种植体植入位点应该更靠近原天然牙舌尖区域。换言之，下颌种植体总是植入到比原天然牙颊尖更偏向近中的位置。所有的咬合接触都落在较宽的中央窝，并且通常要比下颌天然牙更偏向近中。

## 小 结

修复单颗牙缺失的方案有：可摘局部义齿、树脂粘接的修复体、三单位固定桥、单端固定桥、不修复、单颗牙种植修复。以往，对单颗牙缺失最常见的治疗方案是三单位固定桥。树脂粘接修复体设计的最初目的是减少患者的经济压力，但这种方案存在较高并发症和较低的存留率。这种类型的修复体常常建议用于美学区缺失，骨移植后种植体修复前的愈合期。可摘局部义齿的存留率最低，损失基牙的风险最高。

但是，可摘局部义齿在美学区种植体植入后的愈合期，仍然是早期临时性修复主要的选择方案。下颌第二磨牙缺失后常常选择不修复，其他的牙位当牙间距离小且咬合稳定牙齿不发生移位时，也可以选择不修复。近年来，随着种植体材料、设计、外科技术、修复体制作技术的改进，使用种植修复单颗缺失牙的成功率大于97%，种植修复已经成为常见的治疗方案。和三单位固定桥相比，种植修复有更好的口腔卫生控制，更低的邻牙龋坏、牙髓治疗失败、发生邻牙缺失的风险，更利于骨量的维持、有更长的修复体使用寿命。

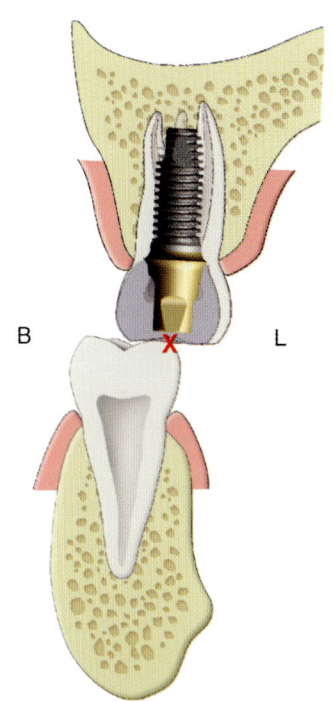

图24-81 当种植位点不在美学区，且种植体太偏舌侧，种植冠修复时可以设计成反𬌗。B.颊侧；L.舌侧

## 参 考 文 献

[1] Watson MT: Implant dentistry: a 10 year retrospective report, Dent Prod Rep 12:25–32, 1996.

[2] Strock A: Personal communication and pictures, 1979.

[3] Goodacre CJ, Kan JK, Rungcharassaeng K: Clinical complications of osseointegrated implants, J Prosthet Dent 81:537–552, 1999.

[4] Misch CE, D'Alessio R, Misch-Dietsh F: Maxillary partial anodontia and implant dentistry: a 15 year retrospective study of 276 implant site replacements, Oral Health 95:45–57, 2005.

[5] Wennstrom JL, Ekestubbe A, Grondahl E, et al: Implant supported single tooth restorations: a 5 year prospective study, J Clin Periodontol 32:567–574, 2005.

[6] Zarone P, Sorrentino R, Vaccaro F, et al: Prosthetic

treatment of maxillary lateral incisor agenesis with osseointegrated implants: a 24–39 month prospective clinical study, Clin Oral Implants Res 17:94–101, 2006.

[7] Kemppainen P, Eskola S, Ylipaavalniemi P: A comparative prospective clinical study of two single tooth implant. A preliminary report of 102 implants, J Prosthet Dent 77:382–387, 1997.

[8] Kan JY, Rungcharassaeng K: Immediate implant placement and provisionalization of maxillary anterior single implants: a surgical and prosthetic rationale, Pract Periodont Aesthet Dent 12:817–824, 2000.

[9] Groisman M, Frossard WM, Ferreira H, et al: Single tooth implants in the maxillary anterior region with immediate provisionalization: a 2 year prospective study, Pract Periodontics Aesthet Dent 15:115–122, 2003.

[10] Rosenqust B, Grenthe B: Immediate placement of implants into extraction sockets: implant survival, Int J Oral Maxillofac Implants 11:205–209, 1996.

[11] Woelfel JB: Dental anatomy: its relevance to dentistry, ed 4, Philadelphia, 1990, Lea & Febiger.

[12] Wheeler RC: A textbook of dental anatomy and physiology, ed 4, Philadelphia, 1965, Lea & Febiger.

[13] Misch CE, Bidez MW: Occlusion and crestal bone resorption: etiology and treatment planning strategies for implants. In McNeil C, editor: Science and practice of occlusion, Chicago, 1997, Quintessence.

[14] Ha C-Y, Lim Y-J, Kim M-J, et al: The influence of abutment angulation on screw loosening of implants in anterior maxilla, J Oral Maxillofac Implants 26:45–55, 2011.

[15] Misch CE: The maxillary anterior single tooth implant aesthetic–health compromise, Int J Dent Symp 3:4–9, 1995.

[16] Perel S, Sullivan Y, editors: Esthetics and osseointegration, Chicago, 1994, Quintessence.

[17] Saadouin AP, Sullivan DY, Korrschek M, et al: Single tooth implant management for success, Pract Periodontics Aesthet Dent 6:73–82, 1994.

[18] Hansson S: The implant neck smooth or provided with retention elements, Clin Oral Implants Res 10:394–405, 1999.

[19] Malevez C, Hermans M, Daelemans P: Marginal bone levels at Brånemark system implants used for single tooth restoration: the influence of implant design and anatomical region, Clin Oral Implants Res 7:162–169, 1996.

[20] Grunder U: Stability of the mucosal topography around single tooth implants and adjacent teeth: 1 year results, Int J Periodontics Restorative Dent 20:11–17, 2000.

[21] Berglundh T, Lindhe J, Ericsson I, et al: The soft tissue barrier at implants and teeth, Clin Oral Implants Res 2:81–90, 1991.

[22] Yukna RA: Periodontal considerations for dental implants. In Block MS, Kent JN, eds: Endosseous implants for maxillofacial reconstruction, Philadelphia, 1995, WB Saunders.

[23] Salama H, Salama M, Garber DA, et al: Techniques for developing optimal peri-implant papillae within the esthetic zone. I. Guided soft tissue augmentation: the three-stage approach, J Esthet Dent 7:3–9, 1995.

[24] Salama H, Salama M, Garber D, et al: The interproximal height of bone: a guidepost to predictable aesthetic strategies and soft tissue contours in anterior tooth replacement, Pract Periodontics Aesthet Dent 10:1131–1141, 1998.

[25] Palacci P: Peri-implant soft tissue management: papilla regeneration technique. In Palacci P, Ericsson I, Engstrand P, et al, editors: Optimal implant positioning and soft tissue management for the Brånemark system, Chicago, 1995, Quintessence.

[26] Misch CE, Al-Shammari KF, Wang HI: Creation of interimplant papillae through a split-finger technique, Implant Dent 13:20–27, 2004.

[27] Groisman M, Frossard WM, Ferreira H, et al: Single tooth implants in the maxillary incisor region with immediate provisionalization: 2-year prospective study, Pract Proced Aesthet Dent 15:115–122, 2003.

[28] Kois JC: Predictable single tooth peri-implant esthetics: five diagnostic keys, Compendium 22:199–218, 2001.

[29] Kois JC: Predictable single tooth peri-implant esthetics: five diagnostic keys, Compend Contin Educ Dent 25:895–896, 898, 2004.

[30] Gomez-Roman G, Kruppenbacher M, Weber H, et al: Immediate postextraction implant placement with root-analog stepped implants: surgical procedure and statistical outcome after 6 years, Int J Oral Maxillofac Implants 16:503–513, 2001.

[31] Barzilay I: Immediate implants, their current status, Int J Prosthodont 6:169, 1993.

[32] Kan JY, Rungcharassaeng K: Immediate implant placement and provisionalization of maxillary anterior single implants: a surgical and prosthodontic rationale, Pract Periodontics Aesthet Dent 12:817–824, 2000.

[33] Schwartz-Arad D, Chaushu G: The ways and wherefores of immediate placement of implants into fresh extraction sites: a literature review, J Periodontol 68:915–923, 1997.

[34] Choquet V, Hermans M, Adriaenssens P, et al: Clinical and radiographic evaluation of the papilla level adjacent to single tooth dental implants: a retrospective study in the maxillary anterior region, J Periodontol 72:1364–1371, 2001.

[35] Creugers NH, Kreuler PA, Snoek RJ, et al: A systematic review of single tooth restorations supported by implants, J Dent 28:209–217, 2000.

[36] Araryo MG, Sukekava F, Wennstrom SL, et al: Tissue modeling following implant placement in fresh extraction sockets, Clin Oral Implants Res 17:615–624, 2006.

[37] Becker W, Dahlim C, Becker VE, et al: The use of e-PTFE barrier membranes for bone promotion around titanium implants placed into extraction sockets: a prospective multicenter study, Int J Oral Maxillofac Implants 9:31–40, 1994.

[38] Ogiso M, Tabata T, Lee RR, et al: Delay method of implantation enhances implant bone binding, a comparison with the conventional method, Int J Oral Maxillofac Implants 10:415–420, 1995.

[39] Schropp L, Isison F, Kostopoulos L, et al: Interproximal papilla levels following early versus delayed placement of single tooth implants: a controlled clinical trial, Int J Oral Maxillofac Implants 20:753–761, 2005.

[40] English CE: Externally hexed implants abutments and transfer devices: comprehensive overview, Implant Dent 1:273–283, 1992.

[41] English CE: The Maestro System by BioHorizons Implant Systems, Inc. In Clepper DP, editor: Syllabus of prosthetics for osseointegrated implants, Augusta, GA, 1997, Omega.

[42] Binon PP: Implants and components entering the new

[43] Prestipino V, Ingber A: Esthetic high-strength implant abutments, part I, J Esthet Dent 5:29–35, 1993.
[44] Binon PP: The role of screws in implant systems, Int J Oral Maxillofac Implants 9(special suppl):48–63, 1994.
[45] Kallus T, Henry P, Jemt T, et al: Clinical evaluation of angulated abutments for the Brånemark system: a pilot study, Int J Oral Maxillofac Implants 5:39–45, 1990.
[46] Daftary F, Bahat O: Prosthetically formulated natural esthetics in implant prostheses, Pract Periodontics Restorative Dent 6:75–83, 1994.
[47] Lewis SG: The UCLA abutment: a four year review, J Prosthet Dent 67:509–515, 1992.
[48] Carr AB, Brantley WA: Titanium alloy cylinders in implant framework fabrication: a study of the alloy-cylinder interface, J Prosthet Dent 69:391–397, 1993.
[49] Binon PP: The evolution and evaluation of two interference fit implant interfaces, Postgrad Dent 3:3–13, 1996.
[50] Misch CE: Single tooth implants difficult, yet overused, Dent Today 11(3):46–51, 1992.
[51] deLange GL: Aesthetic and prosthetic principles for single tooth implant procedures: an overview, Pract Periodontics Aesthet Dent 7:51–61, 1995.
[52] Misch CE: Progressive bone loading, Pract Periodontics Aesthet Dent 2:27–30, 1990.
[53] Jemt T: Restoration of gingival papillae after single tooth implant treatment, Int J Periodontics Restorative Dent 17:327–333, 1997.
[54] Tarnow DP, Magner AW, Fletcher P: The effect of the distance from the contact point to the crest of bone on the presence or absence of the interproximal papilla, J Periodontol 63:995–996, 1992.
[55] Palmquist S, Swartz B: Artificial crowns and fixed partial dentures 18 to 23 years after placement, Int J Prosthodont 6:279–205, 1993.
[56] Schwartz NL, Whitsett LD, Berry TG: Unserviceable crowns and fixed partial dentures: life span and causes for loss of serviceability, J Am Dent Assoc 81:1395–1401, 1970.
[57] Priest GF: Failure rates of restorations for single tooth replacements, Int J Prosthodont 9:38–45, 1996.
[58] Walton JN, Gardner FM, Agar JR: A survey of crown and fixed partial denture failures, length of service and reasons for replacement, J Prosthet Dent 56:416–421, 1986.
[59] Meskin LH, Brown LS: Prevalence and patterns of tooth loss in US employed adult senior populations: 1985–86, J Dent Educ 52:686–691, 1988.
[60] Hayden JW: Dental health services research utilizing comprehensive clinical data bases and information technology, J Dent Educ 61:47–55, 1997.
[61] Misch CE, Silc J, Barboza E, et al: Posterior implant single tooth replacement and status of adjacent teeth over a 10 year period. A retrospective report, J Periodontol 79(12):2378–2382, 2008.
[62] Hebel KS, Gajjar R: Achieving superior esthetic results: parameters for implant and abutment selection, Int J Dent Symp 4:42–47, 1997.
[63] Misch CE: Occlusal considerations for implant-supported prostheses. In Misch CE, editor: Contemporary implant dentistry, St Louis, 1993, Mosby.
[64] Misch CE, Bidez MW: Implant protected occlusion: a biomechanical rationale, Compend Contin Dent Educ 15:1330–1343, 1994.
[65] Sullivan DY: Wide implants for wide teeth, Dent Econ 84:82–83, 1994.
[66] Rangert B, Krogh PH, Langer B, et al: Bending overload and fixture fracture: a retrospective clinical analysis, Int J Oral Maxillofac Implants 10:326–334, 1995.
[67] Langer B, Langer L, Herrman I, et al: The wide fixture: a solution of special bone situations and a rescue for the compromised implant, Int J Oral Maxillofac Implants 8:400–408, 1993.
[68] Davarpanah M, Martinez H, Kibir M, et al: Wide-diameter implants: new concepts, Int J Periodontics Restorative Dent 21:149–159, 2001.
[69] Bahat O, Handelsman M: Use of wide implants and double implants in the posterior jaw: a clinical report, Int J Oral Maxillofac Implants 11:379–386, 1996.
[70] Balshi TJ, Hernandez RE, Pryzlak MC, et al: A comparative study of one implant versus two replacing single molar, Int J Oral Maxillofac Implants 11:372–378, 1996.
[71] Misch CE: Early crestal bone loss etiology and its effect on treatment planning for implants, Postgrad Dent 3:3–17, 1995.
[72] Kaukinen JA, Edge MJ, Lang BR: The influence of occlusal design on simulated masticatory forces transferred to implant-retained prostheses and supporting bone, J Prosthet Dent 76:50–55, 1996.
[73] Misch CE: Divisions of available bone in implant dentistry, Int J Oral Implantol 7:9–17, 1990.

第 25 章

# 上颌后牙缺失固定修复方式的选择

Carl E. Misch

上颌后牙的部分或游离缺失是最常见的牙列缺损形式之一。在美国，有 7% 的成年人（约 1200 万人）上颌牙列缺失，下颌牙列完整或有部分缺损。其发生率是相反情况的 35 倍，即上颌牙列完整或部分缺损、下颌牙列缺失[1,2]。成年人中，牙列缺失的发生率是 10.5%。因此，美国有 3000 万人或者说 17.5% 的成年人失去了全部的上颌牙齿。此外，45 岁以上的牙列缺损患者中，20%~30% 缺失了一侧的上颌后牙，15% 上颌后牙完全缺失。换句话说，40% 的成年患者至少缺失了一颗上颌后牙。因此，在种植体支持的固定或可摘义齿修复中，上颌后牙区是最常见的区域之一。

在种植义齿修复中，上颌后牙缺牙区存在许多独特且具有挑战性的情况。然而，现有的经过临床证实的治疗方法可以让该区域的治疗程序跟口内其他区域一样可预测。最值得注意的手术方法包括：增加可用骨高度的上颌窦底提升术，增加骨宽度的 onlay 植骨术，以及在低密度骨中植入种植体的改良外科手术方法[3]。本章主要阐述上颌后牙部分或完全缺失区域的特定治疗理念。

## 种植治疗计划及相关因素

以下几个因素，使得上颌后牙区在获得理想的治疗计划时具有其独特性。这些因素包括骨宽度、冠高空间、骨密度、骨高度、咬合力、种植体型号、种植体数目和种植体设计（框图 25-1）。

### 骨宽度

当天然牙列存在时，相较于下颌骨，上颌后牙区的颊侧骨皮质板更薄。此外，上颌后牙区的骨小梁比其他区域更纤细（图 25-1）。上颌后牙缺失导致此区域牙槽骨宽度的减小，主要由颊侧骨板缺失导致。缺牙后，上颌后牙牙槽骨宽度减小的速度比下颌任何区域都要快。伴随带有丰富血管的牙槽骨的丧失及现有的密集骨小梁的改建，牙槽骨会加速

> **框图 25-1　种植修复的相关影响因素**
>
> 1. 骨宽度
> 2. 冠高空间（CHS）
> 3. 骨密度
> 4. 可用骨高度
> 5. 咬合力
> 6. 种植体型号
> 7. 种植体数量
> 8. 种植体设计

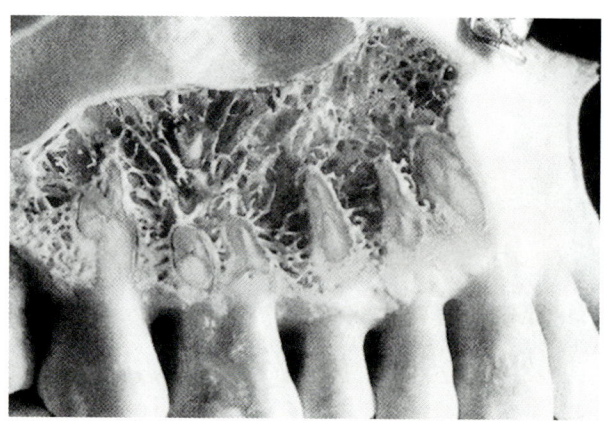

图 25-1　当天然牙存在时，相较于下颌骨而言，上颌后牙区的颊侧骨皮质板更薄，骨小梁也更纤细

吸收。然而，由于上颌后部缺牙区剩余牙槽嵴较宽，所以即使丧失了60%的牙槽嵴宽度，仍可以在上颌后牙区植入足够粗的种植体。

与缺牙后下颌牙槽嵴的吸收萎缩不同，上颌后牙区牙槽嵴的吸收渐渐转向腭侧，直到牙槽嵴吸收变窄至中等宽度的骨量[5]（图25-2）。这样就会导致为了适应严重吸收的牙槽嵴，上颌义齿的颊尖常常形成颊侧悬臂梁，以获得良好的美学效果，但这是以违背咬合负荷的生物力学原则为代价的（图25-3）。

## 冠高空间（CHS）

在种植体植入之前，应该评估缺牙区的冠高空间。在对𬌗平面进行适当的重建或改建后，固定义齿的冠高空间应该至少有8 mm，而种植覆盖义齿的冠高空间应不小于12 mm，这个数据不适用于缺牙区有过度软组织厚度的情况。当由于牙龈厚度过大，义齿修复只有较少的可用空间时，首先应当考虑牙龈切除术。然而，如果切除牙龈组织不能纠正临床牙冠高度过低的问题，应在种植体植入术前在上颌后牙区牙槽嵴上行骨成形术或垂直向截骨术，以纠正牙槽嵴的位置（图25-4）。但这种术式会减少可用骨高度。为重建上颌垂直骨高度，上颌窦底提升术的效果是可预期的。因此，在骨成形术后，仍然需要行上颌窦底提升术以增加冠高空间及可用骨高度，以便将足够长度的种植体植入缺牙区。

## 骨密度过低

通常，在天然牙缺失后，与口内其他区域相比，上颌后牙区的骨质是最差的[6]。一篇文献综述纳入了1981—2001年间的临床研究，此综述揭示了骨质密度过低可能使种植体负荷的存留率平均降低16%，低至40%[7]。这些病例的失败与几个

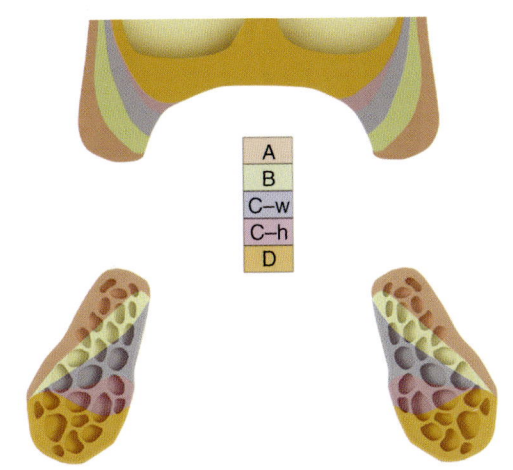

图25-2 上颌后牙缺失后，骨组织开始吸收。当缺牙区牙槽嵴从A类骨吸收至D类骨时，牙槽嵴顶渐渐移位至腭侧。因此，如果不在颊侧行骨增量手术，那么种植体就只能在天然牙腭尖的位点植入了

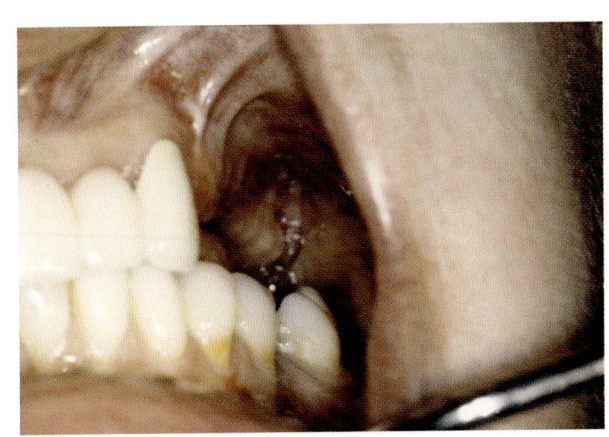

图25-3 当骨吸收导致宽度降低时，需要通过骨增量手术来增加其宽度，或在美学区使用有颊侧悬臂梁的修复体

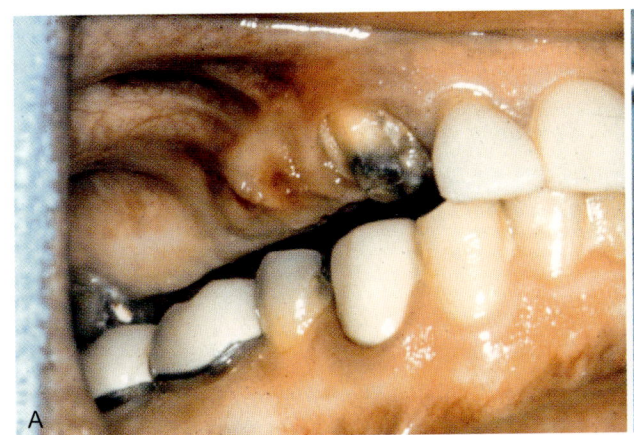 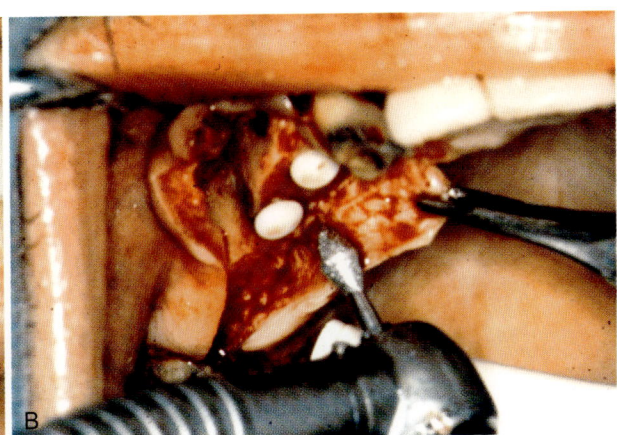

图25-4 A.显示上颌后牙区冠高空间不足的情况；B.采用骨成形术增加冠高空间，但同时也减少了可用骨高度

因素有关。骨强度与其密度直接相关，与下颌前牙区相比，上颌后牙区的骨强度仅为前者的1/10~1/58。骨密度直接影响了种植体-骨接触的百分比（BIC），后者会影响咬合力从种植体向牙槽骨的传导。在不同类型的颌骨中，D4型骨（IV类骨）的种植体-骨接触率最低（图25-5）。低密度骨质内应力分布向种植体的根尖部扩散得更远。因此，与高密度骨质内仅有种植体嵴顶部的骨质吸收不同，D4型骨的丧失更显著，而且常常沿着种植体体部向下延伸。与钛制作的种植体相比，IV类骨（D4）在生物力学弹性模量方面也展现出了较大的差异性[8]。生物力学方面的不协调会导致种植体周围骨的高张力状态，其大小可能在病理性的超负荷范围内。因此，推荐采用特定增加种植体-骨接触率的临床方案。

在上颌后牙区植入种植体时，由于存在有缺陷的骨质结构及嵴顶部位骨皮质板的缺失，种植体的初期稳定性堪忧（图25-6）。上颌后牙区唇侧的骨皮质板很薄，但牙槽嵴常常很宽。结果，侧壁骨皮质的种植体-骨接触率就常常变得无关紧要了。因此，D4型骨中，种植体常常难以实现良好的初期愈合，且临床报告表明，与D2及D3型牙槽骨相比，D4型骨中的种植体常常有较低的初期愈合率。

### 可用骨高度

上颌后部缺牙区颌骨的局部解剖条件常常不利于种植体的植入。由于罹患牙周疾病，上颌后牙脱落后，可用骨高度就丢失了。上颌磨牙常常有远中根分歧结构，而由于此分叉在天然牙远中接触面以下，而经颊侧或腭侧的入路也不能很好地清洁。此分叉宽度比很多牙周刮匙还要窄，因此当其形成以后，就很难清除其中的牙结石了。于是，上颌后牙的牙周疾病就很常见了，牙周病会导致失牙前牙槽骨高度的丧失。

在天然牙存在时，上颌窦可以保持其完整的大小，但当上颌后牙缺失后，上颌窦就会逐渐扩大[9]（图25-7）。上颌窦窦腔常常同时向下及侧方扩张。上颌后牙缺失后，窦腔的扩张甚至可以侵犯尖牙

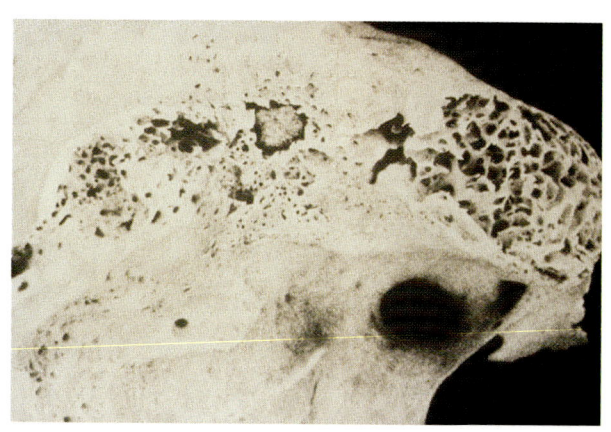

图25-6 与口内其他区域相比，上颌后牙区在天然牙缺失后骨质密度较低。因为牙槽嵴顶上缺乏骨皮质，稀疏排列的骨小梁的强度较低，因此弹性模量也低

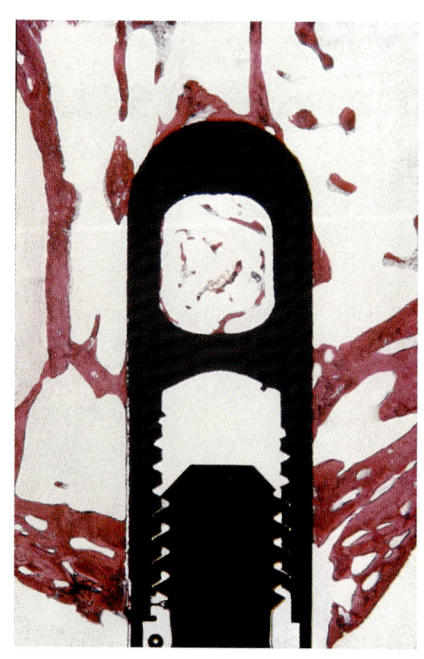

图25-5 上颌后牙区牙槽骨常常是D4型骨质，而在这类骨组织中，种植体-骨接触率最低

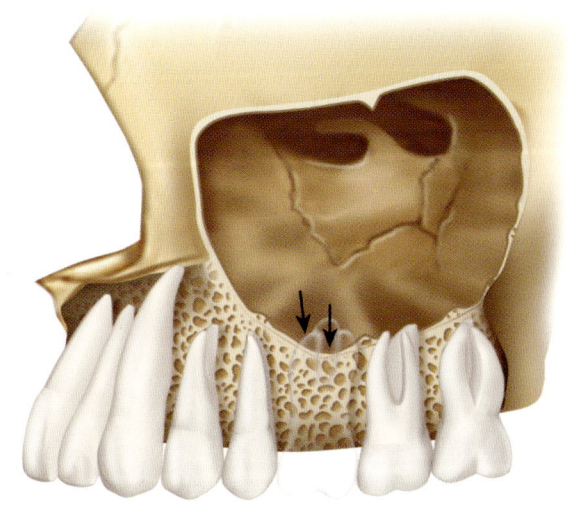

图25-7 当上颌后牙区的一颗天然牙缺失后，上颌窦开始向其剩余牙槽嵴的方向扩张，使该种植位点可用骨高度降低（引自Watzek G: Implants in qualitatively compromised bone, London, Quintessence Publishing Company, 2004.）

存在的区域，还可能进展至鼻腔梨状孔的侧缘。上颌窦腔常常向缺牙区牙槽嵴扩张，甚至造成剩余牙槽嵴与上颌窦之间仅剩一层薄薄的骨皮质板（图25-8）。上颌窦腔的扩张速度比牙槽嵴骨高度改变更快。上颌后牙缺失后，剩余牙槽嵴从嵴顶开始吸收，上颌窦气化导致窦腔向下扩张，在这样双向骨吸收的影响下，上颌后牙区的可用骨高度大大减少了。因此，为上颌后牙缺失的患者制订一个理想的治疗计划，掌握上颌窦相关知识及上颌窦底提升术很重要。

### 上颌窦的解剖结构

1489年，达·芬奇首次提出并对"上颌窦"进行了描述。随后，在1651年，英国解剖学家Nathaniel首次给出了上颌窦的完整定义。上颌窦（或Highmore腔）位于上颌骨体部，是人体最先发生和最大的一对鼻旁窦（图25-9）。成年人的上颌窦邻近鼻腔，是一个呈"金字塔形"的充满空气的腔隙。对于上颌窦的实际功能，目前尚无统一的说法。其理论上的功能是减少头骨的重量，产生发音共鸣及对鼻腔吸入的空气加温及加湿。此外，上颌窦还参与了嗅觉。当面中部受到打击时，上颌窦腔的生物力学适应性会将力传递至眼眶和头颅的远方[10]。

### 上颌窦的气化

在胚胎形成的第3个月，由于鼻黏膜的外翻，上颌窦腔在筛骨的漏斗部开始气化。那时，上颌窦似芽状般定植在筛骨漏斗部的侧壁，位于上中鼻道之间[11]。在胎儿出生前，上颌窦还会进行第2次气化。出生时，上颌窦为一充满液体的椭圆形沟槽，位于上颌骨的近中侧，在第一乳磨牙胚上方[9]。在胎儿出生至3岁这一阶段，上颌窦腔的生长受到了眼球施加在眶底的压力，还受到了上颌骨表面附着肌肉的牵张力及牙齿萌出的力量。随着颅骨的成熟，这三个因素影响了上颌窦在三维方向上的生长。在出生5个月后，在眶下孔以下偏近中的区域，上颌窦形成了一个三角形的结构[12]。

在婴儿期的第1年，眶下管被一层薄薄的骨嵴保护起来，上颌窦就在眶下管的下方向侧方扩张。上颌窦向根尖方向生长，渐渐占据了之前发育中的牙列所在的位置。上颌窦高度的增长是由上颌窦底的相对位置所反映的。在12岁时，上颌窦的气化发展至眼眶的外侧壁，而上颌窦底与鼻腔底在同一

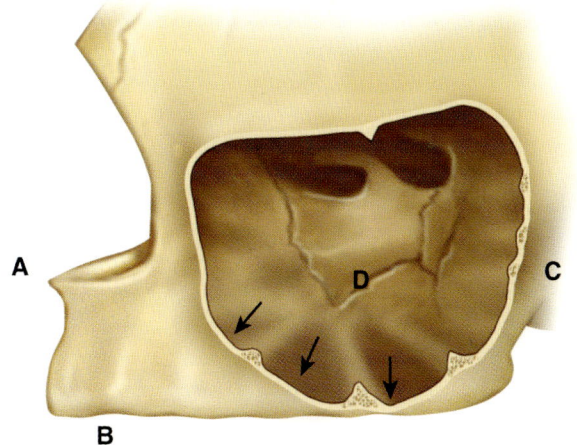

图25-8 当上颌后牙全部缺失时，上颌窦的扩张常常延伸至剩余牙槽嵴。A. 鼻棘；B. 上颌前部牙槽嵴；C. 上颌骨后部；D. 上颌窦（引自Watzek G: Implants in qualitatively compromised bone, London, Quintessence Publishing Company, 2004.）

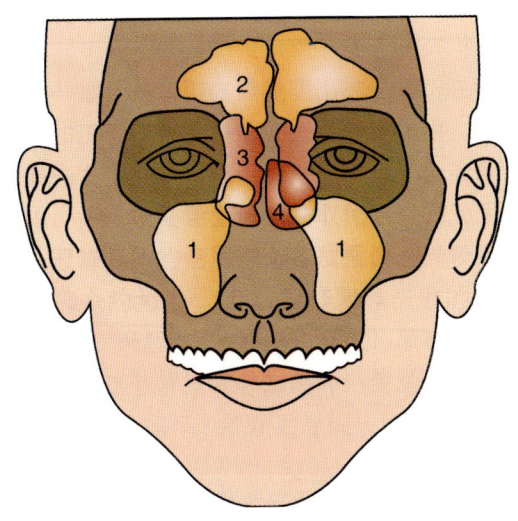

图25-9 上颌窦（1）是4对鼻旁窦中最大的一对。上颌窦的初始形成在16~18岁时完成。2. 额窦。3. 筛窦。4. 蝶窦

水平。在以后的几年里，随着恒牙的萌出，上颌窦气化还将向下扩展。

上颌窦腔主要的发展阶段是在恒牙列萌出之后，上颌窦在上颌骨体部及颧骨的上颌突内气化扩张。当上颌窦扩张至牙槽突时，此时上颌窦底下降了大约5 mm。在前后方向，上颌窦扩张与面中部的生长一致，当第三磨牙萌出后，即在16~18岁的青年时期，上颌窦停止扩张[13]。成年人的上颌窦腔体积约为15 ml（34 mm×33 mm×23 mm）（图25-10）。

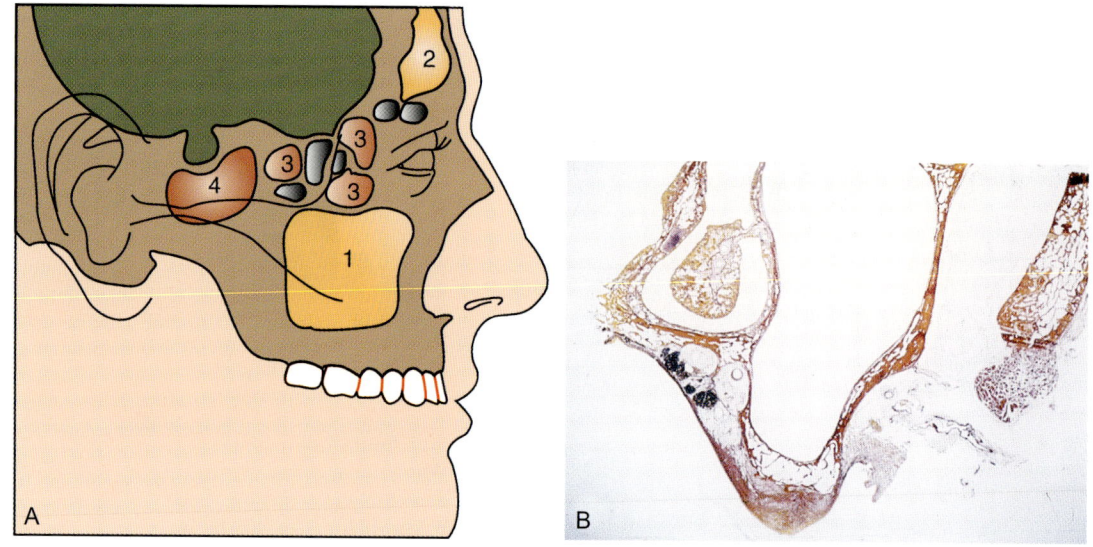

图 25-10　A. 成人的上颌窦在 16~18 岁时成形。位于第二前磨牙至第三磨牙的根尖上方，其平均的前后径及上下高度为 34 mm×33 mm。1. 上颌窦；2. 额窦；3. 筛窦；4. 蝶窦。B. 天然牙缺失后的上颌后牙区的冠状切片，显示了上颌窦底向下扩展后，其位置远低于鼻底水平。随着剩余牙槽嵴的黏膜下层纤维化，牙槽嵴的骨质出现了显著萎缩（×2.4）。切片为间苯二酚品红染色及 VG 复染色（图 B 由 Mohamed Sharawy, Augusta, GA 提供）

　　成年人的上颌窦类似于一个有五面骨壁的金字塔，其基底部位于鼻腔外侧壁，尖端指向颧骨（图 25-11）。上颌窦底是上颌后牙区可用骨高度的相对标记点。在上颌窦腔中，有骨性或膜性分隔起始于上颌窦底，像网一样倾斜着或横向地连接在内侧或外侧壁，以加强上颌窦底的强度。这些分隔的形成可能是因为遗传学，压力在牙根上部骨质中的传递也是原因之一。这些分隔就像木船中的加强网一样，而且它们很少将上颌窦腔分成独立的小腔隙。从上颌前磨牙区域至磨牙区域都可能存在分隔，但在上颌后牙缺失时间较长患者的上颌窦中，分隔可能消失，这是由于沿着骨传导的咬合压力减少了。Karmody 发现上颌窦内最常见的斜行分隔位于前上角或眶下隐窝处，可能延伸至鼻泪管所在部位[14]。上颌窦的内侧壁与鼻腔的中、下鼻道并列。

　　患者首先患有牙周疾病，然后出现牙齿脱落和上颌窦腔扩张，最后在上颌窦底与牙槽嵴顶之间存在的可用骨高度少于 10 mm，不足以进行种植体植入术。通过对文献的有限回顾，我们发现长度为 9 mm 及以下的种植体成功率比 10 mm 以上种植体的成功率低 16%[7]。因此，对于可预期的种植体支持而言，骨高度是一个重要因素。由于上颌后牙区骨质密度降低，在骨宽度吸收减小后，导致剩余牙槽嵴位于后内侧位置，只能选择有限尺寸的种植体。于是，从长远看来，这可能导致很多种植体出现了失败和并发症。

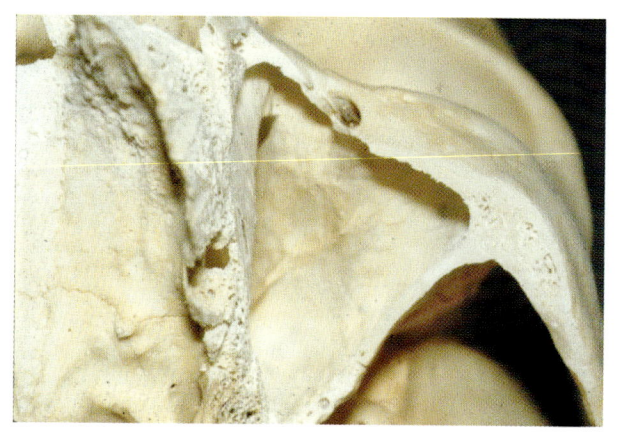

图 25-11　成人的上颌窦有 5 个骨壁，其尖延伸至颧突

### 咬合力过大

　　后牙区的咬合力要远大于前牙区。有研究表明，前牙区最大的咬合力范围为 35~50 lb/in$^2$。磨牙区咬合力的范围为 200~250 lb/in$^2$。因此，为了抵抗较大的咬合力，上颌磨牙的牙根表面是前磨牙的 2 倍，其咬合面的直径也宽于前磨牙（图 25-12）。磨牙的这些特征使传递至上颌骨的力量减小了，也减小了承受咬合力时骨组织的张力。为了顺应牙列的自然特征，后部磨牙区种植体对义齿的支持应比口内其他部位更大[3]。在制订诊疗计划时，应考虑到后牙区骨组织的质和量在缺牙后都有明显降低，而后牙区的咬合力增加。

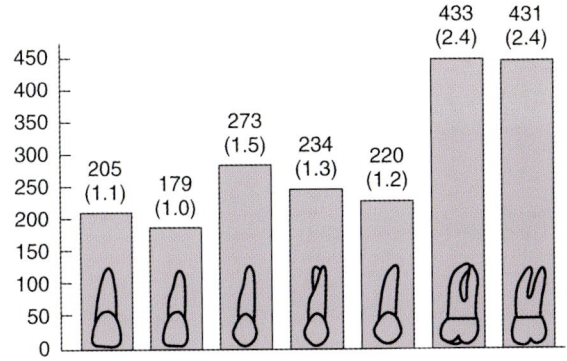

图 25-12 与口内其他牙齿相比，磨牙咬合面的直径最大，牙根支持面积也最大。在缺失牙种植修复时，应遵循天然牙的支持状态

### 种植体型号

种植治疗计划应该试图模拟上颌后牙区的天然牙列。由于在拥有良好骨质的区域，咬合力首先是施加在牙槽嵴顶上的，因此为了将咬合力对种植体的有害影响降到最小，应注意种植体的生物力学设计。增加种植体直径是增加嵴顶区域表面积的有效方法[16]。理论上，B类种植体（小直径种植体）不能用于上颌后牙区，而推荐使用 4 mm 以上的种植体，5~6 mm 直径的种植体最佳。

种植体的长度与种植体宽度、设计、咬合力的大小及骨质密度直接相关。由于长度为 10 mm 及以下的种植体在负荷以后的成功率降低，逻辑上上颌后牙区应该使用更长的种植体。通常情况下，当上颌后牙区骨组织密度较低时（D3型），所采用的直径为 4 mm 的螺纹根形种植体的长度应至少为 12 mm。这类种植体常常可以提供足够的种植体-骨界面接触率的以分散义齿所承担的咬合负荷。当骨组织密度极低时（D4型），推荐采用直径为 5 mm，长度至少为 12 mm 的种植体（或每一颗牙由两个种植体支持）。

### 种植体的数量

#### 关键种植体的数量

上颌后牙区关键种植位点要求如下：①无悬臂梁；②不能有 3 个相邻的桥体；③第一磨牙原则。在评估缺牙区可用骨质量之前，就应该确定关键种植体的位点。因此，当第二前磨牙、第一磨牙及第二磨牙缺失后，3 个关键种植位点是第一前磨牙、第二磨牙（规则 1）及第一磨牙（规则 2）。当第一前磨牙、第二前磨牙及第一磨牙缺失时，关键种植位点是第一前磨牙和第一磨牙（规则 1 和规则 3）。

临床中一个常见的治疗方案是在前磨牙区植入 2 颗及以上的种植体，以此来支撑第一磨牙的悬臂梁。如前所述，磨牙区承受的咬合力是前磨牙区的 2 倍。因此，磨牙牙根表面是前磨牙的 2.4 倍。当用一个悬臂梁代替磨牙，最大的咬合力就以倍数放大后加载在前部种植体上了。修复体松动、基台螺丝松动、嵴顶骨吸收及种植体失败的风险会增大（图 25-13）。对于种植体支持的固定义齿，之前提到的"无悬臂梁"规则对磨牙区尤为适用。

#### 附加的种植体

当骨组织密度很低或患者力学的影响因素较多的时候，就可以植入附加种植体。当患者是一个患有磨牙症的男性或骨组织密度为 D4 型时，就需要植入附加种植体。增加种植体数量是减少种植体颈部应力的有效方法。上颌后牙区种植体植入数量的通用规则是一颗缺失牙由一颗种植体支持（图 22-14）。如果应力因素被放大或只能采用比理想种植体直径要小的种植体，我们推荐每一颗缺失磨牙由 2 颗种植体支持。植入的种植体应被上部的联冠连接成一个整体，以减少骨组织受到的应力，降低基台螺丝松动的风险，这样也增加了上部义齿的固位。通常情况下，与下颌牙列相比，上颌需要植入更多的种植体（图 25-15）。

### 种植体设计

通过改进种植体的设计，可以增加种植体支持的表面积。同样大小的种植体，螺纹种植体的表面积是柱状种植体表面积的 1.3~2 倍。尽管前者在

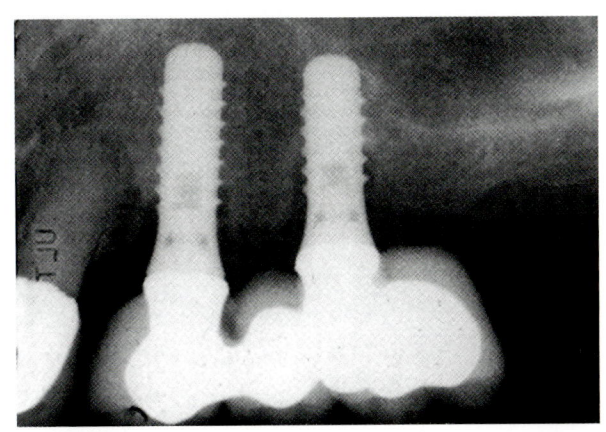

图 25-13 为了避开上颌窦，以前常用的治疗方案是在 2 颗前磨牙的位点植入种植体，在第一磨牙的位点采用悬臂梁修复。但这样的修复方式会增大前磨牙区种植体的骨吸收风险

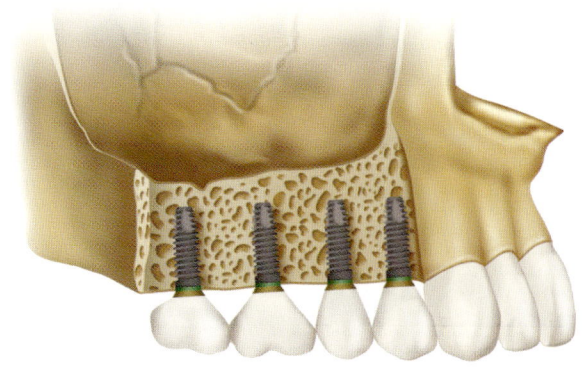

图 25-14 当上颌后牙区骨组织密度较低，或患者有中到重度的力学因素时，推荐一颗种植体修复一颗缺失牙

植入时难度更大，但在骨质密度低的区域，还是推荐植入带螺纹的种植体。种植体螺纹生物力学方面的设计，如螺距、螺纹的形态、沟槽的深度等，也会影响种植体的表面积[17]。

相关研究表明，粗化后的种植体表面及羟基磷灰石涂层表面会增加种植体的骨接触面积，也为种植体提供了更好的初期稳定性。此外，相较于拥有机械加工表面或光滑钛表面的种植体，粗化表面的种植体有更大的种植体-骨接触表面积，种植体周围的板层骨数量增多，骨皮质的强度也更大[18, 19]。因此，在 D3 或 D4 型骨组织，推荐使用表面粗化或带有涂层的种植体（图 25-16）。

## 种植修复的禁忌证

上颌后牙种植体要想获得长期成功，其关键在于有一定数量的前牙存在或植入足够的种植体。因此，在制订治疗计划时，应当考虑保护健康的上颌前牙或一并修复缺失的前牙，或在上颌前部 A 类骨中植入种植体。在考虑植入后牙区种植体之前，患者口内每一个象限的尖牙区应有一颗天然牙或一个种植体基台以支持尖牙牙冠。

在进行传统的固定义齿修复时，如果尖牙和其相邻的牙齿缺失后，就不应该考虑行固定义齿修复了。因此，当尖牙和前磨牙缺失时，固定义齿修复为其禁忌。而患者的尖牙、第一前磨牙和侧切牙均缺失后，也不能采用固定义齿修复。当患者缺失了尖牙、侧切牙和中切牙时，同样不能考虑传统的固定义齿修复。

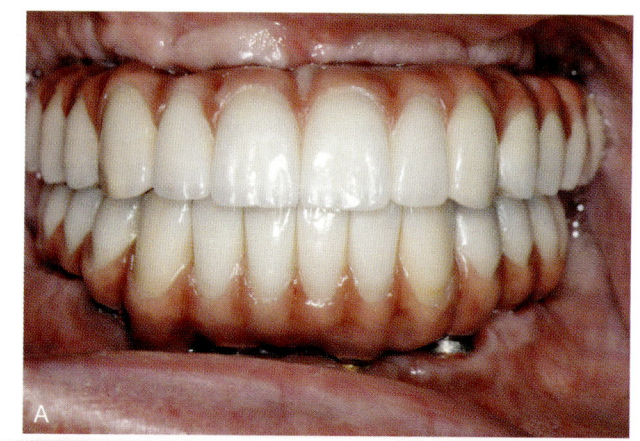

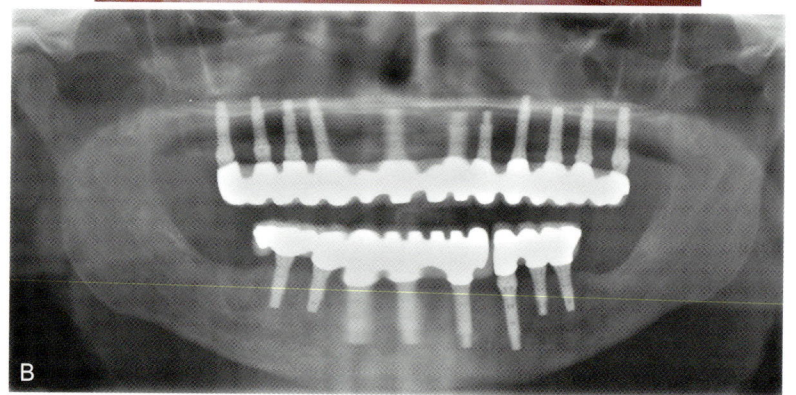

图 25-15 A. 上、下颌全牙弓固定修复体；B. 上、下颌全牙弓固定修复体的全景片。与下颌相比，上颌全牙弓固定义齿通常需要植入更多数量的种植体

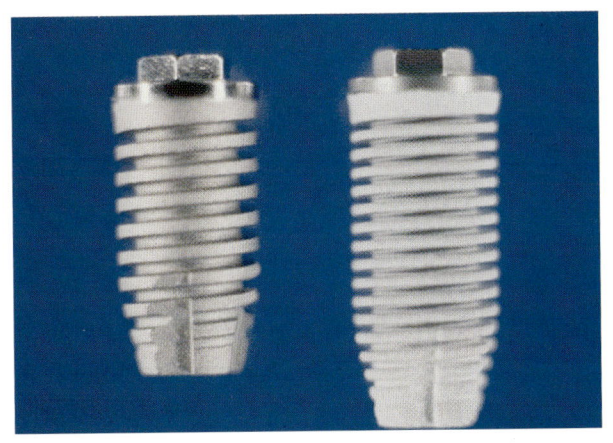

图 25-16 在上颌后牙区植入的种植体通常需要更大的表面积。右侧的种植体比左侧种植体的表面积大。右侧种植体的长度更长，螺纹数目也更多，还有更粗糙的表面形态

一个完全由种植体支持的可摘义齿，在行使功能时没有任何动度，那么我们把这样的义齿也归为种植体支持的固定义齿。因此，种植体支持的刚性覆盖义齿的设计，包括种植体的数量与植入位点，都应当遵循种植固定义齿修复的原则。值得注意的一点是由于上颌窦气化，上颌窦腔常常从前磨牙区域扩张至上颌骨的后壁。与上颌骨前部植骨效果相比，在第二前磨牙到第二磨牙区域行上颌窦底提升术，增加可用骨高度的效果十分确切。然而，当患者仅有后牙区的骨可以植入种植体，种植固定义齿不是其适应证。不管是上颌的固定义齿还是 RP-4（刚性）覆盖义齿，尖牙区可用骨组织的宽度和高度都很重要。因此，如果种植体不能植入到尖牙位点或仅在后牙区植入种植体，那么这样就会增加覆盖义齿发生并发症的风险。

总之，在制订上颌后牙的修复计划时，应该考虑其对健康前牙的维护或修复，或者在前牙缺失的情况下，就确保上颌前部充足的骨量以便于种植体的植入。不管是固定修复还是可摘修复，在考虑植入后牙区种植体之前，患者口内每一个象限的尖牙区应有一颗天然牙或一个种植体基台以支持尖牙冠。

异常的上颌窦解剖结构、病理状态和口内情况可能会危及上颌窦提升术的最终效果，也会影响上颌后牙区植入种植体的成功率。因此，上颌后牙种植体植入的相对禁忌证，与那些报道的无牙颌患者标准种植修复的禁忌相似。此外，当上颌窦处于病理状态或不能通过各种方式增加上颌后牙区的骨量时，也暂时禁忌在上颌后牙区植入种植体。

## 治疗方式的演变

### 文献回顾

这些年来，人们采用了许多方式解决上颌后牙区骨量不足及骨质较差的问题以修复上颌后牙。以下对各种治疗方式进行了分类。

- 为了避开上颌窦，在其前方、后方或腭侧植入种植体[20-22]。
- 将种植体穿过上颌窦底[23,24]。
- 采用骨膜下种植体[25,26]。
- 行水平向骨劈开术，骨间植骨术，最后植入种植体[27,28]。
- 上颌窦底提升术同期行种植体植入术[29,30]。
- 上颌窦侧壁开窗提升术（即上颌窦外提升术），同期或延期植入种植体[29,30]。

过去，在上颌后牙区行种植体植入时，没有考虑过要改变上颌窦的形态，常常在上颌窦腔下面植入小型号的种植体。由于较差的骨质量导致种植体-骨接触面积不足，因而种植体的稳定性差。人们试图将较大的骨内种植体植入到上颌窦后部的上颌结节和翼板中，最终的效果仍旧较差。此外，在第三磨牙甚至第四磨牙位点植入种植体，尽管从外科手术的角度来看是可行的，但是这样很难为上部结构提供良好的支持。在翼板处植入种植体后，在前部与后部的种植体之间常常要设置 3 个或更多的桥体。一个长跨度的桥体结构会使义齿的弹性过大，刚性不足，就增加了修复体脱落的风险，导致基台承担了过多的压力，最后，种植体失败率也增加了。

在上颌的嵴顶及侧壁常常存在多孔的薄密质骨，对于植入骨膜下种植体而言，这是不好的条件。由于上颌后牙区没有足够的骨组织高度，骨膜下种植体在受到咬合力或功能异常的肌肉力量时，会向侧方或远离嵴顶的方向移位。

在 20 世纪 60 年代末，Linkow 提出了在上颌后牙区使用圆钝的叶片状种植体，将上颌窦黏膜轻微抬起以便于种植体"植入"到上颌窦骨性结构内[31]。这项技术要求上颌窦腔以下的可用骨高度至少为 7 mm。Geiger 和 Pesch 报道了陶瓷材料的种植体可以穿上颌窦底植入，获得了良好的愈合和稳定性，也没有发现并发症[23]。Brånemark 也认为，如果种植体与上颌窦以下的骨组织发生良好的骨结合，即使种植体进入到上颌窦内，也不会有糟糕的结果。但是他们仍然报道了这些技术存在很

高的失败率（5~10 年的成功率仅有 70%）[24]。为了获得长期的良好效果，当在上颌后牙区植入直径为 4 mm 及以上的种植体时，而上颌后牙区为 D3 型骨质，那么可利用的垂直骨高度应当至少为 10 mm，才能取得预期良好的临床效果。由于上颌后牙区常常为 D3 或 D4 型骨质，传统的种植体设计应该对其可用骨高度有更高的要求。

Ashkinazy 等提出用断层片来评估上颌窦腭侧是否有足够的骨组织以植入叶状种植体[22]。然而，Stoler 报道对 25 例患者的上颌窦进行 CT 扫描后，没有发现任何一例患者的上颌窦内侧面具有足够的骨组织以满足种植体的植入[32]。因此，如果发现上颌窦的内侧面具有足够的骨组织，那一定是很罕见的。

在 20 世纪 70 年代早期，Tatum 开始在上颌后牙区采用自体肋骨的上置法（onlay）移植，其目的是在垂直方向上为种植体提供足够高度的骨组织支持[29,30]。他发现在上颌后牙区牙槽嵴下方行上置法植骨会大大降低后牙区的颌间距离，而种植体可获得的骨组织很少。因此，在 1974 年，Tatum 改良的 Caldwell-Luc 程序以提升上颌窦黏膜，并提出了上颌窦下方的骨增量技术。其原理是使上颌后牙区剩余牙槽嵴发生骨折，再利用其去提升上颌窦黏膜。将自体骨填入之前被上颌窦腔占据的区域。6 个月后，将骨内种植体植入植骨区域。再过 6 个月，将最终修复体安装在种植体上，完成负荷。

1975 年，Tatum 提出了一种经上颌窦侧壁开窗的上颌窦底提升术，在手术中同期植入种植体[29,30]。在此术式中，Tatum 使用了一段式陶瓷种植体，采用穿龈愈合方式。对于此术式而言，早期的陶瓷种植体设计并不是特别适合，这项技术的效果也不是特别明确。1981 年，Tatum 发明了潜入式钛种植体供上颌后牙区使用[33,34]。Tatum 用钛代替了氧化铝材料，前者作为生物材料有无可比拟的生物力学性能，结合了潜入式愈合的多重优点及改良的外科技术，让这类种植体的效果可以预见。

从 1974—1979 年，自体骨是上颌窦底提升术主要的移植材料。在 1980 年，Tatum 再次改良了经侧壁开窗的上颌窦底提升术，他采用了人工骨。同年，Boyne 和 James 报道了在上颌窦下方的骨增量手术中使用自体骨[35]。在 20 世纪 80 年代提出的数据大多数都可能是根据传闻或基于很小的样本量得出的。

1987 年，基于上颌窦腔以下骨组织的量，作者总结出了上颌后牙区的修复方法。在 1989 年，他增加了治疗方法，纳入了与上颌窦可用骨宽度相关的外科术式及种植体设计[36]。从那以后，关于移植材料和外科术式，只提出了一些小的改进。

到 20 世纪 90 年代，学术界对上颌窦底提升术又展现出了浓厚的兴趣[37]。许多关于上颌窦底提升术的报告活跃在文献中，一些提出了技术上的小改进，有些填入了不同的生物材料，还有些提出了从不同部位取自体骨。一些学者发表了关于上颌窦底提升术后愈合的组织形态学数据，还有些学者对上颌窦底提升术同期或延期植入的种植体成功率进行了统计，发表了回顾性报告。

Tatum 报告了在超过 1500 例联合采用上颌窦骨增量手术的患者中，上颌窦提升术长期的成功率在 95% 以上[63]。至此，与口内其他的骨增量技术相比，上颌窦底提升术将可用骨高度增加 5~20 mm，是效果最好的骨增量技术。而且，上颌窦提升术及种植体存留率均在 95% 以上。在垂直骨高度升高以后，在理想位点植入合适数量及尺寸的种植体，最后获得良好的上颌后牙修复效果。

## 上颌后牙区上颌窦提升术的选择

1987 年，Misch 和 Judy 提出了依据剩余骨量对牙槽嵴进行分类，此分类遵循了上、下颌缺牙区牙槽嵴骨吸收方式[5]。具有足够的可用骨宽度的牙槽嵴为 A 类。从那时起，A 类牙槽嵴的标准有一些小的改变，定义为骨组织的颊舌向宽度大于 6 mm，近远中宽度大于 7 mm，高度大于 12 mm，中轴线与咬合力的角度不大于 30°。分类中选择牙槽嵴宽度最小为 6 mm，是因为此宽度的牙槽嵴对于支撑直径为 4 mm 的种植体足够了，而后者是最常用的种植体直径。B 类牙槽嵴的定义为颊舌向宽度在 2.5~6 mm 之间，近远中宽度在 7 mm 及以上，高度在 12 mm 以上，中轴线与咬合力的角度小于 20°。在上、下颌的缺牙区，牙槽骨宽度的减小通常是从剩余牙槽嵴的唇颊侧开始，逐渐扩散至中间区域。C-w 类牙槽嵴定义为牙槽嵴的颊舌向宽度在 1~2.5 mm 之间，高度在 12 mm 以上。C-h 类牙槽嵴高度不足，在 12 mm 以下，而且冠高度与骨高度的比值大于 1。Misch-Judy 定义的 D 类重度萎缩牙槽嵴的高度有严重吸收，而且其冠高度与剩余牙槽嵴高度比在 1~5 之间。在上颌后牙区，冠高度很少受到 C-h 或 D 类牙槽嵴的影响，因为上颌窦腔扩张的速度远大于剩余牙槽嵴的吸收速度。

根据种植体植入的理想位点的上颌窦底与剩余牙槽嵴顶之间的骨高度[36]（图25-17），Misch和Judy在1987年提出了上颌后牙区治疗方法分类，其目的是为上颌后牙缺牙区选择合适的修复基台[5]。也提供了选择不同类型的外科方式、骨移植材料的建议和种植体上部结构修复前的愈合时间表。在1998年，Cawood和Howell也对上颌后牙区的剩余牙槽嵴进行了分类，他们的依据包括了骨吸收的量及上颌窦的气化程度[64]。

在1995年，作者改进了其在1987年提出的分类，分类依据中纳入了上颌窦腔的横向尺寸。再根据上颌窦的横向尺寸的大小修改种植体愈合时间，因为小尺寸的上颌窦（1~10mm）的成骨速度比大尺寸上颌窦（大于15 mm）快很多[65]。其他关于上颌窦提升术的分类还有Jensen[66]在1991年提出的和Chiapasco[67,68]在2003年提出的。

## 上颌后牙区的Misch分类

### SA-1：常规种植体植入

SA-1术式，适用于上颌窦底与牙槽嵴顶之间有足够的骨量，其可利用骨高度允许利用常规术式植入种植体。在骨量充足时（A类），推荐使用根形种植体为上部义齿提供足够支持。最小的理想骨高度与种植体的设计和骨密度相关。然而，若可用骨高度仅有12 mm，那么我们推荐植入直径至少为4 mm的螺纹种植体（图25-18，图25-19）。

当患者牙槽骨宽度较窄时（B类），可能需要通过骨成形术或骨增量术以增加骨宽度。因为口腔后部区域咬合力量相对较大，而骨组织的密度也比其他多数区域低，因此不建议植入表面积较小的种植体。此外，上颌后牙区吸收变窄的牙槽嵴常常比下颌牙中央窝更靠内侧，导致修复体偏载，而牙槽骨承受的应力增加。

对于分类为SA-1的上颌后牙区骨质，在骨成形术后骨质情况发生改建，若改建完成后其剩余骨高度小于12 mm，那么其SA分类就改变了。可通过骨扩张术、onlay自体骨移植或同位点植骨来增加牙槽骨的宽度。磨牙区常采用大直径种植体，而当骨密度较低时，最常用的方式是通过骨挤压术植入大直径种植体。若后牙区可用骨宽度少于2.5 mm（C-w类），增加牙槽骨宽度预期最好的选择就是onlay自体骨移植[69]。在骨移植完成后，需重新评估术区以确定合适的治疗计划类别。

尽管口腔种植界公认种植体与周围重要结构之间应保持2 mm及以上的距离，但这并不适用于上颌窦以下的缺牙区。只要上颌窦处于健康状态，手术器械没有穿透上颌窦底的内衬黏膜，上颌窦底骨皮质板水平没有妨碍种植窝预备和种植体植入的禁忌证，那么其间隔距离并不一定需要保留2 mm。

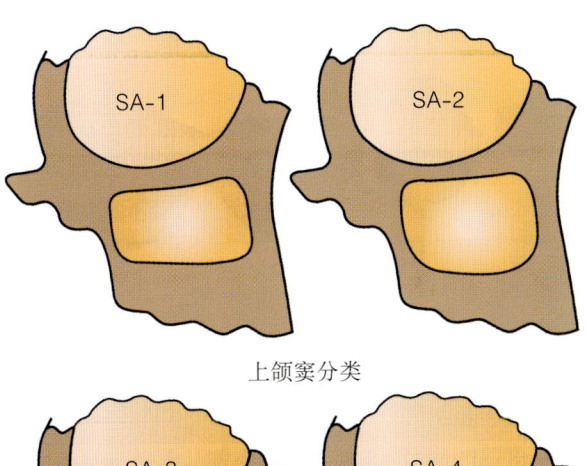

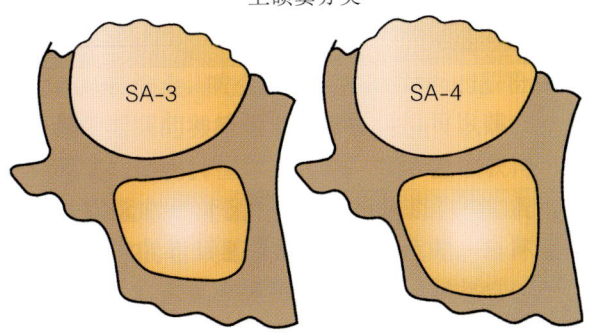

图25-17　1987年，根据上颌窦底与剩余牙槽嵴顶之间的骨量，Misch提出了4类SA术式。SA-1类术式采用常规的种植体植入术。SA-2类术式在种植窝预备时，经牙槽嵴顶行上颌窦底提升术（上颌窦内提升）。至于SA-3与SA-4类术式，在种植体植入之前，采用Tatum经上颌窦侧壁开窗的上颌窦底提升术（上颌窦外提升）

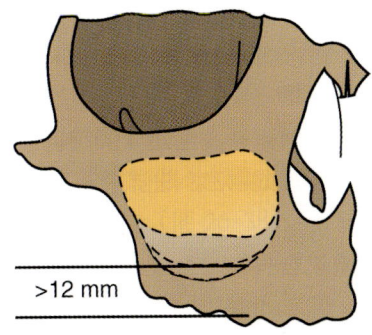

图25-18　SA-1类术式适用于上颌后牙区的可用骨高度在12 mm以上时。当剩余牙槽嵴为A类，其宽度大于5 mm时可以直接行种植体植入术；当剩余牙槽嵴为B类，其宽度仅有2.5~5 mm时，就需要采用骨增量术来增加牙槽骨宽度

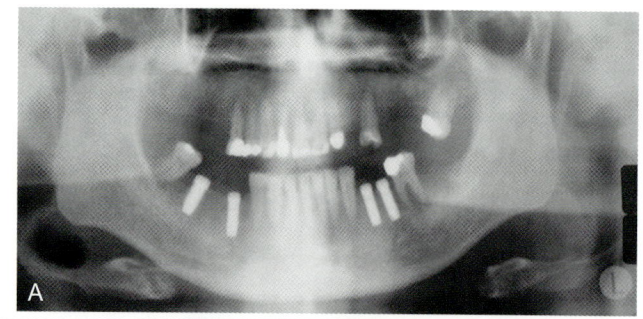

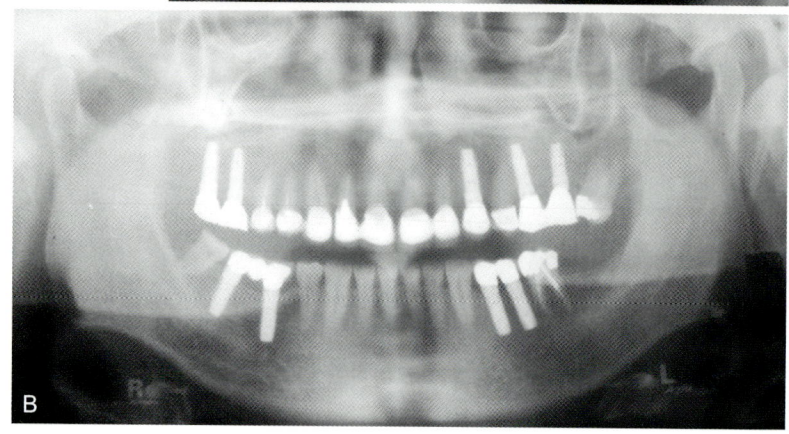

图 25-19　A. 全景片显示适用于 SA-1 术式的上颌后牙区牙槽嵴。B. 在 SA-1 术式中，植入 4 mm 宽、12 mm 长的根形种植体，且每一颗缺失牙由一颗种植体支持

对于 SA-1 类骨质，在为重建上部结构放置基台前，应让骨种植体在非功能环境下愈合 4~8 个月（具体时间取决于骨密度）。在种植体初期愈合阶段，应小心保护种植体以防止其遭受任何创伤。在上部结构修复阶段，对于 D3 及 D4 型骨组织，建议采用渐进式负荷。

## SA-2：上颌窦内提升术及同期种植体植入术

SA-2 术式，适用于垂直骨高度为 10~12 mm 时（比 SA-1 适用的最小垂直骨高度少了 0~2 mm）（图 25-20）。当缺牙区牙槽嵴的宽度足够时（A 类），为保证种植体成功率，缺牙区常常需要 12 mm 或以上的垂直骨高度，因此我们可以在种植体植入时同期将上颌窦底抬高以获得足够的垂直骨高度（图 25-21）。1970 年，Tatum 首次提出了这项技术[29,30]。1987 年，Misch 发表了该技术的系统文献[36]。多年后，Summers 对其进行了改进[70]。

骨组织的密度决定了种植窝的预备方案。种植窝预备的深度在上颌窦底下方 1~2 mm 处（图 25-22）。选择一系列相同直径的杯状骨凿，其直径与种植窝预备时所使用的最后一钻的直径相同[71]。与骨扩张使用的骨凿的尖端形态不同。将骨凿小心

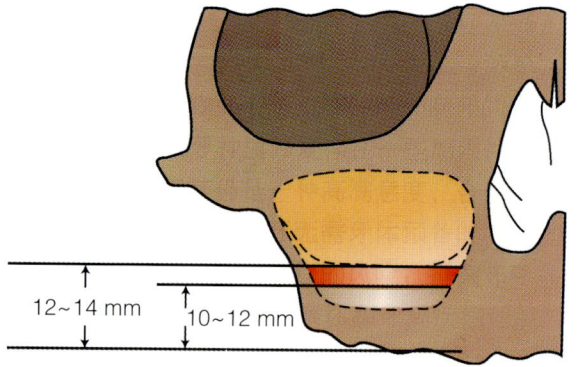

图 25-20　SA-2 术式适用于上颌后牙区可用骨高度在 10~12 mm 之间时。在种植窝预备时行上颌窦底提升术（上颌窦内提升）。当牙槽嵴为 A 类，其宽度在 5 mm 以上时，可直接行上颌窦底提升术。但当牙槽嵴为 B 类，其宽度在 2.5~5 mm 之间时，需行骨增量手术以增加其宽度

插入种植窝，轻轻敲击使其相对于初始位置深入 0.5~1 mm，直到骨凿的最终位置比之前预备好的种植窝深 2 mm。这类上颌窦提升术式使上颌窦底发生轻微骨折，然后再用工具慢慢提升上颌窦底其他骨板及上颌窦黏膜。

当上颌窦底被提升至原来水平上方 2 mm 时，就可以在预备好的种植窝内植入种植体了。将根形螺纹种植体慢慢旋入种植窝内，以防止提升过程中撕裂上颌窦内衬黏膜。种植体的根尖部位于上颌窦底下方的骨组织内，提升的上颌窦底骨板及理想

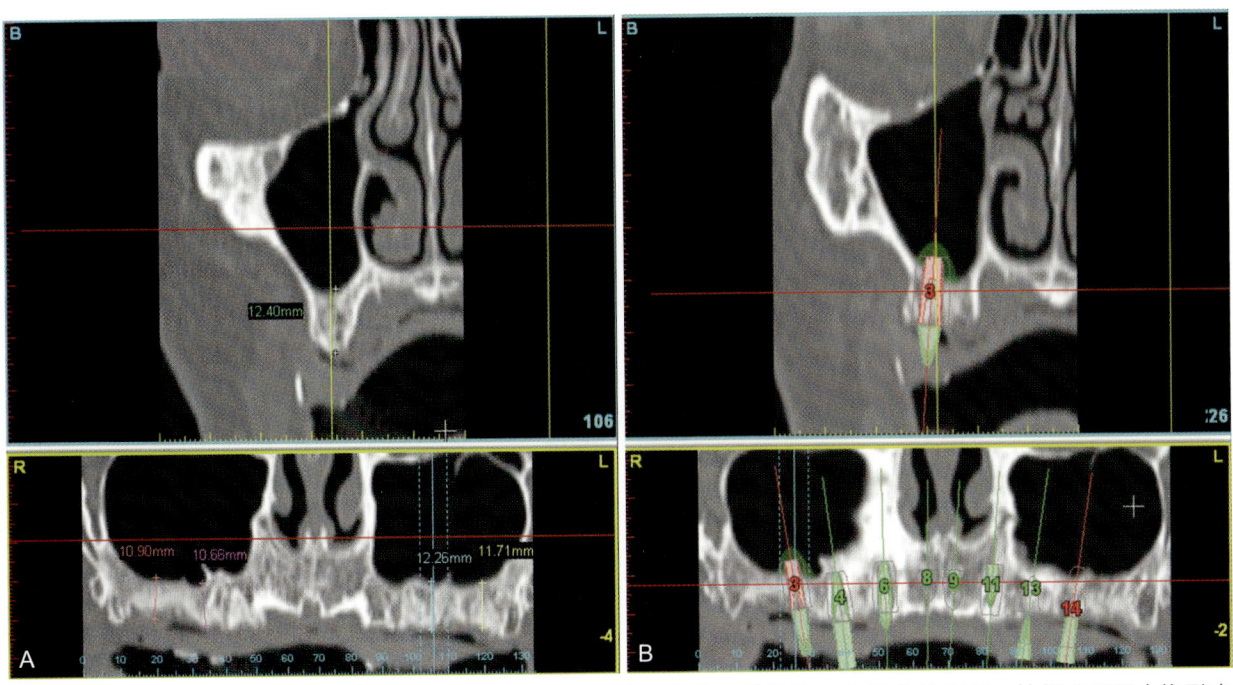

图 25-21 SA-2 术式中将上颌窦底向上提升 0~2 mm，并同期植入种植体。在手术结束后，拍摄 CBCT（锥形束CT），以观察上颌窦底提升术的效果及种植体与周围骨组织的关系

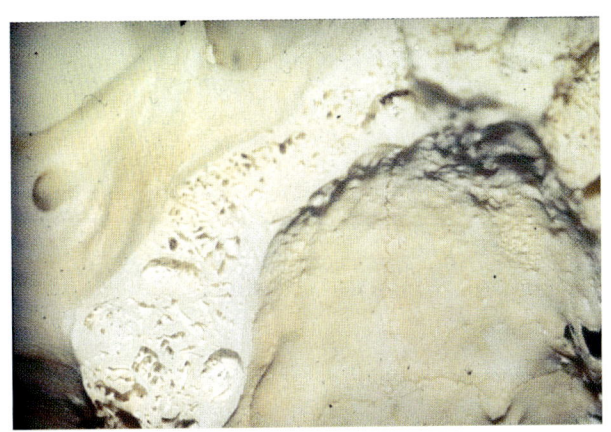

图 25-22 在行上颌窦内提升术前，将种植窝预备至上颌窦底以下 1~2 mm 处

情况下完整的上颌窦黏膜位于种植体尖端上方。种植体也可能超过原上颌窦底平面 2 mm，并且在种植体根尖部以上还有 1~2 mm 的骨组织覆盖。因此，这样就使上颌窦黏膜提升的高度达 4 mm（图 25-23）。

种植体根尖部以上的自体骨移植发生新骨形成的可能性会更大。上颌窦提升术后，在种植体植入时或之前，我们不能确定患者的上颌窦黏膜是否得到成功地提升。如果试图从一个直径仅为 3 mm，深度为 8 mm 的种植窝内提升上颌窦底黏膜，那么很有可能导致上颌窦底黏膜的撕裂。

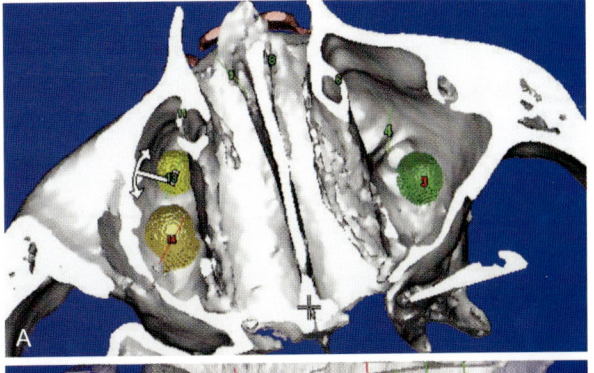
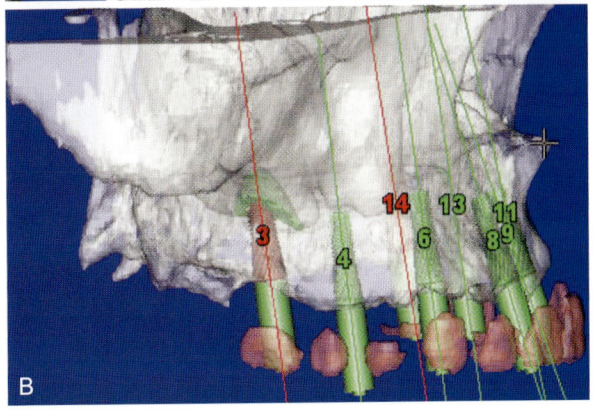

图 25-23 A. 上颌窦的三维重建图像，显示仅有种植体根尖部周围的上颌窦黏膜被提升起来了，形成一个类似光晕的图像；B. 上颌窦的三维重建图像，显示了在 SA-2 术后，同期植入的种植体与提升后的上颌窦底水平

在外科手术后 4~6 个月，拍摄 X 线片以确定垂直骨高度是否增加了 0~2 mm（图 25-24）。患者的上部结构修复过程与 SA-1 类相似。如果在初期愈合后发现种植体根尖部骨组织形成不足，那么我们推荐采用渐进式骨负荷方案。

一些学者采用 SA-2 类上颌窦提升技术获得了 2 mm 以上的垂直骨高度，还有一些在种植体植入之前，在种植窝内填入骨移植材料[53]。这种盲视下的外科技术增加了上颌窦黏膜穿孔的概率。当上颌窦黏膜穿孔后，骨移植材料会进入上颌窦腔内，这样会增加术后感染的风险。如果发生了上颌窦内感染，细菌层可能会积聚在种植体根尖部，抑制种植体与骨的结合，引起后期上颌窦内感染。

如果在最开始的种植窝预备阶段就发生了上颌窦黏膜穿孔，那么再想要增加骨的高度就几乎不可能了。这就是为什么使用这类技术提升的垂直骨高度不超过 2 mm。然而，即使在上颌窦黏膜穿孔或种植体根尖部没有骨质形成的情况下，SA-2 类技术仍然是有利的，因为种植体的根尖部常常被密质骨包裹。这样就提高了愈合过程中种植体的固定，也增加了种植体-骨接触百分比，形成了更强的负荷能力。

Worth 和 Stoneman 报道，在天然牙根尖阴影形成后，上颌窦黏膜发生升高，黏膜下可获得与 SA-2 成骨效果相似的骨组织生长[72]。他们观察到，在上颌后牙患有根尖周疾病时，这颗牙周围的上颌窦有黏膜会自然升高。在牙齿感染消除后，自然提升的上颌窦黏膜下就有新骨形成。

## SA-3：上颌窦外提升术同期或延期行骨内种植体植入术

SA-3 是用于上颌后部缺牙区的第三种术式，适用于在种植体植入位点上，上颌窦底与剩余牙槽嵴顶之间的可用垂直骨高度在 5~10 mm 之间，而且剩余牙槽嵴有足够的骨宽度（图 25-25）。在这种情况下，优先考虑采用 Tatum 设计的经上颌窦侧壁开窗的上颌窦底提升术。在上颌窦侧壁打开一小窗，上颌窦黏膜暴露后，慢慢剥离使其向内向上旋转至更高的位置，然后将自体骨、异种骨或同种异体骨移植材料的混合物填入原本被上颌窦腔占据的空间。当剩余牙槽嵴宽度大于 6 mm 时，并且上颌窦底外提升术完成效果理想，那么就可以同期植入种植体，也可以在 2 个月或更长时间后再延期植入种植体[71,72]（框图 25-2）。在植骨后间隔一小段

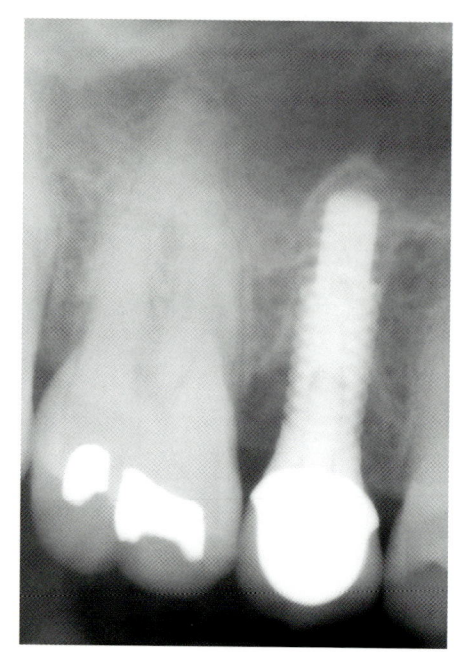

图 25-24 愈合后，在术后 X 线片上可以看见种植体根尖部仍有光晕现象

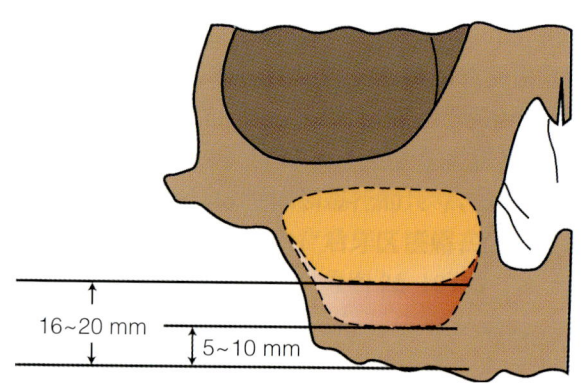

图 25-25 SA-3 术式适用于上颌窦底与剩余牙槽嵴顶之间的可用骨高度在 5~10 mm 之间的上颌后牙区。在种植体植入之前，行 Tatum 发明的经侧壁开窗的上颌窦底提升术并植骨（上颌窦底外提升术）。当牙槽嵴为 A 类，其宽度在 5 mm 以上时，可直接行上颌窦底外提升术及植骨术。但当牙槽嵴为 B 类，其宽度在 2.5~5 mm 之间时，需行骨增量手术以增加其宽度

时间再行种植体植入术，确保了植入的生物材料更稳定，而且使后者在不受到手术后上颌窦感染影响的情况下愈合。当上颌后牙区剩余牙槽嵴的宽度为 B 类或 C-w 类时，onlay 植骨联合上颌窦底外提升术是一个好的选择（框图 25-3）。

SA-3 术式适用于剩余牙槽嵴骨高度为 5~10 mm 的上颌后牙区，这些初始高度的骨组织可以使在植骨时同期植入的种植体获得初期稳定性。因此，我们在很多年前就开始推荐在上颌窦底外提

> **框图 25-2　SA-3I 术式中同期植入种植体的指征**
>
> 在考虑行上颌窦底外提升术同期植入种植体时，对于患者的选择，其相关建议如下：
> 1. 骨高度大于 5 mm（D1~D3 型骨质）
> 2. 骨宽度大于 6 mm
> 3. 上颌窦无病理改变
> 4. 没有鼻窦炎病史
> 5. 没有相对禁忌证
> 6. 使用过渡可摘局部义齿，没有功能紊乱
> 7. 上颌窦内衬黏膜没有穿孔

> **框图 25-3　SA-3 术式中延期植入种植体的指征**
>
> 当下列情况存在时，需要在上颌窦底外提升术后延期植入种植体：
> 1. 骨高度大于 5 mm，但属于 D4 型骨
> 2. 骨宽度小于 6 mm
> 3. 治疗后的上颌窦病变
> 4. 鼻窦炎病史
> 5. 相对禁忌证（抽烟、糖尿病、牙周疾病）
> 6. 存在过渡可摘局部义齿引起的功能紊乱
> 7. 在手术中出现了上颌窦内衬黏膜穿孔

RPD，可摘局部义齿；SA，上颌窦以下的骨组织

升术及植骨时同期植入种植体（图 25-26）。然而，有些情况需要进行评估，在理想的情况下才能同期植入种植体。许多情况都与上颌窦的健康状态有关。

在上颌窦外提升及植骨后延期植入种植体的最大缺点就是需要再做一次手术。如果对于患者而言，整体的治疗时间是一个重要因素，种植体植入术就在第一次手术后的 2 个月，可以降低上颌窦底提升术引起感染的风险。否则，应当考虑在 SA-3 术式后等待 4 个月或更长时间，再行种植体植入术，即种植体的延期植入（图 25-27）。

### SA-4：上颌窦底外提升术愈合后，延期行种植体植入术

上颌后牙区种植体植入的第四种术式 SA-4，即第一次手术时，仅对以后骨内种植体植入的位点行上颌窦底提升术。这种术式适用于上颌窦底与剩余牙槽嵴顶之间的骨组织高度小于 5 mm 的情况（图 25-28）。在 SA-4 类情况中，延期植入种植体的原因如下：

1. 在预备种植窝及种植体植入时，上颌窦底提升术后的初期愈合已经完成，可以评估上颌窦底提升术后患者的个体愈合率。种植体及上颌窦在手术后的愈合时间不是任意的，但具有较大的个体差异。

2. 在行上颌窦提升术后，3%~20% 患者出现术后感染，比种植体术后出现感染的概率大很多。如果上颌窦底提升术中植入材料出现感染，而种植体恰好位于其中，那么细菌层就可能发展至种植体表面，导致最后种植体周围的骨结合变得不可预期。当种植体位于感染灶内时，很难对其进行处理，还可能导致植入材料的严重吸收。如果充分清除感染，那么就应该将种植体和植入材料移除。因此，延期植入种植体时，仍然存在较低的由于术后感染而移除植入材料和种植体的风险。据文献报导，上颌窦底提升术同期植入种植体的失败风险比延期植入种植体的失败风险略高[37]。

3. 血管对于新骨的形成与改建十分重要。如果一个种植体植入在移植材料的中心，它不能为移植材料提供血管来源，甚至会导致移植材料的血供出现问题。

4. 上颌窦底提升术与骨宽度扩增术联合使用，是为了重建良好的上下颌牙槽嵴关系，而且当牙槽嵴宽度增加后，就能在磨牙区植入更大直径的种植体。骨宽度扩增术常常与上颌窦底提升术同期进行。因此，更大直径的种植体就只能延期植入了。

5. 当采用种植体延期植入时，上颌窦内的骨移植材料具有更高的密度。同样地，种植体植入时的角度及位点也更好，因为延期植入的种植体不受到最初解剖条件的限制。

6. 医生在种植体植入术前先植骨。有时上颌窦底的骨移植材料没有充满提升区域，而医生对此情况缺乏了解，同期植入种植体的时候就有可能导致种植体的位点完全在上颌窦内，而不是植骨区域（图 25-29）。

7. SA-4 类术式所适用的上颌窦体积比 SA-2 和 SA-3 的都大，而且 SA-4 类上颌窦的近远中径及内外径也更长。而由于气化，上颌窦向其周围扩张，导致 SA-4 类上颌窦在其植骨区域的前部、远中和侧面只有很少的骨组织。

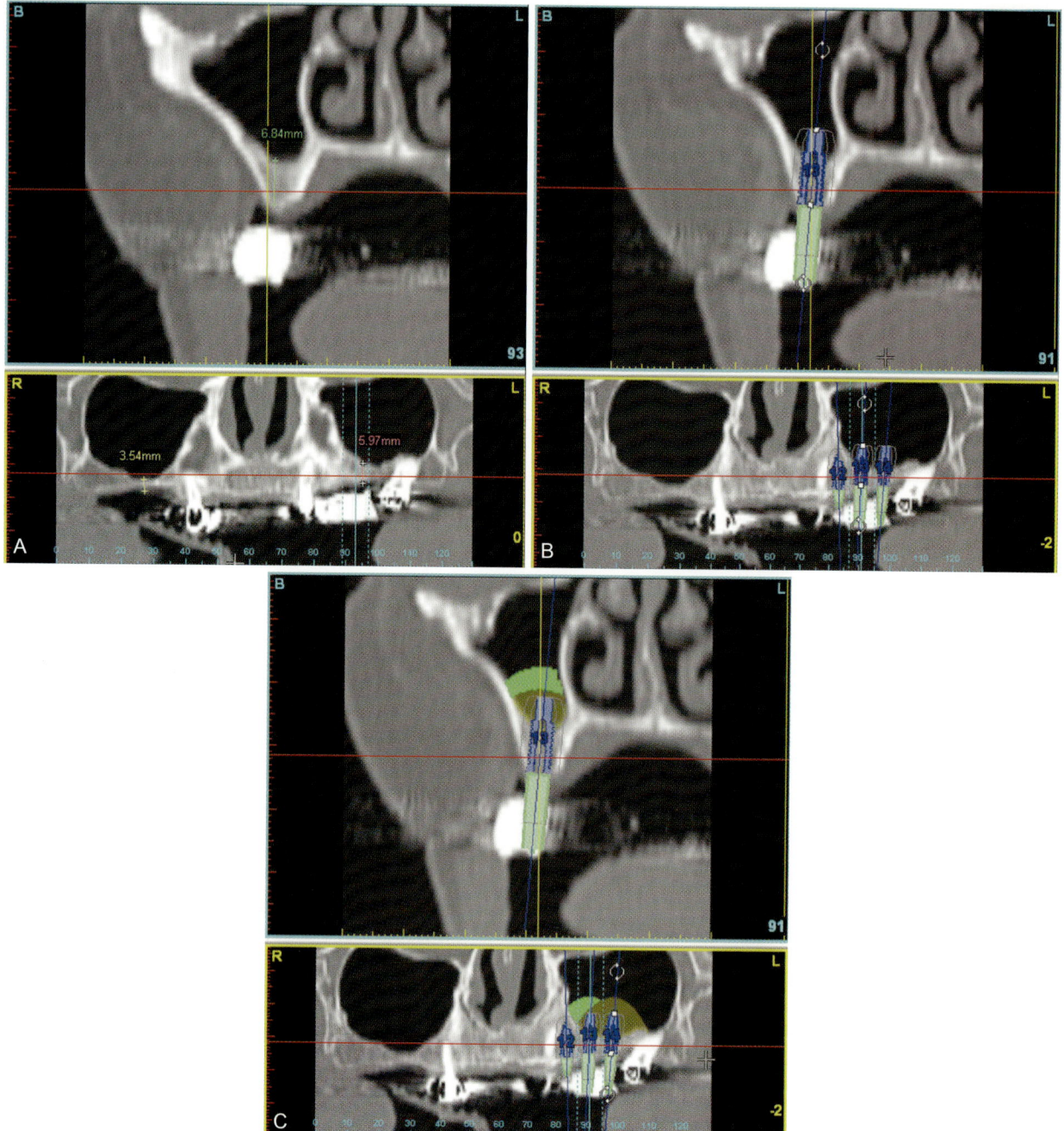

图 25-26　A. CBCT 显示行 SA-3 术式的牙槽嵴，在上颌窦底的下方，其高度仅有 5~10 mm；B. 由于上颌后牙区骨组织质量较差，需要植入的种植体长度应至少为 12 mm。因此，在种植体植入前，为获得必要的可用骨高度，应先行上颌窦底外提升术及植骨；C. 在计算机手术导航软件的辅助下，我们可以在 CBCT 上评估术中需要植入的骨移植材料的量（由 S. Caldwell, El Paso, TX 提供）

8. 适用于 SA-4 类术式的患者，在其上颌结节处只能取得很少的自体骨，这也不利于上颌窦底提升术后骨质的再生。此外，这类患者的上颌窦内很少有骨嵴或网状分隔，而这些结构可以加速骨再生。

因此，SA-4 类患者有更薄的骨壁、更差的血供、更少的局部自体骨和更大的上颌窦体积，这些因素均会使愈合时间延长，也要求医生适当改变手术方案。

Tatum 提出的经侧壁开窗上颌窦底提升术的具体操作见于前述 SA-3 类手术程序中（图 25-30）。与 SA-3 类相比，SA-4 类上颌窦底与剩余牙槽嵴顶之间的距离更近，因此后者为外科操作提供了更好的入路（图 25-31）。

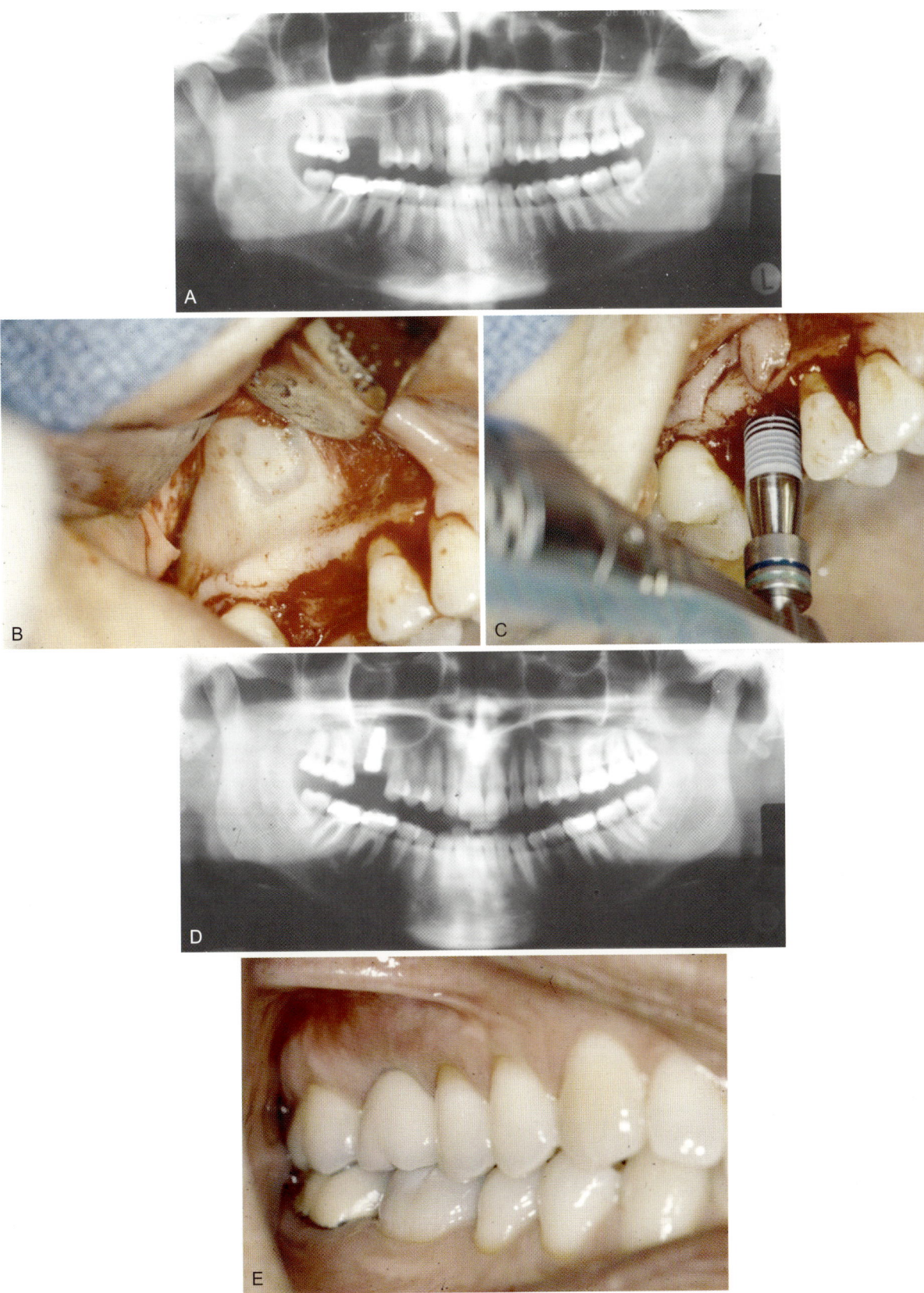

**图 25-27** A. 全景片显示了上颌第一磨牙缺失后，上颌窦底至缺牙区牙槽嵴顶之间的骨组织高度为 7 mm；B. 图片显示了在上颌窦底外提升术中，上颌窦侧壁上预备好的骨窗；C. 在植骨后，植入一个直径为 5 mm、长 12 mm 的带螺纹且表面粗糙的种植体；D. 上颌窦底提升术同期植入种植体后的术后全景片；E. 最终，种植单冠修复了缺失的上颌第一磨牙

上颌窦底提升区域的愈合时间为 6~10 个月，然后再在此区域植入种植体。初期愈合形成的新骨量与上颌窦大小（其大小根据内外径分为大、中、小 3 个型号）及在上颌窦下部 1/3 处植入的自体骨的量有关。

通常情况下，在移植材料成骨后，SA-4 类患者的牙槽嵴宽度对于植入种植体而言是足够的。进行了上颌窦底提升术的牙槽骨宽度常常属于 A 类；但是，如果是 C-w 类~B 类牙槽骨，就需要使用 onlay 植骨去增加牙槽嵴的宽度。如果 onlay 植骨

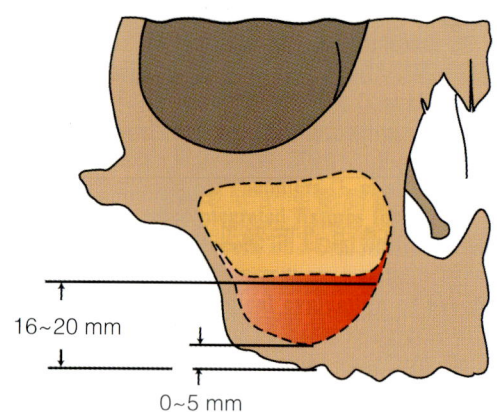

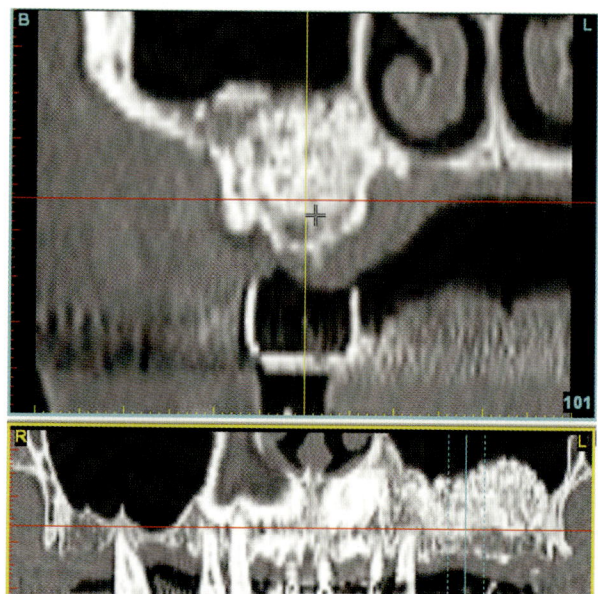

图 25-28　SA-4 术式适用于上颌窦底与牙槽嵴顶之间的骨组织高度在 0~5 mm 之间时。先行经侧壁开窗的上颌窦底提升术，植入骨移植材料，一段时间后再行种植体植入术。行上颌窦外提升术及植骨后，当牙槽嵴为 A 类，其宽度在 5 mm 以上时，可直接行种植体植入术。但当牙槽嵴为 B 类，其宽度在 2.5~5 mm 之间时，在种植体植入前，需行骨增量手术以增加其宽度

图 25-29　在上颌窦底外提升术后，种植体植入术前，拍摄 CT 以检查骨移植材料是否在适当的位置（上颌窦内侧壁升高，允许放入适当的骨移植材料）。这张 CT 图片显示了在 SA-4 上颌窦底提升术及植骨前后，种植位点可用骨高度的变化（由 S. Caldwell, El Paso, TX 提供）

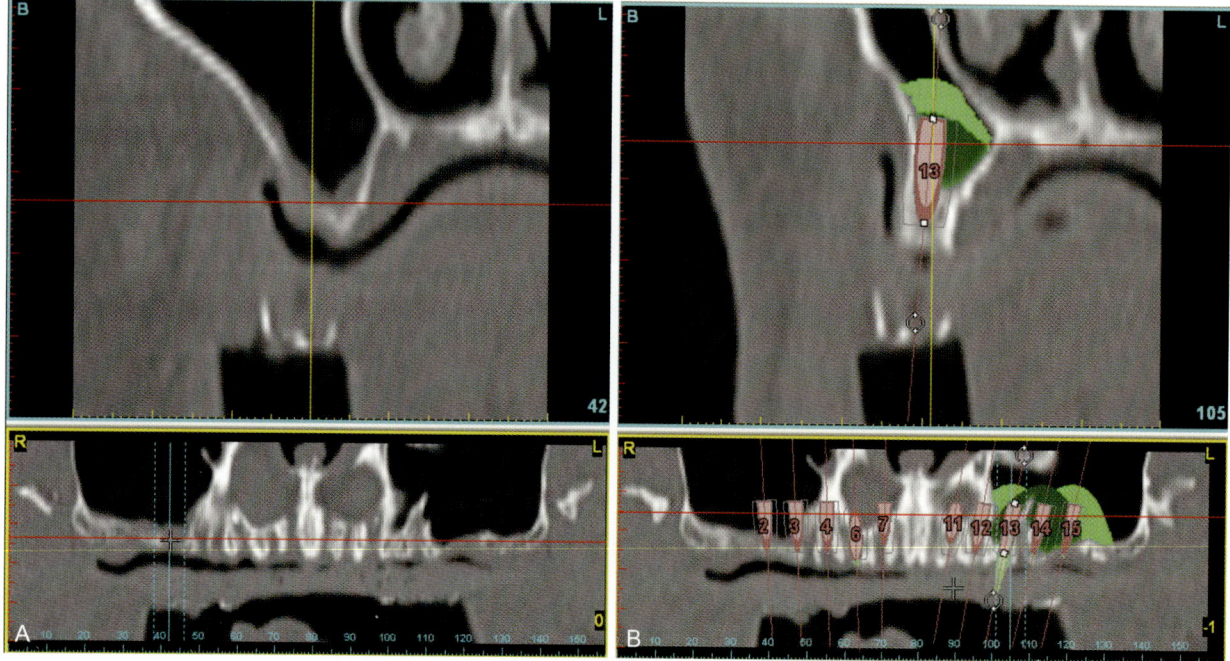

图 25-30　A. 当上颌窦底与剩余牙槽嵴顶之间的可用骨高度在 0~5 mm 之间，应在种植体植入之前率先采用上颌窦底提升术以增加骨组织的量；B. 在设计治疗计划时，使用数字化三维成像技术（CBCT）及相关种植软件可以让我们直观地了解种植体植入的相关情况（由 S. Caldwell, El Paso, TX 提供）

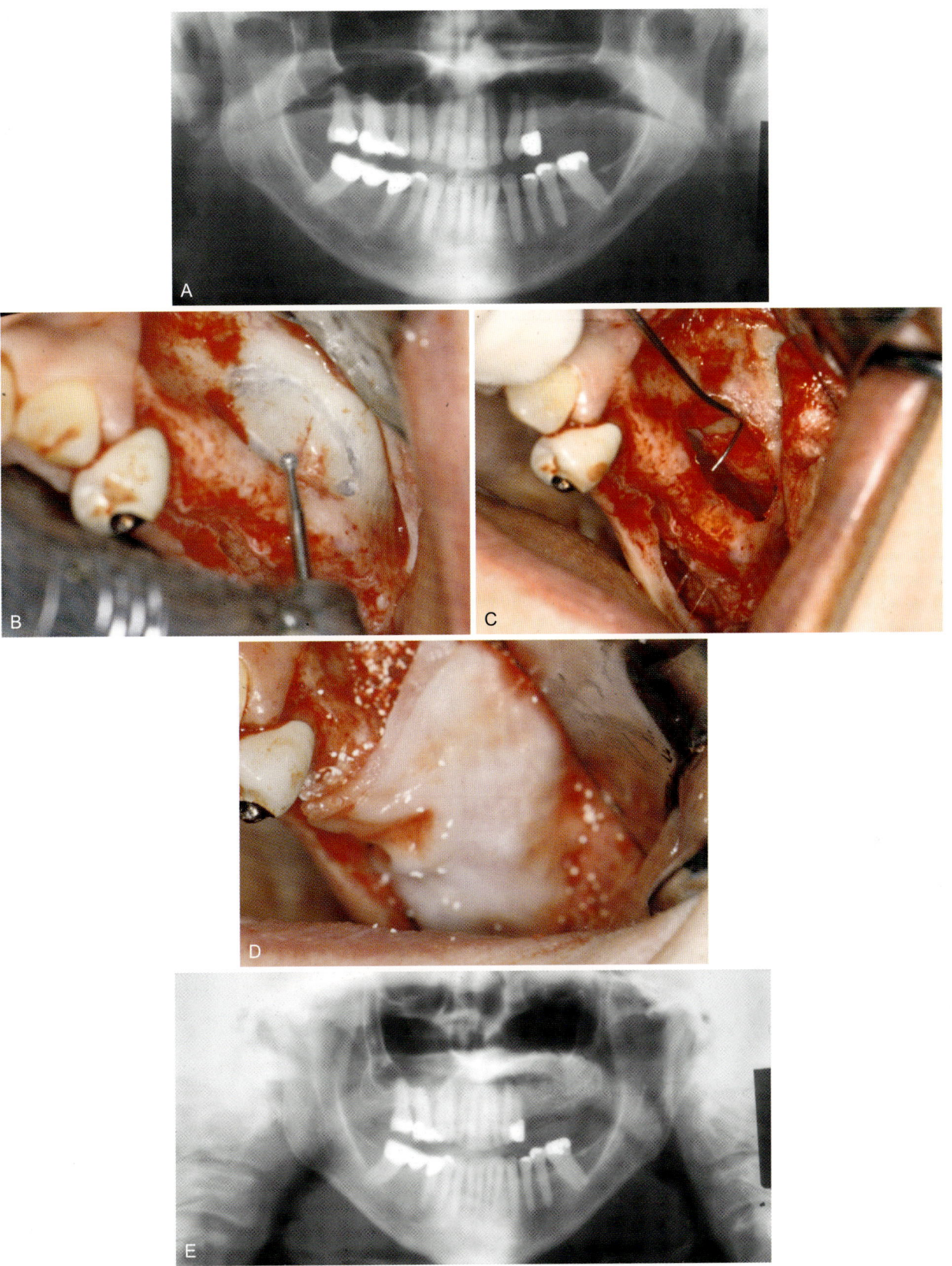

图 25-31　A. 全景片显示上颌后牙缺失后，剩余牙槽嵴可用骨高度在 5 mm 以下（SA-4）；B. 图片显示上颌窦底外提升术中，在上颌窦侧壁预备好的骨窗；C. 将骨窗连同其内的上颌窦黏膜一起，向内、向上旋转；D. 植入骨移植材料并用胶原膜覆盖；E. 骨移植材料的成骨至少需要 4 个月或更长时间

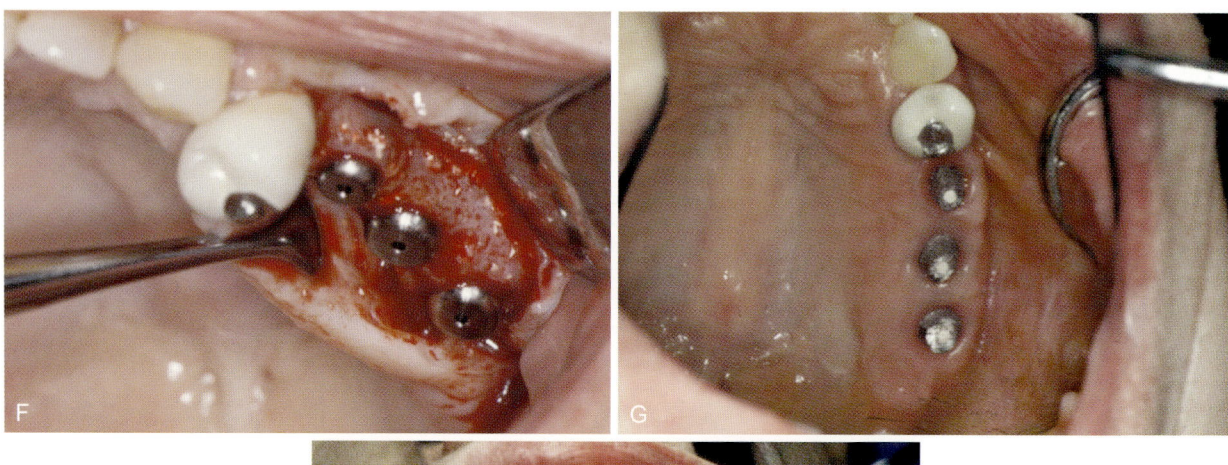

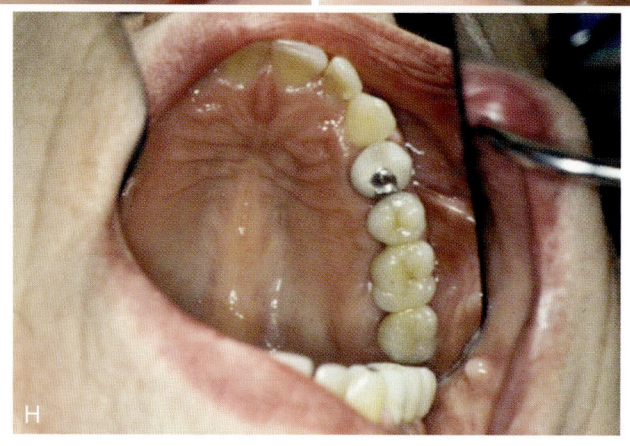

图 25-31（续） F. 植入种植体，一颗种植体支持一颗缺失牙；G. 4 个月或更长时间以后，将基台连接在种植体上以支持上部义齿；H. 将一个三单位的种植固定修复体粘接在基台上

的骨块不能固位在原有的牙槽骨上，那么最好在上颌窦底提升术 6~9 月后再行 onlay 自体骨移植术以增加牙槽嵴宽度。然后在骨块长好后，再行种植体植入术。

除了一点不同之外，SA-3 与 SA-4 术式中种植体延期植入术与 SA-1 中都相同。在上颌窦底外提升术中，为了暴露侧壁开窗的直接入路，在手术中应翻起上颌窦侧壁覆盖的骨膜瓣。之前侧壁骨开窗的区域有骨和软组织长入，完成愈合后，其表面覆盖一层松散的骨移植材料。有圆锥形的纤维结构长入，其基底位于上颌窦侧壁。如果在临床检查中发现上颌窦底提升区域已经成骨了，应依据骨质的密度来选用种植窝预备及植入种植体所采用的术式。

在种植体植入术后，行Ⅱ期牙龈成形术及修复程序的间隔时间由骨质密度决定。上颌后部缺牙区通常是 D3 或 D4 型密度的骨质，比口腔内其他区域的骨质更软。所以，当上颌后牙区骨组织很软、密度较低时，在二期手术后采用渐进式负荷就显得尤为重要。

SA-4 类上颌窦在行上颌窦底提升术后，经过一段时间的愈合，可能仍然没有足够的新骨形成，但这是一个不常见的术后并发症。当出现这种情况时，在种植体植入术前，应先采用 SA-3 术式以增加上颌窦以下的骨组织量。

## 小 结

过去，人们认为在上颌后牙区行种植体植入术的成功率是最不可预期的。其原因包括骨组织高度不够、较低的骨密度和承担过大的咬合力。过去采用的种植方式是尽量避免在上颌后牙区植入种植体，这样就导致后牙区没有种植体支持而由过长的悬臂梁修复，或在上颌窦后部植入种植体后，以过多数量的桥体来修复上颌后牙。

将上颌窦底提升一定高度，骨组织在上颌窦再生，以此来增加种植体植入的可用骨高度。早在 20 世纪 70 年代，Tatum 就已经发明了上颌窦底提升的相关技术。1987 年，Misch 基于上颌窦底及剩余牙槽嵴顶之间的骨高度，将上颌后牙区的种植修复治疗分为 4 类术式（表 25-1）。在获得足够的

表 25-1　不同手术程序的愈合时间表

| 上颌窦下骨增量术式分类 | 骨高度（mm） | 手术程序 | 植骨后成骨时间 | 种植体骨结合时间 |
|---|---|---|---|---|
| SA-1 | >12 | A 类牙槽嵴行根形种植体植入术 | — | 4~6* |
| SA-2 | 10~12 | 上颌窦底内提升术，A 类牙槽嵴同期行根形种植体植入术 | — | 6~8* |
| SA-3 | 5~10 | 上颌窦底外提升术，植骨。A 类牙槽嵴延期行种植体植入术 | 2~4 | 4~8* |
| SA-4 | <5 | 上颌窦底外提升术，植骨。A 类牙槽嵴延期行种植体植入术 | 6~10 | 4~10* |

*评估种植体植入情况

可用骨高度后，对这些术式做进一步的改进以获得足够的骨宽度。在这些条件下，我们推荐使用根形种植体。当剩余牙槽嵴过窄，不能提供种植体需要的骨宽度时，就需要行骨修整术或自体骨移植来增加骨宽度。承担过大咬合力及骨质密度较低的区域通常需要植入更大直径的种植体。

## 参 考 文 献

[1] Marcus SE, Drury JF, Brown LS, et al: Tooth retention and tooth loss in the permanent dentition of adults: United States, 1988-1991, J Dent Res 75(special issue):684–695, 1996.

[2] Meskin LH, Brown LJ: Prevalence and patterns of tooth loss in the U.S. employed adult and senior population, J Dent Educ 52:686–691, 1988.

[3] Misch CE: Treatment planning for edentulous maxillary posterior region. In Misch CE, editor: Contemporary implant dentistry, St Louis, 1993, Mosby.

[4] Pietrokovski J: The bony residual ridge in man, J Prosthet Dent 34:456–462, 1975.

[5] Misch CE, Judy KW: Classification of the partially edentulous arches for implant dentistry, Int J Oral Implantol 4:7–12, 1987.

[6] Misch CE: Bone character: second vital implant criterion, Dent Today 7:39–40, 1988.

[7] Goodacre JC, Bernal G, Rungcharassaeng K, et al: Clinical complications with implants and implant prostheses, J Prosthet Dent 2:121–132, 2003.

[8] Misch CE, Qu Z, Bidez MW: Mechanical properties of trabecular bone in the human mandible: implications for dental implant treatment planning and surgical placement, J Oral Maxillofac Surg 57:700–706, 1999.

[9] Anon JB, Rontal M, Zinreich SJ: Anatomy of the paranasal sinuses, New York, 1996, Thieme.

[10] Blitzer A, Lawson W, Friedman WH, editors: Surgery of the paranasal sinuses, Philadelphia, 1985, WB Saunders.

[11] Lang J, editor: Clinical anatomy of the nose, nasal cavity and paranasal sinuses, New York, 1989, Thieme.

[12] Stammberger H: History of rhinology: anatomy of the paranasal sinuses, Rhinology 27:197–210, 1989.

[13] Takahashi R: The formation of the human paranasal sinuses, Acta Otolaryngol 408:1–28, 1984.

[14] Karmody CS, Carter B, Vincent ME: Developmental anomalies of the maxillary sinus, Trans Am Acad Ophthalmol Otol 84:723–728, 1977.

[15] Fanuscu MI, Iida K, Caputo AA, et al: Load transfer by an implant in a sinus-grafted maxillary model, Int J Oral Maxillofac Implants 18:667–674, 2003.

[16] Herzberg R, Doley E, Schwartz-Arad D: Implant marginal bone loss in maxillary sinus grafts, Int J Oral Maxillofac Implants 21:103–110, 2006.

[17] Strong JT, Misch CE, Bidez MW, et al: Functional surface area: thread for parameter optimization for implant body design, Compend Contin Educ Dent 19:4–9, 1998.

[18] Trisi P, Marcato C, Todisco M: Bone-to-implant apposition with machined and MTX microtextured implant surfaces in human sinus graft, Int J Periodontics Restorative Dent 23:427–437, 2003.

[19] Xie J, Baumann MJ, McCabe LE: Osteoblasts respond to hydroxyapatite surfaces with immediate changes in gene expression, J Biomed Mater Res 71(1):108–117, 2004.

[20] Linkow LI: Tuber blades, J Oral Implantol 9:190–216, 1980.

[21] Tulasne JF: Implant treatment of missing posterior dentition. In Albrektsson T, Zarb G, editors: The Branemark osseointegrated implant, Chicago, 1989, Quintessence.

[22] Ashkinazy LR: Tomography in implantology, J Oral Implantol 10:100–118, 1982.

[23] Geiger S, Pesch HJ: Animal experimental studies of the healing around ceramic implants in bone lesions in the maxillary sinus region, Dtsch Zahnarztl Z 32:396–399, 1977.

[24] Brånemark PI, Adell R, Albrektsson T, et al: An experimental and clinical study of osseointegrated implants penetrating the nasal cavity, J Oral Maxillofac Surg 42:497–505, 1984.

[25] Linkow LI: Maxillary pterygoid extension implants: the state of the art, Dent Clin North Am 24:535–551, 1980.

[26] Cranin AN, Satler N, Shpuntoff R: The unilateral pterygohamular subperiosteal implant evolution of a technique, J Am Dent Assoc 110:496–500, 1985.

[27] Keller EE, van Roekel NB, Desjardins RR, et al: Prosthetic surgical reconstruction of severely resorbed maxilla with

iliac bone grafting and tissue integrated prostheses, Int J Oral Maxillofac Implants 2:155, 1987.
[28] Sailer HF: A new method of inserting endosseous implants in totally atrophic maxillae, J Craniomaxillofac Surg 17:299–305, 1989.
[29] Tatum OH: Maxillary subantral grafting, 1977, Lecture presented at Alabama Implant Study Group, Birmingham, AL.
[30] Tatum OH: Maxillary and sinus implant reconstruction, Dent Clin North Am 30:207–229, 1986.
[31] Linkow LI: Maxillary implants: a dynamic approach to oral implantology, North Haven, CT, 1977, Glarus.
[32] Stoler A: The CAT-scan subperiosteal implant, Hong Kong, 1986, International Congress of Oral Implantologist World Meeting.
[33] Tatum OH: Omni Implant Systems, S Series Implants, St Petersburg, FL, 1981, Omni.
[34] Tatum OH: The Omni implant system. In Hardin JF, editor: Clarke's clinical dentistry, Philadelphia, 1984, Lippincott.
[35] Boyne PJ, James RA: Grafting of the maxillary sinus floor with autogenous marrow and bone, J Oral Surg 38:613–616, 1980.
[36] Misch CE: Maxillary sinus augmentation for endosteal implants: organized alternative treatment plans, Int J Oral Implant 4:49–58, 1987.
[37] Jensen OT, Shulman LB, Block MS, et al: Report of the Sinus Consensus Conference of 1996, Int J Oral Maxillofac Implants 13(suppl):11–45, 1998.
[38] Smiler DG, Holmes RE: Sinus lift procedure using porous hydroxylapatite: a preliminary clinical report, J Oral Implantol 13:2–14, 1987.
[39] Tong DC, Rioux K, Drangsholt M, et al: A review of survival rates for implants placed in grafted maxillary sinuses using meta-analysis, Int J Oral Maxillofac Implants 13:175–182, 1998.
[40] Tidwell JK, Blijdorp PA, Stoelinga PJW, et al: Composite grafting of the maxillary sinus for placement of endosteal implants, Int J Oral Maxillofac Surg 21:204–209, 1992.
[41] Smiler DG, Johnson PW, Lozada JL, et al: Sinus lift grafts and endosseous implants: treatment of the atrophic posterior maxilla, Dent Clin North Am 36:151–186, 1992.
[42] Jensen J, Sindet-Petersen S, Oliver AJ: Varying treatment strategies for reconstruction of maxillary atrophy with implants: results in 98 patients, J Oral Maxillofac Surg 52:210–216, 1994.
[43] Chiapasco M, Ronchi P: Sinus lift and endosseous implants: preliminary surgical and prosthetic results, Eur J Prosthodont Restor Dent 3:15–21, 1994.
[44] Blomqvist JE, Alberius P, Isaksson S: Retrospective analysis of one-stage maxillary sinus augmentation with endosseous implants, Int J Oral Maxillofac Implants 11:512–521, 1996.
[45] Valentini P, Abensur DJ: Maxillary sinus grafting with anorganic bovine bone: a clinical report of long-term results, Int J Oral Maxillofac Implants 18:556–560, 2003.
[46] Lozada JL, Emanuelli S, James RA, et al: Root form implants in subantral grafted sites, J Calif Dent Assoc 21:31–35, 1993.
[47] Wallace SS, Froum SJ: Effect of maxillary sinus augmentation on the survival of endosseous dental implants. A systematic review, Ann Periodontol 8:328–343, 2003.
[48] Del Fabbro M, Testori T, Francetti L, et al: Systematic review of survival rates for implants placed in grafted maxillary sinus, Int J Periodontics Restorative Dent 24:565–577, 2004.
[49] Peleg M, Garg AK, Mazor Z: Predictability of simultaneous implant placement in the severely atrophic posterior maxilla: a 9-year longitudinal experience study of 2132 implants placed into 731 human sinus grafts, Int J Oral Maxillofac Implants 21:94–102, 2006.
[50] Piattelli M, Favero GA, Scarano A, et al: Bone reactions to anorganic bovine bone (Bio-Oss) used in sinus augmentation procedures: a histologic long-term report of 20 cases in humans, Int J Oral Maxillofac Implants 14:835–840, 1999.
[51] Valentini P, Abensur D, Wenz B, et al: Sinus grafting with porous bone mineral (Bio-Oss) for implant placement: a 5-year study on 15 patients, Int J Periodontics Restorative Dent 20:245–253, 2000.
[52] Velich N, Nemeth Z, Toth C, et al: Long-term results with different bone substitutes used for sinus floor elevation, J Craniofac Surg 15:38–41, 2004.
[53] Fugazzotto PA, Vlassis J: Long-term success of sinus augmentation using various surgical approaches and grafting materials, Int J Oral Maxillofac Implants 13:52–58, 1998.
[54] Hallman M, Sennerby L, Lundgren S: A clinical and histologic evaluation of implant integration in the posterior maxilla after sinus floor augmentation with autogenous bone, bovine hydroxyapatite, or a 20:80 mixture, Int J Oral Maxillofac Implants 17:635–643, 2002.
[55] Rodoni LR, Glauser R, Feloutzis A, et al: Implants in the posterior maxilla: a comparative clinical and radiologic study, Int J Oral Maxillofac Implants 20:231–237, 2005.
[56] Maiorana C, Sigurta D, Mirandola A, et al: Bone resorption around dental implants placed in grafted sinuses: clinical and radiologic follow-up to 4 years, Int J Oral Maxillofac Implants 20:261–266, 2005.
[57] Small SA, Zinner ID, Panno FV, et al: Augmenting the maxillary sinus for implants: report of 27 patients, Int J Oral Maxillofac Implants 8:523, 1993.
[58] Hising P, Bolin A, Branting C: Reconstruction of severely resorbed alveolar ridge crests with dental implants using a bovine bone mineral for augmentation, Int J Oral Maxillofac Implants 16:90–97, 2001.
[59] Aghaloo TL, Moy PK: Which hard tissue augmentation techniques are the most successful in furnishing bony support for implant placement? Int J Oral Maxillofac Implants 22(Suppl):49–70, 2007.
[60] Jensen J, Simonsen EK, Sindet-Pedersen S: Reconstruction of the severely resorbed maxilla with bone grafting and osseointegrated implants: a preliminary report, J Oral Maxillofac Surg 48:27–32, 1990.
[61] Wood RM, Moore DL: Grafting of the maxillary sinus with intraorally harvested autogenous bone prior to implant placement, Int J Oral Maxillofac Implants 3:209–214, 1988.
[62] Raghoebar GM, Brouwer TJ, Reintsema H, et al: Augmentation of the maxillary sinus floor with autogenous bone for the placement of endosseous implants: a preliminary report, J Oral Maxillofac Surg 51:1198–1203, 1993.
[63] Tatum OH, Lebowitz MS, Tatum CA, et al: Sinus augmentation: rationale, development, long term results, N Y State Dent J 59:43–48, 1993.

[64] Cawood JI, Howell R: A classifications for the edentulous jaws, Int J Oral Maxillofac Surg 17:232–236, 1998.
[65] Misch CE: Maxillary posterior treatment plans for implant dentistry, Implantodontie 19:7–24, 1995.
[66] Jensen O: The sinus bone graft, Carol Stream, IL, 1999, Quintessence.
[67] Misch CE, Chiapasco M: Identification for and classification of sinus bone grafts. In Jensen O, editor: The sinus bone graft, ed 2, Carol Stream, IL, 2006, Quintessence.
[68] Chiapasco M: Tecniche ricostruttive con innesti e/o osteotomie. In Chiapasco M, Romeo E, editors: Riabilitazione implanto-protesica dei casi complessi, Torino, Italy, 2003, UTET ed.
[69] Misch CE, Dietsh F: Bone grafting materials in implant dentistry, Implant Dent 2:158–167, 1993.
[70] Summers RB: Maxillary implant surgery: the osteotome technique, Compend Contin Educ Dent 15:152–162, 1994.
[71] Zaninari A: Rialzo del Seno Mascellare Prima parte, Tam Tam Dentale 2:8–12, 1990.
[72] Worth HM, Stoneman DW: Radiographic interpretation of antral mucosal changes due to localized dental infection, J Can Dent Assoc 38:111, 1972.

# 第 26 章

# 下颌无牙颌患者的种植覆盖义齿治疗方案

Carl E. Misch

成人中无牙颌患者人数已超过 10%，这与患者年龄密切相关。45% 的患者在 70 岁时，会丧失上或下颌全部牙齿。这些患者绝大部分接受的是全口义齿的修复治疗，然而牙医和大众都知道下颌全口义齿引发的问题比其他任何一类修复体都多。

种植体的植入有效地加强了义齿的支持、固位和稳定，所以很多患者非常愿意接受下颌种植覆盖义齿的治疗方案。下颌种植覆盖义齿无论在种植体位点选择，还是修复体的制作上都有很多的变化，从某种意义上来说，掌握如何设计覆盖义齿是早期学好口腔种植学的关键。对医生来讲，对患者最有利的治疗方案才是种植修复的最佳方案。

随着医患双方对下颌无牙颌种植覆盖义齿认知的加深，大多数情况下，不论临床条件、颌骨密度和患者意愿如何，越来越多的患者会选择下颌种植覆盖义齿修复方案。因此，下颌覆盖义齿已成为治疗下颌无牙颌患者的最低标准。

## 下颌种植覆盖义齿的优点

种植覆盖义齿优点很多（框图 26-1）。传统下颌义齿在行使功能和发音时会有高达 10 mm 的动度，在这种情况下，若想获得特殊的咬合接触和控制咀嚼力是不可能的，而种植覆盖义齿相对稳定很多，患者能够持续地重建稳定的正中关系。

全牙列缺失后导致的骨量丧失，在下颌尤为明显，这一现象在近年来的文献报道中多有报道。在侧向力作用下，修复体的水平动度会加大，这样会造成软组织的创伤和加速牙槽骨的吸收。种植覆盖义齿应该限制侧向力，增加轴向受力。前牙区种植体能够刺激周围骨组织并维持前牙区骨量，与颏肌等口周肌群的联系也得以维持，进而增进了面型美观。

下颌种植覆盖义齿的咬合力更高，其最高值甚至能比传统义齿提高 300%。一项关于传统全口义齿和种植覆盖义齿的咀嚼效率的研究显示，前者咀嚼时间比后者多 1.5~3.6 倍，也就是说种植支持覆盖义齿的咀嚼效率要比传统全口义齿高 20%。

Mericke 和 Stern 等对比了天然牙根覆盖义齿和种植覆盖义齿，前者感知能力较好，而后者的殆力更强，垂直向粉碎力更大。Jemt 等研究发现当与种植体相连的杆卡被去除后义齿殆力减小了，这显示与种植体相连的杆与义齿的支持、稳定和固位关系密切。由于咀嚼力的增加，使用种植覆盖

---

**框图 26-1　下颌种植覆盖义齿**

- 阻止前部牙槽骨吸收
- 提高美学效果
- 提高稳定性（降低或减少义齿动度）
- 提高咬合稳定性（重复正中关系位）
- 降低软组织磨损
- 提高咀嚼效率和力量
- 增加咬合效率
- 提高义齿固位
- 提高义齿支持
- 提高发音能力
- 降低义齿尺寸，减小基托
- 改善上颌义齿

义齿的患者能够比佩戴全口义齿更好地咀嚼（图26-1）。

颊肌、颏肌和下颌舌骨肌的收缩可以抬起全口义齿使之与软组织分离，所以讲话时牙齿可能会发出响声；而覆盖义齿在下颌运动时固位良好，无需舌和口周其他肌肉的辅助就能保持在正常位置。

种植覆盖义齿可以减小修复体的软组织覆盖和义齿基托扩展范围，这对新佩戴义齿的患者，特别是对存在骨突和口底较浅的患者来讲尤为重要。而且，传统义齿的唇侧基托可能使近期拔牙的患者唇部外形过突，而种植覆盖义齿不需要唇侧过度扩展。

传统义齿无法很好解决由于肿瘤或外伤导致的软硬组织缺失。下颌骨半切以及其他上颌骨缺损的患者使用种植覆盖义齿（IOD）修复效果要好于传统修复方式。

种植覆盖义齿较全种植体支持固定义齿有很多自身的优点（框图26-2）。当采用RP-5修复方案时，它需要的种植体数量更少，因为软组织可以提供部分支持。覆盖义齿也能够减少种植体上部结构与修复体间的应力。同时，软组织也可分担一部分咬合力。骨量不足无法进行种植修复的区域可以从治疗计划中削减掉，而不是必须进行骨移植或在预后难以保证的情况植入种植体。这样一来，骨移植和种植体数目都减少，使患者的费用得以大幅降低。

当患者比较关注费用问题时，治疗时选用2颗种植体固位的IOD较种植固定义齿的成本更小。Carlsson等人对10个国家的情况进行了调查，在荷兰使用种植覆盖义齿的比例（93%）远远高于种植固定义齿，在瑞典和希腊（12%）则相对较小，这其中费用是决定因素之一。

对于中度到重度骨吸收的全口无牙颌患者来说，美学恢复方面覆盖义齿较固定义齿更具优势。对有大量骨吸收特别是上颌骨吸收严重的种植患者来讲，常常需要软组织的支持来恢复面型。使用覆盖义齿对牙间乳头、牙齿大小的控制都相对容易，与耗时长、技工水平要求高的烤瓷固定修复体相比，树脂牙比较容易对外形和美学进行重建。同时，唇侧基托的设计可以保证美学效果且便于清洁。另外，基台不必因美学要求而专门考虑近远中位置，因为修复体可以完全覆盖种植体基台。

种植覆盖义齿较种植固定义齿在卫生条件、家庭和专业护理方面都有明显的优势。对种植体周探诊和诊断也要比固定义齿容易得多，固定修复体的牙冠外形会阻挡探针由基台向颈部牙槽骨的直线入路。在上颌，覆盖义齿扩展至软组织，还可以阻止在进食过程中发生食物嵌塞。

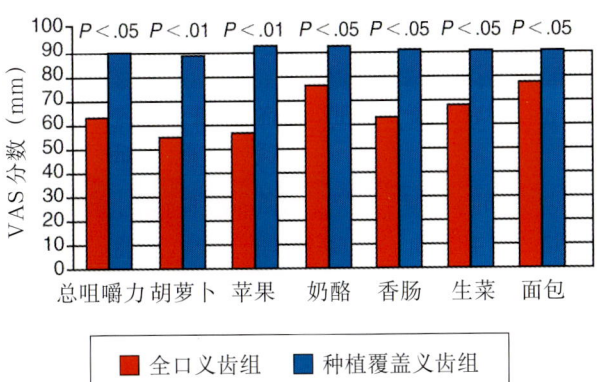

图26-1 Awad等研究发现，种植覆盖义齿（IOD）能够咀嚼不同种类的食物，效果明显好于全口义齿（CD）（数据引自：Awad MA, Lund JP, Dufresne E, et al: Comparing the efficacy of mandibular implant-retained overdentures and conventional dentures among middle-aged edentulous patients: satisfaction and functional assessment, Int J Prosthodont 16: 117-122, 2003.）

---

**框图 26-2　种植覆盖义齿与种植固定义齿对比的优点**

- 较少的种植体（RP-5）
- 治疗前较少的骨移植
- 种植体植入难度小
- 提高美学效果
- 人工牙
- 唇侧延展
- 利用树脂修复软组织缺损
- 软组织考量
- 利于种植体周围探诊（随访）
- 卫生
- 降低应力
- 避免夜间功能异常（夜间可取下）
- 应力释放附着体
- 较低的费用和加工费（RP-5）
- 植骨少（RP-5）
- 容易修理
- 技工费用降低（RP-5）
- 较固定修复的过渡义齿要求低

患者睡觉时应该取下覆盖义齿，这样可以避免夜间副功能运动造成不良影响，副功能运动会增加种植支持系统的受力。同时，长期佩戴可摘义齿的患者，往往并不渴望固定义齿修复，而且长期佩戴可摘义齿的患者（对义齿的摘戴已习以为常），与固定修复相比并不会产生心理障碍。

Awad 等在一个随机临床研究中指出，通过比较全口义齿患者和两种植体支持的下颌覆盖义齿（IOD）修复的患者在满意度和实际功能上的差异，IOD 组患者在满意度、舒适性和稳定性上都明显更好（图 26-2）。一项针对高龄患者的相似研究也得出了一致的结论。英国 Thomason 等人也报道，IOD 组患者较全口义齿修复患者，在满意度、稳定性和咀嚼功能上的满意度要高出 36%。

覆盖义齿的修理也比固定修复体简单得多，较低的技工室费用和较少的种植体数目也大幅减少了患者的治疗费用。

总的来说，下颌种植覆盖义齿主要适应证是针对下颌骨萎缩明显、义齿缺少固位或稳定、功能较差、说话困难、组织敏感和软组织萎缩严重者，如果这类无牙颌患者对可摘修复体不排斥，则覆盖义齿是很好的选择。另外，期望固定修复的患者如果存在经济问题，覆盖义齿也是不错的选择，因为它可以作为过渡义齿，直到植入更多的种植体（将混合支持式覆盖义齿最终升级为全种植体支持式，以达到最佳的修复效果）。

## 下颌无牙颌的种植理念

从保存颌骨骨量的观点出发，无牙颌患者应该植入足量的种植体来支持上下颌的修复体，牙齿缺失后持续性的骨吸收会影响无牙颌患者的美学、功能和健康。一般来讲，牙科患者复诊多不规律，实际上无牙颌患者平均 10 年才会看一次牙医，这就导致无牙颌患者并不清楚自己颌骨潜在的骨吸收。

由于义齿修复后两次复诊之间的间隔太长，复查时多发现口腔内牙槽骨已经明显吸收，牙齿缺失后第一年牙槽骨的吸收量是随后几年的 10 倍多。在多颗牙拔除的病例，前 6 个月内会有 4 mm 的垂直骨吸收，这一骨吸收会在之后的 25 年中持续进展，且下颌垂直吸收的骨量是上颌的 4 倍（图 26-3）。随着骨嵴高度的吸收，肌肉附丽区也逐渐向牙槽嵴顶退缩。患者佩戴可摘义齿越频繁，骨吸收越多，而实际上有 80% 的患者昼夜均不取下可摘义齿。而覆盖义齿下的前牙区骨组织 5 年内垂直骨吸收一般小于 0.6 mm，长期骨吸收每年小于 0.05 mm。

因此，医生对待拔牙后的骨吸收应该像对待牙周病一样，坐等牙槽骨的吸收或患者抱怨修复体出现问题是不可取的，而是应向患者说明牙齿缺失后可造成骨吸收。此外，患者应被充分告知骨吸收可以通过植入种植体得到控制。因此，无牙颌患者应被告知植入种植体对保存骨量、提高义齿功能、改善咀嚼肌活动、恢复美学和维持心理健康的重要性。

| 变量 | 传统义齿组 Mean (SD) | 种植覆盖义齿组 Mean (SD) |
|---|---|---|
| 总满意度 | 63.7 (34.7) | 89.2 (21.8) * |
| 舒适 | 63.6 (36.8) | 88.9 (21.4) + |
| 美观 | 88.9 (17.8) | 90.6 (14.9) |
| 语言 | 85.2 (20.9) | 91.7 (11.8) |
| 稳定性 | 64.5 (36.4) | 90.6 (19.8) + |
| 清洁 | 89.9 (17.8) | 91.1 (18.3) |

\* 组间存在显著性差异；t 检验，$P \leq 0.001$
+ 组间存在显著性差异；t 检验，$P < 0.05$

图 26-2　Awad 等研究发现，种植覆盖义齿（IOD）患者整体满意度、舒适性以及稳定性明显好于全口义齿（CD）患者。SD，标准差（数据来自文章：Awad MA, Lund JP, Dufresne E, et al: Comparing the efficacy of mandibular implant-retained overdentures and conventional dentures among middle-aged edentulous patients: satisfaction and functional assessment, Int J Prosthodont 16: 117-122, 2003.）

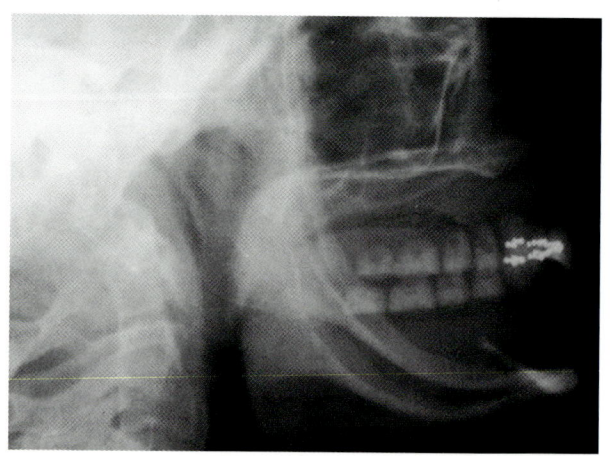

图 26-3　长期无牙颌状态会导致严重的骨萎缩。全口曲面断层片发现下颌骨高度低于 5 mm，上颌结节位于牙槽骨上 10 mm

绝大多数的下颌覆盖义齿都是混合支持式，即由2颗颏孔间的前牙区种植体和后牙区的软组织混合支持（图26-4）。然而后牙区骨吸收的速度是前牙区的4倍，对于无牙颌患者，后牙区最终出现的感觉异常和下颌骨体折断的可能性较高（图26-5）。相对来说，前牙区种植体有利于骨量的保存，修复体的支持、固位和稳定性也较高。然而由于缺少后牙区的种植体支持，覆盖义齿后牙区的骨吸收会持续进行。与RP-4型覆盖义齿或固定修复相比，RP-5型覆盖义齿最值得关注的问题是后牙区的持续性骨吸收。后牙区骨吸收速度大于前牙区，且软组织支持的修复体会加速后牙区骨吸收，使该区域骨吸收速度比全口义齿佩戴者还要快2~3倍。因此，RP-5型覆盖义齿在减少费用上的收益远不及之后持续骨吸收带来的危害，尤其对年轻的无牙颌患者来说，骨量的保存是首要考虑因素。

种植体支持固定修复的患者几乎不发生骨吸收，而且常常会有骨沉积的发生。例如，Wright和Reddy等人通过研究发现，完全种植体支持的下颌全口义齿可以有效保存甚至增加后牙区的骨量（即使后部种植体没有植入的区域）（图26-6）。因此，应当致力于将种植体-软组织混合支持式修复转变为全种植体支持修复，使全种植体支持修复体成为最佳的修复选择。

由于2~3颗种植体支持的覆盖义齿会带来后牙区持续性骨吸收的不良后果，因此建议只把RP-5型修复体当作加强修复体固位的临时装置，而不是最终修复体，应当通过评估患者的配合程度和受教育程度，尽量说服患者将RP-5修复体升级转变为RP-4或FP-3（固定义齿）修复体。此外，有报道指出，下颌RP-5型IOD可能引起一系列问题，例如义齿松动、舒适度下降和义齿于中线处折断等一系列问题，虽然尚未发现明确的因果关联，但通过建立合适的咬合关系可以减少上述问题的发生。

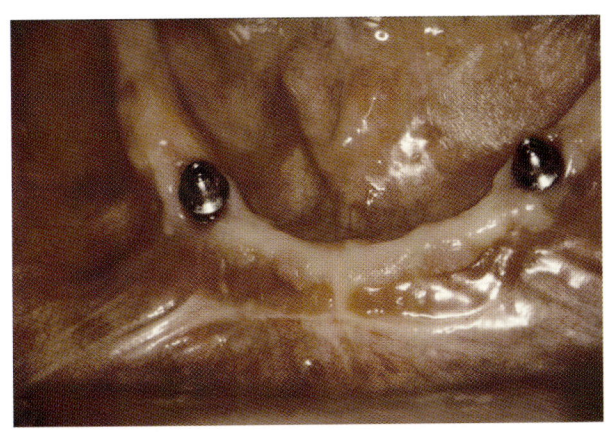

图26-4 大部分医生设计2颗种植体支持的覆盖义齿时不会考虑剩余骨量，对颌牙以及患者的主诉。尽管这种治疗方法较常规方法有很大地提高，但是后牙牙槽骨仍持续吸收，单纯前牙种植体支持也会有很多其他的问题

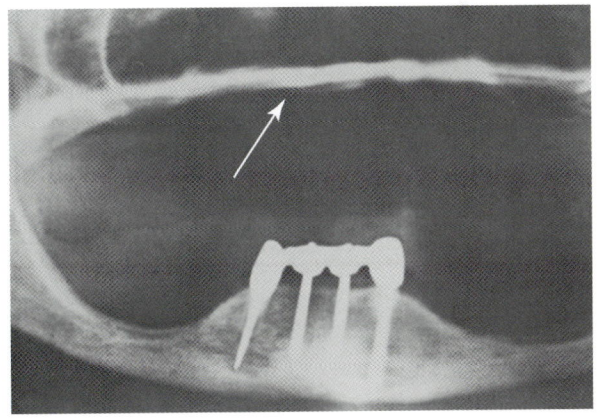

图26-5 一例30年前使用前牙区种植体支持的下颌覆盖义齿的全口曲面断层片发现，后牙牙槽骨持续吸收，出现感觉异常。同时，上颌骨也完全萎缩了

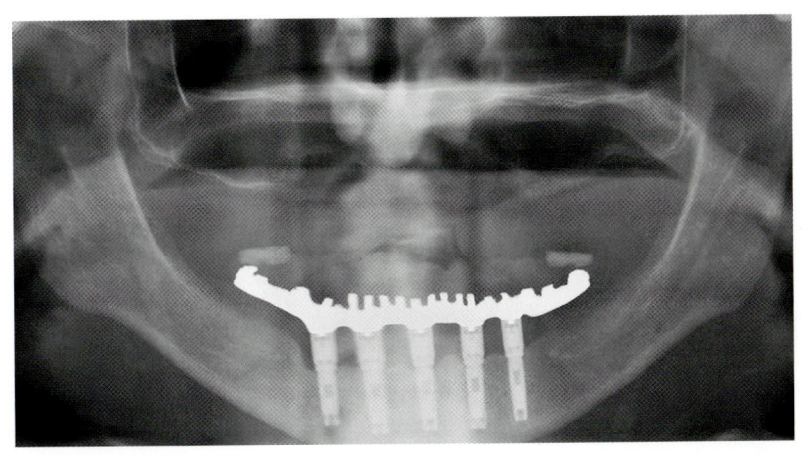

图26-6 Wright和Reddy发现全牙弓种植体支持的义齿可能阻止后牙牙槽骨吸收，甚至后牙区没有植入种植体，仍可能有骨质增加。这例25年的种植固定义齿保存了下颌前牙区和后牙区的骨质

由于经济条件的限制,很多患者只能选择2~3颗种植体支持覆盖义齿。但这些RP-5型修复体只能作为过渡义齿直至患者能够植入更多的种植体,将现有的混合支持式覆盖义齿升级为全种植支持式。一名牙列缺损患者没有经济能力承受4颗第一磨牙的种植修复,医生应该建议患者分次种植,以少量多次的方式来减少经济负担。同样,种植体-黏膜混合支持式的无牙颌患者也可以选择每隔几年增加1~2颗种植体的方式,将混合支持式覆盖义齿最终升级为全种植支持式修复体。

开始设计方案时就要设定以全种植体支持式修复体保存骨量的最终目标,然后再利用多年的时间去完成它。长期健康较之短期收益对患者更重要。如果患者不考虑经济问题,医生应该给患者设计一个全种植体支持式的修复体,以满足义齿的固位和稳定。如果患者经济条件欠佳,使用传统的少量种植体支持覆盖义齿修复也能极大的改善下颌义齿的功能。然后,医生可以分1~2步将混合支持式覆盖义齿最终升级为全种植支持式,以达到最佳的修复效果。

## 种植体覆盖义齿的缺点

下颌种植覆盖义齿最主要的缺点是与患者不愿使用可摘修复体的意愿存在矛盾。固定修复体能让患者觉得修复体是身体的一部分。因此,如果患者的第一诉求是固定修复的话,那么种植覆盖义齿不能满足他们的心理需求。

下颌骨可能对种植覆盖义齿是不利的,下颌覆盖义齿从牙槽嵴顶到𬌗平面之间至少需要12 mm的空间(图26-7)。当缺少足够的冠高空间(CHS)时,修复体和组件出现疲劳和折裂的风险会增加,且比金属熔附烤瓷固定修复体的并发症更多。12 mm的最小CHS可以保证树脂有足够的抗力,这个空间不用调改就可以放下树脂牙,同时为附着体、连接杆、软组织和卫生清洁提供足够的空间。下颌骨骨面上的软组织厚1~3 mm,所以𬌗平面到软组织的距离至少应该在10 mm以上。当然,在可用骨高度和宽度都充足的前提下,种植前进行适当的骨修整术来开辟间隙是可以接受的(图26-8),否则就只能考虑金属熔附烤瓷固定修复了。

另一项与可用骨密切相关的并发症是下颌骨的斜面及骨角度,尤其当牙槽骨进行性吸收时尤为明显。下颌骨前部骨角度大于30°的C类骨中,如果医生未能充分掌握骨角度的情况,则种植体很可能会穿透舌侧骨板损伤口底组织(图26-9)。即便术者将种植体成功植入骨内,也很可能无法修复(图26-10)。Quirynen等人对210份CT结果进行研究发现,28%的下颌骨前部舌侧倾斜−67.6°±5.5°,在下颌,倾斜角度小于−60°的只有5%左右。

尽管下颌覆盖义齿最初的治疗费很少,但是长期的维护费用经常要高于固定修复体,附着体(像

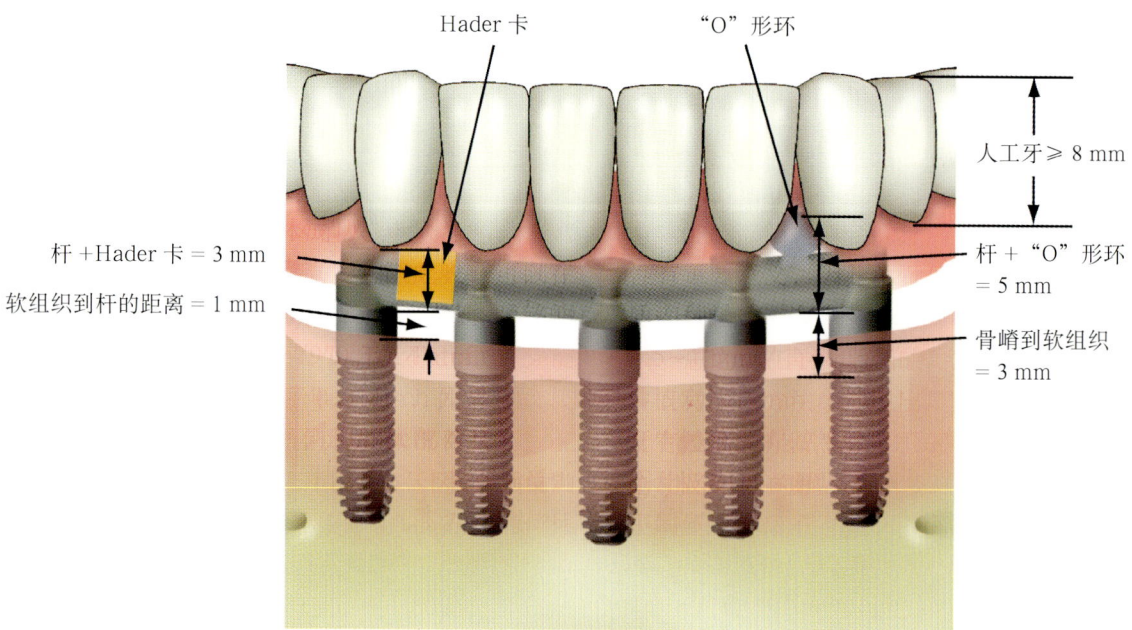

图26-7 下颌覆盖义齿至少需要从软组织到𬌗平面12 mm的距离(从骨水平到𬌗平面15 mm的距离)以保证杆、附着体以及人工牙的充足空间

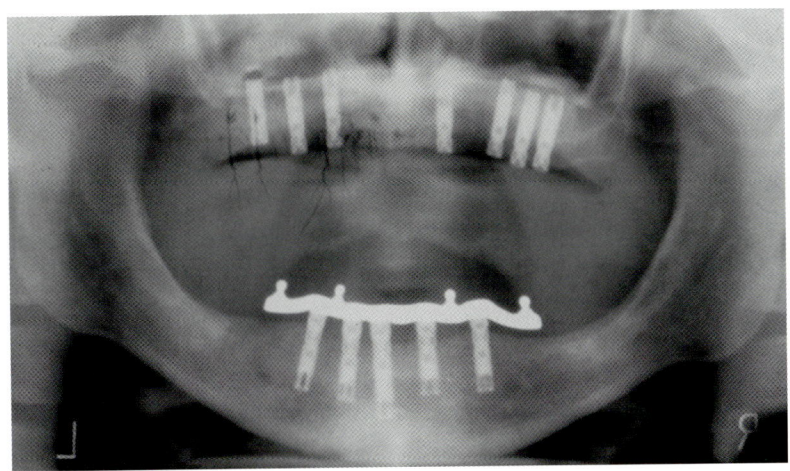

图 26-8 一张丰满下颌骨和种植覆盖义齿患者的全景片。由于没有足够的修复空间,义齿每年都折断几次

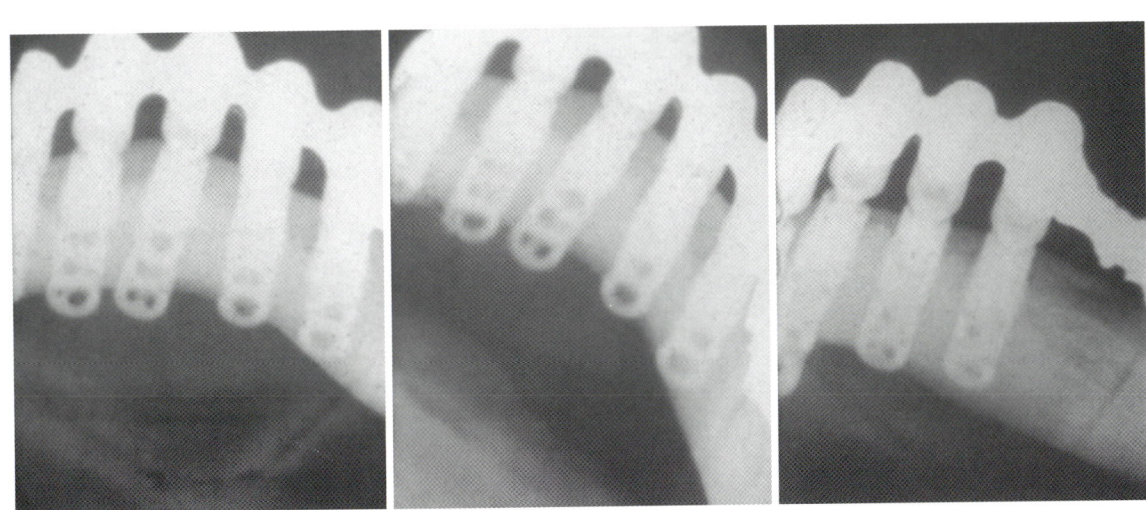

图 26-9 C-a 类下颌骨和 5 颗种植体穿透舌侧骨板,造成口底肿胀,持续不适

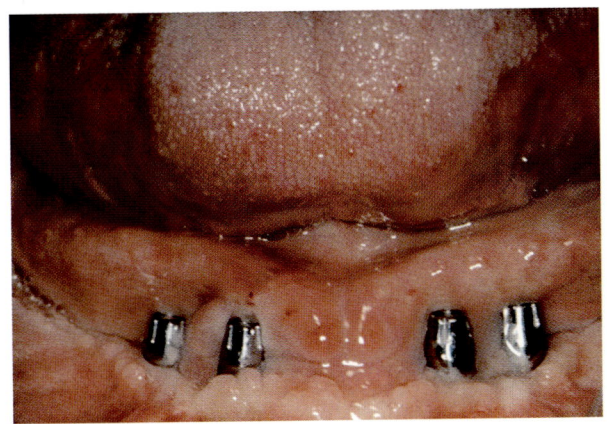

图 26-10 在 C-a 类下颌骨前牙区植入 4 颗种植体,种植体进入口底,造成持续不适,很难修复

"O"形环和卡槽等)部件需要定期更换。部件更换在第一年内出现的概率较高,但后期也要做好必要的维护。Bilhan 等人对 59 名患者的研究发现,种植覆盖义齿患者有 2/3 会在第一年发生修复体的问题,例如,16% 需要重衬,10.2% 固位丧失,8.5% 发生折裂,8.5% 有应力集中,6.8% 发生连接体移位,3.4% 发生螺丝松动。

种植覆盖义齿的𬌗力和咀嚼效率都远优于传统义齿,所以磨耗会更快,由于义齿磨耗和软组织支持的改变,一般每隔 5~7 年需要制作一副新义齿。因此,在种植开始之前这些维护项目应与患者交流清楚并列出项目来详细说明,以取得患者的认可。

下颌种植覆盖义齿的另外一个缺点是食物嵌塞。在休息位时修复体基托一般不覆盖至口底(在吞咽时口底抬升与义齿摩擦容易产生溃疡疼痛),但在进食时由于软组织的运动,食物残渣就会进入基托下方。传统义齿也存在相同的情况,然而在传统义齿行使功能时往往固位不良,食物残渣容易进入也容易排出,但是种植覆盖义齿的食物残渣往往潴留在种植体、杆卡和附着体的缝隙,不易清除(框图 26-3)。

## 文献回顾

下颌种植覆盖义齿的概念已经出现多年，最早发表的下颌骨骨膜下种植体和下颌骨前部即刻负荷根型种植体的成功案例已经有40多年的历史。

1986年进行的一次多中心调查对484名患者下颌即刻负荷的杆卡式覆盖义齿（1739颗种植体）进行研究，整体的成功率是94%。Engquist等人1988年报道的下颌种植覆盖义齿的种植体失败率是6%~7%。Jemt等人报道了一个多中心5年回顾性研究，观察30例上颌（117颗Brånemark种植体）以及103例下颌（393颗种植体）的5年成功率。下颌种植体的成功率为94.5%，修复体成功率是100%。Allard和Zarb跟踪调查了IOD患者20年，发现修复体和种植体的存留率分别是84%和87%。

近期研究发现，用以支持下颌覆盖义齿的种植体成功率得到了进一步的提升。2003年，Goodacre等人通过一项回顾性研究发现，下颌种植覆盖义齿比其他所有种植修复方式的种植体成功率都要高。Wismeijer等人报道了64位患者使用218颗钛浆喷涂种植体，覆盖义齿使用6.5年的成功率是97%。比利时的Naert等人报道不同系统支持覆盖义齿5年成功率是100%，该文献报道了207例患者使用了449颗Brånemark种植体并行Dolder-bar杆卡覆盖义齿修复，种植体10年累计失败率仅为3%。与之相似的还有Hutton等人的研究，报道了下颌覆盖义齿的存留率是97%。

Misch报道了147位患者通过采用本章介绍的完善治疗修复，7年种植体失败率低于1%，无修复体失败。Kline等人报道了51位患者266例种植体支持的覆盖义齿修复体成功率是100%，种植体成功率是99.6%。Meriche-Stern等人报道了2颗种植体支持的下颌覆盖义齿种植体存留率是95%。以色列Schwartz和Arnd等人对285颗种植体和69个种植覆盖义齿进行了10年的研究，报道称种植体成功率为是96.1%，且下颌更高。

综上所述，20年来发表的很多报道显示，种植体覆盖义齿是一种有效的修复方式。

## 覆盖义齿治疗方案

传统覆盖义齿必须依赖余留牙作为支持修复体的基牙，而这些天然基牙的位置变化很大，而且通常伴随牙周病引起的骨吸收。对下颌种植覆盖义齿而言，种植体能够有计划地植入特定位点，且数目能够由医患双方共同决定。而且，种植体作为覆盖义齿基牙能够提供更为健康、牢固的支持体系。因此，每项治疗方案的优点和不足都应当综合考虑、提前决定。

1985年笔者提出了5个无牙颌患者下颌覆盖义齿的可选方案，治疗方案从基本的软组织支持+种植体固位（RP-5），到有极强稳定性的全种植体支持（RP-4）都涵盖在内（表26-1）。这些修复方案中，修复体由2~5颗下颌前方种植体支持，4种RP-5型修复方案的固位、支持和稳定都不相同，RP-4型修复方案通过牢固的悬臂梁支持修复体，能够为修复体提供完全可靠的支持和稳定（图26-11）。

覆盖义齿方案在减小失败风险、骨吸收并发症及上部结构松动等方面都有考虑。最初为前牙区骨质为A类（充分骨量）或B（良好骨量）类全口义齿患者设计的治疗方案，在前牙区植入直径为4 mm或更大的种植体，根据后牙区牙槽嵴支持能力和牙弓形态对治疗方案进行适当的改动。根据这些标准条件,我们对前牙区骨量存在中度吸收（C-h型）的情况进行相应设计。

## 覆盖义齿的移动

设计下颌种植覆盖义齿治疗方案时，最终修复体的形式应综合考虑达到理想修复效果所需的固位、支持和稳定来决定。修复体的固位与使修复体脱位的垂直向力有关；修复体的支持与相对组织面垂直移动的动度有关；修复体的稳定则与水平向受

---

**框图 26-3　覆盖义齿的缺点**

- 心理满足感低（不能满足无动度义齿的要求）
- 需要更大的冠高空间
- 需要长期的维护
  - 附着体（更换）
  - 重衬（RP-5）
  - 每7年重新制作修复体
- 持续的后牙区骨吸收
- 食物嵌塞
- 义齿动度（RP-5）

表 26-1　下颌覆盖义齿的治疗方案

| 方　案 | 说　明 | RP-5 型可摘修复体 |
|---|---|---|
| OD-1 | 种植体位于 B、D 位点，彼此独立 | 理想的义齿<br>理想的前、后牙槽嵴外形<br>费用是主要考虑因素<br>仅有 PM-6 的固位 |
| OD-2 | 种植体位于 B、D 位点，用杆刚性连接 | 理想的后牙区牙槽嵴外形<br>理想的义齿<br>费用是主要考虑因素<br>PM-3 至 PM-6 的固位<br>较差的稳定性 |
| OD-3A | 种植体位于 A、C、E 位点，用杆刚性连接，后牙区牙槽嵴外形好 | 理想的后牙区牙槽嵴外形<br>理想的义齿<br>PM-2 至 PM-6 的固位和适中的稳定性（2 条腿的椅子） |
| OD-4 | 种植体位于 A、B、D、E 位点，用杆刚性连接，远中悬臂梁约 10 mm | 患者需要好的固位、稳定与支持<br>PM-2 至 PM-6 的固位（3 条腿的椅子） |
| OD-5 | 种植体位于 A、B、C、D、E 位点，用杆刚性连接，远中悬臂梁约 15 mm | 患者期望值高<br>PM-0 的固位、稳定与支持（4 条腿椅子） |

OD．覆盖义齿；PM．义齿动度分类
引自 Misch CE: Misch Implant Institute manual, Dearborn, MI, 1984, Misch International Implant Institute.

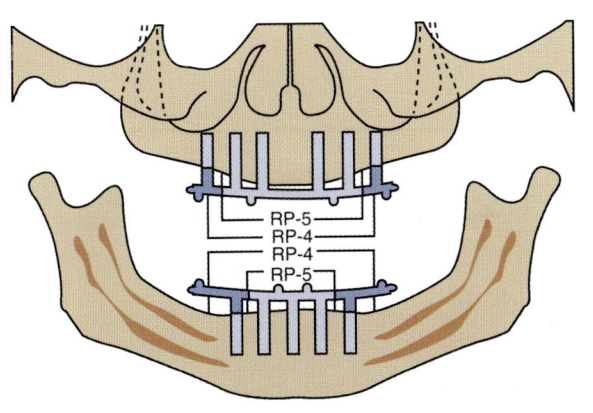

图 26-11　对于下颌覆盖义齿有 5 种修复方案。4 种方案是 RP-5（后牙软组织支持），1 种方案是 RP-4（义齿完全由种植体和连接杆支持）

力和悬臂梁施加的力有关。覆盖义齿（IOD）固位力的大小取决于附着体的数目和类型；IOD 的稳定取决于种植体（和连接杆）的位置；IOD 的支持则取决于种植体数目（和后牙区连接杆设计）。患者的主诉、解剖条件、主观愿望和经济能力决定了修复体最终的支持、固位、稳定状况。不同的解剖条件和力学因素都会影响覆盖义齿的固位、支持和稳定。因此，不能对所有患者采用同一种修复方案。

例如，两种植体支持的覆盖义齿并不是患者的唯一选择。这里需要再次强调的是，绝大多数下颌覆盖义齿最终都应该达到 RP-4 型修复体。

下颌种植覆盖义齿最常见的并发症是修复体的固位、支持和稳定下降，当种植体上制作了固定修复体，它是刚性的悬臂梁或偏载负荷可以明确识别。一般很少有医生在 3 颗种植体上制作全口固定修复体，特别是当种植体的位点造成桥体过长时。然而将 3 颗前牙区种植体用杆相连，就可以单独支持固定义齿，修复医生考虑 3 颗种植体支持的覆盖义齿需要的支持较少，但没有意识到覆盖义齿在行使功能时与固定义齿一样是不能移动的。如果设计覆盖义齿没有动度，对种植体数量、位点和设计的要求就应与固定义齿类似。

种植覆盖义齿中各种精密的附着体动度范围差别较大，运动可发生在 1~6 个方向或平面，殆向、龈向、颊向、舌向、近中、远中，2 型附着体仅有 2 个平面的动度，4 型附着体有 4 个平面，因此覆盖义齿在功能状态下的运动方向完全受不同类型附着体数量和位置的影响。例如，"O"形环附着体允许 6 个方向的运动，但同时使用 4 个"O"形环附着体固定在同一连接杆上时，修复体在行使功能或发生咬合异常时便无法向任何方向运动（图26-12）。因此，附着体和修复体运动（PM）应当相互独立评估。种植覆盖义齿治疗计划的重要一环就是考虑患者能够适应或承受最终修复体有多大的动度。

### 修复体动度（PM）的分级

笔者在1985年就建议用分级系统来评估种植修复体不同方向上的动度，而不是将单个附着体的移动范围简单相加，因此修复体的动度（PM）才是医生重点关注的对象。覆盖义齿是可摘的，但在行使功能或副功能运动时却要保持相对稳定。如果所需修复体在行使功能时无动度，那就定义为PM-0型，这种类型需要与固定修复体相似的种植体支持；如果修复体存在铰链运动就定义为PM-2型；既有铰链运动又有根向动度定义为PM-3型；PM-4型允许有4个方向的动度；PM-6型修复体可以在所有方向存在动度。

### 修复体的动度

医生根据患者意愿和解剖耐受水平对修复体动度进行评估。可摘修复体就位后是稳定不可移动的就将其定义为PM-0型，而无论使用的是何种附着体。例如"O"形环可以允许6个方向的运动，但在全口内使用4个"O"形环+全牙弓杆卡固位后，修复体就可以完全稳固地就位于杆上，所以这种类型仍然属于PM-0型。铰链修复体包括2个平面间的相互运动（PM-2），通常使用铰链附着体。例如，Dolder杆卡附着体和Hader杆卡附着体就是最常用的铰链附着体。Dolder杆的截面是卵圆形的，Hader杆则是圆形截面。Dolder杆的夹子可以旋转，而Hader杆卡因为是圆形截面所以对一定距离上4个方向的力都会弯曲，而其他杆卡只对3个方向上的力发生弯曲，因此Hader杆卡活动范围更广。所以，通常在Hader杆的组织侧增加一个抗旋部件来限制它的活动范围，但这也增加了基台松动或杆折断的风险。从Hader杆卡系统的横断面可以看到，Hader杆上的支点设计相比圆形可以有效限制固位卡（和修复体）在20°之内旋转，这样修复体和杆之间的固位更趋刚性，因此Hader杆卡系统可以用于后牙区牙槽嵴形态较好、软组织足够坚韧，能够限制修复体旋转以支持PM-2型修复体（图26-13）。

如果想要这些附着体有效地行使功能，铰链附着体应与修复体的旋转轴保持垂直，所以修复体动度（PM）只能在2个平面内发生（例如PM-2）。如果Hader和Dolder杆角度良好或平行旋转方向时，那么修复体就接近刚性了，类似于PM-0系统（图26-14）。因此，这种情况会导致种植体系统负荷过大从而造成螺丝松动、嵴顶骨吸收甚至种植体失败。Hader杆卡系统是PM-0型RP-4修复体理想的隐蔽型附着体。通常，这些固位卡在牙弓不同的平面里就位于杆上以保证充分固位。

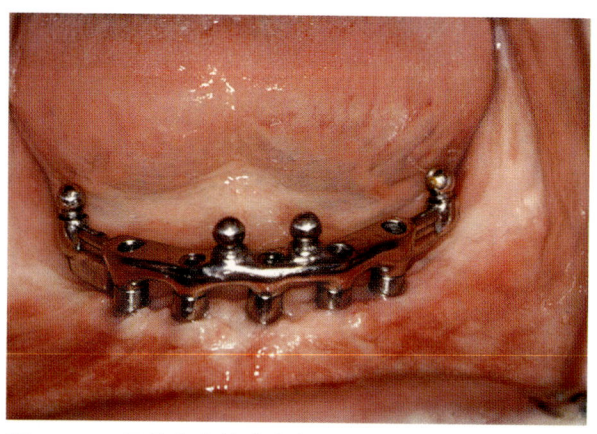

图26-12 覆盖义齿的动度常常与附着体动度类型不同。在这类RP-4的覆盖义齿中，"O"形环（有6个方向的动度），Hader杆卡（有2个方向动度）支持刚性的覆盖义齿。修复体动度是PM-0（无动度）

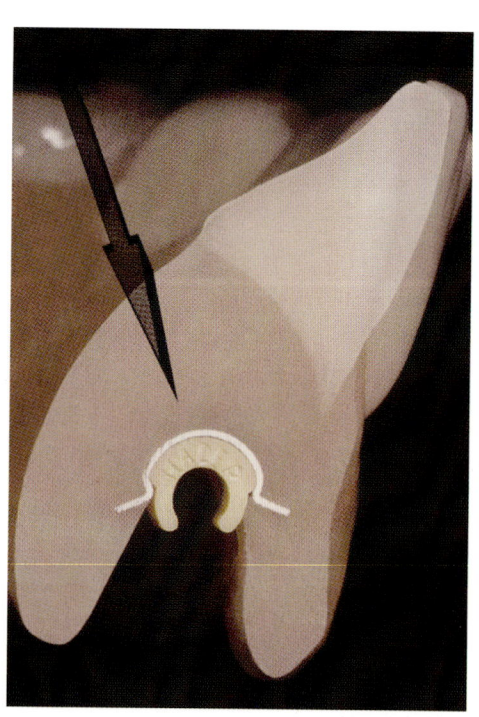

图26-13 当杆垂直于下颌中线时，依靠Hader卡固位的种植覆盖义齿可以沿着杆旋转20°

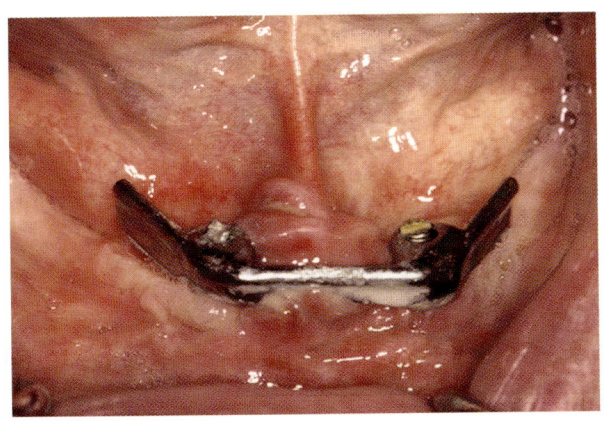

图 26-14　Hader 杆卡是一个 2 类附着体系统。但是，当卡子平行或与义齿运动方向有角度时，义齿是刚性的。在这个病例中，2 颗种植体不足以支持无动度的修复体（PM-0），这会导致螺丝松动，骨吸收及种植失败

### 隐性悬臂梁

隐性悬臂梁是修复体在最远端种植体或连接杆之外的延伸部分。如果修复体在种植体或连接杆末端负荷于软组织之上的部位不发生旋转，就说明存在隐性悬臂梁。例如，悬臂梁扩展到第一磨牙位置，但修复体第二磨牙上受的力没有使修复体后部下沉、前部上翘，则表明悬臂梁实际上是扩展到了第二磨牙的位置。因此，测量悬臂梁长度的依据是修复体的动度，而不是连接杆或附着体的末端。通常，最终覆盖义齿只排牙到第一磨牙的位置，这样就避免了隐性悬臂梁过长的问题。

### 下颌种植位点的选择

覆盖义齿利用前牙区进行固位和稳定有许多好处。后部有动度的覆盖义齿比前部有动度的可摘义齿更易被患者接受。前牙区的义齿通常位于无牙颌牙槽嵴的前方。这样一来，当前方义齿水平和垂直向受力时就会下沉（义齿后部上翘），由于前方义齿下方没有牙槽骨支持，这一动度的范围通常都很大。在后牙区，后部义齿通常覆盖在牙槽骨（牙槽嵴或颊棚区骨质）上方，且一般与殆平面平行，所以当后方义齿受到垂直向的咬合力时，修复体的动度便因受自体组织限制而不至于过大。

为肯氏 IV 类牙列缺失患者（后牙区和前牙区缺牙且缺牙间隙跨中线）设计可摘局部义齿（RPD）的准则是在前牙区使修复体获得牢固的支持。如果修复体稳定性前方差后方好，则在行使功能时会发生前后晃动，这种晃动会增大基台所受的扭矩，增加覆盖义齿各组件和传导至种植体 - 骨界面上的应力。因此，前牙区的受力会严重影响到种植体或杆，而后牙区的力量则可以直接传导至软组织，例如下颌颊棚区。

下颌无牙颌最高的可用骨高度位于下颌骨前部两颏孔之间的区域，该区域的骨密度通常也是最适合植入种植体的。因此，下颌种植覆盖义齿治疗方案中常常选择在前牙区两颏孔之间植入种植体，这样可以使修复体的动度更小，且该区域比其后部区域的骨量和骨密度更适宜种植体植入。

下颌前牙区（颏孔之间）的可用骨被划分为 5 个可选择的潜在种植位点，从患者的右侧开始分别标为 A、B、C、D、E（图 26-15）。尽管患者可能已经选择了治疗方案，但在规划治疗方案和手术时都应将这 5 个种植位点全部标注出来。这样做主要出于以下 4 个原因：

1. 如果第一次治疗时未在 5 个位点都植入种植体，患者可以选择在将来继续植入更多的种植体来增强修复体的支持与稳定。例如，一名患者植入了 4 颗种植体，其覆盖义齿已经获得了足够的固位、稳定和支持，但如果患者希望将来能够更换为固定义齿，对新的固定修复体而言，4 颗种植体就不够了。如果种植医生在最初手术时没有考虑到这种情况，而是将 4 颗种植体等间距地植入，那么就需要取出 1 颗种植体来为新的种植修复计划提供足够的空间。

2. 有的患者可能希望进行全种植体支持式修复体（RP-4 修复体或固定修复体），但无法一次承担整个治疗费用，可以先在 A、C、E 点植入种植体进行覆盖义齿修复，

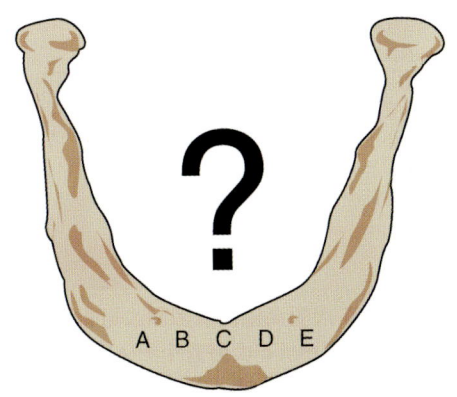

图 26-15　下颌前部两侧颏孔间骨分为 A、B、C、D、E 5 个区域

然后在 B、D 点追加种植体，最后实现全种植体支持的覆盖义齿或固定义齿（图 26-16）。

3. 当一颗种植体出现问题，预先选定的位点就能为治疗提供额外的补救机会。例如，在 A、B、D、E 4 个位点植入了种植体，但其中一颗种植体无法获得牢固的骨结合，这时可以将失败的种植体移除，同时在 C 位点再植入一颗种植体。这样一来，便避免了额外的手术，同时更节省了新种植体植入前进行骨移植和等待骨愈合所需的大量时间（图 26-17）。

4. 这 5 个种植位点在每一个治疗方案中都要重复标注的第四个原因是为修复医生提供便利。制作天然牙支持的覆盖义齿时，医生只能选择最好的余留牙来支持修复体，而这些余留牙的临床特征和位置分布可谓千变万化，这就导致了每一副天然牙支持覆盖义齿在固位、稳定和支持上都存在些许不同。通过口腔种植技术，可以在预定位置获得健康的基牙，种植体数目的可控性也使得修复医生能够得到一致性更好的临床结果。这样一来，就能根据患者的心理诉求、解剖条件和经济状况来提前制订更有把握的治疗方案。

### 覆盖义齿方案 1

是当患者非常在意费用时，下颌覆盖义齿的首选方案（OD-1），这种情况骨量要足够（A 类骨或 B 类骨）并且对修复效果不能过于苛求。这种方案要求后牙区牙槽嵴形态应该呈倒 U 形，牙槽嵴有高度平行的侧壁，对传统义齿的支持非常稳定（框图 26-4）。对患者而言，急需解决的问题是固位力不佳。此外，还应对上颌进行传统全口义齿修复。

在这样的理想口内条件下可以在 B、D 两点植入 2 颗种植体（图 26-18），2 颗种植体互相独立且上部结构不连接，覆盖义齿的附着体增加了固位力，在 OD-1 中最常见的附着体是"O"形环或 Locator 设计。修复体的稳定性通过前牙区种植体得到了提升，在后牙区则是通过牙槽嵴形态增加稳定。修复体的支持与传统义齿相似，主要来自于后牙区的颊棚区和前牙区的牙槽嵴。这种种植覆

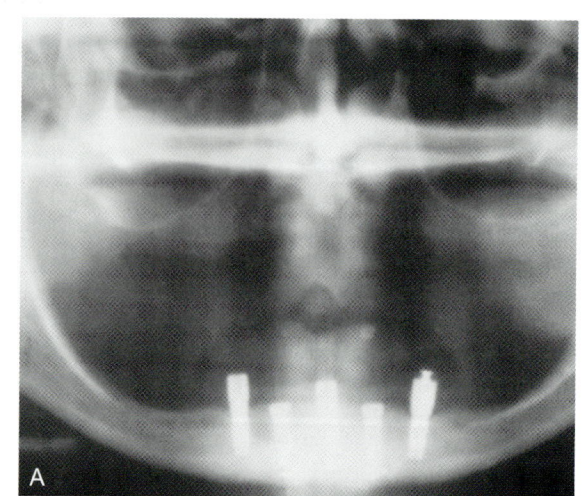

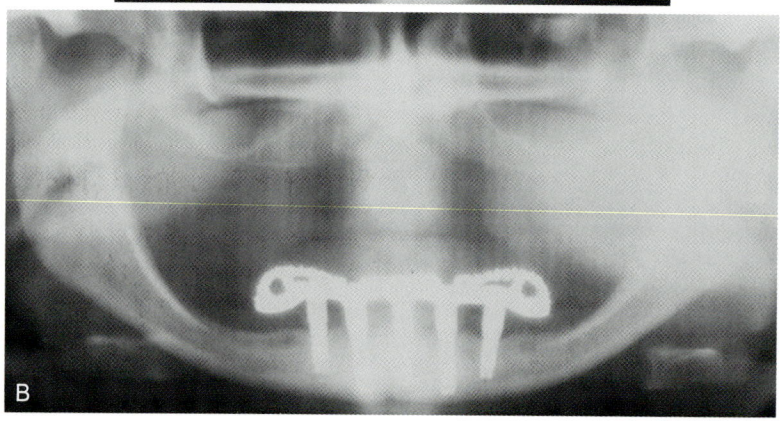

图 26-16　A. 患者佩戴 3 颗种植体支持的覆盖义齿很多年。她想提高覆盖义齿的支持、稳定以及固位。由于最初的 5 个种植位点都是预先设计的，所以在 B 和 D 的位点再增加种植体。B. 在 2 颗额外的种植体植入后，制作了一个复合固定义齿（与 A 图为同一个患者）

图 26-17  A.种植位点 A、B、D、E 的曲面断层片；B.术后曲面断层片，去除了位点 B 的种植体，在位点 C 植入了种植体（暴露了 A/D/E）；C.制作了 OD-4 方案的 RP-5 型修复体

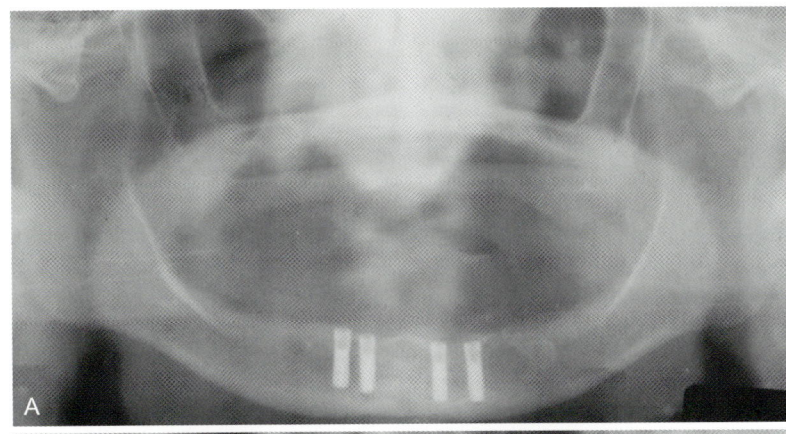

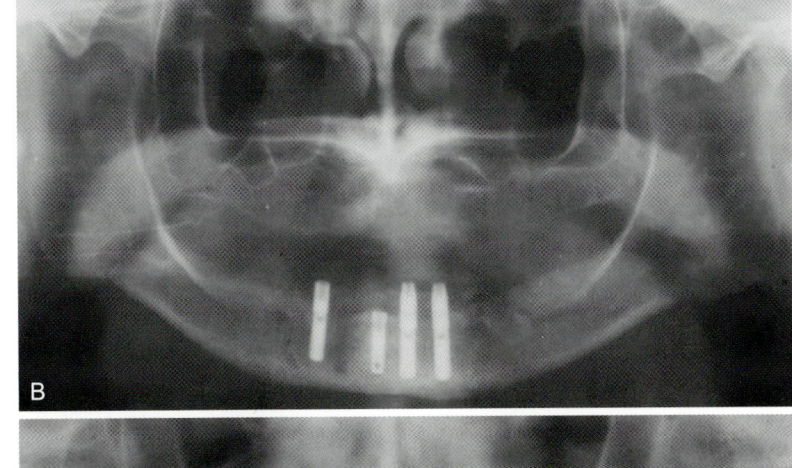

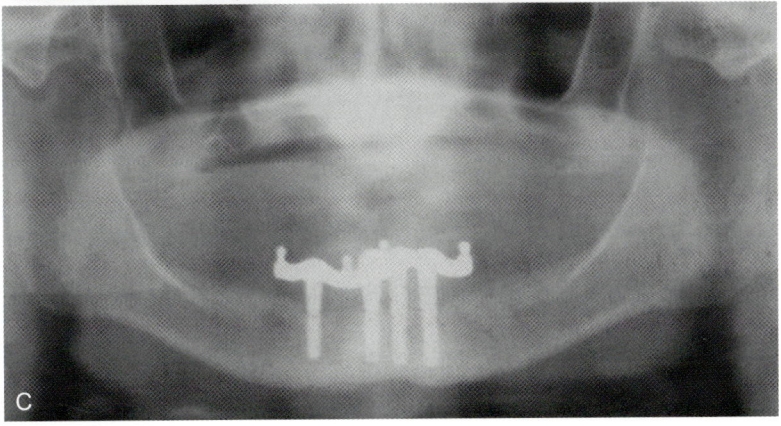

| 框图 26-4　患者选择标准：覆盖义齿方案 1（OD-1） |
| --- |
| • 对颌是上颌全口义齿<br>• 解剖条件好或非常好（前后区域为 A 类或 B 类骨）<br>• 后牙牙槽嵴是倒 U 形外形<br>• 患者的需求较低，主要要求解决固位问题<br>• 无牙颌，不是方圆形牙槽嵴上修复尖圆形牙弓的情况<br>• 费用是主要的因素<br>• 3 年内可能考虑再次植入种植体 |

盖义齿只能使用 RP-5 型修复体，也就意味着修复体会发生旋转且要负荷在下颌后部的软组织上（图 26-19）。种植体支持的作用十分有限，因为附着体使得应力能够朝向任意方向分散，也就是说修复体所获得的稳定和支持主要依赖于下颌骨解剖结构和修复体设计，这点与全口义齿十分相似。

OD-1 型覆盖义齿中在 B、D 两点植入种植体要远好于在 A、E 两点植入（图 26-20）。双侧游离端缺失伴前牙缺失的肯氏 I 类患者，常常用固定义齿修复前牙，用可摘义齿修复后牙，这样可以减小前牙区围绕支点线出现义齿摆动。A、E 两种植位

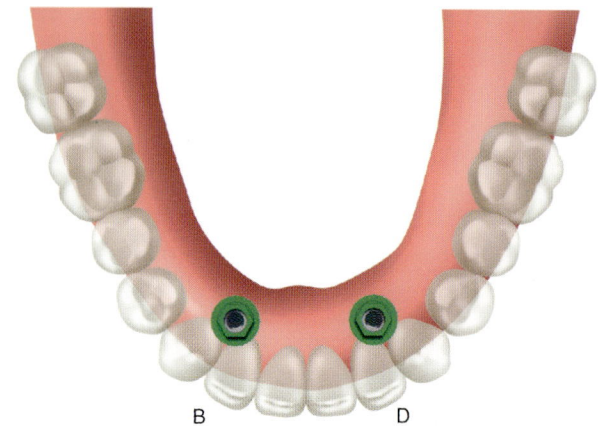

图 26-18　覆盖义齿方案 1 包括 2 颗独立的种植体。最好植入在 B 和 D 位点，在行使功能时可限制义齿向前旋转

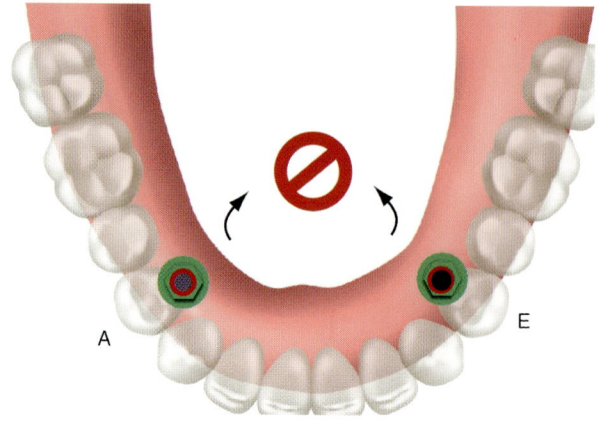

图 26-20　在 A 和 E 位点上独立的种植体会使修复体出现大幅度的旋转，对种植体施加较大的杠杆力

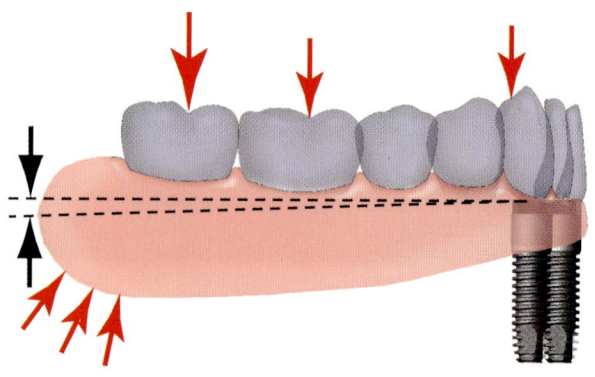

图 26-19　RP-5 型义齿在功能状态时一定会在前部种植体上旋转，由下颌后部软组织支持义齿负荷

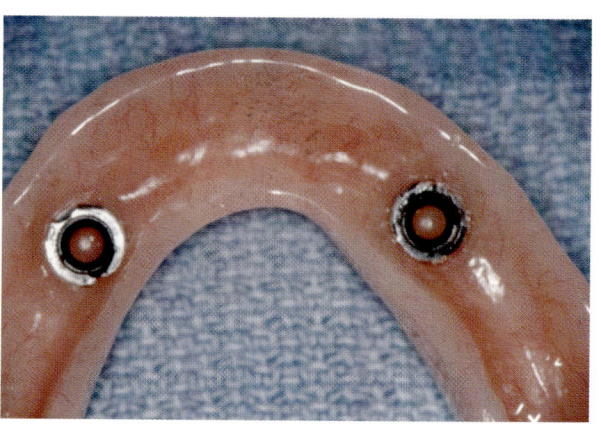

图 26-21　在 A 和 E 位点独立的种植体位于前牙切端的远中。因此，在咀嚼食物时种植覆盖义齿的前部发生倾斜是很普遍的

点位于前磨牙区，该区独立种植体位于前牙支点线的更后方，会造成更大幅的义齿摆动（图 26-21）。当在 B、D 两点（接近天然尖牙位置）植入种植体后，修复体前牙区的动度就减小了。

值得一提的是无牙颌牙槽嵴和牙弓都可按方圆形、卵圆形和尖圆形分类。但牙弓的形式不同于牙槽嵴。当尖圆形牙弓通过 2 颗种植体支持在方圆形牙槽嵴上时，前牙就相当于种植固位系统的前方悬臂梁。对于这种牙弓 - 牙槽嵴复合体需要更多的种植体支持。

对于 B 和 D 两位点种植体，修复体在承受前牙𬌗力时能起到联冠作用，并能减小每颗种植体的受力。然而很多情况下上部修复体并不能达到联冠的效果，因为附着体具有应力缓冲作用，可以允许任意平面上的移动。因此，在很多情况下都只有一颗种植体受力，这时修复体比连接种植体的杆卡固位修复体更不稳定。

患者选择 OD-1 型修复体的主要原因就是费用较低。2 颗种植体一般是最少的种植体数目了，而且没有连接杆减少了复诊次数和技工费用。旧义齿可以在制作 OD-1 型修复体中发挥作用，重衬或者作为个别托盘用于种植体和附着体印模都是不错的方案，这进一步降低了费用。此外，有时连接杆也会继发许多问题，这一方案不使用连接杆，也就避免了这些问题。同时，方案中独立的种植体更利于清洁。

由于 B、D 两位点种植体之间相互独立，OD-1 型修复体与其他修复形式（使用连接杆和更多种植体）相比义齿的支持和稳定相对较差。JEMT 等人证实，去除种植覆盖义齿杆卡后𬌗力会下降。另外有研究表明，仅仅植入了 2 颗种植体并不会减缓下颌无牙区的骨吸收。

OD-1的缺点还包括患者复诊的次数较多。为保证修复体顺利就位并行使功能，2颗种植体应该在相同的水平高度上、相互平行、与中线等距且与𬌗平面垂直。如果2颗种植体不平行，在摘戴修复体时会有较大的位移，那么修复体的一个附着体部件就会比另一个磨损得更快。更有甚者，如果植入角度偏差很大，修复体的一个附着体可能根本无法就位（图26-22）。

种植体也应该与𬌗平面垂直，这样𬌗力就可以均匀地传导至覆盖义齿的后牙颊棚区，同时也能保证下颌在做铰链运动时与下颌关节呈90°，否则双侧受力便会不同。值得关注的是，在行使功能或者咬合紊乱时仅有2颗种植体来承担𬌗力，所以最好对种植体施加尽可能少的力，并且尽量将力沿着种植体长轴也就是垂直于𬌗平面的方向进行传导。

2颗独立的种植体应该在相同的咬合高度，它们的连线应该与𬌗平面平行，如果1颗种植体较高，在行使功能时，修复体会从较低的种植体上脱位，然后以较高的种植体为支点开始旋转（图26-23），这样会导致较低种植体上附着体或"O"形环的过度磨耗。另外，较高的种植体由于承担了大部分𬌗力，并发症发生的概率也较大，主要包括基台螺丝松动、种植体边缘骨吸收和种植失败等。

OD-1的2颗种植体应该与中线等距，如果1颗种植体偏远中（距离中线远），当患者在用后牙咬合时，它就会成为支点，这样近中的种植附着体磨损就会加速，远中种植体就会承担更大的𬌗力。当患者使用前牙咬合时，前方种植体就会成为支点，导致后方附着体磨耗加速。

鉴于会增加使用风险，推荐更多地使用多颗种植体联合支持的杆卡式义齿，而不是相互独立的种植体，因为在技工室制作杆卡时控制水平、垂直以及轴向平面的精度比医生在口内植入种植体更容易控制。

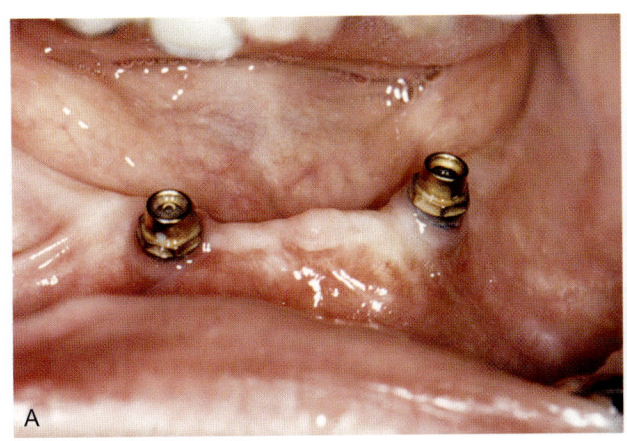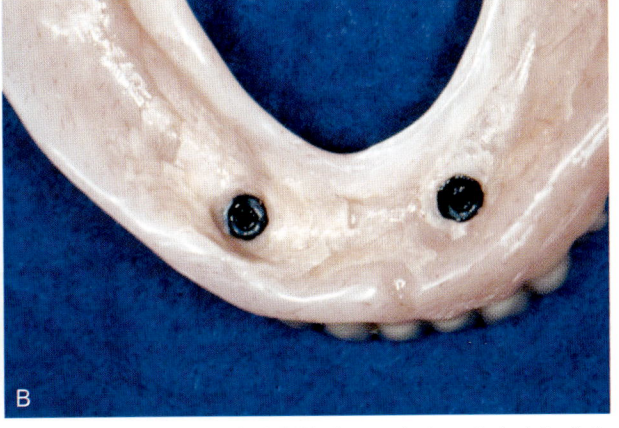

图26-22　A.当一颗种植体位于另一颗前方时（如图），后牙区咀嚼时最远端的种植体就成为了支点；当患者切咬食物时，最前端的种植体是运动的支点。这造成了不稳定，附着体磨损，以及在种植体部"O"形环的松动。B.当2颗种植体相互不平行，距离中线距离不等以及咬合高度不同时，附着体将会快速磨损，需要经常更换

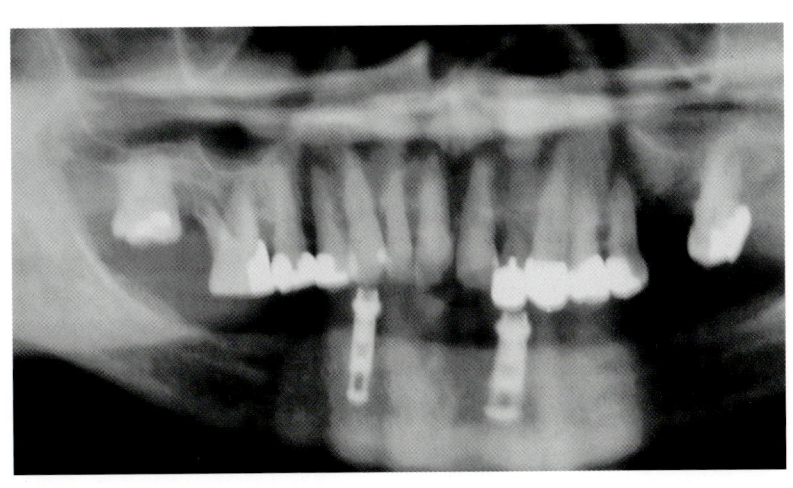

图26-23　2颗独立的种植体应该在相同的高度上，距离中线的距离相同，且相互平行。当种植体处于这张X线片中的位置时，1颗种植体（不是2颗）变成了最主要的支点，增加了过度负荷并发症的风险。当力学因素较常规高时，这就变得特别重要了。RP-5覆盖义齿患者的𬌗平面应该调整到双侧平行𬌗

需要强调的是选用 OD-1 方案时，下颌可用骨必须为 A 类或 B 类骨，且对颌应当采用传统全口义齿修复（图 26-24）。全口无牙颌患者治疗前咬合力是相对减低的，上颌全口义齿在咀嚼时有一定的动度，可以起到缓冲分散应力的作用。上颌全口义齿和下颌 OD-1 覆盖义齿都具有一定的不稳定性，当上颌为全口义齿时，下颌后牙区需要的支持力相对较低（图 26-25）。

当患者能意识到使用连接杆和植入多颗种植体来支持义齿是非常必要的，但由于经济原因制约只能在植入足量种植体前选择少量种植体时，OD-1 是不错的选择。这种治疗方案的最终目标是在患者出现严重的下颌后牙区骨吸收之前将 OD-1 型转变为 RP-4 型修复体或固定修复体。当患者能够负担再增加 2 颗种植体时，可在 A、E 两位点植入，然后将 A、B、D、E 四点相连并制作远中悬臂梁来帮助减少后牙区的骨吸收。如果还能够再增加 1 颗种植体的话，可以考虑在 C 位点植入。若一侧颏孔远端的骨高度和骨宽度都足够的话，也可将新增种植体植入第一磨牙的位置。这样一来，就有 5 颗种植体，位于 A、B、C、D、E 或是 A、B、D、E 和磨牙位置，这些种植体连接在一起以及悬臂梁结构就构成了 RP-4 型或固定修复，有利于维持该侧后牙区牙槽骨，而且就可以仅在一侧使用悬臂梁，大大改善 A-P 距离（图 26-26）。

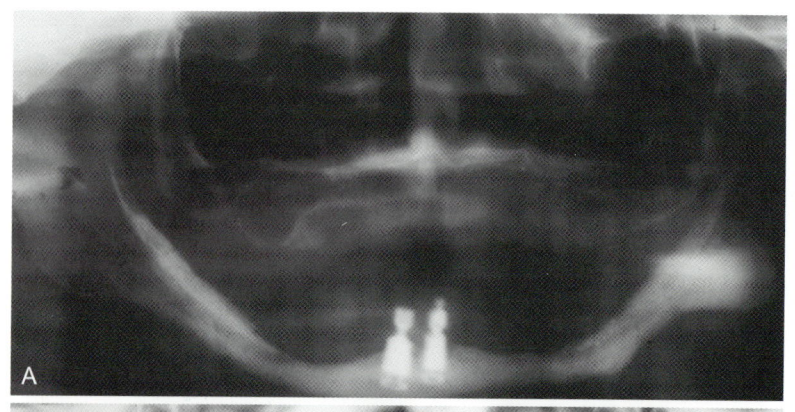
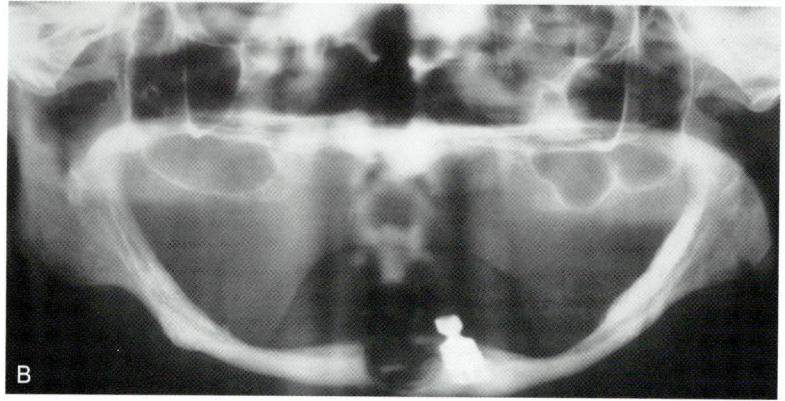

图 26-24　A. 在 D 类的下颌骨 2 颗独立种植体的曲面断层片；B. 1 颗种植体失败，下颌骨在失败的种植部位骨折

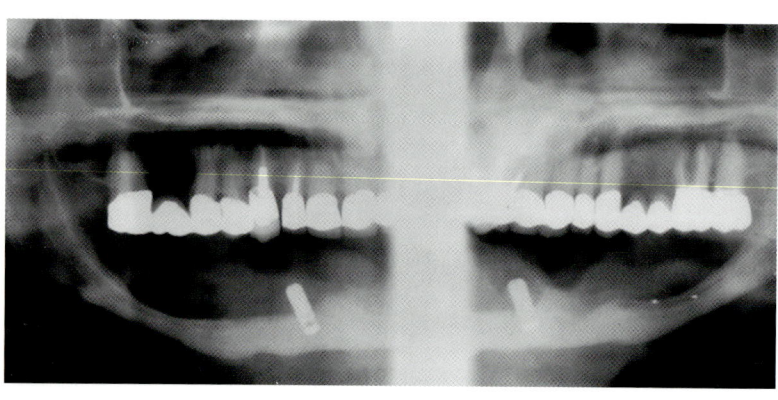

图 26-25　下颌 2 颗种植体的覆盖义齿应与全口义齿相对。否则，种植覆盖义齿会经常出现不稳定和压痛点

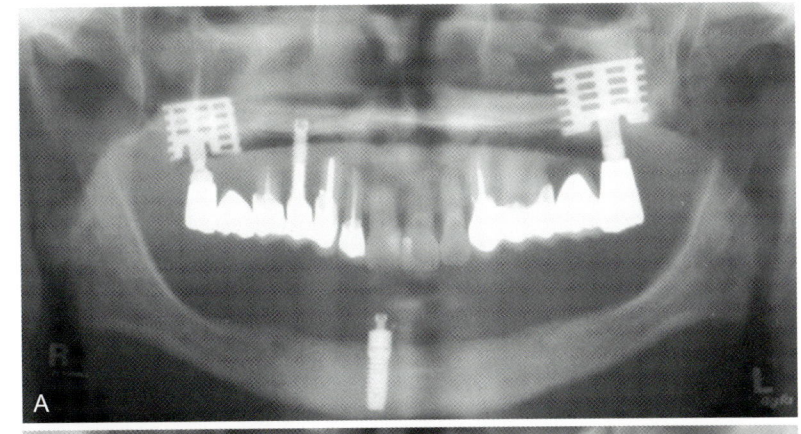

图 26-26　A. 曲面断层面显示下颌 2 颗种植体支持的覆盖义齿与上颌固定义齿相对，1 颗种植体已失败；B. 最终，植入了额外的种植体，制作了固定修复体

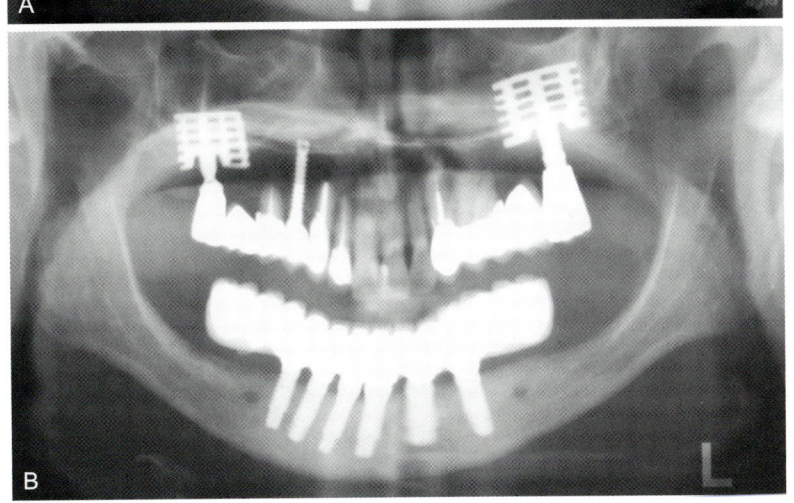

### 覆盖义齿方案 2

很多医生的初始方案多倾向于覆盖义齿方案 2（OD-2）而非 OD-1，其需要的解剖条件和患者诉求与首选方案 OD-1（框图 26-5）基本一致。此方案也是将种植体植入 B、D 两点，然后通过上部结构连接后再行修复，不设计远中悬臂梁（图 26-27）。与单个种植体相比这种方案可以减小 2 颗种植体的受力，杆的设计是将附着体等分在中线两侧，相互平行、咬合高度相同、角度相同，从而增加固位力（图 26-28，图 26-29）。种植体间理想的距离是 14～16 mm，也就是在 B、D 两点之间的距离。但是，如果种植体过于接近且小于 B、D 间距离，那么，无论种植体连接还是相互独立，都会导致修复体在行使功能时稳定性下降。另外，2 颗种植体的远中不应当设置悬臂梁（图 26-30，图 26-31）。

不能将 A、E 两位点的种植体连接修复（图 26-32），其原因很多。此区域种植体在颏孔之前，常在第一前磨牙的位置。这一设计的杆卡结构与前牙区牙列曲线一致，会导致修复体舌向弯曲过度。上部修复体的长度和弯曲应力也相应增加。固位杆一般都置于前牙下方但位于种植体前方，这样就会产生较大的力矩。

固位杆位于切线方向限制了修复体围绕支点的无摩擦旋转，过大的扭力传导至种植体和杆卡上会导致螺丝松动和种植体颈部骨组织的吸收。A 点距 E 点之间的距离接近 6 个牙位，上部结构的可弯曲性取决于长度大小，其弯曲程度是在 B、D 两位点植入种植体修复后的 5 倍。连接杆弹性的增加可导致螺丝的松动，如果一颗螺丝松动，则另一侧的种植体就必须承担 7 个牙位的悬臂梁。发生这种情况

---

**框图 26-5　患者选择标准：覆盖义齿方案 2（OD-2）**

- 对颌是全口义齿
- 解剖条件好或非常好（前、后牙区骨质为 A 类或 B 类）
- 后牙槽嵴外形为倒 U 形
- 患者的需求较低，主要要求解决义齿固位问题
- 患者能负担新的义齿和连接杆
- 3 年以上不会植入额外的种植体
- 患者的𬌗力因素较小（例如，功能异常）

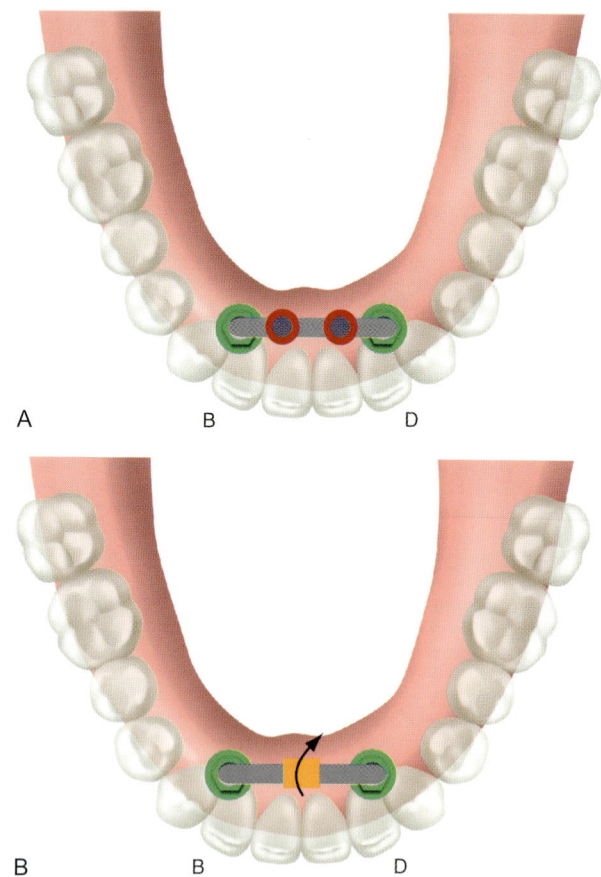

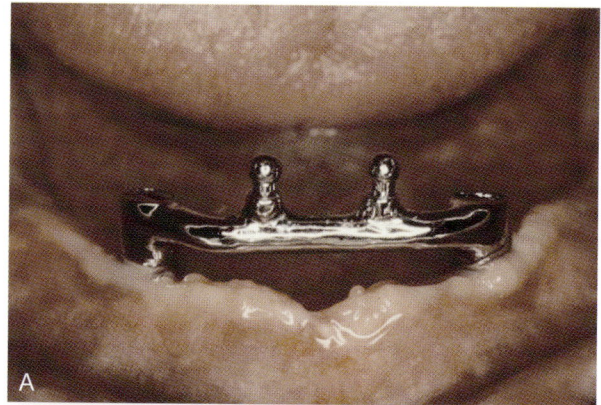

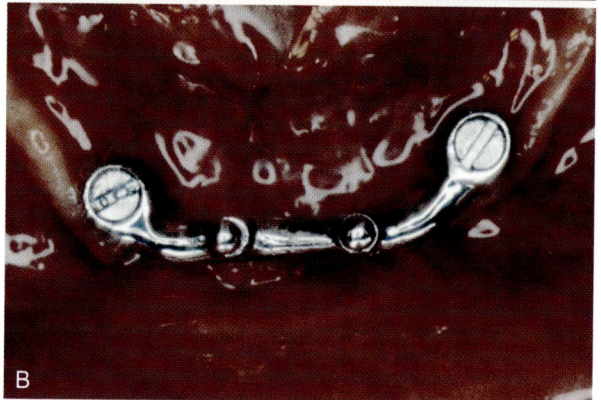

图 26-29　A.当"O"形环用于OD-2时，附着体相互平行，并在相同的咬合高度；B."O"形环附着体应位于距离中线等距的位置

图 26-27　覆盖义齿方案2是在B、D位点植入种植体，用杆连接种植体。种植体远端无悬臂梁。义齿动度降低，杆与种植体的应力增大，并发症风险增加。附着体有例如"O"形环（A）或Hader卡（B）附着于杆上，将允许修复体活动，附着体置于相同的高度，距离中线相同的距离，相互平行

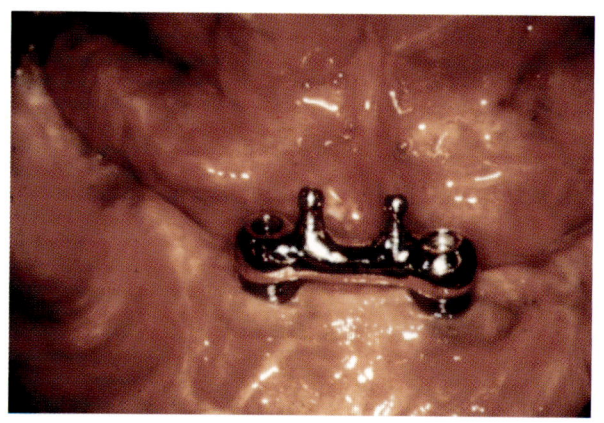

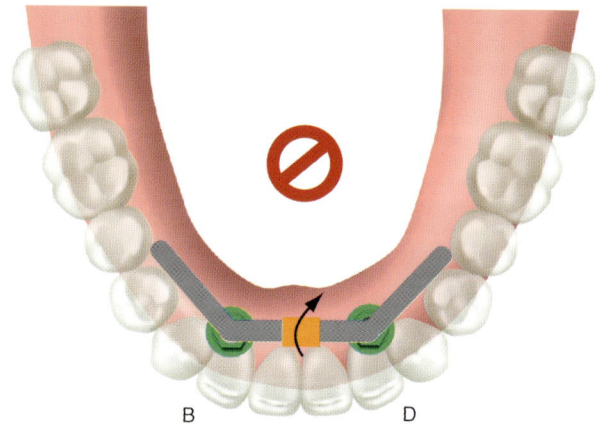

图 26-28　位点B和D的种植体用杆连接。"O"形环用于种植覆盖义齿

图 26-30　连接B和D位点的种植体的连接杆不应该有远端的悬臂梁

后，剩余的未出现附着体松动的种植体会因为上部结构力臂的增长而承受较大的应力，增大的应力会导致骨吸收、种植体松动和种植体组件的折断（图26-33），进而增加骨吸收和种植体失败的风险。

将A、E位点的种植体进行连接修复的另一个问题是会使上部结构呈箭头形。如果将杆设计为直的而不是沿着颌弓方向弯曲，那么它会占据舌的空间，义齿的舌侧基板也会显得过大，义齿会在舌侧扩展10 mm，垂直向扩展7 mm来容纳义齿上部结构的附着体。义齿一般都位于牙槽嵴之前的区域（在上部结构的杆之前），这样前牙区上部结构出现摆

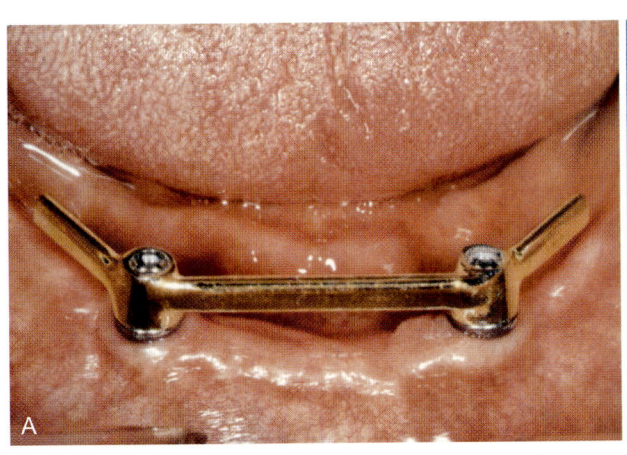 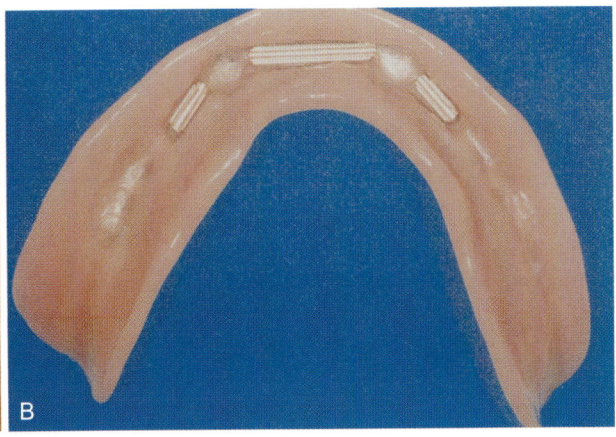

图 26-31　A. 在 B 和 D 位点的种植体和连接杆，带有远端的悬臂梁；B. 在义齿上的 Hader 卡不允许义齿移动。因此，这是一个无义齿动度（PM-0）的种植覆盖义齿，将会造成反复的生物力学并发症

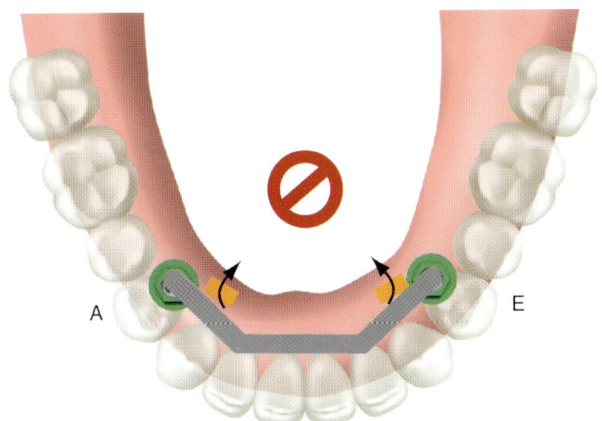

图 26-32　A 和 E 位点的种植体不应该连接在一起

距离过近的位置，以防止修复体的旋转。如果修复体完全就位于曲线杆上，修复体的动度就减小为 0（PM-0），这会给种植体带来更大的垂直向和侧向力，连接 A、E 两点种植体在单位面积上受的力同样也大于连接 B、D 两点种植体。这是由于后牙区承受的殆力增加，这样当在 A、E 两点植入种植体后就会有更大的垂直向负荷。关注这一点在患者本身有夜磨牙和紧咬牙等副功能运动时尤为重要。

A、E 两点比 B、D 两点能给修复体带来更好的侧向稳定性。但是，这种侧向抗力完全依赖于种植体，会使得种植体负荷过大。在 B、D 两点植入种植体就不能避免修复体的侧方动度。尽管患者可能不太乐意接受，但是，这可以有效减小种植体所受的侧向力（框图 26-6）。

必须指出，A、E 两点通常对应第一前磨牙位置，对于覆盖义齿而言，连接两侧第一磨牙的杆过长，会引起各种并发症（图 26-34）。同时，连接 A、E 位点的 2 颗种植体也有许多生物力学方面的缺陷。

动的情况就会很常见。连接 A、E 两点种植体直杆上的受力是连接 B、D 两点种植体受力的 2 倍。

使用 Hader 卡和 Dolder 卡来增加固位会对与上部结构相连的修复附着体造成损害。连接杆必须与卡旋转路径垂直，曲线杆常常将卡置于与种植体

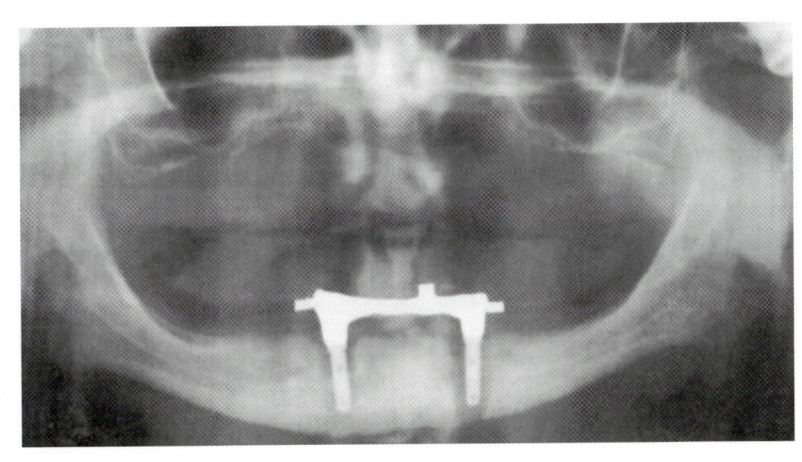

图 26-33　A、E 位点的种植体被杆连接在一起，A 位点种植体螺丝松动，导致了 E 位点种植体远端长的悬臂梁，然后导致种植失败

| 框图 26-6 | A 和 E 位点种植体连接的不利因素（双侧第一前磨牙间） |

- 连接种植体的直杆位于牙槽嵴的舌侧
- 言语困难
- 覆盖义齿前牙区倾斜
- 比 B 和 D 位点杆的挠曲力大 5 倍
- 种植体通过前牙区弯曲的杆连接
- 连接杆更大的挠曲性（9 倍于 B 和 D 位点）
- 螺丝松动增加
- 增加了义齿前牙区的扭力
- 弯曲杆的附着体可能限制修复体动度
- 咀嚼力比在 B 和 D 位点高
- 义齿比在 B 和 D 位点的侧向力要大

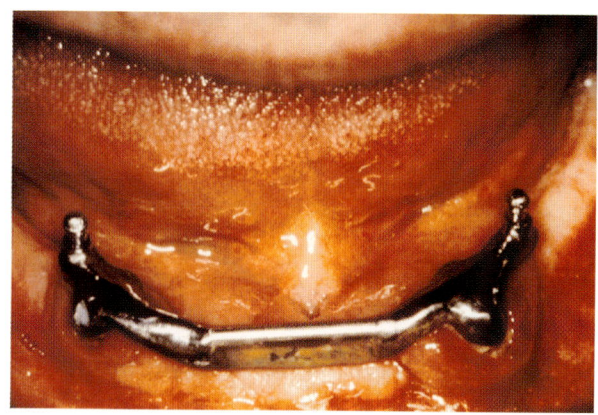

图 26-34  这名患者在两侧第一前磨牙位置种植并进行覆盖义齿修复。患者右侧杆松动，然后导致左侧第一前磨牙的杆变为悬臂梁，这种情况与 A 和 E 位点的种植体类似，因为颏孔常位于前磨牙之间或第二前磨牙远中

鉴于这些不足，无论是否连接在一起，都非常不推荐只在 A、E 点植入 2 颗种植体。

如果医生草率地将种植体植入了 A、E 两点，可以使用以下两个方案进行弥补。第一，至少再多植入 1 颗种植体，通常是植入 C 位点。第二，对 2 颗种植体进行独立的"O"形环附着体修复。若使用第二种方案，则要求牙槽嵴的解剖形态必须足够好，这样覆盖义齿才能在种植体数量不足的情况下得到良好的支持和固位。由于 A、E 两点距离过远，不建议将两种植体连接在一起。无牙颌的跨度、连接杆的位置和金属的弯曲强度，以及种植体系统增加的受力等因素都会引起方案中修复体的问题。因此，对于 OD-1 或 OD-2 方案来说，都是在 B、D 两点进行种植更接近于尖牙的位置，更有利于修复和受力。

适合使用 OD-2 方案的患者应符合以下条件：
1. 患者对颌采用全口义齿修复。
2. 解剖条件好（对于传统义齿而言）。
3. 后牙牙槽嵴形态呈倒 U 形，能够提供良好的支持和侧向稳定性。
4. 患者要求不高，仅希望改善固位。
5. 患者需要定期更换新的修复体，并且愿意比 OD-1 方案付出更多的时间和费用。
6. 下颌颌弓为方圆形或卵圆形，牙弓为卵圆形或尖圆形，只有 2 颗种植体提供支持力。
7. 当患者在短期内（3 年内）不能植入更多的种植体，OD-2 方案要比 OD-1 方案安全。

### 缺陷

当对颌前方或后方有余留天然牙时，在 C-h 类或 D 类骨中不推荐使用两种植体支持覆盖义齿。较大的冠高空间、较差的牙槽嵴形态或较大的𬌗力都会给种植体系统造成额外的受力而增加发生并发症的可能。应该使用更多的种植体来减小种植体和修复体的风险。

OD-2 较 OD-1 的另一个不足之处在于，可能会导致杆下的软组织增生，杆下方难于清洁（与方案 1 比较），而且与 OD-1 相比早期的费用较高（杆卡和固位装置的成本）。

### 覆盖义齿方案 3

第三套方案适用于对颌为全口义齿且只有中低度解剖条件的患者。方案 3（OD-3）是分别在 A、C、E 位置植入 3 颗根型种植体（框图 26-7），通过上部结构将种植体相连，但是不设置远中悬臂梁（图 26-35）。同时，对颌应为全口义齿以防止咬合力过大。必须指出，当后牙区牙槽嵴形态不佳时（C-h 类骨量或 D 类），采用 OD-3 方案是最低要求。A、C、E 3 颗种植体及其杆卡位置比 B、D 两位点更稳定，能为修复体提供更好的稳定性，并带来一系列的好处（框图 26-8）。

这个额外的种植体使上部结构的可弯曲性大大降低（降低了 6 倍），与 A、E 两位点相比，减少了连接杆可能出现的并发症。另外，出现螺丝松动的概率也降低了，因为使用 3 颗固位螺丝固定上部结构要强于 2 颗，且每一部分的受力都得到了降低。由于作用于每个单元的应力降低，基台或固定螺丝松动的风险进一步降低。

与 2 颗种植体相比较，使用 3 颗种植体的应力

| 框图 26-7　患者选择标准：覆盖义齿方案 3（OD-3） | 框图 26-8　连接 A，C 和 E 位点种植体的优点 |
|---|---|
| • 对𬌗为全口义齿<br>• 解剖条件中等到优秀<br>• 后牙区牙槽嵴外形为倒 U 形<br>• 患者需求提高义齿固位、支持和稳定<br>• 能承受适度的费用<br>• 患者可能有中等的咀嚼力（例如，功能异常） | • 较 A 和 E 位点低于 6 倍的挠曲力<br>• 螺丝松动减少<br>• 金属弯曲小<br>• 3 个种植体基牙<br>• 较连接 A 和 E 点的种植体，每个种植体应力减小<br>• 更大的表面积<br>• 更多的种植体<br>• 更大的 A-P 距离<br>• 较 A 和 E 点的种植体减少一半的扭力<br>• 义齿动度更小<br>• 即使一个种植体失败仍然可以提供足够的支持 |

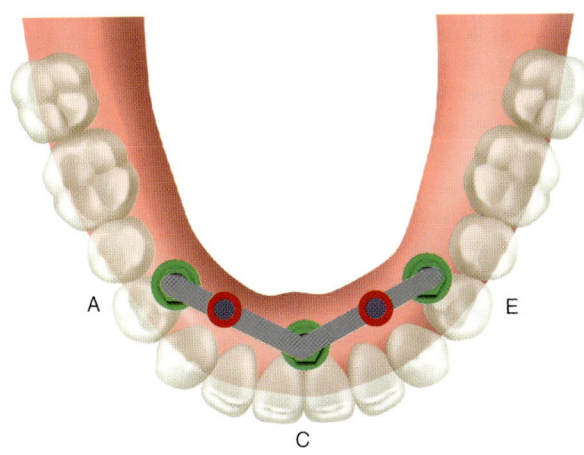

图 26-35　覆盖义齿方案 3（OD-3）是在 A、C、E 位点种植，并用杆连接。附着体允许义齿远端部分有动度

也会减小，种植体骨结合表面积越大应力分散越好，3 颗种植体有效地分散了应力，减小了种植体颈部骨的吸收，与在 A、E 两点植入 2 颗种植体相比，3 颗种植体可以使最大力矩减小 50%。因此，当患者有中度的副功能运动时，该方案优于 OD-1 和 OD-2 方案。

在 A、C、E 三位点的种植体不能直线相连，C 点的种植体位于 A、E 两点之前，在义齿舌隆突的下方（图 26-36），这样𬌗力就能直接作用于牙弓前部种植体上，减少倾斜、增加稳定。这样一来，当下颌前牙区的种植体超过 2 颗时就可以建立一个三角架支持系统。

双侧远中后牙区种植体直线相连，这条线到中间种植体的垂线距离就是 A-P 距离。当种植体连接在一起时，这个距离越大生物力学稳定性就越好。OD-3 方案中 A、C、E 三位点的种植体构成的 A-P 距离越大，种植体的受力就越小。

此外，除了减少了种植体的受力，由于种植体位于 A、E 位点使附着体比 OD-2 方案更靠远中，使得覆盖义齿的侧向稳定性也更好，修复体的旋转也会远小于 OD-1 和 OD-2 方案。因此，OD-3 中的第 3 颗种植体会给下颌无牙颌患者带来很多好处。方案三通常不选用 Hader 卡作为附着体。因为两个卡就不会在同一平面内发生旋转，这样修复体就不会过于刚性（图 26-37）。

这个方案是那些受到经济因素影响且想获得良好固位和前牙稳定性的患者的首选方案。后牙区的牙槽嵴形态决定了义齿后牙区舌侧基板的伸展范围，它可以限制修复体的侧向移动。

当患者能够承担额外的种植体时，可以在后牙区骨量（C-h 类骨量）不适宜种植的情况下在 B、D 点追加种植体。在后牙区骨量允许的情况下，可以在一侧磨牙区及其对侧的 B 或 D 位点追加种植体，这样就能选用新的覆盖义齿连接杆和修复体以达到 RP-4 或固定修复。

## 覆盖义齿方案 4

在覆盖义齿方案 4（OD-4）中将种植体植于 A、B、D、E 位置。当患者上颌有余留牙或下颌前牙区为 C-h 类骨量且冠高空间大于 15 mm 时，至少需要上述位置的 4 颗种植体。当力学因素（副功能运动、冠高空间、咀嚼运动、对颌牙等）影响不大时，这些种植体能够为双侧远中 10 mm 长的悬臂梁提供足够的支持（图 26-38）。

选择 4 颗或更多种植体支持有远中悬臂梁的上部结构有 3 个原因：① 与 OD-1 和 OD-3 相比，增加了种植体支持；② 与 OD-1 或 OD-2 相比，在尖圆形和卵圆形牙弓中，改善了种植体生物力学分布；③ 增加的第四颗种植体为上部杆卡提供了额外的固位力，这降低了螺丝松动的风险和悬臂修复体的其他并发症。

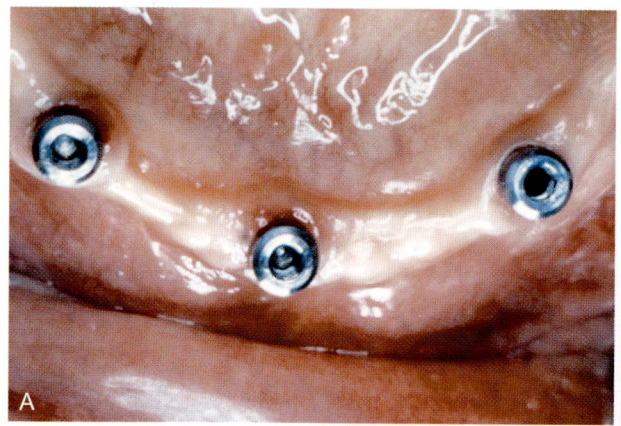
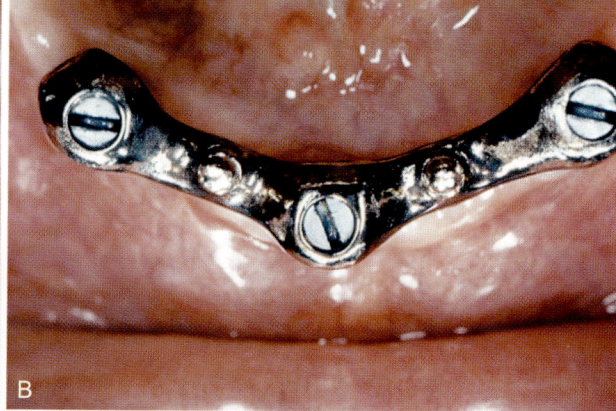
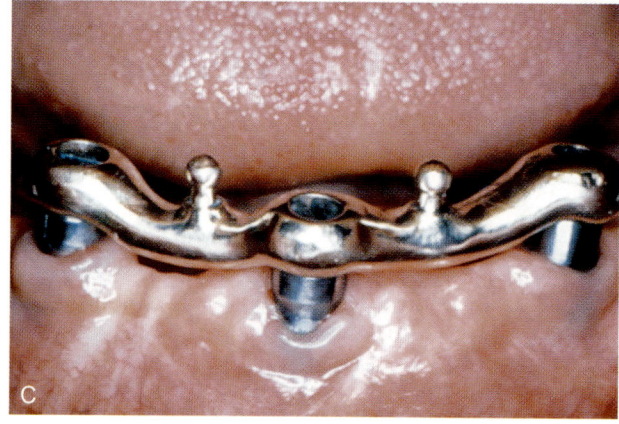

图 26-36　A. A 类下颌骨，覆盖义齿方案 3，在 A、C、E 位点种植；B. 附着体较 OD-2 更靠向远端，仍与中线等距，相互平行，高度一致；C. C 位点种植体较 A、E 位点靠前，所以义齿前后稳定性提高

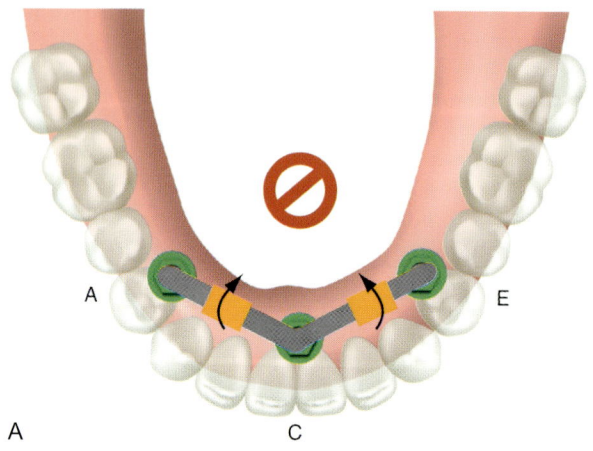
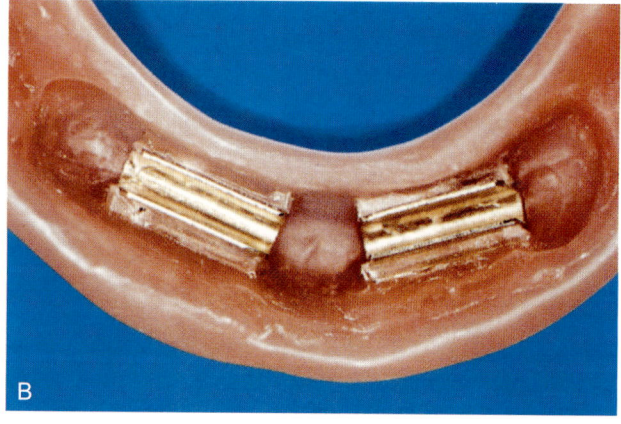

图 26-37　A. 种植覆盖义齿方案 3 很少用 Hader 杆卡做附着体；B. Hader 卡在不同平面旋转，对于 3 颗种植体支持的修复体刚性过大

在考虑带有远中悬臂梁的下颌覆盖义齿修复时，应该首先确定种植体的植入位点。悬臂梁受力为 1 型杠杆力，双侧悬臂梁在咬合受力时，双侧远中种植体就会起支点作用。因此拾力会随着悬臂梁的长度增加而放大，这就像杠杆一样。例如，25 磅的力作用于 10 mm 长的悬臂梁上，会产生 250 磅的力矩。

这个力是由支点之前的杆卡的长度来对抗的，因此，如果前牙区种植体（B、D 点）到支点（远中种植体 A、E 点）的距离长 5 mm，后牙区悬臂梁的效应就会减低。如果近中与远中种植体相距 5 mm，远中悬臂梁长度 10 mm 除以 A-P 距离 5 mm 就等于 2（也就是受力会被放大 1 倍），由于连接在一起，远中施加 25 磅力时在近中种植体上

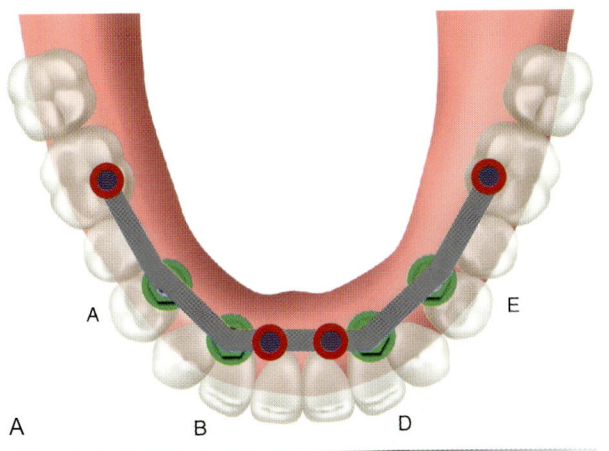

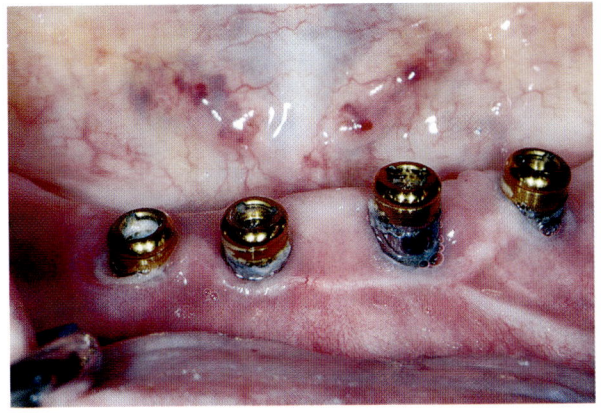

图 26-39　4 颗种植体植入方形区域，没有前后的空间。因此，种植体不能有延展的悬臂梁

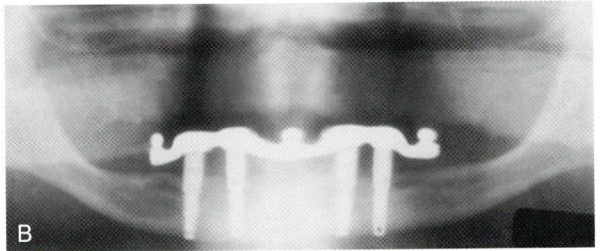

图 26-38　A. 在覆盖义齿方案 4，4 颗种植体植入 A、B、C、D 位点，种植体对大于 10 mm 的远端悬臂梁有足够的支撑。B. 下颌曲面断层片显示覆盖义齿方案 4。在这个方案中，A、B、C、D 4 个位点的种植体用悬臂梁连接（大于 10 mm），应力中断的附着体设计在功能状态时允许修复体有一定的动度

放大至 50 磅，此时远中种植体（即支点位置种植体）就会受到 75（50+25）磅的力，而不再是 250 磅的力矩。因此，通常而言，当其他应力因素不高时，从前牙种植体到后牙区的悬臂梁可能等于 A-P 距离。

下颌牙弓形态分为方圆形、尖圆形或卵圆形三种。方圆形牙弓限制了种植体间的 A-P 距离，不能很好地对抗远中悬臂梁，因此在方圆形牙弓中很少使用远中悬臂梁设计（图 26-39）。在卵圆形和尖圆形牙弓中，前后种植体之间的 A-P 距离较大，可以使用较长的远中悬臂梁。A-P 距离值通常能达到 8~10 mm，因此可以使用距离 A、E 种植位点远中 10 mm 长的悬臂梁（图 26-40）。

A-P 距离只是决定悬臂梁长度的一个因素。当咬合力等力学因素增大时，就应该减小悬臂梁长度，咬合异常、对颌牙、咀嚼运动、冠高空间等都会影响悬臂梁受力。例如，当冠高度加倍时，力矩也会加倍。因此，在理想的低殆力情况下（例如，牙冠高度低于 15 mm，没有咬合异常，高龄女性患者，对颌为全口义齿等），OD-4 覆盖义齿远中悬臂梁的长度可以达到 A-P 距离的 1.5 倍。当殆力为中

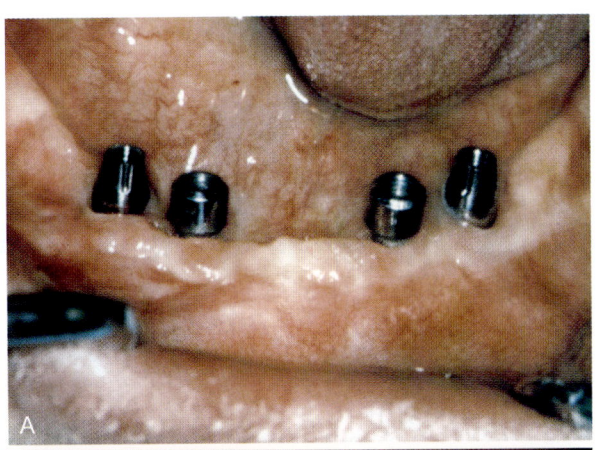

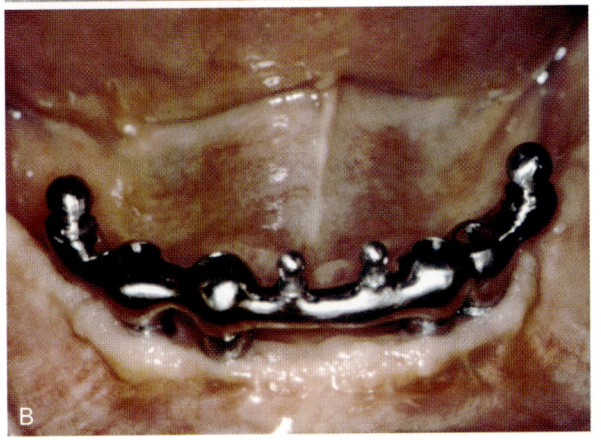

图 26-40　A. 4 颗种植体（A、B、D、E）植入卵圆形颌弓；B. 4 颗前牙种植体连接在一起，带有 8~10 mm 悬臂梁。因为磨牙区靠软组织支持，所以义齿为 RP-5 型

等程度时，悬臂梁的长度应与 A-P 距离相同。远中悬臂梁的长度主要由力学因素和牙弓形态决定，与 A-P 距离呈对应关系。

患者使用 OD-4 型覆盖义齿的适应证包括：下颌后牙区解剖形态较差，影响固位和稳定，软组织的磨损和发音困难。下颌后牙区的骨吸收是前牙区

的 4 倍，在 C-h 尖骨质的下颌后牙区，外斜线和下颌舌骨嵴位置较高（相对于剩余牙槽嵴而言），常与剩余牙槽嵴平齐，因此肌肉经常附着于牙槽嵴顶附近。此外，患者求治的心理较前几种治疗方案更加急迫时，OD-4 是最基本的治疗方案（框图 26-9）。

OD-4 修复体常常可以获得更好的稳定性，而且修复体的动度较小。覆盖义齿的附着体常常位于远中悬臂梁上，"O" 形环附着体常常在中线位置。修复体依然是 RP-5 型，但软组织支持要小于常规 RP-5 型修复体，前牙区附着体要允许修复体远中部分存在垂直向动度。由于杆卡可以旋转，所以不适宜用在悬臂上。为了允许移动，卡必须与旋转方向垂直，而不是沿着悬臂方向，那样它唯一的功能就是固位（以及限制转动）。

植入 4 颗种植体可以承担更大的咀嚼力，增强修复体侧向的稳定性和固位力。修复体的软组织承托区位于后牙颊棚区、双侧第一、第二磨牙区和磨牙后垫区。由于杆卡没有延伸至𬌗力更大的磨牙区域，所以与固定修复或 RP-4 型修复相比，种植体所受的𬌗力也减小了。

对于上颌有余留牙的患者，OD-4 是最保守的治疗方案。当下颌种植覆盖义齿的垂直向和水平向受力较大时，需要咬合过程中前牙开𬌗以减少咬合力，这种情况就需要增加前牙种植体数量。

下一步治疗计划是在第一磨牙区（首选）或 C 位点额外植入 1 颗种植体，这两个治疗方案都可以增加 A-P 距离，增强种植体的支持力，目的在于尽量为患者最终提供 RP-4 或固定修复治疗，以减少后牙区骨质吸收和相关危害（也包括后牙区面部的美学效果）。

### 覆盖义齿方案 5

在覆盖义齿方案 5（OD-5）中，在 A、B、C、D、E 位点分别植入 5 颗种植体，上部结构的远中悬臂梁的长度是 A-P 距离的 2 倍（在各种力学因素较低的情况下），平均值为 15 mm，一般延伸至第一磨牙位置（图 26-41，图 26-42）。悬臂梁的远中杆长度一定程度上与 A-P 距离有关，方圆形牙弓 A-P 距离一般不足 5 mm，此时即便 5 颗种植体连接在一起，也应当采用尽可能短的悬臂梁。卵圆形牙弓 A-P 距离为 5~8 mm，尖圆形牙弓 A-P 距离在 8 mm 以上，对于这两种牙弓类型，当力学因素影响不大时，可以选用长度为 A-P 距离 2 倍的悬臂梁（图 26-43）；如果存在较大的力学干扰（如副功能运动），悬臂梁长度应相应缩短。因为𬌗力会随着悬臂梁的长度而增加，所以在设计时应该谨慎考虑力学因素和解剖条件。

OD-5 治疗方案适用于两类患者，首先该方案对于佩戴下颌传统义齿出现中重度问题的患者是最低限度的治疗方案。这类患者往往迫切要求修复，并且要求缩小修复体整体和基托的尺寸，还要考虑咀嚼、语言功能和稳定性，后牙区压痛，以及无法佩戴下颌可摘义齿的患者（框图 26-10）。

第二种情况是患者下颌后牙区有持续性的骨吸收，如果在后牙区修复体不受力，骨吸收就会减缓甚至发生逆转。因此，即使不在后牙区植入种植体，悬臂梁和覆盖义齿也应避免向剩余牙槽嵴施加

---

**框图 26-9　覆盖义齿方案 4（OD-4）**

- 传统义齿修复有中度到严重的问题
- 有迫切的需求
- 需要减小义齿体积
- 不能佩戴传统义齿
- 希望减少后牙牙槽骨吸收
- 全口义齿不良的解剖结构
- 功能和稳定性差
- 后牙区压痛
- 对颌天然牙
- C-h 类骨
- 不良的𬌗力因素（功能异常，年龄，外形，冠高空间 >15 mm）

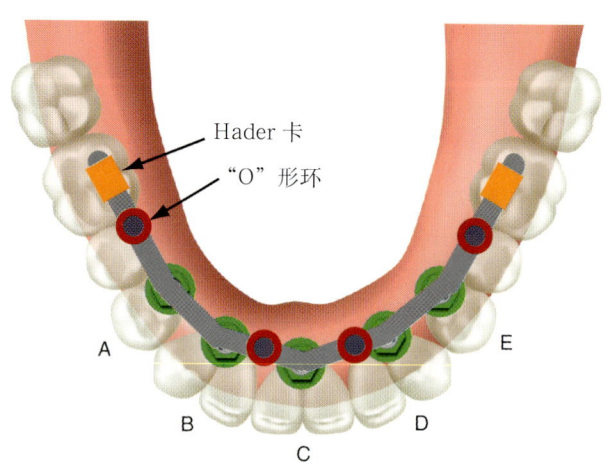

图 26-41　覆盖义齿方案 5，种植体位于 A、B、C、D、E 位点，杆连接种植体为一体，远端为悬臂梁，悬臂长短依赖前后距离和咬合力因素

第 26 章 下颌无牙颌患者的种植覆盖义齿治疗方案

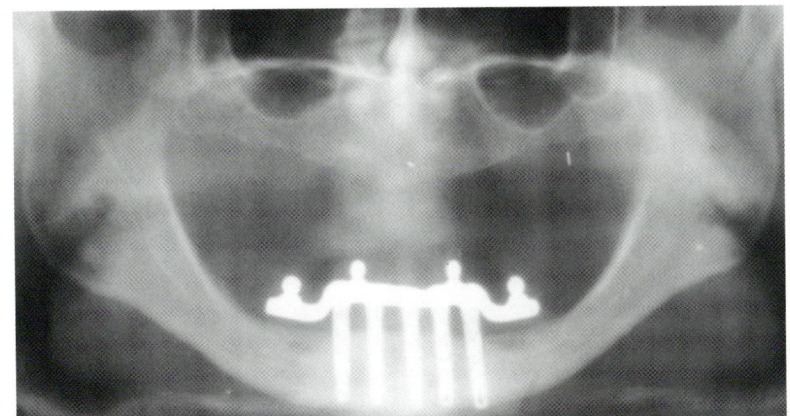

图 26-42 覆盖义齿方案 5 的曲面断层片显示下颌前牙区的 5 颗种植体和杆

图 26-43 牙弓形态影响 A-P 距离。A. 方圆形牙弓 A-P 距离小于 5 mm；B. 卵圆形牙弓 A-P 距离大概是 5~8 mm；C. 尖圆形牙弓 A-P 距离最大，大于 8 mm

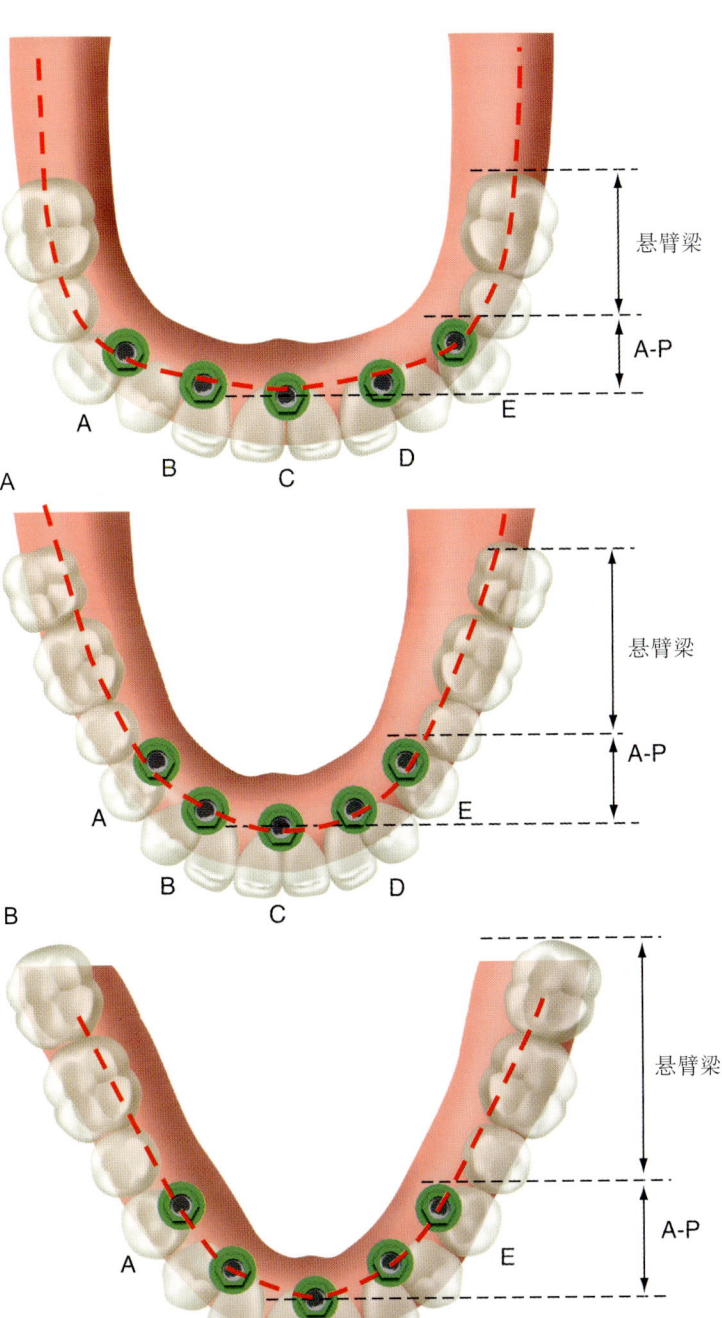

**框图 26-10　患者选择标准：覆盖义齿方案 5（OD-5）**

- 传统义齿中到重度的问题
- 有迫切的需求
- 需要减小义齿尺寸
- 不能耐受传统义齿
- 渴望对抗后牙牙槽骨吸收
- 全口义齿解剖结构不佳
- 功能和稳定性的问题
- 后牙区压痛
- 适中到很差的后牙区解剖结构
- 缺乏固位和稳定
- 软组织磨损
- 言语困难
- 需求较多的患者类型

压力以阻止骨吸收。最近的证据表明，全种植体支持修复体可以增加后牙区的骨高度，甚至在后牙区没有种植体植入时亦是如此。应当指出，阻止骨吸收并增加 A-P 距离的一个好办法是在开始吸收之前在后牙区植入种植体。这个方案常用在希望进行 RP-4 或固定修复的患者，也适用于方圆形牙弓进行 RP-5 修复的患者，以及上颌有天然余留牙的患者（特别是年轻患者和男性患者）。

患者的力学因素和 A-P 距离同等重要。在一项对失败的螺丝连接处的研究中发现，当用 3~6 颗种植体进行修复时，A-P 距离相近的条件下，修复体受力为 143~400 N，传导至修复体连接处的应力常常超过了系统所能承受的范围。这项研究强调了咬合力的大小和作用时间比 A-P 距离对悬臂梁长度的影响更为重要。

### 颇具挑战的力学因素：患者及解剖因素

5 种治疗方案提供的种植体支持式覆盖义齿，可以解决患者的主诉问题或解剖条件限制。在修复设计的早期就应该考虑修复体的支持和动度。治疗方案最初是为前牙区 A 类或 B 类骨的无牙颌患者设计制作覆盖义齿的。如果冠高空间过大（骨质是 C-h 类骨质），治疗方案就要做出调整；如果是 D 类骨，这些方案便不再适用。冠根比例的增加和种植体表面积的减小都会影响治疗方案。此外，当患者的力学因素影响较大（如副功能运动、咀嚼运动、对颌有天然余留牙）或牙弓为方圆形（会减小 A-P

距离）时，这些方案都需要相应的做出调整。

举例来说，在以上这些不利因素存在的情况下，每一种治疗方案中都需要增加 1 颗种植体，且 OD-1 是绝对禁用的，因此 OD-2 有 3 颗种植体（A、C、E 位置），OD-3 有 4 颗种植体（A、B、D、E 位置），OD-4 有 5 颗种植体（A、B、C、D、E 位置），OD-5 有 6 颗种植体（可能的话，有 1 颗种植体植入一侧颏孔远中）（图 26-44）。如果后牙区骨量不足无法植入 6 颗种植体，那就要减小悬臂梁长度并制作 RP-5 型修复体。

### 讨　论

医生可以用椅子为例向患者解释每一种方案所能提供的支持。治疗方案 OD-1 就好像是一条腿的椅子，它能够支撑你的重量但稳定性很差。治疗方案 OD-2、OD-3 相当于两条腿的椅子，修复体可以提供垂直向的支持，但会前后摆动，只能在后牙区提供有限的稳定。OD-4 相当于三条腿的椅子，可以提供更好的支持和稳定，但在侧向力的作用下可以向一个方向翘动。OD-5 相当于四条腿的椅子，能够提供最好的支持和稳定，原因在于其设计使用的是 RP-4 修复体。

### 小　结

种植覆盖义齿借用了天然牙支持覆盖义齿的几个原则，种植覆盖义齿的优点在于可以将健康的基牙置于理想的位点，而且种植体的数量和位点、上部结构的设计和修复体动度都是可控的，同时也可以满足患者的要求，适应患者的解剖条件。种植覆盖义齿治疗方案应当依患者而异。仅在颏孔前植入 2 颗种植体的设计用得很少，因为这一方案会造成很多修复体的问题。覆盖义齿应当满足患者的要求并考虑解剖的局限性。

最常见的方案是使用 "O" 形环附着体的 2 颗种植体支持的覆盖义齿。这个方案的唯一优势是增加了固位力且早期成本不高，但是后牙区的骨吸收会加速，前牙区的骨维持也仅限于种植体周围。此外，该方案还会引发诸多令医患双方都头疼的修复体问题。

满足下颌无牙颌远期理想治疗效果的方案是全种植体支持的修复体（RP-4 或固定修复）。该方案可以保存前牙区的骨质，使后牙区的骨吸收明显减

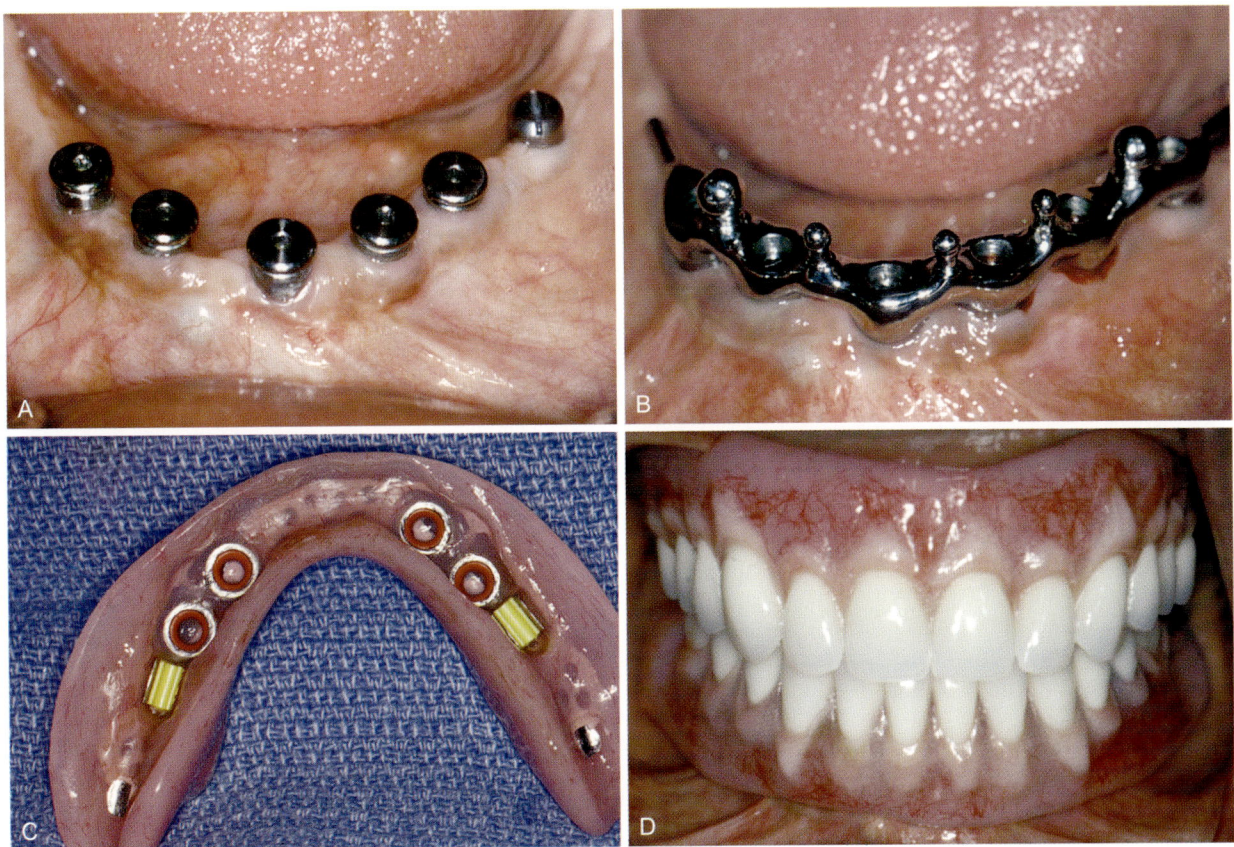

图 26-44　A. 6 颗种植体植入下颌无牙颌；B. 用杆将种植体连为一体，在磨牙区有悬臂梁；C. 种植覆盖义齿（IOD）方案为 RP-4 型义齿；D. 戴入上颌和下颌覆盖义齿（IOD）

缓，甚至得到改善；咬合力由种植体支持而非软组织；修复体稳定性最好，在咀嚼和发音等功能运动中都不会松动；由于有 4~6 个附着体，因此固位效果也得到了明显提高。

也许患者一开始无法承受 OD-5（RP-4 或固定修复）的费用，但是经过几年的时间可以将 OD-3 转化至 OD-4，并最终升级为 OD-5。如果每一步的转变间隔较短（1~2 年），那么每一颗种植体是独立的，可以短期内用"O"形环固位。这样可以减少制作过渡修复体的费用，仅对原修复体进行简单重衬就可以了。

### 参 考 文 献

[1] Perel ML: Dental implantology and prostheses, Philadelphia, 1980, JB Lippincott.

[2] Babbush CA, Kent JN, Misiek DJ: Titanium plasma spray (TPS) Swiss screw implants for the reconstruction of the edentulous mandible, J Oral Maxillofac Surg 44:247–282, 1986.

[3] Engquist B, Bergendal T, Kallus T, et al: A retrospective multicenter evaluation of osseointegrated implants supporting overdentures, Int J Oral Maxillofac Implants 3:129–134, 1988.

[4] Jemt T, Chai J, Harnett J: A 5-year prospective multicenter follow-up report on overdentures supported by osseointegrated implants, Int J Oral Maxillofac Implants 11:291–298, 1996.

[5] Wismeijer D, Van Waas MAJ, Vermeeren J: Overdenture supported by implants: a 6.5 year evaluation of patient satisfaction and prosthetic after care, Int J Oral Maxillofac Implants 10:744–749, 1995.

[6] Awad MA, Lund JP, Dufresne E, et al: Comparing the efficacy of mandibular implant-retained overdentures and conventional dentures among middle-aged edentulous patients: satisfaction and functional assessment, Int J Prosthodont 16:117–122, 2003.

[7] Awad MA, Lund JP, Shapiro SH, et al: Oral health status and treatment satisfaction with mandibular implant overdentures and conventional dentures: a randomized clinical trial in a senior population, Int J Prosthodont 16:390–396, 2003.

[8] Thomason JM, Lund JP, Chehade A, et al: Patient satisfaction with mandibular implant overdentures and conventional dentures 6 months after delivery, Int J Prosthodont 16:467–473, 2003.

[9] Naert IE, Hooghe M, Quirynen M, et al: The reliability of implant-retained hinging overdentures for the fully edentulous mandible: an up to 9-year longitudinal study, Clin Oral Investig 1:119–124, 1997.

[10] Naert I, Alssaadi G, van Steenberghe D, et al: A 10-year randomized clinical trial on the influence of splinted

[10] and unsplinted oral implants retaining mandibular overdentures: peri-implant outcome, Int J Oral Maxillofac Implants 19:695–702, 2004.

[11] Naert I, Alsaadi G, Quirynen M: Prosthetic aspects and patient satisfaction with two-implant-retained mandibular overdentures: a 10-year randomized clinical study, Int J Prosthodont 17:401–410, 2004.

[12] Hutton JE, Heath MR, Chai JY, et al: Factors related to success and failure rates at 3-year follow-up in a multicenter study of overdentures supported by Brånemark implants, Int J Oral Maxillofac Implants 10:33–42, 1995.

[13] Misch CE: Treatment options for mandibular implant overdentures: an organized approach. In Misch CE, editor: Contemporary implant dentistry, St Louis, 1993, Mosby.

[14] Carlsson GE, Kronstrom M, de Baat C, et al: A survey of the use of mandibular implant overdentures in 10 countries, Int J Prosthodont 17:211–217, 2004.

[15] Naert I, DeClercq M, Theuniers G, et al: Overdentures supported by osseointegrated fixtures for the edentulous mandible: a 2.5 year report, Int J Oral Maxillofac Implants 3:191–196, 1988.

[16] Mericke-Stern R: Clinical evaluation of overdenture restorations supported by osseointegrated titanium implants: a retrospective study, Int J Oral Maxillofac Implants 5:375–383, 1990.

[17] Mericske-Stern R, Steinlin Schaffner T, Marti P, et al: Peri-implant mucosal aspects of ITI implants supporting overdentures: a five-year longitudinal study, Clin Oral Implants Res 5:9–18, 1994.

[18] Naert I, Gizani S, Vuylsteke M, et al: A 5-year prospective randomized clinical trial on the influence of splinted and unsplinted oral implants retaining a mandibular overdenture: prosthetic aspects and patient satisfaction, J Oral Rehabil 26:195–202, 1999.

[19] Batenburg RH, Meijer HH, Raghoebar GM, et al: Treatment concept for mandibular overdentures supported by endosseous implants: a literature review, Int J Oral Maxillofac Implants 13:539–545, 1998.

[20] Burns DR: Mandibular implant overdenture treatment: consensus and controversy, J Prosthodont 9:37–46, 2000.

[21] Geertman ME, Boerrigter EM, Van Waas MA, et al: Clinical aspects of multicenter clinical trial of implant-retained mandibular overdentures in patients with severely resorbed mandibles, J Prosthet Dent 75:194–204, 1996.

[22] Hemmings KW, Schmitt A, Zarb GA: Complications and maintenance requirements for fixed prostheses and overdentures in the edentulous mandible: a 5-year report, Int J Oral Maxillofac Implants 9:191–196, 1984.

[23] Davis DM, Rogers JO, Packer ME: The extent of maintenance required by implant retained mandibular overdentures: a 3-year report, Int J Oral Maxillofac Implants 11:767–774, 1996.

[24] Jemt T, Book K, Linden B, et al: Failures and complications in 92 consecutively inserted overdentures supported by Brånemark implants in severely resorbed maxillae: a study from prosthetic treatment to first annual check-up, Int J Oral Maxillofac Implants 7:162–166, 1992.

[25] Takanashi Y, Penrod JR, Lund JP, et al: A cost comparison of mandibular two-implant overdenture and conventional denture treatment, Int J Prosthodont 17:181–186, 2004.

[26] Judy KWM, Richter R: Implant supported overdenture prosthesis, Pract Periodontics Aesthet Dent 3:51–56, 1991.

[27] Naert I, Quirynen M, Theuniers G, et al: Prosthetic aspects of osseointegrated fixtures supporting overdentures: a 4-year report, J Prosthet Dent 65:671–680, 1991.

[28] Naert I, Quirynen M, Hooghe M, et al: A comparative prospective study of splinted and unsplinted Brånemark implants in mandibular overdenture therapy, J Prosthet Dent 71:486–492, 1994.

[29] Chan MFW, Johnston C, Howell RA, et al: Prosthetic management of the atrophic mandible using endosseous implants and overdentures: a 6-year review, Br Dent J 179:329–337, 1995.

[30] Bergendal T, Engquist B: Implant supported overdentures: a longitudinal prospective study, Int J Oral Maxillofac Implants 13:253–262, 1998.

[31] Wright PS, Watson RM: Effect of prefabricated bar design with implant-stabilized prostheses on ridge resorption: a clinical report, Int J Oral Maxillofac Implants 13:77–81, 1998.

[32] Goodacre CJ, Bernal G, Rungcharassaeng K, et al: Clinical complications with implant and implant prostheses, J Prosthet Dent 90:121–132, 2003.

[33] Feine JS, Carlsson GS, Awad MA, et al: The McGill consensus statement on overdentures, Int J Prosthodont 15:413–414, 2002.

[34] Palmqvist S, Owall B, Schou S: A prospective randomized clinical study comparing implant-supported fixed prostheses and overdentures in the edentulous mandible: prosthodontic production time and costs, Int J Prosthodont 17:231–235, 2004.

[35] Attard NJ, Zarb GA: Long-term treatment outcomes in edentulous patients with implant overdentures: the Toronto study, Int J Prosthodont 17:425–433, 2004.

[36] Schwartz-Arad D, Kidron N, Dolev E: A long-term study of implants supporting overdentures as a model for implant success, J Periodontol 76:1431–1435, 2005.

[37] Naert I, Gizani S, Vuylsteke M, et al: A 5-year randomized clinical trial on the influence of splinted and unsplinted oral implants in the mandibular overdenture therapy. 1. Peri-implant outcome, Clin Oral Implants Res 9:70–177, 1998.

[38] Geertman ME, Slagter AP, van Waas MA, et al: Comminution of food with mandibular implant retained overdentures, J Dent Res 73:1858–1864, 1994.

[39] Atwood DA, Coy WA: Clinical, cephalometric, and densitometric study of reduction of residual ridge, J Prosthet Dent 26:280–295, 1971.

[40] Tallgren A: The continuing reduction of the residual alveolar ridges in complete denture wearers: a mixed-longitudinal study covering 25 years, J Prosthet Dent 27:120–132, 1972.

[41] Tallgren A: The reduction in face height of edentulous and partially edentulous subjects during long-term denture wear: a longitudinal roentgenographic cephalometric study, Acta Odontol Scand 24:195–239, 1966.

[42] Kordatzis K, Wright PS, Meijer HJ: Posterior mandibular residual ridge resorption in patients with conventional dentures and implant overdentures, Int J Oral Maxillofac Implants 18:447–452, 2003.

[43] Blum IR, McCord JF: A clinical investigation of the morphological changes in the posterior mandible when implant-retained overdentures are used, Clin Oral Implants Res 15:700–708, 2004.

[44] Jacobs R, Schotte A, van Steenberghe D, et al: Posterior jaw bone resorption in osseointegrated implant supported

overdentures, Clin Oral Implants Res 3:63–70, 1992.
[45] Wright PS, Glantz PO, Randow K, et al: The effects of fixed and removable implant-stabilized prostheses on posterior mandibular residual ridge resorption, Clin Oral Implants Res 13:169–174, 2002.
[46] Haraldson T, Jemt T, Stalblad PA, et al: Oral function in subjects with overdentures supported by osseointegrated implants, Scand J Dent Res 96:235–242, 1988.
[47] Jemt T, Stalblad PA: The effect of chewing movements on changing mandibular complete dentures to osseo-integrated overdentures, J Prosthet Dent 55:357–361, 1986.
[48] Reddy SM, Geurs NC, Wang IC, et al: Mandibular growth following implant restoration: does Wolff's law apply to residual ridge resorption? Int J Periodontics Restorative Dent 22:315–321, 2002.
[49] Goodacre CJ, Bernal G, Rungcharassaeng K, et al. Clinical complications with implants in implant prostheses, J Prosthet Dent 90:121–132, 2003.
[50] Kline R, Hoar J, Beck GH, et al: A prospective multicenter clinical investigation of a bone quality based dental implant system, Implant Dent 11:224–234, 2002.
[51] Mericke-Stern R: The forces on implant supporting overdentures: a preliminary study of morphologic and cephalometric considerations, Int J Oral Maxillofac Implants 8:256–263, 1993.
[52] Harle TH, Anderson JD: Patient satisfaction with implant supported prostheses, Int J Prosthodont 6:153–162, 1993.
[53] Wismeijer D, van Waas MA, Vermeeren JI, et al: Patient satisfaction with implant-supported mandibular overdentures: a comparison of three treatment strategies with ITI-dental implants, Int J Oral Maxillofac Surg 26:263–267, 1997.
[54] Jemt T, Book K, Karlsson S: Occlusal force and mandibular movements in patients with removable overdentures and fixed prostheses supported by implants in the maxilla, Int J Oral Maxillofac Implants 8:301–308, 1993.
[55] Beumer J III, Roumanas E, Nishimura R: Advances in osseointegrated implants for dental facial rehabilitation following major head and neck surgery, Semin Surg Oncol 11:2000–2007, 1995.
[56] Feine JS, de Grandmont P, Boudrias P, et al: Within-subject comparisons of implant-supported mandibular prostheses: choice of prosthesis, J Dent Res 73:1105–1111, 1994.
[57] de Grandmont P, Feine JS, Tache R, et al: Within-subject comparisons of implant-supported mandibular prostheses: psychometric evaluation, J Dent Res 73:1096–1104, 1994.
[58] Burnes DR, Unger JW, Elswick RK Jr, et al: Prospective clinical evaluation of mandibular implant overdentures. II. Patient satisfaction and preference, J Prosthet Dent 73:364–369, 1995.
[59] Strietzel FP: Patients' informed consent prior to implant-prosthodontic treatment: a retrospective analysis of expert opinions, Int J Oral Maxillofac Implants 18:433–439, 2003.
[60] Boerrigter EM, Geertman ME, Van Oort RP, et al: Patient satisfaction with implant-retained mandibular overdentures: a comparison with new complete dentures not retained by implants—a multicentre randomized clinical trial, Br J Oral Maxillofac Surg 33:282–288, 1995.
[61] Humphris GM, Healey T, Howell RA, et al: The psychological impact of implant-retained mandibular prostheses: a cross-sectional study, Int J Oral Maxillofac Implants 10:437–444, 1995.
[62] Meijer HJ, Raghoebar GM, Van't Hof MA, et al: Implant-retained mandibular overdentures compared with complete dentures: a 5 year follow up study of clinical aspects and patient satisfaction, Clin Oral Implants Res 10:238–244, 1999.
[63] Davis WH, Lam PS, Marshall MW, et al: Using restorations borne totally by anterior implants to preserve the edentulous mandible, J Am Dent Assoc 130:1183–1189, 1999.
[64] Jacobs R, van Steenberghe D, Nys M, et al: Maxillary bone resorption in patients with mandibular implant supported overdentures or fixed prosthesis, J Prosthet Dent 70:135–140, 1993.
[65] Barber HD, Scott RF, Maxson BB, et al: Evaluation of anterior maxillary alveolar ridge resorption when opposed by the transmandibular implant, J Oral Maxillofac Surg 48:1283–1287, 1990.
[66] Thiel CP, Evans DB, Burnett RR: Combination syndrome associated with a mandibular implant-supported overdenture: a clinical report, J Prosthet Dent 75:107–113, 1996.
[67] Lechner SK, Mammen A: Combination syndrome in relation to osseointegrated implant-supported overdentures: a survey, Int J Prosthodont 9:58–64, 1996.
[68] Kreisler M, Behneke N, Behneke A, et al: Residual ridge resorption in the edentulous maxilla in patients with implant-supported mandibular overdentures: an 8-year retrospective study, Int J Prosthodont 16:295–300, 2003.
[69] Attard N, Wei X, Laporte A, et al: A cost minimization analysis of implant treatment in mandibular edentulous patients, Int J Prosthodont 16:271–276, 2003.
[70] Carlsson GE, Kronstrom M, de Baat C, et al: A survey of the use of mandibular implant overdentures in 10 countries, Int J Prosthodont 17:211–217, 2004.
[71] Watson RM, Jemt T, Chai J, et al: Prosthodontic treatment, patient response, and the need for maintenance of complete implant-supported overdentures: an appraisal of 5 years of prospective study, Int J Prosthodont 10:345–354, 1997.
[72] Walton JN: A randomized clinical trial comparing two mandibular implant overdenture designs: 3-year prosthetic outcomes using a six-field protocol, Int J Prosthodont 16:255–260, 2003.
[73] McEntee MI, Walton JN, Glick N: A clinical trial of patient satisfaction and prosthodontic needs with ball and bar attachments for implant-retained complete overdentures: three-year results, J Prosthet Dent 93:28–37, 2005.
[74] Johns RB, Jemt T, Heath MR, et al: A multicenter study of overdentures supported by Brånemark implants, Int J Oral Maxillofac Implants 7:513–522, 1992.
[75] Walton JN, McEntee MI: Problems with prostheses on implants: a retrospective study, J Prosthet Dent 71:283–288, 1994.
[76] Payne AG, Solomons YF: Mandibular implant-supported overdentures: a prospective evaluation of the burden of prosthodontic maintenance with 3 different attachment systems, Int J Prosthodont 13:246–253, 2000.
[77] Bilhan H, Geckili D, Mumcu E, Bilmenoglu C: Maintenance requirements associated with mandibular implant overdentures: clinical results after first year of service, J Oral Implantol 37(6):697–704, 2011.
[78] Rissin L, House JE, Manly RS, et al: Clinical comparison of masticatory performance and electromyographic activity of patients with complete dentures, overdentures and natural teeth, J Prosthet Dent 39:508–511, 1978.

[79] Sposetti VJ, Gibbs CH, Alderson TH, et al: Bite force and muscle activity in overdenture wearers before and after attachment placement, J Prosthet Dent 55:265–273, 1986.

[80] Misch CE: Implant overdentures relieve discomfort for the edentulous patient, Dentist 67:37–38, 1989.

[81] Misch CE: Mandibular overdenture treatment options. In Misch Implant Institute manual, Dearborn, MI, 1985, Misch International Implant Institute.

[82] Dolder E: The bar joint mandibular denture, J Prosthet Dent 11:689–707, 1961.

[83] Jager K, Wirz EJ: In vitro spannung analysen on implantaten fur zahnartzt und zahntechniker, Berlin, 1992, Quintessenz.

[84] Mericke-Stern R, Piotti M, Sirtes G: 3-D in vivo force measurements on mandibular implants supporting overdentures: a comparative study, Clin Oral Implants Res 7:387–396, 1996.

[85] Bidez MW, Misch CE: The biomechanics of interimplant spacing. In Proceedings of the Fourth International Congress of Implants and Biomaterials in Stomatology, Charleston, SC, May 24–25, 1990.

[86] English CE: Finite element analysis of two abutment bar designs, Implant Dent 2:107–114, 1993.

[87] English CE: Bar patterns in implant prosthodontics, Implant Dent 3:217–229, 1994.

[88] Van Zyl PP, Grundling NL, Jooste CH, et al: Three dimensional finite element model of a human mandible incorporating osseointegrated implants for stress analysis of mandibular cantilever prostheses, Int J Oral Maxillofac Implants 10:51–57, 1995.

[89] Clelland NL, Papazoglou E, Carr AB, et al: Comparison of stress transferred to a bone simulant among overdenture bars with various levels of misfit, J Prosthet Dent 4:243–250, 1995.

[90] Bidez MW, McLoughlin SW, Chen Y, et al: Finite element analysis (FEA) studies in 2.5mm round bar design: the effects of bar length and material composition on bar failure, J Oral Implantol 18:122–128, 1992.

[91] White S, Caputo AA, Anderkuist T: Effect of cantilever length on stress transfer by implant supported prostheses, J Prosthet Dent 71:493–499, 1994.

[92] Osier JF: Biomechanical load analysis of cantilever implant systems, J Oral Implantol 17:40, 1991.

[93] Hertel RC, Kalk W: Influence of the dimensions of implant superstructure on periimplant bone loss, Int J Prosthodont 6:18–24, 1993.

[94] McAlarney ME, Stavropoulos DN: Determination of cantilever length: anterior posterior spread ratio assuming failure criteria to be the compromise of the prosthesis retaining screw prosthesis joint, Int J Oral Maxillofac Implants 11:331–339, 1995.

# 第 27 章

# 下颌无牙颌患者的固定修复治疗方案

Carl E. Misch

在美国大约有 2000 万成年人是下颌无牙颌患者[1]，15 年来，很多患者进行了种植覆盖义齿修复，这相对于常规全口义齿修复是一个巨大的进步。最常用的种植覆盖义齿是使用 2 颗独立的前牙区种植体支持（OD-1 方案，图 27-1）的。也就是说多数情况下，不会建议患者进行固定修复。种植覆盖义齿方案虽然能够比传统可摘义齿获得更多的固位力，但也无法遏制后牙区的持续性骨吸收。这种持续性骨吸收会影响美观、功能和远期健康，甚至最终导致感觉异常和下颌骨骨折（图 27-2）。全牙弓种植支持式覆盖义齿在固位、稳定和支持力方面都远优于其他治疗方案，以至于几乎所有适宜种植的患者最终都应采用种植体支持的全牙弓修复方案（图 27-3）。全牙弓种植修复方案（含固定修复）应当作为一种治疗方案推荐给所有无牙颌患者。

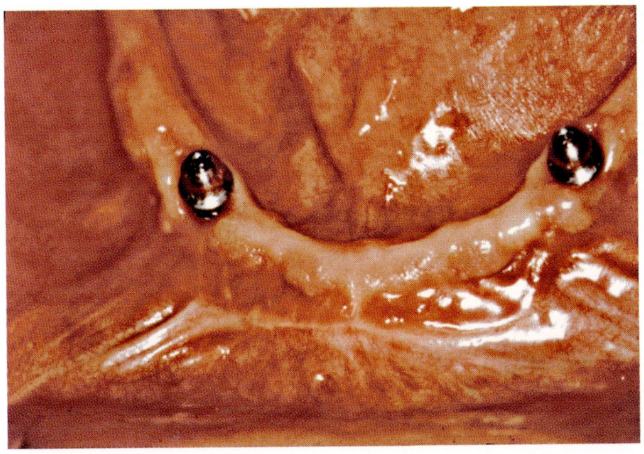

## 固定和可摘种植修复体的对比

全种植体支持式覆盖义齿，通过种植体和连接杆保持稳定，它和固定修复体所需的种植数目和植入位点基本相同。混合式固定修复体（人工牙，树脂和金属结构）的技工费和耗材费与完全种植体支持的覆盖义齿相当（RP-4）。制作种植覆盖义齿和

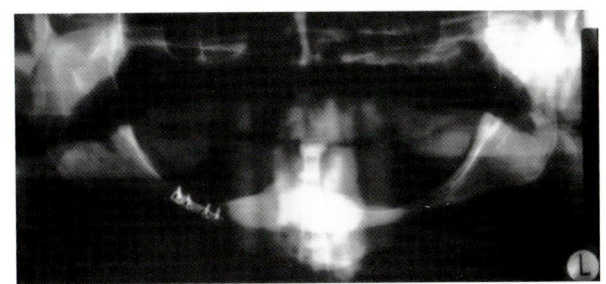

图 27-2 下颌骨右侧体部可见骨折和断裂骨块严重吸收的下颌曲面断层片。患者有双侧下唇感觉异常

图 27-1 下颌 2 颗种植体支持的覆盖义齿是最常见的下颌无牙颌修复方式

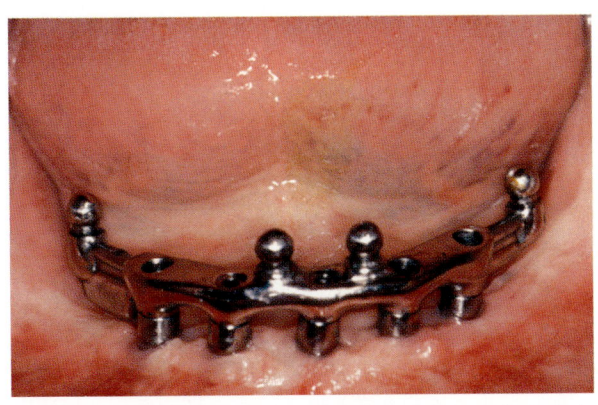

图 27-3 下颌覆盖义齿完全由种植体支持、固位和稳定（RP-4 修复体）

固位杆与种植固定修复体的椅旁操作时间差不多，因此两者的费用也应该差不多。但是由于传统全口义齿和局部可摘义齿的费用要低于种植固定义齿很多，医生常常将种植可摘义齿的费用定为固定修复的一半。结果，许多患者由于经济原因放弃最初的固定修复而改为可摘义齿，但实际上两种治疗方案的种植体数目、技工费、耗材费和椅旁时间其实相差不多。如果两者费用相当那么患者一般更愿意选择固定修复（图27-4）。

种植固定修复体使用效果和天然牙相似。然而，覆盖义齿即便是全种植体支持式的，也终究是一种可摘修复体，这就使固定修复体在患者心理体验上具有优势。实际上接受种植固定修复的患者经常感觉种植修复体比自己的天然牙还要好，但对种植覆盖义齿评价常常是"覆盖义齿用起来比以前的全口义齿好"。

种植覆盖义齿（IOD）需要经常维护，并发症的发生率也要高于固定修复。例如，Waiton 和 McEntee[2] 研究发现，种植覆盖义齿的调修和维护的时间是固定修复的3倍，种植覆盖义齿通常情况下每隔6个月到2年就需要调修，由于经常摘戴所以每隔5~7年需要更换新的修复体[2-7]。Coodacre 等人通过回顾文献发现，IOD 30%的维护时间用于调修以及解决固位问题，19%的时间用于重衬，17%的时间用于修复固位体或连接体断裂，12%时间用于修复体折断的修理。种植固定修复只需要很少的维修，使用寿命更长久。虽然固定修复在崩瓷修复时费用较高，但是总体来说，可摘种植修复体的费用应该更高。

与上颌义齿的唇侧边缘不同，下颌覆盖义齿的唇侧边缘设计对美学要求较低。下颌种植覆盖义齿与普通可摘义齿类似常会发生食物嵌塞，义齿边缘常常与肌肉附着点平齐，这样不会影响吞咽过程中的口底抬升，结果肌肉在放松状态下食物残渣就积存于基板之下，然后在吞咽时压入义齿底部。固定修复体的外形不易发生食物嵌塞。种植覆盖义齿杆卡（RP-4）的日常维护与下颌固定修复体类似，都不需要为美观和发音扩展基板，这一点与上颌固定修复体不同。

Wright 等人最近的临床研究评估了种植覆盖义齿（RP-5）和带悬臂梁的固定修复体在下颌后牙区的骨质吸收情况[8]。20位接受RP-5修复患者中有14人后牙区每年骨吸收范围是+0.02~-0.05，而固定修复组在22位患者中有18人后牙区每年骨吸收范围是+0.07~-0.015（图27-3）。Reddy 等人[9]对60例在颏孔之间植入5~6颗种植体并在固定修复体远端设置悬臂梁的患者进行的临床研究，也有类似发现。下颌骨体部高度取距离最后一颗种植体远中5 mm、10 mm、15 mm、20 mm 4个位点进行测量。在负荷4年后牙槽骨的高度由（7.25±0.25）mm 增加到（8.18±0.18）mm。几乎所有的骨质增加都出现在负荷后第1年。因此，下颌全种植体支持式义齿对于保持下颌后牙区的骨量或骨质再生具有重要作用。这一点非常重要，因为下颌后牙区骨质的持续吸收可能造成下唇感觉异常，甚至下颌骨体部骨折（图27-5；框图27-1）。

医生常常只为无牙颌患者提供覆盖义齿这一种治疗方案，而不提供种植固定修复方案。种植固定修复与覆盖义齿相比具有明显的优点，因此医生应当给患者提供种植固定修复这一可选择的治疗方案。本章主要讨论下颌无牙颌的种植固定义齿治疗方案[10]。此外，相同种植位点也适用于下颌RP-4型修复体。

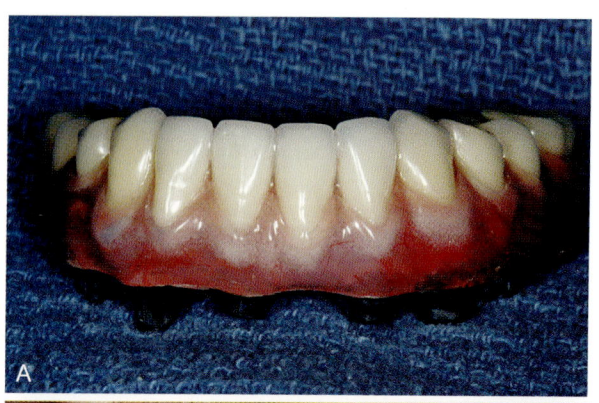

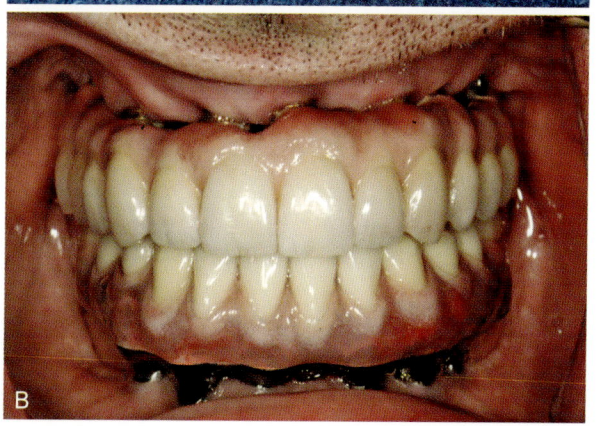

图 27-4　A. 全牙弓固定修复可能是混合方式的，由人工牙、树脂连接于金属支架上；B. 全牙弓混合支持的固定义齿在种植体数目和加工费用上与全牙弓种植体支持的覆盖义齿类似

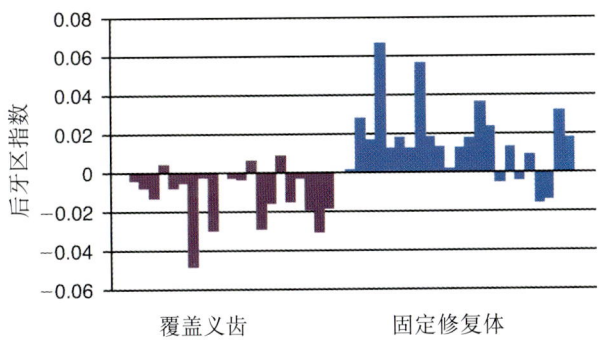

图 27-5 后牙区软组织支持的覆盖义齿有 75% 的概率会导致后牙骨量的吸收（紫色）。利用前牙区种植体修复的固定悬臂梁修复体有 80% 的概率会获得后牙区骨量的增加（蓝色）[8]

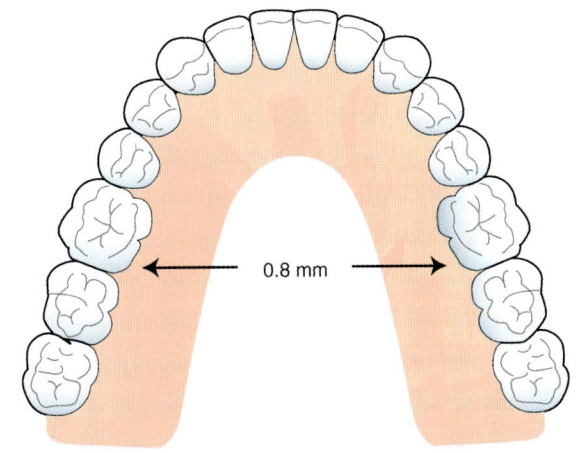

图 27-6 开口和前伸运动时下颌骨的弯曲发生于颏孔的远端。弯曲的程度取决于骨量和位置。从一侧磨牙到另一侧磨牙的近中线运动幅度约为 800 μm

| 框图 27-1 | 全牙弓种植固定修复体与覆盖义齿相比较的优势 |
| --- | --- |

- 生理上：感觉更像天然牙
- 较少的修复体维护（例如，附着体更换，重衬，制作新的覆盖义齿）
- 较少的食物集聚
- 下颌后牙区骨量的增加

## 力学因素

种植固定修复体的受力与覆盖义齿（RP-4）类似，从这方面考虑，两种修复方式的种植体数目也应该一样。下颌覆盖义齿在晚上可以取下防止夜间副功能型殆力过载，但大部分下颌无牙颌患者同时伴有上颌牙列缺失，所以患者如果晚上摘除上颌义齿，那下颌固定修复体因咬合异常出现风险的概率就会大大降低。这样支持固定修复体所需要的种植体数量就和种植覆盖义齿一样了。

当患者上颌有天然牙或种植体，在进行下颌固定修复时（与对颌是义齿相比较），通常需要增加种植体数目以减少咬合负荷，或者也可以减短悬臂梁的长度。应综合考虑力学因素，例如咬合异常、牙冠高度、咀嚼力，以及种植体区骨密度，进而可以改变种植体的植入位点、数量、直径以及固定修复方案。增加的殆力会导致修复体脱落、螺丝松动、部件折断、种植体颈部骨组织吸收，甚至种植体失败。因此，和种植覆盖义齿相比，种植固定修复对生物力学或种植体的数目往往有更高的要求。

## 下颌的运动

### 中线运动

许多研究报道指出，下颌骨在运动过程中，由于咀嚼肌的作用存在三维方向上的变化[11-19]。在提出的 5 个方向上的运动中[18]，内侧中线运动是最常被讨论的[19]。就扭转和弯曲而言，双侧颏孔间的下颌骨是稳定的。但是，颏孔远中部分的下颌骨在开口运动时在向近中方向有较明显的运动[15, 16]，这一运动是由附着在下颌升支中部的翼内肌收缩造成的。

下颌骨变形发生于开口运动的早期。在张口度达到 28% 时（约 12 mm）下颌扭曲达到最大[11]。这种扭曲在下颌前伸时也会出现[20, 21]，前伸和张口运动幅度越大下颌弯曲的幅度就越大。不同个体由于骨密度、骨量及下颌骨位置不同，其位移也不同。一般来说，下颌骨位置越靠远中，向中线弯曲的程度越大。下颌骨体部向中线方向的扭曲在第一磨牙处约为 800 μm，在下颌升支处约为 1500 μm（图 27-6）。Hobkirk 和 Havthoulas 观察了进行种植固定修复的下颌骨，发现内侧弯曲约为 41 μm[22]。

### 扭曲

颏孔后下颌骨体的扭曲变形在动物和人体上都有记载[23-26]。Hylander 观察了大量的恒河猴家族（猕猴）发现，工作侧下颌骨在旁矢状面上有扭曲，平衡侧在重咬合或单侧咀嚼时也有弯曲[26]（图 27-7）。Marx 证实了人类在单侧咀嚼时下颌骨在旁矢状面上的扭曲[27]，他在离体的下颌骨标本的正

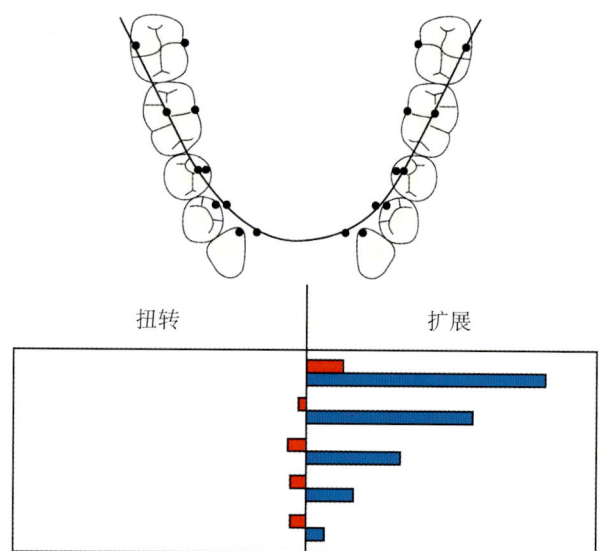

图 27-7 单侧磨牙咀嚼会导致下颌骨形变,其底部向外扩展,牙槽嵴顶部向中线向扭转

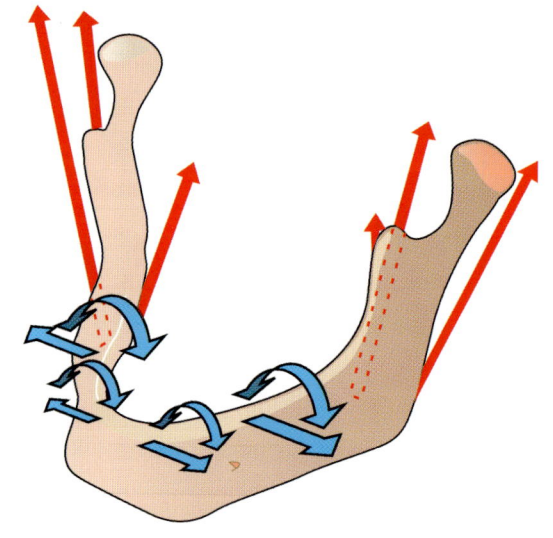

图 27-8 由于翼内肌附着于下颌升支结果导致开口或前伸运动时下颌骨向中线弯曲,下颌骨的扭矩伴随下侧边缘向外向上旋转,牙槽嵴顶区域向舌侧旋转。该移动是在用力咬合或副功能运动时咀嚼肌收缩引起的

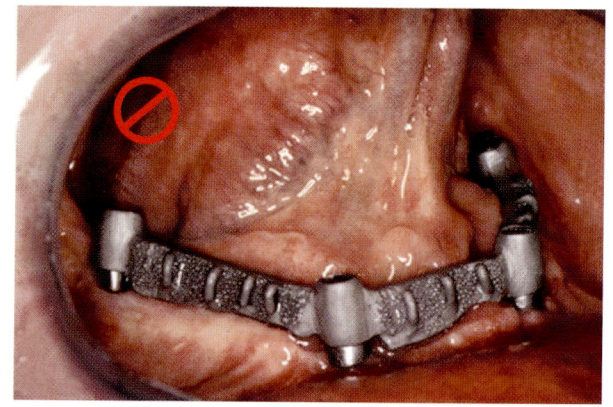

图 27-9 一些学者认为种植体支持的下颌全牙弓修复的理想位置是在双侧磨牙区和尖牙区,并以刚性结构连接在一起。但是,由于开口和功能运动时下颌骨的变形,这些位置也并不合理

中联合及下颌角骨皮质处置入螺丝,然后用测力计加力并测量下颌局部的扭曲变形。Abdel-Latif 等证实,有种植修复体的下颌骨,存在最高达 19°的背腹侧的切应力[23]。不良的下颌功能运动时,咬肌附着处的拉力会造成下颌骨扭曲变形(图 27-8)。因此,当磨牙区的下颌种植体连接在一起后,种植体支持系统和修复体会因为非功能性的磨牙症和紧咬牙造成扭曲相关的临床问题。

带悬臂梁修复体会使后牙区下颌骨扭曲变形,从而激发这一区域的骨细胞,使无牙颌患者的下颌后牙区骨量得以增加。Reddy[9] 和 Wright[8] 等人报道,因为种植修复体上的殆力是普通义齿上的 3 倍,增加的殆力会促进下颌骨后部骨量增加。

Misch 研究发现,下颌骨后牙区扭曲的增加会导致颏孔处唇侧骨皮质板变薄弱[10]。正因为如此,颏孔远中的下颌骨发生扭曲变形。颏孔一般位于第一、二前磨牙之间。因此,当联冠延伸至双侧前磨牙远中时,就需要考虑下颌骨的动态变化[22]。当后牙区多颗种植体连接到一起进行全口修复时,在开口运动或异常咬合时会对产生相当大的颊舌向力量[22,28,29]。Miyamoto 的一项研究证实了下颌骨的变形是全口种植修复中后牙种植体失败的主要原因[28]。从一侧到另一侧远中刚性连接越长,下颌骨形变对种植体和修复体的预后影响越大[10]。风险越高。另外,当下颌骨骨量减少时,下颌骨体部的形变就越大,结果,在当其他影响因素相同时,C-h 类和 D 类的下颌骨扭曲变形量就大于 A 类骨。

将天然牙和种植体连接在一起时,医生应考虑天然牙和种植体间的动度不同,天然牙的垂直向动度是 28μm,侧向动度是 56~108μm,而种植体的垂直向动度是 5μm,侧向是 10~60μm。下颌骨的扭曲形变度是健康天然牙动度的 10~20 倍。因此,与是否将种植体与天然牙联合修复相比,在患者诊断评估时,下颌骨体部的扭曲变形更应该得到重视。

有学者曾建议在下颌双侧第一磨牙和尖牙区植入 4 颗种植体进行全牙弓种植固定修复[30](图 27-9)。也曾经有人在前磨牙和切牙区额外增加最多 4 颗种植体[31],进行全牙弓种植固定修复,但是在将下颌磨牙区种植体连接起来进行固定修复时应慎重考虑。修复体会妨碍下颌骨的扭曲变形[22, 23, 29, 32-34]，对种植体系统（包括粘接剂、螺丝、边缘骨和种植体与骨组织界面）施加侧向力。如前所述，由于下颌骨存在形变，这些侧向应力作用于磨牙区种植体、基台螺丝和骨组织，增加了失败的风险。

在下颌骨膜下种植体病例中，如果有刚性杆连接双侧磨牙至磨牙区域，缝线去除时，25%的患者会出现张口疼痛，将杆在颏孔之间处切成两段后，张口疼痛立即消失。这个临床观察并不意味着另外75%的患者在开口时没有下颌骨的变形，观察证实扭曲与术后的并发症有一定相关性。双侧下颌后牙种植体杆卡连接全牙弓种植修复的并发症包括：种植体周围的骨吸收、种植体的脱落、种植体或修复体折断、修复体固位不良和张口不适。除非有新的可靠的临床研究结果，否则一般不建议将双侧下颌磨牙连接起来进行种植固定修复。

将位于颏孔前的种植体连在一起，或是将同侧前后牙种植体相连并不会出现与下颌骨扭曲相关的并发症。完全由种植体支持的固定义齿可以阻止后牙区的牙槽嵴吸收，促进心理健康，同时与可摘义齿相比可以减少并发症，因此应为所有下颌无牙颌患者提供固定修复治疗计划的选择。然而，当咀嚼力增加，以及患者存在与𬌗力增加相关的因素（如副功能运动、冠高空间、对颌牙弓类型），或者种植位点骨密度降低时，则需要增加种植体数目或者在前牙区和后牙区都设计种植位点。

对于下颌牙列缺失，有5个种植固定修复方案可供选择，这些修复方案种植位点的选择与种植覆盖义齿相似。当下颌覆盖义齿全靠种植体支持，依靠杆卡和悬臂梁提供固位稳定时，其在功能上和骨量的维护上与固定修复体类似。因此，本章提到的5种方案也适用于RP-4型覆盖义齿或固定修复体。

## 种植固定修复治疗方案

### 治疗方案一：Brånemark方案

方案一是在双侧颏孔间植入5~6颗种植体，然后在双侧后牙区设置悬臂梁修复缺失的后牙。由于双侧颏孔间的下颌骨扭曲变形并不明显，所以前牙联冠修复风险不大。

双侧颏孔间植入5~6颗种植体，每一侧最远端种植体设置悬臂梁修复缺失后牙的临床病例治疗方案是源自1967-1981年Brånemark系统[35]的临床报道（图27-10）。该方案在负荷5~12年后的种植体成功率是80%~90%。Attard和Zarb[36]报道的18~23年的长期回顾性研究中，该方案种植修复体成功率为84%（图27-11）。

自最前方种植体中间至双侧远中种植体远中面连线的垂直距离称为前后距离（A-P距离）或者A-P范围[37]（图27-12）。A-P距离越大远中修复缺失后牙的悬臂梁就可以延伸得越长。一般来讲，当在颏孔间下颌骨前部植入5~6颗种植体进行固定修复时，在其他力学作用影响比较小的情况下，悬臂长度不应超过A-P距离的2倍。

种植体和修复体的存留率之所以是一个范围，可能是因为在相同种植体位置有广泛的适应证，而未考虑到冠高空间、对颌牙列情况、种植体长度、A-P距离，以及副功能运动。当只在下颌前牙区植入4~6颗种植体，进行全下颌义齿修复时，牙弓形态、颏孔的位置、𬌗力因素以及骨密度是重要影响因素。牙弓前端形态和颏孔位点，会影响最远端种植体的植入位点，因此悬臂梁长度也因人而异。

A-P距离与牙弓形态密切相关，牙弓可分为方圆形、卵圆形、尖圆形三种类型。前后两端种植体间的A-P距离在方圆形牙弓为0~6mm（图

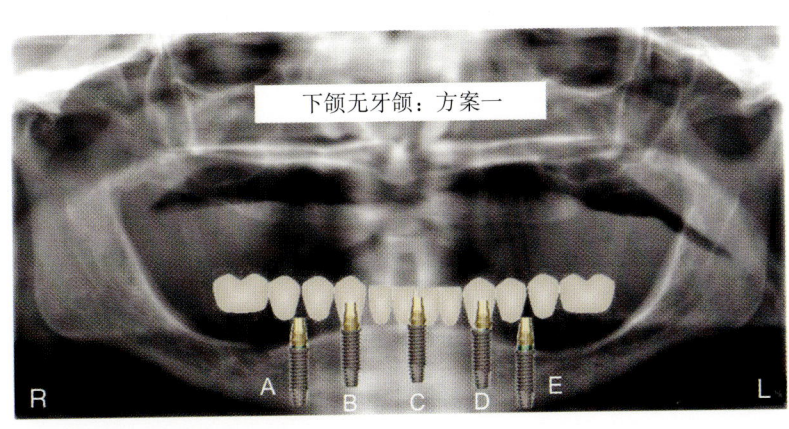

图27-10 方案一是在颏孔间植入5~6颗种植体，并带有远中悬臂梁支持全颌固定修复。注意双侧悬臂梁修复体以及低力学因素。关键的种植位点是A、B、C、D以及E点

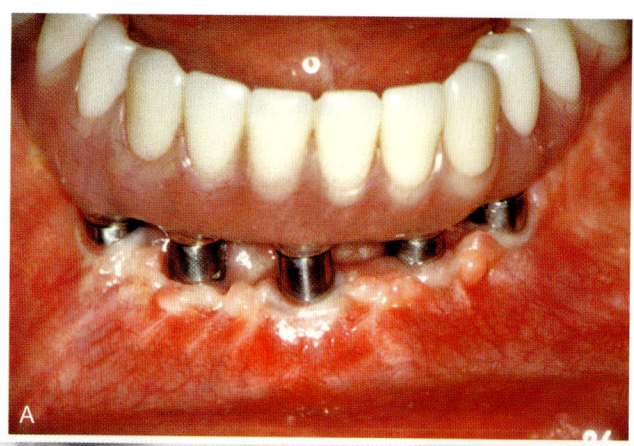

图 27-11　A. 在下颌颏孔间植入 5 颗种植体支持下颌修复体，混合式固定义齿悬臂梁延伸到第一磨牙区；B. 在颏孔之间 5 颗前牙种植体支持混合式固定义齿修复的全口曲面断层片

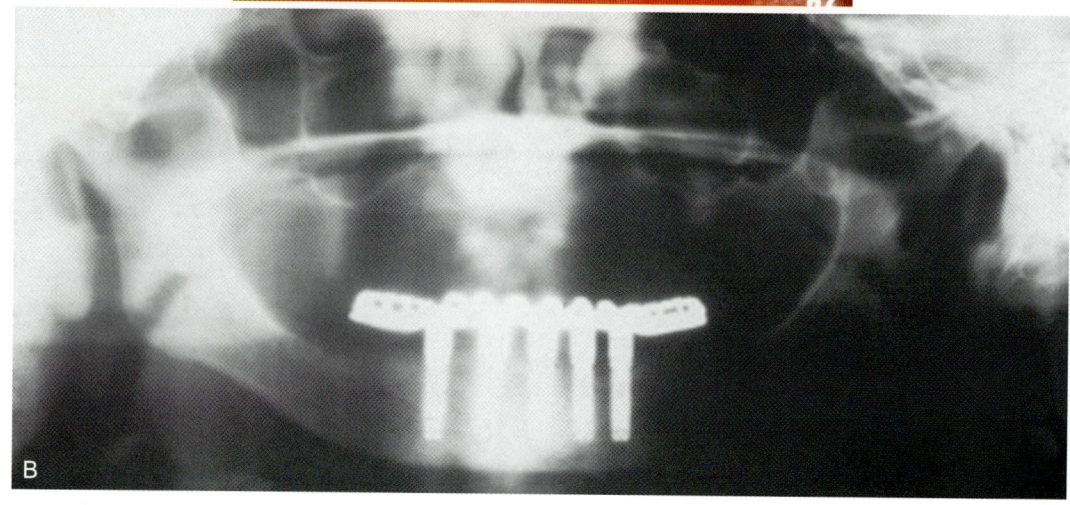

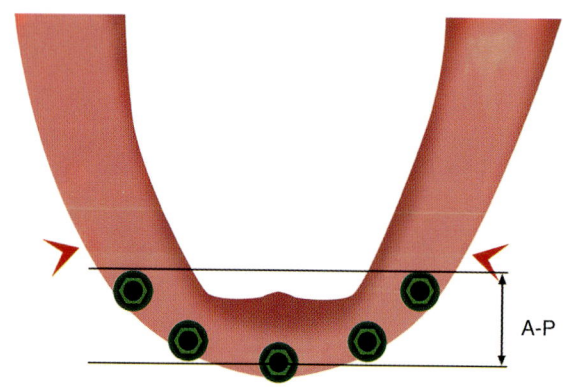

图 27-12　A-P 距离是牙弓中每一侧最远端种植体的连线与最前端种植体中间连线之间的距离

27-13），卵圆形牙弓为 7~9 mm（图 27-14），尖圆形牙弓为 9 mm（图 27-15）以上。如此一来，此方案在尖圆形牙弓上能够支撑 20 mm 的悬臂梁长度，而应用于方圆形牙弓上，悬臂梁长度则只能有 12 mm 或更少。

颏孔位置也是 A-P 距离的影响因素。颏孔通常位于下颌两前磨牙根尖之间区域。然而，其最靠近近中时可达到尖牙牙根远中（白人女性常见），最靠近远中时可达到第一磨牙牙根近中（黑人男性常见）[38]。颏孔位置越靠近近中，导致 A-P 距离越小，悬臂梁长度也应相应减小。

A-P 距离只是需要考虑悬臂梁长度扩展范围的一个力学因素，当力学因素（副功能运动、牙冠高度、咀嚼肌动力学、对颌牙情况）影响较大时，修复体的悬臂梁长度应当减短，甚至放弃（图 27-16）。颌骨密度也是一个重要因素。在软质颌骨（D3、D4 型）的悬臂梁长度应比硬质颌骨（D1、D2 型）的短小。综上，后牙区悬臂梁的长度应综合考虑患者口内力学因素，A-P 距离只是其中一个因素。

种植体数目也会影响悬臂梁长度的设计。应变等于应力除以受力区域的面积。从修复体到种植体施加的应力面积可以通过调整种植体数目、直径大小以及设计来控制。当只有 3 颗种植体时就不应使用悬臂梁设计，即便其 A-P 距离与 5 颗种植体

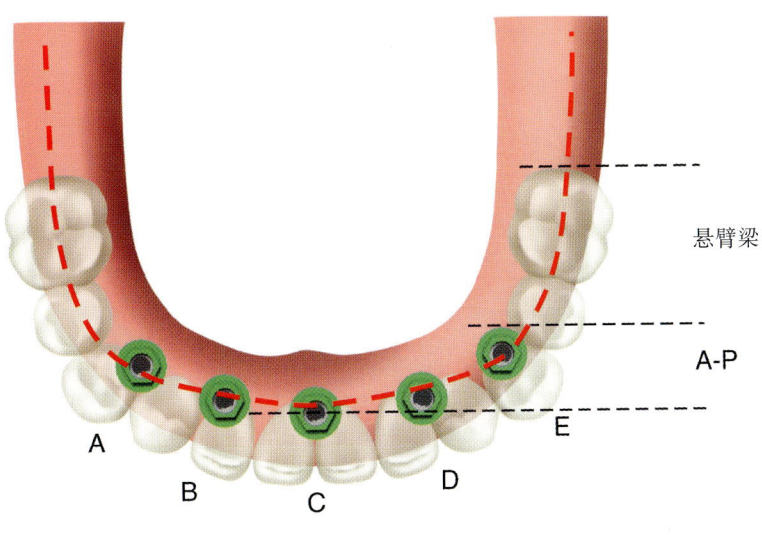

图 27-13 方圆形牙弓下颌骨的 A-P 距离是 0~6 mm，因此悬臂梁是要严格限制的

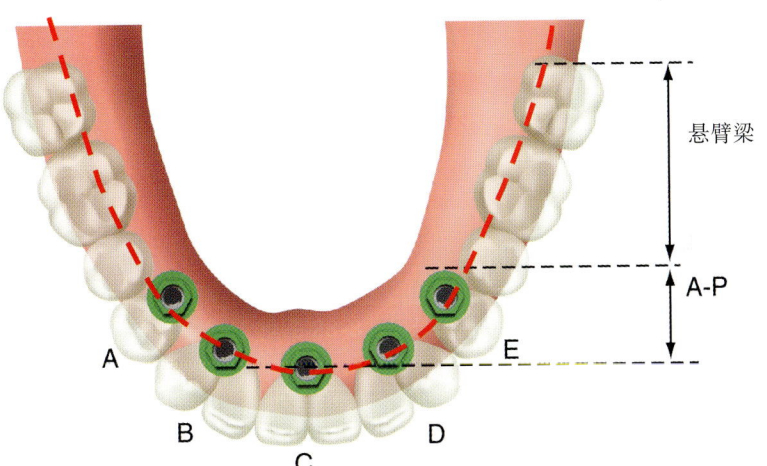

图 27-14 卵圆形牙弓下颌骨的 A-P 距离是 7~9 mm，是最常见的，卵圆形牙弓悬臂梁可以达到 18 mm

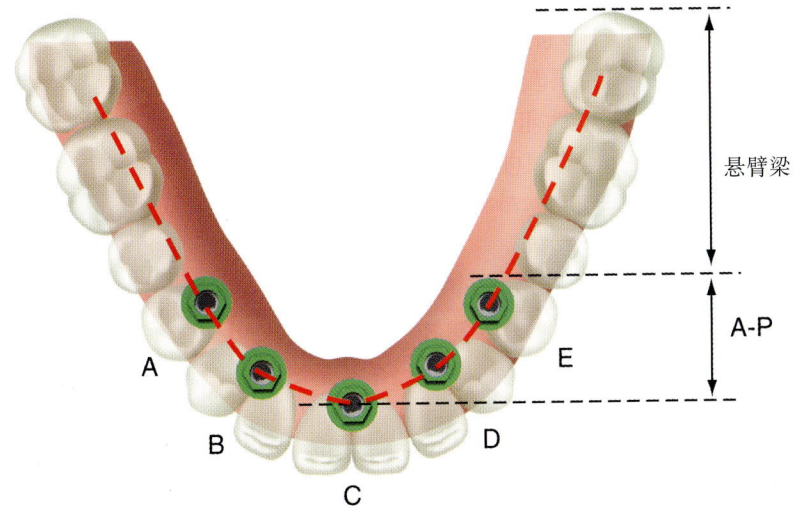

图 27-15 尖圆形牙弓下颌骨的 A-P 距离大于 9 mm，是最少见的。这类牙弓悬臂梁的风险较低

一样。当前，在有悬臂梁的 Brånemark 治疗方案中的常见种植体数量是 5 颗（图 27-17）。5 颗种植体的 A-P 距离与 6 颗种植体一样，而种植体之间的距离更大。因此，当其中的种植体发生骨质吸收时，不至于影响到邻近的种植体。当植入 5 颗种植体时，相较 3 颗或 4 颗种植体的情况，可适当延长悬臂梁长度，因为种植体表面积较大，而且修复体部分的增加也减少了螺丝松动的可能。细种植体不能用于悬臂梁结构，而较粗的种植体可以支持较长的悬臂梁。

治疗方案一主要基于患者的殆力因素、牙弓形态、种植体的数量、型号和植入位点设计。因此，

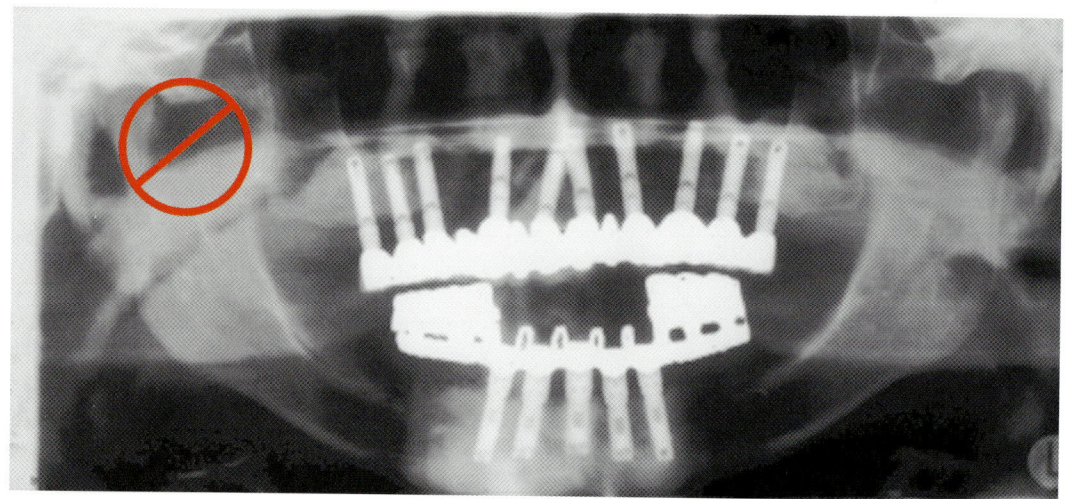

图 27-16 当对颌为种植义齿或冠高空间大于 15 mm 时，远中悬臂梁长度要减少。种植修复体要降低咬合造成的高 验力，存在悬臂梁时冠高空间是𬌗力放大器。这张 X 线片中应该减少悬臂梁以降低应力相关的并发症

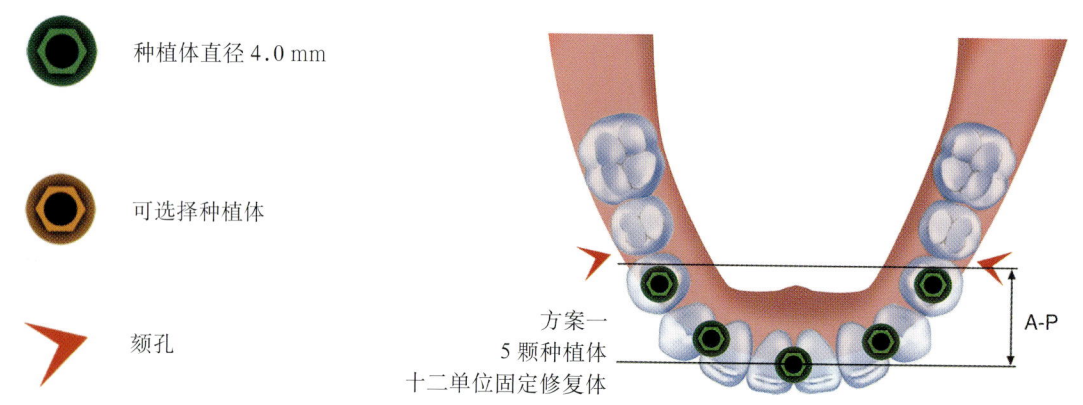

图 27-17 方案一，在颏孔区之间最常用的种植体是 5 颗。在颏孔间这些种植体提供尽可能大的 A-P 距离以及足够的种植体空间来进行治疗

为了安全起见，这种方案最适于患者𬌗力较小的情况，例如佩戴上颌全口义齿、前牙区骨量充足，冠高空间在 15 mm 以下，尖圆形或卵圆形下颌牙弓，骨密度良好，但是后牙区骨量不足，无法植入种植体的老年女性。对于咬合力过大且种植体局限于颏孔间的患者，则不应采取固定修复方案。

### 治疗方案二

Bidez 和 Misch 分析了有牙和无牙的下颌骨，并建立了弯曲和形变的颌骨三维应变模型[10]（图 27-18），用以研究何种种植体连接方案不会损害修复体，提供了种植位点选择的一系列方案。

本方案对 Brånemark 原则进行了少许的改动，在颏孔上方植入种植体，因为下颌骨在颏孔以后的形变较大（图 27-19）。颏孔上植入种植体有以下

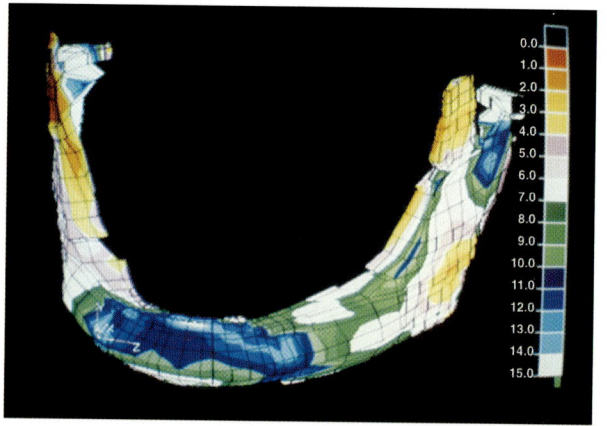

图 27-18 阿拉巴马大学机械学院的研究使用有牙颌和无牙颌模型来评价在弯曲和形变过程中骨的应变。因此，通过这个研究，可以确定一些合理的种植位点方案

图 27-19　方案二，7 颗种植体支持的全牙弓修复体的曲面断层片分析：2 颗种植体在颏孔上方，2 颗在第一前磨牙位点（可选），2 颗在尖牙位点，1 颗在中线位点。双侧悬臂梁修复，如有更大的殆力要求，需要在 A、E 位点植入附加的种植体

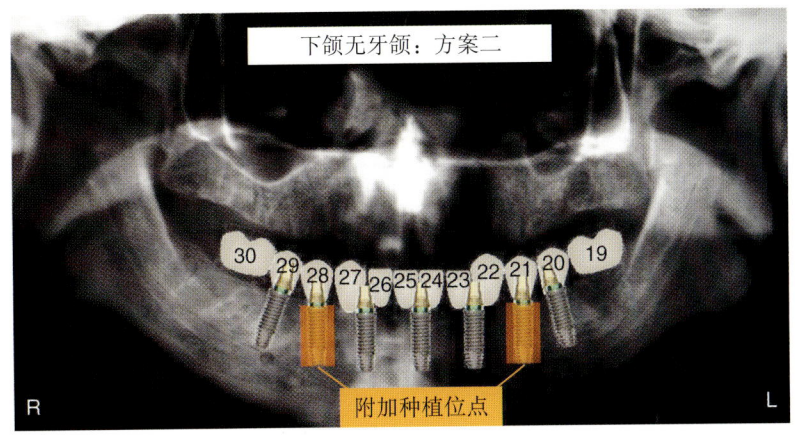

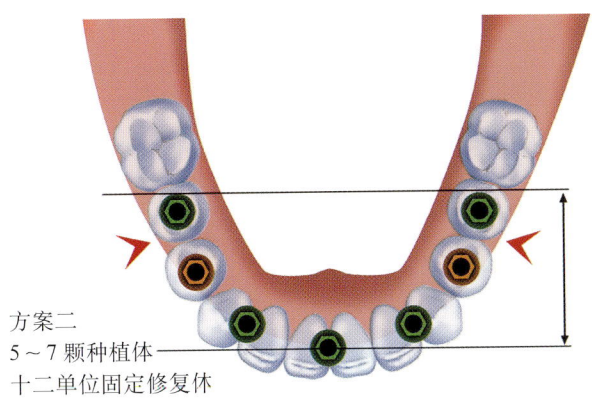

图 27-20　方案二，有 5 个关键的种植位点：2 颗种植体在颏孔上方，2 颗在尖牙的位点，以及 1 颗在中线区。附加种植可以位于第一前磨牙的位置。这可以很大程度上提高 A-P 距离，降低到第一磨牙的悬臂梁长度

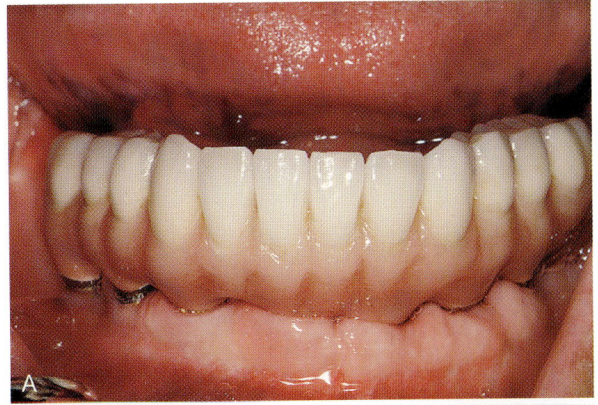

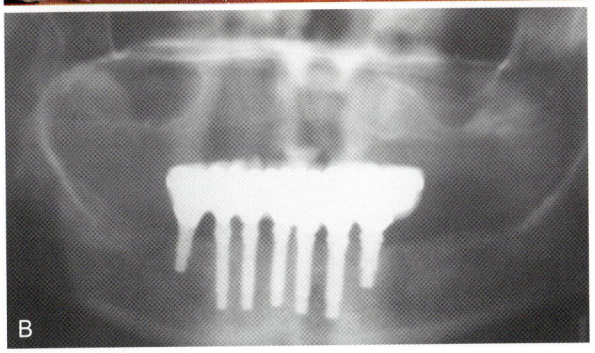

图 27-21　A. 方案二的全颌固定修复体的口内照片。由于种植体位于颏孔上方，第一磨牙的悬臂梁是缩短的；B. 方案二的全景片：7 颗种植体支持下颌全牙弓修复体

几个优点：①植体数量可以增加至 7 颗（增加了种植体表面积）；②虽然种植体数量还是 5 颗，但 A-P 距离增大了（通常是 7 mm，图 27-20），减少了远中悬臂梁造成的 I 类杠杆力；③由于最后一颗种植体向远中移动了一个牙位，这将使远中悬臂梁的长度大幅缩短（图 27-21）。

选择治疗方案二的先决条件是单侧或双侧颏孔区骨质必须要有足够的高度和宽度。因为颏孔一般位于下颌骨下缘上方 12~14 mm，可用骨高度较少，与前牙区相比颏孔区常需要植入较短的种植体。当力量加载至悬臂梁时，最远中种植体受力最大，如此以来最短的种植体就要承受最大的殆力。补偿的办法是保证种植体长度不少于 9 mm，增大种植体直径和表面积（图 27-22）。

这个方案中关键的种植位点是第二前磨牙区、尖牙区、中切牙区或中线区，两个可选种植体位点是第一前磨牙区，在患者咬合力较大时尤为常用。

## 治疗方案三

Bidez 和 Misch 的下无牙颌张力模型提示将一侧后牙区和前牙区种植体连接起来进行修复没有明显问题。笔者评估了近 10 年来将单侧后牙种植体与前牙区种植体连接起来进行种植固定修复的病例，发现与前牙区单独修复相比，没有其他的并发症。因此，支持下颌固定修复体的另一个可选方案是在单侧磨牙或第二前磨牙区（或两区同时，图 27-23）增加种植体，与颏孔间的 4~5 颗种植体相连，这样使种植体总数达到 5~7 颗。

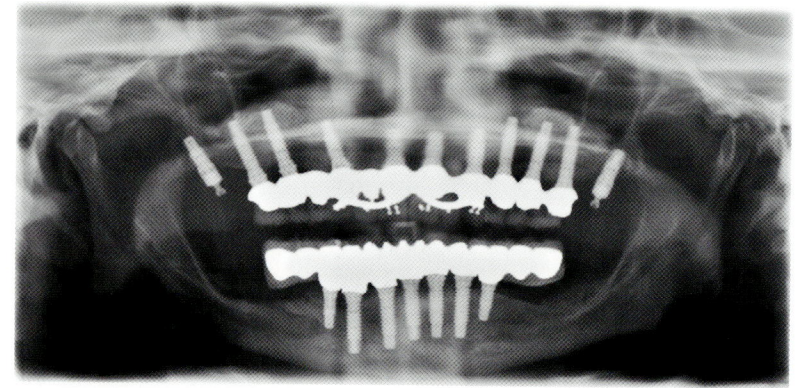

图 27-22 方案三，下颌全牙弓固定修复的曲面断层片，上颌是种植体支持的固定修复

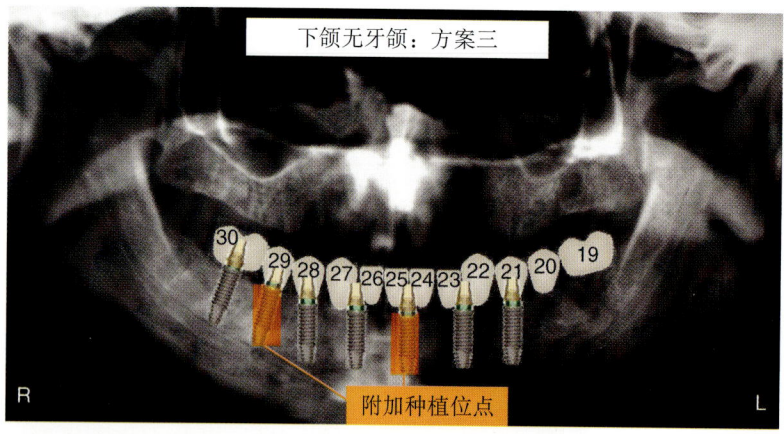

图 27-23 方案三，有3个关键的种植位点：在一侧第一磨牙位点，双侧第一前磨牙位点以及2个尖牙的位点。附加种植位点（橙色）可以是双侧第二前磨牙和中线位置。注意增加了的殆力因素和在第二前磨牙的附加种植体以及位点 C

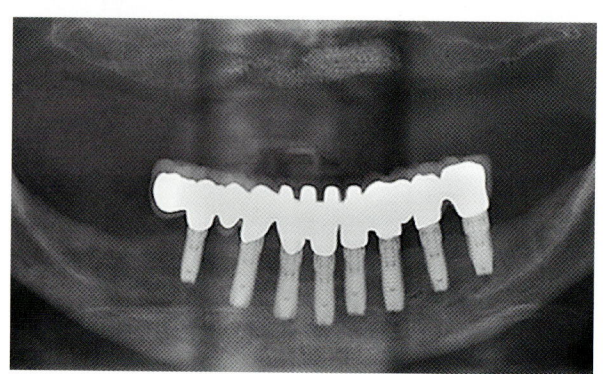

图 27-24 偶尔，方案三也可以包括在悬臂梁侧颏孔上方的种植体，使用多达8颗种植体

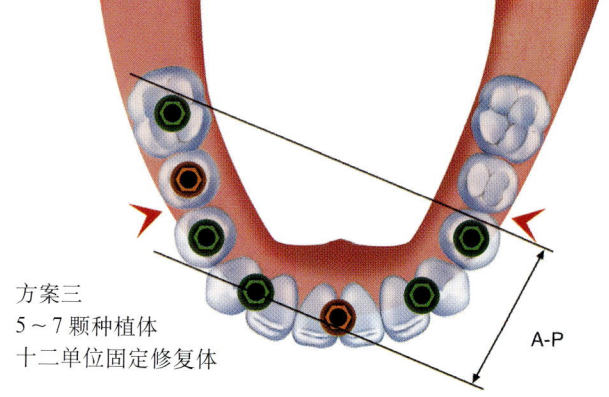

图 27-25 7颗种植体中的5颗位于颏孔间，2颗位于患者的右侧或左侧。A-P 距离是从最远端种植体连线到最前端种植体连线的距离。种植位点可以增加 A-P 距离，降低患者左侧悬臂梁长度

治疗方案三的关键种植体位点在第一磨牙区（仅单侧），双侧第一前磨牙和双侧尖牙区。附加种植位点包括与磨牙和中切牙（中线）同侧的第二前磨牙区。偶尔，可在悬臂梁颏孔上方植入种植体（图27-24），制作整体桥架，用悬臂梁来修复磨牙，虽然在行使功能时下颌移动，但是因为磨牙区种植体的对侧没有种植体连接在一起，所以并不会引起并发症。

有很多原因使得治疗方案三比前牙区种植合并双侧悬臂梁修复的效果更好，在一侧颏孔远中植入1~2颗种植体，并与颏孔间前牙种植体连接在一起，生物力学性能就明显改善。尽管治疗方案三种植体数量与治疗方案一、二差不多，但由于后方连线是将一侧磨牙区种植体后缘与对侧前磨牙区种植体后缘相连（图27-25），就使得 A-P 距离增大了1.5~2倍。另外，治疗方案三中仅有单侧悬臂梁，而不是双侧悬臂梁，当殆力较大时应该使用6~7颗种

植体，一般在颏孔间 5 颗种植体再加上一侧颏孔远中植入 1~2 颗种植体（图 27-26）

过去 10 年中，笔者使用方案三对超过 55 例患者进行了植入 5~7 颗种植体的治疗，到目前为止，既没有出现种植体或修复体失败，也没有发生修复体脱落和基台螺丝松动的情况。这种治疗方案优于治疗方案一和方案二的双侧悬臂梁设计，因为：① A-P 距离大幅增加；②植入更多种植体；③只在单侧设置悬臂梁结构。但是，采用这种方案时，要求患者至少一侧下颌后牙区牙槽骨有充足的骨量（图 27-27）。

### 治疗方案四

在双侧后牙区植入种植体，但不将其与前牙区种植体连接起来进行修复，这也是全口固定修复的治疗方案之一。该方案适用于𬌗力较大或者骨质较差时。上颌后牙区的骨质常常较差，但有时下颌骨质也不理想，这种方案也适用于下颌骨体部是 C-h 类的情况和后牙区采用骨膜下种植体或盘状种植体做支持时，当双侧后牙区有种植体植入时有多种固定治疗方案可选。

在治疗方案四中，种植体植于下颌骨的全部三个分段中。治疗方案四的关键种植位点是双侧第一磨牙、双侧第一前磨牙和双侧尖牙区，附加种植位点是第二前磨牙和切牙（中线）区（图 27-28）。将所有的前牙种植体与一侧后牙种植体连接起来进行九单位固定桥修复，另一侧后牙区种植体进行三单位固定桥修复，其关键种植位点位于第一前磨牙和第一磨牙（图 27-29）。常常在较短的一部分使用 3 颗种植体（第一、二前磨牙和第一磨牙）来解决补偿𬌗力和种植体呈直线排列的问题。该方案至少需植入 6 颗种植体，而植入 7 颗种植体以保证较短部分可有 3 颗种植体支持的方法最为常用（图 27-30）。另外，当𬌗力较大或选用即刻种植负荷方案时可将种植体增加至 9 颗。

这个方案最大的优点是可以消除悬臂梁，这样修复体脱落和咬合负担过大的问题就减少了。另一个优点是修复体分为两段，较长的桥体（磨牙至对侧尖牙段）由于其种植体分布于 3~4 个不同水平面，因而性能得到了全面的提升。由于没有悬臂梁结构可以使用较弱的粘接剂，如果修复体需要修理，只需要拆除损坏的一段。修复体应在侧方运动时形成后牙分离，以避免后牙区侧向力过大，尤其是在种植体数目较少时。

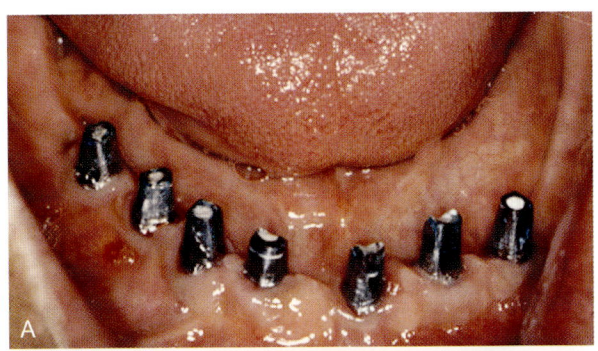

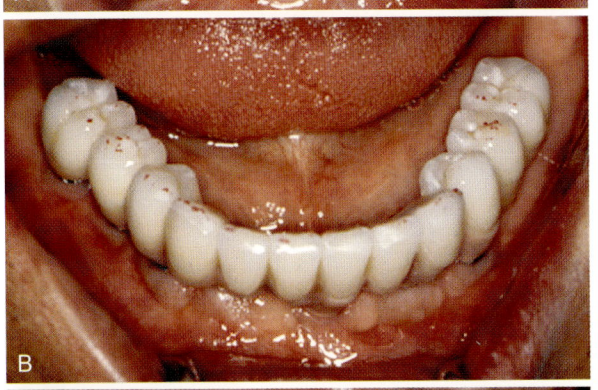

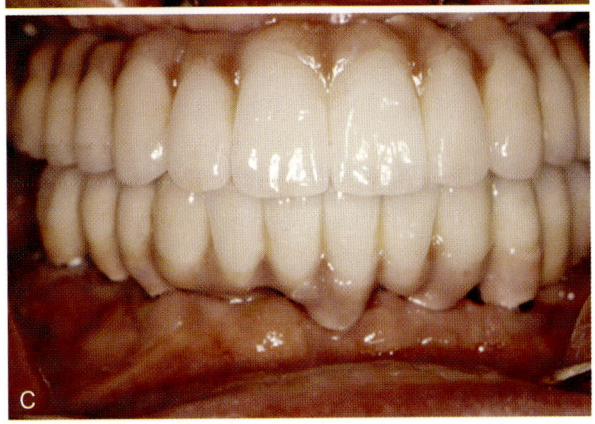

图 27-26　A. 5 颗种植体位于颏孔之间，2 颗在患者右侧后牙区；B. 下颌固定修复；C. 最终上颌和下颌种植固定修复的口内照片

方案四的缺点是要求双侧下颌后牙区有充足的骨量，另外由于增加了 1~4 颗种植体，费用也相应增加了。

### 治疗方案五

下颌无牙颌的另一项改良设计是制作三段式修复体而不是一段或两段式。下颌骨前部可以植入 4~5 颗种植体，关键种植位点在双侧第一磨牙区、双侧第一前磨牙区和双侧尖牙区，附加种植位点在第二前磨牙区和中切牙（中线）区（图 27-31）。这一治疗方案中，双侧从第一磨牙至第一前磨牙区为后段修复体，前牙区修复体修复 6 颗前牙。上述 6 个关键种植位点与治疗方案四相同，且方案四的较

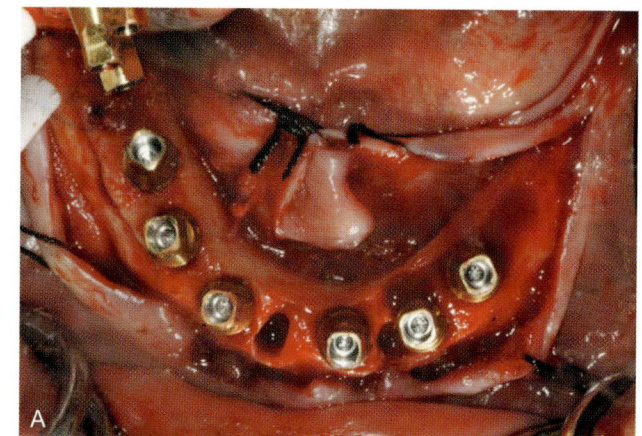

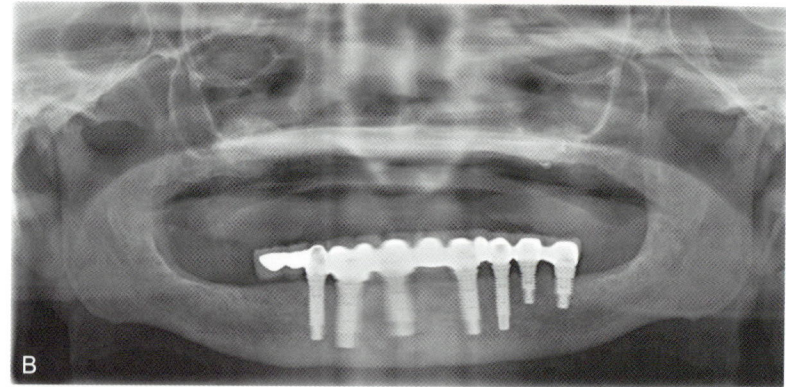

图 27-27 A.采用方案三植入 7 颗种植体的照片；B.固定修复完成后的曲面断层片

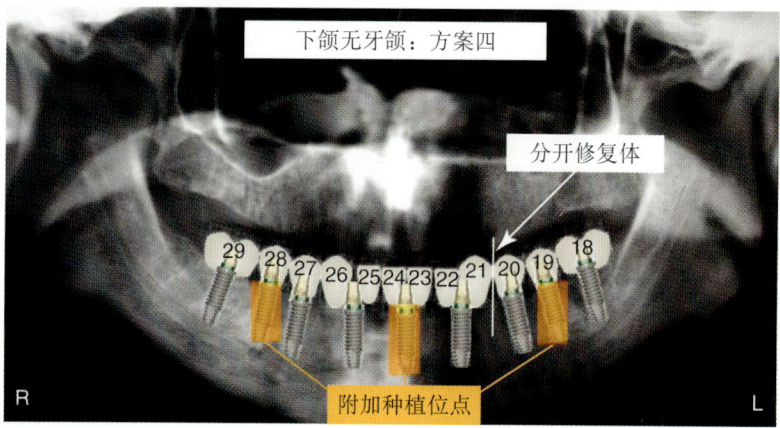

图 27-28 方案四，种植体在双侧磨牙区。其他关键的位点包括 2 个第一前磨牙位置和 2 个尖牙位置。附加种植体位点也包括第二前磨牙位置和，以及线（橙色）。注意增加的𬌗力因素和在 2 个前磨牙位点以及 C 位点的附加种植体

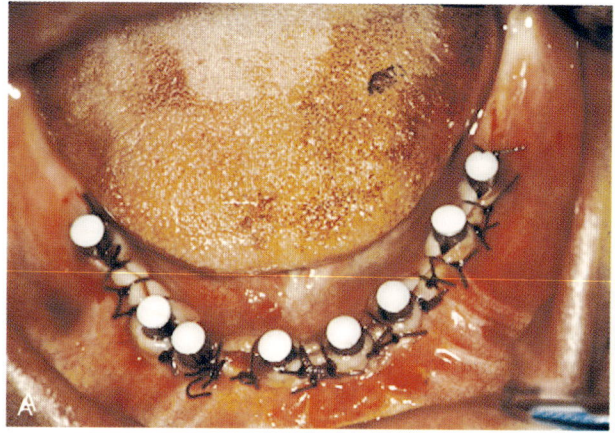

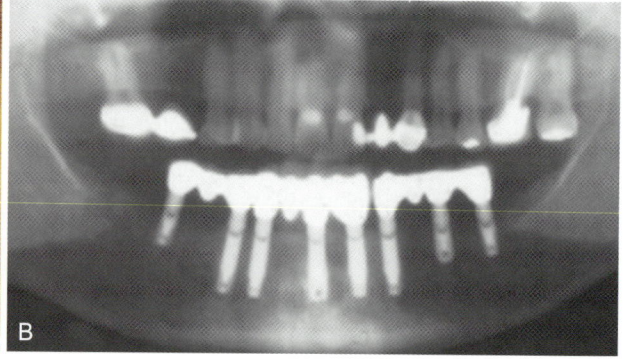

图 27-29 A. 8 颗种植体二期手术时暴露，后牙区有足够的骨高度和宽度支持种植体；B.采用方案四，全牙弓固定种植修复的曲面断层片，显示修复体在第一前磨牙和尖牙位置分为两段

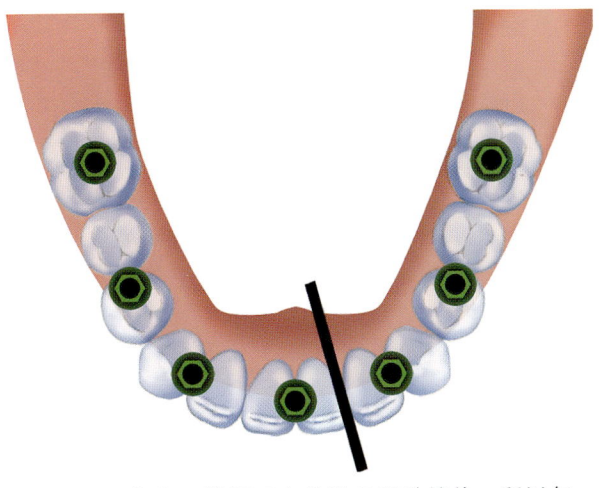

图 27-30 方案四常规至少使用 7 颗种植体，所以每一小段至少有 3 颗种植体

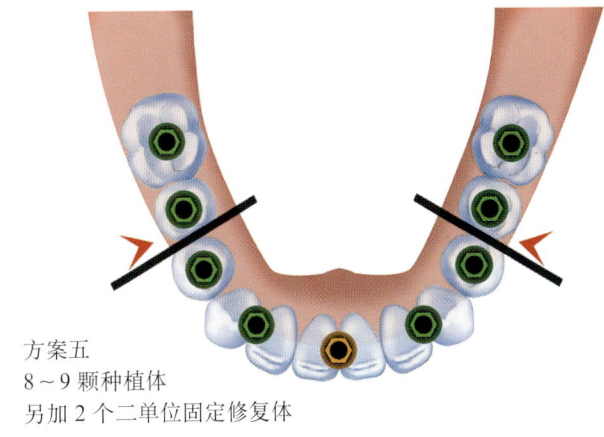

方案五
8~9 颗种植体
另加 2 个二单位固定修复体

图 27-32 方案五，固定修复体从第一前磨牙到另一侧第一前磨牙由 4~5 颗种植体支持。每一段后牙部分由两个单位构成

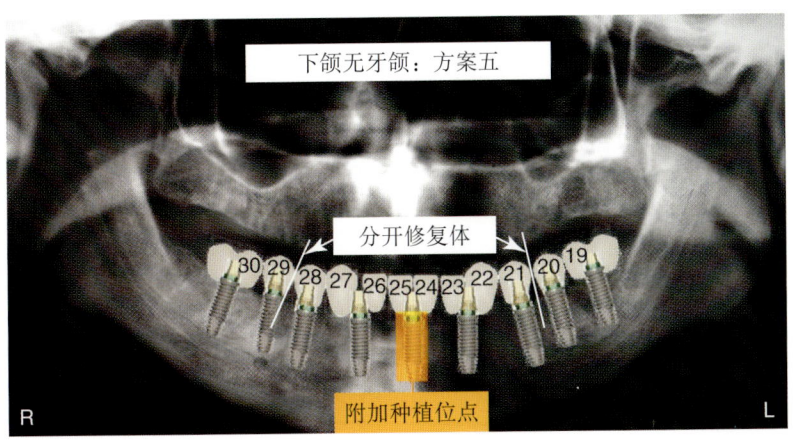

图 27-31 方案五设计支持 3 个独立的修复体。关键种植位点通常是第一磨牙、第二前磨牙、第一前磨牙以及尖牙位置。后牙修复体通常要在两个前磨牙区分开，这种方案使下颌骨体在行使功能和副功能运动状态下能够产生最大的扭曲和变形。注意异常力学因素时在位点 C 的附加种植体

长修复体能够很好地提升生物力学性能，所以在采用方案五时，通常采用双侧第一磨牙区、第二前磨牙区、第一前磨牙区和双侧尖牙区 8 个种植位点，同时可将中线区作为附加种植位点，前部修复体可扩展到双侧第一前磨牙之间的区域（双侧尖牙间较少采用）。下颌后部修复体一般为 2 颗种植体支持的二单位联冠（图 27-32）。

这个方案的优点在于各段修复体较小，万一出现崩瓷或脱落时容易处理。另外，即使由于副功能运动或下颌骨萎缩造成下颌的形变超过预期，分段式修复体也能够最大限度地适应下颌骨的弹性和变形。

方案五最主要的缺点是要求种植体数量较多，对骨质条件的要求也最高。不管下颌骨质条件或咬合情况如何，修复下颌牙列一般不需要 9 颗种植体。治疗方案五可以在𬌗力很大时应用。方案四也适用于高𬌗力患者，只是方案四的修复体 A-P 距离更宽。

选择方案五的大部分情况是下颌后牙区是 C-h 类骨质，或者在第二前磨牙、第一磨牙区植入包绕式骨膜下种植体或盘状种植体时，下颌后牙区的骨量减少会增加颌骨的扭曲变形。因此，这样的情况使用 3 颗独立的修复体更加安全（图 27-33）

## 长期治疗计划

由 2 颗种植体支持的覆盖义齿（RP-5）优于传统义齿是公认的，但覆盖义齿不能作为终身修复体。下颌后牙区的骨吸收是前牙区的 4 倍。前牙种植体支持覆盖义齿可以加速后牙区的骨吸收，这是由于咀嚼力增大，患者更愿意佩戴下颌修复体。在患者和医生制订治疗方案时应把眼光放得长远一些，应考虑终身治疗计划，而不是短期的计划，这对医患双方都有好处。

下颌覆盖义齿由 RP-5 升级为完全种植体支持的 RP-4 和固定修复体（FP-3）或两种类型修复体都可以。如果费用充足、骨量充足和无异常咬合力，

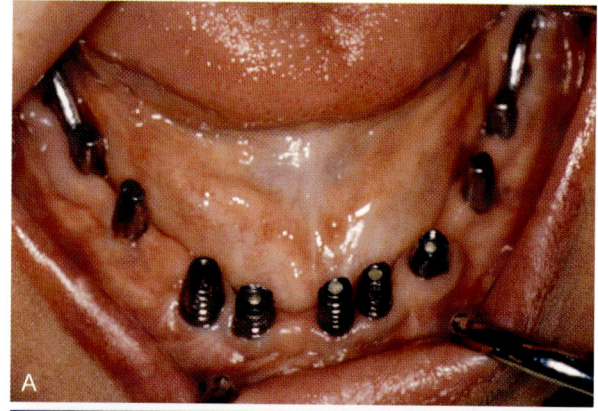
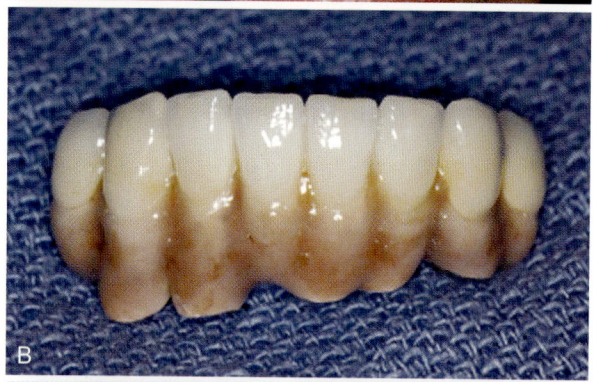
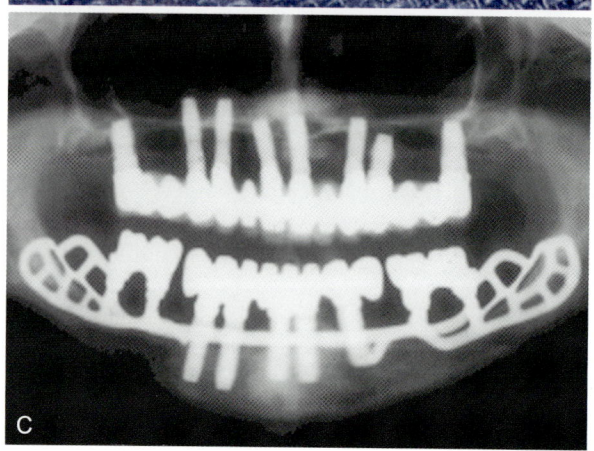

图 27-33 A. 在颏孔之间 5 颗种植体位点的口内照片。后牙区有骨膜下种植体。这位女性希望上颌和下颌行固定修复,但是拒绝后牙区髂骨移植。B. 前牙区修复体与后牙区修复体分离。这样允许下颌骨有最大幅度的弯曲性。方案五更适于 C-h 类的下颌骨。C. 最终种植修复体的曲面断层片。三段独立的修复体允许下颌后牙区产生更大的弯曲

每隔 5 年植入 2~3 颗种植体,在 4~10 年后患者就可以进行全口种植固定修复了。因此,医生应该致力随着修复体升级而为患者建立终身治疗方案。例如,第一步在尖牙区植入种植体进行覆盖义齿修复,第二步计划在左侧第一磨牙和右侧第一前磨牙处植入种植体,第三阶段可在左侧第一前磨牙位置植入种植体,最终达到 RP-4 或 FP-3 修复。

## 小 结

多数无牙颌患者希望得到一副固定义齿,而不是可摘义齿。种植固定修复体的费用往往很高,但与全种植体支持式覆盖义齿的费用相近,确定种植体的位点和数量时应考虑咬合、副功能运动、骨密度以及下颌骨的扭曲变形。下颌种植体支持的固定修复有 5 种治疗方案;方案一的优势在于只在前牙区植入 5 颗种植体,费用较低,缺点是有双侧悬臂梁会导致负荷过大;方案二有一定的改进,但仍然有双侧悬臂梁(短于方案一中的悬臂梁)的问题;方案三又有所改进,但至少需要一侧后牙区的骨质条件能够接受种植治疗;最理想的方案是方案四或方案五,因为它们没有悬臂梁,而且可以制作 2~3 段修复体,使得这些治疗方案可以承受更大的 力而不影响修复体。但是,这样一般需要双侧后牙区骨量充足,或者需要在双侧后牙区植骨,又或者需要植入包绕式的骨膜下种植体或盘状种植体来获得后牙的支撑。

由于方案四和方案五需要更多的种植体进行固定修复,所以费用比较高。但是,由于这些方案的时间和技工费基本相似,所以患者的花费也可能类似。医生选择方案五比方案三多出的几颗种植体所耗费的手术时间也很少,所以费用的差别也只限于多出的种植体的费用。

## 参 考 文 献

[1] Marcus SE, Drury JF, Brown LS, et al: Tooth retention and tooth loss in the permanent dentition of adults: United States, 1988-1991, J Dent Res 75(special issue):684–695, 1996.

[2] Walton JN, McEntee MI: Problems with prostheses on implants: a retrospective study, J Prosthet Dent 71:283–288, 1994.

[3] Watson RM, Davis DM: Follow up and maintenance of implant supported prostheses: a comparison of 20 complete mandibular overdentures and 20 complete mandibular fixed cantilever prostheses, Br Dent J 181:321–327, 1996.

[4] Payne AG, Solomons YF: Mandibular implant-supported overdentures: a prospective evaluation of the burden of prosthodontic maintenance with 3 different attachment systems, Int J Prosthodont 13:246–253, 2000.

[5] Watson RM, Jemt T, Chai J, et al: Prosthodontics treatment, patient response, and the need for maintenance of complete implant-supported overdentures: an appraisal of 5 years of prospective study, Int J Prosthodont 10:345–354, 1997.

[6] Goodacre CJ, Bernal G, Rungcharassaeng K, et al: Clinical complications with implant and implant prostheses, J Prosthet Dent 90:121–132, 2003.

[7] Dudic A, Mericske-Stern R: Retention mechanisms and

prosthetic complications of implant-supported mandibular overdentures: long-term results, Clin Implant Dent Relat Res 4:212–219, 2002.

[8] Wright PS, Glastz PO, Randow K, et al: The effects of fixed and removable implant-stabilized prostheses on posterior mandibular residual ridge resorption, Clin Oral Implants Res 13:169–174, 2002.

[9] Reddy MS, Geurs NC, Wang IC, et al: Mandibular growth following implant restoration: does Wolff's Law apply to residual ridge resorption? Int J Periodontics Restorative Dent 22:315–321, 2002.

[10] Misch CE: Treatment options for mandibular full arch implant-supported fixed prostheses, Dent Today 20:68–73, 2001.

[11] De Marco TJ, Paine S: Mandibular dimensional change, J Prosthet Dent 31:482–485, 1974.

[12] Fischman B: The rotational aspect of mandibular flexure, J Prosthet Dent 64:483–485, 1990.

[13] Goodkind RJ, Heringlake CB: Mandibular flexure in opening and closing movement, J Prosthet Dent 30:134–138, 1973.

[14] Grant AA: Some aspects of mandibular movement: acceleration and horizontal distortion, Ann Acad Med Singapore 15:305–310, 1986.

[15] Osborne J, Tomlin HR: Medial convergence of the mandible, Br Dent J 117:112–114, 1964.

[16] Regli CP, Kelly EK: The phenomenon of decreased mandibular arch width in opening movement, J Prosthet Dent 17:49–53, 1967.

[17] Gates GN, Nicholls JI: Evaluation of mandibular arch width change, J Prosthet Dent 46:385–392, 1981.

[18] Hylander WL: Stress and strain in the mandibular symphysis of primates: a test of competing hypotheses, Am J Phys Anthropol 64:1–46, 1984.

[19] Hylander WL: The human mandible: lever or link? Am J Phys Anthropol 43:227–242, 1975.

[20] McDowell JA, Regli CP: A quantitative analysis of the decrease in width of the mandibular arch during forced movements of the mandible, J Dent Res 40:1183–1185, 1961.

[21] Burch JG: Patterns of change in human mandibular arch width during jaw excursion, Arch Oral Biol 17:623–631, 1972.

[22] Hobkirk JA, Havthoulas TK: The influence of mandibular deformation, implant numbers, and loading position on detected forces in abutments supporting fixed implant superstructures, J Prosthet Dent 80:169–174, 1998.

[23] Abdel-Latif HH, Hobkirk JA, Kelleway JP: Functional mandibular deformation in edentulous subjects treated with dental implants, Int J Prosthodont 13:513–519, 2000.

[24] Omar R, Wise MD: Mandibular flexure associated with muscle force applied in the retruded axis position, J Oral Rehabil 8:209–221, 1981.

[25] Picton DCA: Distortion of the jaws during biting, Arch Oral Biol 7:573–580, 1962.

[26] Hylander WL: Mandibular function in Galago crassicaudatus and Macaca fascicularis: an in vivo approach to stress analysis of the mandible, J Morphol 159:253–296, 1979.

[27] Marx H: Untersuchungen des funktionsbedingten elastischen Deformierung der menschlichen Mandibula, Dtsch Zahnarztl Z 21:937–938, 1966.

[28] Miyamoto Y, Fujisawa K, Takechi M, et al: Effect of the additional installation of implants in the posterior region on the prognosis of treatment in the edentulous mandibular jaw, Clin Oral Implants Res 14:727–733, 2003.

[29] Zarone F, Apicell A, Nicolais L, et al: Mandibular flexure and stress build-up in mandibular full-arch fixed prostheses supported by osseointegrated implants, Clin Oral Implants Res 14:103–114, 2003.

[30] Parel SM, Sullivan D: Full arch edentulousceramometal restoration. In Parel SM, Sullivan D, editors: Esthetics and osseointegration, Dallas, 1989, Osseointegration Seminars.

[31] Balshi TJ: Opportunity to prevent or resolve implant complications, Implant Soc 1:6–9, 1990.

[32] Fishman BM: The influence of fixed splints on mandibular flexure, J Prosthet Dent 35:643–667, 1976.

[33] de Oliveria RM, Emtiaz S: Mandibular flexure and dental implants: a case report, Implant Dent 9:90–95, 2000.

[34] Paez CY, Barco T, Roushdy S, et al: Split-frame implant prosthesis designed to compensate for mandibular flexure: a clinical report, J Prosthet Dent 89:341–343, 2003.

[35] Adell R, Lekholm U, Rockler B, et al: A 15-year study of osseointegrated implants in the treatment of the edentulous jaw, Int J Oral Surg 10:387–416, 1981.

[36] Attard NJ, Zarb GA: Long-term treatment outcomes in edentulous patients with implant-fixed prostheses: the Toronto study, Int J Prosthodont 17:417–424, 2004.

[37] English CE: The mandibular overdenture supported by implants in the anterior symphysis: a prescription for implant placement and bar prosthesis design, Dent Implantol Update 4:9–14, 1993.

[38] Cutright B, Quillopa N, Shupert W, et al: An anthropometric analysis of key foramina for maxillofacial surgery, J Oral Maxillofac Surg 61:354–357, 2003.

# 第 28 章

# 上颌种植考量：牙列缺损和牙列缺失患者的固定和覆盖义齿治疗方案

Carl E. Misch

在美国超过 1800 万人口，或成年人的 10.5% 是无牙颌[1]。与下颌全口义齿相比，患者对上颌全口义齿的耐受力更强一些。因此，最初许多治疗计划是针对下颌义齿的问题来设计的（图 28-1）。然而，当下颌得到了稳定且固位良好（也许是下颌固定修复）的种植修复体之后，患者通常会关注到上颌修复体的不足。

除了上、下颌全部牙齿都缺失的患者外，7% 仍在工作的成年人在戴上颌全口义齿的同时，下颌还剩余一些天然牙[2]。这些人的上颌全口义齿会面临更多的问题，由于对颌是固定牙列，而且常存在𬌗平面的问题。这意味着，17% 的美国成年人（3000 万人口）在上颌是没有天然牙的。

本书的前面章节强调了上颌牙齿缺失造成的美学及心理上的不良结果。当患者了解到多个上前牙缺失（大多会造成连续的骨缺损）导致的解剖及美学的后果时，他们对种植修复的需求会增加。而且传统的固定或可摘修复体会加速牙齿的进一步缺失。患者及医生对于邻近多颗牙齿缺失造成的不良后果了解得越来越多，未来上颌种植修复也会越来越被大家接受。

缺失多颗上前牙的患者并不少见，固定桥修复失败常导致更多的牙齿缺失。车祸或其他类型的创伤也会导致多颗上前牙缺失（图 28-2）。仅仅影响上前牙的牙周炎并不常见。大部分牙列缺损患者更愿意用固定修复体的方式来恢复牙列。不与剩余天然牙相连的种植固定修复体有许多优点。

## 上颌前牙缺失

### 治疗的局限性

Goodacre 等的 20 年文献回顾表明，与其他修复体相比，上颌无牙颌采用种植修复，负荷早期种

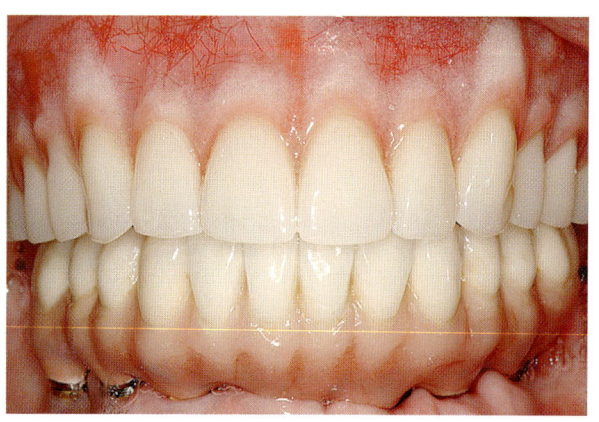

图 28-1 牙列缺失患者的种植治疗计划更多针对下颌，因为下颌义齿最不稳定。上颌通常用传统全口义齿修复。这位患者是上颌全口义齿对应下颌种植体支持的固定修复体

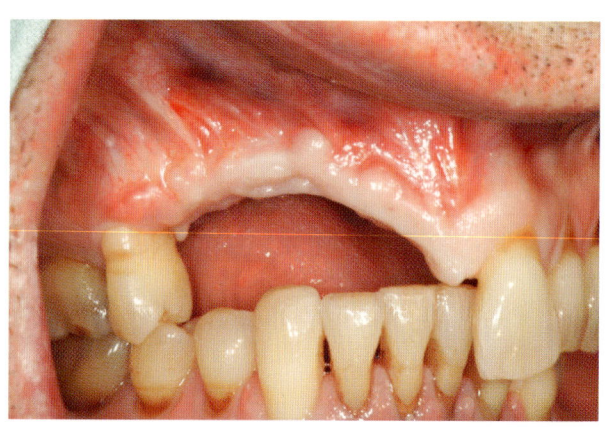

图 28-2 多颗相邻前牙缺失常由于创伤造成而非牙周疾病

植体的失败率最高[3]。例如，上颌覆盖义齿有平均19%的种植体失败率，无牙颌上颌全牙弓固定修复体，早期种植体失败率是10%。相比较而言，下颌覆盖义齿，以及部分或全牙弓的固定修复，只有3%的种植体失败率。当10%~20%支持上颌无牙颌修复体的种植体失败后，大约超过一半的修复体会受到影响。例如，应用4颗种植体支持一个单颌修复体（固定或覆盖牙齿），如果25%的种植体失败了（每位患者1颗），由于剩余的种植体无法可靠地支持上颌全牙弓的修复体，那么所有的修复体最终都会受到影响。

### 解剖局限

有一些因素会影响上颌无牙颌的解剖条件，可能会导致种植体存留率的下降或修复体并发症的增多。上颌前部牙根表面的唇侧骨皮质板比较薄，会因牙周疾病而吸收，或者常常会在拔牙时折裂（图28-3）。而且，在拔牙窝最初的骨改建中，唇侧骨皮质会快速吸收，前部牙槽嵴在牙齿缺失后1年内会丧失25%的宽度，1年以后会丧失40%~50%的宽度，而且骨吸收大多发生在唇侧骨板。结果也导致剩余可利用的骨逐渐向腭侧偏移[4-7]。

同下颌相比，患者在佩戴及功能方面更容易适应上颌全口义齿。上颌全口义齿较下颌义齿有更好的固位力、支持力及稳定性，这一观点有长期的文献记载支持。因此，患者可以戴用上颌可摘义齿很多年，直到发生一些并发症。此时，从患者的角度，他们更换上颌修复体的动机更多来自于改善美观或固定修复的愿望。当患者意识到由于上颌前部的萎缩造成义齿稳定及固位的问题时，上颌骨已经发生了严重的吸收，在骨量分类上已经属于C-h或D类（图28-4）。因此，不像下颌骨前部（下颌在骨量发生严重萎缩之前就会出现并发症），在上颌牙齿全部缺失后，即使存在比较少的义齿并发症，前部骨嵴对于理想的骨内种植体的植入，常常也是不适合的。医生有义务在上颌全口义齿并发症发生之前，就告知患者正在发生和进行性的骨萎缩。

要在上颌前部或上颌全牙弓行固定修复并获得预期的美学结果，软、硬组织的量及特性应该在各个方面都是合适的。在美学区植入种植体时需仔细评价是否有适宜的骨量，因为这直接影响软组织丰满度、种植体的尺寸、植入位点（角度和深度），以及最终修复的结果。上颌前牙缺失后会迅速发生骨吸收，并产生明显的后果。因而，大部分上颌美学区多颗前牙缺失的患者，在种植体植入前、一期植入手术时、以及二期暴露手术时，需要软、硬组织的增量。

在下颌前牙区，由于骨吸收骨量由B类转为C-w时，剩余牙槽嵴的切面为三角形（基底比较宽）。临床操作时，需要首先进行骨成形去除菲薄的牙槽嵴使剩余牙槽嵴变宽，使骨量转为A类。然而在上颌，由B类转为C-w类的牙槽嵴常常一直到鼻底都比较薄。为了获得骨宽度的骨成形术常常使骨量转为C-h类或D类牙槽嵴（图28-5）。在种植体植入前如果不进行骨增量手术修复骨缺损，医生常很难将种植体植入在正确的位点上（图28-6）。因此，与下颌前部相比，上颌前部更加需要进行骨增量以增加骨的宽度。

总之，上颌前部需要多样化的手术操作以改善美观，因为这是对美学及发音要求最高的区域。起初，上颌前部比下颌前部骨高度更少，也许仅有

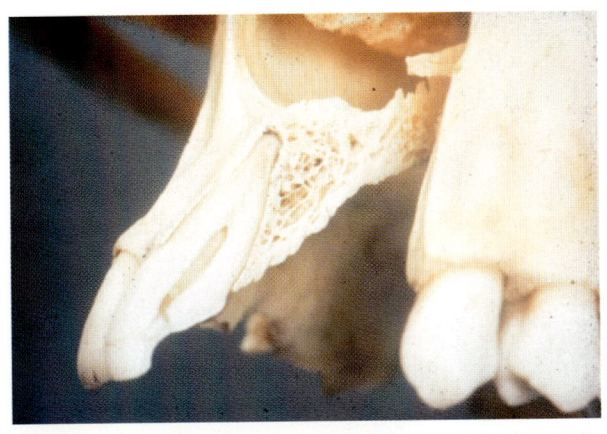

图28-3 上颌前部缺牙区的骨通常很窄，这是由于牙根唇侧骨板比较薄，在拔牙时通常折断或牙齿缺失后迅速吸收

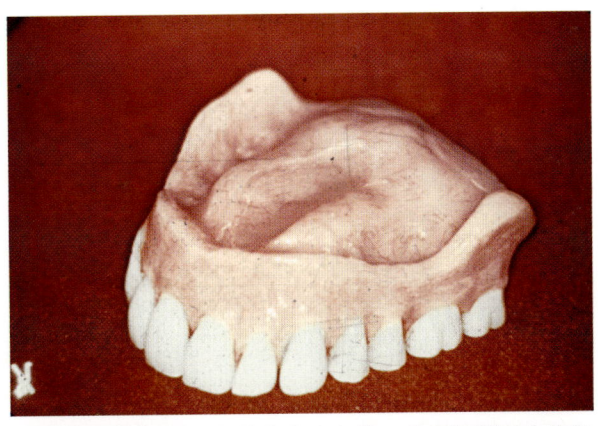

图28-4 在严重的骨萎缩发生之前，患者通常不会抱怨上颌全口义齿

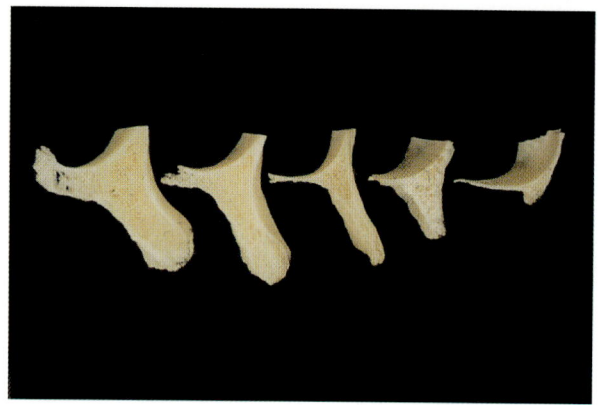

图 28-5　上颌前部的解剖通常不适合通过骨成形来增加骨嵴的宽度，这是由于两侧骨板通常相互平行

框图 28-1　上颌前部不良的生物力学条件

- 上颌前部牙槽嵴通常较窄需应用小直径种植体。牙槽嵴高度不足需使用较短的种植体
- 为满足美学需要有唇向悬臂梁
- 对应薄的骨皮质板的斜向正中咬合接触
- 下颌非正中运动时侧向力矩增加
- 非正中运动时受力的方向是朝外的
- 减低的骨小梁的密度
- 缺乏厚的骨皮质板
- 冠高空间通常大于理想的情况
- 上颌牙弓对应下颌的天然牙或种植修复体

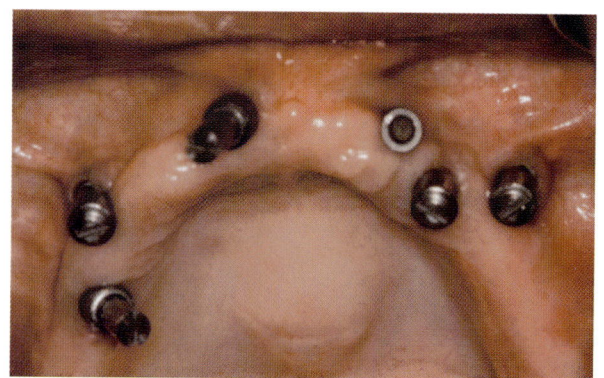

图 28-6　在上颌前部理想位点植入种植体通常较其他区域困难，这是由于此区域的骨通常较口腔其他部位窄

## 生物力学局限

从生物力学的角度考虑，与口腔内其他位置相比，需行种植修复的上颌前部常是最薄弱的部位。这些局限的生物力学条件以及它们可能造成的后果如下（框图 28-1）：

1. 牙齿拔除后牙槽嵴迅速变薄。常需要骨增量以及植入更小直径的种植体。小直径种植体的应用会导致种植体及邻近界面组织的应力集中，尤其在牙槽嵴顶的区域。
2. 在上颌前部，由于美学及发音的原因需要将种植体尽可能放在接近原来牙齿的位点。由于牙槽骨向腭侧及上方的吸收，牙冠常常位于牙槽嵴和种植体的悬臂梁的位点。唇侧的悬臂梁常会导致种植体顶部应力的增加，从而发生局部牙槽嵴的骨改建及吸收和软组织的退缩。悬臂梁的力量同样会作用于固定修复体的粘接剂或修复螺丝，以及连接种植体配件的基台螺丝。这都会增加修复体固位不良的风险（图 28-7）。

上颌前部种植冠的位置相对于种植体越靠前，作用在种植体、种植体-骨界面、基台螺丝以及修复配件上的力矩杠杆效应就越大。然而很多牙医试图通过整形手术，以增厚覆盖义齿的唇侧基托，把牙齿排在较天然牙更靠前的位置，来撑起唇部。而对于希望消除由于骨吸收造成的唇部皱纹的患者，应该通过整形及骨增量技术，而不能依靠将上颌修复体牙齿尽量向唇侧排列的方法。

在种植体植入前，与美学相关的唇部

1/3 的垂直骨量。骨移植术恢复水平骨量的预期更好。对于 B 类及 C-w 类骨增量的手术方式，大多会选择骨增量，而不是骨成形，骨成形在下颌前部更常用。B 类骨的骨增量常可应用人工骨替代物，而 C-w 类骨的骨增量常需取一些自体骨作为供骨来源。

在一些 C-h 类骨的上颌前部，需要植入种植体完成 FP-3 型固定修复或覆盖义齿。需要注意的是，相对的标志点是鼻底，可以轻度使鼻底抬高 1~2 mm 以改善骨的支持条件。然而，当上颌前部垂直骨量小于 7 mm 时，属于 D 类骨质，在种植体植入前需要进行垂直骨增量。结果是，医生常需要取髂骨或者其他口腔部位的骨来获得足够的骨量。上颌无牙颌患者需要理解，由于重建萎缩上颌骨量的需求增加，手术操作也会更加复杂。因而，医生需要告知患者相比下颌可摘义齿，上颌牙缺失后需种植修复时，如果等到可摘修复体发生问题再处理，上颌骨会持续性地吸收和萎缩，从而导致种植的复杂程度增加。

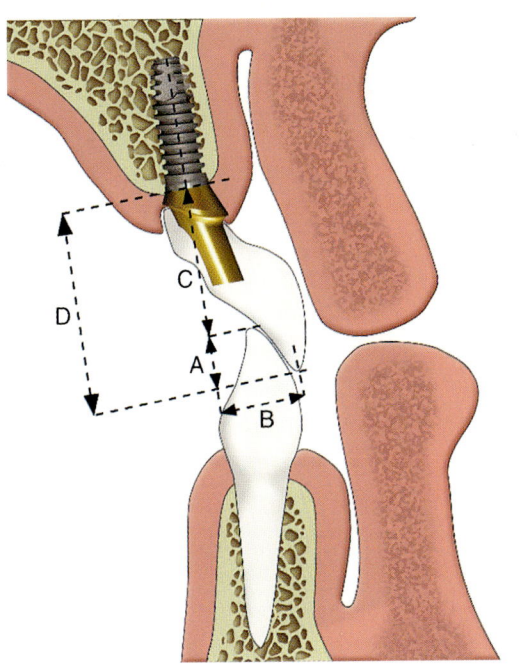

图 28-7 前部种植体通常有唇侧悬臂梁（A 点和 B 点）。冠高度也较天然牙长（正中咬合的 C 和前伸时的 D）

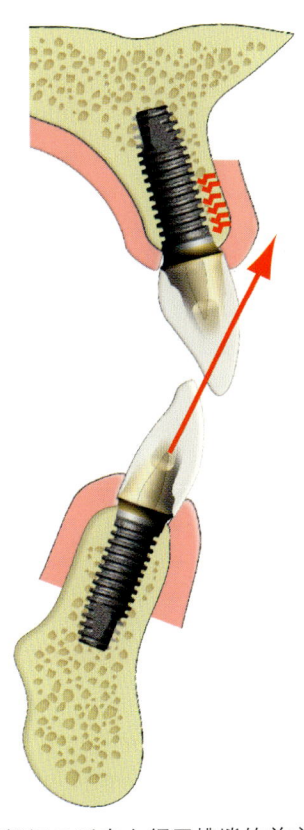

图 28-8 下颌闭口弧在上颌牙槽嵴的前方。结果，增加了作用在上颌较薄唇侧骨皮质板的力

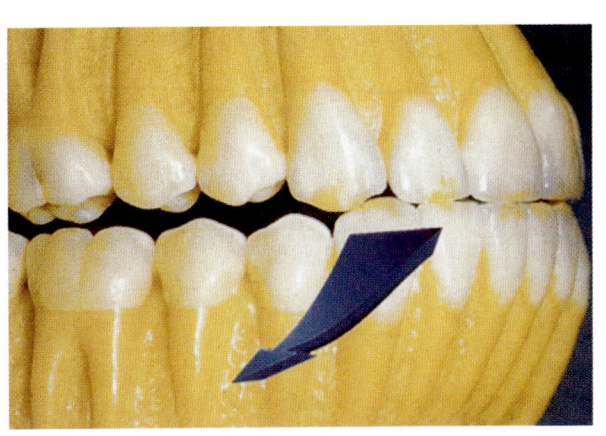

图 28-9 下颌前伸时对上颌前部种植体施加了侧向力，从而增加了合成应力

正确位置是治疗前应该首先评价的重要指标。这在患者要求固定修复时更为重要。当计划进行固定修复时，由于缺少唇侧义齿基托的支持，为获得面部自然的轮廓，常常需要进行软、硬组织增量。单纯这一个标准就可以确定要选择覆盖义齿修复而不是固定修复，或者需要进行 onlay 植骨以将种植体植入在更靠近唇侧的位置。

3. 下颌的闭口弧常位于上颌剩余牙槽嵴的前方，常常呈 15°角或更大。如果偏离轴向 15°，这种侧向受力会使种植冠的受力增大 25.9%。因此，与口腔内任何其他部位相比，作用在种植体支持的上颌前部牙冠上的力矩比较大。偏斜的正中接触具有潜在危害，包括非轴向的受力。这个受力也会直接作用于比较薄的唇侧骨板（图 28-8）。

4. 所有下颌的非正中运动，都会对上颌前牙施加侧向力，导致作用在种植体系统上的应力增加，包括修复体、支持种植体的嵴顶骨，尤其是唇侧骨板。非正中的侧向负荷进一步增加作用在种植体系统上的负荷（图 28-9）。

5. 下颌牙弓受到的负荷方向是从牙弓外侧朝向中心。牙弓的形态依照受力的方向来构建。上颌牙弓受到的负荷是从牙弓内部朝向外侧，尤其在下颌非正中运动时。而上颌牙弓对于抵抗这个类型的负荷并不是很有效（图 28-10）。

6. 大部分有适宜骨量的患者，上颌前部骨密度没有下颌前部那么致密，后者为致密的骨皮质包绕有一定强度的骨小梁能对种植体提供支持。相比较而言，上颌唇侧为薄

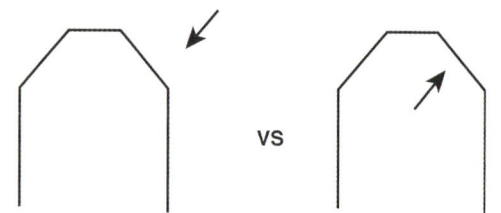

图 28-10 行使功能时，来自上颌的力直接作用在下颌牙弓范围内。这样设计是为了减少应力（左图）。在上颌，来自下颌的力直接作用在牙弓范围外（右侧）。颌弓对抗外向力远不如对抗向内的力有效

的多孔状骨，在鼻底及上颌窦区为非常薄的多孔骨皮质[8,9]，在腭侧为致密的骨皮质。上颌的骨小梁相比下颌前部，常没那么致密。上颌常常为 D3 型骨小梁，比 D2 型的骨小梁强度下降了 45%~65%，下颌前部常常为 D2 型的骨小梁[10]。上颌骨小梁密度的降低会导致骨强度的不足，以及形成比较薄弱的种植体-骨界面。

7. 上颌前部嵴顶处厚的骨皮质板的缺失导致无法对种植体提供强有力的支持以及对抗侧向力的能力下降。
8. 冠高空间（CHS）也常常大于理想的状态，这对于任何侧向力或悬臂梁力都有放大的作用。牙冠高度的增加进一步扩大了前部悬臂梁的效应。
9. 种植修复的上颌牙弓常对应于下颌固定牙列或者种植修复体，而下颌种植修复体常对应于上颌全口义齿。因此，咬合力及副功能运动常会导致上颌种植体或其支持的修复体的并发症。

这些生物力学因素综合作用的结果，使得在上颌种植修复时，不仅种植体失败更多，修复体的并发症也更加常见。

## 治疗方案选择

对于上颌无牙颌或者多颗上颌前部牙齿缺失患者的治疗方案包括可摘局部义齿、全口义齿、种植体支持的覆盖牙齿，或者种植体支持的固定义齿。大部分传统上颌全口义齿都有合适的固位力、稳定性及良好的功能，软组织的压痛点也不多见。因此，上颌种植体支持的覆盖义齿的益处，不像无牙颌的下颌那么明显。

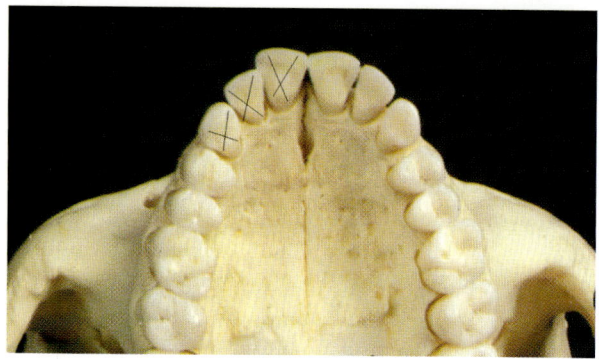

图 28-11 当患者缺失 1 颗尖牙和 2 颗邻近牙齿时，应用 2 颗或更多的种植体来修复缺失牙，禁忌使用固定修复体修复

上颌全口义齿的主要缺点常来自于佩戴可摘义齿造成的心理影响，尤其当下颌是天然牙或固定修复时。所以，对上颌缺牙患者行固定修复更加重要。事实上，经过 3 年的佩戴使用，大部分患者感受到上颌的固定修复和他们以前的天然牙一样，甚至更好。另一方面，种植体支持的覆盖义齿常被患者认为是可摘义齿。

单纯种植支持的固定修复体是大多数牙列缺损和牙列缺失患者的治疗选择。对于上颌缺牙患者，固定修复与可摘局部义齿或覆盖义齿相比，有诸多优点。然而，当 1~2 颗尖牙（或种植体）缺失，同时伴随 2 颗或多颗邻近牙齿缺失时，是不能做固定修复的，无论是将多少颗牙齿（或种植体）连在一起，除非植入 2 颗或更多的种植体修复天然牙[11, 12]（图 28-11）。局部固定桥的禁忌证还包括缺牙间隙过长、基牙支持条件过差，以及缺乏完成合适的修复体形态应具备的骨量。

选择传统上颌可摘义齿主要是出于经济方面的考虑或者患者不愿意进行骨移植及种植手术。然而，在种植体潜入式愈合阶段，最简单地修复几个连续缺失前牙的过渡义齿是可摘义齿。如果需要进行骨增量，在最终种植修复完成之前，这种义齿也许需要佩戴超过 1 年的时间。

## 治疗计划序列

### 上唇的位置

多颗相邻牙齿缺失的上颌前牙区，常常通过覆盖义齿或固定修复体来修复缺失的牙齿以及软组织形态（FP-3 修复体）（图 28-12）。无论是制作可摘义齿、覆盖义齿或固定修复体，上颌前部缺

失牙的重建都是从确定上颌前牙的唇面切缘位置开始的，唇面切缘位置的修改也许会改变后续步骤中其他所有的因素。使用基托及蜡堤（或者患者的旧义齿）可以确定是否对上唇提供了足够的支撑。通常，上颌中切牙的唇面位于切牙乳头的后缘前方 12.5 mm 的位置 [13,14]。蜡堤最初要参照这一位置。唇侧基托及牙齿位置越靠前，上唇的休息位置就越靠上，切缘就暴露得越多。如果人中过平，表明上唇过度拉伸，需要去除蜡堤唇面的一些蜡。

上唇的位置同样也是由当面部垂直距离合适时下唇及颏部的位置决定的。由 Frankfort 平面代表的水平线，是当患者的头部处于直立位时，耳道的最高点（耳屏的上缘）到眶下缘最低点的连线。理想状态下，通过下唇画一条与 Frankfort 平面垂直的线，上唇应位于此标志线前方 1~2 mm，颏部位于这条线后方 2 mm [15]（图 28-13）。

唇相对于上颌前部骨的位置，是对患者选择固定修复、骨移植后固定修复，以及上颌覆盖义齿修复的主要决定因素。当蜡堤所显示的唇向位置位于剩余牙槽嵴前方超过 5 mm 时，需要在种植前进行骨移植或者在唇侧骨板表面放置羟基磷灰石移植物，使得固定修复时，可以对唇提供支持。或者选择有唇侧基托的覆盖义齿修复（图 28-14）。

### 关键种植位点

当修复体的类型以及牙齿的唇向位置确定以后，接下来需要确定利于完成上颌种植修复体的种植关键位点 [16,17]。治疗设计中的一个重要指标是植入位点在生物力学方面是有利的以及可以在力量传导到修复体时提供足够的支持面积。在其他章节阐述了在种植修复中确定种植位点的 4 个原则。在上颌无牙颌的患者，这 4 个原则可略加改良以及总结为没有远中的悬臂梁、后牙区没有 3 个相邻的桥体、尖牙及第一磨牙位点原则。

除了这 4 个确定种植位点的原则外，上颌无牙颌的种植修复为降低生物力学风险需加上第 5 个原则：五边形的牙弓 [12]（框图 28-2）。

### 原则 1：无远中悬臂梁

上颌前部的牙齿为了利于美观及发音常常位于种植体前方的悬臂梁位置。因此，植入后牙区的种植体要与前方种植体相连，尽量增加前后（A-P）距离以对抗这个悬臂梁。对上颌无牙颌的种植修复体应该没有或仅有非常小的远中悬臂梁（图 28-15）。

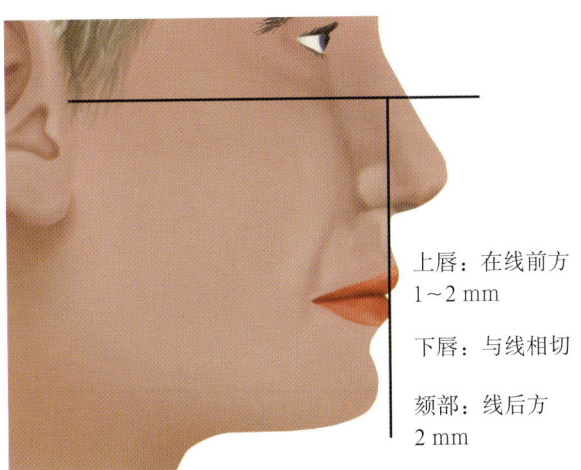

图 28-13　通过下唇位置的与 Frankfort 平面相垂直的线应该位于上唇后方 1~2 mm，颏前方 2 mm

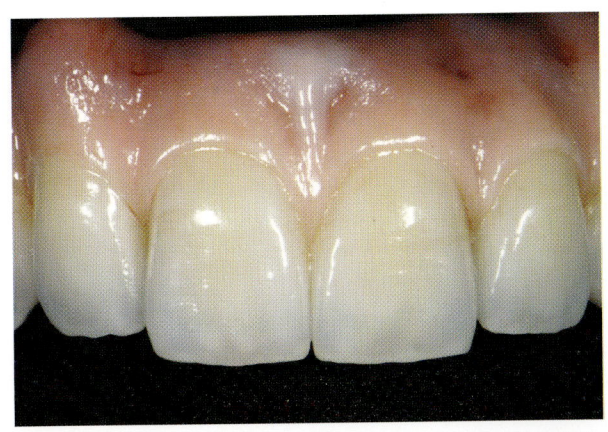

图 28-12　修复上颌前部多颗相邻牙齿的固定修复体大多需同时用修复体来恢复软组织轮廓（FP-3 修复体）

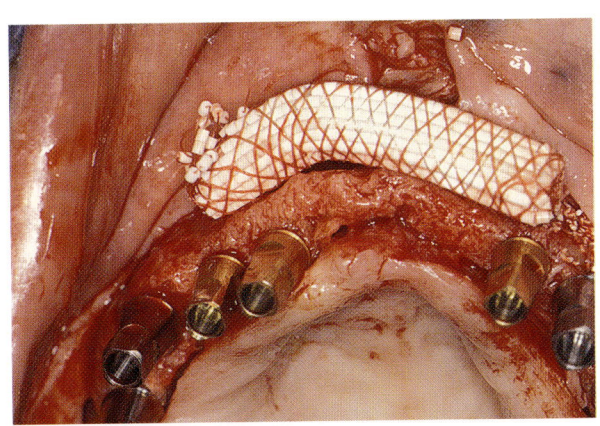

图 28-14　当需要通过牙齿唇向来支持上唇，它常位于剩余牙槽嵴前方 5 mm 以上。常需要应用骨移植物或羟基磷灰石移植物对剩余牙槽嵴唇侧进行植骨，这样可以在固定修复时对唇提供支持。另一个可支持上唇的方案是有唇侧基托的种植覆盖义齿

框图 28-2 关键种植位点：上颌无牙颌

1. 无远中悬臂梁
2. 无后牙区 3 个相邻的桥体
3. 尖牙原则
4. 第一磨牙位点
5. 五边形牙弓

### 原则 2：后牙区无 3 个连续的桥体

当需要修复后牙区牙齿时，应该避免 3 个或更多牙位连续的桥体[11]。因为在这样的情况下，相邻的基牙必须支持 5 颗或更多相邻的牙齿，后牙区的受力更大，多单位桥体金属的折曲变形要比一个单位桥体大 27 倍。另外，上颌后牙区支持种植体的骨密度常减少，骨强度降低（图 28-16）。这进一步增加了种植体过度负荷的风险。

当 6 颗前牙全部缺失时，在上牙弓 2 颗尖牙位点的种植体之间，至少要有 1 颗种植体。然而，"不能有 3 个连续桥体"的原则在口腔前部可以不那么严格，因为与后牙区相比，前牙区的受力较小。而且，侧切牙是上颌牙齿中最小的，牙弓的跨度也降低（与后牙区相比）。

### 原则 3：尖牙位点

修复尖牙的固定修复体与口腔内任何位置的修复体都有更大的风险。邻近的上颌侧切牙是前牙中最弱的，而第一前磨牙是后牙中最弱的。传统的修复原则中对于包括尖牙在内的 2 颗或更多邻牙同时缺失的情况，固定修复是禁忌证[11]。因而，当患者要求固定修复，在以下牙位缺失的情况，需要采用种植固定修复：①第一前磨牙，尖牙和侧切牙；②尖牙，侧切牙和中切牙（图 28-17）；③尖牙，第一前磨牙和第二前磨牙（图 28-18）。

当存在上述连续 3 颗牙缺失的情况时，禁忌采用传统固定桥来修复，是由于缺失的区域跨度大（3 个单位的桥体），基牙受力大（与前牙比尖牙区受力更大，基牙要受到 3 个缺失牙位的力量）、基

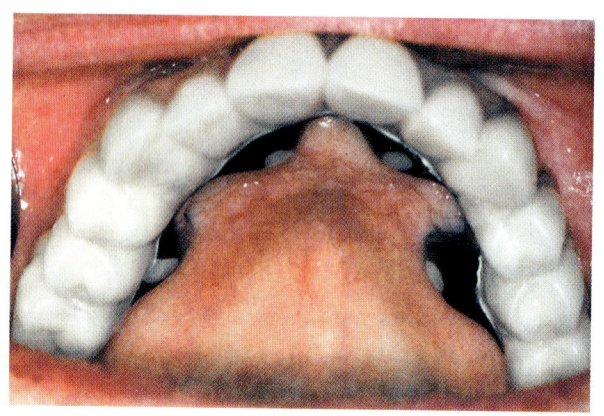

图 28-15 上颌修复体从最前方种植体向前有前方义齿的悬臂梁，从后方种植体向后有后方义齿的悬臂梁。与下颌相比，上颌的生物力学风险增加，应该通过在磨牙区植入种植体来消除后方悬臂梁

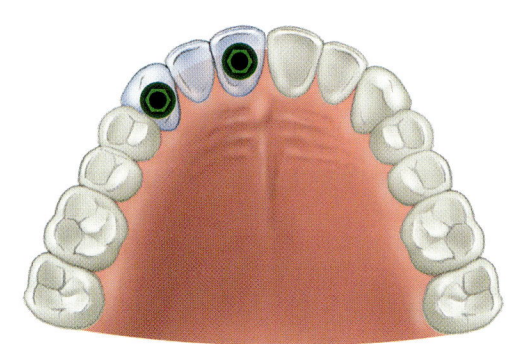

图 28-17 缺失尖牙、侧切牙和中切牙的患者至少需要 2 颗种植体修复这些牙齿

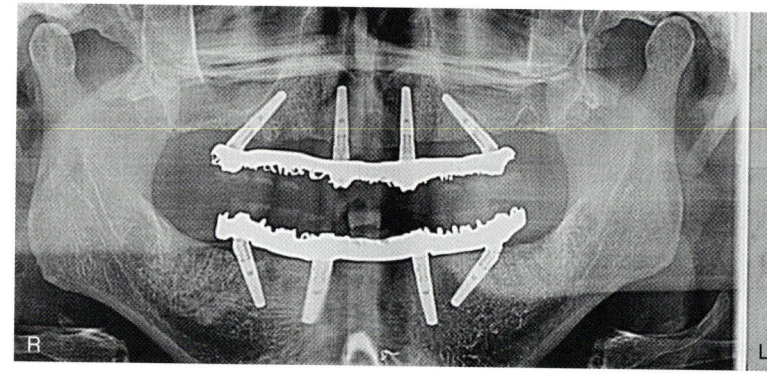

图 28-16 当在一个修复体中使用 3 个或更多连续桥体时，邻近基台会承受 5 颗以上牙齿的负荷。上颌后牙区骨质通常较其他区域薄弱，这进一步增加了种植体负荷过度的风险

牙受力的方向（尖牙区的侧向受力）、尖牙位置的本体感受，以及在牙列侧向运动时后牙脱离咬合等原因（框图 28-3）。

当尖牙以及 2 颗相邻牙齿缺失时，牙支持的修复体比种植体支持的修复体面临的生物力学风险要小。同种植体相比，天然牙有更大的动度。因此，牙周 - 韧带复合体的应力释放机制减少了折曲、受力以及侧向力造成的不良效应。尽管如此，对于包括天然尖牙在内的 3 个连续牙位缺失的患者，仍禁止采用包含 3 个单位桥体的天然牙固定桥。所以，在这种情况下设计种植方案时，至少需要 2 颗种植体支持独立的固定桥（通常在缺失区的两端位置植入种植体以避免悬臂梁的力量）（图 28-19）。

应用尖牙及 2 颗相邻天然牙缺失时的修复原则，当任何 1 颗（或 2 颗）尖牙以及 4 颗前牙缺失时，显然是禁忌使用传统固定桥的修复方式的。例如，当右侧尖牙、右侧侧切牙、右侧中切牙、左侧中切牙、左侧侧切牙、左侧尖牙缺失时，固定桥的修复方式是禁忌。然而在一些不顾力学原理的设计方案中，种植体位于上颌双侧后部区域，制作带 5~6 个桥体的固定修复体以修复前牙（图 28-20）。这种治疗方案从第一前磨牙部位就开始有前方悬臂梁，相比后牙悬臂梁更加有害。这是由上颌前部生物力学特点决定的。显而易见的是，违反文献中确立的关于天然牙修复原则的理由如下：

1. 为重建整个上颌前部，自体骨移植通常是必须的，在上颌窦区合成类的植骨材料可获得预期的植骨效果。重建整个上颌前部有大量的自体骨移植的需求，这就意味着复杂的植骨手术（这常由于患者不愿意，而且经过培训可以胜任此操作的医生也少）。

2. 一般认为种植体比天然牙根更坚固。然而，这种安全感是个假象。种植体比天然牙刚性更强的这个现实，使得当使用种植体作为基牙时，遵循不能超过 3 个或更多相邻

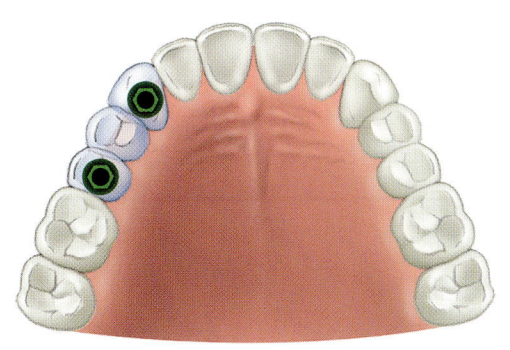

图 28-18 缺失第二前磨牙、第一前磨牙和尖牙的患者至少需要 2 颗种植体修复 3 颗缺失牙

框图 28-3 尖牙以及 2 颗邻近牙齿缺失（局部固定修复的禁忌证）

1. 缺失区域跨度（3 个牙位）
2. 力的大小（尖牙及后牙较前牙承受更大咬合力）
3. 受力的方向（下颌牙齿正中咬合及非正中运动受到的非轴向力）
4. 尖牙本体感受的丧失
5. 种植修复体必须通过前牙引导使后牙脱离咬合接触

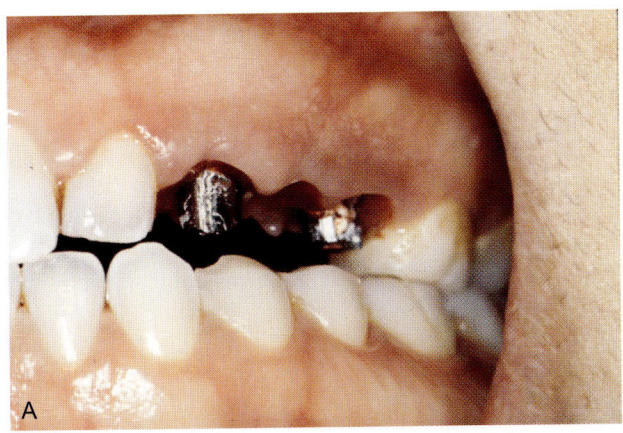
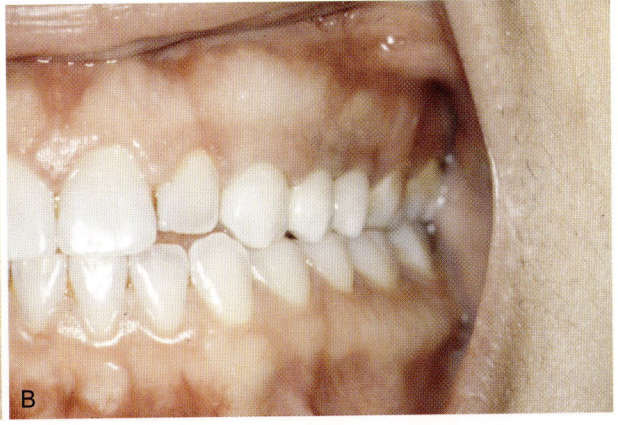

图 28-19 A. 缺失尖牙、第一前磨牙和第二前磨牙的患者。在缺失两侧分别植入 1 颗种植体。B. 三单位的固定桥粘接在 2 个种植体基台上

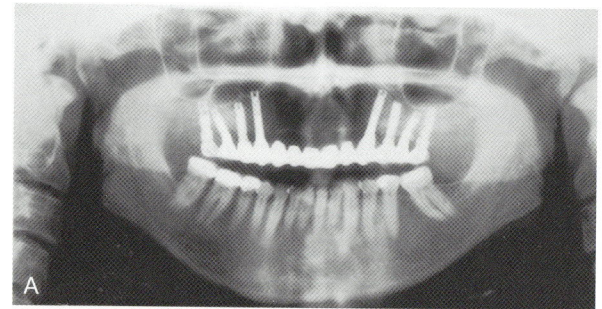

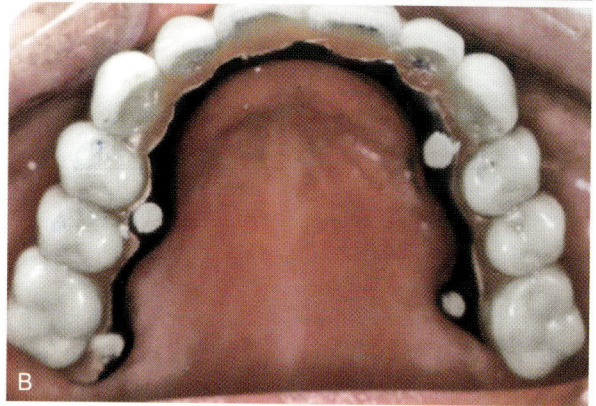

图 28-20 A. 包含1个尖牙在内的5个连续桥体的固定修复体全景片。这个修复体支持力不足，其对颌是天然牙列的年轻患者。B. 用桥体修复包含尖牙在内3个相邻缺失牙是禁忌的。这个种植体修复体有包含尖牙在内的至少五单位的连续桥体

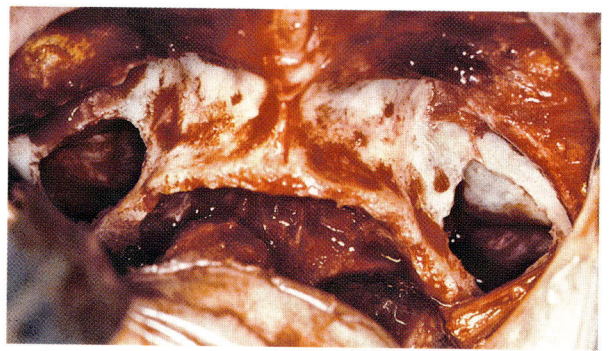

图 28-21 上颌无牙颌，双侧上颌窦外侧壁向近中延伸，用同种异体骨及合成类植骨材料进行上颌窦植骨。相同的植骨材料如果用在上颌前部对于增加骨高度及宽度没有好的预期效果

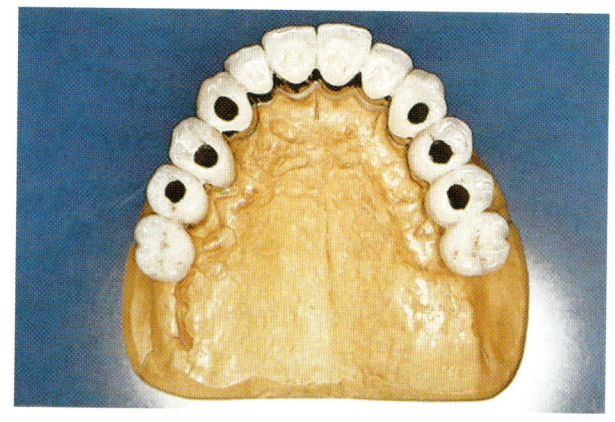

图 28-22 同时有前方及后方悬臂梁的固定修复体。位于第一磨牙区的种植体可以消除作用在悬臂梁上的后方咬合力，增大种植体间的前后距离，以对抗前方的悬臂梁

桥体的原则，以及尖牙牙位的原则就更加重要。刚性的基牙扩大了金属形变的问题以及修复体上受力方向的影响。因而，当6颗前牙缺失时，尖牙位点是特殊的种植位点。当没有适宜骨量时，在种植体植入前应该对尖牙位进行骨移植，或者在侧切牙和第一前磨牙的位点同时植入种植体以补偿缺失的尖牙。

### 原则4：第一磨牙位点

第一磨牙是上颌无牙颌重要的基牙位点。这个区域的咬合力可以达到200磅，而在前磨牙区受力仅有其一半。因此，天然牙第一磨牙的表面积是前磨牙的2倍多。而且，磨牙区的骨密度通常低于前磨牙区。所以，建议使用大直径或更多的种植体，而不要在磨牙区施加悬臂梁的受力。

上颌后牙区进行种植治疗的一个解剖学限制是牙齿缺失后上颌窦快速扩大，导致上颌后牙区牙齿缺失时，如果不进行上颌窦植骨，很少有足够的骨高度。因而，治疗方案是通过前方种植体的支持采用远中悬臂梁修复后牙以避免上颌窦植骨。通过上颌前部的种植体支持后方的悬臂梁，要比下颌后方的悬臂梁预期差，原因在本章之前的部分已阐述。此外，当第一磨牙位点没有种植体时，连接起来的种植体的A-P距离减小，从最前方种植体向前的悬臂梁会有更大的生物力学风险（图28-22）。除了设置远中悬臂梁的另一个选择，是在第一磨牙位点进行上颌窦植骨以及植入大直径的种植体（或者2个小直径的种植体而非1个大直径的种植体），可以提高种植体的成功率，更重要的是可以降低修复相关的并发症。

### 原则5：五边形牙弓的原则

根据运动的方向，牙弓可以分为5个不同的区段（图28-23）。后牙区域（第一前磨牙，第二前磨牙，第一磨牙和第二磨牙）相对中线向侧面移动。尖牙沿着两个不同的斜行方向移动，前牙区域（侧切牙和中切牙）向前后移动。当牙弓3个或更多的不同

部分连接在一起时，不同的受力方向混合在一起，修复体的动度更小。而且，当3个或更多的部分连接在一起时，A-P距离就确定下来，可以抵抗侧向受力。牙弓内连接的区段越多，A-P距离就越大，修复体对抗侧向力或悬臂力的能力就越强。

上颌修复多颗相邻牙齿时，在这5个牙齿区段内至少都分别有1颗种植体并且连接起来。这就意味着在上颌前部修复缺失的6颗前牙，至少需要3颗种植体：2颗尖牙位点以及4颗切牙位点中的任一个位点[16-17]（图28-24）。Bidez和Misch之前的研究表明，相比2颗基牙，3颗基牙在受力时种植体颈部应力更小[17,18]。当将3颗种植体在牙弓内相连时，至少3个部分的连接形成了一个三角架效应，提供了更大的A-P距离，其机械性能要优于直线的分布，更有利于对抗侧向力。

当前后牙齿都缺失时，常常需要附加的后方种植体（图28-25）。因为上颌前部修复体的生物力学条件常会增加受力（在正中及前伸位时），从种植体的支持系统来看会被认为是个悬臂梁。当5个区段内的种植体连接成一个整体，它们就相当于I类杠杆的一侧，最前方的种植体处于支点的位置，修复体的切端代表了杠杆悬臂梁的长度。上颌前部修复体的A-P距离相当于每一侧最远中种植体（在连接的情况下）的中心与最前方种植体的前缘之间的距离。因而，在最远中缺失部位植入种植体，可以极大地改善A-P距离，减少上颌前部种植体系统的受力（图28-26）。

## 上颌前部牙弓形态

上颌的牙弓形态会影响上颌前部牙齿缺失的固定修复治疗计划。上颌有3种典型的牙弓形态：方圆形、卵圆形和尖圆形。患者的牙弓形态是由上颌前部最终牙齿的位置决定的，而不是由剩余牙槽嵴的弓形决定。同样牙齿缺失后牙槽嵴的形态也有3种类型。骨吸收会导致无牙颌牙槽嵴的弓形和牙列的弓形不一致。由于吸收或创伤，剩余牙槽嵴可能表现为方圆形。因此，最终修复体的位点需要向

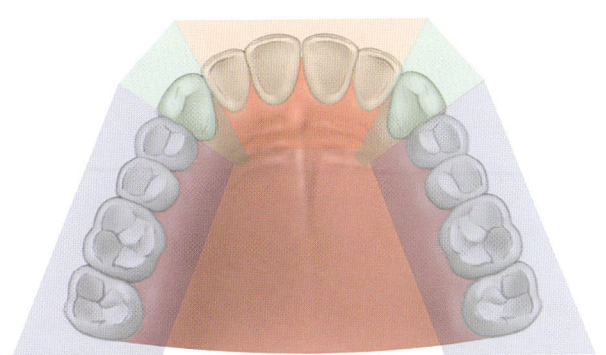

图28-23 上颌牙弓可以看作是开放的五边形，有5个直线片段。当多个片段内均有牙齿缺失时，每个片段内至少有1颗种植体

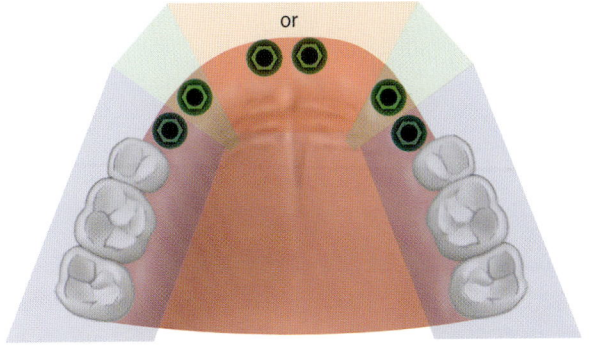

图28-25 当缺失8颗前牙（从第一前磨牙到另一侧第一前磨牙）时，应在五边形的每一个片段内均植入种植体以提供足够的支持。因此，理想的设计至少需要5颗种植体

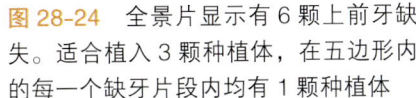

图28-24 全景片显示有6颗上前牙缺失。适合植入3颗种植体，在五边形内的每一个缺牙片段内均有1颗种植体

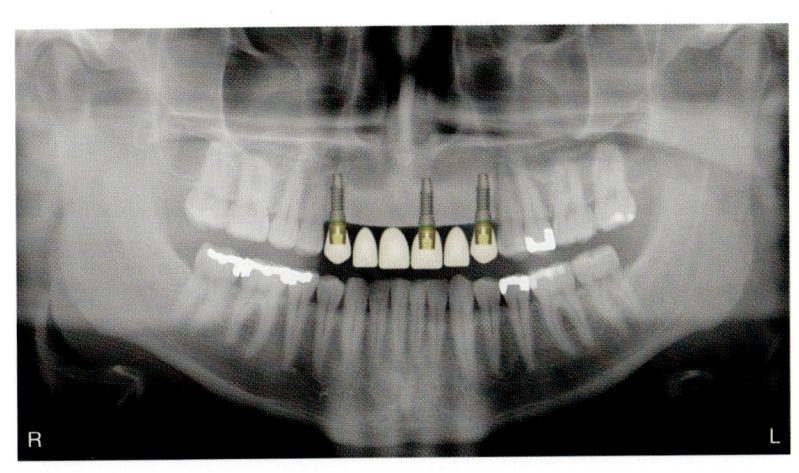

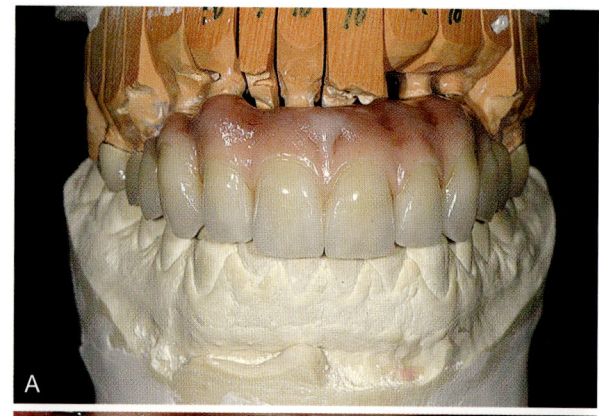
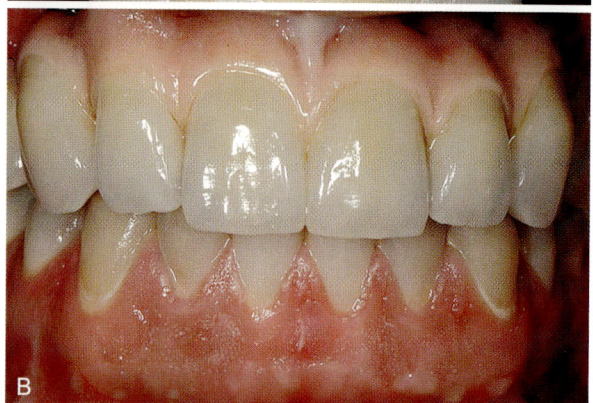
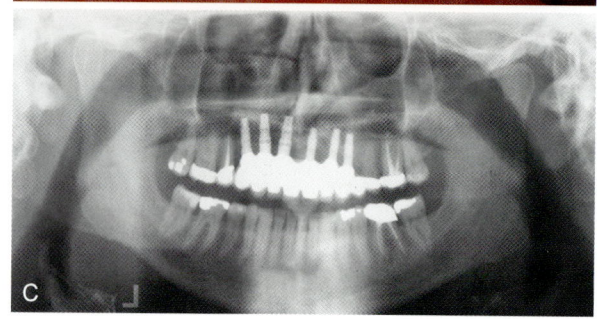

图 28-26  A. 由于牙槽嵴朝根尖方向吸收逐渐离开原来牙齿的位置，牙弓的形态可能与剩余牙槽嵴的形态不同。在这样的病例，修复体应设计成可以恢复适当的牙齿形态并对唇提供支持。B. 6 颗种植体支持的 FP-3 固定修复体修复 8 颗相邻的前牙。C. 同一患者的全景片

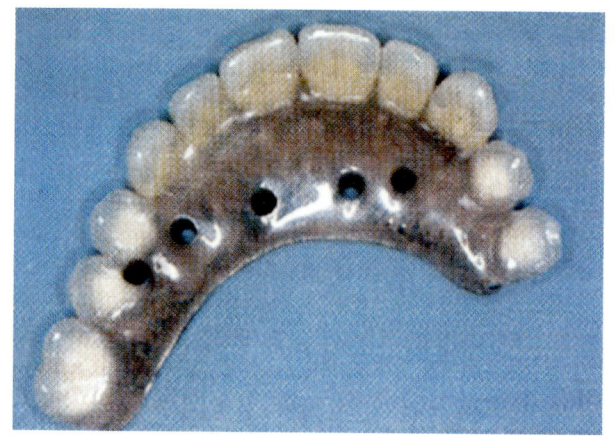

图 28-27  剩余牙槽嵴形态是方圆形，牙弓形态是尖圆形。结果是前牙位于种植体延伸出的悬臂梁位置。由于没用用种植体修复后面的牙齿，在修复体内同样处于悬臂梁的位置。降低的 A-P 距离，增大了这种修复体发生生物力学并发症的风险

表 28-1  上颌前部缺牙的治疗计划

| 牙弓形态 | 前方悬臂梁（mm） | 种植体数目 | 种植体位点 |
|---|---|---|---|
| 方圆形 | <8 | 2 | 尖牙 |
| 卵圆形 | 8~12 | 3 | 2 颗尖牙及 1 颗切牙 |
| 尖圆形 | >12 | 4 | 2 颗尖牙及 2 颗切牙 |

唇侧延伸形成悬臂梁。换而言之，方圆形的剩余牙槽嵴的形态也许需要修复成卵圆形或尖圆形的牙弓（图 28-27）。种植体的数目和位点要参照最终修复牙列（修复体）的弓形，而不能仅根据无牙颌牙槽嵴的弓形。

上颌前部牙弓的形态根据两条水平线的距离确定。第一条线是连接两侧尖牙切角尖端的连线。无论牙列的形态，这条线大部分平分切牙乳头[13,14]。第二条线经过前牙的唇面，并与第一条线平行[16]（图 28-28）。当两条线之间的距离小于 8 mm 时，属于方圆形的牙弓。当两条线之间的距离为 8~12 mm 时，属于卵圆形的牙弓，这也是最常见的类型。当两条线之间的距离大于 12 mm，属于尖圆形的牙弓[12,17]（表 28-1）。

对于方圆形的牙弓，侧切牙及中切牙位于尖牙前方的悬臂梁距离不长。因而，下颌前伸及咬合时对尖牙位点的种植体应力不大。由此，当力学因素（副功能运动，动态咀嚼，CHS）风险因素较低时，或者与附加的后部种植体相连时，在两侧尖牙位点植入种植体以修复 6 颗前牙也许是足够的（图 28-29）。在两侧尖牙之间设计 4 个桥体好像违背了关于种植关键位点的第二个原则（不做 3 个连续的相邻桥体），然而这是可行的。这是由于：①切牙区域的咬合力最低；②上颌如果呈方圆形牙弓，作用在尖牙上悬臂梁的力量就比较小。

如果最终牙列呈卵圆形，在上颌前部区域至少植入 3 颗种植体：2 颗尖牙的位点以及尖牙之间再选一个位点（优先选择一个中切牙的位点）（图

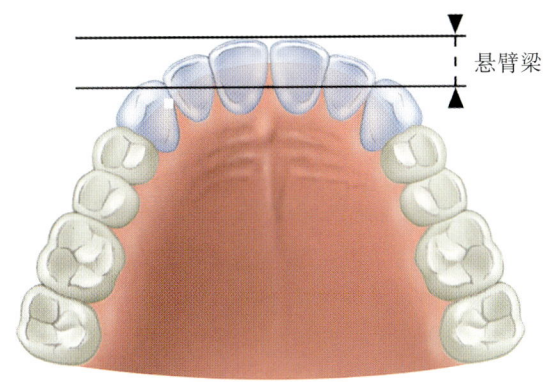

图 28-28 画两条水平线。第一条线连接两侧尖牙牙尖平分切牙乳头。第二条线沿着中切牙唇面与其平行。这两条线之间的距离决定了牙弓是属于方圆形、卵圆形或尖圆形

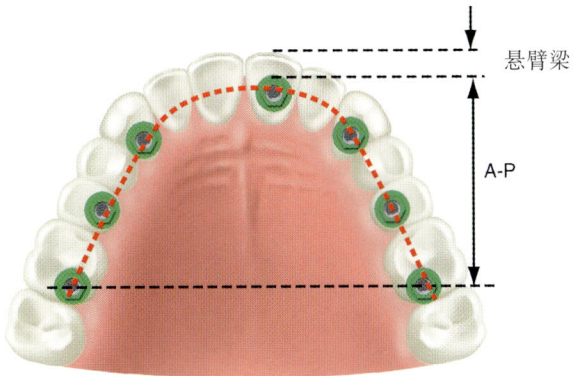

图 28-30 在卵圆形牙弓，上颌前部应设计 3 颗种植体，尖牙位各 1 颗，再附加前方的 1 颗植体。此外，至少与 4 颗后方的种植体相连来形成上颌无牙颌的牙弓。A-P，前后距离

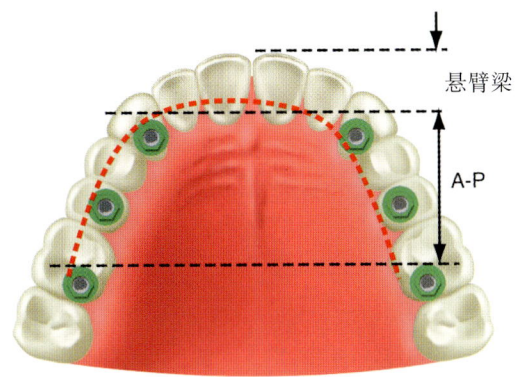

图 28-29 当力学因素较少时，在后牙区有附加种植体存在的情况下，方圆形牙弓可以仅在尖牙位点植入 2 颗种植体。在方圆形牙弓形态的上颌无牙颌，可以用 6 颗种植体支持固定或 RP-4 修复体。A-P，前后距离

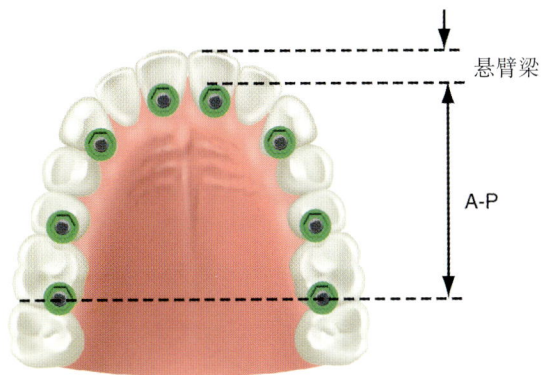

图 28-31 在尖圆形牙弓，前方悬臂梁较长，在上颌前部需要更多的种植体支持。至少需要添加 4 颗后方的种植体来修复整个上颌牙弓。A-P，前后距离

28-30）。植入在中切牙的位点增加了尖牙与中切牙之间的 A-P 距离，为修复体提供了更好的生物力学支持。上颌缺牙时间比较长时，种植体植入前通常需要骨增量。当患者的咬合力属于低到中度水平时，前方种植体可以放在侧切牙的位置，当前方种植体与磨牙区种植体相连时，A-P 距离就会增加。这 3 颗前方的种植体可以对抗颌弓内产生的额外受力，加强义齿的固位，减少基台螺丝松动的风险。

尖圆形牙弓的修复体会对前部的种植体施加最大的力，尤其是剩余牙槽骨呈卵圆形或方圆形时的下颌在前伸运动的情况下。在尖牙前方位置的牙齿会形成明显的唇侧悬臂梁。这种情况下，应当考虑用 4 颗种植体修复 6 颗前牙（图 28-31）。双侧尖牙及中切牙位点是最好的植入位点。在有其他力学因素同时存在时（例如 CHS、副功能运动和咬肌肥大），更要这样选择植入位点。当超过 6 颗以上的前部牙齿缺失时，需要将后方附加的种植体与前方的种植体相连。与前方种植体相连的种植位点越靠后，A-P 距离就越大。

从生物力学并发症角度来讲，最困难的病例是方圆形牙槽嵴形态需要修复成尖圆形牙弓的患者。不仅需要在上颌前部位植入 4 颗种植体以抵抗牙齿位置形成的前方悬臂梁，而且这些种植体应该和后方附加的种植体相连，最好包括远至第二磨牙位点种植体（图 28-32）。第二磨牙位点的种植体增加了 A-P 距离，以对抗前部的咬合力（需要注意第一磨牙位点的种植体也包含在内）。

当上颌前部牙齿缺失但尖牙位点不能植入种植体时，建议在尖牙位点两侧各植入 1 颗种植体以补偿这个重要的位置（第一前磨牙及侧切牙种植体）。

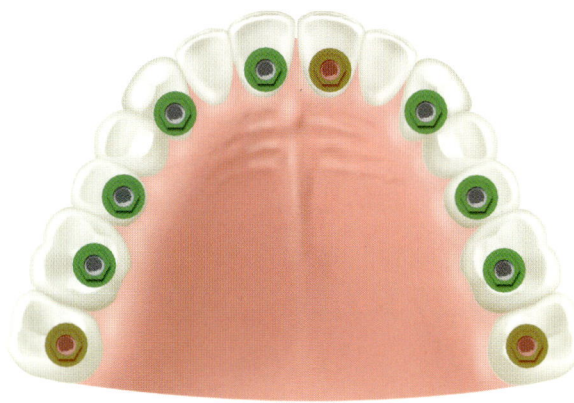

○ 关键位点
○ 附加位点

图 28-32 存在中度力学因素时，在上颌前部需要 4 颗种植体，与后方附加的种植体相连。第二磨牙位点的种植体由于增加了前后距离可以补偿前方的悬臂梁

| 框图 28-4 | 上颌 FP-1 修复体多个种植体尺寸的选择标准 |
|---|---|

- 天然牙釉牙骨质界下方 2 mm
- 距邻牙 1.5 mm
- 保留唇侧 1.5 mm 骨板
- 距相邻种植体 3 mm
- 上颌前牙选择 3~4 mm 直径
- 上颌后牙种植体直径至少 4 mm

对侧区段的中切牙及尖牙位点的种植体可以和这 2 颗种植体相连作为固定或覆盖义齿修复的基牙。

当引起咬合力增加的因素比较多时，建议用 4 颗种植体修复 6 颗前牙。上颌前部的 4 颗种植体建议连接在一起，共同承担非正中运动时引起的侧向力。当存在力学因素较大时（例如中到重度的磨牙症），在尖牙位点应该使用较大直径的种植体（非正中运动受力角度增大，咬合力更大）。换而言之，大部分病例，上颌前部牙齿的全部缺失需要用 3~4 颗种植体连接在一起修复 6 颗前牙。

理想状态下，不要在上颌前部种植体上放置后方的悬臂梁（原则 1，关键种植位点）。当后牙也需要进行修复时，需要附加种植体。上颌牙列缺失常需要植入 7~10 颗种植体，采用固定或刚性的覆盖义齿的方式修复（RP-4），尤其对颌是天然牙列或固定修复时。

需要注意的是大部分全牙弓的上颌修复体是 FP-3 固定修复体或者 RP-4 覆盖义齿。在任何一种情况，种植体的近远中位置不需要严格与牙位相对应。换句话说，种植体的唇腭向位置常比近远中位置更加重要，因为通过修复体的组织面将牙冠与种植位点分离。因此，在决定种植位点时更多考虑的是生物力学因素、种植体间距、适宜的骨量，而不是严格参照牙齿的位置（例如 FP-1 修复体）。当种植位点选择尖牙及侧切牙位置时，2 颗种植体可以相隔 3 mm 或更远的距离，而不会影响颈部美观性或修复体的清洁。

## 上颌前部缺牙的治疗方案

### 多个相邻种植体的直径

FP-1 种植修复体仅修复缺失的牙冠，因此修复体类似于一个天然牙的牙冠。骨和软组织形态几乎是理想的状态。当条件符合建议的原则时，种植体的直径也许会影响修复体最初及长期的美学效果。在决定种植体的合适直径时，需要考虑几个因素，包括牙齿的大小、邻牙之间的距离、种植体之间的间距、唇侧骨量，以及咬合力的大小。

种植体尺寸的主要决定因素是相邻牙根或种植体间的必要间距。牙槽嵴顶处环绕种植体周的角形骨缺损的水平量为 0.5~1.4 mm[19,20]，这是由生物学宽度、种植体设计、过度咬合负荷造成的。在负荷 1 年内发生的种植体周最初的垂直向骨吸收有些差异，为 0.5~3 mm。当种植体距离天然牙根小于 1.5 mm 时，角形的垂直骨缺损会演变为水平向的骨缺损，造成相邻牙根的骨吸收。这点非常重要，因为间隔处的骨高度在一定程度上决定了天然牙与种植体之间的牙龈乳头部分或全部充满的概率，以及探诊深度超过 5 mm 的概率[19]。因此，如果有可能，种植体至少距邻牙 1.5 mm 或更远（框图 28-4）。

当多个种植体相邻植入并期望获得理想的软组织轮廓时，建议种植体之间至少间隔 3 mm，以保证在最终牙槽嵴发生骨吸收后维持间隔骨垂直向水平[21]。Tarnow 等观察到种植体周嵴顶处的骨缺损水平向的量几乎是 1.5 mm[19]。因此，2 颗种植体之间距离小于 3 mm 时，每颗种植体周垂直向的角形缺损会变为 2 颗种植体之间的水平向骨缺损。这种骨缺损会导致龈沟内厌氧菌的增生，或组织发生萎缩，影响美学区邻间或种植体周软组织轮廓（图 28-33）。Degidi 和 Misch 发现种植体周的垂直向骨缺损的宽度可以小至0.5 mm，而不是1.3 mm，这有赖于种植体的设计，也许允许种植体间的距离更近一些[21]。然而，3 mm的原则对于种植体的间距是一个理想安全的做法。种植体间距在3mm或更大时，更加利于形成种植体之间的牙龈乳头。尽管在种植体间距缩小时还是有可能维持住骨，但是软组织很难形成好的轮廓，尤其是在种植体间牙龈乳头的区域。在美学区植入2颗相邻的种植体时，与植入单颗种植体的理想尺寸相比，常常需要减小种植体的直径。

FP-1修复体的理想种植体直径需要同时考虑唇腭向的骨量。负荷后，会在环绕种植体周嵴顶处360°范围内形成1.4 mm宽度的骨缺损。当种植体的唇侧骨的厚度小于1.5 mm时，垂直向的骨缺损会变为水平向的骨缺损，牙龈组织比较薄时会发生退缩，比较厚时会形成深的软组织袋。牙龈组织退缩会发生种植配件的外露从而影响美观，然而梁深的软组织袋会增加种植体周围炎发生的风险并引起进一步的骨吸收。因此，需要选择适当直径的种植体植入在理想的位点上，使得种植体的唇侧骨厚度在1.5 mm以上。

需要考虑的是种植体嵴顶部的尺寸，而不是种植体体部的尺寸。例如，4.1 mm的种植体嵴顶部直径（体部的直径是3.75 mm）需要7.1 mm近远中向骨的间距，3.5 mm的种植体嵴顶部直径（体部的直径是3.25 mm）需要6.5 mm近远中向骨的间距，5.2 mm种植体嵴顶部直径需要8.2 mm近远中向骨的间距。

2颗邻牙之间的平均龈乳头高度是3.4 mm，范围在1~7 mm之间（依赖于牙齿的形状：方圆形、卵圆形或尖圆形）。种植体之间的牙龈乳头高度通常是降低的，有2~4 mm。因此，当计划制作FP-1修复体时，要根据获得理想美学结果的需要调整修复体的设计（方圆形牙齿）以及种植体的位点（图28-34）。

传导到种植体体部及基台螺丝上咬合力的大小也是选择种植体直径时要考虑的因素。种植体直径越大，种植配件及嵴顶骨的应力就越小。因此，对于中到重度磨牙症的患者，应考虑使用大直径的种植体，尤其在尖牙的位置，帮助形成尖牙引导使后牙脱离咬合接触。然而，相比种植体的直径，将多颗种植体相连对降低应力引起的并发症更加有效。所以，当多个种植连在一起时，在功能咬合状态下可以使用较小直径的种植体。

使用4 mm及5 mm直径种植体形成的穿龈轮廓的差异可以忽略，常没有临床相关性。然而，使用大直径的种植体，周围环绕的软组织量会减少，形成牙龈乳头的难度会增大。因此，当对牙龈乳头的形成有影响（不需要更多考虑应力的因素时），在美学区植入相邻的种植体，应选择小直径的种植体。在FP-1的修复体中，中央种植位点通常选用3.5~4.0 mm直径的修复体。FP-1修复体侧切牙的位点常用3 mm直径的种植体。和此原则不同的情况有，对于磨牙症的患者，需要利用大直径种植体的优点，以降低基台螺丝松动、嵴顶骨吸收、长期种植体失败的风险。

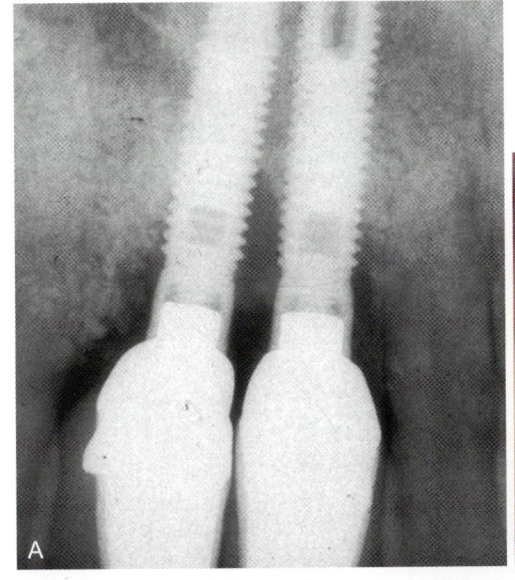
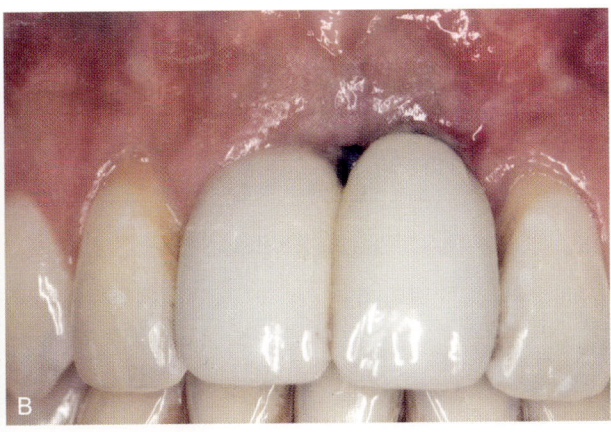

**图28-33** A. 相邻的种植体间距小于3 mm。结果每颗种植体周的骨吸收相连成了水平向的骨缺损；B. 2颗种植体间的水平骨缺损造成了软组织的退缩

### 种植体的数量和直径

在上颌全牙弓修复采用 FP-1 修复体时，几个因素影响到种植体直径和部位的选择。通常，2 颗种植体体部应该相距 3 mm 或更远。应用 3 mm 种植间距的原则，方圆形及卵圆形的牙弓在尖牙到尖牙的空间内通常容纳不了 4 颗以上的种植体。在尖圆形牙弓通常可以实现最大的种植体间距。随着曲线半径的减小（由于唇侧的萎缩、患者的身材或牙列的形态），上颌前部的空间也缩小（图 28-35）。所以，即使通过骨移植实现了牙槽嵴足够的骨量，修复 6 颗前牙也不会植入超过 4 颗种植体。因此，当考虑到软组织轮廓的重要性时，通常不会植入 6 颗种植体来修复 6 颗前牙（图 28-36）。

当存在天然尖牙仅缺失 4 颗上颌切牙时，种植体的数目通常不依赖于牙弓的形态。作为一个通用的原则，侧切牙的尺寸小于 6.5 mm，剩余颌弓的尺寸小于牙列的尺寸。如果每颗牙位植入 1 颗种植体会导致种植体彼此间距离太近（小于 3 mm）。大多情况用 2~3 颗种植体修复 4 颗上颌切牙。然而，从降低生物力学并发症的角度考虑，种植体的数目比种植体的尺寸更加重要。换而言之，3 颗小直径的种植体要优于 2 颗大直径的种植体（图 28-37）。因此，最常用的方案是在双侧侧切牙及一个中切牙

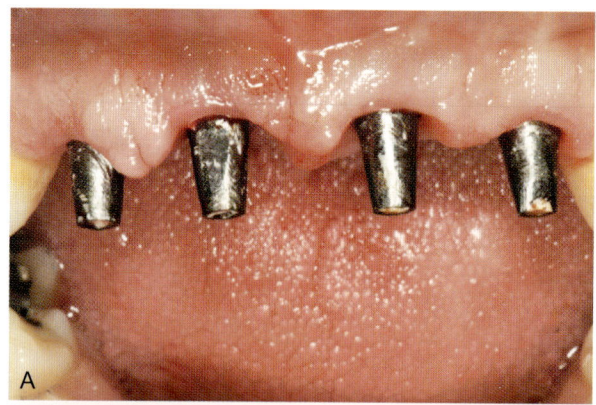
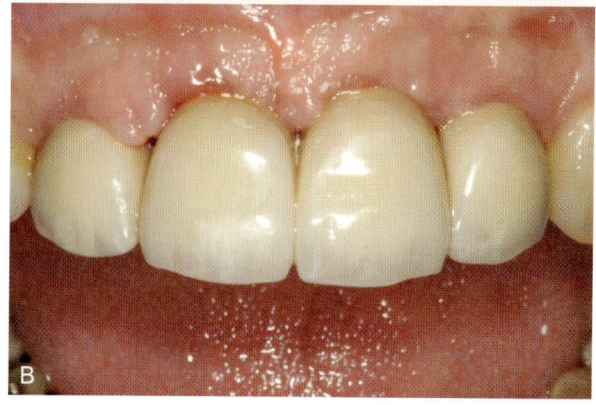

图 28-34　A. 当 FP-1 修复体应用多个相邻的种植体来支持时，通常需要减小直径使得种植体之间可以存在 3 mm 的骨；B. 最终的修复体通常使用方形牙齿，以减少种植体间牙龈乳头的高度

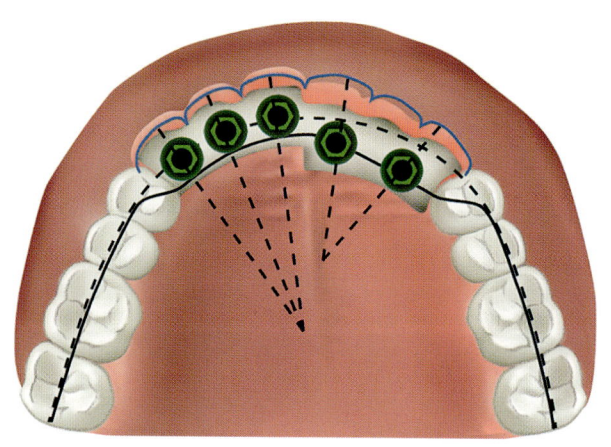

图 28-35　当上颌前部植入多颗相邻的种植体时，如果在原来牙齿的位点植入种植体，牙弓的尺寸通常使得种植体的间距小于 3 mm（左）。当缺失多颗前牙时，大多数情况下会使用 2 颗种植体修复 3 颗前牙（右）

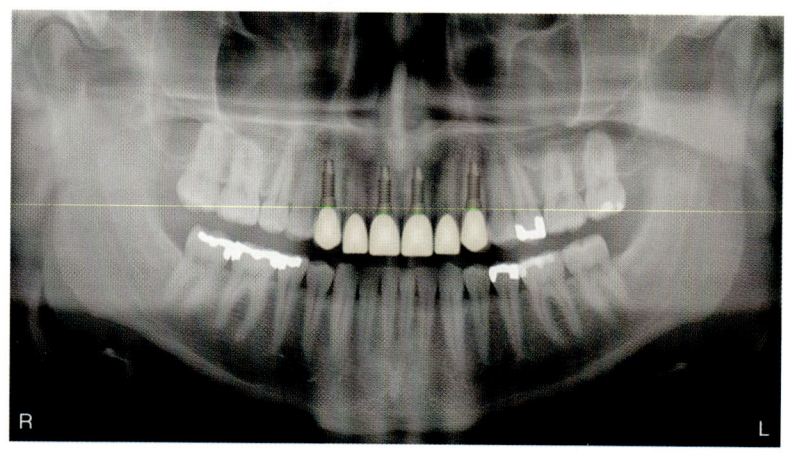

图 28-36　6 颗前牙缺失如果采用 FP-1 固定修复，要获得理想的软组织形态，建议使用 4 颗种植体

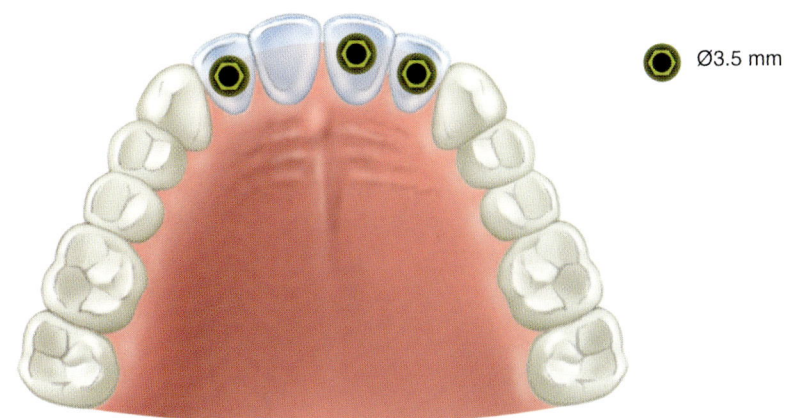

图 28-37 当缺失 4 颗切牙时，最常使用 3 颗小直径的种植体支持修复体

的部位植入 3 颗 B 类种植体（3.0~3.5 mm 直径），而不是仅在双侧侧切牙位点植入 2 颗 A 类种植体（4.0 mm 直径）（图 28-38）。2 颗种植体的方案常用于方圆形的牙弓、老年女性、没有或轻度的副功能运动、FP-1 修复体、双侧天然尖牙存在同时伴有高笑线的情况。

当患者缺失 1 颗侧切牙和 2 颗中切牙，用 2 颗种植体修复 3 颗牙齿是安全的。3 颗相邻的种植体常会影响侧切牙与中切牙之间的牙龈乳头。1 颗种植体（B 类）植入在侧切牙位点，另 1 颗种植体（A 类）植入在对侧中切牙位点（图 28-39A）。这就消除了当种植体仅在中切牙位点时造成的悬臂梁，降低了螺丝松动的风险。相邻的天然尖牙及侧切牙的牙龈乳头决定了与相邻种植冠之间的龈乳头高度。

当邻近种植位点的前牙存在水平骨吸收时，也许是通过正畸牵引改善邻间骨水平的指征。当采用这样的方案时，正畸牵引后通常需要用贴面或冠来修复邻牙。修复医生通过贴面修复、降低邻间接触点，或者改良种植冠或天然冠的形态使其更接近方圆形，这样降低了所需的牙龈乳头的高度。改善了最初邻间区域软组织缺乏的状况。在种植体植入前就应该确定好治疗方案。

当患者缺失 2 颗中切牙，应该用 2 颗小直径的种植体来修复（图 28-39B）。曾有建议说与卵圆形桥体相邻的牙龈乳头要比 2 颗种植体之间的牙龈乳头更美观。然而，用 1 颗种植体带 1 个单端的桥体会增加螺丝松动、嵴顶骨吸收和配件折断的风险。当用 2 颗种植体修复 2 颗相邻的中切牙时，种植体的直径不应大于修复单颗牙缺失的种植体直径（图 28-40）。5 mm 直径的种植体通常会导致种植体之间距离太近，影响软组织轮廓（图 28-41）。同修复单颗牙缺失的种植体相比，相邻的 2 颗种植体要

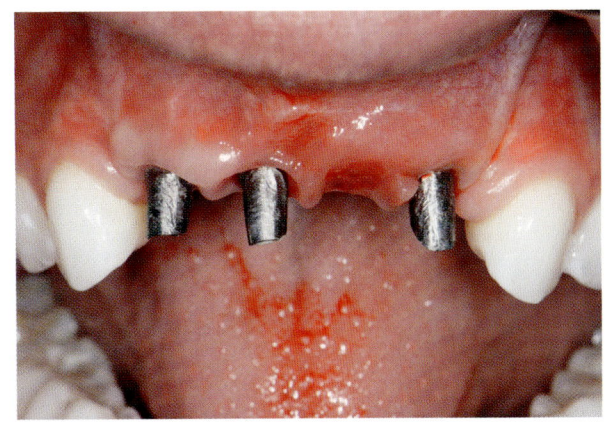

图 28-38 用 3 个小直径的种植体修复 4 颗前牙，可以在 2 颗种植体之间形成牙龈乳头，用卵圆形桥体来诱导形成与桥体相邻的龈乳头

减少种植体的直径。这为 2 颗种植体之间提供了更大的软组织量，允许外科医生将种植体植入在更偏远中以避开切牙孔，并保留更大的种植体唇侧骨板的厚度（图 28-42）。也许可以使用与卵圆形桥体相邻类似的方式，在种植体之间形成牙龈乳头。

当患者缺失 1 颗侧切牙和 1 颗中切牙，可以用 2 颗 B 类种植体来修复，这要优于在中切牙位点用 1 颗 A 类的种植体带 1 颗侧方单端悬臂梁的方式（图 28-43）。从中切牙种植体延伸出的悬臂梁会增加螺丝松动、修复体失粘接、骨吸收和种植体折断等生物力学并发症的概率（图 28-44）。侧切牙位点通常应用 3 mm 直径的种植体，中切牙应用 3.5 mm 直径的种植体。留出额外的邻间隙可以改善软组织的形态。当种植体不在美学区（FP-2，FP-3，RP-4 或 RP-5 修复体），种植体直径的选择更多与作用在种植体-骨-修复体系统上的力的大小相关。唇侧的骨量和种植体的间距没那么重要。

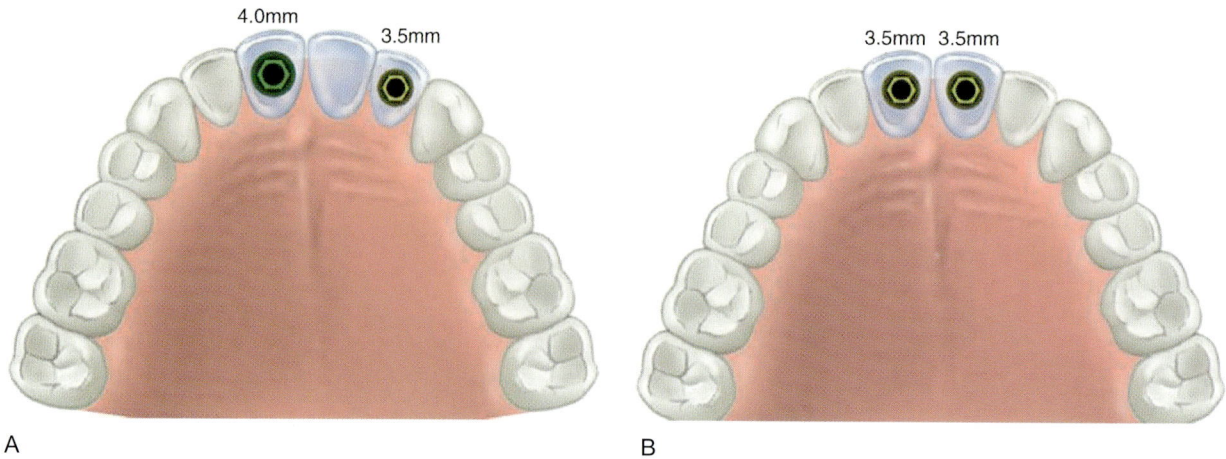

图 28-39　A. 当缺失 2 颗中切牙和 1 颗侧切牙，大多使用 2 颗种植体来修复（左图）；B. 当 2 颗中切牙缺失，用 2 颗小直径的种植修复体

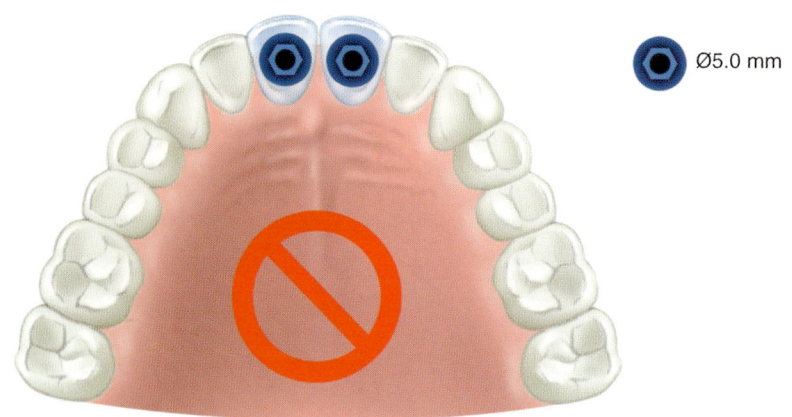

图 28-40　2 颗中切牙不能用直径 5 mm 或者 6 mm 的种植体来修复，这样会相邻太近

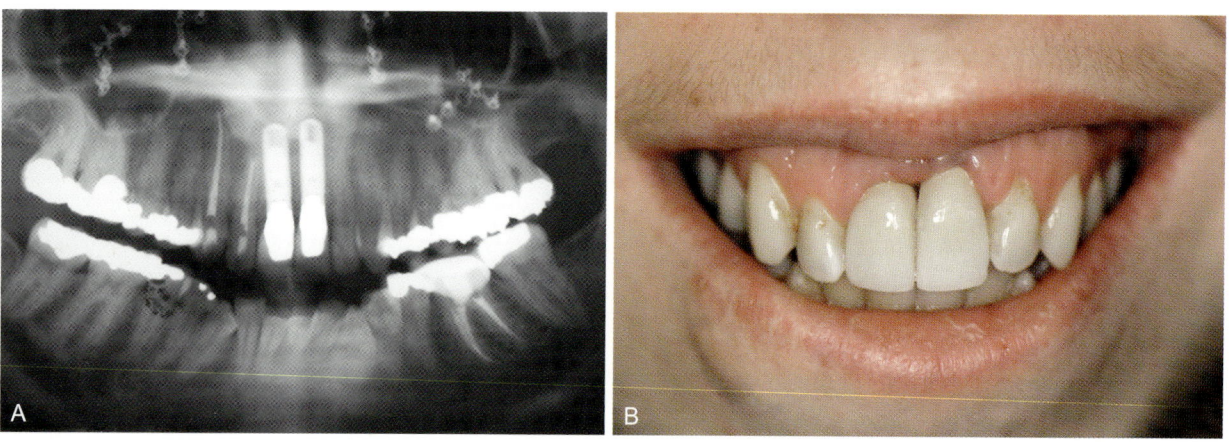

图 28-41　A. 如果应用 2 颗直径 5 mm 的种植体修复 2 颗中切牙，通常会相邻太近；B. 其中 1 颗种植体周的任何骨吸收都会有导致牙龈乳头及颈部软组织边缘降低的风险

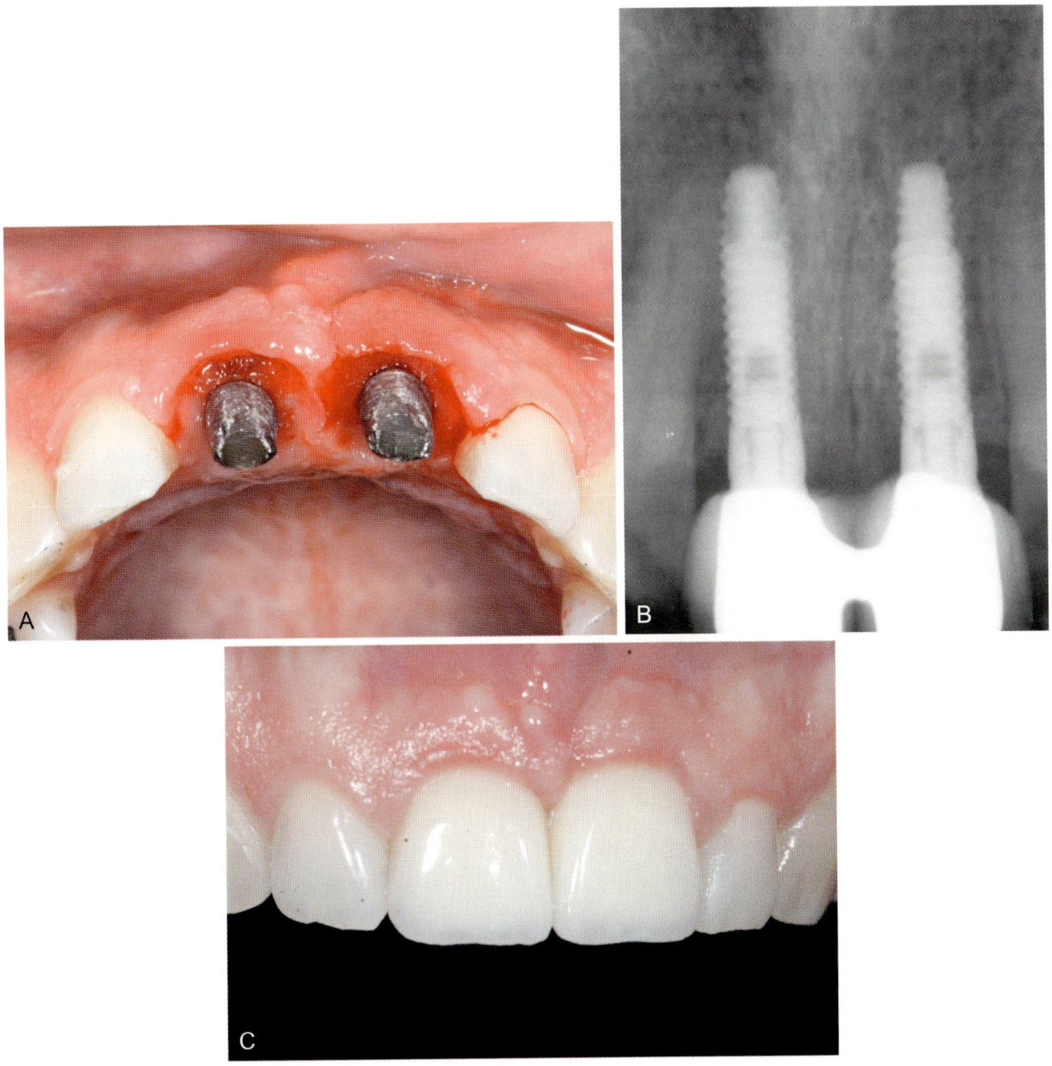

图 28-42　A. 2颗缺失的中切牙应该用2颗种植体来修复。大多情况下应使用小直径的种植体（3.5 mm）。这样允许有更多的种植体之间的组织形成软组织形态，类似于邻近卵圆形桥体的牙龈乳头。B. 2颗种植体之间有3 mm以上的间距。C. 2颗中切牙的种植冠通常更呈方圆形以降低邻面接触区

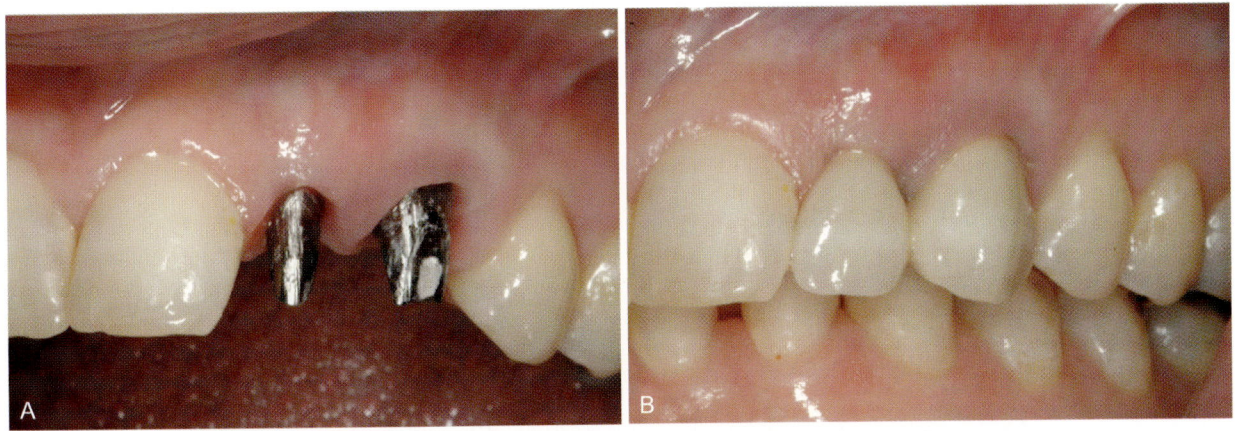

图 28-43　A. 当缺失侧切牙及相邻的尖牙时，建议使用2颗小直径的种植体；B. 直径为3 mm或以上的种植体间距使得牙龈乳头有可能充满邻间隙

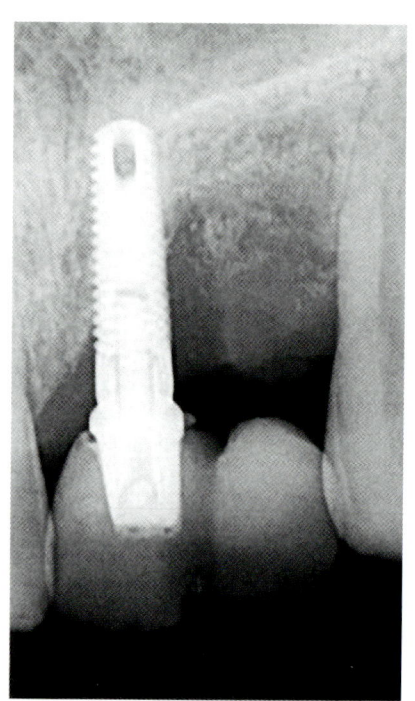

图 28-44 中切牙种植体延伸出一个单位的悬臂梁增大了生物力学并发症发生的风险

与前磨牙比，上颌磨牙增加了 200% 的表面积。因此，需要增加磨牙种植体的直径或者数目。第一磨牙近远中径是 10.4 mm，第二磨牙是 9.8 mm。在釉牙骨质界（CEJ）处的尺寸分别是 7.9 mm 和 7.6 mm，CEJ 下方 2 mm 处的尺寸都是 7 mm（表 28-2）。然而，上颌磨牙理想的种植体直径是 5～6 mm。因为钛的刚性是天然牙的 10 倍或更高，直径超过 6 mm 的种植体的弹性模量太高，可能会有应力屏蔽作用而造成骨吸收。在前牙区特别不能使用直径为 6 mm 的种植体，因为受力的大小不足使与大直径种植体相邻的骨产生应力刺激。结果常导致更多的嵴顶骨吸收。

当磨牙区种植体的直径或设计不能提供足够的表面积时，需要增加种植体的数目。在疏松骨质或者不利的力学因素（例如副功能运动）存在时，应该考虑使用 2 颗 4 mm 直径的种植体，而非只植入 1 颗种植体。

### 种植体数目

文献回顾表明，种植体支持上颌全牙弓固定修复可以通过 4～6 颗标准直径的种植体带后方磨牙悬臂梁方式来修复。平均 4～6 颗的种植体也可用来支持杆式的覆盖义齿。然而与采用相同治疗方案的下颌修复体相比，上颌无牙颌无论采用固定还是可摘的种植修复，种植体的存留率都较低[3,22-31]。有报道表明，上颌骨骨质和骨量均较差，并存在几项生物力学方面的不利条件，这在本章前面部分已阐述过。为弥补不良的局部条件，上颌牙弓应该植入更多数目的种植体，制作较大 A-P 距离的修复体。上颌无牙颌种植修复时第一磨牙种植位点的原则常会受限于上颌窦，大部分上颌前部缺牙区没有

## 上颌后牙缺失的治疗方案

### 种植体直径

前磨牙近远中径通常是 7.0 mm，釉牙骨质界（CEJ）处为 4.8 mm，CEJ 下方 2 mm（通常是骨附着的部位）处为 4.2 mm。因此，前磨牙区通常用直径 3.7～4.2 mm 的种植体采用 FP-1 型修复体来修复。需指出的是，前磨牙通常处于美学区。因此，常需要植骨增加宽度使得种植体植于颊尖的下方以改善 FP-1 修复体的美观性。否则，需要将牙冠做成唇侧盖嵴的形态。

表 28-2 上颌牙齿尺寸（平均）

| 牙齿类型 | 颈-切缘高度（mm） | 近远中冠宽度（mm） | 颈缘近远中宽度（mm） | CEJ 近远中宽度（mm） | 唇舌向牙冠厚度（mm） | 颈缘唇舌向厚度（mm） |
|---|---|---|---|---|---|---|
| 中切牙 | 10 | 8.6 | 6.4 | 5.5 | 7.1 | 6.4 |
| 侧切牙 | 9 | 6.6 | 4.7 | 4.3 | 6.2 | 5.8 |
| 尖牙 | 10 | 7.6 | 5.6 | 4.6 | 8.1 | 7.6 |
| 第一前磨牙 | 8 | 7.1 | 4.8 | 4.2 | 9.2 | 8.2 |
| 第二前磨牙 | 8 | 6.6 | 4.7 | 4.1 | 9.0 | 8.1 |
| 第一磨牙 | 8 | 10.4 | 7.9 | 7.0 | 11.5 | 10.7 |
| 第二磨牙 | 8 | 9.8 | 7.6 | 7.0 | 11.4 | 10.7 |

CEJ，釉牙骨质界

适宜的骨宽度。因此，要在理想部位植入更多的种植体，大部分上颌牙弓需要进行上颌窦植骨和上颌前部的重建以创造上颌牙列理想的修复条件。

考虑到这些因素，大部分上颌无牙颌在卵圆形牙弓时，采用 RP-4 修复体做固定修复，理想的最少种植体数目通常是 7 颗（图 28-30）。对这种牙弓形态的患者，建议的种植位点是至少 1 个中切牙（或侧切牙）位点、双侧尖牙位点、双侧第二前磨牙位点、双侧上颌第一磨牙的远中 1/2 位点（图 28-45）。这 7 颗种植体必须连接在一起作为一个整体生物力学牙弓修复体行使功能。这些种植位点之间都留了足够的空间，允许在磨牙区植入较大直径的种植体（当由于骨密度的原因或较大咬合力的要求），而不必担心邻近的结构。需要记住的是，对于 FP-3 修复体常不需要非常精确的种植位点。因此，不需要过分强调种植体的空间位置（图 28-46）。

方圆形牙弓至少需要 6 颗种植体：双侧尖牙、双侧第二前磨牙、双侧第一磨牙（图 28-29）。中度力学因素或者比较疏松的骨类型的情况下也许需要 8 颗种植体（图 28-47）。当中到重度力学因素，或者尖圆形的牙弓，最少种植体数目应该增加到 8 颗（图 28-31）。当选择 8 颗或以上的种植体时，增加的种植体常位于上颌前部区域，在对侧中切牙（或侧切牙）位点，或第二磨牙位点（图 28-48）。

当力学因素大于通常情况，以及骨密度较低时，任何一种牙弓形态都应增加种植体数目。在方圆形或卵圆形牙弓，常在上颌前部增加 1 颗种植体（图 28-49）。此外，当患者存在高力学因素及骨质较差时，应在每侧第二磨牙远中 1/2 的位置增加

1 颗种植体，以增强修复体的生物力学性能，与在第一磨牙牙位植入相比，增加了 A-P 距离，同时额外增加了 1 颗植体（图 28-50）。当在卵圆形或方圆形牙槽嵴上修复尖圆形牙弓时，这是一种有助于减小应力的并具有良好生物力学性能的设计（图 28-51）。这些种植体数目和位点的设计原则，更加有利于在种植体上行使即刻负荷。

理想修复方案中在第二磨牙位点植入种植体的缺点是额外增加的种植体及相应修复体数目。很多患者不会露出第二磨牙，也不需要恢复这颗牙齿的功能。因此，为降低治疗费用，医生也许选择给连接整个牙弓的支架上饰面材料，而不是采用金属烤瓷冠。选择这样种植位点的原因是为了咬合力的传导，对于美学及功能不是必须的。

总之，上颌无牙颌所需的种植体数目是 6~10 颗，所需的种植体数目与牙弓形态相关。当力学因素是中到重度时，应该植入更多及更大直径的种植体，以增加支持修复体的种植体的表面积。当作用在上颌前部的咬合力高于通常时，需要通过增加第二磨牙位点的种植体增加 A-P 距离。

在决定上颌无牙颌的种植位点时，医生可参照以下原则。

1. 双侧尖牙位点是关键种植位点，设计植入 4 mm 直径的种植体。
2. 第一前磨牙的中心要设计在尖牙种植体（直径 4 mm）中心远中 7~8 mm。当患者存在中到重度副功能运动时，这是一个可选择的种植位点。
3. 第二前磨牙的中心应在第一前磨牙位点的远中 7~8 mm（离开尖牙中央位点

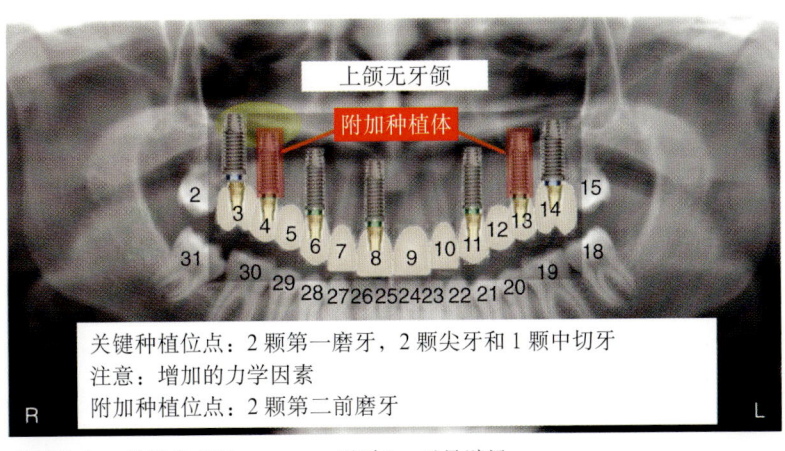

图 28-45 理想状况下，上颌无牙颌应使用 7 颗种植体支持全颌的固定修复（或者全种植体支持式的覆盖义齿）

种植位点：关键位点五~十四个单位

原则 1：无悬臂梁
原则 2：无连续桥体
原则 3：尖牙和第一磨牙位点

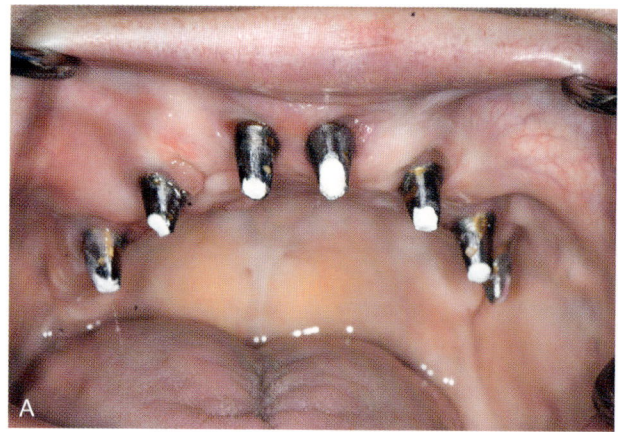
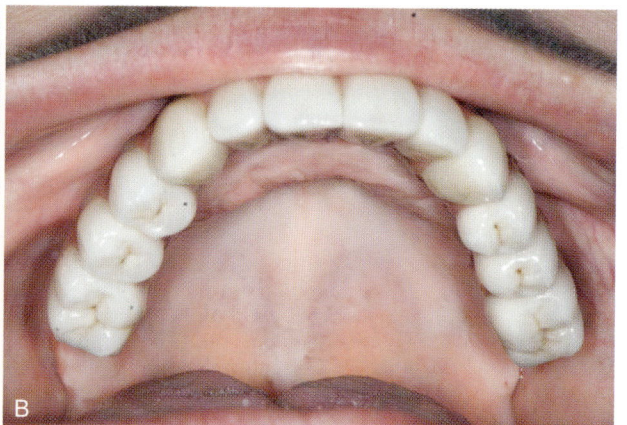
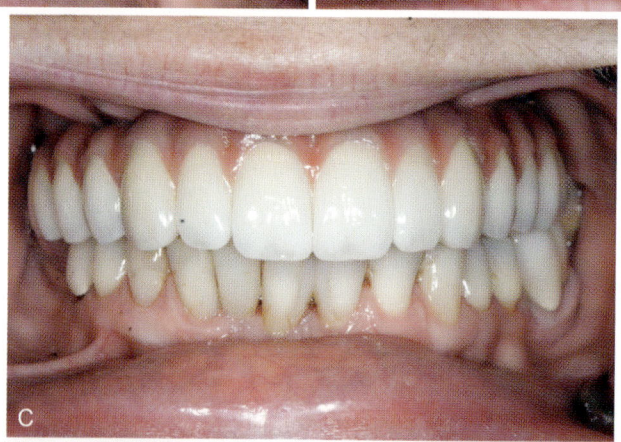
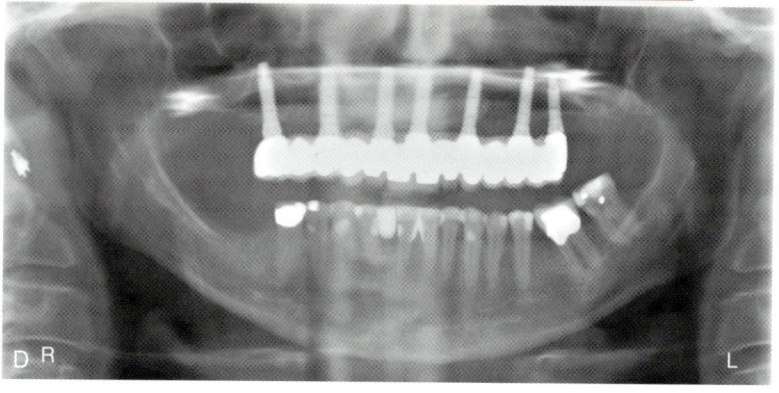

图 28-46　A. 卵圆形牙弓，在上颌前部植入 3 颗种植体，一共 7 颗种植体支持 FP-3 修复体；B. 卵圆形前部牙弓的完全种植体支持式的全牙弓 FP-3 固定修复体；C. 对颌是天然牙列的种植体支持的全牙弓固定修复体；D. 卵圆形牙弓形态的全景片，FP-3 修复体对种植体位点的限定不强

14 mm），通常植入直径为 4 mm 的种植体。这是关键种植位点。

4. 第一磨牙的远中部分离开第二前磨牙种植体中心 8~10 mm（种植体位于第一磨牙的远中部位，增大了 A-P 距离）。理想状态下，种植体直径应该为 5~6 mm。这是关键种植位点。当使用 4 mm 直径的种植体时，第一颗种植体距离第二前磨牙种植位点中央 7~8 mm。第二颗种植体比第一个种植体更偏远中 7~8 mm。

5. 第二磨牙的中心位于第一磨牙中心远中 8~10 mm。对于方圆形的牙弓形态，D4 型骨质，或严重力学风险的患者，这个种植位点是最重要的。

缺失多颗后牙的患者所需的种植体数量常需增加，尤其存在高力学风险因素、骨密度不佳、不能应用大直径的种植体时。当多颗相邻的后牙缺失时，种植体的数量比种植体的尺寸更加重要。相邻磨牙缺失时，当种植体的直径无法增加到 5~6 mm，常需考虑使用 2 颗常规尺寸的种植体。

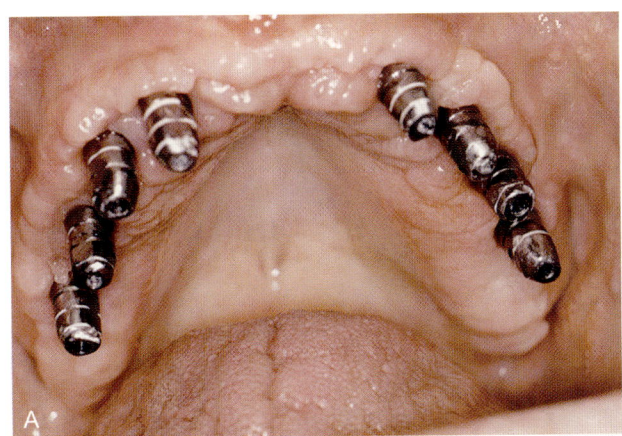
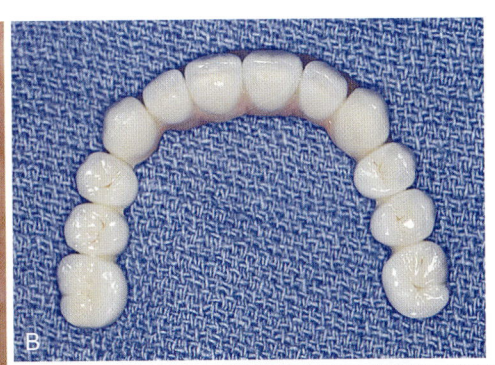
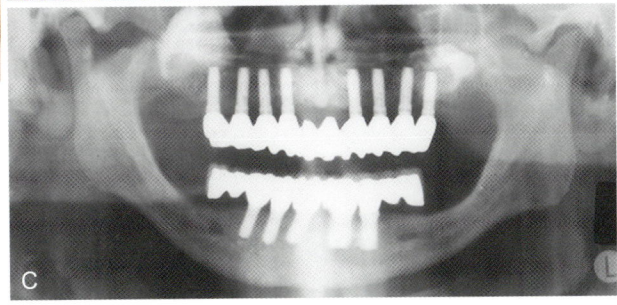

图 28-47　A. 方圆形牙弓的患者应用 8 颗种植体支持固定修复体。由于患者为男性，以及对颌也是种植体支持的修复体，所以需要更多数目的种植体。B. 方圆形牙弓的固定修复体。由尖牙种植体向前延伸的前牙悬臂梁小于 8 mm。C. 上颌方圆形牙弓患者的全景片

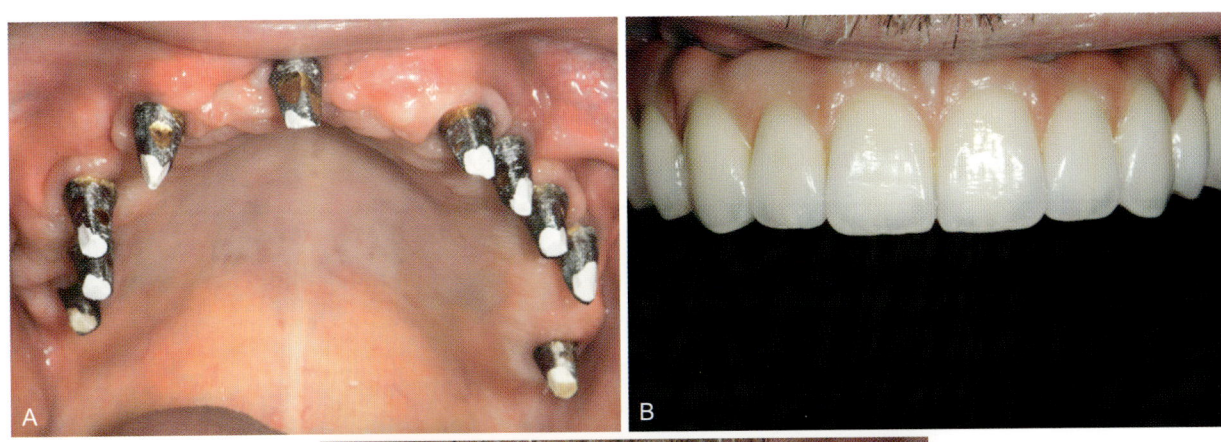
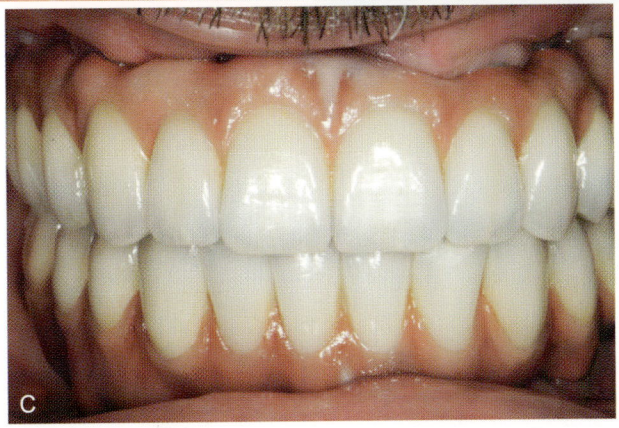

图 28-48　A. 尖圆形牙弓的患者（髂骨移植后）在上颌前部植入 4 颗种植体（总共 10 颗种植体）来修复。B. 患者的 FP-3 固定修复体由尖牙及中切牙位点的种植体支持。同时应用后方附加的种植体并连接在一起。C. 上颌 FP-3 固定修复体的对颌是种植固定修复体

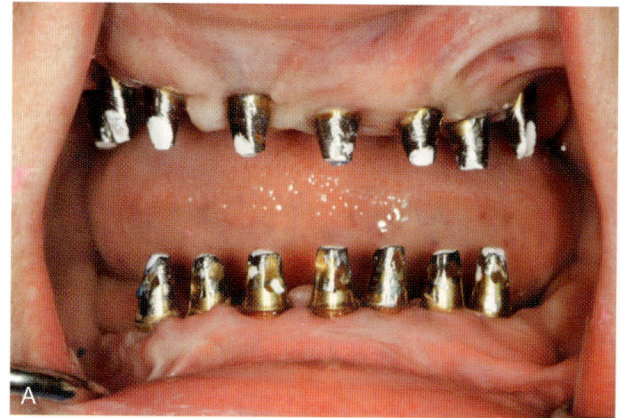
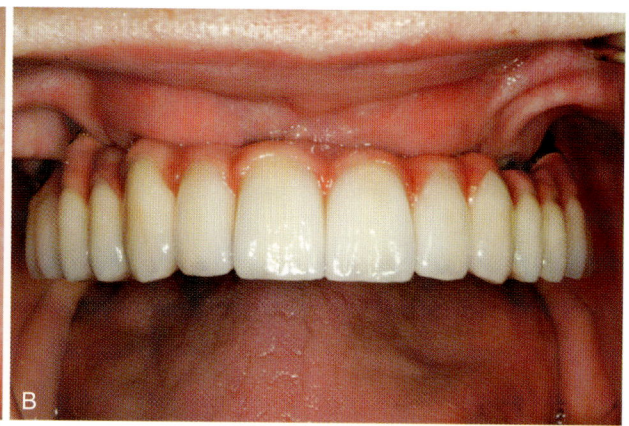
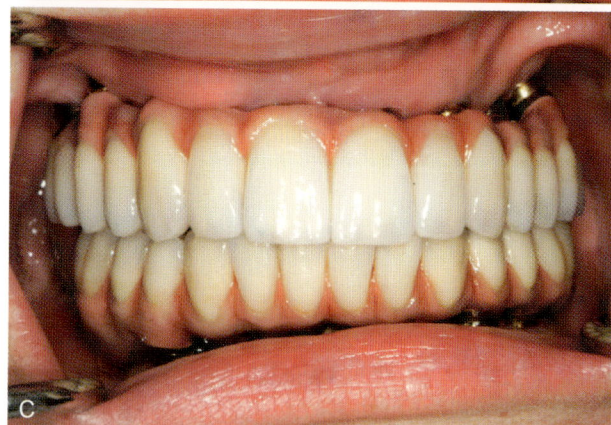

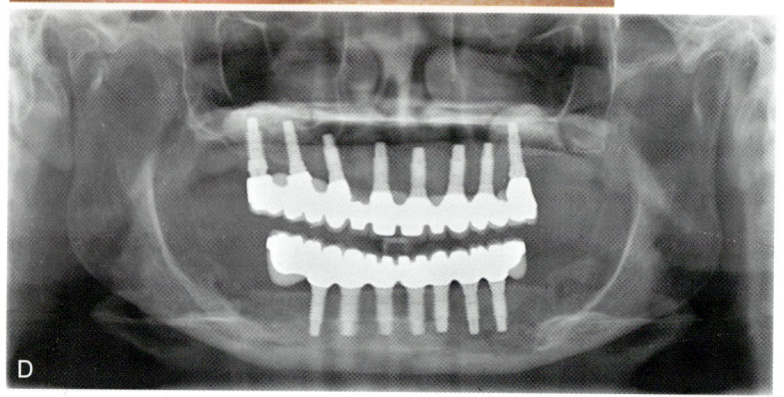

图 28-49　A.上颌无牙颌的卵圆形牙弓。应用8颗种植体（4颗在上颌前部）来补偿较松软的骨质类型，以及对颌的种植固定修复体。患者上颌及下颌均进行了髂骨移植。B.上颌固定修复体戴入后。C.上颌及下颌固定修复体戴入。D.上颌及下颌进行骨移植、种植体植入及修复后的全景片

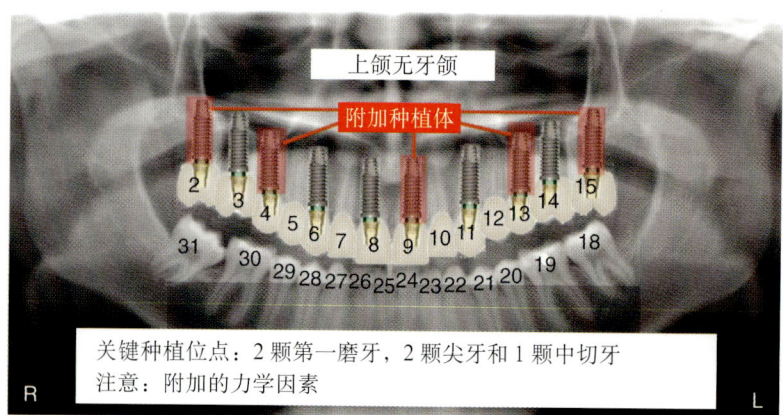

图 28-50　上颌无牙颌修复理想的7个种植体位点，包含至少1颗中切牙位点、双侧尖牙位点、双侧第二前磨牙位点和双侧第一磨牙远中1/2位点。当存在过大力学因素的情况下，增加前牙区种植体和第二磨牙位点种植体（增加前后距离）是有益的

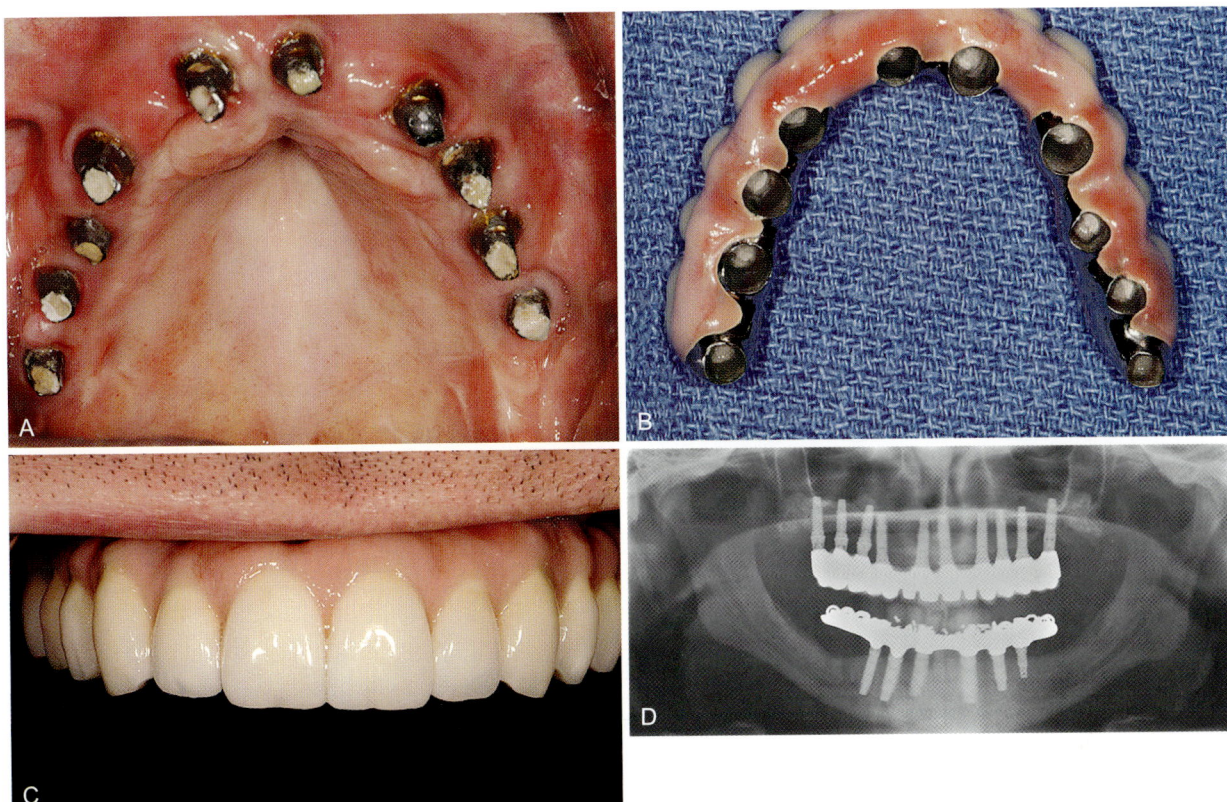

图 28-51　A. 尖圆形牙弓的上颌无牙颌骨移植后植入 10 颗种植体，包含两侧第二磨牙位点；B. 尖圆形牙弓形态包含上颌前部 4 颗种植体的全牙弓修复；C. 上颌修复体戴入后；D. 上颌及下颌种植体及修复体的全景片

### 冠高空间和种植体数目

颌弓间距离定义为在特定条件下（例如下颌处于休息位或咬合位）上、下颌牙列或牙弓之间的垂直距离[32]。单个牙弓内的牙冠尺寸在修复学上没有明确的定义。因此，作者提出了冠高空间（CHS）的概念[33]。种植学中的 CHS 在后牙区是测量从骨嵴顶到对侧𬌗平面的距离，或者前牙区由骨嵴顶到切缘的距离。口腔内的前牙区，垂直覆𬌗的存在意味着上颌 CHS 要大于由嵴顶到对颌牙齿切缘的距离。总之，当前牙处于正中𬌗接触时，有垂直向的覆𬌗。下颌前牙的 CHS 通常测量由嵴顶到下颌切缘的距离。然而，上颌前牙的 CHS 常测量由上颌嵴顶到上颌切缘的距离，而不是咬合接触的位置（图 28-52）。

固定种植修复理想的 CHS 应在 8~12 mm 之间。这个空间需要容纳"生物学宽度"，用于修复体粘接或螺丝固位的基台高度，保证咬合材料的强度、美学以及基台冠周围清洁的维护。

### 过大的冠高空间

超过 15 mm 的冠高空间被认为是过大的，这主要是长期牙齿缺失牙槽骨垂直向吸收的结果[33]。其他原因可能包括遗传、创伤和种植体的失败。植入种植体之前治疗过大的 CHS 包括正畸及外科的手段，牙列缺损患者常选择正畸治疗（尤其在生长发育阶段），采用其他手术或修复的方法常有更高的花费及更多并发症的风险。也可以考虑几种外科技术，包括块状骨移植、钛网或屏障膜结合使用的颗粒状植骨材料、夹心骨移植技术和牵张成骨技术。颌骨重建常选择两阶段的治疗方案，而不是同期植入种植体，尤其需要获得较多骨量时。较多的垂直骨增量甚至需要多次手术。

牵张成骨对垂直向骨量的生长，较 onlay 植骨有几个优势。垂直骨量的获得不受限于移植骨量大小或现存软组织可扩张量等因素的影响。没有供区并发症，手术可以在门诊进行。然而，牵张成骨技术需要患者的配合，骨量的获得常是多方向的。此外，为植入种植体常需要进行二次骨增量手术[34]。Misch 等阐述了一种将垂直向的牵张和水平向的 onlay 植骨相结合以在三维方向上重建骨缺损的特殊技术[35,36]。先进行骨牵张垂直向上增高骨嵴和扩张软组织量。二期再应用 onlay 骨移植物完成对

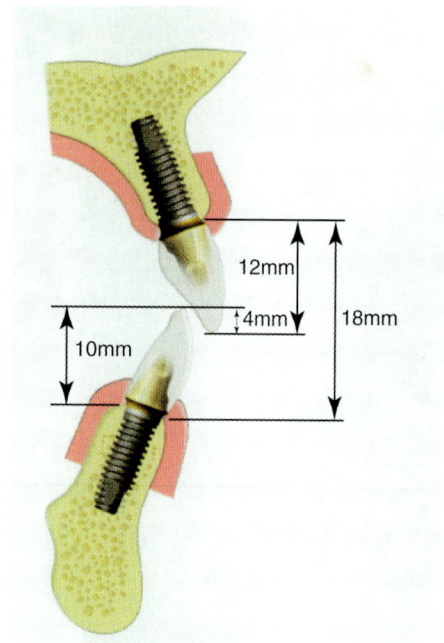

图 28-52　上颌前部的冠高空间是测量骨嵴顶到切缘的高度,而非到咬合接触区的距离

缺损的修复。

CHS 过大时,要优先选择骨增量而不是用修复体来替代,尤其在 C-h 类或 D 类骨时。通过外科手术增加牙槽嵴高度,降低 CHS 以及通过种植位点以及种植体数量两个方面改善种植体的生物力学性能。骨增量后通常允许植入大直径的种植体,随之可增大种植体表面积。

由于不需要额外的手术,过大的 CHS 通常选择用修复的方法来恢复。然而,从生物力学风险方面来考虑,这样做不利于降低系统内的应力。因此,应增加种植体的支持和限制悬臂梁以降低风险。当对过大的 CHS 进行修复时,通常需考虑在固定修复体上应用牙龈颜色的修复材料(牙龈瓷或丙烯酸树脂),或者将修复设计改为可摘修复体。

**过大冠高空间的生物力学结果**

力量放大器是指增大施加在一个系统上的力的状况或设施,包括轮轴、滑轮、斜面和杠杆[37]。CHS 的生物力学原理类似于杠杆。杠杆原理可追溯至 2000 年前的阿基米德时代(给我一个杠杆和支点以及站立的地方,我可以撬动整个地球)。杠杆与种植体之间的关系曾在下颌无牙颌的修复中描述过,后方悬臂梁的长度直接与修复体的失败或并发症相关[38]。不像后方的悬臂梁,当施加任何侧向或悬臂梁的力量时,CHS 作为垂直方向上的悬臂梁,也是一种力量放大器[39]。由于过高的 CHS 会增大受力的大小,任何与种植修复相关的力学并发症也会相应增加,包括修复体失粘接、螺丝松动(修复体或基台螺丝)、覆盖义齿附着体并发症等。

当力量的方向沿着种植体长轴传递时,作用在骨上的力不会因为 CHS 而放大。然而,当作用在牙冠上的力是杠杆力或侧向力时,力量放大的程度与牙冠的高度直接相关。Bidez 和 Misch 评价了种植体的杠杆效应与冠高度的关系[39]。当一个杠杆力作用在种植体上时,在种植体体部有 6 个不同的潜在旋转点(也就是位移)。当冠高度由 10 mm 增至 20 mm,这 6 个位移中的 2 个会增大 200%。

杠杆力可来自任何方向:唇向、舌向、近中或远中。唇向或舌向的杠杆力常被称作偏载负荷。骨宽度的降低主要发生在缺牙牙槽嵴的唇侧。后果是种植体常植入在天然牙根中心偏舌侧的位置。这种情况常导致唇侧的修复杠杆,偏向舌侧的种植体位点导致了偏载负荷。

从𬌗平面到对侧种植体植入位点之间的垂直距离对个体来说常是恒定的(上颌后牙区由于上颌窦腔的扩大速度快于牙槽骨高度的吸收,是个例外)。因而,随着骨吸收,冠高度变大,而适宜骨高度下降。冠高度和种植体长度之间呈负相关的关系。种植体植入前中等程度的骨吸收会导致牙冠高度-骨高度比大于 1,与充足骨量(牙冠高度减小)相比,作用在嵴顶上的力更大。

施加的𬌗力与骨内的应力之间存在线性关系[40, 41]。因此,𬌗力越大,传导至修复体配件以及骨界面的张力或压力就越大。然而许多种植治疗计划是在骨量充足时设计更多的种植体,而在骨萎缩的情况下使用较少的种植体。其实应该采用相反的治疗方案,骨量越少,冠高度越长,应使用更多数目的种植体。

作用在冠上的成角度力同样会增大种植体的受力。同轴向受力相比,12° 的成角度力会使种植体受力增加 20%。这个增大的力会进一步因冠高度而被放大。例如,100 牛顿 12° 的成角度力,在冠高度 15 mm 时,会导致 315 牛顿的受力[39]。换言之,CHS 导致力量的增加,甚至大于成角度力的作用。

上颌前牙常偏离𬌗平面呈 12° 角或更大角度。甚至植入在理想位点的种植体也常常会受到成角度力。上颌前牙的冠长大于牙列内的其他任何牙齿,因而冠高度导致应力增大的效应会有更大的风险。当前伸或侧方运动时,由于切导斜度(约为 20° 或更大角度),也会对种植体造成成角度受力[42]。与种植体长轴一致的位置相比，前牙种植冠在前伸运动时会承受一定角度力。因此，上颌前牙种植体受力的增加应该通过适当的治疗计划来补偿。

在大部分的种植体设计及骨密度类型中，作用在骨结合种植体上的大部分力集中在嵴顶 7~9 mm 的骨质内 [39]。因而，种植体体部的高度不是对抗冠高度影响的有效方法。换而言之，冠根比是修复学概念，用以指导修复医生评价天然基牙。天然牙根越长，牙冠越短，相当于将牙根中下 2/3 作为轴心进行旋转的杠杆。然而，冠根比不是一个可直接比较的指标。冠高度是垂直向的杠杆，可以放大作用在牙齿或种植体支持的修复体上的侧向力或者悬臂力。然而，这种情况无法通过增加种植体长度来消除应力而改善。种植体不会根据长度来决定受力时旋转的程度。并且，它在嵴顶部位将应力集中。

CHS 越大，支持修复体的种植体数目就越多，尤其是存在其他力学因素情况时。这完全改变了之前所倡导的概念，在骨量充足时植入更多种植体安装短的牙冠，而在骨萎缩的情况下植入少的种植体安装更长的牙冠。在 CHS 较大时应减少悬臂梁的长度，如果其他力学因素同时存在，则需要完全消除悬臂梁。

CHS 的增大会增加作用在种植体周嵴顶骨上的应力并增加骨吸收的风险。种植体周发生骨吸收时 CHS 也会增大。这依次会增大 CHS 和作用在整个支持系统上的力矩，导致螺丝松动，嵴顶骨吸收，种植体折断和种植体失败。

生物力学的增加直接与 CHS 的增加相关。因而，在 CHS 增加时种植修复的治疗计划应该考虑减少应力的一些选择。可以降低应力的方法包括 [35, 36]：

1. 缩短悬臂梁的长度。
2. 减小颊侧或舌侧的偏载力。
3. 增加种植体的数目。
4. 增大种植体的直径。
5. 设计种植体数目和位点使得种植体表面积达到最大。
6. 制作固位略差的可摘修复体以及结合软组织支持。
7. 睡眠时摘下可摘修复体以减少夜间副功能运动的不良影响。
8. 将多个种植体相连，无论支持固定或可摘修复。

由于上颌与 CHS 增大导致相关的生物力学风险，常需要增加种植体的数目。因此，有较大

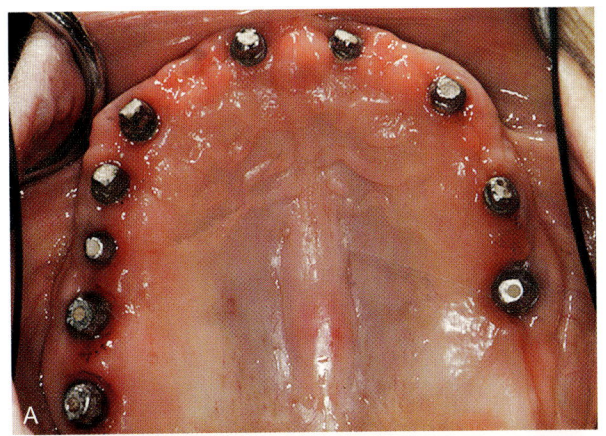
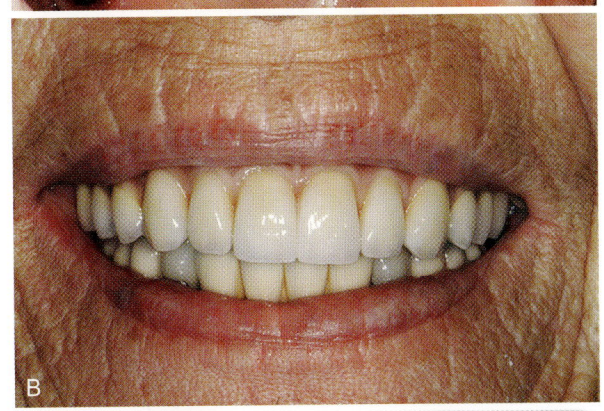
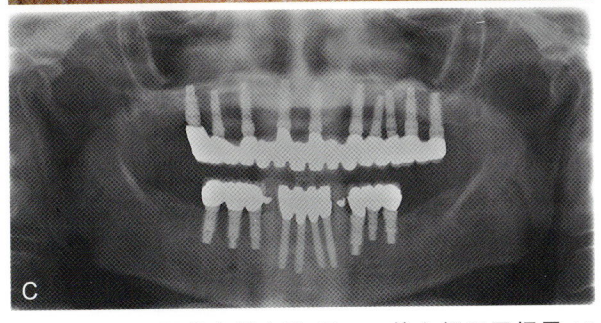

图 28-53　A. 冠高空间大于 15 mm 的上颌无牙颌用 10 颗种植体（4 颗在上颌前部）修复。骨质较松软的卵圆形牙弓，下颌是天然牙及种植固定修复体，需要植入更多的种植体。B. 对于较大的 CHS、中等力学因素、较松软骨类型的患者，通常使用 10 颗种植体支持的 FP-3 固定金属烤瓷修复体。C. 患者的全景片显示上颌 10 颗种植体，下颌是种植修复体

CHS 的上颌种植体数目应该大于下颌，即使上下颌的骨密度比较类似（图 28-53）。

## 固定修复设计

固定修复理想的 CHS 在 8~12 mm 之间，包括理想的 3 mm 软组织厚度，2 mm 的殆面材料厚度和 5 mm 或更高的基台高度。CHS 超过 12 mm 时也可以做固定修复。需修复的牙齿长度增加，在

美学区常需要使用牙龈颜色的材料。与天然牙相比，冠高度的增加会对种植体产生更大的影响，增加作用在种植体上的力矩，以及增大修复体及配件失粘接或脱固位和材料折裂的风险。在种植修复体存在悬臂梁段等具有不良的生物力学设计时这些问题更加显著。

冠高空间大于 15 mm 意味着常规固定修复的支架需要用大量的金属，以使饰瓷可以保持 2 mm 的理想厚度（图 28-54）。在这种情况下，传统固定修复需要使用微调技术[36,43]。在铸造后由于不同部位冷却的速度不同，控制金属支架表面空隙的难度增加。而且，当铸件反复放入炉中来上瓷时，热量以不同的比例保存于铸件内，因而饰瓷在不同的部位以不同的速度冷却[43]。如果没有正确控制，所有这些因素都会增大负荷后崩瓷的风险[44]（图 28-54B~D）。对于过高的 CHS，过大的修复体重

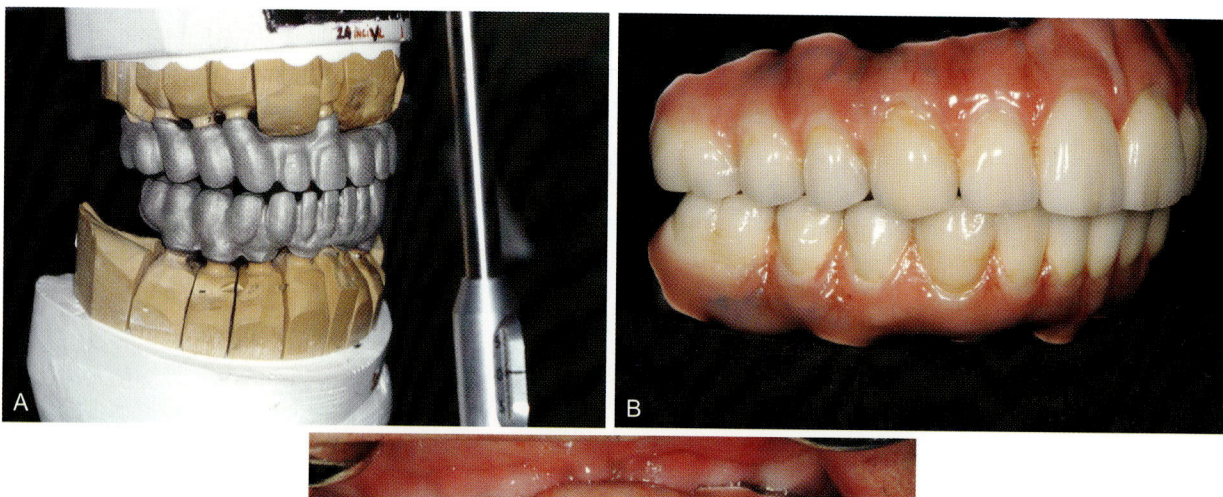

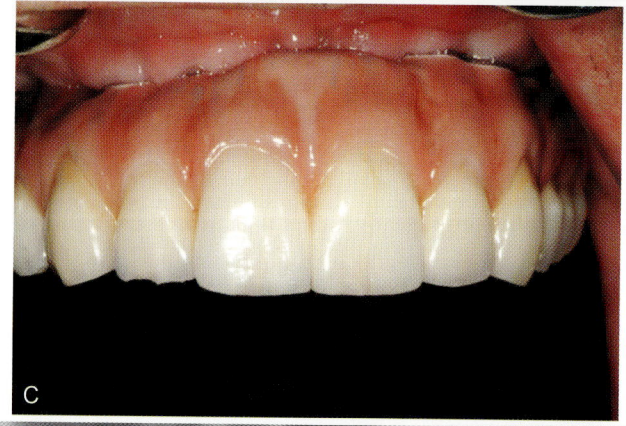

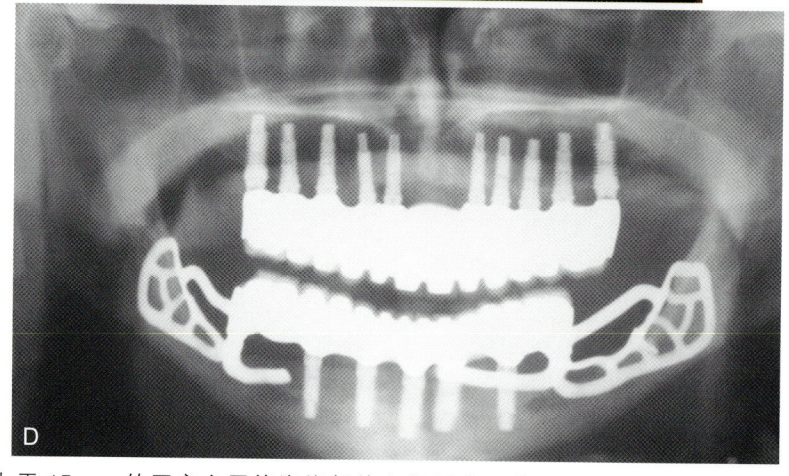

图 28-54　A. CHS 大于 15 mm 的固定金属烤瓷修复体必须用大量的金属来确保瓷在任何方向上 2 mm 的厚度。B. FP-3 修复体的饰瓷应该有 2 mm 的厚度以减少折裂的风险。在大量金属铸造时加温及冷却比较难控制，以降低并发症。C. 上颌修复体就位后。D. CHS 较大时，上颌和下颌种植修复体的全景片

量（接近3盎司的合金）也许会影响上颌修复体的试戴，因为不使用粘接剂时修复体无法维持在正确位置。必须使用贵金属以控制合金的热膨胀或腐蚀。因此，这类种植修复体的费用会显著增加[45]。采用制造中空支架的方法来消除这些问题，包括使用特殊个性化托盘来获得被动就位，可能会使加工成本增至2~3倍。

当CHS是15 mm或更大时，制作固定修复体的一个变通方法是固定的全口义齿或混合式修复体，是将较小的金属支架、修复牙齿和丙烯酸树脂结合在一起制作。与金属烤瓷固定修复体相比，减小的金属支架会有更小的形变，与基台就位更加精确，这对于螺丝固位的修复体尤其重要。与金属烤瓷固定桥相比，成本较低、美观性好（预制的人工牙），容易修复牙冠及软组织，如果发生折断易于修复。这种修复体的人工牙不应该是丙烯酸树脂或树脂，因为它们会有比较高的折断率，这种情况建议使用陶瓷牙。由于丙烯酸树脂作为瓷牙与金属支架之间的过渡，动态咬合运动时的冲击力与金属-瓷修复相比会减小。原则上，当CHS时15 mm或更多时，应使用固定混合式修复体（FP-3）。然而，当CHS小于15 mm时，丙烯酸体积的减小会增加折断的风险及并发症的发生率。此时建议使用金属烤瓷修复。

有时，技工室会将修复体设计成邻间区缩小的形态以利于口腔卫生维护，称为"高架桥"修复。这对于下颌是个很好的方法。然而，在上颌前部会造成食物嵌塞，影响气流而导致发音问题。因此，过大的CHS在几种情况下会改变治疗计划。

CHS是显著的力量放大器，冠高度越大，由种植支持系统延伸出的修复体悬臂梁就应越短。当CHS大于15 mm时，应考虑不使用任何悬臂梁，除非其他力学因素很少。种植支持系统的任何偏载的咬合接触强度均应减小。悬臂梁的最远中部位（或偏载区）在正中关系咬合时应脱离咬合接触。通过这样，由于修复体最远端悬臂梁部位仅在功能运动（例如咀嚼）时才负荷，副功能运动的负荷会减少。

## 上颌种植覆盖义齿

同固定修复体相比，RP-4型上颌种植覆盖义齿（IOD）的主要优点是基托可以对上唇提供支持，利于口腔卫生的维护，技工费用比固定修复的要低。可以将现有义齿（或新义齿的蜡型）的唇侧基托去

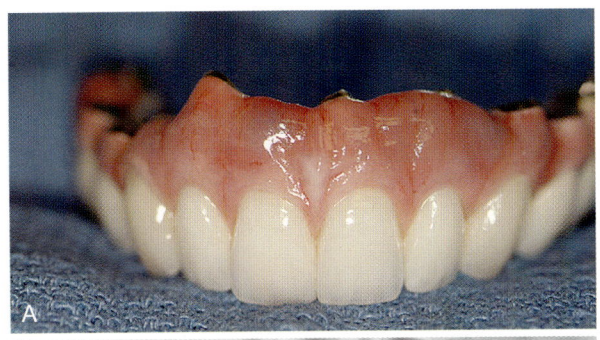
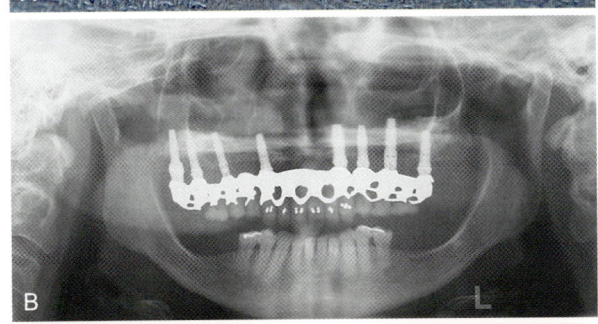
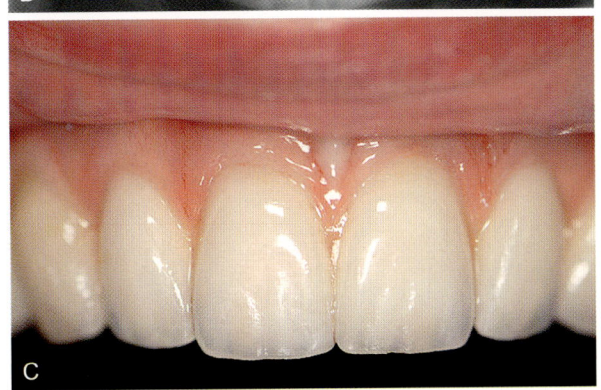

图28-55 A. 大的冠高空间可以应用由金属支架、陶瓷牙和树脂相结合的修复体；B. 由金属支架、陶瓷牙和树脂相结合的FP-3混合式上颌修复体的全景片；C. 上颌固定混合式修复体戴入后。可以制作得比较美观，技工费用较低，重量轻，而且比传统金属烤瓷修复体更容易修补

除，评价没有唇侧支持时上唇的丰满度，这样利于诊断以便选择最终的修复体类型。如果上唇需要额外的支持，可以有两种选择：

1. 在种植体植入前、植入同期或二期手术时在上颌前部行骨或软组织移植，之后行种植固定修复。
2. 制作有唇侧基托的上颌种植覆盖义齿。

可摘义齿常需要超过12 mm的CHS，以容纳人工牙、一定强度的丙烯酸树脂基托、附着体、杆，以及利于口腔卫生维护的空间[35,36]。缺牙区的CHS差异很大。较大的CHS利于可摘覆盖义齿的制作，因为利于排牙，较大的丙烯酸树脂体积可以增加义齿的强度。不足的CHS可能是覆盖义

齿的禁忌证，这种情况下，可能会影响义齿的排牙，义齿可能会反复折断，附着体也会受干扰（图28-56）。当 CHS 小于 12 mm 时，应考虑在植入种植体前行骨成形术（图28-57）。应该提到的是，如果患者愿意行 RP-4 型或固定修复以及需要进行上颌窦植骨，上颌前部去除的骨是上颌窦底提升植骨的理想材料。

上颌水平向及垂直向的骨吸收导致牙槽嵴偏向腭侧的位置，这导致的结果是种植体常植入在较天然牙偏腭侧的位置。在这种临床情况下，可摘义齿有几个优点。可摘义齿不需要预留维持口腔卫生的间隙。固定修复体的唇向延伸悬臂梁使得种植体周卫生的维护几乎无法进行。睡前可取下可摘义齿，降低了夜间副功能运动时 CHS 增加产生的不良结果。可摘修复体可以改善对唇及面部的支持，后者常由于进行性的骨吸收而有缺陷。覆盖义齿需有足够的丙烯酸树脂的体积以降低修复体折断的风险。CHS 的增加使得种植体-修复结构不会干扰到修复体的排牙。

刚性的覆盖义齿（RP-4）对种植位点和数目的要求与固定修复体相同，因为在行使功能时是刚性稳固的。在 CHS 过高，无法构建合理的种植体力学支持系统时，建议在种植体支持的可摘种植修复体上附加软组织的支持。Misch 描述了刚性的种植覆盖义齿修复时，超过悬臂梁的"隐性悬臂梁"[46]。当覆盖义齿在行使功能时没有动度的情况下，悬臂梁并未终止在悬臂梁支架的末端，而是终止在修复体的最后端咬合接触的位置，通常在第二磨牙的远中（图28-58）。

即使连接杆不存在远中悬臂梁，覆盖义齿附着体的位置和类型也可决定覆盖义齿在功能运动时的刚性。例如，当前方的3个种植体连接在一起，应用一个 Hader 卡来固定修复体。如果 Hader 卡与中线有一定角度，附着体的动度受限，在功能运动时覆盖义齿呈刚性稳固（图28-59）。Misch 建议应评价修复体的动度，而不是每个单独附着体的动度[46]。种植体和软组织混合支持的覆盖义齿的设计，应该存在一个以上方向的动度。

RP-5 修复体用于过大的 CHS 会使修复体更加不稳定，需更多的软组织支持。在 RP-5 型覆盖义齿，CHS 包括两个不同的部分：①从牙槽嵴顶到覆盖义齿附着体上方的距离；②从覆盖义齿附着体到𬌗平面的距离。从附着体到𬌗平面的距离越远，作用于修复体使其沿着附着体运动或旋转的力就越大，修复体的动度就越大（越不稳定）。因此，在

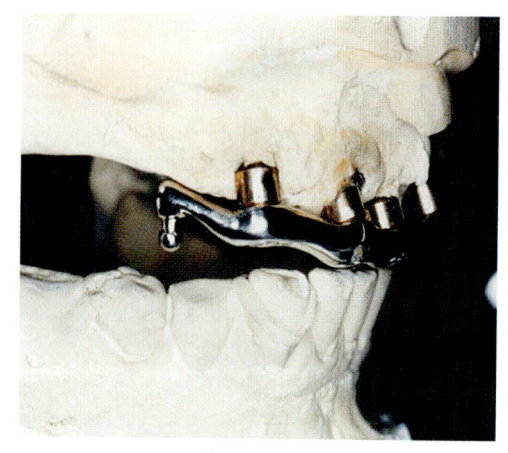

图 28-56　冠高空间（CHS）不足 12 mm 时，进行种植覆盖义齿修复会影响修复体牙齿的位点及增加修复体折断的风险。CHS 不足是制作上颌覆盖义齿的主要问题

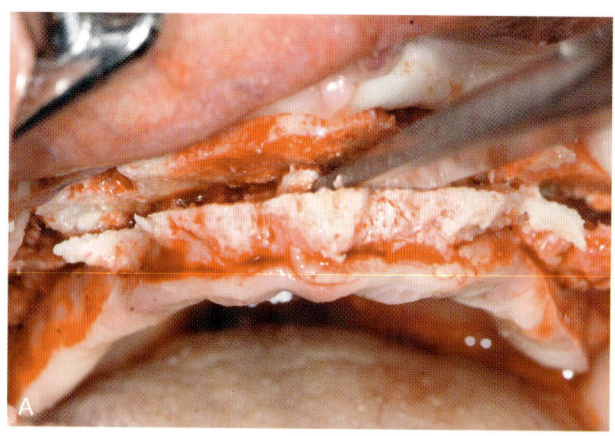
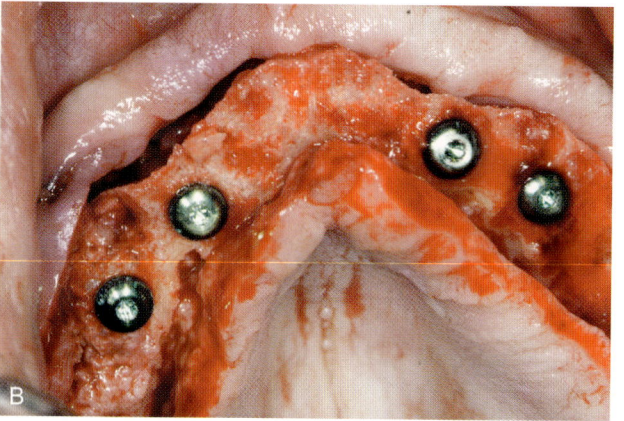

图 28-57　A. 手术时，为达到覆盖义齿要求的 CHS 需要在植入种植体前进行骨成形；B. 植入种植体以进行 RP-5 覆盖义齿修复

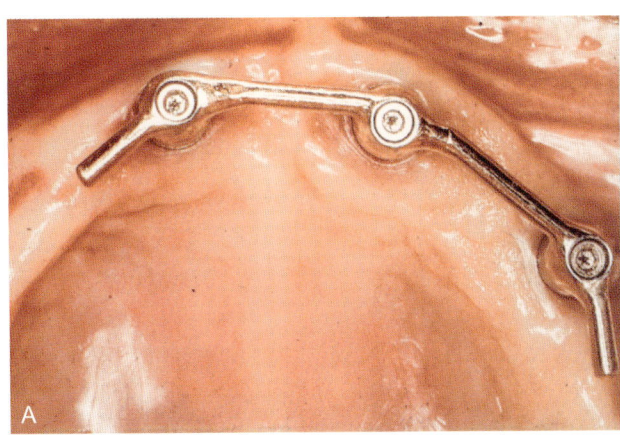
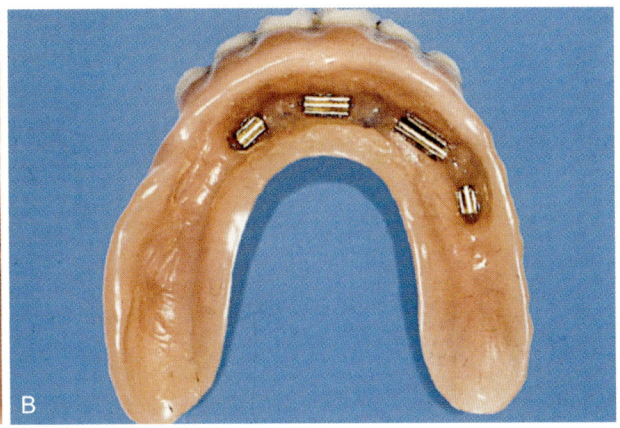

图 28-58　A. 当覆盖义齿呈刚性，悬臂梁延伸到连接杆的前方，这时存在一个隐性的悬臂梁。当 Hader 卡处于彼此成角的位置时，修复体呈刚性。在这个病例中，悬臂梁在双侧延伸到修复体第二磨牙的位置。B. Hader 卡沿着杆旋转。然而，当运动处于不同平面时，修复体是刚性的，在行使功能时无动度

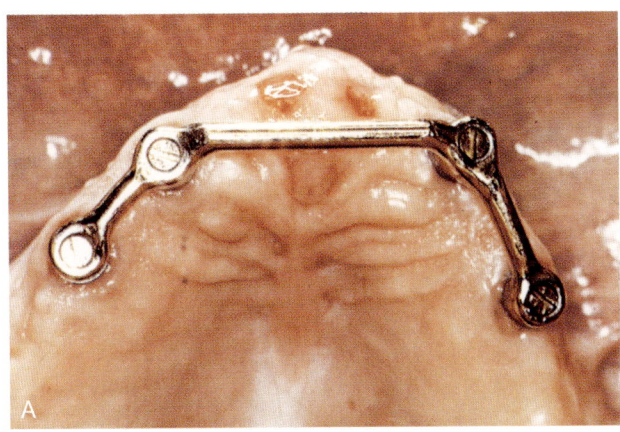
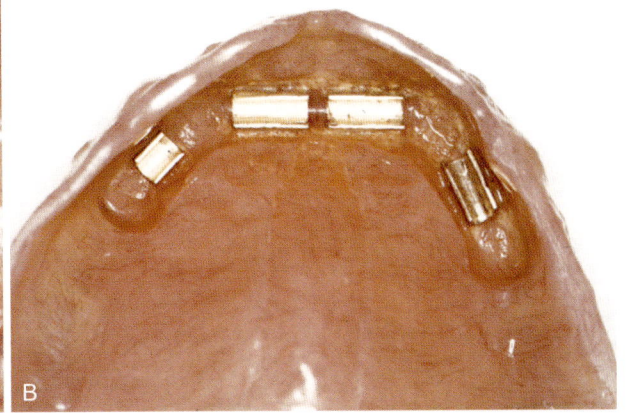

图 28-59　A. 这位患者的 Hader 杆位于 3 个不同的旋转平面；B. 3 个 Hader 卡不能沿牙弓旋转，所以 4 颗种植体支持刚性的 RP-4 修复体。悬臂梁延伸到第二磨牙

行使功能时需要更多的组织支持，这样会导致修复体下方更多的压痛点以及加速后方的骨吸收。

关于上、下颌种植覆盖义齿（IOD）比较的报道很少。大部分的临床报道讨论有后方软组织支持及前方种植体固位的 RP-5 型修复体。根据 Goodacre 等的报道，下颌种植覆盖义齿是种植体成功率最高的修复方式之一，而上颌种植覆盖义齿种植体的失败率最高（19%）[3]。例如，1994 年，Palmqvist 等在一项 5 年的多中心前瞻性研究中报道了 30 个上颌和 103 个下颌相类似的不佳结果[24]。Jemt 和 Lekholm 报道了下颌 94.5% 的种植体存留率和 100% 的修复体存留率[26]，上颌种植体的存留率是 72.4%，修复体的存留率是 77.9%。作者建议可以根据骨量和骨质预估治疗的结果。Johns 等的一项前瞻性研究报道了上颌 IOD 治疗后 1 年、3 年和 5 年的状况[27]。16 位患者完成了整个研究时间段的随访，修复体的累计存留率是 78%，种植体的存留率是 72%。上颌 IOD 种植体的合并存留率在第 5 年是 76.6%[28,31]。

而 Misch 对 75 例上颌 IOD（RP-4）患者的 615 颗种植体进行了 10 年的观察，种植体的存留率是 97%，修复体的存留率是 100%。这些治疗方式的主要不同体现在：完全由种植体支持、固位和稳定的上颌 IOD（RP-4）；更多的种植体数目；遵循基本的生物力学概念来设计关键种植体位点以减少失败和降低风险。

### 上颌种植覆盖义齿的治疗选择

对上颌 IOD 仅有两种治疗方案可选，下颌 IOD 有 5 种治疗方案可选（框图 28-5）。与下颌比，

上颌存在生物力学方面的不足。上颌 IOD 不建议选择使用独立的种植体，这是由于上颌骨质和受力方向均存在严重的不利条件。此外，附着体紧邻组织，由附着体开始的 CHS 比较高，因此修复体有更大的动度（图 28-60）。同样的原因也不建议使用悬臂梁[47]。因此，仅有两种治疗方式的选择，4～6 颗种植体结合后方软组织支持的可摘 RP-5 修复体，或者 6～10 颗植体（完全种植体支持及固位的）的 RP-4 修复体。

在尖牙区没有种植体支持的后牙区种植体（前磨牙和磨牙）有时会用一个全牙弓的杆相连支持上颌覆盖义齿（图 28-61）。不建议将一个杆由一侧前磨牙到另一侧前磨牙跨牙弓相连，因为这样覆盖义齿是完全种植体支持式（RP-4），在行使功能及副功能运动时义齿无动度。因此，覆盖义齿类似于一个固定修复体。刚性的可摘 IOD 应当同全牙弓固定修复体一样有相同数量的种植体支持。

上颌无牙颌一个不好的治疗选择是在每侧后方象限（不包括尖牙位点）植入种植体，用分别独立的杆支持覆盖义齿（图 28-62）。这种治疗方式由于以下原因容易失败：

1. 如果上颌 IOD 仅有后方种植体支持且没有做刚性连接，每次患者咀嚼食物或者下颌向前伸时，义齿会有向前及上方翘动。刚性的后方种植体作为支点，修复体不稳定。

---

**框图 28-5　上颌种植覆盖义齿的选择**

1. RP-5 修复体：在 3～5 个五边形牙弓区段内的 4～6 颗种植体
2. RP-4 修复体：在所有五边形牙弓位置内植入 6～10 颗种植体

---

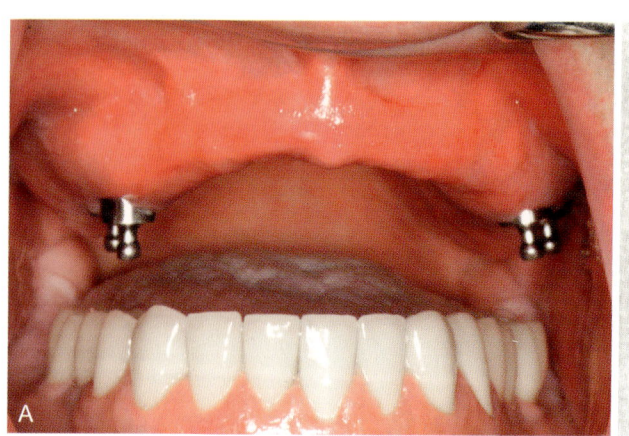 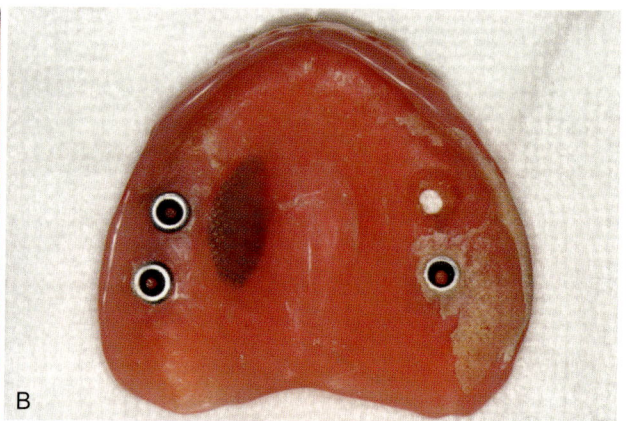

图 28-60　A. 覆盖义齿后牙区独立的种植体。义齿不稳定，前方向上翘动后方下沉。双侧独立的种植体支持的覆盖义齿更容易发生种植体系统（种植体 - 骨界面、基台螺丝、修复螺丝等）的并发症。B. 修复体不稳定。附着体反复磨损需要更换

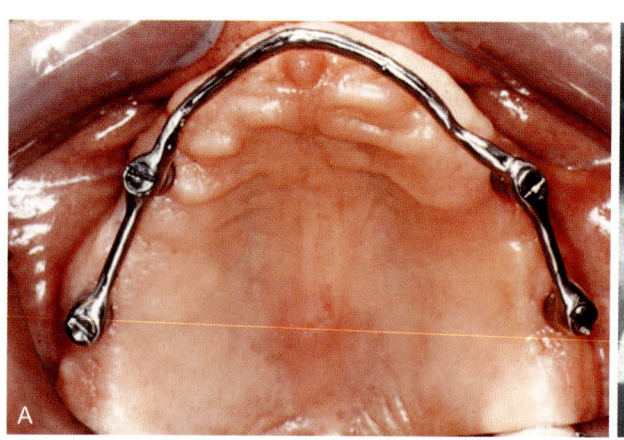 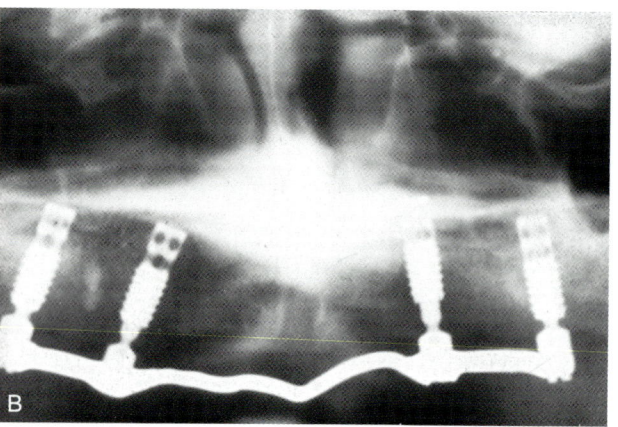

图 28-61　A. 这个覆盖义齿的杆由一侧第二前磨牙延伸到另一侧第二前磨牙。前方的杆相当于 8 个桥体的跨度，对于适当的修复体支持而言太长了。这种杆的设计覆盖义齿戴入后是刚性的，因此需要与固定修复体一样的支持力。B. 4 颗种植体及杆支持的 RP-4 覆盖义齿的全景片。在负荷 1 年后前方种植体有超过 50% 的骨吸收

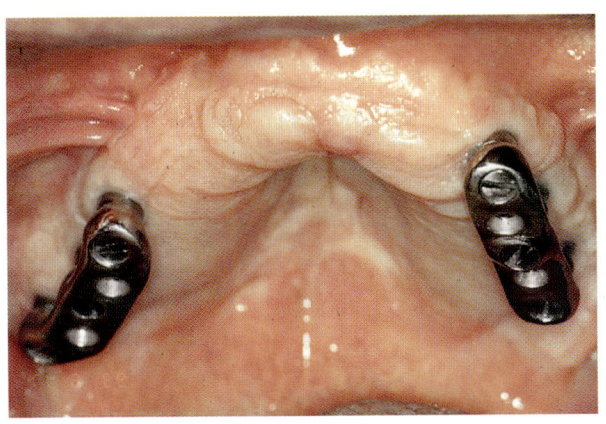

图 28-62 有独立连接杆的后方种植体支持的修复体,义齿会有翘动,会加速附着体的磨损及修复体螺丝的松动

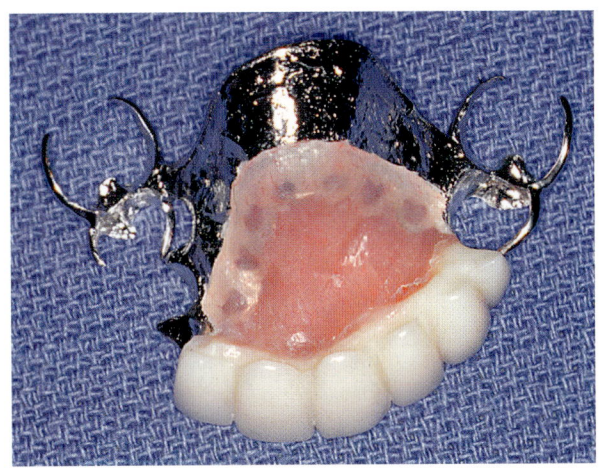

图 28-63 Kennedy-Applegate Ⅳ类局部义齿,后部天然牙放置卡环提供固位,以修复缺失的前牙。因为会沿着后方坚固的牙齿发生翘动,这种修复体非常不稳定

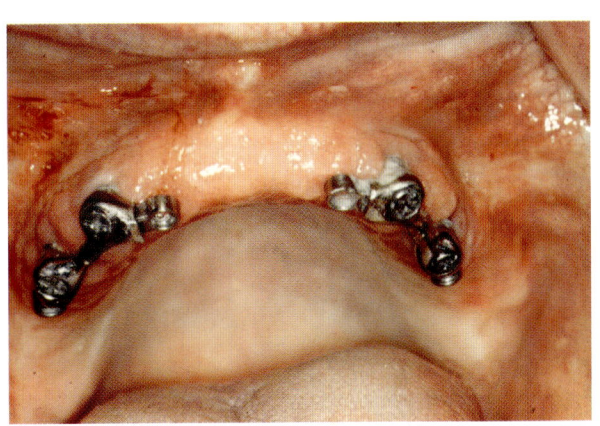

图 28-64 后方种植体支持独立的杆。修复螺丝反复松动,最终种植体失败

前磨牙区的种植体作为支点,从此位置开始到修复体的切缘部分成为了悬臂梁。结果,附着体会反复失败。这类修复体类似于肯氏Ⅳ类义齿,是最不稳定的修复方式(图 28-63)。事实上,它常常还不如普通义齿稳固。

2. 这种类型修复体的后方种植体在一条直线上,不能同时抵抗侧向力。附着体常常需要反复更换,在牙弓一侧的所有种植体可能会失败(图 28-64)。与下颌相比,上颌全牙弓的固定修复和覆盖义齿有更高的种植体失败和修复体并发症的发生率,即使有相类似的种植体位点。这些临床观察进一步强调,相比下颌,上颌修复体需要更多数目的种植体和更少的桥体。

### 方案 1:上颌 RP-5 型种植覆盖义齿

第一个治疗选择是 RP-5 修复体。同下颌 RP-5 修复体相比,这个选择对患者没有那么多益处。上颌全口义齿常有良好的固位、支持和稳定性。由于前方的种植体成了义齿的支点,RP-5 上颌种植覆盖义齿(IOD)常较普通全口义齿易翘动和有更大的动度。RP-5 上颌 IOD 的主要优点是可维持前方的骨量,相比 RP-4 或种植固定修复的花费更少。RP-5 覆盖义齿比 RP-4 覆盖义齿费用低,由于不需要双侧上颌窦植骨以支持磨牙区种植体。因此,当患者由于经济的原因需要在几年内分阶段治疗时,RP-5 常被用来作为 RP-4 修复体的过渡义齿。

当传统全口义齿下方的上颌前部丧失了骨的高度时,义齿开始在前方向上旋转,后方向下旋转。结果,导致上颌全口义齿在任何侧向力的作用下变得非常不稳定。因此,上颌前部骨的保护是很重要的。种植体可以防止上颌前部进行性的骨吸收。应鼓励患者在发生骨吸收相关的并发症发生之前植入种植体。

上颌无牙颌的第一个治疗选择是使用 4~6 颗种植体支持 RP-5 修复体,这种情况下常有 3 颗种植体位于上颌前部。基于文献中报道较低的种植体成功率、特殊的生物力学要求、较差的骨质、RP-5 上颌覆盖义齿的最少种植体数目应该是 4 颗,并有宽的 A-P 距离(图 28-65)。种植体的数目和分布远比种植体的尺寸重要,但种植体至少也应达到 9 mm 长,直径 3.5 mm。

RP-5 修复体更有利的种植体数目是 5 颗。最关键的种植位点位于双侧尖牙区(治疗原则 3),

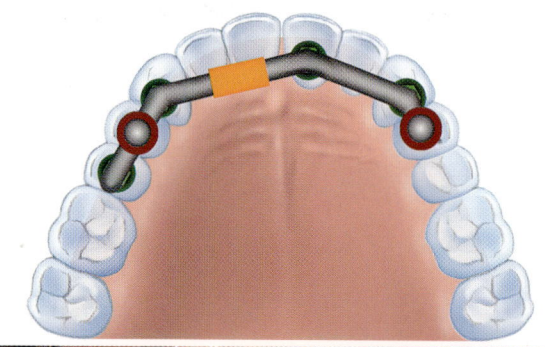

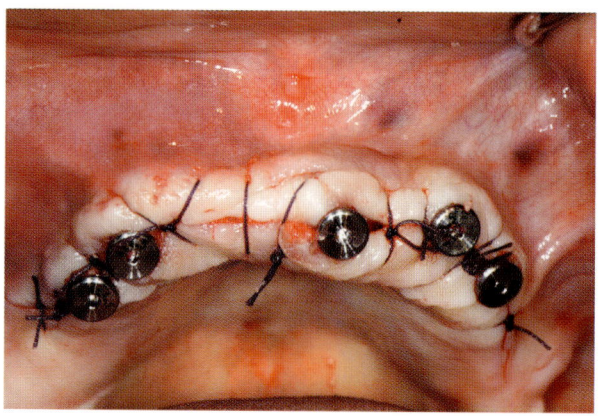

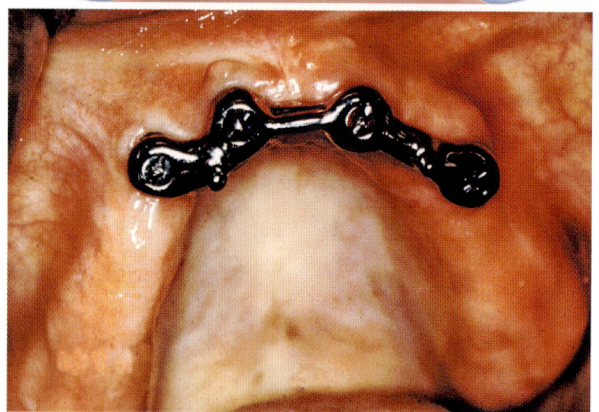

图 28-65 上颌种植覆盖义齿应该至少用 4 颗种植体连接在一起提供支持，4 颗种植体中至少有 3 颗植入到上颌前部

图 28-66 RP-5 种植覆盖义齿理想的种植体数目是 5 颗。在牙弓内 5 个旋转区间内各有 1 颗种植体

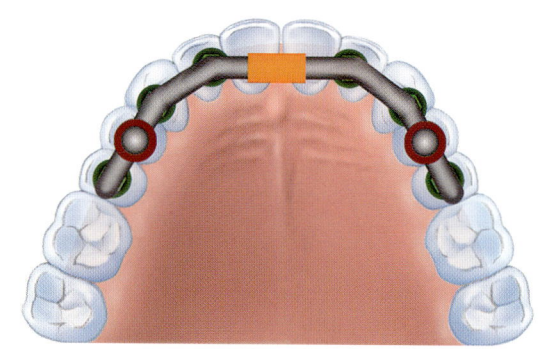

图 28-67 另一个 6 颗种植体的设计是尖牙位点的关键种植体，侧切牙位点种植体，并在第二前磨牙区附加种植体来改善前后距离。可以使用 Dolder 卡或"O"形环允许修复体有两个方向上的动度

以及至少有一个中切牙的种植位点（治疗原则 2）。其他附加的种植位点可位于第一或第二前磨牙区（五边形原则）（图 28-66）。

当不能在至少一个中切牙位点植入种植体时，可以考虑在切牙孔处植入种植体。另一个选择是使用侧切牙的种植位点。在这种情况下，由于最前方的种植体位于侧切牙区而减少了 A-P 距离，应在对侧使用第二前磨牙的植入位点（与尖牙位点结合）以改善 A-P 距离。当力学因素增多时，RP-5 修复体常需使用 6 颗种植体（图 28-67）。

种植体通常使用坚固的杆连接在一起。没有远中悬臂梁，杆的设计应沿着牙弓的形态，并在上颌前牙区略偏腭侧。修复体至少有两个方向上的动度。然而，能在三个或更多方向的动度更好。因此，如果位于牙弓的中心且和中线垂直，可以使用 Dolder 卡或"O"形环。Dolder 卡在卡上方有些空间允许在旋转前有些垂直向的运动。当使用"O"形环来固位修复体时，它们可以较中心 Doder 卡位于更偏远中的位置，常常位于紧邻尖牙远中的位置。"O"形环也可以用在每侧最后一个基台远中的位置，或者在种植体之间。当使用中间位置的"O"形环时，应在杆的远中做缓冲，这样当后方

咬合时修复体可朝向组织面下沉。

上颌 RP-5 IOD 应设计成和常规全口义齿一样的基托延伸和边缘位置。修复体在行使功能时在切牙区允许轻微的活动，修复体会以尖牙或前磨牙位点为支点朝后方软组织方向旋转。

RP-5 覆盖义齿的优点是由种植体获得固位和稳定性，从软组织获得后方支持。当然，另一个主要优点是由于种植体的刺激有利于上颌前部骨的保存。同时与 RP-4 修复体相比降低了费用。由于不需要行双侧上颌窦植骨以支持磨牙区的种植体，种植体的数目也可以减少到 4 颗。

### 方案 2：上颌 RP-4 种植覆盖义齿（IOD）

上颌 IOD 的第二个选择是 6~10 颗种植体支持的 RP-4 修复体，在行使功能时是刚性的（图 28-68）。这种方案是比较好的 IOD 设计，由于它保存了更多的骨量，与 RP-5 修复体相比，增加了患者的安全感和信心。上颌前部骨宽度的丧失不需

第 28 章 上颌种植考量：牙列缺损和牙列缺失患者的固定和覆盖义齿治疗方案　777

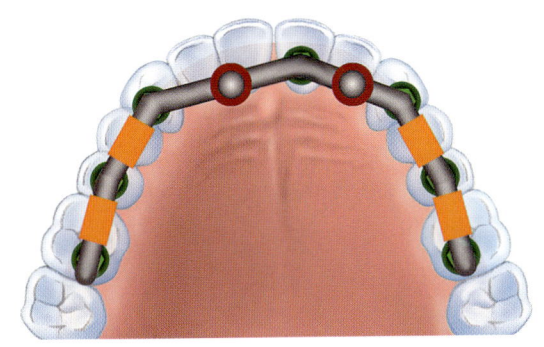

图 28-68　7~10 颗种植体支持的连接杆和 RP-4 修复体，在行使功能时呈刚性

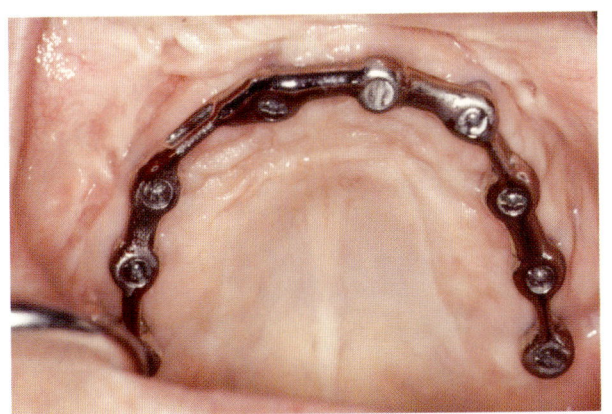

图 28-69　使用 6~10 颗种植体支持的 RP-4 种植覆盖义齿，是刚性的修复体，与固定修复类似。这位患者由于存在过高的冠高空间和增大的力学因素，使用了 9 颗种植体

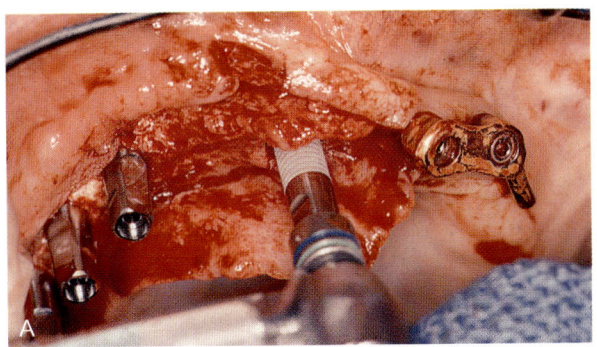

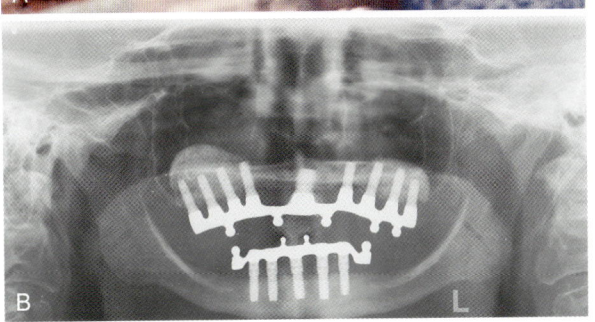

图 28-70　A. 当剩余牙槽嵴骨量不足不能在中切牙位点植入种植体时，前方种植体可以植于切牙管的位置；B. 上下颌种植体支持的 RP-4 修复体的全景片。中切牙位点的种植体使得上颌前部可以有 3 颗种植体，并与后方种植体相连

要像固定修复一样进行骨移植或羟基磷灰石移植物来为唇侧提供支持。然而，治疗的费用更类似于混合式种植固定修复体。RP-4 修复体大多需要上颌窦植骨和后方种植体。要满足固定修复需要进行整个上颌前部的骨移植，当需要较大的植骨量常用髂嵴作为供骨部位。因此，如果不考虑骨增量手术，常应用 RP-4 修复体来满足面部美观的需求（图 28-69）。

不幸的是，很多医生认为 RP-4 覆盖义齿是可摘修复体，需要的种植体数目较少，同固定修复相比不太关注生物力学因素。作者认为，这是上颌 IOD 种植体失败的主要原因。当 IOD 完全被种植体支持、稳定和提供固位时，它就是固定修复体。较低的花费、患者对骨移植的恐惧以及医生专业训练的缺乏，常常是促使患者选择上颌 IOD 的决定因素。

RP-4 上颌覆盖义齿的方案非常类似于固定修复体，由于 IOD 在行使功能时是刚性的。RP-4 上颌 IOD 的两个关键种植位点是双侧尖牙和第一磨牙的远中 1/2 的位置（治疗原则 3 和治疗原则 4）。这些位点常需在磨牙位置行上颌窦植骨。附加的后方种植体常位于双侧前磨牙区，第二前磨牙位点更好。而且，常需要在尖牙之间增加至少 1 颗前牙区种植体（治疗原则 2）。当没有适宜的骨宽度时，前方种植体常植入在切牙管的部位（图 28-70）。因此，RP-4 方案建议的种植体数量至少为 6 颗，并且更常使用 7 颗种植体。当力学因素较多时，另一个重要的种植位点是第二磨牙区（双侧），以增大 A-P 距离和改善系统的生物力学性能。对尖圆形的牙弓形态，应在上颌前部植入第 10 颗种植体。

全牙弓 6~10 颗种植体通过一个坚固的杆连接在一起（五边形原则）。4 个或以上的附着体环绕牙弓分布。这样提供了一个固位良好、稳定的覆盖义齿。腭部的基托常常需要保留，这有助于避免发音问题及食物嵌塞。

RP-4 修复体的咬合设计类似于固定修复：全牙弓的正中咬合接触，在下颌前伸时仅前牙接触（除非对颌是下颌全口义齿）。在睡眠时应摘下上颌覆盖义齿以避免睡眠时副功能运动的不良影响。当患者同时戴用上颌和下颌覆盖义齿，仅需要摘下下颌覆盖义齿。

## 种植固定修复体与覆盖义齿（IOD）的并发症比较

上颌 IOD 的并发症，例如附着体磨耗，以及修复体及配件的折断，较固定修复更常发生。发生的主要原因是由于丙烯酸树脂体积不足，以及与固定修复体相比支架的强度不足（表 28-3）。

上颌种植覆盖义齿的 CHS 很重要，同下颌相比，由于空间不足常常干扰牙齿的排列。IOD 至少需要 12mm 的高度以保证足够的空间来容纳 IOD 中种植体和丙烯酸树脂块之间的连接杆。

大部分上颌 IOD 的腭部基托覆盖应类似于全口义齿（图 28-71）。文献中基托的延伸从腭部全覆盖到马蹄形设计均有报道，有不同的成功率[47]。许多上颌全口义齿的佩戴者已经适应了义齿的腭部丙烯酸树脂托。然而，许多修复医生常规缩小上颌 IOD 的腭部基托，从而导致食物滞留（由于舌经常朝上腭挤压食物，将食物残渣推到修复体的下方）（图 28-58B），以及影响发音（由于气流常被推到腭部基托的下方和唇部基托延伸的上方）。佩戴全口义齿的患者很少抱怨这两个问题，因此，导致他们对最终的种植修复不满意。此外，去除了腭部基托，导致丙烯酸树脂体积的减少、折断的风险会增加。所以，在 IOD 通常要保留修复体的腭部基托。

一些患者想要去除上颌全口义齿腭部基托，这些患者中包括脱口秀演员或其他佩戴接近软腭的修复体就不舒服的患者，有骨隆突或外生骨疣的患者，因为修复体引起口腔容量的改变可能导致对声音感知发生变化的歌手及演员，需要用腭部来感受不同制作方法引起味觉细微变化的美食家及品酒师，以及对上颌全口义齿的腭部基托形态不适应的新的义齿佩戴者。结果，患者要求佩戴上颌 IOD 时上腭不要被覆盖[48]。

为缩小腭部基托来减少发音或食物嵌塞的并发症可以应用以下技术。将现有义齿的腭部涂一层压力指示膏或喷雾。让患者发"d"和"t"这种舌-牙槽辅音。对于天然牙列的患者，发这些音时，舌尖与前部牙槽嵴接触，舌侧缘与上颌牙齿及腭侧牙龈紧密接触。上颌覆盖义齿的腭部基托不能缩小到超过舌接触区后方 5 mm。这样可以保证舌始终与腭部的丙烯酸树脂基托接触，从而防止食物和气流被推到义齿的下方。

制作修复体的工作模型时可用一个球钻在这个位置上做一个宽 1 mm、深 1 mm 的标记。这个标

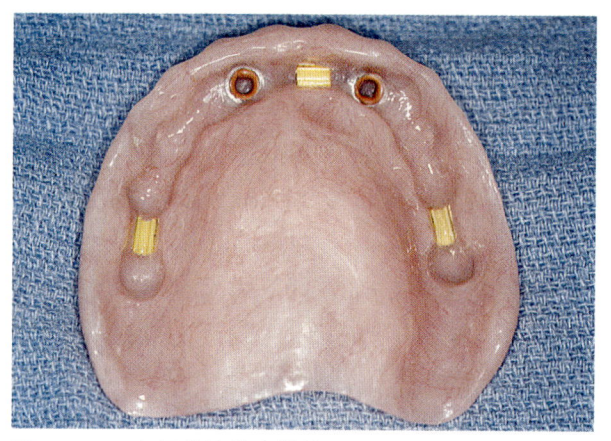

**图 28-71** 上颌种植体支持的覆盖义齿应该有腭部基托来减少折断、食物嵌塞以及可能出现的发音问题

**表 28-3** 上颌修复体的比较

| 因　素 | FP-3 | RP-4 |
| --- | --- | --- |
| 心理 | +++ | + |
| 材料 | 金属烤瓷 | 杆、金属和覆盖义齿 |
| 唇支持 | + | +++ |
| 美学 | 牙龈瓷（=） | 树脂（=） |
| 发音（气道，漏气） | + | +++ |
| 功能（食物残留） | +++ | + |
| 维护 | +++ | 更多更换附着体的需求（-） |
| 维修便利性 | - | + |
| 力学因素 |  | 睡眠时可取下（+） |
| 种植体数目 | = | = |

+++，最好；+，好；=，类似；-，不好

记线由后方的翼上颌切迹开始沿着硬腭处牙槽突 - 腭交界线（腭大动脉的位置）近中 5 mm 向前延伸，到之前标记的舌接触区位置后方 5 mm。石膏模型的腭部中线位置不要标记，因为此处的软组织非常薄，不能均匀地受压。当制作义齿时，丙烯酸树脂小的突起会填充到这个标记线内。覆盖义齿佩戴后，可沿着这个区域轻柔地施压，确保与组织紧密地接触。这就进一步防止了食物或气流推到覆盖义齿的下方。由于的发"d"和"t"音时，舌位于上颌前牙后方数毫米的位置，在上颌前部保留了数毫米的丙烯酸树脂，这样就减少了上颌覆盖义齿折断的风险。

前方种植体、连接杆以及附着体应当位于前牙的腭侧，从而不会干扰义齿合适的排牙。然而，同之前的义齿相比，这个位置会增加上颌前部腭侧斜坡的高度。为减少这种情况的发生，常常将较小体积的连接杆或附着体作为一种可选的设计以减少修复体的体积。在设计连接杆和附着体之前，可以利用之前的义齿或覆盖义齿的试戴修复体制作真空或压膜的导板（与制作手术导板的方法类似），这个导板可以帮助在最终修复体轮廓范围内进行杆 - 附着体系统的设计。

## 小 结

当将上颌特有的生物力学因素融入到治疗方案的制订时，上颌种植覆盖义齿（IOD）可以像下颌覆盖义齿一样获得预期的结果。总的来说，上颌需要更多的种植体数目并且需要了解更多修复方面的原则。

上颌 IOD 仅有两种治疗方案可选。这种方案的最少种植体数目是 4～6 颗，支持 RP-5 修复体。刚性的 IOD（RP-4）大多需要植入 7 颗或更多的种植体。完全种植体支持式的覆盖义齿需要与固定修复同样数目和位点分布的种植体。因而，不管是固定义齿还是可摘义齿，上颌窦植骨和前牙区的种植体都是需要的。换而言之，上颌 IOD 与对应的下颌修复体完全不同。上颌全部牙齿缺失，IOD 通常是治疗的选择。与下颌不同，由于骨的吸收，上唇常需要辅助的支持。理想的高笑线会暴露上颌前牙之间的牙间乳头。应用覆盖义齿替代软、硬组织，这要比试图用骨和软组织或金属烤瓷来修复要容易得多。

上颌牙列缺损或牙列缺失是常见的临床情况。除传统固定义齿或局部义齿或全口义齿之外，种植修复也是常用的治疗选择。

对于上颌无牙颌，或者有多颗相邻牙齿缺失的上颌前部的牙列缺损，它们的治疗计划与下颌修复体有很大不同。因此，上颌种植治疗独特的方面包括更常应用骨移植物、使用更多的种植体数目修复缺失牙和特定的种植体尺寸。

## 参 考 文 献

[1] Marcus SE, Drury JF, Brown LS, et al: Tooth retention and tooth loss in the permanent dentition of adults: United States, 1988-1991, J Dent Res 75(special issue):684–695, 1996.

[2] Meskin LH, Brown IJ: Prevalence and patterns of tooth loss in the US employed adult and senior population, J Dent Educ 52:686–691, 1988.

[3] Goodacre CJ, Bernal G, Rungcharassaeng K, et al: Clinical complications with implants and implant prostheses, J Prosthet Dent 90:121–132, 2003.

[4] Pietrokowski J: The bony residual ridge in man, J Prosthet Dent 34:456–462, 1975.

[5] Atwood DA, Coy WA: Clinical cephalometric and densitometric study of reduction of residual ridges, J Prosthet Dent 26:200–295, 1971.

[6] Gruber H, Solar P, Ulm C: Anatomie und Atrophie bedingte veranderungen der kiefer knochen. In Watzek G, editor: Enossale Implantate in der Orale Chirurgie, Berlin, 1993, Quintessence.

[7] Schropp L, Wenzel A, Kostopoulos L, et al: Bone healing and soft tissue contour changes following single-tooth extraction: a clinical and radiographic 12-month prospective study, Int J Periodontics Restorative Dent 23:313–323, 2003.

[8] Misch CE: Bone character, second vital implant criterion, Dent Today 7:39–40, 1988.

[9] Misch CE: Density of bone: effect on treatment plans, surgical approach, healing and progressive bone loading, Int J Oral Implantol 6:23–31, 1991.

[10] Misch CE, Qu Z, Bidez MW: Mechanical properties of trabecular bone in the human mandible. Implications of dental implant treatment planning and surgical placement, J Oral Maxillofac Surg 57:700–706, 1999.

[11] Shillinburg HT, Hobo S, Howell D, et al: Treatment planning for the replacement of missing teeth. In Shillinburg HI, Hobo S, editors: Fundamentals of fixed prosthodontics, ed 3, Chicago, 1997, Quintessence.

[12] Misch CE: Partial and complete edentulous maxilla implant treatment plans. In Misch CE, editor: Dental implant prosthetics, St Louis, 2005, Mosby.

[13] Lynn BD: The significance of anatomic landmarks in complete denture service, J Prosthet Dent 14:456, 1964.

[14] Harper RN: The incisive papilla: the basis of a technique to reproduce the positions of key teeth in prosthodontics, J Dent Res 27:661, 1948.

[15] Peremack J: Lip modification enhances esthetic appearance, J Oral Maxillofac Surg, 2005.

[16] Misch CE: Treating the edentulous premaxilla. In Misch Implant Institute manual, Dearborn, MI, 1991.
[17] Misch CE: Premaxilla implant considerations: surgery and fixed prosthodontics. In Misch CE, editor: Contemporary implant dentistry, St Louis, 1993, Mosby.
[18] Bidez MW, Misch CE: The biomechanics of inter-implant spacing. In Proceedings of the Fourth International Congress of Implants and Biomaterials in Stomatology, Charleston, SC, May 24-25, 1990.
[19] Tarnow D, Eliag N, Fletcher P, et al: Vertical distance from the crest of bone to the height of the interproximal papilla between adjacent implants, J Periodontol 74:1785–1788, 2003.
[20] Tarnow DP, Cho SC, Wallace SS: The effect of interimplant distance on the height of interimplant bone crest, J Periodontol 71:546–569, 2000.
[21] Degidi M, Misch CE: Vertical and horizontal peri-implant bone loss: relevance of interimplant spacing. Submitted for publication.
[22] Widbom C, Soderfeldt B, Kronstrom M: A retrospective evaluation of treatments with implant-supported maxillary overdentures, Clin Implant Dent Relat Res 7:166–172, 2005.
[23] Kiener P, Oetterli M, Mericske E, et al: Effectiveness of maxillary overdentures supported by implants: maintenance and prosthetic complications, Int J Prosthodont 4:133–140, 2001.
[24] Palmqvist S, Sondell K, Swartz B: Implant-supported maxillary overdentures: outcome in planned and emergency cases, Int J Oral Maxillofac Implants 9:184–190, 1994.
[25] Bryant SR, MacDonald-Jankowski D, Kwonsik K: Does the type of implant prosthesis affect outcomes for the completely edentulous arch? Int J Oral Maxillofac Implants 22:117–139, 2007.
[26] Jemt T, Lekholm U: Implant treatment in edentulous maxillae: a 5-year follow-up report on patients with different degrees of jaw resorption, Int J Oral Maxillofac Implants 10:303–311, 1995.
[27] Johns RB, Jemt T, Heath MR, et al: A multicenter study of overdentures supported by Brånemark implants, Int J Oral Maxillofac Implants 7:513–522, 1992.
[28] Hutton JE, Heath MR, Chai JY, et al: Factors related to success and failure rates at 3-year follow-up in a multicenter study of overdentures supported by Brånemark implants, Int J Oral Maxillofac Implants 10:33–42, 1995.
[29] Jemt T, Chai J, Harnett J, et al: A 5-year prospective multicenter follow-up report on overdentures supported on osseointegrated implants, Int J Oral Maxillofac Implants 11:291–298, 1996.
[30] Chan MF, Narhi TO, de Bart C, Kalk W: Treatment of the atrophic edentulous maxilla in the implant supported overdentures: a review of the literature, Int J Prosthodont 11:7–15, 1998.
[31] Kramer A, Weber H, Benzing U: Implant and prosthetic treatment of the edentulous maxilla using a bar supported prosthesis, Int J Oral Maxillofac Implants 7:251–255, 1992.
[32] The glossary of prosthodontic terms, J Prosthet Dent 81:39–110, 1999.
[33] Misch CE, Misch-Dietsh F: Pre-implant prosthodontics. In Misch CE, editor: Dental implant prosthetics, St Louis, 2005, Mosby.
[34] Jensen OT, Cockrell R, Kuhlke L, et al: Anterior maxillary alveolar distraction osteogenesis: a prospective 5-year clinical study, Int J Oral Maxillofac Implants 17:507–516, 2002.
[35] Misch CE, Goodacre CJ, Finley JM, et al: Consensus conference panel report: crown-height space guidelines for implant dentistry—part 1, Implant Dent 14:312–318, 2005.
[36] Misch CE, Goodacre CJ, Finley JM, et al: Consensus conference panel report: crown-height space guidelines for implant dentistry—part 2, Implant Dent 15:113–121, 2006.
[37] Bidez MW, Misch CE: Force transfer in implant dentistry: basic concepts and principles, Oral Implantol 18:264–274, 1992.
[38] Cox JF, Zarb GA: The longitudinal clinical efficacy of osseointegrated dental implants: a 3-year report, Int J Oral Maxillofac Implants 2:91–100, 1987.
[39] Misch CE, Bidez MW: Biomechanics in implant dentistry. In Misch CE, editor: Contemporary implant dentistry, St Louis, 1993, Mosby.
[40] Kakudo Y, Amano N: Dynamic changes in jaw bones of rabbit and dogs during occlusion, mastication, and swallowing, J Osaka Univ Dent Sch 6:126–136, 1972.
[41] Kakudo Y, Ishida A: Mechanism of dynamic responses of the canine and human skull due to occlusal, masticatory, and orthodontic forces, J Osaka Univ Dent Sch 6:137–144, 1972.
[42] Dawson PE: Differential diagnosis and treatment of occlusal problems, ed 2, St Louis, 1989, Mosby.
[43] Bidger DV, Nicholls JI: Distortion of ceramometal fixed partial dentures during the firing cycle, J Prosthet Dent 45:507–514, 1981.
[44] Bertolotti RL, Moffa JP: Creep rate of porcelain-bonding alloys as a function of temperature, J Dent Res 59:2062–2065, 1980.
[45] Bryant RA, Nicholls JI: Measurement of distortion in fixed partial dentures resulting from degassing, J Prosthet Dent 42:515–520, 1979.
[46] Misch CE: Mandibular implant overdenture. In Misch CE, editor: Contemporary implant dentistry, ed 2, St. Louis, 1998, CV Mosby/Elsevier.
[47] Seifert E, Runte C, Riebandt M, et al: Can dental prostheses influence vocal parameters? J Prosthet Dent 81:579–585, 1999.
[48] Darley FL: Speech pathology. In Laney WR, Gibilisco JA, editors: Diagnosis and treatment in prosthodontics, Philadelphia, 1983, Lea & Febiger.

# 第 29 章

# 种植固定修复的原则：
# 粘接固位修复体

Carl E. Misch

## 修复体的保护

30 多年前 Brånemark 和 Adell 等人发现并发表了形成骨内坚固固定的可预测的外科原则[1, 2]。然而，偶尔在初期愈合阶段，种植体可能由于手术创伤、愈合不良、病例选择失当或未知的原因而失败。患者理解医学并不是一门精准的科学，而且他们的身体对一种标准程序的反应存在个体差异。因此，患者易于接受种植体的外科失败。然而，一旦种植体被暴露出来，并且告知患者种植手术成功后，任何引起种植体失败或受损的短期并发症，通常对患者来说是不可接受的。

患者很少能够了解种植外科失败的原因。但是，却能评估修复结果的许多方面，例如美观、咬合、发音和维护。患者不能完全正确地看待增加的时间、就诊的次数、技工室步骤和由于种植体位点较差而需特别设计修复体的相关费用。患者认为骨吸收和种植体失败是因为螺丝太紧或太松、铸件不合适或咬合不正确造成的，而不能理解骨质欠佳和外科阶段导致种植体角度不佳等因素。所有这些因素使修复医生对患者的管理变得复杂[3]。

在初期愈合后拔除失败的种植体和植入新种植体所需的间隔时间很少，通常能在二期手术时完成。制作修复体通常需要 5 次及以上的复诊时间。戴入最终修复体后出现的失败会产生超过 5 次的修复就诊和额外的加工费用。另外，重新植入种植体可能需要软、硬组织移植，而且在再次种植前需要额外的时间。患者可能会因为种植体失败后出现的骨吸收而对修复医生不满。

修复医生常常会向患者宣教在一颗错位牙上进行修复的局限性，且建议对天然牙进行正畸治疗或拔除，而不是向最终修复结果妥协。然而，仍然有牙医仅靠坚固性这一项标准就认为种植体是成功的。他们常常忽略种植体植入方案设计导致的问题，如：种植体数目过少，种植体颊舌向、近远中向位置不当，龈沟过深，种植体的表面负荷面积不足、角度不佳、骨质差、不可接受的软组织轮廓和组织量，这些因素与美学需求的关系，以及它们对并发症的影响。在修复重建前就应该建立远期的可接受的标准并确认限制因素，将与修复、维护、患者管理相关的并发症发生率降至最低。

修复体的固位方式应该在手术前就被设计好。在螺丝固位修复体中，前牙种植体的位点比粘接固位修复体的位点更靠舌侧，因为修复螺丝孔位于舌隆突上。对于采用螺丝固位的修复体，纠正偏颊侧种植体的角度可能更加困难，还可能导致难以处理的美学并发症。

粘接固位修复体理想的冠高空间（crown height space，CHS）应该为 8 mm 或更多。理想的 CHS 允许牙冠上至少有 1 mm 厚的咬合材料、5 mm 高的基台固位高度和抗力形（带有龈下边缘）、1 mm 的龈下边缘、骨上 2 mm 的结合上皮附着（图 29-1）。如果冠高空间不合适，在种植手术前需要进行骨成形术。换言之，修复医生需要在治疗早期确定修复体的轮廓和类型，包括固位类型（即螺丝固位或粘接固位），并将此信息在种植手术前告知外科医生。外科阶段旨在提供最佳的基础条件以保障种植体的远期效果[3]。

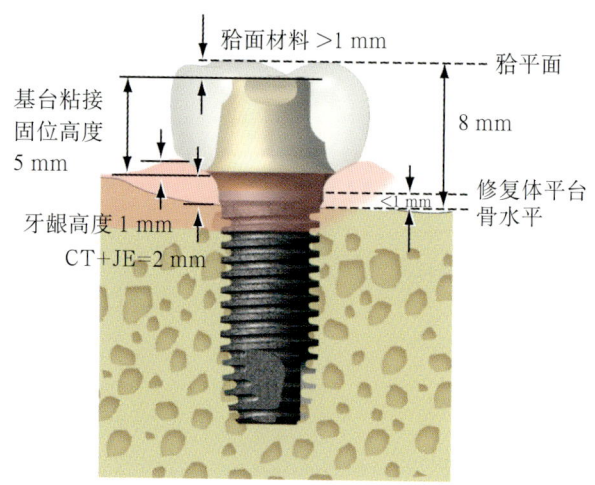

图 29-1 粘接固位种植冠最好能有 8 mm 或更大的冠高空间。这一空间允许使用 5 mm 高的基台（有 1 mm 的龈下边缘）。CT，结缔组织；JE，结合上皮

## 粘接固位 vs 螺丝固位种植固定修复体

对修复体的粘接或螺丝固位的讨论是针对牙冠或上部结构的，而不是基台（图 29-2）。以前有将种植体基台直接用粘接剂粘固到种植体体部的技术，为了消除种植体基台边缘处粘接剂残留的风险，现在都采用螺丝将基台固位于种植体体部的方式。基台螺丝松动是一种修复并发症，并在接下来章节中讲述。

### 可取下的修复体

种植修复体在负荷第一年内有更多的并发症（例如：基台螺丝松动、崩瓷、嵴顶骨吸收、种植体失败）。因此，如果修复体可以被取下，这是有利的。有些种植体制造商和牙医推荐螺丝固位的种植修复体作为一般原则，也表明只有螺丝固位的修复体是可以取下的（图 29-3）。另外，如果发生了螺丝松动，牙冠与种植体分开了，种植体会被保护起来不承受负荷。然而，这两条建议用螺丝固位修复体的原因却忽视了一些因素。

尽管发表的文献上有不同的数据支持，我们可以预计天然牙上支持的固定局部义齿（FPD）平均寿命为 10~15 年 [4-8]。相反，种植固定修复体的种植体存留率通常大于 90% [9-16]。天然牙支持的固定修复体最常见的并发症是龋坏，通常需要制作新的修复体 [4, 7]。第二常见的并发症与牙髓疾病相关。种植体基台不会龋坏也不需要牙髓治疗。因此，这是天然牙固定修复体比种植修复体寿命短的一个

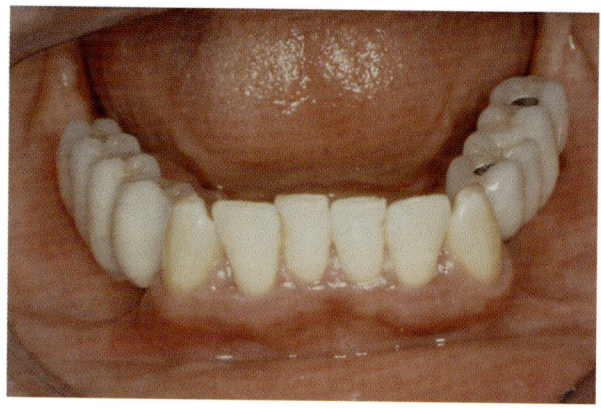

图 29-2 种植修复体可用螺丝（右）或粘接剂（左）固位到种植体基台上

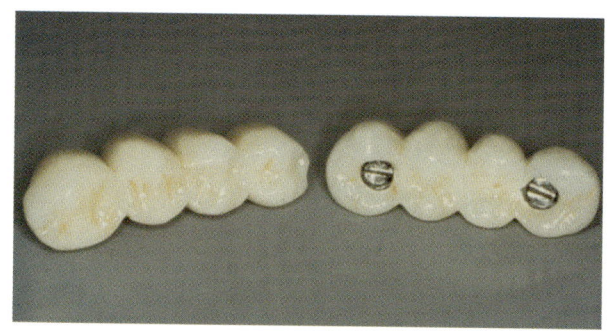

图 29-3 螺丝固位修复体（右）的主要优点是可拆卸性。然而，这暗示着粘接固位修复体（左）不易被取下

主要原因。所以，种植修复体的短期并发症更多，天然牙修复体的远期并发症更多。

如果修复医生想要制作螺丝固位的修复体以便于取下修复体进而处理潜在的并发症，那么应在天然牙上使用这种修复体，因为天然牙的远期并发症发生率更高。为天然牙制作螺丝固位的修复体比在种植体上的花费小，且几次就诊就可以完成。可以在牙上粘接一个带螺丝孔的基底，螺丝可以固位修复体（采用同样的印模和石膏模型技术）（图 29-4）。然而（在天然牙的修复上），几乎所有的牙医都选择用粘接固位修复体。这些医生也认可为了可拆卸性而使用螺丝去固位种植修复体，然而，他们还是在天然牙上用永久粘接剂。这是固定修复体固位理念存在的矛盾。

取下种植修复体的需求通常由所需处理的问题而定，这些问题从螺丝固位方式发展而来（如修复螺丝松动、崩瓷风险增加）。临床经验、病例研究、种植文献都提示了螺丝固位固定修复体的并发症发生率高 [12, 14, 17]。由于业界已经发现并理解了粘接固位修复体的益处，使用粘接固位修复体的趋势增加了 [15-20]。

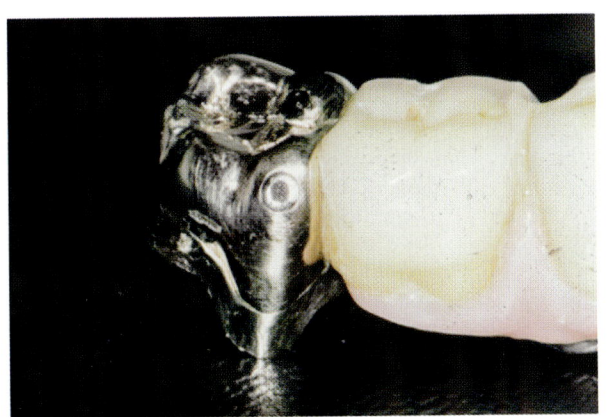

图 29-4 可在天然牙上粘接基底，再用舌侧或颊侧螺丝固位修复体

## 粘接固位修复体的优势

粘接固位的修复体有许多优势，包括可拆卸性、易于连接种植体、修复体松动更少、铸件的被动就位更好、纠正不密合铸件的效果更佳、渐进性负荷、改善负荷方向、改善种植体周围龈沟卫生、美观性好、操作简便、组件折断风险更低、嵴顶骨吸收减少、崩瓷更少、花费更小和椅旁时间更短[18-20]（框图 29-1）。因此，在美国大多数固定修复体是粘接固位。本章讲述了粘接固位的种植固定修复原则。

### 粘接固位种植固定修复体的拆卸

螺丝固位修复体的可拆卸性暗示着粘接固位的不可拆卸性。几乎每一颗天然牙上的固定修复体，过渡修复体都被粘接在牙上，然后被拆下以粘接最终修复体（图 29-5）。因此，当用软质水门汀作为粘接剂时，粘接固定修复体是可拆卸的。

螺丝固位修复体的螺丝孔由复合树脂覆盖。牙医必须去除𬌗面充填物、其下的棉球和上部固位螺丝后才能拆下螺丝固位修复体。重新戴入修复体后，可能需要更换螺丝并重新旋紧，并由牙医封闭螺丝孔。这需要投入大量的时间。取下和再次粘接修复体则更简单、快捷。

### 种植体的保护

松动的修复螺丝可以在牙冠松动时保护种植体，因为松动的冠可以减小种植体上的应力。但对于将多颗种植体连接在一起的修复体，必须注意当其中一颗螺丝松动时，其他种植体会承担额外的力；包括较大的偏载力矩和作用于剩余种植体上的额外力矩。剩余种植体上增大的负荷可能会导致种植体

| 框图 29-1　粘接固位修复体的优势 |
|---|
| 1. 可拆卸性（使用软质粘接剂） |
| 2. 易于连接种植体 |
| 3. 修复体松动更少 |
| 4. 铸件更易被动就位 |
| 5. 易于纠正不密合铸件 |
| 6. 渐进性负荷 |
| 7. 改善负荷方向 |
| 8. 改善种植体龈沟卫生 |
| 9. 美观性好 |
| 10. 操作空间更好 |
| 11. 组件折断风险更低 |
| 12. 嵴顶骨吸收减少 |
| 13. 崩瓷减少 |
| 14. 花费更少 |
| 15. 椅旁时间更短 |

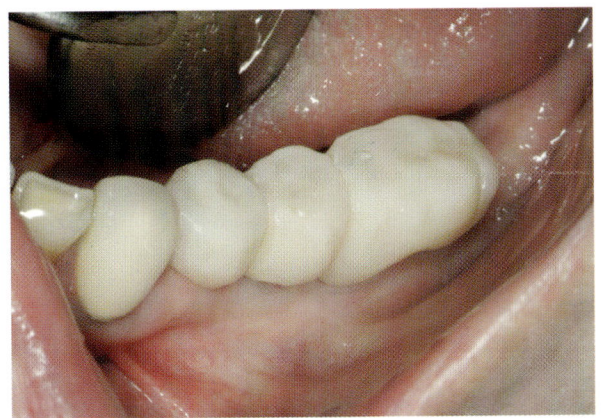

图 29-5 在天然牙上的过渡修复体是使用粘接固位。因此，粘接固位修复体也是可拆卸的

失败、组件折断、骨吸收[21, 22]。连接粘接固位修复体比螺丝固位修复体更简单。

### 松动的修复体

报道指出，6%～20% 的上颌修复体在负荷第一年内至少有一颗螺丝发生松动[23]。修复螺丝直径小于 1.5 mm 并且仅有 3 或 4 条螺纹与基台接触（图 29-6）。相比于联冠修复体，松动更常见于单颗牙修复体[13, 14, 22]。然而，在临床研究中，粘接固位修复体的松动率不足 5%[24, 25]。粘接固位修复体的复发性松动比螺丝固位更少见。因此，当种植体基台被连接在一起时，粘接固位修复体比螺丝固位修复体更安全。

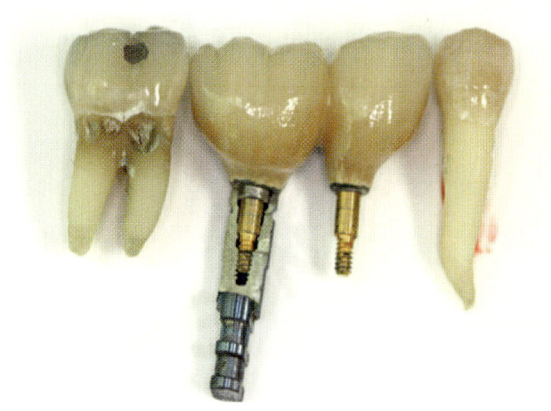

图 29-6 修复螺丝直径仅有 1.5 mm，而且只有 3 或 4 条螺纹与基台紧密嵌合

### 铸件的被动就位

理想状况下，当修复体是由修复螺丝固位时，修复体先在基台上被动就位，然后修复螺丝将两个组件固定在一起。螺丝对基台有压力或张力，但没有力量被传递至种植体体部（图 29-7）。然而，如果修复体铸件在基台上不能被动就位，修复螺丝的力就会被传递至种植体体部（图 29-8）。

螺丝是许多斜面和楔形的组合，是最高效的机械设计之一。作用在螺丝上的 20 Ncm 的扭矩能够移动两节有轨电车。同样的力作用于不密合的铸件上往往会破坏上部结构、下方的骨和种植体组件（图 29-9）。由于这种力是持续的，会在系统中形成生物力学蠕变，导致材料和骨组织疲劳。种植体不会在骨内定向地移动，而是必然通过骨改建过程以适应来自于非被动就位铸件的残余应力。

当修复体用螺丝固位于种植体上的时候，牙冠和基台之间没有间隙存在，形成了一种零容错性的金属-金属系统。非被动就位的螺丝固位修复体可能会在种植体系统上产生永久性应变，比粘接修复体的大很多倍。作用在骨上的微应变可能超出了过载区并进入了病理负荷区，发生骨改建和骨吸收，甚至是种植体失败。

发生修复体松动、嵴顶骨吸收、种植体组件折断、种植体松动的一个主要原因是铸件非被动就位[26,27]。在多颗相连的种植体上制作真正密合的螺丝固位修复体是不切实际的[27]。当尝试制作一个零容错性的修复体时，有太多医生不能控制的变量，而且技工室程序可能也缺少实现所需准确性的条件。

所有印模材料在凝固时都会收缩[28]。例如，

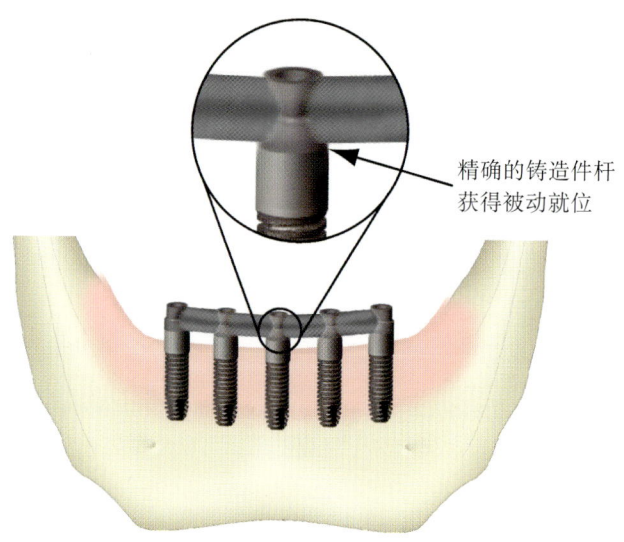

图 29-7 螺丝固位修复体理想地被动就位在基台上，修复螺丝被压力、拉力和剪切力固定在位

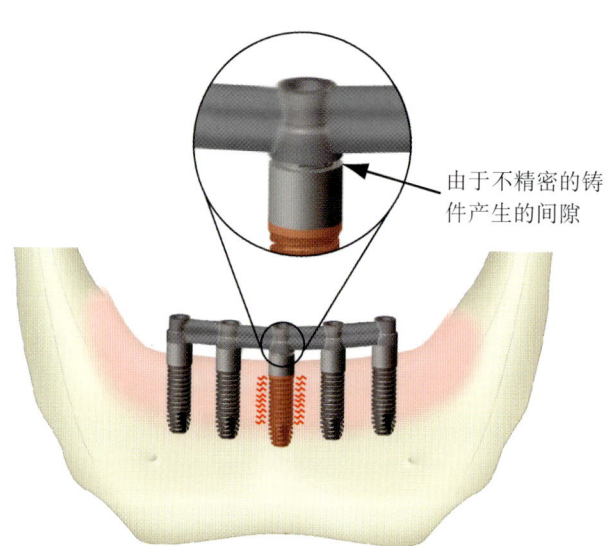

图 29-8 如果修复体不能被动就位，施加在修复螺丝上的力会被传递至种植体

多硫化物材料 24 h 收缩 0.22%，硅橡胶（加成型硅橡胶）（乙烯-硅氧烷）24 h 收缩 0.66%[29,30]。印模材料的收缩性有临床意义，因为用于螺丝固位修复体印模的替代体不会补偿印模材料这一尺寸的变化（图 29-10）。

牙科石膏膨胀率为 0.01%~0.1%，而且与印模材料的尺寸改变不相关[31-33]。另外，蜡型在凝固和铸造时会发生变形，包埋材料也会膨胀[32]（图 29-11）。金属铸件在冷却时收缩，此收缩性不能实现精准的金属-金属连接[34-37]。种植修复体中的金属上部结构通常比传统修复体中的更厚、更大，因为种植体基台的直径更小，丢失的骨量通常由最

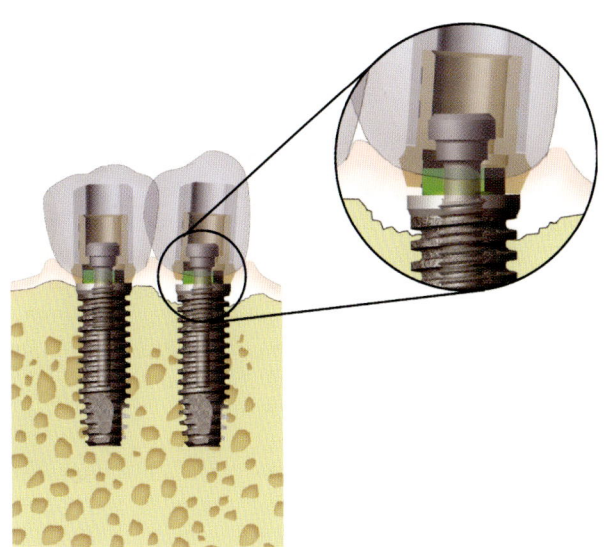

图 29-9 非被动就位的铸件会发生扭曲,当螺丝被拧紧就位时,种植体可能发生移动或对骨产生拉应力

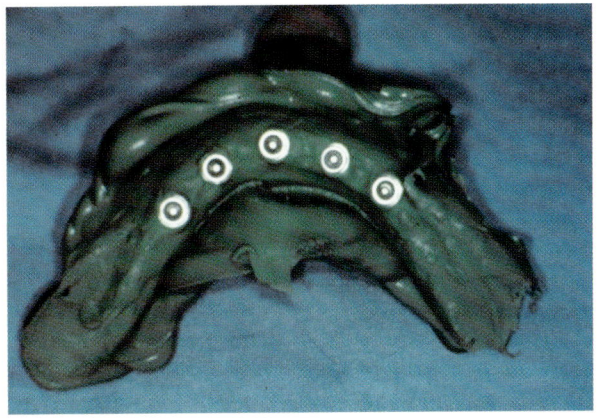

图 29-10 所有印模材料凝固后都会收缩。这导致种植替代体的位置和口内的不同

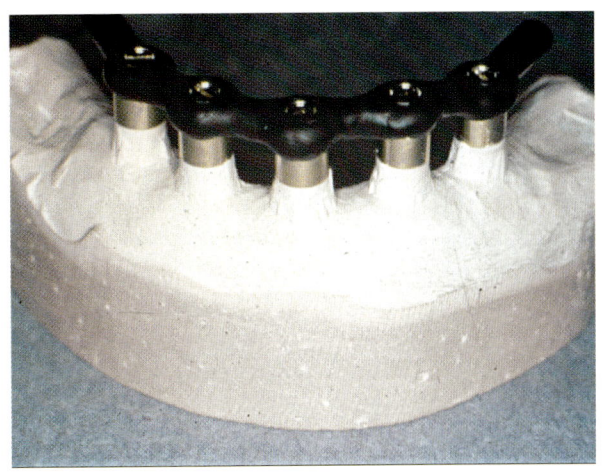

图 29-11 牙科石膏在凝固时会膨胀,而且蜡型会发生扭曲。这两种情况都改变了种植替代体的位置

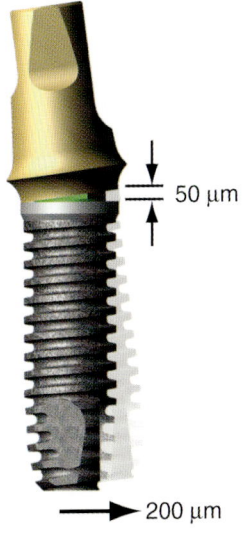

图 29-12 铸件 50μm 的偏差会导致在所有部位都密合前,修复体和种植体发生 200μm 的移动

终修复体取代。金属支架在制作过程中的尺寸变形与铸件的尺寸直接相关[38]。

种植体替代体和种植体基台之间的边缘密合性和容差性与实际种植体和基台组件之间的不同[39]。种植体组件并不总是被制作成精准的尺寸,种植体组件的每一次转移都会有轻微的尺寸差异,这会导致不密合,且被制造步骤中所用不同部件的不断放大。

全牙弓修复体通常是非被动就位的,尽管金属试戴时是可接受的,但由于瓷和丙烯酸树脂的收缩同样与材料的体积直接相关,会造成材料变形,进而扭曲上部结构;尽管上部结构最初是被动就位,但最后仍可能是非被动就位[32]。

作为所有这些变量的结果,种植修复体在制作过程中可观察到扭曲变形的范围为 291~357μm[37]。当有超过 2 颗种植体被连接在一起,并用螺丝固位的方式来支持同一个修复体时,最终修复体的被动就位是不可能实现的。如果铸件有 50μm 的不密合,修复体和种植体可能需要移动 200μm 才能使系统完全被动就位(图 29-12)。应当注意这是形成骨吸收、修复螺丝松动、种植体失败的重要因素。

在 Strong 和 Misch 的一项研究中,用聚甲基丙烯酸甲酯制成下颌前部模型,其硬度与 D1 型骨相似,在模型中植入 5 颗 Nobelpharma 种植体,并为它制作一个螺丝固位的杆。使用 3 种不同的印模材料和 2 种不同的牙科石膏材料。用贵金属制作铸件。在制作了 100 件铸件后,最密合的杆(用 10 Ncm 力矩固位)使每颗种植体移动了 3~8μm(图

29-13)。这提供了直观的结果，螺丝固位修复体能即刻加载种植体使之扭曲种植体-骨界面，以显得铸件在临床上是被动就位的。

上部结构的修复螺丝若不准确，强行拧紧可能会引起螺丝松动和折断[40]。在戴牙后，基台螺丝或修复螺丝可能在复诊间隔发生松动[41]。这通常提示铸件没有被动就位，然而其原因常被忽略了。相反地，医生通常用更大的扭矩又一次拧紧了螺丝，而骨必须改建以释放种植体系统内的应变。应变可导致嵴顶骨吸收甚至是种植体失败。

铸件被动就位对粘接修复体来说是相当大的优势。粘接修复体常用超硬石膏代型，石膏的膨胀使铸件更密合了。另外，超硬石膏代型上的间隙漆形成了约 40 μm 的粘接空间，补偿了技工室材料的一些尺寸变化，可制作更密合的粘接固位修复体铸件（图 29-14）。这一粘接空间甚至可以延伸至修复体边缘，因为粘接剂可充填此空间而且种植体不会龋坏。

### 不密合修复体的纠正

如果粘接修复体不密合，铸件或基台可在同一次试戴就诊时被轻微修改。可用高速硬质合金钻配合大量的水修改基台，调整铸件的内面，或两者都修改，这样可以迅速解决问题。

临床不密合的螺丝固位修复体需要分离铸件和铸件焊接，或需要一个新的印模（图 29-15）。金属上部结构的分离必须按照一定的尺寸进行以确保焊接的准确性（0.008 英寸）。空间太大会导致焊接收缩和连接点强度低；空间太小会导致加热铸件时膨胀变形[42]。重新连接分离的铸件需要很多时间，患者必须在技工室焊接处理完成后再来复诊，也增加了额外的技工费用。

### 渐进性负荷

种植体周围的骨需要 1 年或更长时间以获取其完全的强度。作为手术的后果，骨以编织骨（修复骨）的形式改建，矿化程度为 60%，且不如板层骨有组织性。另外，作为骨细胞内微应变条件改变的反应，骨的强度通常在负荷后增强。渐进性负荷过程可增加骨强度，并延缓完全咬合负荷，直到骨变得更强[43]。一项双侧对比研究显示，没有进行渐进性负荷的修复体，相比于渐进性负荷修复体，即便是单颗种植体也会出现嵴顶骨吸收更多，密质骨更少的情况[44]。

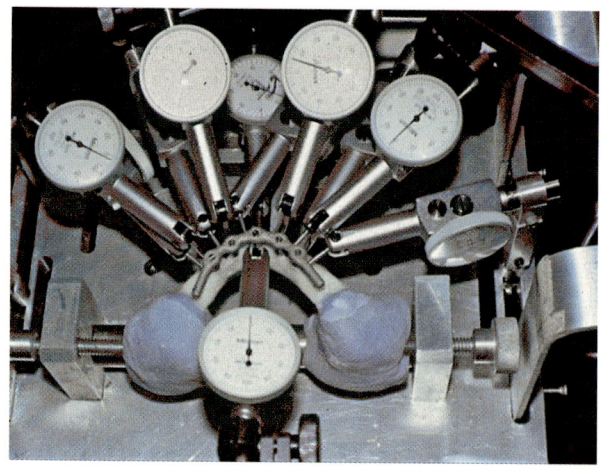

图 29-13　在 Strong 和 Misch 的一项包括 100 个铸件的研究中，为 5 颗相连的种植体制作的最密合的铸件也使每颗种植体在 D1 型骨模型中移动了 3~8 μm

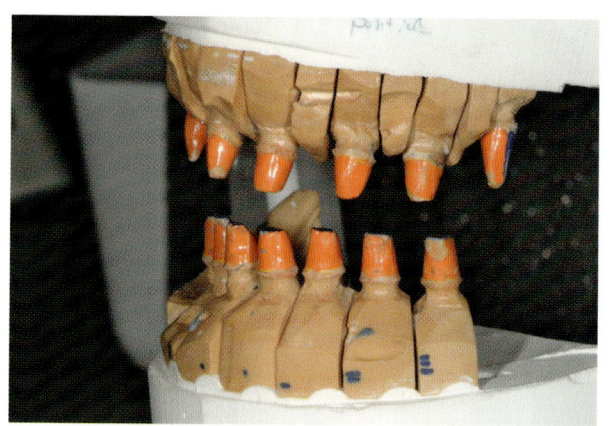

图 29-14　石膏的膨胀性和间隙漆对密合的粘接固位修复体有利

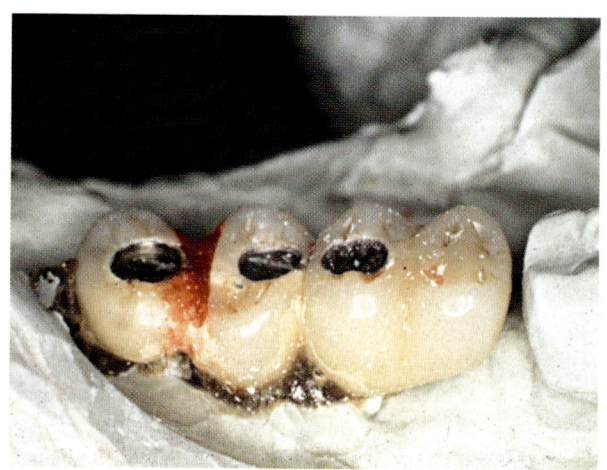

图 29-15　不密合的螺丝固位修复体需要被切开和重新焊接以改善此情况

螺丝固位修复体的过渡修复体更难制作。因此，在非美学区，通常不制作过渡修复体，或者在制作最终修复体时，继续使用原来的可摘修复体，就像种植体愈合时的那样。甚至制作的螺丝固位过渡修复体也不能完全被动就位。因此，种植体-骨界面并不是采用渐进性负荷以增加骨密度的。相反，当不密合的螺丝固位修复体安装后，种植体-骨界面承受早期负荷。螺丝固位修复体难以采用渐进性负荷，这是由零容错系统的非被动就位特性决定的，如前所述。

在戴入粘接固位的最终修复体前，可用粘接固位的过渡修复体，用丙烯酸树脂咬合材料逐渐地增加种植体-骨界面负荷，在较长的时间段内逐渐地增加咬合接触。这一方法不会影响最终修复体的固位特点，而且会使骨密度和强度增加。

### 轴向负荷

粘接固位的种植修复体和种植体可被轴向加载负荷，这样可减少嵴顶骨负荷。嵴顶骨应变的减少可减少骨吸收的发生[45,46]。另外，文献提供了证据，证明偏载可增加组件失败和螺丝松动的发生率[47,48]。

与之相反，作用于螺丝固位修复体的轴向咬合负荷必须加载在𬌗面螺丝开孔区域。螺丝孔的直径通常是3 mm，占整个后牙咬合面的30%或更多，也占据了后牙50%的功能面积，因为只有2/3的咬合面位于负荷功能区域[20]。𬌗面螺丝通常位于主要咬合接触的理想位置[45]（图29-16）。多数制造商建议在螺丝孔处放置复合树脂材料，否则，会使𬌗面螺丝区域形成侧向偏载。为了使螺丝固位的牙冠负荷沿种植体长轴，应该在螺丝上的复合填塞物上进行调𬌗。这些修复体需要额外的就诊时间且比瓷或金属材料磨损得更快，后两者是粘接固位修复体的最佳咬合接触材料。前牙螺丝固位修复体不能像粘接固位修复体一样被理想地加载负荷（实现理想的咬合负荷）。修复体固位螺丝通常位于舌隆突区域。

一种相关的优势是粘接修复体允许设计较窄的咬合平面，因为不受螺丝孔及其周围金属所需的最小尺寸的限制。这样反而具有可防止外形过凸和改善穿龈轮廓的优点，有利于种植体周围软组织健康。

### 种植体龈沟的卫生

螺丝固位的修复体不能与基台或种植体体部实现真空密封。因此，螺丝固位修复体不能封闭基台-牙冠界面或边缘，这可能在缝隙里滋生细菌（图29-17）。如果组件在负荷下发生弯曲，这个缝隙甚至可起到内毒素泵的作用，促进微生物在此龈沟区域的增殖[49,50]。有龈下边缘时尤其需要注意这一点。当拆卸螺丝固位组件后，常能嗅及提示厌氧细菌活动的气味。粘接修复体能封闭牙基台-冠连接处并阻止细菌渗透。

前牙区或美学区的螺丝固位修复体通常要求螺丝固位基台位于牙冠的舌隆突或中央窝区域。因此，种植冠颊侧从种植体伸出的悬臂梁，并有瓷盖嵴部，它使颊侧颈部区域的清洁更复杂了[51]（图29-18）。前牙粘接修复体的穿龈轮廓不需要颊（唇）侧瓷盖嵴部，因为种植体可被植入到牙冠切嵴下方而不是舌隆突下方。这也方便获得更好的美学结果。

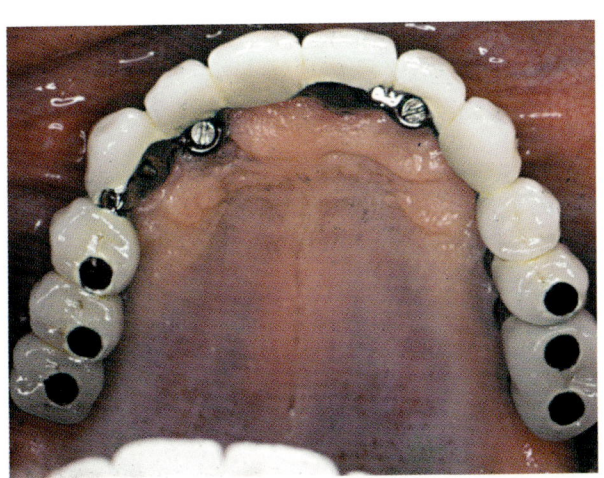

图29-16 咬合接触的理想位置在种植体正上方。螺丝孔即使被复合树脂充填了也很少承担负荷。因此，大多数螺丝固位的牙冠是偏轴负荷的

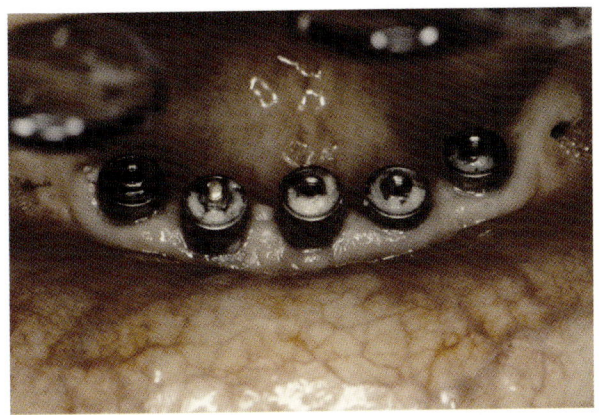

图29-17 螺丝固位修复体不存在完全密封的封闭。因此，缝隙中可能存在细菌并引起嵴顶骨吸收

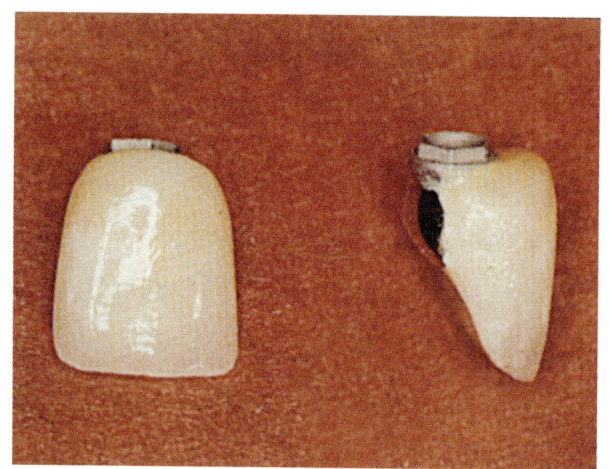

图 29-18 螺丝固位的前牙牙冠通常有颊侧轮廓,这导致龈沟清洁困难。牙线能到达游离龈缘顶部但不能进入龈沟(龈沟与盖嵴部呈直角)

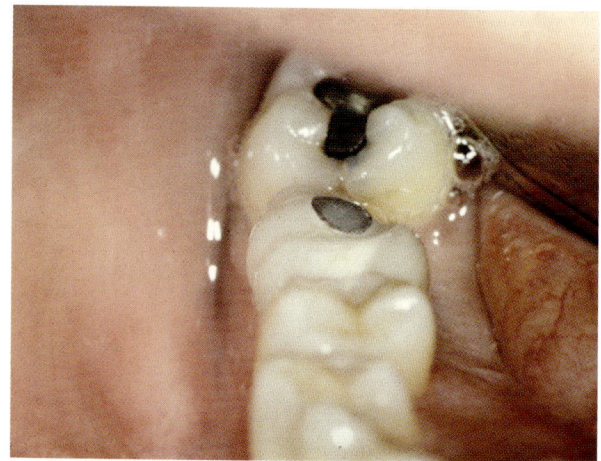

图 29-19 螺丝固位牙冠的崩瓷率高于粘接固位的牙冠

### 美观

粘接固位用的基台可稍微向颊侧偏斜,常按照天然牙一样预备。甚至可以预备种植体以达到此效果。稍偏颊侧的种植体上的螺丝固位修复体不能被修改。因此,修复体的美观性可能受影响[52]。后牙螺丝固位修复体的殆面孔需要充填修复以避免不美观的结果。甚至用复合树脂封闭螺丝孔时,修复体也不太美观。粘接固位修复体的殆面全部是瓷材料而且更美观。

### 咬合材料折断

天然牙上的固定修复体第三常见的并发症是崩瓷[4,5]。种植体上的咬合材料折裂比天然牙常见,因为种植体没有牙周膜缓解压力,对咬合材料的冲击力更高[23]。相比于螺丝固位修复体,粘接固位修复体的瓷和丙烯酸材料折裂更少。螺丝孔可把应力集中至修复材料上,常会导致瓷材料无支持(图29-19)。例如,Nissan 等的一项研究检测了螺丝固位修复体对比粘接固位修复体的崩瓷率[53]。研究人员在牙列缺损患者的双侧缺牙位点应用了半口对照评估,螺丝固位修复体的崩瓷率为 38%,粘接固位的是 4%。这些修复体的平均负荷时间是 5 年。

在材料折断后,修理后的位点比其初始强度更弱,而且材料折断复发也较常见。患者对修复体的担心和心理舒适度通常会受影响。粘接固位修复体的咬合面不会有薄弱环节。

### 操作空间

在口腔后部安装螺丝固位修复体时,其操作更具挑战性,特别是患者有张口受限时。用于放置和拧紧修复螺丝的螺丝刀通常高于 15 mm。操作螺丝和螺丝刀比基台预备和粘接修复体花的时间长得多,也更具挑战性。

当螺丝或螺丝刀掉落至口腔后部区域时,患者可能会误吞或误吸。这在后牙区操作时是一项极大的风险;小的组件没有磁性,因为螺丝是由贵金属或钛合金制成的,而且它们易脱位,所以需要功能密合器械把它们放置在操作位点。

### 组件折断

螺丝固位修复体的一种长期并发症是螺丝的疲劳折断[23,57]。窄直径的修复螺丝缺乏远期强度。实心物体的抗折强度是 $\pi/4(R^4)$ [58]。换言之,螺丝直径变为原来的 2 倍,其强度是原来的 16 倍。因为殆面螺丝的直径是所有种植组件中最小的,所以螺丝的折断风险最大(图 29-20)。

疲劳折断与负荷的循环次数相关。修复螺丝在副功能运动下承受的循环负荷更高,疲劳或耐受限度约是材料极限强度的一半。因此,修复螺丝有远期折断或松动的风险。在螺丝固位的后牙单颗修复体中,与螺丝松动相关的并发症比率为 38%,其中大多数是由上述原因引起的[59,60]。作为整个修复支持系统的一部分,螺丝松动会增加其他种植体的受力,而且由于相关组件仍连接在一起,螺丝松动还可以引起继发的修复螺丝并发症,基台螺丝松动或折断甚至是种植体折断。

修复体在几年内反复取戴或反复拧紧松动的螺丝时可引起螺纹磨损。因此,远期修复体的螺丝折断和组件松动发生率可能增加。粘接修复体没有小

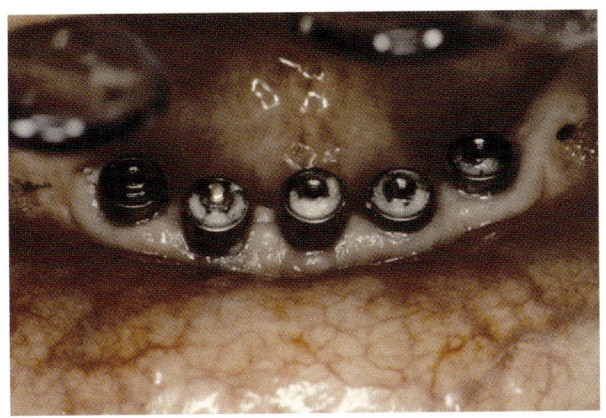

图 29-20　修复螺丝比基台螺丝更常疲劳断裂，因为它们的直径更小

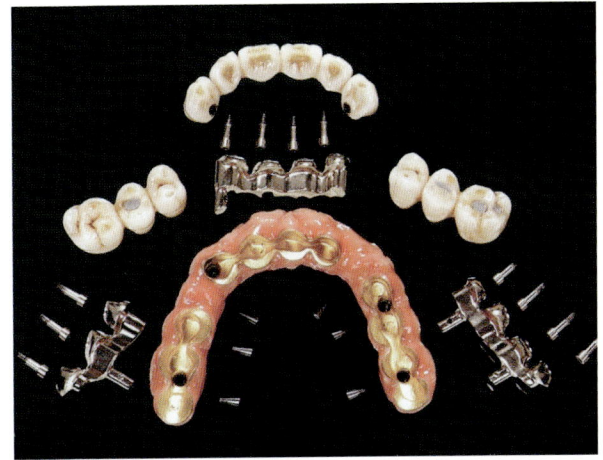

图 29-21　相比于粘接修复体，制作螺丝固位修复体所需要的修复组件更多

直径组件，也没有金属间的磨损。因此，没有类似的并发症。

### 费用和时间

螺丝固位修复体的技工费用比粘接修复体的多[17,60]。螺丝固位修复体要求额外的技工室组件，如印模帽、替代体、基底和螺丝（图29-21）。因此，种植体制造商在螺丝固位修复体中产生的利润是粘接固位修复体的4倍。另外，制作螺丝固位修复体的技工室组件和时间也增加了。因此，技工费用比粘接修复体高1.5~2倍。

采用粘接固位修复体的患者比螺丝固位就诊次数少，诊疗时间也更短[61]。对粘接固位修复体而言，铸件的被动就位、渐进性负荷和美学的设计更简单。

### 螺丝固位修复体的优势

螺丝固位修复体相比于粘接修复体的一些优势是小轮廓的固位形、覆盖义齿的力矩小、避免了粘接剂残留风险和可连接不平行的基台（框图29-2）。

#### 小轮廓的固位形

螺丝固位上部结构的一个主要优点是基台系统的固位形轮廓更小[62]。粘接修复体要求基台的垂直高度至少有5 mm以提供固位形和抗力形[63]。当种植体基台的直径只有4 mm时，基台高度降低2 mm可降低40%的固位力[18]。当基台只有不到5 mm高时，螺丝固位系统对脱位力的抵抗性比粘接基台更大。小轮廓基台也可为可摘修复体（RP-4

> **框图 29-2　螺丝固位修复体的优势**
>
> 1. 固位形轮廓小
> 2. 覆盖义齿的力矩小
> 3. 无粘接剂残留风险
> 4. 可连接不平行的种植体

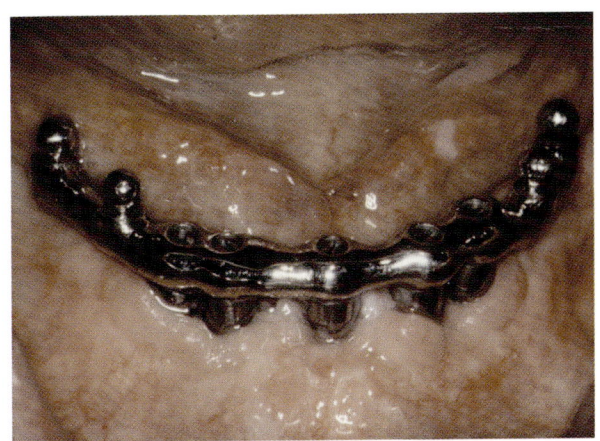

图 29-22　覆盖义齿的连接杆通常用螺丝固位在小轮廓基台上，因为丙烯酸额外的体积可减少折裂，而且人工牙的位置受连接杆的影响更小

或RP-5）提供显著的优势（图29-22）。上部结构高度降低可方便排牙。丙烯酸材料体积增大也可增加修复体丙烯酸部分的强度。

有时，后牙固定修复体冠高空间不足需要小轮廓固位形。然而，在这种情况下，插入螺丝刀所需的空间会受限，而这个问题可能直到修复阶段才会被注意到。如果没有足够的基台高度和粘接表面时，修复体应该用螺丝固位。

在种植体植入前行骨成形术可以增加基台高度从而改善粘接修复体的固位。然而，医生必须考虑到种植体可利用骨组织高度的下降。另外，在骨成形术后，需要牙龈成形术以减小龈沟深度并改善口腔卫生情况。牙医也可以考虑植入额外的种植体和基台或者使用个性化基台以增加粘接固位。

当种植体位置过于偏舌侧（腭侧）时，需要高度较低的基台（图 29-23）。5 mm 或更高的基台可能会影响舌体位置或咬合。

### 更小的力矩

在 RP-5 覆盖义齿上采用螺丝固位的上部结构杆，其在修复体运动时受到的力矩更小。当上部结构上的应力中断器将可摘义齿和种植体分离的时候，作用于小固位形基台下种植体的力矩减小了（图 29-24）。这些元件降低了作用于种植体上的侧向负荷。

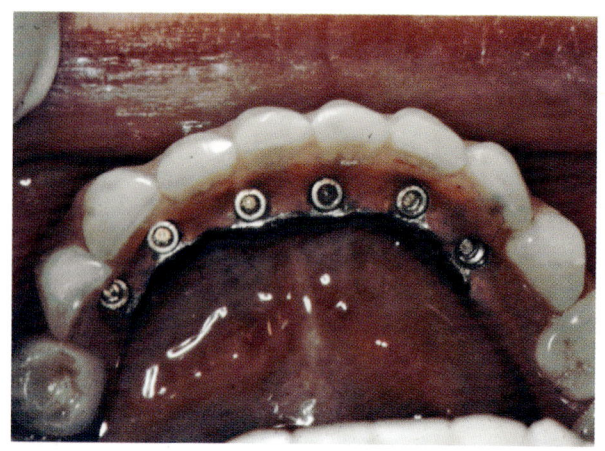

**图 29-23** 修复下颌前部过于偏舌侧的种植体需要小轮廓基台

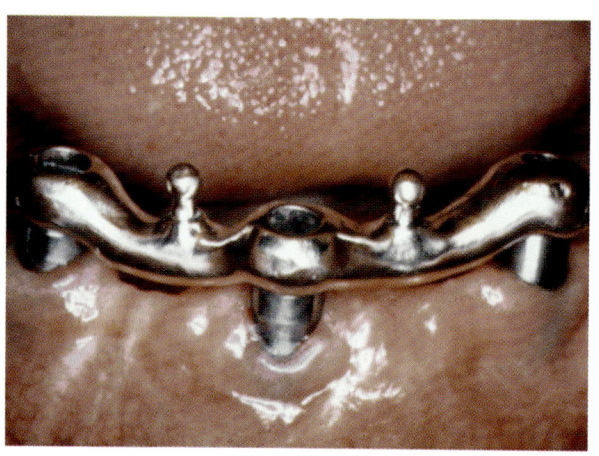

**图 29-24** 当制作 RP-5 修复体（软组织支持和种植体固位）时，小轮廓基台减小了种植体上的侧向力矩

### 粘接剂残留在龈沟的风险

螺丝固位修复体的另一优势是在龈沟内没有粘接剂残留，残留的粘接剂可激惹周围组织并引起菌斑聚集和炎症，与天然牙牙冠粘接剂过多的情况相似[64]。

粘接固位修复体的冠边缘应尽可能在组织上方，这样多余的粘接剂可被轻易地去除。龈下边缘增加了牙齿或种植体基台上的粘接剂残留的发生率。粘接剂可能残留在种植体基台龈沟内更深的位置，因为相比天然牙，种植体缺乏黏着力较强的结合上皮组织，而且缺乏结缔组织附着。

### 不平行的种植体

当种植体体部的不平行度超过 30° 时，粘接固位基台很难预备出适当的就位道。小轮廓螺丝基台能以较大的角度连接种植体体部。例如，翼突和颧骨种植体可与前牙种植体呈 45° 角植入，而这些种植体可用螺丝固位修复体连接在一起（图 29-25）。

因此，更好的小轮廓固位形、更小的 RP-5 型覆盖义齿力矩、更大的人工牙或咬合材料的空间、无粘接剂残留是螺丝固位修复体的优势。这些情况在种植体支持的覆盖义齿中更具特征性。

有趣的是，在 20 世纪 80 年代中期和 90 年代，采用种植体支持的粘接固位修复体的从业者被视为少数。在过去的几十年中，业界已经重新评估了粘接固位修复体的地位，如今大多数种植体上的固定修复体（约 90%）采用粘接固位的，而不是螺丝固位的修复体[20, 60, 65]。

## 粘接修复体的并发症

### 残留粘接剂

粘接固位的种植修复体最常见的并发症就是粘接剂残留在种植体龈沟内[65]（图 29-26）。修复体粘接后，龈沟内残留的粘接剂是种植体周围炎的来源[64, 66, 67]。相比于天然牙，这种并发症在种植体上更常见。在 Wilson 的报道中，在有种植体周围疾病的影像学或临床指征的患者中，81% 的患者发现有粘接剂残留[68]。因此，这种并发症让一些从业者支持使用螺丝固位的修复体。

种植义齿比天然牙有更多的残留粘接剂并发症。原因主要包括修复体边缘的位置与游离龈缘位置的关系，以及种植体和天然牙的龈沟附着的差异。

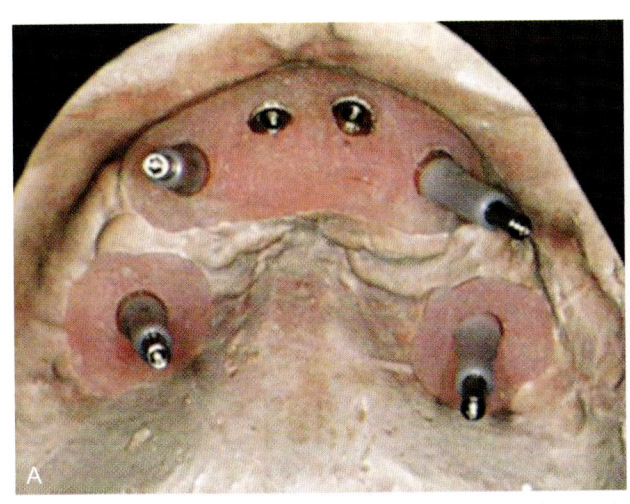
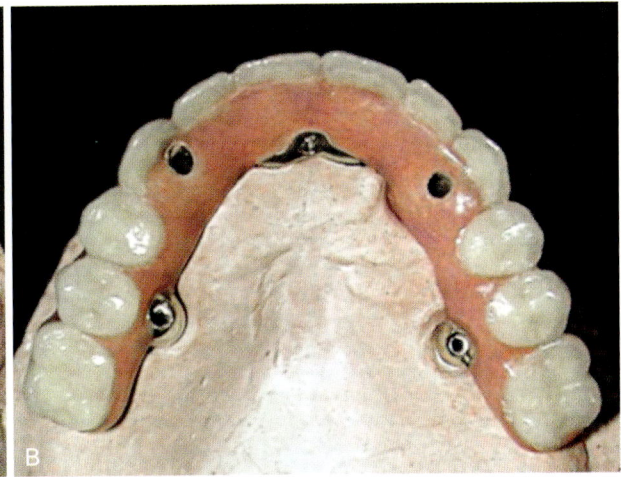

图 29-25　A. 6 颗角度超过 30° 的上颌种植体和朝向腭部植入的颧骨种植体；B. 螺丝固位的修复体允许这些种植体被连接在一起。在位置偏内侧的种植体上的小轮廓基台也是个优点

### 牙龈附着的差异

天然牙-软组织界面包括：①龈沟；②结合上皮附着；③结缔组织附着。这 3 个区域在颊侧正中和舌侧位置均高约 1 mm。牙周探针插入软组织缝隙会穿过龈沟和上皮附着区。牙周探针停止在结缔组织附着区域，因为软组织中存在 11 组纤维，其中的 6 组垂直插入到牙骨质中（图 29-27）。因此，如果过多的粘接剂被挤入龈沟中，并不会扩散至骨水平。

种植体-软组织界面没有结缔组织附着区。伸入龈沟的探针可探至骨水平。因此，没有阻止多余粘接剂向软组织深处扩散的屏障（图 29-28）。

此外，种植体的龈沟深度可能大于 3 mm，特别是在邻间隙区域，因为种植体周围不存在扇贝形的骨。牙槽嵴顶上的组织也可能厚于 3 mm，尤其是在颊侧正中和腭侧区域。因此，种植体龈沟深度可能大于 3 mm，特别是在上颌。当种植体平台位于骨下时，基台连接下方的骨吸收也会增加龈沟深度（图 29-29）。因此，被挤出的多余粘接剂可向种植冠的游离龈缘的下方扩散数毫米。

### 冠边缘的位置

修复体龈下边缘有 7 种适应证：现有的龋坏、修复先前龈下边缘的修复体、增加固位、增加美观、龈下牙折、纠正颈部缺损、降低牙根敏感[69]（框图 29-3）。

种植修复体没有龋坏、颈部缺损或牙折。因此，在粘接固位种植修复体中，当不需要增高基台以增

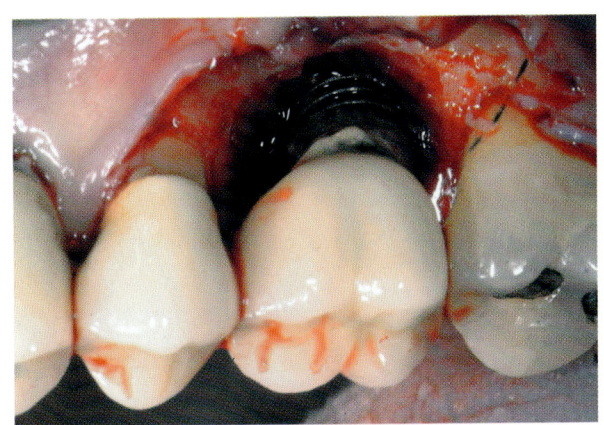

图 29-26　种植冠边缘下方的残余粘接剂导致种植体周围炎的一个因素

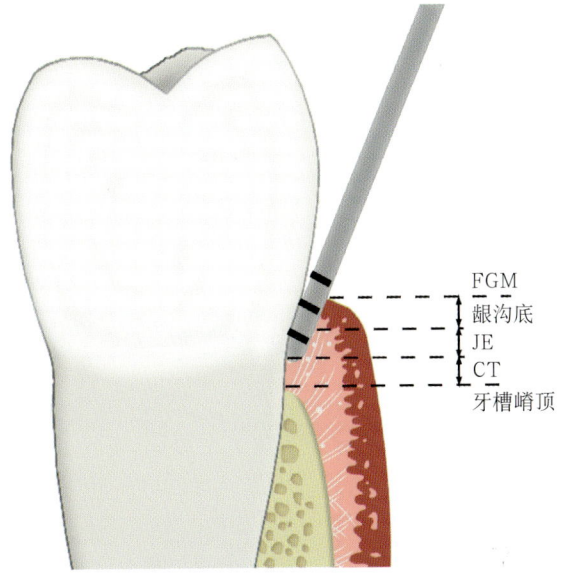

图 29-27　牙周探针穿透龈沟和上皮附着区域。它不能进入结缔组织附着区域，因为牙齿纤维物理性地插入牙齿的牙骨质。CT，结缔组织；FGM，游离龈缘；JE，结合上皮

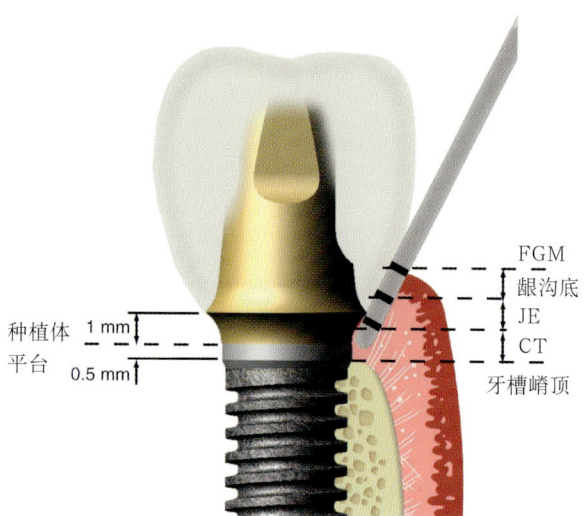

图 29-28 沿种植体插入的牙周探针可达到骨水平，因为种植体周围骨组织的上方没有物理性屏障。CT，结缔组织；FGM，游离龈缘；JE，结合上皮

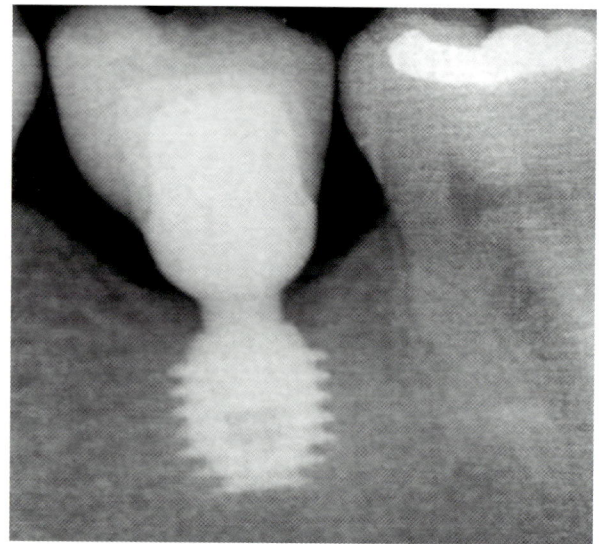

图 29-29 当种植体被植入到骨面以下，骨通常改建到基台连接处下方并增加种植体周围袋深度

| 框图 29-3　龈下冠边缘的适应证 |
| --- |
| 1. 现有的龋坏
2. 先前的修复体是龈下边缘
3. 增加固位*
4. 龈下牙折*
5. 颈部缺损
6. 牙根敏感

\*种植体和牙齿 |

加固位时，美学区外的牙冠边缘应该平齐或高于游离龈缘[18]。这能使冠边缘处的多余粘接剂更容易被去除。

当修复体需要龈下边缘时，它不应向龈沟内延伸超过 $1\pm0.5$ mm [69, 70, 71]。不幸的是，许多牙医往往把种植冠边缘置于基台外展位置以方便粘接。因为基台通常比种植体直径宽，且向切方呈锥形，对许多牙医来说基台外展位置像是冠边缘（图 29-30）。

种植体基台外展位置通常位于近牙槽骨嵴顶处，特别是当种植体体部被旋入骨嵴顶下方时（图 29-31）。因此，修复医师很难从印模中获取基台外展的"边缘"，因为它可从游离龈缘向下延伸 2 mm 还多，特别是在邻间隙区域。

为了获取低于龈缘数毫米的基台外展位置，牙医通常制取种植体水平印模以获得种植体体部位置。不论是用印模获得的"边缘"还是种植体上粘接固位基台印模，技工室都默认将冠边缘置于基台外展处，某些时候该位置甚至位于龈下数毫米。

当牙医尝试将种植冠就位于软组织下数毫米时，龈下冠轮廓推压软组织离开基台，这通常会阻止冠的被动就位，组织推压牙冠并使之从"边缘"位置抬起。因此，牙医通常在评估咬合和美观情况之前粘接牙冠。所以，调𬌗和美学试戴并不是在粘接前完成的。

当多余的粘接剂从龈冠下"边缘"被挤出，它越过基台外展到基台的龈下倒凹处（图 29-32）。因为冠边缘位于游离龈缘下数毫米处，且粘接剂在基台外展下的倒凹处，牙医很难移除多余的粘接剂。

被许多牙医和技工室选择的备选方案是利用种植体水平印模和替代体，制作个性化基台。个性化

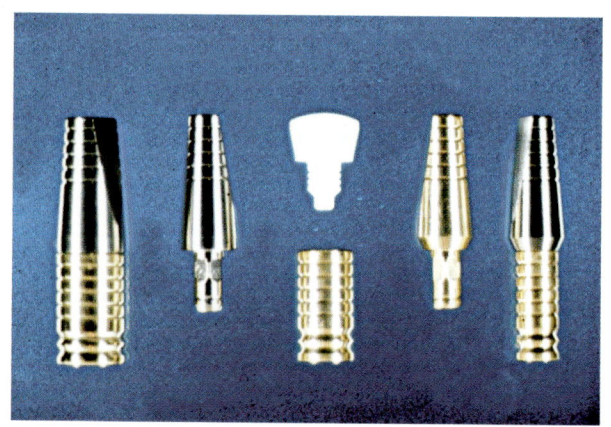

图 29-30 基台外展比种植体体部宽，对很多牙医和技师来说像是冠边缘

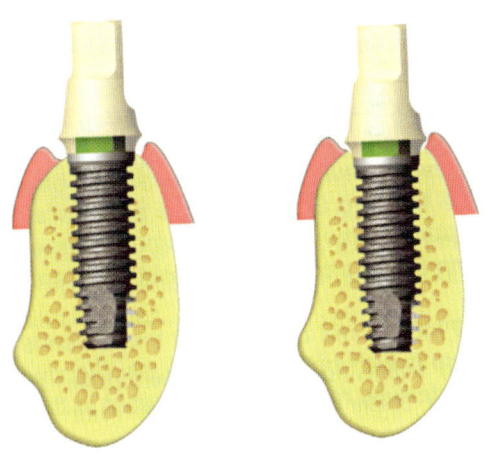

图 29-31 基台外展通常位于剩余骨的嵴顶附近，特别是当种植体被植入嵴顶下时（右侧）

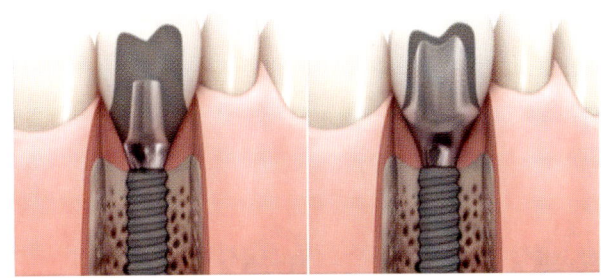

图 29-33 大多数种植体设计的预成基台外展靠近种植体平台位置，低于软组织边缘几毫米（左）。制作个性化基台使边缘位于软组织下 1 mm 处（右）

| 框图 29-4　基台外展的优势 |
| --- |
| 1．增加基台锥度<br>2．增加冠的固位力<br>3．增加基台轴壁强度<br>4．改善龈下颈部轮廓 |

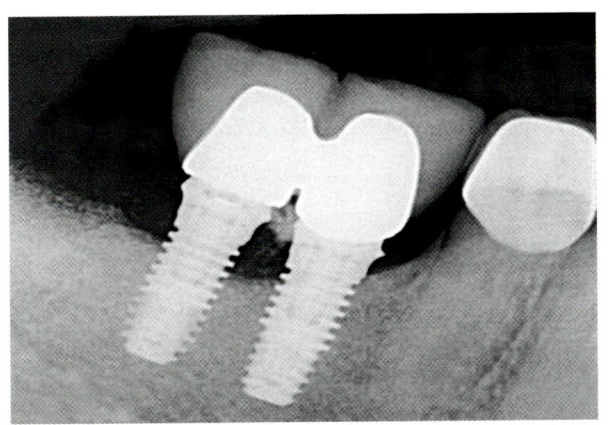

图 29-32 当冠边缘位于基台外展时，组织抵抗力常推挤冠向冠方，粘接剂被挤入基台外展下方进入倒凹区

基台被设计为冠边缘在游离龈缘以下 1 mm 内（图 29-33）。因此，牙冠可被动就位，按需调改美观和咬合，能更容易地去除多余的粘接剂。这个方案通常被技工室和种植体生产商所推崇，因为这种技术涉及更多的技工费用，并需要购置转移基底和替代体。

取模困难、技工室和种植体生产厂商费用增加、修复体就位困难和粘接剂残留，所有这些问题都源于牙医和技工认为粘接基台的基台外展是冠边缘。基台外展不是牙冠的"边缘"；相反，它是增加基台锥度、增加冠固位力和增加基台轴壁强度的生物力学结构。它可以改善龈下颈部轮廓，这也改善了牙冠的穿龈形态和颈部美观（框图 29-4）。

## 基台外展

基台的基底部越宽，基台可能就越尖。由于种植体体部的直径比所修复的牙齿小，锥度被减少了。基台锥度的一种限制因素是基台切端的外侧壁。粘接固位基台有 2.5 mm 直径的螺丝孔，这样基台螺丝可以进入并将基台固定在种植体上（图 29-34）。因此，基底部直径为 3.5 mm 的基台可能仅有 5°的锥度。基底部宽度达 6 mm 的基台可有 25°的锥度。锥度越大，牙医将种植体连接在一起或者获取修复体共同就位道就越容易。当基台的颈部直径是 3~4 mm（且与种植体体部直径相似）时，基台的锥度被限制在 5°~10°。这使得连接种植体冠非常困难，并且需要种植体的位点与（牙冠的）共同就位道相似。因此，设计了基台外展，因为它比种植体体部更宽，所以锥度可以更大。

基台越宽，粘接表面积就越大，粘接修复体的固位力就越大。因此，当基台比种植体体部宽时，粘接固位力就增加了。冠固位力越大，所使用的粘接剂固位修复体所需的抗张和抗剪切强度就越小。因此，可以更容易地取下修复体以纠正修复并发症。

基台螺丝孔侧壁的金属维度越大，基台防折裂的强度就越大。当粘接固位基台的颈部比种植体体部宽时，基台抗折裂的强度显著地增加了。粘接基台可与机械学中的空心圆柱体相比较。空心圆柱的强度是 $\frac{\pi}{4}(R^4-RI^4)$，R 是外半径，RI 是内半径[52]。换而言之，基台外半径的微小变动会以 4 次方的形式改变基台的强度。

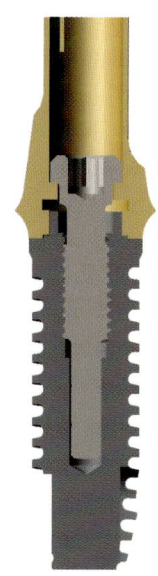

图 29-34 基台螺丝直径通常是 2.5 mm，而且通常穿通粘接基台。因此，基台顶部的宽度不能超过 3 mm。因此，基台外展增加了锥度、表面积和抗折强度

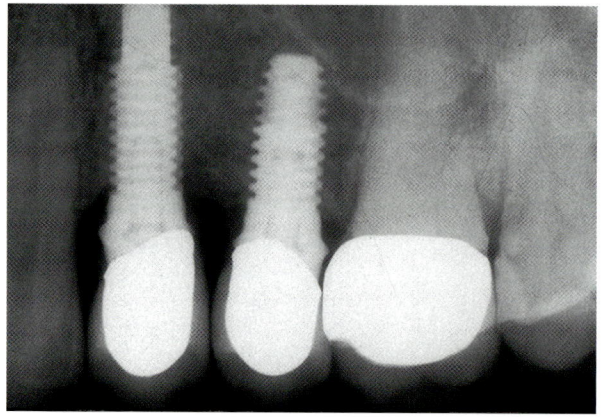

图 29-35 冠边缘位于游离龈缘处或距离游离龈缘 1.5 mm 以内，且在基台外展以上

基台底部较宽可增加龈下轮廓并改善牙冠的穿龈轮廓，使之与天然牙更相似。因为种植体体部比所修复的牙更小，较宽的基台可使牙冠有更好的穿龈轮廓。

颈部较宽的基台及改善的穿龈轮廓具有生物力学优势，其结果是在基台外展到种植体体部之间形成倒凹。当牙冠边缘置于基台外展时，这一特点增加了去除冠边缘下方残余粘接剂的难度。

在非美学区修复时，不能把冠边缘置于种植体基台外展处，冠边缘应该被置于平齐龈沟（或以上），或者不超过龈沟的游离龈缘以下 1.5mm（为了美观或为了增加固位）。因为基台比所修复的牙更窄，所以冠边缘应预备成刃状（图 29-35）。因此，可更容易地在印模内获取冠边缘，可以用成品基台，或超硬石膏代型制作牙冠，牙冠能更容易地被动就位以调整咬合或美观，而且能轻易从冠边缘清除残余粘接剂（图 29-36）。

总的来说，当种植体基台的外展在龈缘以下 1±0.5mm 时，可用它作为冠边缘。当基台外展在软组织边缘下超过 1.5mm 时，它可保留在组织和冠边缘下而无不良后果。没有报道显示位于冠边缘下方的龈下基台外展能增加菌斑堆积或牙龈收缩导致嵴顶骨吸收。如果牙龈退缩或种植体体部高于骨面数毫米，使得基台外展位于龈缘上方，当希望有龈下边缘时，可预备基台外展以将冠边缘置于组织边缘以下（图 29-37）。

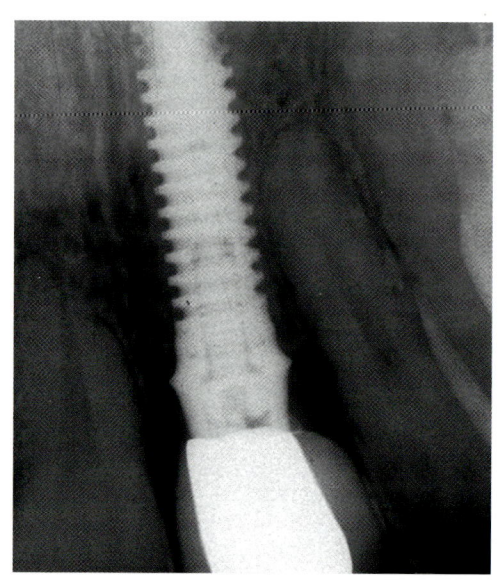

图 29-36 在美学区的冠边缘位于游离龈缘下 1±0.5 mm 处。与天然牙的冠修复相似，多余的粘接剂容易去除

### 基台固位

天然牙上的固定修复体最常见的并发症就是修复体粘接失败[4, 5]。天然牙上的牙冠松动后，主要担心的就是龋坏。龋坏可迅速进展并导致基牙破坏，需要行牙髓治疗、桩核及制作新修复体，或形成固位更差的基牙。在种植体-天然牙联合修复中，如果天然牙的牙冠失粘接，那么上述情况也会发生。

种植体基台比天然牙失粘接的风险更大（图 29-38）。种植体基台由金属制造，所以牙科粘接剂的效果不及牙本质。种植体基台的多孔性一般比天然牙差。种植体基台直径与表面积通常比天然牙小。牙医常常想使修复体可拆卸以方便处理未来的并发症。于是，种植冠通常采用较软的粘接剂。另外，

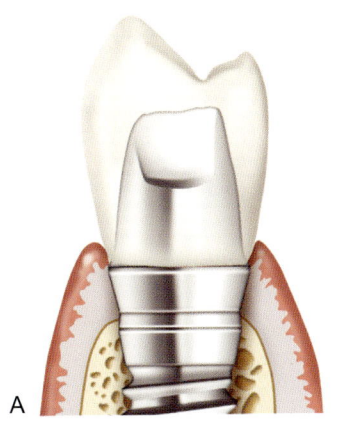 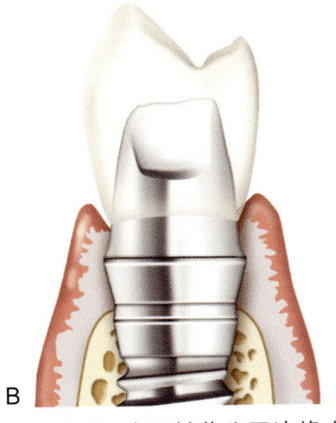 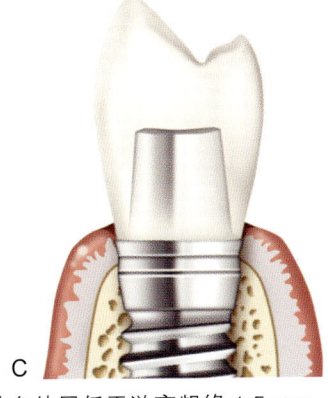

图 29-37 当基台外展与龈缘距离在 1.5 mm 以内时，它可被作为冠边缘（左）。当基台外展低于游离龈缘 1.5 mm，冠边缘应比外展更靠近冠方并距游离龈缘 1.0±0.5 mm 内（中）。当基台外展在组织以上时，可预备基台，然后使冠边缘距游离龈缘 1.0±0.5 mm 内

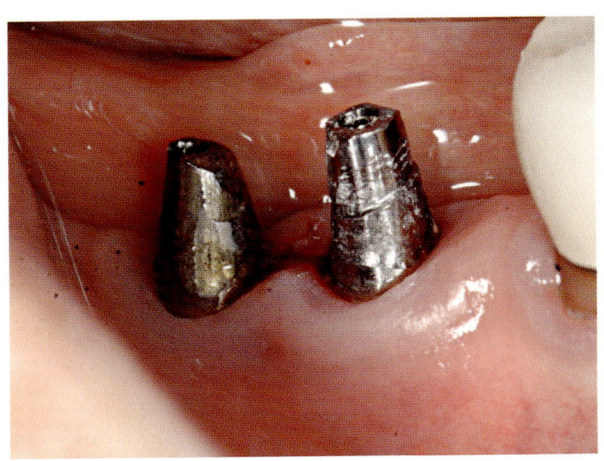

图 29-38 种植体基台上的粘接冠比天然牙上的更常发生松动。远中种植体发生失粘接，近中基台所受的力矩增加，导致基台螺丝松动

| 框图 29-5 与基台固位和抗力相关的特征 |
| --- |
| 1．锥度 |
| 2．表面积 |
| 3．高度 |
| 4．基台形态 |
| 5．表面粗糙度 |
| 6．粘接剂 |

与天然基牙相比，作用在种植修复体粘接剂－基台界面上的冲击力更大。部分松动的种植固定修复体形成悬臂梁，使得仍在固位修复体的剩余种植体上的力矩显著增加。可能的并发症有嵴顶骨吸收、修复体或基台螺丝折断、种植体折断、种植体松动或失败。

可详细地描述天然牙和种植体基台的固位和抗力原则。粘接固位修复体的特点是固位体能抵抗沿着就位道方向的脱位。此方向上的脱位力主要对粘接剂产生剪切力或拉力。牙冠的抗力与基台在咬合负荷下的运动方向相反，能阻止修复体在垂直向或斜向力的作用下移动。这些力主要是粘接剂上的压力和拉力。与大多数材料相似，粘接剂的抗拉强度比抗压强度低（例如，磷酸锌材料的抗压强度大于 100 MPa，而抗拉强度仅有 5～9 MPa）[69]。

粘接固位用的基台或预备好的基牙的特殊几何形态特点是避免失粘接的必要条件。固定修复中的固位和抗力原则直接适用于种植体基台，包括：锥度、表面积、高度、基台形态、表面粗糙度和粘接剂[70-72]（框图 29-5）。

### 基台锥度

当锥度从 6°增加至 25°时，牙冠的固位力迅速下降[71]（图 29-39）。锥度是两侧轴壁预备的角度之和。典型的锥形金刚石车针约有 3°的单侧锥度或 6°的总锥度。平行的轴壁被认为是最有效的固位因素[73]。最早推荐的理想锥度是在就位道平行的范围内 2°～5°，这在基台上的应力集中极小[69]。然而，临床可接受的预备锥度范围是在 20°内[73-75]。

种植体固位成品基台的锥度可能是 10°～30°。因此，一些锥度较大、未预备的种植体基台的固位表面所提供的固位力较天然基牙小。因此，在锥度较大的种植体基台中，可能需要在颈 1/3 近冠边缘处预备基台以减少锥度，即使在对就位道很满意的情况下也要这样做。

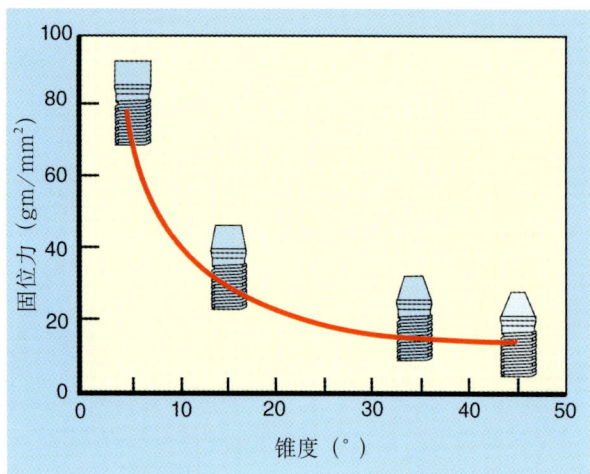

图 29-39 随着种植体基台的锥度从 6° 增加到 25°，牙冠的固位力迅速降低

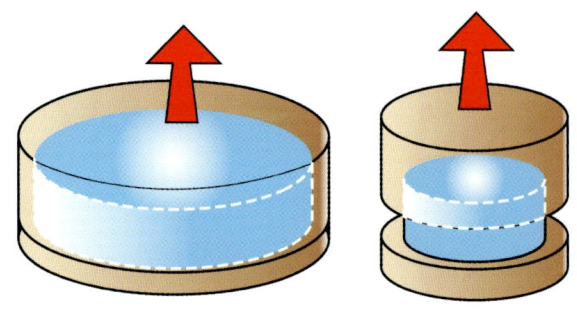

图 29-40 基台的表面积越大，固位力就越大。因此，宽直径种植体基台（左）的固位力比窄直径种植体基台（右）大

### 基台表面积

天然牙和种植体固位的参数相似，主要受基牙的高度和直径影响[76]。种植体基台的表面积影响固位力的大小。在基台高度相同时，随着直径的增加，固位力呈线性增加，较宽的基台比较窄的基台固位力大[77]（图 29-40）。在其他影响因素相同的情况下，磨牙比前磨牙固位力大，因为它们的表面积更大。需要注意的是，基台表面积的增加是否与固位力的增加相关，基台高度与宽度比是否更为重要[78-80]。

粘接固位基台的直径通常小于 5 mm，这与预备好的侧切牙相似。因此，表面积的下降导致了它比多数天然基牙的固位差。另外，粘接剂不会像预备后的牙本质那样附着于钛材料上。因此，种植体基台通常需要引入其他的固位结构。

较宽的种植体基台比标准尺寸的基台有更大的固位力。通常通过以下两种方法获得较宽的基台。首先，较宽的种植体相比小直径种植体有较宽的粘接基台。第二，基台可比种植体有更宽的穿龈设计（或基台外展）。更大直径的基台能提供较大的锥度、更厚的外壁、更多的固位表面积等优势。

### 基台高度

相比于短基台，较高的基台能提供较大的固位力[76,81]。增加 2 mm 的高度能使固位增加力达 40%，特别是当基台直径只有 4 mm 时。基台高度的增加和基台高度与宽度比是固位的决定因素。基台高度从 4 mm 增加到 7 mm 导致固位力增加了 67%[18]。当种植体基台高度不足 5 mm 时，种植体的直径对改善粘接固位或抗力更为重要；可能需要直径比成品基台大的个性化基台来固位修复体。

增加基台高度不仅增加了表面积，增加了固位，也增加了抗力，因为承担压力和张力的轴壁更多了。因此降低了失粘接的风险。

天然牙冠高度受限（因为颌间距离有限或临床牙冠短）也降低了固位。为了改善固位而将冠高空间有限的牙齿连接在一起，这常常会影响邻间隙区域清洁的通路。相反，颌间距离有限的病例常须行冠延长术，以改善修复体的固位和美观结果而不影响患者的自我清洁。更小尺寸的牙冠需要极小的锥度和额外的固位元素，如轴沟或箱状固位形，以限制就位道和脱位方向[69, 81]。

### 基台的形态

粘接界面在剪切力下的强度最弱。基台在剪切力下的表面积比在张力下的总表面积更为重要[69, 81]。成品粘接基台的截面通常为环形，提供的抗剪切强度很小，特别单冠修复体。种植体基台预备呈平侧面能减少作用于粘接界面上的剪切力。当可能的时候，需要在环形粘接基台上预备 1~2 个平面。

锥形种植体基台有多种就位道或脱位道。在基台上额外的 1 或 2 条平行排列的轴沟能限制牙冠的脱位道至一个方向[69, 82]（图 29-41）。因此，在任何可能的时候，应该在短的或锥度过大的粘接基台上添加固位元素，如与就位道相平行的沟。增加与就位道平行的轴沟能机械地抵抗旋转力，对此区域的粘接剂施加压力，可显著改善粘接效果[83]（图 29-42）。某些分体式基台的外壁较薄，轴沟可能削弱此组件或者使之穿孔。

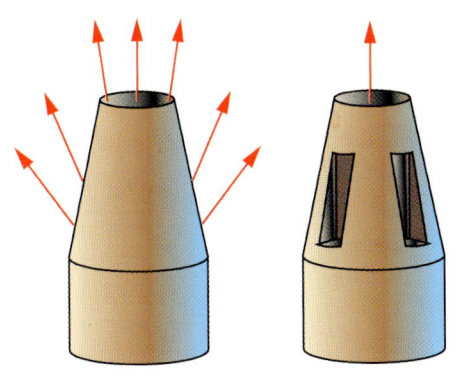

图 29-41 锥度基台（左）有多个就位或脱位道。基台的轴沟限制了脱位道并减少了修复体失粘接概率

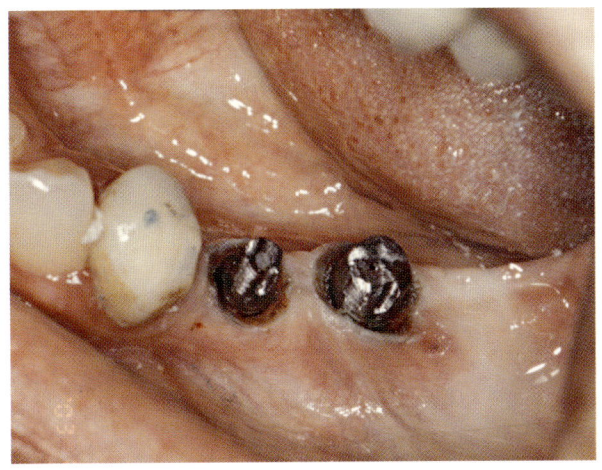

图 29-42 短基台可通过在轴壁预备平行轴沟和用龈下边缘增加基台高度以增加固位力和抗力

### 基台表面质地

通过制作微固位的不规则平面来改变基台的表面质地，以增加其固位性，因为粘接剂能突入这些结构中。表面固位力取决于表面质地、预备所用的钻的类型、粘接剂的类型和厚度[84-87]。牙医可用大号横裂钻（例如 Brassler #702）和大量的喷水降低基台高度和减少金属基台体积[88]。然后牙医可用粗糙的金刚砂钻在金属基台表面制备微划痕，其深度应超过 40μm（图 29-43）。用 50μm 的氧化铝颗粒对修复体内侧面进行喷砂可增强多达 64% 的粘接固位力[86]。

一些种植体生产商提供的粘接基台有相距 1 mm 的固位线，增加了机械固位并帮助确定合适的冠高度。然而，当存在这些固位线时，技师很难移除上面的蜡型。因此，技工室常常填平这些固位线。

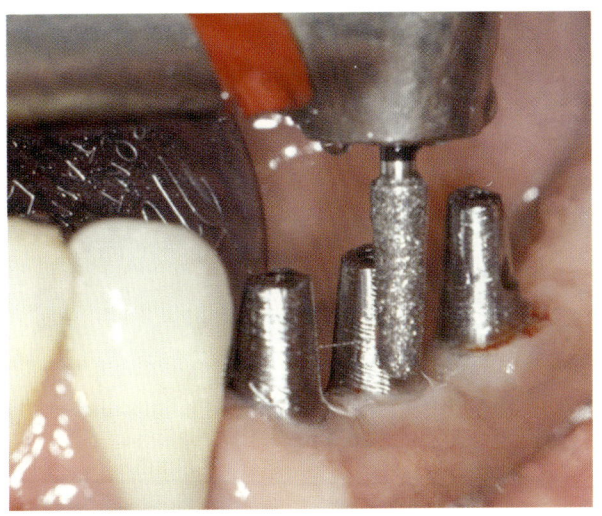

图 29-43 可用粗糙金刚砂钻粗化冠边缘完成线以上的基台表面

## 抗力和基台

抗力是修复体抵抗根向、倾斜、水平方向上的力而不发生失粘接的能力[69, 81]。种植体基台提供的抗力通常比固位力大，因为粘接剂主要位于压力或拉力下。与抗力相关的最可能造成修复体失粘接的力与以下因素有关，如：副功能运动、长缺牙间隙、悬臂梁、松动牙与种植体相连、偏载、咬合接触的水平负荷。

当力的方向在基台冠的边缘内时，杠杆力和侧向力是有限的。然而，对于种植修复体来而言，力通常从基台投射出去，通常是向颊侧。另外，侧方运动会产生杠杆力，特别是在上颌前牙基台上。这些力不仅影响种植体-骨界面，而且也影响粘接的

牙冠。牙冠旋转的弧线影响脱位力，反过来它也被力的方向所影响。距离支点或旋转点最远的基台的表面设计和预备情况可抵抗冠的脱位力。

粘接固位基台最大的抗力因素是基台锥度极小并且高度最大。基台越高，它对侧向力的抵抗越大。基台的高度必须大于牙冠绕修复体对侧边缘支点旋转形成的弧形的高度[69]（图 29-44）。

种植体成品基台的高度区间为 4~10 mm，且多为 5 mm、7 mm、9 mm，有些生产商仅提供 5 mm 高的基台以节省牙医的预备时间。此基台高度在某些情况下足够了，悬臂梁或牙冠较高的固定修复体可能需要更高的种植体基台以抵抗脱位弧或抵抗前牙区的侧向力（图 29-45）。

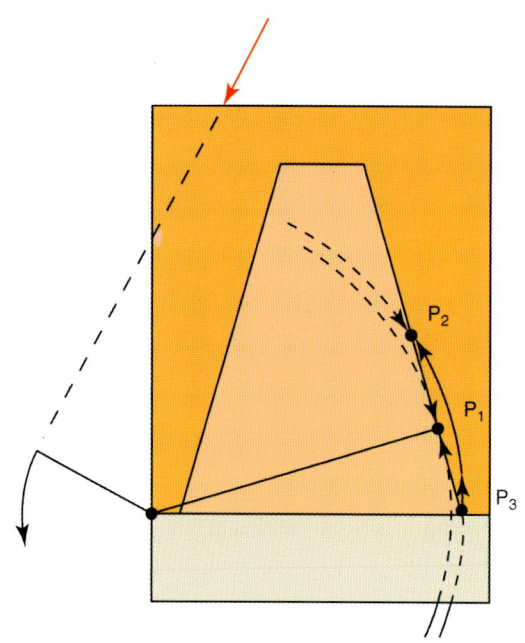

图 29-44 冠的脱位力与旋转弧相关，其半径由冠边缘到基台基底部的距离决定（$P_3$）。基台越高，对侧向力的抵抗越大

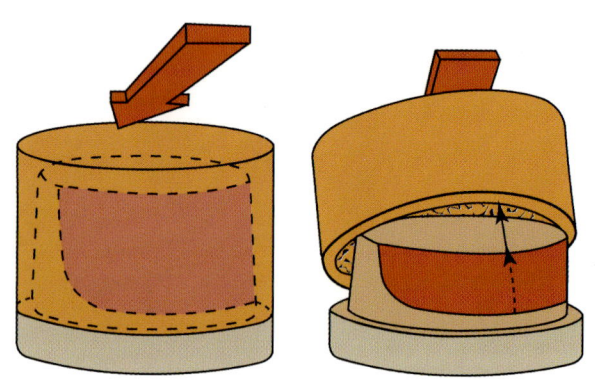

图 29-45 增加基台高度能提高对侧向力的抵抗，因为更多的轴壁处于压力之下（A）。短基台对侧向力或悬臂梁力的抵抗较小（B）

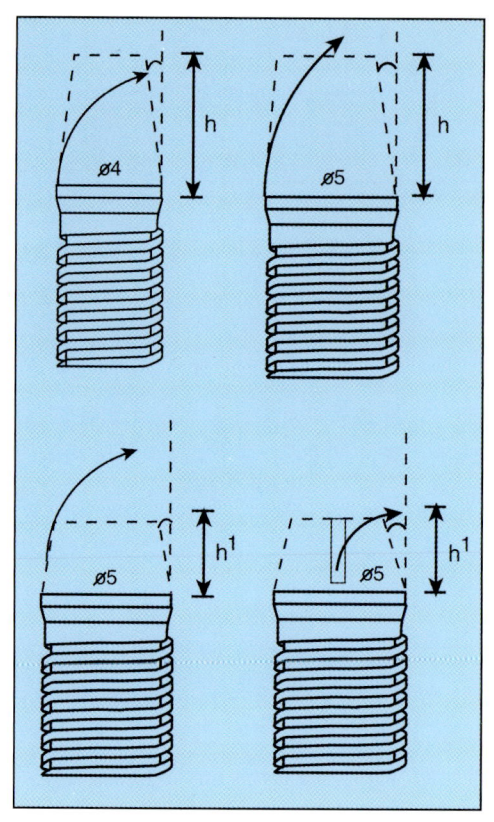

图 29-46 当牙冠受侧向力时，它往往在种植体的一侧向上旋转。旋转弧与种植体直径相关。宽度越大，旋转弧的高度越大。基台应该比旋转弧高。因此，较宽的种植体需要比小直径种植体更高的基台（上）。当在基台上预备轴沟时，旋转弧减小（下）。因此，当基台高度有问题时，轴沟可降低失粘接的风险（右下）

在相似的高度和锥度下，较宽的种植体基台比较窄的基台通常有较大的固位而对力矩的抵抗力较小。较宽的粘接基台有更长的旋转弧，在预备面的对侧的抵抗面积更小。短的、宽的基台的抵抗力最差，例如在磨牙区（图 29-46 上图）。

聚合度和牙冠的抗脱位力之间存在线性关系。聚合度与基台周径越大，提供抗脱位力所需的基台高度就越大[69, 89, 90]。因此，一方面，较宽的基台有更大的粘接表面积；但另一方面，当侧向力或力矩在牙冠上施加侧向力，较大的旋转弧度使基台高度对抵抗侧向力至关重要。这些情况可通过放置箱状固位形或放置垂直于旋转弧的轴沟来改变旋转路径，从而改善这些情况，前提是保护就位道（图 29-46 下图）。因此，既短又宽的后牙种植体基台在使用双侧平衡殆时（如对颌为全口义齿），增加近、远中轴沟能改善其固位表现。

这些因素不仅对单颗牙冠很重要，对种植固定修复体亦如此。由于尖牙区的种植体易受到侧向力的作用，因此基台高度就显得尤为重要。当固位有问题的时候，垂直向的轴沟能减少失粘接的风险（图 29-47）。就全牙弓上颌固定修复体而言，作用于前牙上的咬合力使修复体前部向根方倾斜而后部向冠方倾斜，形成一种脱位弧，半径是最前方种植体到最后种植体的间距。最远端基台的高度应该高于此脱位弧。A-P 距离越大，脱位弧的半径就越大，因此基台所需的高度就越大。

自从用于牙列缺失的全牙列种植支持悬臂梁修复体（即 Brånemark 方法）进入临床应用以来，悬臂梁在口腔种植学得到了认可。当力量作用于悬臂梁部分时，有悬臂梁的修复体也会形成脱位弧。

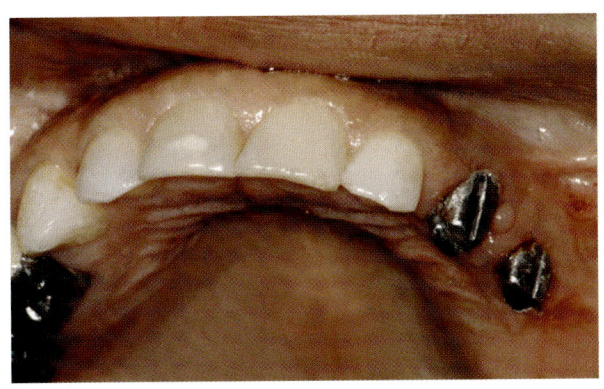

图 29-47　用 2 颗种植体修复尖牙和第一前磨牙时基台高度最小，并会受侧向力。与修复体就位道平行的垂直轴沟可降低失粘接的风险

脱位弧的半径是前部接触到后部接触的距离，不是种植体 A-P 距离。距支点或悬臂梁最远的种植体基台的高度是抗力的主要来源[69]（图 29-48）。

力矩可产生旋转或弯曲。力矩被定义为矢量 M，其大小等于力的大小（f）乘以从着力点到转动轴的垂直距离（d，也叫力臂）（M = f×d）。力矩负荷也被称为转矩或扭矩，对种植体系统有害。

以下情况时可对种植体产生转矩或弯曲力矩，例如：悬臂梁桥体或连接杆会导致界面破坏；骨吸收；修复螺丝松动；种植体、组件或修复体折断。然而，最常见的一种并发症是修复体失粘接，在三单位悬臂梁修复体中的发生率达 60%。良好的修复设计必须包括能抵抗这些力的固位形。在后牙基台颊、舌侧制备轴沟，可减少粘接基台上来自于后牙悬臂梁或桥体的拉力和剪切力。因此，修复体上的脱位弧和力矩被机械性地减少了[69, 77]（图 29-49）。

种植体常比其上的修复体的𬌗面或切端接触位置偏近中。这两种情况会引起种植体基台上的偏载，而且增加作用在粘接剂或螺丝固定装置上的拉力和剪切力。颊舌向偏载使粘接剂处于拉力作用下，可能增加失粘接的发生。当种植冠有颊侧或舌侧的偏载时，脱位力的半径被增加了。因此，基台的近中和远中需要额外的固位形（图 29-50）。可在修复体的近中和远中制备垂直轴沟以减少粘接固位修复体上的偏载（图 29-51）。当存在相互保护𬌗或磨牙症引起的水平力时，这些固位形也有益处。

总体而言，当悬臂梁在近中或远中时，基台预备的箱状固位形和沟固位形应该位于颊侧或舌侧。当悬臂梁在颊侧或舌侧时，轴沟和箱状固位形应该在基台的近中或远中。

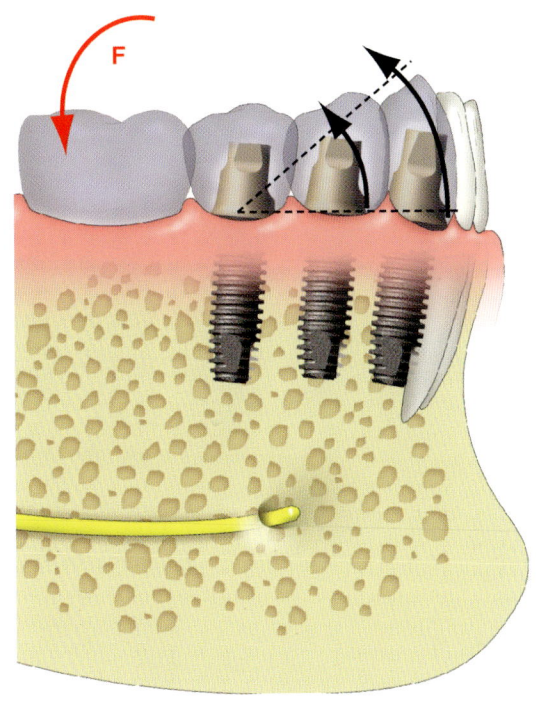

图 29-48　在带悬臂梁的修复体中，拉力（F）作用在距悬臂梁最远的牙冠上。种植体基台的高度应该大于修复体脱位弧以增加抗力，并增加作用于脱位弧下粘接封闭的压力。距悬臂梁最远的基台高度要求最高

## 粘接固位基台的类型

口腔种植修复中应用的粘接固位基台分为两类：一体式粘接固位基台和分体式粘接固位基台。一体式粘接固位基台没有与种植体嵌合的抗旋结构，但与种植体平台能紧密贴合（图 29-52）。在分体式粘接基台，基台有与种植体嵌合的抗旋结构（即外六角），基台螺丝把基台固定于种植体体部（或替代体）上（图 29-53）。

## 一体式粘接固位基台

可用 20 Ncm 或更大的力矩将一体式基台拧紧就位。一体式基台不与种植体体部的六角形紧密嵌合，消除了就位不全的风险。此基台造价更低，因为制作更容易而且只有一个部件。因为中央无需有螺丝入路孔，此基台的壁也更厚。这允许预备额外的抗脱位沟或预备比分体式基台更大的锥度或角度，这在分体式基台可能会导致内侧轴壁穿孔。

当用粘接剂粘固修复体或在戴牙冠产生压力时，牙冠会发生旋转和松动，因此一体式粘接固位基台应该预备出一个或两个平面来限制其旋转或松动。粘接剂在压力下比在剪切力下强度更高，可达 20 倍。

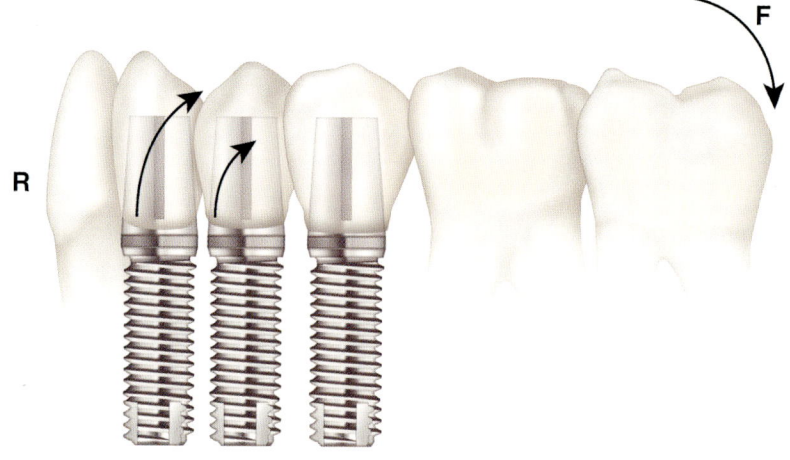

图 29-49　有近中或远中悬臂梁时，可用颊侧或舌侧垂直轴沟改变脱位弧，并减小失粘接的风险

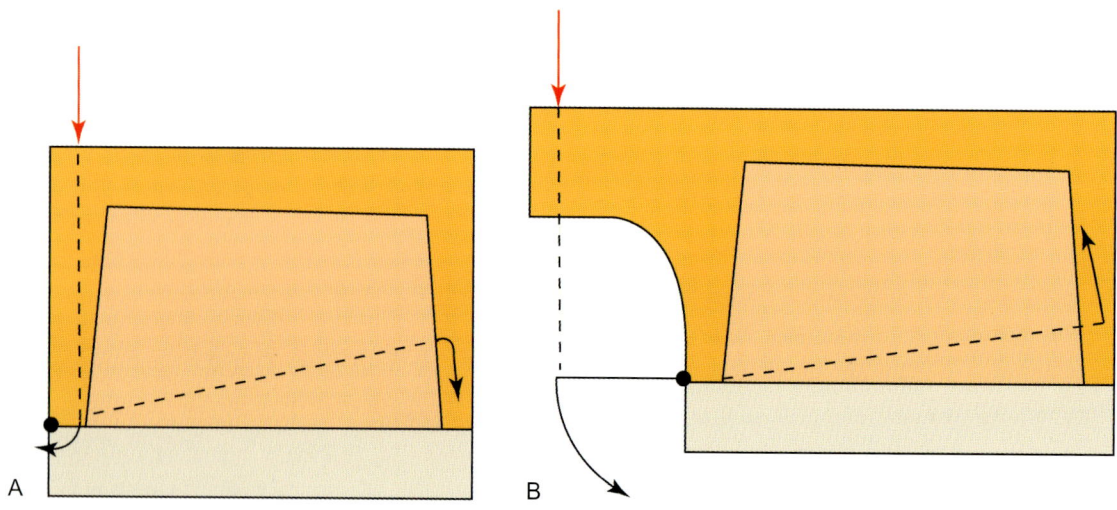

图 29-50　A. 种植冠上常有偏载负荷；B. 此负荷起到悬臂力的作用并增加了脱位力旋转弧的半径

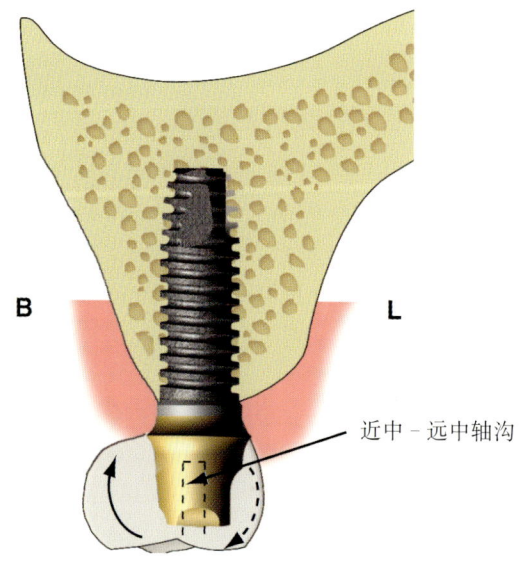

图 29-51　近中和远中垂直轴沟降低了受颊侧或舌侧偏载修复体的张力和剪切力

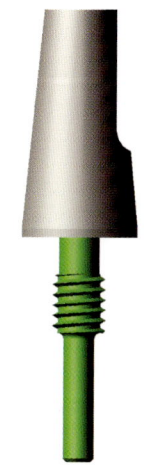

图 29-52　粘接固位修复体所用的一体式粘接固位基台不会与种植体的抗旋结构嵌合

一体式基台也有缺点，而且许多制造商不提供这类基台。因为此类基台不与种植体体部的抗旋系统紧密嵌合，基台可松动旋转，这常在用作独立牙冠的基台时发生。因此，所有单颗牙或独立种植冠应该用分体式基台以与种植体体部抗旋结构紧密嵌合。

第二个缺点在使用角度基台的情况下比较明显。拧入种植体的一体式角度基台会沿一较宽的弧形旋转，而且被拧入的位置并不恒定。因此，即使当基台可以旋入就位时，角度基台往往也是朝向错误的方向。

第三个缺点是安装基台所用的旋转力被传递至种植体－骨界面，特别是近嵴顶区的骨。这些转矩力对骨来说是剪切力，且在质地较软的骨中其应变可能处于应力的病理性过负荷区域，导致嵴顶骨吸收，甚至是造成种植体旋转并导致骨结合失败。作为通用原则，一般不用一体式基台修复种植修复体。

有些生产商提供粘接固位、一体式、角度基台，与根管治疗后天然牙修复使用的桩类似。然而，由于牙冠的桩部分的直径只有 2~2.5 mm，粘接面积不足是常见的问题。另外，种植体平台通常齐平于或低于骨水平。因此，在此水平上有粘接剂残留于组织深处的风险，并妨碍其清除。

### 分体式粘接固位基台

当修复体是粘接固位的时候，分体式粘接固位基台适用于绝大多数情况，特别是对于单颗种植体或独立修复的种植体，分体式基台可与种植体抗旋结构紧密嵌合。角度基台也用分体式结构，在安装基台螺丝之前以正确的角度与抗旋结构结合。当需要使用角度基台以改善美观或纠正粘接固位修复体的共同就位道时，不论种植体是独立的还是被连接在一起，推荐使用分体式基台和基台螺丝。

当选择粘接固位修复体的间接制作技术时，牙医必须使用分体式基台。牙医制取种植体水平印模，它也转移了种植体的抗旋结构。技工室在灌制石膏模型前将有抗旋结构种植体替代体连接至印模柱。然后技师选取基台，预备基台，然后在间接模型上制作修复体。然后牙医可利用抗旋结构将基台戴入口内，位置与石膏模型上的一致。

分体式角度基台有一些缺点，角度基台通常偏离种植体轴15°~30°。因此，当种植外科医生没有考虑最终冠位置或咬合负荷方向就植入种植体。负荷方向与种植体系统的角度越大，负荷中的剪切（力）部分就越大，处于偏载下的基台螺丝松动或折断的风险就越大。

角度基台一侧金属厚度减小的量与角度的大小直接相关（图 29-53）。基台的抗弯曲折断性与金属的厚度为4次方的关系（外半径$^4$－内半径$^4$）。因此，剪切负荷的增加和金属组件的强度降低共同增加了折裂风险。

当种植体过于偏颊侧时，角度基台的薄侧壁也妨碍了基台的预备和切削。这样的基台厚度也妨碍了制备额外的固位形，如轴沟。因此，角度基台的金属量减少可以导致显著的危害。

制造商通常增加角度基台外展以增加金属厚度（图 29-54）。因此，当使用带外展的角度基台，而种植体又过于偏颊侧时，情况更加糟糕。冠边缘常常必须与基台外展紧密嵌合，因为基台的螺丝就在基台外展上方。当修复体计划使用角度基台时，种植体不应被置于牙冠的颈部位置。相反，种植体和基台应该被更深地插入至龈沟内，这样基台外展就位于理想的冠边缘处。

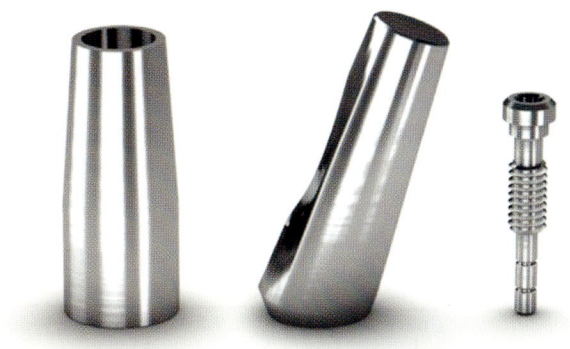

**图 29-53** 粘接固位修复体所用的分体式基台有一个组件（基台）与种植体抗旋结构（如外六角形）嵌合，另一个组件（基台螺丝）把种植体基台和种植体（或替代体）固定在一起。基台可以是直的（左）或有角度的（右）

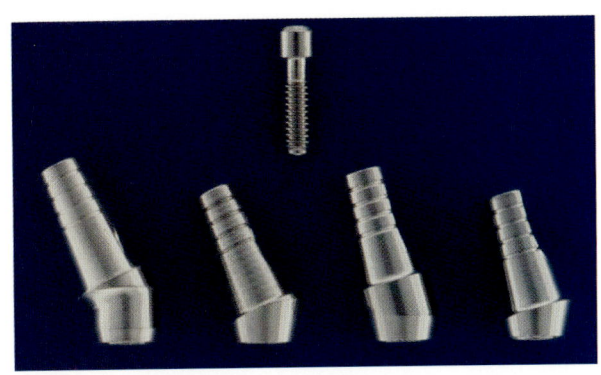

**图 29-54** 分体式角度粘接基台的螺丝孔一侧金属较少。因此，许多设计在基台外展放置更多的金属，这使修复体的颈部发生相应变化

分体式基台有两种设计：成品、预成基台和技工室设计的个性化基台。个性化基台根据软组织形态来改善牙冠的穿龈轮廓，或者通过改变基台的高度与宽度增加冠的固位。技师也更倾向于这些"解剖式"基台，因为它们往往像预备好的牙齿，提供了用于制作种植冠的舒适区，因为这些情况与他们所接受的在天然基牙上制作修复体的训练相似（图29-55）。

最常用的个性化基台是利用塑料基底，用蜡型塑造基台形态和高度，用贵金属铸造。优点是花费较小；缺点是铸件不能与种植体的机械加工的抗旋结构界面精确匹配。因此，不密合性会导致基台螺丝松动的风险增加。

个性化基台缺乏精密性主要发生于铸件的两个区域。第一个是六边形的每个角落区域。可用研磨工具完成铸件但不能获得与预制的、车床加工的基台一样的精密度。因此，个性化基台的抗旋能力较低，旋转力作用于基台螺丝，增加了螺丝松动和远期折断的风险。

第二个缺乏准确度的区域是基台螺丝头就位的部分。个性化铸造基台螺丝头的一侧比另一侧与基台结合得更紧密。研磨工具不能到达铸件基台螺丝孔的内侧面，且这种基台上的受力点不能被调磨。这种较不稳定的连接更可能导致基台螺丝松动。

个性化基台的第二种制作方法是使用预制的钛金属修复基底。技工室在金属修复基底上堆蜡并用贵金属合金在机器加工的基底上铸造。机械性固位力将钛金属基底和贵金属铸件这两种材料结合起来，以提供良好的强度。这种方法的主要优点是六角结构和基台螺丝头部的准确密合性。因此，螺丝连接更牢靠，螺丝松动的风险下降了。这种组件的缺点是钛合金和贵金属铸件的结合并不是化学性结合，可能导致结合面分离和折断。有文献提示污染的风险，还需注意的是个性化基台的钛部分与用于铸造的贵金属合金之间的化学结合欠佳。因此，个性化基台将来可能会发生断裂并需要重新制作。

个性化基台也可以是采用塑料修复套筒和机械加工的贵金属基底的组合（图28-56）。这种方案的优点有精确的机械加工的密合性以及铸造后机械加工基底上更牢固的金属-金属连接。机械加工的界

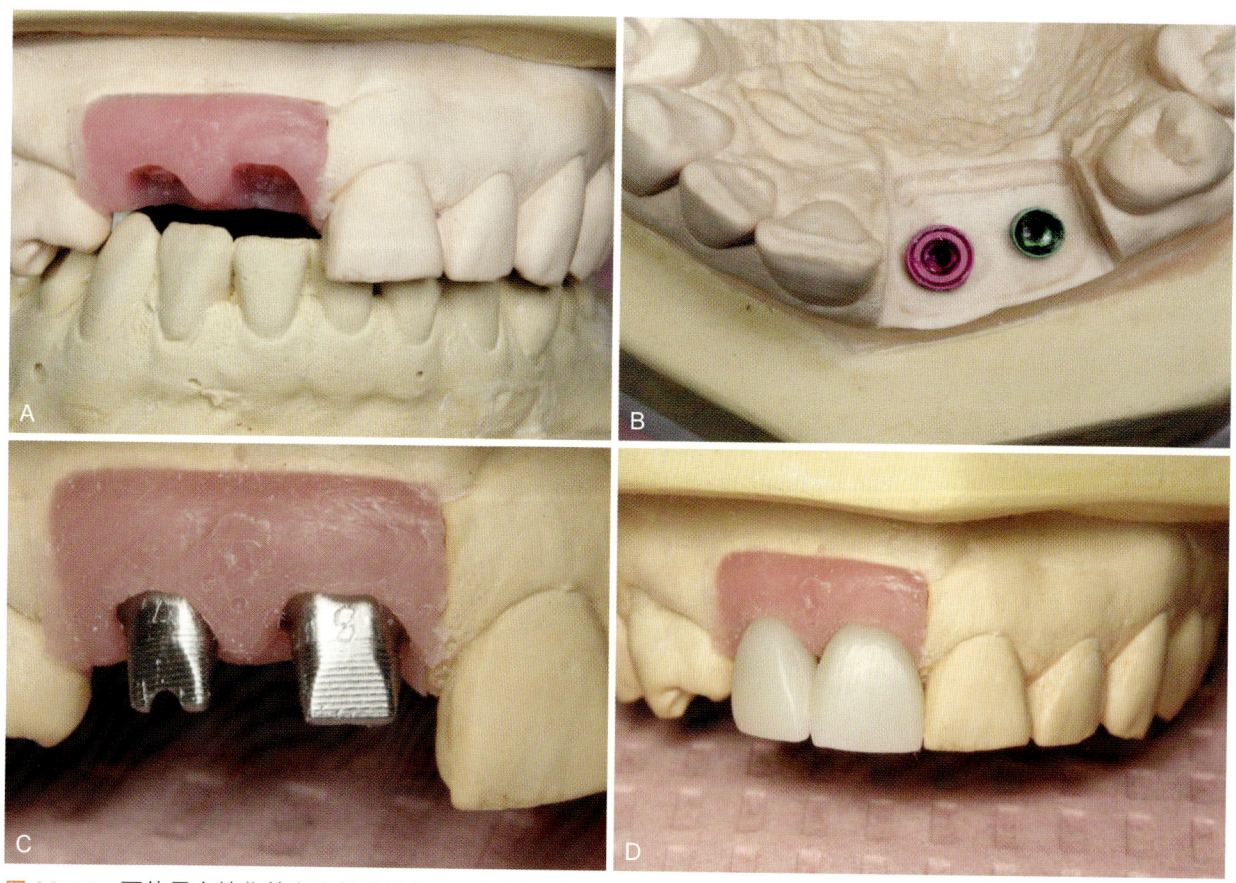

图29-55 可使用个性化基台修复种植体。牙医制取种植体体部印模，然后用种植体替代体转移种植体位置（左上和右上）。制作的个性化基台与冠修复时天然牙预备后的形态相似（左下）

面比个性化铸造表面要优越，因为它保持了种植体部六角形界面和螺丝头部位置的准确性。这种方法铸造的个性化基台与贵金属基底的结合强度比铸造在钛金属上的强度大。研究提示当用机械加工的高纯度贵金属的圆柱体与含大量金或钯的铸造合金组合在一起时，铸造界面在微结构上是坚固的[91]。但这种个性化基台设计的主要缺点是造价高。

贵金属作为铸件的一部分，可在个性化组合基台上添加瓷材料。瓷材料可个性化制作为任何牙齿的颜色，在龈下区域甚至可以是粉色，改善高美学需求区域的颜色和外观（图29-57）。

牙医应该仔细选择最适合特定病例的基台设计。个性化基台比预成分体式钛基台需要更多的技工室专业技能。然而，对于高美学需求的前牙单颗种植修复病例，在基台上使用白色或粉色瓷加强穿龈轮廓，可能意味着不良种植修复体和可接受的牙冠之间的区别。

不论用成品基台还是个性化基台，基台都需要种植体被谨慎精确地植入，因为许多种植体位点的错误是不能简单地通过使用角度基台或个性化基台纠正的。例如，前牙种植体的位点可能会太偏唇侧，或其向唇侧偏斜的角度过大；成品角度基台或解剖式个性化基台会导致颊侧过凸，对牙冠的颈部造成负面影响。

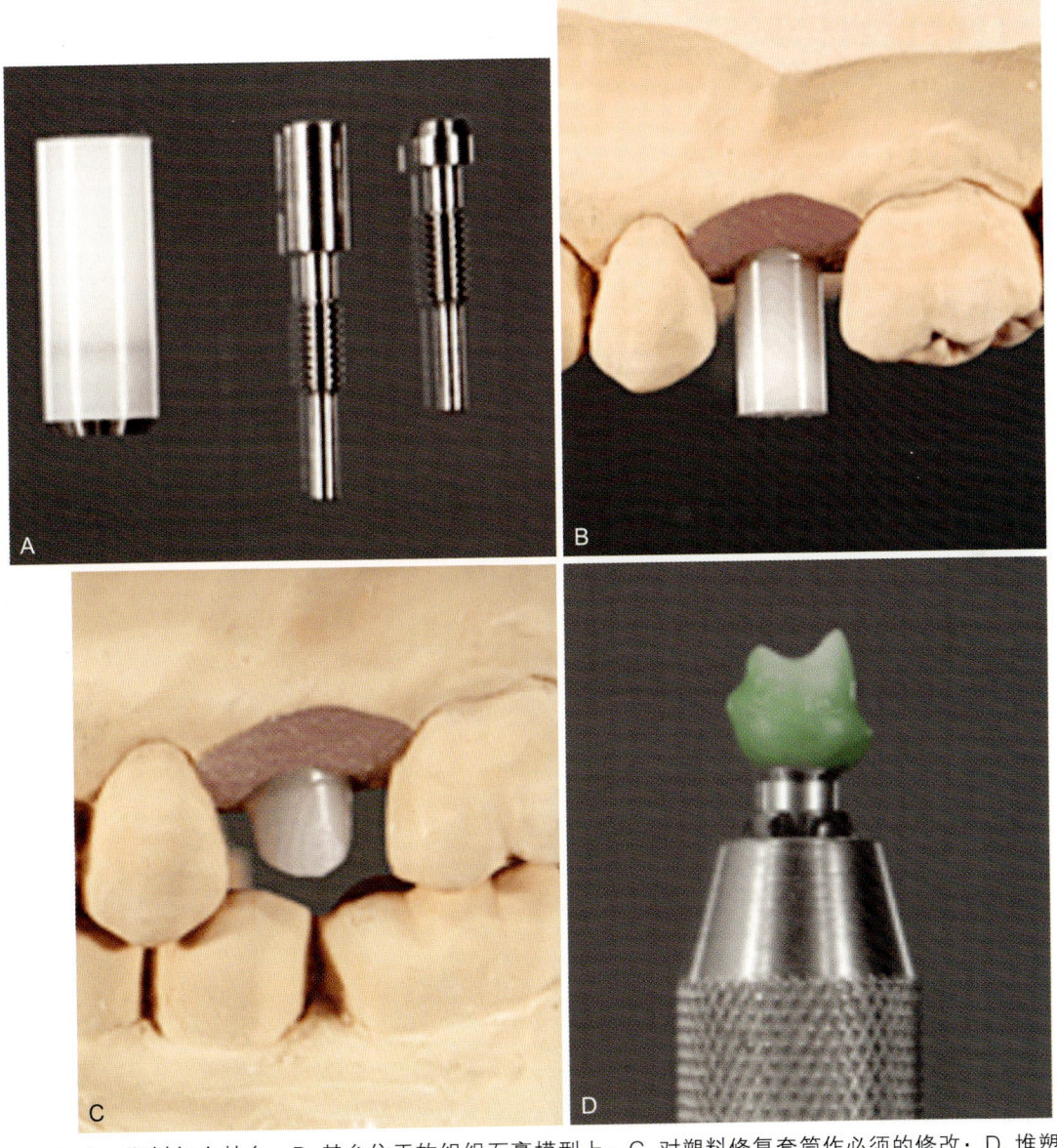

图29-56　A.金-塑料复合基台；B.基台位于软组织石膏模型上；C.对塑料修复套筒作必须的修改；D.堆塑基台上的蜡型以形成合适的穿龈轮廓

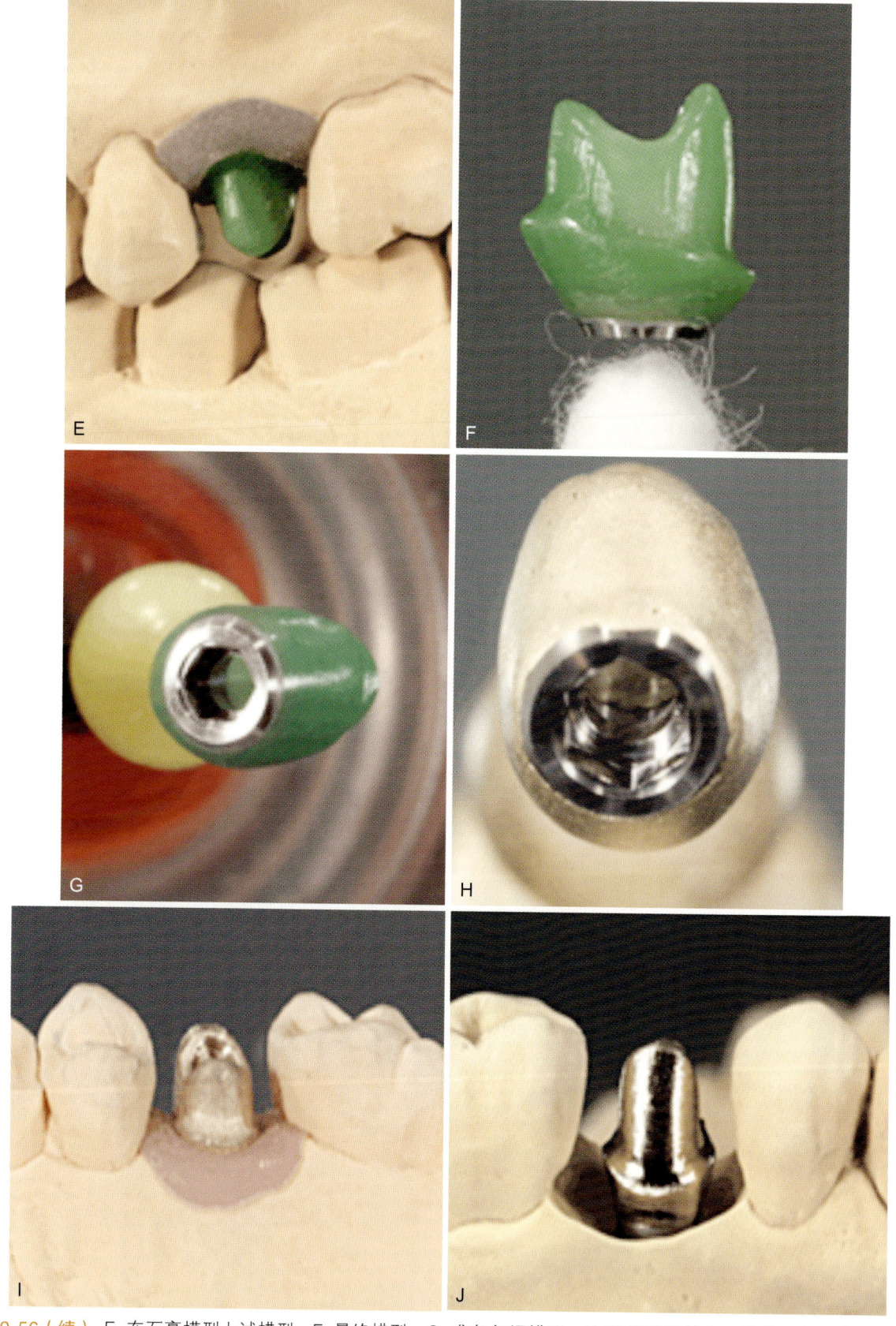

图 29-56（续） E. 在石膏模型上试蜡型；F. 最终蜡型；G. 准备包埋蜡型；H. 取出铸造基台；化学剥离要确保种植体界面的几何形态维持在生产商容忍的误差范围内；I. 在软组织石膏模型上试戴铸件；J. 最终铸件被抛光，检查种植体界面和基台边缘

第 29 章 种植固定修复的原则：粘接固位修复体　805

固定修复的基本原则更精细化，而且强调了需要更多关注细节的领域。例如，应力因素是种植修复体最常见的发生并发症的原因，而且 2/3 的天然牙固定修复体的并发症也是由应力因素导致的。在正确地建立了诊断和治疗计划后，在粘接种植修复体上存在过多应力的最常见原因是过度负荷、咬合接触不良和未被发现的部分修复体松动形成了悬臂梁[58]。

## 冠边缘的位置

### 天然牙的位置

口腔修复学的原则之一是尽可能地建立龈上边缘。这样可以在直视下预备边缘完成线，方便精准取模，利于戴牙后评估，改善卫生状况，以及促进对生物学宽度的保护[69,70,92]。龈下边缘修复体在以下情况适用：①龋坏；②修复先前的修复体；③美观；④固位；⑤根折；⑥颈部缺损；⑦根面敏感[70]（见框图 29-3）。如果临床情况不属于这些情况中的任何一种，冠边缘就需要设计龈上边缘。龈上边缘的主要目标是降低牙龈炎症的风险（包括降低粘接剂残留风险），这被描述为龈下边缘的主要不良后果[93,94]。

需要种植修复的牙列缺损患者通常也需要行完善的口腔治疗。有些牙齿可能需要冠修复体以恢复正确的解剖形态、咬合平面和咬合接触。牙周疾病或现存牙齿的伸长是常见的情况，这些牙齿的牙根表面常在牙周治疗和软组织管理后暴露。牙齿根面上暴露的粘接区域（牙骨质区域）特别易龋坏，甚于釉质表面，特别是在冠边缘处。天然基牙失败最常见的原因是龋坏。因此，鼓励采用减少被修复牙齿龋损的策略，例如慎重选择边缘位置、应用药物和额外的固位（形）和抗力（形）以对抗脱位力。

可稍微修正龈上冠边缘的概念，冠边缘不仅要在组织上方，也要在釉质以减小龋坏风险（图 29-58）。因此，对于牙骨质位于龈上的患者，龈上边缘原则可被龈上釉质边缘的标准替代[18]。

牙齿的舌侧很少涉及美观、龋坏或根面敏感。如果不需要额外的固位或先前的修复体没有采用龈下边缘时，牙冠的舌侧边缘应就位于龈上并在釉质上。除了减少龋坏风险，也避免为了预备冠边缘而去除牙骨质所形成的牙本质暴露，也减少了最终冠边缘达不到所预备的位置而形成的舌侧牙敏感的风险。另外，终印模可以更容易地获取所预备的舌侧冠边缘，因为不需要排开软组织而且龈沟出血风险减少。

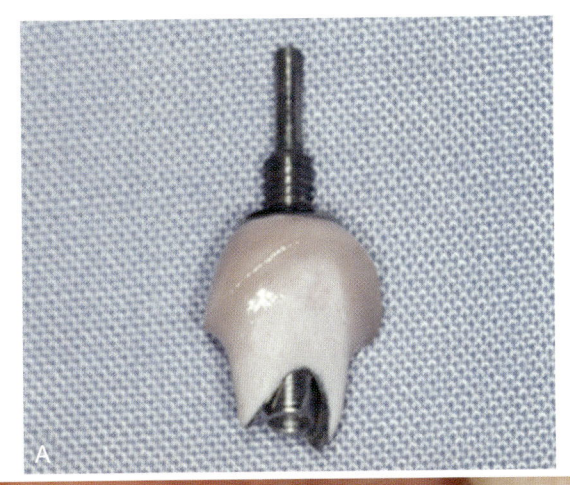
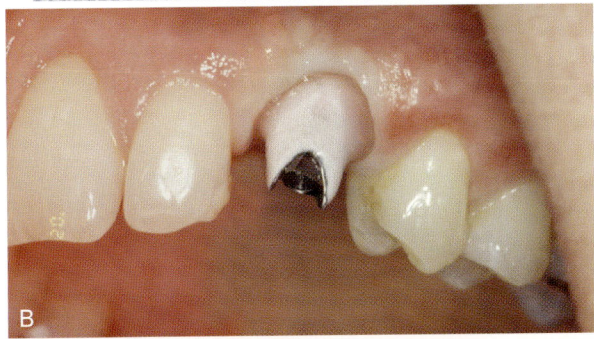
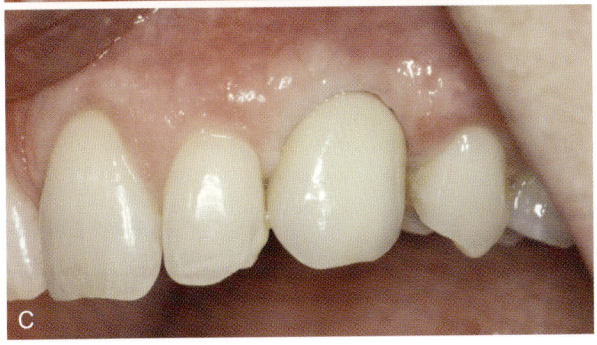

图 29-57　A. 制作龈下区域有粉色瓷的个性化基台以加强颈部美观性。B. 左侧尖牙种植修复。在获取种植体印模后载入带粉色瓷的个性化基台。C. 个性化基台和牙冠就位。在软组织菲薄、钛基台的灰色影响美观的情况下，龈下粉色瓷可以改善美学效果

## 天然牙和种植体基台：修复学指标的对比

天然牙固定修复体的远期存留率有良好的记录。天然牙固定修复体失败最常见的 4 种原因是：基牙龋坏（22%~38%），牙髓相关的并发症（牙髓坏死和牙折），修复体松动（17%），崩瓷（16%）[4,7,8]。牙列缺损患者的种植固定修复体的存留率与之相同或更高。种植体支持的粘接固位修复体的粘接失败最常见的失败原因包括早期负荷失败、修复体松动、咬合材料折裂或种植体组件松动。

辨别固定修复体失败原因的回顾性研究能够使

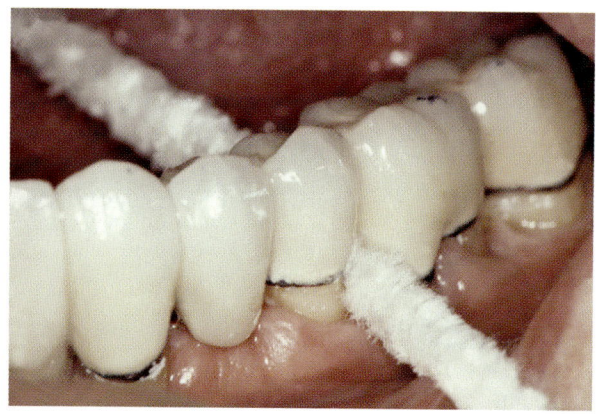

图 29-58　天然牙上的冠修复最常见的并发症是龋坏。一般原则是冠边缘不仅应该在龈上，而且还应该在釉质上。这不仅便于清洁，还降低了龋坏的风险，因为釉质对龋坏的抵抗性更高

通过常规局部应用氟化物（专业维护和每日家庭维护）可进一步减少天然牙牙冠和基牙的龋损。口腔修复通常涉及2~4次就诊，在此期间预备好的牙可以局部用药。这些就诊意味着在预备好的牙齿表面有直接应用氟化物的机会，这有降低牙齿敏感度和龋易感性的多重益处[18]。

治疗后每天在牙冠边缘应用中性氟化物和含氟牙膏以防止基牙龋坏，且应被列为正常家庭保健医嘱的一部分。因为龋坏是天然牙支持固定修复体并发症的主要原因，在天然牙上应该用氟化物而不是氯己定。在同时有种植冠和天然牙冠的患者，两种产品的合用可能使两者效果不佳。因此，建议改变氟化物和氯己定的应用方法（例如早上用一种，晚上用另一种）。

氟化物也可用在最终粘接的玻璃离子水门汀中，这可能会增加边缘附近牙齿结构对氟化物的吸收。然而，金属-金属表面的粘接不太适合用这种水门汀，例如种植体。

龋损也是修复体部分失粘接的一种后果。由于潜在的生物力学并发症，通常不推荐在同一修复体下同时用天然基牙和种植体基台支持。通常，修复体下方最刚性的基牙会失粘接。在天然牙和种植体联合修复的情况下，修复体失粘接的部分通常是种植体基台。然而，当种植体作为桥基牙时，天然牙可发生失粘接，因为种植体可起支点的作用。基牙的固位形和抗力形对减少此类并发症是至关重要的。植入额外的种植体以制作独立的种植修复体是最佳治疗选择，而不是用种植体作为中间基牙。

### 种植体冠边缘位置

上面叙述的天然牙冠龈下边缘的适应证经修正后可用于种植体，因此只有两种原因需要采用龈下边缘：为了增加固位和美观性。因此，龈上边缘的优点提示，应该在大多数情况下采用龈上边缘，除了美学区的种植体。

天然牙或种植体的龈下边缘不应在游离龈缘下超过1.5 mm，甚至在邻间隙区域也是如此。重要的是要注意基台外展常常在种植体连接处以上1 mm处，这通常在骨的嵴顶位置。因此，当组织厚度是2.5 mm（或更多）时，基台外展应位于冠边缘位置根方。

### 刃状冠边缘设计

天然牙传统的预备方法通常限制刃状边缘的使用以避免最终修复体外形过凸。没有具体的研究表明凹形边缘完成线比其他的完成线形态更优越，但易于预备的特点是选择它们的理由，而且避免了修复体过大。然而，当需要极少量的种植体基台或牙齿预备的时候，应该考虑刃状完成线。修复学中存在几种常见的刃状边缘预备的适应证，因为它们只需要极小的切削量。适应证包括：①种植体基台；②磨牙和前磨牙的根分歧区域；③下颌切牙的邻间隙区域；④下颌后牙的舌侧面；⑤轴面特别凹（非常凸的轴向表面）；⑥基牙倾斜超过15°，所朝向的那一表面[18]（框图29-6）。

种植体基台是最小化基牙边缘预备量的常见适应证，因为它们的直径通常比预备过的天然牙小，为5 mm或者更小。减小基台直径为瓷材料提供空间或提供斜面边缘，这进一步减小了固位的表面积。边缘区域通常不需要额外的金属和瓷层空间，因为种植体直径已经小于天然牙颈部，而且修复材料的可用空间是充足的（图29-59~图29-61）。因此，

---

**框图 29-6　刃状边缘的适应证**

1. 种植体基台
2. 根分歧区域
3. 下颌切牙邻间隙区域
4. 下颌后牙的舌面
5. 凹形轴面
6. 基牙倾斜超过15°

刃状边缘是最常见的种植体基台预备方式。事实上，常在种植体基台没有预备时就取印模，技师再在组织水平修整基台的超硬石膏代型。

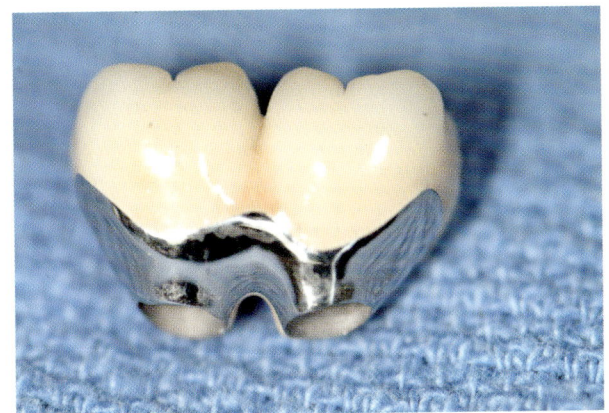

图 29-59　种植冠常采用刃状边缘，因为不需要预备或研磨基台

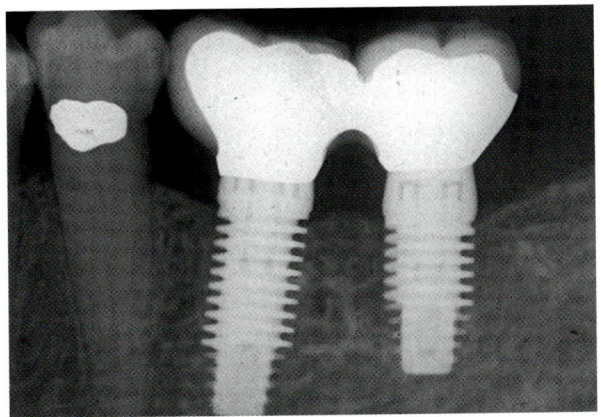

图 29-60　刃状边缘处于游离龈缘处或相距 1±0.5 mm 以内

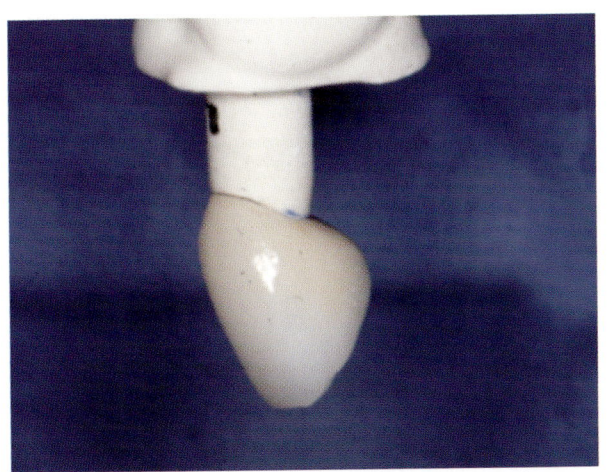

图 29-61　当需要额外的体积和轮廓以形成牙冠的穿龈形态时，可以把瓷材料粘接在刃状边缘上。应用在刃状边缘上的瓷材料可以从金属基底延伸至任何想要的穿龈轮廓

使用刃状基台边缘的一个例外是当种植体过于偏颊侧或距离邻牙过近，并且想要制作瓷冠边缘时。在种植体位置过于偏颊侧的情况下，可以选择肩台或浅凹边缘的冠边缘设计，为修复创造足够的空间并避免修复体外形过凸（图 29-62）。另外一种需要较大预备量的适应证是当 2 颗种植体相距过近时，需要在近远中方向上为修复体创造足够的空间。

在种植体或天然牙倾斜超过 15°，角度倾斜的那侧也是刃状边缘的适应证。为了实现平行度所移除的材料或牙体的量，危害了种植体基台宽度或侵犯了倾斜牙的髓角。建议在角度倾斜的那侧仅移除极少量的基台材料或天然牙结构以减少这些并发症。

刃状边缘的第三种适应证是已发生周围牙槽骨吸收的磨牙（有时是上颌第一前磨牙），它可能被包括在种植重建计划中。磨牙的根分歧区往往距离髓室较近。过度切削此区域的牙本质增加了需要牙髓治疗的风险。因此，在根分歧区域可用刃状边缘以改善卫生，同时降低牙髓受损的风险（图 29-63）。上颌第一磨牙约 30% 的牙根表面积

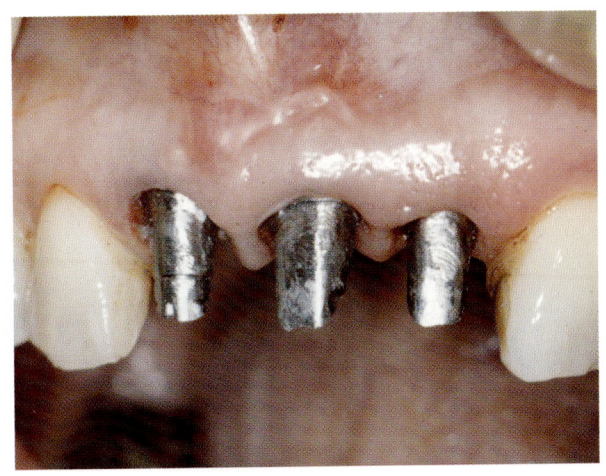

图 29-62　2 颗种植体基台的颊侧位置需要预备浅凹形边缘，为瓷层提供更大的空间

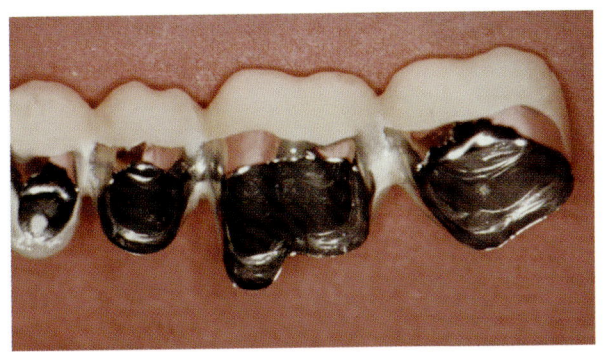

图 29-63　上颌第一磨牙有颊侧根分歧暴露。预备刃状边缘减少了根分歧倒凹并降低了露髓的风险

在根分歧以上，该数值与下颌第一磨牙的数值相似[95,96]。另外，这些情况下更有可能存在牙周疾病。当骨吸收导致根分歧暴露时，这些磨牙就不太适合作为固定修复体的基牙。因此，这些情况下通常需要独立的种植修复体。

下颌前牙也是刃状边缘的适应证，它们可能被夹板或牙冠连接起来以减少动度或纠正切嵴位置。髓角向邻间隙区域伸出，这些区域的刃状边缘能减少露髓的风险（图 29-64）。当切嵴宽而颈部窄时，通常需要刃状边缘，例如在经过牙周治疗的牙上。刃状边缘在因类似的原因而轴面过凸的牙上也是可以接受的。因此，对于种植体基台和天然基牙，当备牙量是主要考量因素的时候，牙医可以预备刃状边缘。

### 联冠修复体
#### 天然牙与种植体的对比

天然牙上被连接在一起的修复体最常见的并发症是龋坏。基牙之间的桥体起到菌斑贮库的作用，在 10~15 年内，4 颗相邻的牙齿中可能有 1 颗发生龋坏。当相邻的牙齿是被连接在一起的时候，邻间隙的清洁受到限制。因此，在任何可能的情况下，不应该将天然牙连接在一起。

连接种植体的主要缺点是邻间隙的卫生问题。然而，多数种植体相距 3 mm 或更远，而不像相邻的天然牙，可能彼此只相距 0.5 mm。当天然牙上相邻的牙冠被连接在一起时，邻间隙的清洁工具通常是起作用的。然而，在相邻种植体之间，几乎任何邻间隙清洁工具都可以轻易地进行日常清洁。

种植体基台不会发生龋坏或需要牙髓治疗。最常见的并发症与生物应力有关。因此，减少大多数并发症原因的方法已经排好了序列。

为了减少生物应力和最大程度地从替代多颗连续缺失牙的相邻种植体中获益，种植体应该被连接在一起。连接在一起的种植体有以下优点：①增加了支持系统的功能性表面积；②增加 A-P 距离以抵抗侧向负荷和悬臂梁负荷；③增加修复体的粘接固位；④更容易去除修复体以治疗修复并发症；⑤降低边缘骨吸收的风险；⑥降低崩瓷的风险；⑦降低基台螺丝松动的风险；⑧降低种植体组件折断的风险；⑨使得治疗种植体失败的并发症更容易。换言之，整个种植体系统都会受益[18]（框图 29-7）。

1. 连接在一起的种植体增加了支持系统的功能性表面积。当种植体是独立的时候，它们不能共同承受咬合负荷。因此，连接在一起的种植冠，减小了种植体系统中与生物力学过负荷相关的风险（𬌗面瓷层、固位修复体的粘接剂或螺丝、边缘骨、种植体-骨界面和种植体组件）。如果上颌第二磨牙种植体与上颌第一磨牙种植体连接在一起，第一磨牙可把咬合负荷分担给第二磨牙，即使是第二磨牙没有直接咬合负荷的时候（图 29-65）。作为将种植体连接在一起的结果，种植体存留率更高。例如，许多研究中发现单颗种植体成功率为 90%，2 颗连接在一起的种植体成功率为 97%，3 颗连接在一起的种植体成功率为 98%[14,15,92]。

2. 2 颗或更多的种植体之间的 A-P 距离对对抗任何角度负荷或悬臂梁都有利，特别是当 3 颗或更多的种植体不在一条直线上的时候[58]（图 29-66）。弓形的生物力学特点

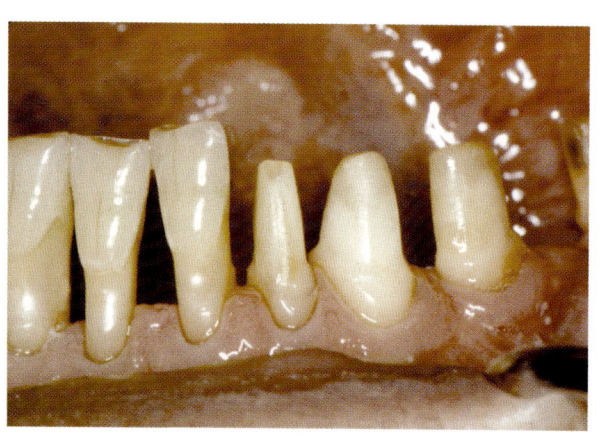

图 29-64 在下颌前牙的邻间隙区域，可能需要预备刃状边缘，特别是当切端宽而牙颈部直径窄时

| 框图 29-7 连接种植体的优势 |
| --- |
| 1. 增加功能性表面积 |
| 2. 增加前后距离 |
| 3. 增加粘接固位力 |
| 4. 易于取下修复体 |
| 5. 降低边缘骨吸收风险 |
| 6. 减少崩瓷 |
| 7. 减少基台螺丝松动 |
| 8. 减少组件折断 |
| 9. 易于处理并发症 |

是最有利的，因为它有5种不同的平面被连接在一起（双侧磨牙和前磨牙的、双侧尖牙的和一颗前牙的种植体）[17]。当被连接的种植体不在同一平面并且接受负荷的时候，相比于独立的单位，其旋转力、角度力和颊舌侧的悬臂梁偏载都被减少了。

3. 连接在一起的修复体可提供更大的基台表面积和抗力形，这样修复体就有更大的固位和抗力。另外，传递至粘接界面的力更小。因此，修复体失粘接的可能性更小（图29-67）。这在基台较短或有侧向力存在的情况下尤为重要。修复体失粘接的可能性更小，所以可以用更少的硬质粘接剂。在需要的时候，修复体可更容易地被取下。

4. 如果种植体松动或基台螺丝松动，连接在一起的修复体比单独的修复体更容易拆除。由于基台螺丝松动而导致种植体支持的单个牙冠具有动度，施加在冠上的冲击力在传递至粘接剂封闭层时就减小了，导致这个牙冠难以拆除。另外，在单个牙冠边缘上通常更难紧密地放置拆冠器，特别是存在龈下边缘的时候。因此，可能需要破坏牙冠以获得松动的基台螺丝的入路（图29-68）。当是联冠修复体时，拆冠器只需放置在修复体的邻间隙。这个位置在组织上方有较大的倒凹区（图29-69）。

5. 被连接在一起的种植体传递至嵴顶边缘骨的应力较少。应力可能和种植体周围边缘骨吸收有关。因此，边缘骨吸收的风险更小（图29-70）。

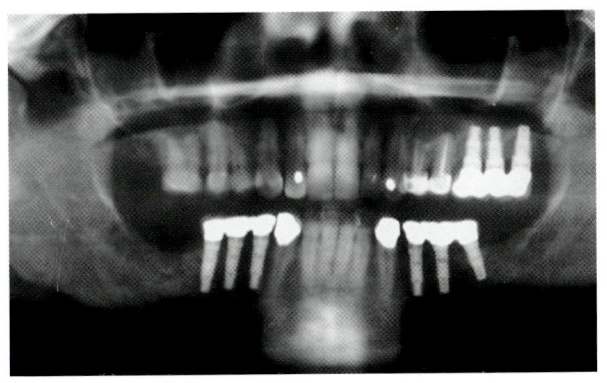

图 29-65 上颌种植体在 D4 型骨中。患者有副功能运动而且对颌是种植修复体。在上颌后部连接3颗种植体以支持2颗牙冠的咬合负荷

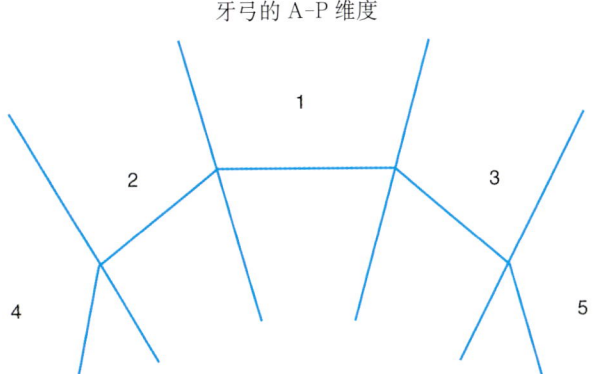

图 29-66 牙弓有5种不同的运动方向：中切牙和侧切牙、双侧尖牙、双侧后牙。连接2个或更多的部分形成前后（A-P）距离以抵抗水平负荷

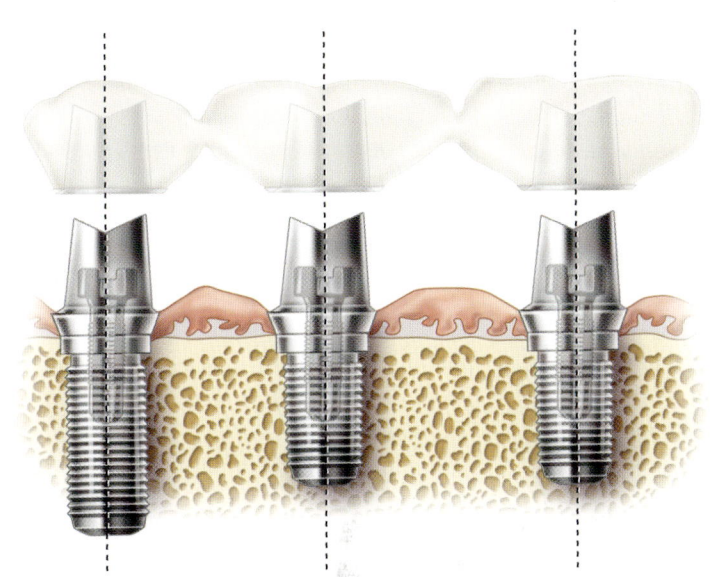

图 29-67 连接在一起的种植体有更强的固位力

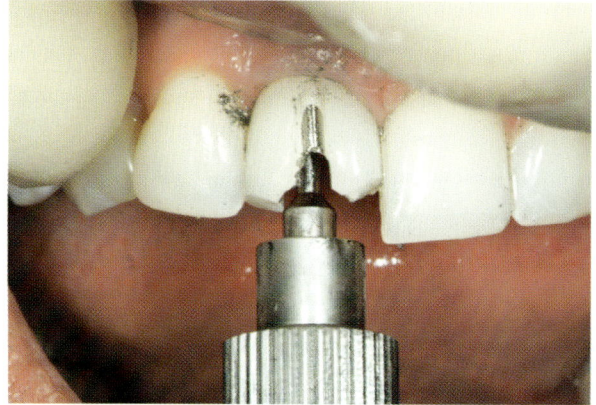

图 29-68　当处理种植体并发症时，可能需要破坏粘接在种植体上的单冠以方便移除

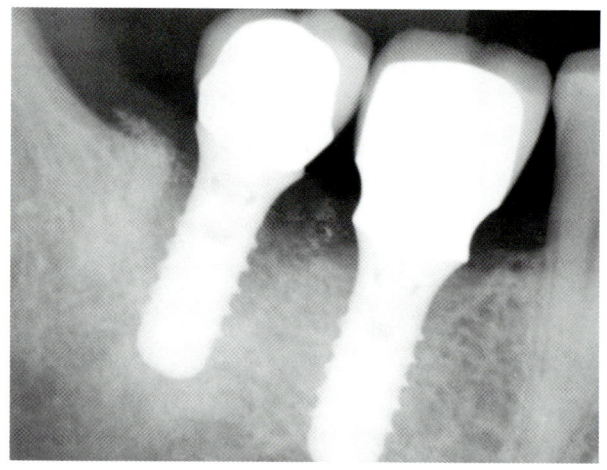

图 29-70　单冠传递到骨组织的咬合负荷更高，增加了边缘骨吸收的风险

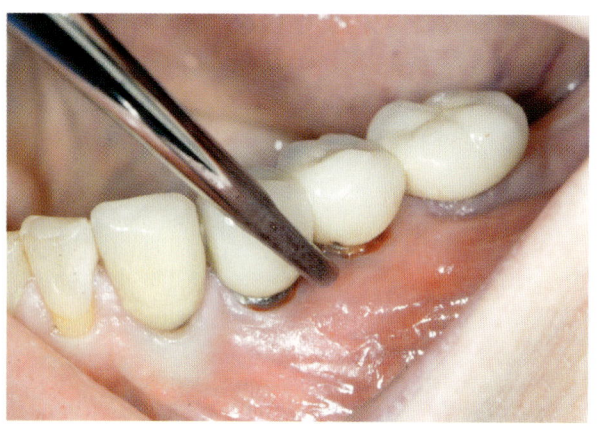

图 29-69　为了取下联冠，拆冠器（bridge remover）只需要卡住邻间隙而不是冠边缘

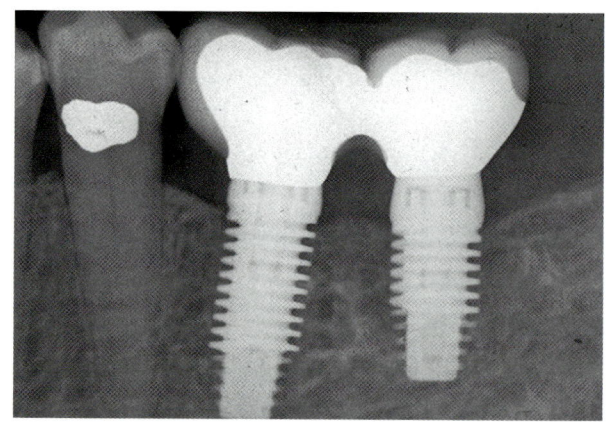

图 29-71　种植冠的边缘嵴通常是无支持的瓷，该区域承受剪切力。连接在一起的种植体的瓷边缘嵴由金属支架支持，所以瓷层承受压力

6. 联冠崩瓷的风险更小。种植修复体的边缘嵴常常由下方的金属支持。因此，作用在边缘嵴上的负荷是剪切负荷，瓷层对剪切负荷的承受力最为脆弱。在 Kinsel 和 Lin 的报道中，种植冠修复中 35% 的患者发生崩瓷，特别是当磨牙症患者被修复为组牙功能𬌗时[93]。

种植联冠的铸件在边缘嵴下有金属连接体。因此，邻面瓷层由金属支持，而且在负荷时有压力作用于金属-瓷界面，瓷对压力负荷的强度最大（图 29-71）。

7. 连接在一起的种植体减少了螺丝松动的风险。种植单冠或独立的种植修复体最常见的修复并发症是基台螺丝松动。在 Goodacre 等的一篇文献综述中，种植单冠螺丝松动率为 8%，范围高达 22%[56]。在 Balshi 的一篇报道中，修复磨牙的单颗牙种植体 3 年的螺丝松动率为 48%[21]。当 2 颗种植体连接在一起修复一颗磨牙时，同样时间的螺丝松动发生率被减少至 8%。

8. 连接在一起的种植体使得种植体体部承受的力量最小，这降低了种植体体部折断的风险。在 Sullivan 的报道中，用 1 颗直径为 4 mm 的种植体修复 1 颗磨牙，14% 的病例出现了种植体体部折断[94]。相比之下，多颗被连接在一起的种植体体部折断率为 1%[23]（图 29-72）。

9. 如果一颗独立的种植体随着时间流逝发生了失败，可能要移除该种植体，并在此位置植骨，然后再次植入种植体。这需要进行多次手术，治疗时间超过一年。另外，必须制作新的牙冠。

当多颗连接在一起的种植体中有一颗种植体失败了，失败的种植体常被拔除，然后这个种植体支持的牙冠被转换为桥体，仍能继续使用原有修复体（图29-73）。因此，不像独立的修复单位需要多次手术与修复程序耗费很长的时间，可在相对较短的一次就诊中就能解决问题。

因此，考虑到种植联冠比种植单冠拥有的优势，尽可能保持天然牙是独立的修复单位，而尽可能将种植体牙冠连接在一起。

支持连接天然牙的一个特例是当松动的天然牙围绕种植体时。前牙在成功的牙周治疗后可发生松动，种植体就承担了整个牙弓大多数的负荷。此负荷在有副功能运动时可能是过度的。一种减小动度的方法是将天然牙连接起来。当考虑用此方法减小动度时，连接在末端的牙齿不应该是最松动的牙。

连接种植体原则的一个特例是下颌全牙弓种植修复体。下颌体在张口时会向颏孔的远中屈曲，在重咬合时有扭曲，这对全牙弓种植修复体有潜在的临床重要意义[97]。因此，下颌全牙弓种植修复体不应从一侧磨牙连接到对侧磨牙；应该有悬臂梁或者被分成2或3个部分以适应下颌行使功能时的力学特点。屈曲和扭曲变形不会影响上颌骨，上颌所有种植体常连接在一起，而不考虑它们在牙弓上的位置如何。

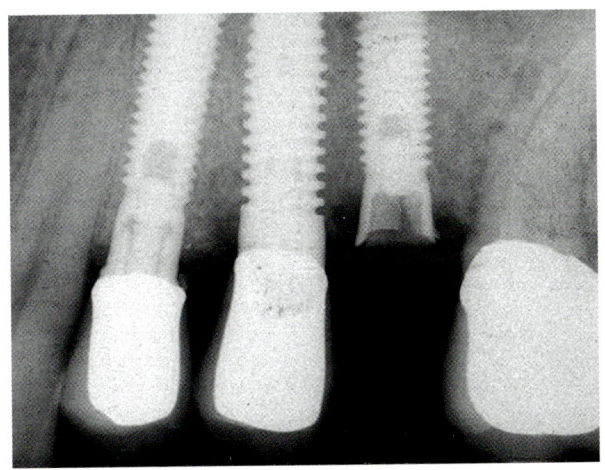

图 29-72 单冠所受的应力更大而且可能导致种植体组件或体部折断

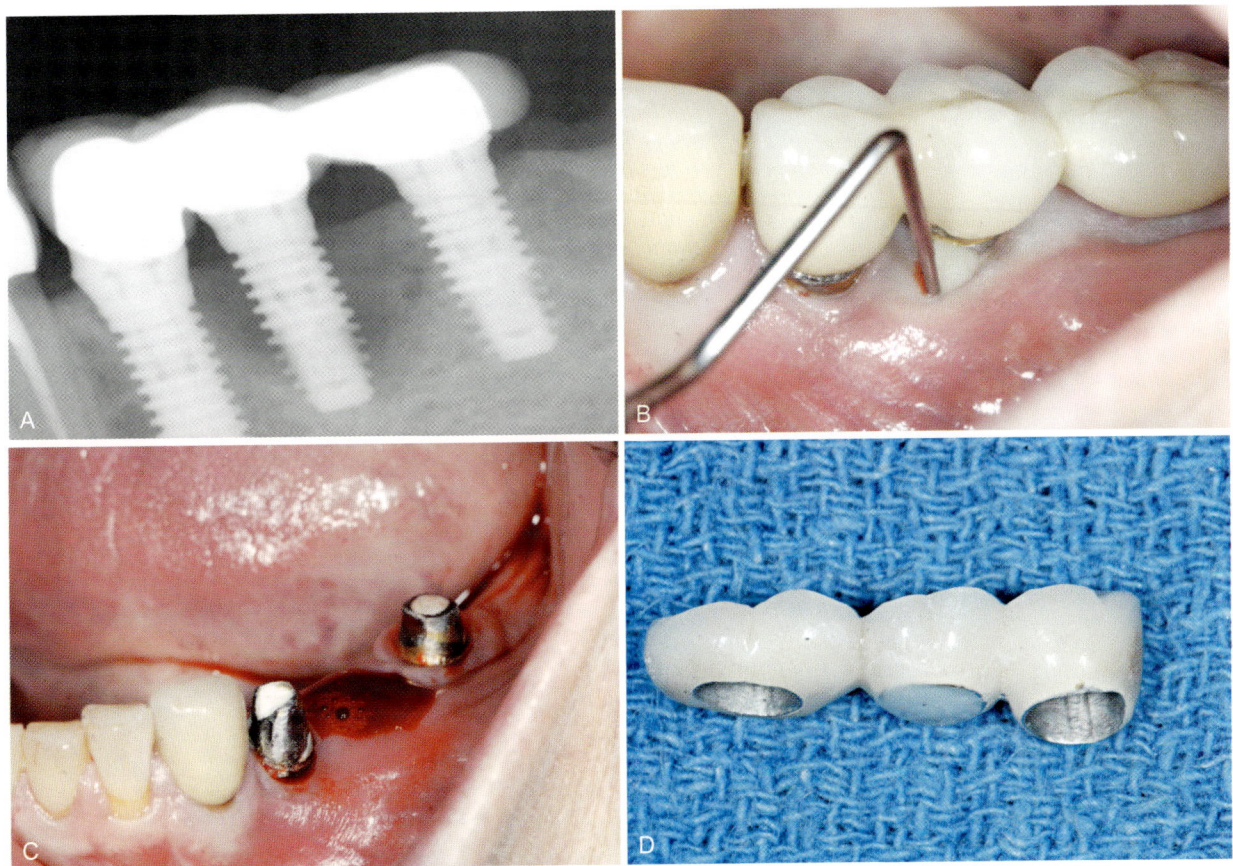

图 29-73 A.连接在一起的三单位最终修复体，中间的种植体有严重的骨吸收、溢脓；B.修复体连同中间种植体被移除；C.中间的牙冠被转换成桥体

## 就位道

### 天然牙的平行度

天然前牙往往是拥挤或扭转的。因此，当连接这些牙以减小动度时，有些基牙可能需要牙髓治疗以实现修复目标。如果没有在治疗开始前向患者解释此事而需要牙髓治疗，患者常会感觉治疗有所不当。在重叠的前牙上行牙髓治疗或桩、冠治疗可能形成不易清洁的外展隙。这种情况不仅影响美观，还会由于牙周病导致更多牙的缺失。如果扭转或重叠的牙被连接在一起后形成不利于日常维护的环境，甚至需要选择性拔除切牙。

在固定或可摘局部义齿中应用附着体的适应证包括连接不平行的牙齿或在同一修复体下连接前牙和后牙。附着体通常在设计、尺寸和制作中都是刚性的。所有这些因素都限制了最终修复体的就位道。

当邻牙缺失的时间较长，剩余的天然基牙通常从其理想位置发生了位移，常表现出倾斜、扭转或伸长。在原始的治疗计划中，牙医应该考虑为牙列缺损患者纠正天然基牙的位置，不论天然基牙是否与种植体连接。如果没有矫正种植修复体相邻的倾斜牙，在邻间区域会出现大的三角形间隙，这会引起食物嵌塞（图29-74）。

良好的临床习惯是评估并纠正所有未来会接触种植修复体的天然牙。当使用釉质成形术来改善咬合或改变与种植修复体相邻的接触形态和位置，常需要修改种植修复体的就位道和邻间隙的形态、大小。当不能通过重塑牙齿改变轮廓时，可制作单冠改变轮廓，这也属于治疗的一部分。

特别是在骨关系需要改善时，可适合进行正畸移动以纠正颌间或全颌关系。可以在种植体的愈合阶段行正畸治疗；正畸治疗也可提升与天然牙相邻的种植位点的可用骨量。在骨内使牙齿缓慢的向远端位置移动会刺激骨生长，改善与正畸移动牙相邻的种植位点。

### 种植体基台

理想的就位道和咬合负荷方向允许使用种植体直基台，技工室辅助设计出能使力量沿种植体长轴方向传递的修复体，这种修复体对嵴顶骨的保存最为理想，并减少了基台螺丝松动的风险。然而，当固定修复体的就位道与咬合力方向相同的时候，咀嚼黏性食物时，会对粘接剂产生较大的拉力。因此，在理想情况下，修复体的就位道应该与咀嚼时咬合负荷的方向稍有不同。

理想情况下，一种建议是让修复体的就位道与咬合时种植体的轴向负荷偏斜大约10°以增加固定修复体对失粘接的抵抗性。可以用直基台，但修复体的就位道和基台的平侧面、轴沟应该与种植体长轴偏离10°，同时允许咬合负荷沿轴向加载于种植体上（图29-75）。

例如，后牙粘接基台（不是种植体体部）应该比种植体轴向负荷向近中倾斜。向前的就位道便于预备、印模的制取和修复体的就位，因为它朝向操

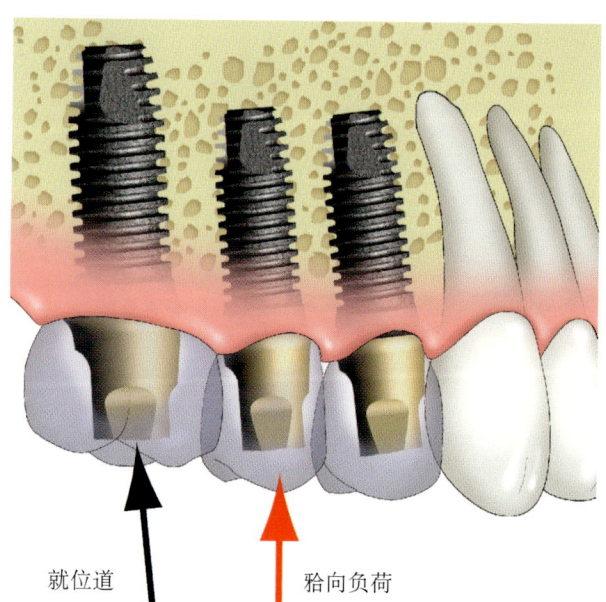

图29-75 当就位道与咀嚼力相似时，黏性食物可能对修复体造成剪切力和拉力，并引起修复体失粘接。种植体体部应该承受轴向的负荷以减少嵴顶应力。应选择与咬合力方向不同的就位道以减少黏性食物对粘接封闭层产生的剪切负荷。向近中倾斜的就位道方便基台预备和修复体就位

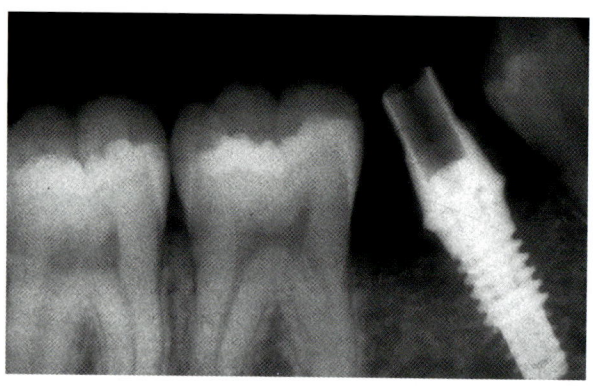

图29-74 位于倾斜邻牙之间的种植体会在牙冠之间形成大的三角形间隙。因此，应该通过釉质成形术或正畸方法改变邻间区域

作者的方向。咬合负荷是沿种植体长轴的，而修复体就位道更向前倾一些。

## 不平行的基台

种植体基台的直径比大多数天然牙都窄。因此，牙医没有太多空间通过预备直基台来纠正不平行的基台。对粘接固位修复体来说，不平行的后牙基台可通过下列几种方法纠正，这取决于偏斜的角度。

1. 如果粘接基台的偏斜不超过20°，牙医可直接用横裂钻以断续接触的方式预备分体式直基台，并用大量的水冲洗（图29-76）。预备后的基台在横截面上不应是圆形的，应该有平侧面以抵抗松动，且应该尽可能长（图29-77）。然后应该用粗糙金刚砂钻预备基台以增加表面粗糙度，最后用横裂钻添加与就位道平行的定向沟。尽管修复医生熟悉此方法，它的缺点是为了平行度而预备基台时，减少了基台的表面积。而且，在口内直接预备基台不如在技工室内的替代体上预备的准确。

2. 纠正不平行基台的第二种方案是安装种植体角度基台（图29-78）。有好几种设计可用，这主要取决于生产商，角度范围为15°~30°度。与种植体体部六角结构或抗旋结构紧密嵌合的分体式角度基台优势最大。前牙区种植体常选择此方案。

大多数角度基台比种植体脆弱，特别是在颈部。因为角度负荷增加和基台固定螺丝侧面的金属厚度减低，基台对折断的抵抗性随着角度的增加而减少（图29-79）。生产商常在角度倾斜的一侧增加基台外展。这种特点使基台螺丝周围有更多的金属（图29-80）。直径增加的角度基台的颈部位于冠边缘下方。因此，当牙龈

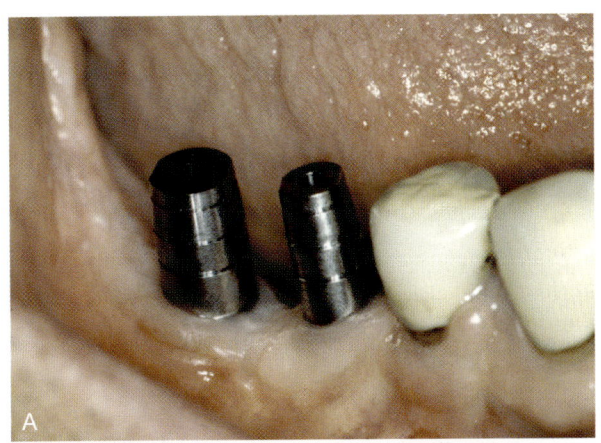

图 29-77　A. 粘接基台被置于2颗种植体上。远中的种植体向颊侧倾斜；B. 用高速手机预备基台并纠正就位道

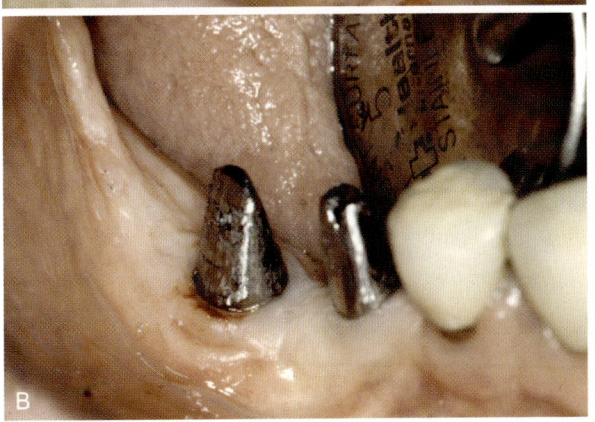

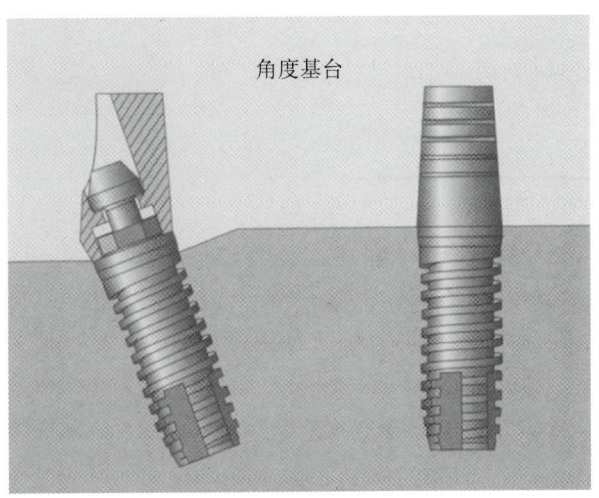

图 29-76　当基台需要纠正的角度在20°以内时，可用直基台并在口内预备（一体式或分体式基台）或在技工室预备（种植体水平印模和分体式基台）

图 29-78　当种植体角度与理想角度相差15°~30°时，可用预制分体式角度基台改善就位道

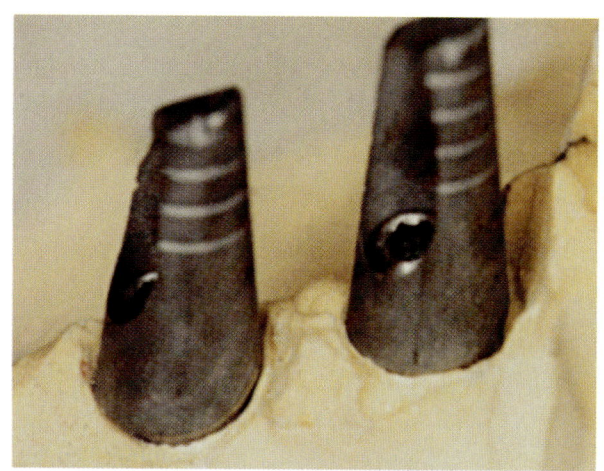

图 29-79　角度基台的螺丝一侧的金属较少

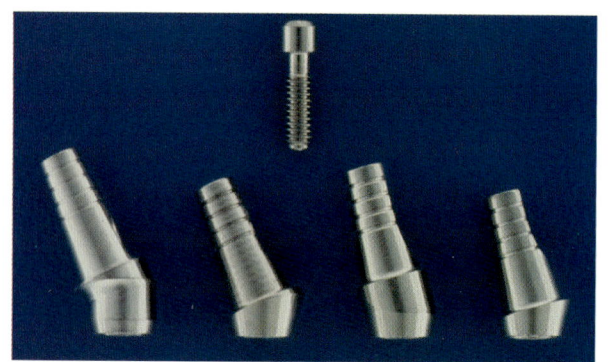

图 29-80　角度基台的颈部通常有较大的直径以在基台螺丝孔侧面增加金属厚度。基台的此部分被置于龈下，但在牙龈退缩后可暴露

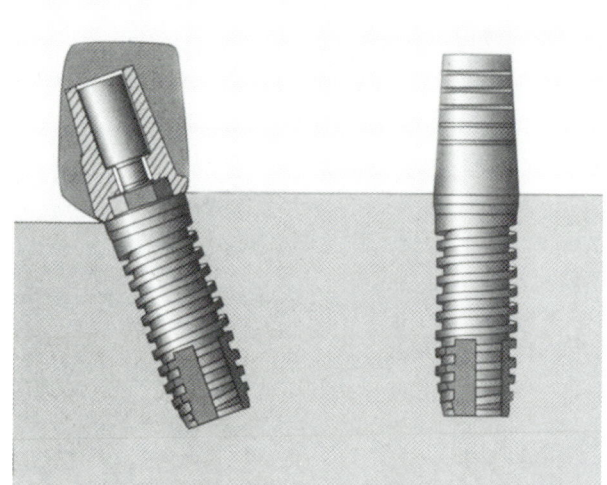

图 29-81　可在直基台上粘接一个基底。基底制作的轮廓与修复体就位道平行

退缩时，基台的金属色泽可透过纤薄的组织而被暴露。

3. 改善后牙种植体基台就位道的第三种方案是应用基底（图 29-81）。种植体基台仍然与其他基台不平行。直基台可以粗糙化处理，在其侧壁添加与自身就位道平行的轴沟，但仍与修复体的就位道不同。然后制作侧壁与修复体就位道平行的基底。牙医用永久粘接剂（例如磷酸盐粘接剂）把基底粘接在基台上，基底的就位道与修复体的就位道不同（图 29-82）。为了能拆卸，可用软质粘接剂或临时粘接剂（例如聚羧酸锌）粘接固定修复体。在修复体被移除时基底仍位于原位，因为它的就位道与修复体不同，而且使用了硬质粘接剂（图 29-83）。

这种技术也有一些优点。基底的直径比原来基台的大，所以固位力更高。除了更大的表面积，技工室可预备基底至理想的锥度，同时改善固位形和抗力形。技工室也可以在基底上添加平行的沟。这种方法很少见于位置偏颊侧的前牙种植体，最常用于远中倾斜的后牙种植体。

当取了终印模但基台相互不平行的时候可用基底方法。这样，就不用重新预备基台并重新取终印模，病例可继续进展至基底试戴阶段。

4. 第四种方案是设计个性化基台。基台可被制作为任何长度或角度。因为基台会被粘接或螺丝固位于种植体基台，应该用贵金属以限制腐蚀。个性化基台的优点包括：合适的角度、形态、体积、改善穿龈轮廓和便于牙冠戴入、容易制备龈下边缘、克服颌间距离问题、精准的就位和制作精确。缺点包括技工室技术敏感、额外的费用和与种植体六角结构或抗旋结构嵌合的准确度。

## 修复体制作
### 直接修复方案

种植体基台可像天然牙修复体一样修复。连接分体式粘接基台（直基台或角度基台，通常是预制的）至种植体体部。拧紧基台螺丝，然后拧松，然后再拧紧到 30 Ncm 或更多（对于大多数系统）。此程序中在基台上应用反转矩技术（图 29-84）。

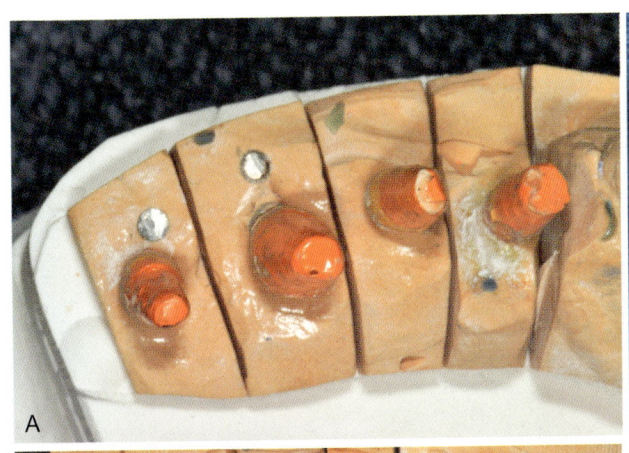
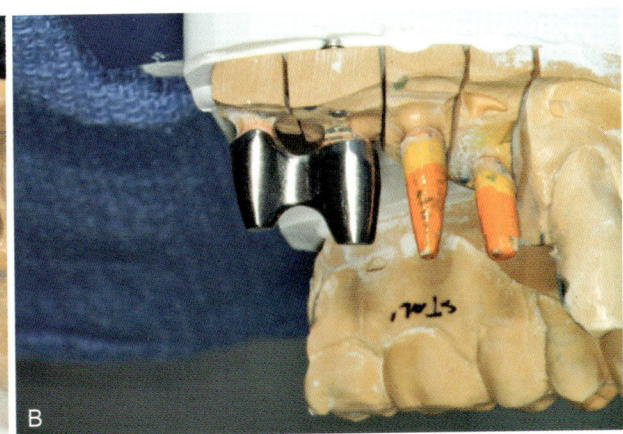
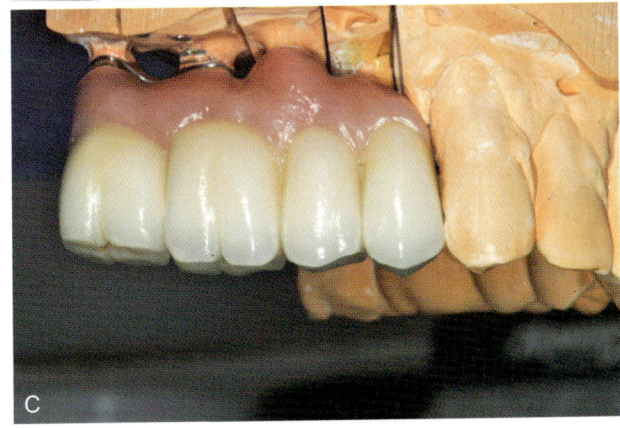

图 29-82　A. 4 颗相互不平行的后牙种植体；B. 在远中 2 颗种植体上制作了基底，并且与前面的 2 颗种植体平行；C. 固定修复体现在可以把种植体连接在一起

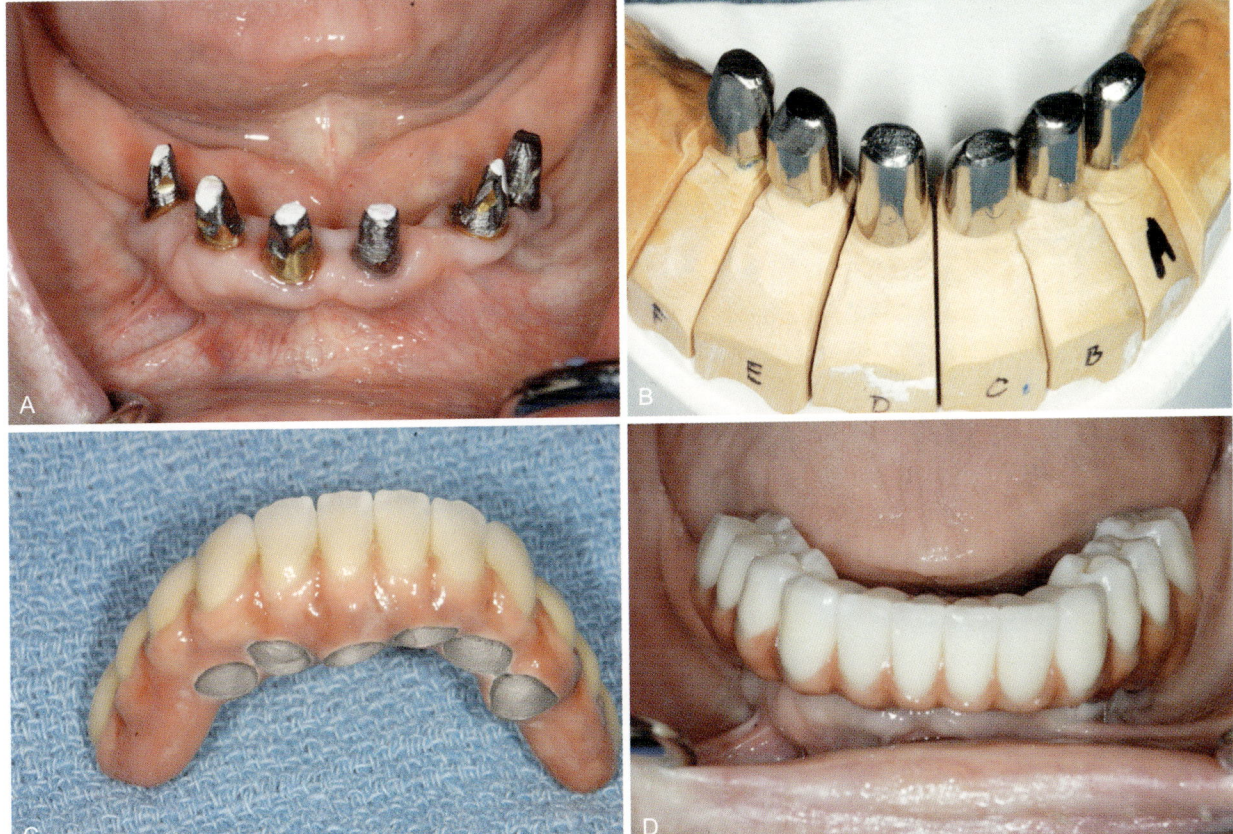

图 29-83　A. 6 颗种植体上的基台互不平行；B. 制作了有相同修复体就位道的基底；C. 全牙弓粘接固位修复体；D. 用永久粘接剂（磷酸锌水门汀）粘接基底，修复体用软质的粘接剂（聚羧酸锌水门汀）

可于复诊前在预修复的蜡型上制作透明修复导板以显示最终修复体的轮廓。如果基台倾斜角度小于15°，可用#703横裂钻在大量冲洗下预备基台。硬质合金钻去除金属的效率比金刚砂钻高（图29-85）。#703钻的柄比#557的粗，所以很少在预备过程中折断。最常见的边缘完成线是刃状边缘（图29-86）。预备出咬合平面和平行的轴面后，用粗糙的金刚砂钻增加边缘完成线上部的表面粗糙度（图29-87）。

在口内预备基台后，在基台螺丝头部放一小棉球，然后用复合树脂或暂封材料（即Cavit或Fermit）封堵螺丝孔（图29-88）。基台预备的边缘轮廓不能是菲薄或锋利的，这样取模后灌制的超硬石膏代型不会在预备边缘处折断。

如果冠边缘不在龈下，可直接制取冠或桥的印模。为了美观或固位设计龈下冠边缘，将排龈线放入深1.5 mm或更深的龈沟内（图29-89）。因为没有结缔组织附着区，在基台周围龈沟内放置排龈线比在天然牙周围简单。然后制取基台印模（排龈线在原位）。这些步骤与天然牙固定修复相似。

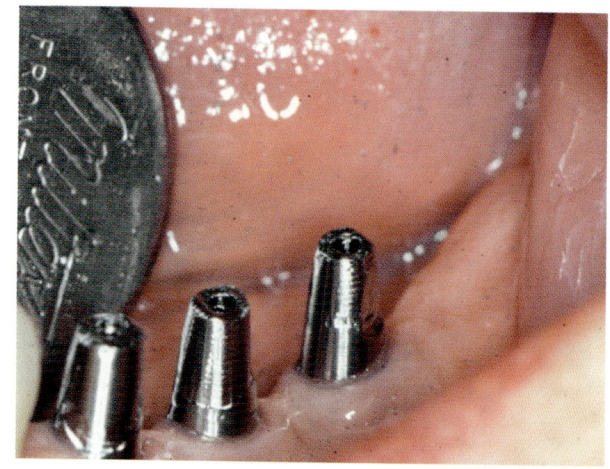

图29-86　刃状边缘完成线是最常见的边缘预备

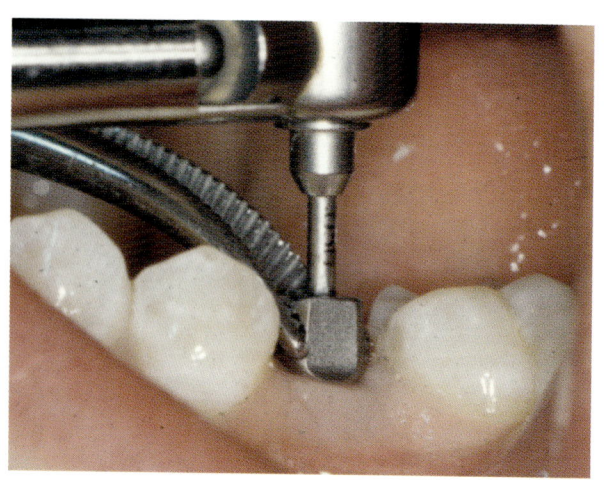

图29-84　粘接固位基台安装于种植体上，对基台螺丝施加转矩而对基台产生反转矩

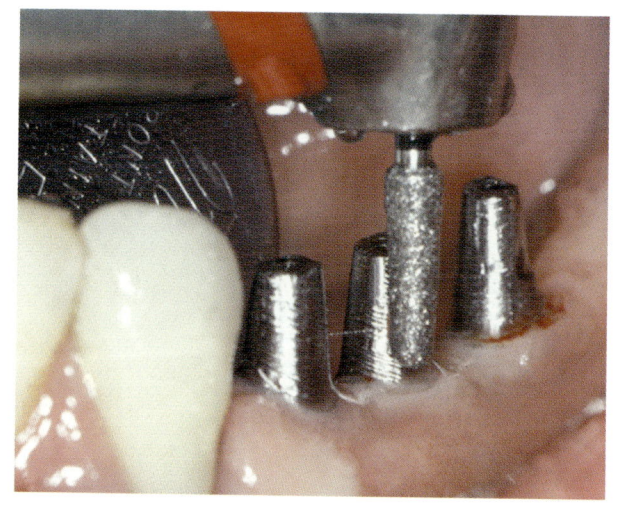

图29-87　用粗糙金刚砂钻增加完成线上部的表面粗糙度

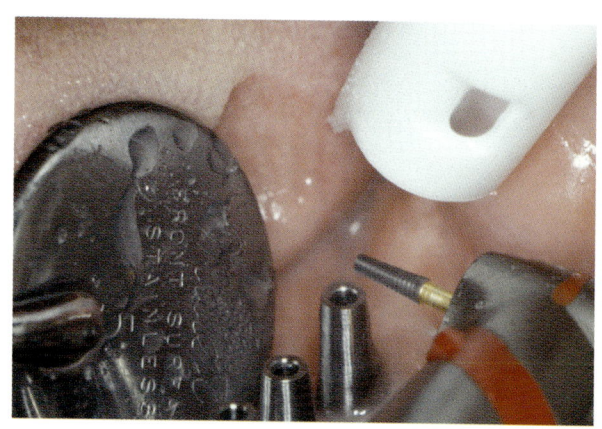

图29-85　用横裂钻预备基台

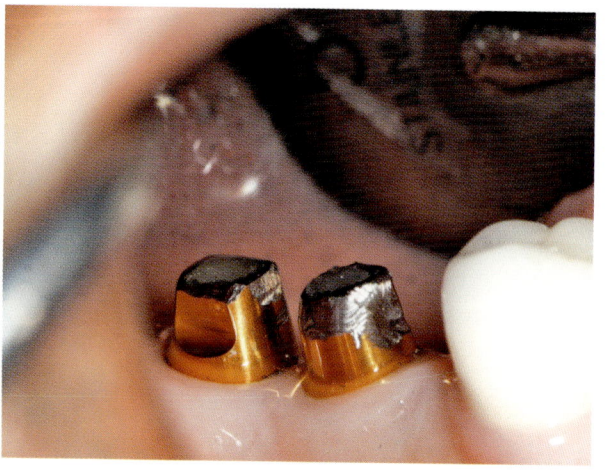

图29-88　封堵基台螺丝孔，并磨钝锋利的边缘

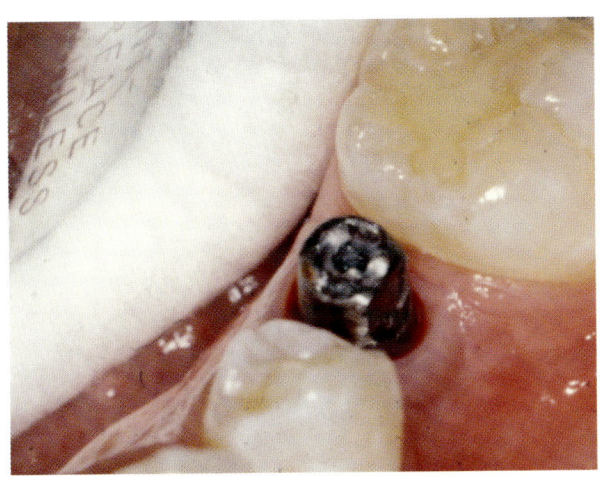

图 29-89　取模时，用排龈线显露龈下边缘（为了美观或为了固位而增加基台高度）

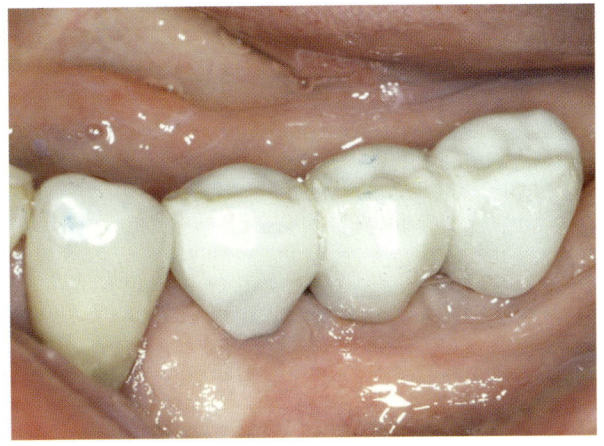

图 29-90　在较软的骨质中，制作无咬合的临时修复体

### 过渡修复体

粘接修复体对过渡修复体的需求不同，取决于最终修复体制作方法（直接或间接）、骨密度、软组织形态、美学区的位置。

在制取了直接技术的终印模后，若种植体不在美学区，骨密度是 D1 型或 D2 型，不需要过渡修复体。与天然牙不同，种植体对温度或功能不敏感。

当种植体被植入于骨质欠佳的骨中（D3 或 D4 型骨），强烈推荐渐进性骨负荷方法。这些情况下过渡修复体被用作治疗性修复体。第一副临时修复体完全无咬合，限制患者饮食为软质食物（图 29-90）。3~4 周（或更多）后，使临时修复体有咬合接触但悬臂梁无接触（如果存在的话）。这次就诊与金属基底试戴程序是同一次。再过 3~4 周，为患者戴最终修复体。

对于在美学区的 FP-1 种植修复体来说，可用过渡修复体评估和成形种植冠周围的软组织轮廓。此修复体可在原位维持 2 个月或更久，同时软组织成熟，将牙间乳头区域塑形为其最终的轮廓。

### 工作模型

种植体粘接固位修复体常常在石膏模型上制作，与天然牙相似。灌制石膏模型和修整基台的个性化代型。然而，基台直径很小（3.5~5 mm），可能在石膏凝固后取下印模时从工作模型上折断。有几种方法可以减少这种问题。

超硬石膏常用于灌制天然牙或种植体基台的模型。应该用抗压强度最高的超硬石膏。一般原则下，强度越高的石膏膨胀就越大。石膏膨胀能补偿一部分印模材料收缩。干燥的超硬石膏抗压强度，在凝固 48 h 后，范围是 10 000~17 000 psi。当凝固时间为 1 周时这一强度可继续增长。工作模型应该多放置几天（最长至 1 周），而不是在一天内就灌制印模并将模型和印模分离[95]。经过此延迟处理，超硬石膏的强度可增加 30%。

可切割、破坏印模托盘以移除印模。这可减少超硬石膏模型破损的概率，但是有风险，由于模型里有气泡而需要重新灌制印模。如果第一副模型破损，毁坏了印模托盘也就不能再灌制模型。

可向模型上基台的粘接固位区域灌注环氧树脂。然而，环氧树脂在凝固时会收缩，而不是膨胀。当使用环氧树脂时，需要符合几种情况以弥补它们的固有收缩[96,98]。加成型硅橡胶（聚乙烯硅氧烷）的印模材料收缩率最小，是应用环氧树脂灌制模型时的最佳选择[99]。材料的尺寸收缩与其体积有关。因此，只在基台位置灌树脂，而不是在整个印模里都灌树脂，这在制作全牙弓种植修复体时尤为重要。甲基丙烯酸甲酯或甲基丙烯酸乙酯树脂的收缩率太大（多达 17%），不能用于粘接固位修复体的代型。相反，环氧树脂更适用于牙科模型。

为了预留粘接剂空间和改善铸件的被动就位，在石膏主代型上应用间隙漆（40 μm）[97]。对于天然牙，间隙漆通常为 25~40 μm，但由于种植体不会龋坏，而且想获得铸件的被动就位以减少嵴顶骨吸收和种植体失败，更适合于 40 μm 的间隙（图 29-91）。用环氧树脂材料时应该使用额外厚度的间隙漆，因为它具有收缩性，而不是石膏那样的膨胀性。

粘接修复体的制作与天然牙冠非常相似，但有一些改动。这种修复方法可被称为直接修复方案（图 29-92）。

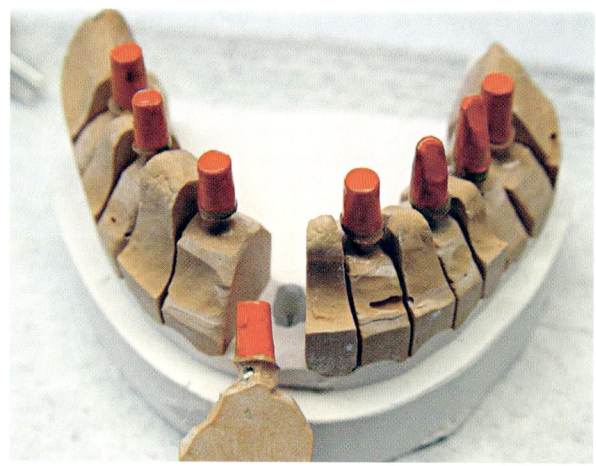

图 29-91　在石膏代型上涂布间隙漆

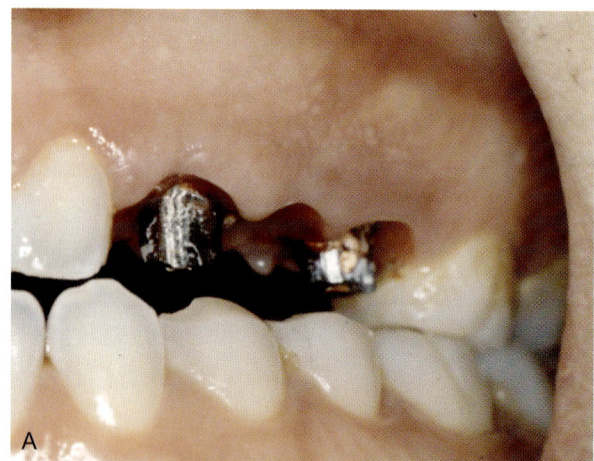

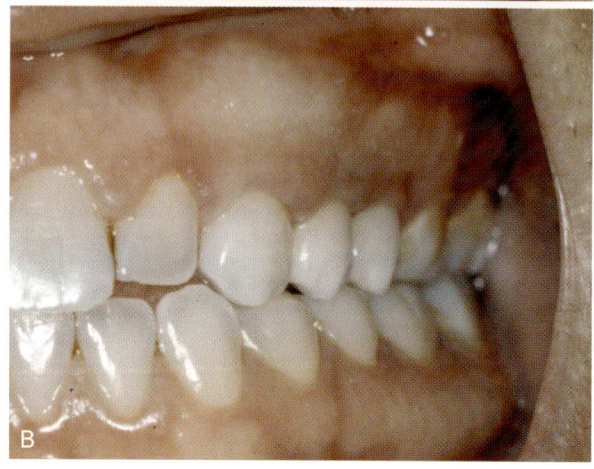

图 29-92　A.准备好两个有刃状边缘的种植体基台和排龈线，制取最终印模；B.三单位固定修复体修复尖牙和第一、第二前磨牙

将粘接固位基台放入口中并在口内预备，使之在整个修复过程中都在原位的优点有很多：

1. 是修复医师所熟悉的方式（与天然牙冠类似）。

2. 由医生预备基台，而非技师。因此，预备量、类型、边缘位置都由医生控制。

3. 不需要种植体替代体。

4. 将冠连接在一起更容易，因为不考虑替代体的精确度，而且不需要转移组件形态。

5. 费用降低，因为消除了基台替代体和技工费用。

6. 可在最终基台上制作固定过渡修复体，而且在第一次修复就诊时就启动渐进性骨负荷方案。

直接修复方案的缺点是：①基台是在口内预备的；②在美学区或需要额外的基台固位高度时要求放置排龈线；③需要基台边缘的精确印模；④因为此时安装了基台，需要制作与种植体愈合期所用的不同的过渡修复体。

## 间接修复方案

间接修复方案的通用术语和每一步操作图片已呈现在本书相关章节。

### 方案1

间接技术是在技工室选择和预备基台。技工室在修复体所用的基台上直接制作蜡型并铸造。

制取工作印模可用两种不同的间接种植体修复技术，基于所用的转移技术不同，每一种所用的取模帽不同。为了使用间接技工室技术，牙医应该用间接或直接印模法制取种植印模。

传统修复学中可用印模帽将代型定位于印模里。大多数种植体生产商使用术语"转移帽"和"印模"描述这个用于种植印模的组件。印模帽将替代体定位于印模或模型上，且由所转移的种植组件来定义。

第一种间接方案使用间接印模帽、"闭合式托盘"和有弹性的印模材料。间接印模帽被拧入种植体并在传统的"闭合式托盘"内印模材料凝固并从口内取出时仍位于原位。然后从种植体上取下间接印模帽并取出口外，然后与种植体替代体连接，然后再插入闭合托盘印模中，因此转移是"间接的"。当再插入时，间接印模帽通常有与弹性印模材料紧密嵌合的倒凹，且稍有锥度以便从印模里取出，而且通常会有平侧面或光滑倒凹以便于取下后重新定位于印模中（图 29-93）。

第二种间接修复方案使用直接印模帽，包括两部分，中空转移组件（常为方形）和一颗用于将其固定于种植体的长螺丝。直接-印模印模帽使用开

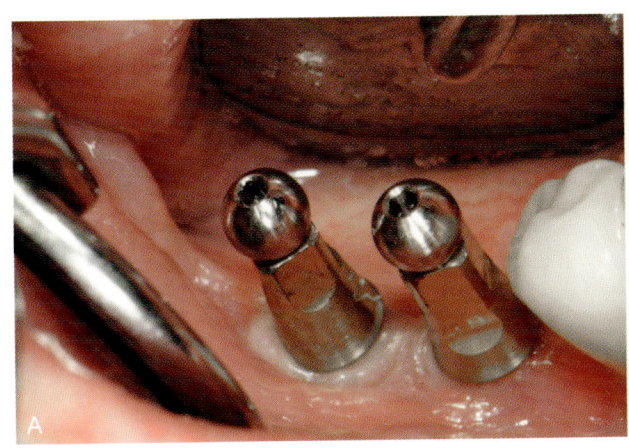 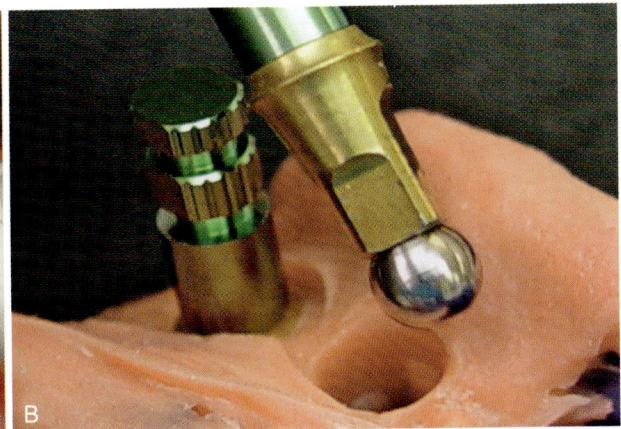

图 29-93 A.间接印模帽被旋入种植体体部。分体式转移帽与种植体内的六角结构嵌合。B.从口内取出间接印模帽并连接于种植体替代体上,然后重新就位于印模中

窗式印模技术。分体式印模印模帽与种植体的抗旋六角结构相嵌合,螺丝与种植体紧密结合并延伸至印模帽以上数毫米。牙医用直视或 X 线片确认印模帽就位。"开窗式"印模托盘置于印模转移帽上,这样螺丝能穿出托盘。

在印模材料凝固后,拧下直接印模帽螺丝(因此才需要"开窗式"托盘)以从口内取出印模。方形印模帽仍位于印模里,因此转移是"直接的"。直接印模帽利用了印模材料刚性的特点,而且消除了印模材料永久性变形和印模帽不正确就位的误差,因为印模帽一直留在印模内直到工作模型被灌制才分离(图 29-94)。牙医连接替代体,嵌合抗旋结构(即六角形),然后拧紧基台螺丝。相比于间接技术,在振动器上灌制和制作模型时,直接转移帽发生旋转或移动的概率更低。

然后牙医制取对颌印模,获取正中关系咬合记录或闭口咬合记录。

### 技工室制作

然后技工室灌制带替代体的工作模型。替代体的定义是一种与另一物体相似或相同的物体。在工作模型制作中利用种植体替代体以复制种植体固位的部分。在获取了印模后,相关的替代体被连接至印模帽,然后用石膏灌注以制作工作模型(图 29-94B)。

不管是直接还是间接印模法,技工室都用种植体替代体灌制模型。将分体式基台安装在种植替代体上,技师预备基台以获取平行性(图 29-94C)。如果需要个性化基台,也可以在此时制作。技工室也制作最终修复体的蜡型并用贵金属铸造(图 29-94D)。也可以制作转移器以允许牙医正确地在口内安装预备好的基台(图 29-94E)。

较大的种植体修复体建议进行金属试戴,与记录新的正中咬合关系一起进行(图 29-94F,G)。在 1~2 颗牙的修复体,通常技工室直接完成修复体,在随后的复诊中,牙医将基台旋入种植体并戴最终修复体(图 29-94H,I)。在良好的骨质条件、非美学区、使用间接技工室制作程序时,不需要过渡修复体。

使用间接技工室技术有以下优点:
1. 间接方案的主要优点在于技工室可以预备多颗基台以实现平行,而且可以为全牙弓修复体制作单冠。
2. 印模要求更低,因为小的气泡不影响基台转移而且获取或记录冠边缘已不重要。
3. 如果需要角度基台,技工室可以选择正确的组件。可制作个性化基台(例如,对于冠高空间不足的情况,较大的直径可以帮助固位)。因此,医生诊室所需的物品更少。
4. 可以在种植体基台上直接制作支架,有利于更精准的边缘适合度。
5. 因为基台预备和过渡修复体是在技工室完成的,可减少椅旁时间。

技工室 - 辅助基台预备的额外优点可被总结为:①有更精准的代型以制作修复体;②改善过渡或最终修复体的边缘和穿龈轮廓;③预备基台龈下边缘而不会有组织创伤或退缩的风险。

技工室 - 辅助方法的缺点包括:
1. 种植体基台的转移可能不准确。当制取过印模后,基台先被取下然后再插入印模中,

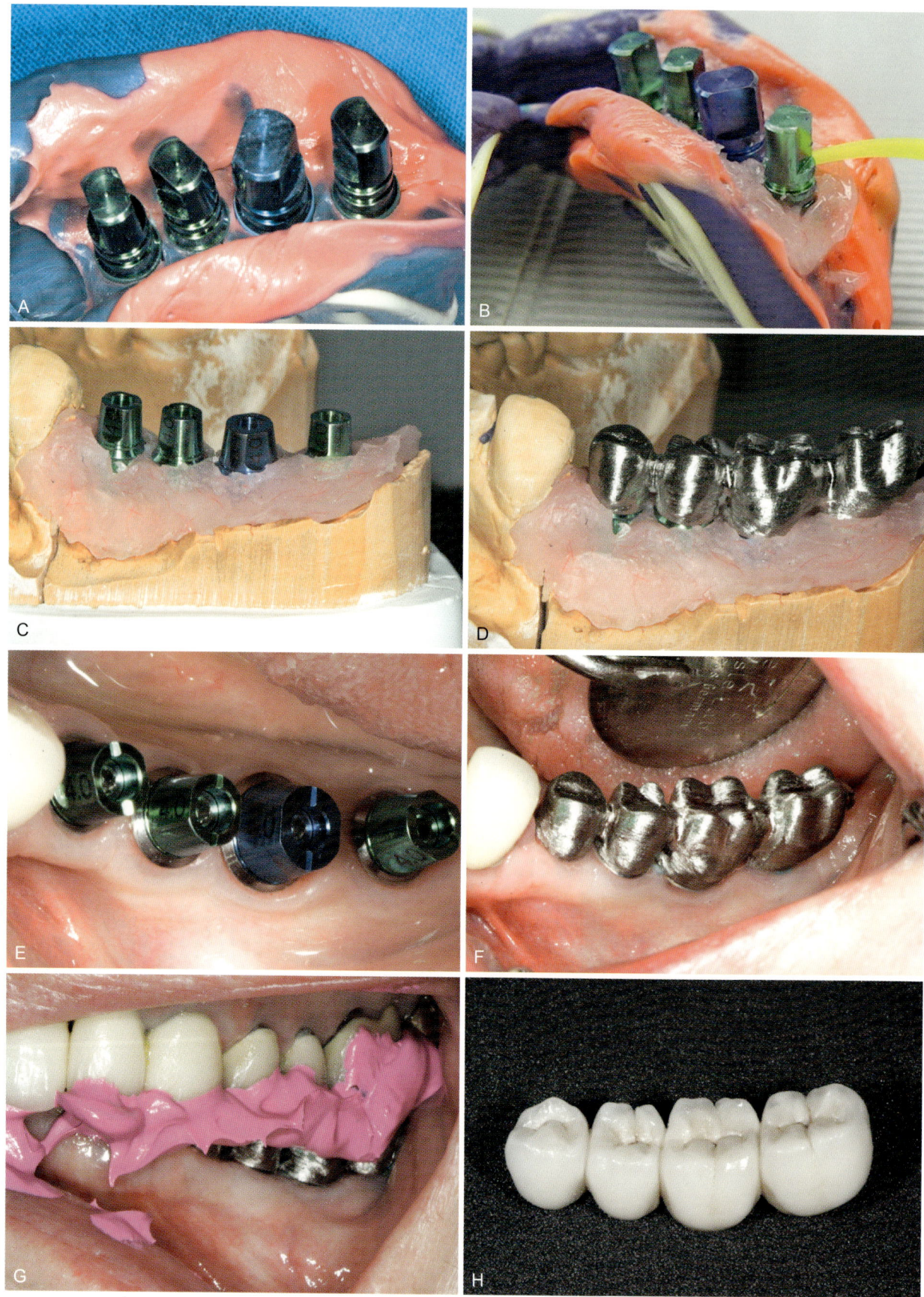

图 29-94 A. 种植体替代体被插入印模中；B. 当想要龈下边缘时，在替代体周围放置软质、弹性的人工牙龈材料；C. 灌制工作模型并预备基台；D. 铸造修复体支架；E. 在技工室预备的基台被戴入口内并旋紧就位；F. 在口内评估金属铸件；G. 制取新的咬合记录；H. 技工室在金属支架上上瓷

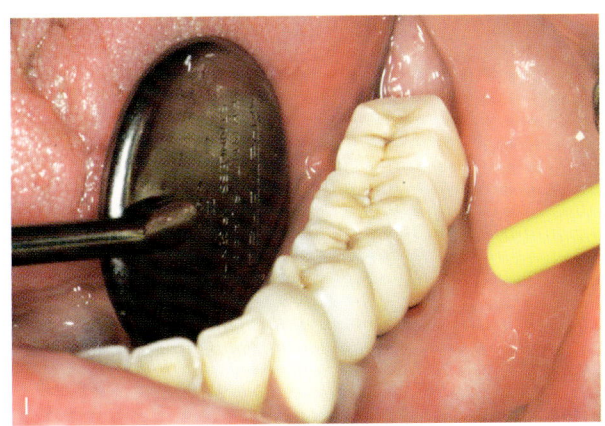

图29-94（续） I. 患者戴入最终修复体

种植体替代体可能发生旋转并与口内的种植体有若干的差异。因此，连接在一起的种植体修复体可能不能被动就位。

2. 在制作金属支架阶段没有使用过渡修复体以向骨逐渐加载负荷。在较软的骨质类型中，这增加了早期骨吸收或种植体失败的风险。尽管可以通过试戴临时基台和其上的修复体来降低此风险，但这会增加椅旁时间和技工室费用。
3. 技师决定边缘位置和基台预备。
4. 技工费用增加。
5. 铸件是在种植体基台上直接制作的，它与基台贴合的过于紧密以至于产生了非被动就位的铸件。石膏膨胀和40μm的代型隙料可以帮助形成被动就位的铸件。

间接印模技术可以在种植手术当天开始。这样，技工室可以在种植体-骨界面形成的同时进行它们的程序。因此，第一次修复就诊是与种植手术结合在一起的。另外一种方案是在二期手术时制取种植体印模。这是较安全的方案，因为此时种植体是坚固的，当从口内取出印模时种植体不太可能发生脱位或移动。另外，因为种植体顶部组件旁的骨已经改建过了，印模材料不太可能滞留于骨和种植体之间。

## 咬合材料

修复体殆面材料影响咬合力的传递和咬合接触的维护。另外，咬合材料折裂是天然牙或种植体上修复体最常见的并发症。因此，建议牙医认真考虑每个修复体的咬合材料选择。可通过美观、冲击力、静态负荷、咀嚼效率、折裂、磨损、颌间距离需求、铸件准确度进行评估（表29-1）。最常见的三组咬合材料是瓷、丙烯酸树脂和金属。下文按照上述的8种标准回顾这些材料用于种植固定修复体的表现。

### 美观

美观是患者的主要考量因素。如今可用的最美观的材料是陶瓷（图29-95）。丙烯酸树脂的美观度可接受，当美观是主要标准时，金属不是很好的选择。然而，在许多情况下美观不是修复最重要的考量因素。例如，当修复上颌或下颌第二磨牙时，大多数患者在微笑或大笑时不会暴露此区域。然而，大多数牙医还是用瓷材料修复第二磨牙牙冠的颊面和殆面，增加了崩瓷的风险。

崩瓷是修复体失败第二常见的原因。咬合力在第二磨牙区域最大。与增加并发症风险相反，非美学区可以基于其他标准考虑咬合面材料（图

表29-1 咬合材料的特点

|  | 瓷 | 金 | 树脂 |
| --- | --- | --- | --- |
| 美观 | + | − | + |
| 冲击力 | − | + | + |
| 静态负荷 | + | + | + |
| 咀嚼效率 | + | + | − |
| 折裂 | − | + | − |
| 磨损 | + | + | − |
| 颌间距离 | − | + | − |
| 准确度 | − | + | − |

+，有利；−，不利

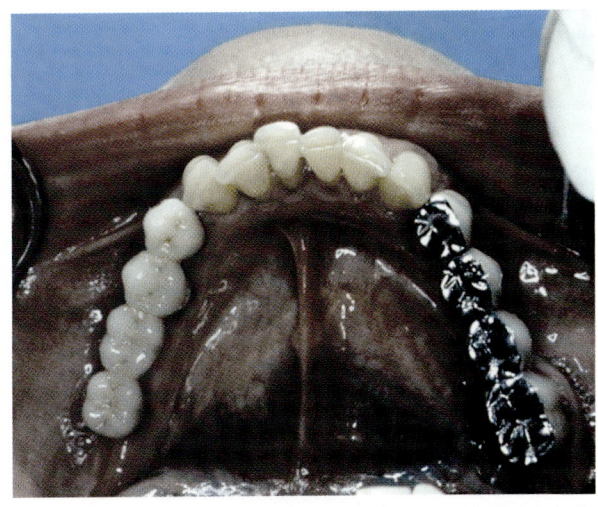

图29-95 种植冠上的金属咬合材料的美观性最差（右）。陶瓷是最美观的咬合材料（左）

29-96）。建议美观是选择咬合材料的主要标准时才使用陶瓷。

## 冲击力

修复体𬌗面材料影响负荷向种植体系统的传递。冲击负荷能短暂爆发较大的力量，主要与闭口速度和咬合材料的缓冲作用相关。材料的硬度与其吸收来自于冲击负荷应力的能力有关。全瓷𬌗面的硬度比天然牙大 2.5 倍。另一方面，丙烯酸树脂的努氏硬度为 17 kg/mm$^2$，釉质是 350 kg/mm$^2$ [81]。复合树脂的硬度是釉质的 85%。因此，冲击负荷在丙烯酸树脂时最低，复合树脂和金属时较大，瓷材料最高（大于釉质）。因此，一开始建议在种植修复体的𬌗面上使用树脂，因为它具有缓冲特点[1, 2]。

丙烯酸树脂过渡修复体能提供渐进性骨负荷。丙烯酸可减少作用于早期种植体-骨界面的冲击力。随着骨成熟及其密度增加，减小力量的需求会下降。

Chibirka 等用应变计测试金、瓷、树脂𬌗面在压碎花生时的力量对种植体-骨界面的应力大小，未发现统计学差异[100]。同样地，在作者的经验和临床研究中，𬌗面使用瓷材料相比于使用丙烯酸树脂，对种植体系统的有害作用更少[101]。

对于有副功能运动的患者，牙医应该选择风险最小的咬合材料。没有副功能运动的患者每天咬合时间少于 30 min，力量低于 30 psi。然而，磨牙症可增加咬合时长、速度和力量甚至达 10 倍或更多。因此，在此非正常负荷情况下，选择的咬合材料类型可以影响种植体系统。对于磨牙症患者，牙医可以用金属或丙烯酸树脂，而不是陶瓷，来降低冲击力。然而，冲击力不是唯一的问题。丙烯酸树脂的折裂率最大，其次是陶瓷，金属很少有此问题。

混合式修复体可用陶瓷人工牙，用丙烯酸树脂围绕，后者与金属下部结构结合。丙烯酸树脂的缓冲作用降低了冲击力，虽然仍有冲击力，但𬌗面瓷材料折裂的风险减小了。这种结构如果远期发生了折裂也更便于修理。

## 静态咬合力

持续性或静态咬合力（如紧咬牙时）受咬合材料的影响极小。不管咬合材料是什么类型，作用于咬合材料上的静态或恒定的负荷会对种植体系统产生类似的应力。因此，当在𬌗面使用丙烯酸材料而非瓷材料时，紧咬牙患者的应力不会减少太多。

## 咀嚼效率

咀嚼效率与修复体𬌗面材料类型的关系存在争议。相比于软组织支持可摘修复体，不管是什么类型的咬合材料，固定修复体的咀嚼效率都更高。Shultz 在两位患者相同的义齿上比较了丙烯酸树脂、金和瓷材料的差异[102]。丙烯酸树脂的咀嚼效率比金属或瓷材料的小 30%，而在金和瓷之间没有发现差异。

## 磨损

咬合接触的维持与材料的磨损相关。因为显著的咬合磨损，正中关系、侧方运动、咬合垂直距离和美观可以发生显著的变化。

磨损是由使用引起的表面损坏、改变或丧失[103]。影响磨损量的因素包括强度、角度、持久性、速度、硬度和对应的力和表面的抛光，还有周围环境的润滑度、温度和化学性质[104]。大多数咬合磨损是磨牙症的结果[105]。

一种直观的感觉是咬合材料越硬，磨损就越少。然而，表面硬度被证明为磨损率欠佳的指征[106,107]。对于特定材料，总磨损体积比磨损率更为重要。换而言之，当两个咬合面咬合时，两个表面的磨损总量对于维持稳定的咬合接触而言，要比弄清楚哪个表面磨损得更多更有意义。例如，当对颌为金、树脂、釉质或抛光后的瓷材料时，丙烯酸材料的磨损比金材料的磨损快 7～30 倍。金咬合表面的体积损失（与对颌咬合面损失的总量）比其他任何组合都少。瓷材料对应瓷材料的磨损比对应金或金属材料时要多。

理想状况下，咬合材料的磨损率，特别是在牙

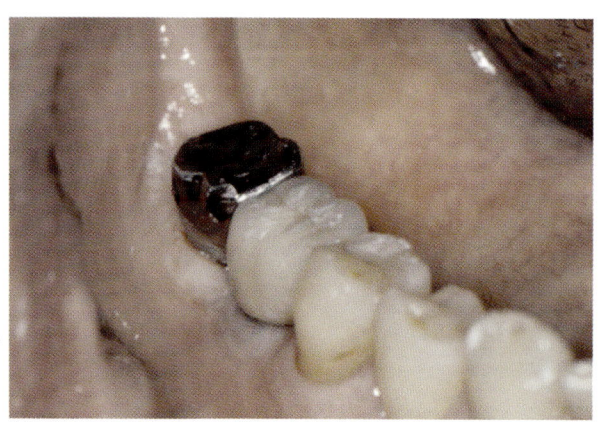

**图 29-96** 在下颌第二磨牙区域，金属咬合材料的折裂更少

列缺损患者有未修复的牙时，应该与釉质相似。这样，咬合改变不会显著地改变𬌗接触。一项体内研究报道称，前磨牙和磨牙釉质在对应着天然牙的釉质时其垂直磨损率是每年20~40μm，但根据Ramp等的研究结果，磨损率可大于此值4倍[108]。

两个相对咬合面的体积丢失总量对维持咬合接触最为重要，而不是评估哪种材料磨损得更多或更少[109]。釉质、丙烯酸树脂、金、陶瓷材料在相互对应时各自的总体平均体积丢失量被确定了[104]（图29-97）。陶瓷对疲劳磨损敏感，而不是磨耗性磨损，后者通常发生于较硬的材料而非较软的材料。疲劳磨损可造成微裂缝，后者可引起折裂，在表面形成大的、不规则的坑[110]。因此，对应着的瓷𬌗面可能有更高的磨损。

当一个硬质表面沿另一个硬度较小的表面滑动时发生黏着磨损。因此，一种材料的磨损碎片黏附至另一材料。例如，来自于金𬌗面的金颗粒黏附至釉质[111]。使用金材料，不管对颌是是什么材料，总能有最小的体积丢失总量。当金属对应着其他材料时，黏着磨损在体积损失中所占的比例较小。有趣的是在此研究中，丢失总体积最大的材料组合是釉质对应釉质[104]。因此，可轻易地辨认出天然牙上的磨牙症。

基本上，牙列缺损患者种植体上的咬合磨损更大，而不是更少，这是有利的。因为天然牙对于作用在其上的额外力量的耐受比种植体好。因此，在牙列缺损患者中，如果种植修复体（陶瓷）对应着天然牙（釉质），并且在口内其他的需要修复的天然牙区域是金属对应着釉质，这种情况下的总磨损体积是有利的。

陶瓷表面越粗糙，牙齿磨损越快。长期对应天然牙时陶瓷要被抛光，而粗糙陶瓷与金相对应时，磨损发生缓慢[109]。

对于全牙弓种植体支持的修复体来说，修复医生可考虑在非美学区使用金属咬合材料以最小化磨损并长期保持𬌗接触的准确度。当有副功能运动或CHS很小时，美学区用陶瓷对应着在非美学区的金材料或者两牙弓都用金属咬合材料是种植修复体最常选择的组合。现有可用的改善型复合树脂，其磨损比丙烯酸小并接近釉质。然而，那些材料在种植体上的远期表现还没有被证实。

### 咬合材料折裂

材料折裂是修复体失败的常见因素之一[23]。陶瓷、丙烯酸树脂和复合树脂的折裂发生于过度负荷下，甚至是较小的负荷但较长的时间、较大的角度或频率的情况下（图29-98）。丙烯酸或复合树脂材料比陶瓷、金属或釉质更容易折裂。丙烯酸树脂的抗压强度是11 000 psi，釉质的是40 000 psi[99]。复合树脂比丙烯酸树脂强3倍。用丙烯酸树脂作为冠或桥的𬌗材料时比用烤瓷结构时更常发生折裂。

固定修复体上的丙烯酸树脂折裂问题比可摘修复体更常见。传统义齿上的丙烯酸树脂人工牙不能

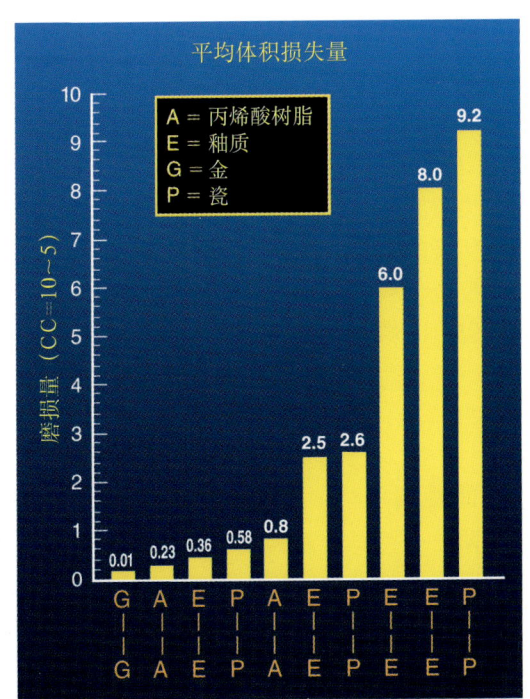

图29-97 当金属𬌗面对颌为其他材料时，体积损失总量低于其他任何材料的组合。釉质对应釉质的磨损量是最大的磨损量之一。天然牙可随釉质磨损而萌出，咬合材料磨损后种植冠仍处于恒定的位置

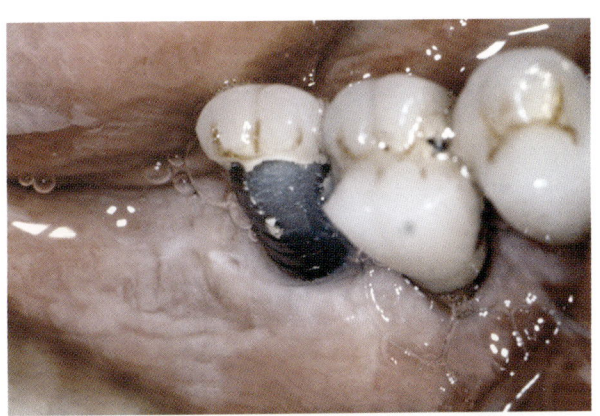

图29-98 崩瓷是天然牙修复体最常见的失败原因。种植冠有更高的冲击力力而且崩瓷风险更高。种植冠上无支持的瓷修复体失败的风险增加

承受种植体支持修复体所能支持的力量。另外，不像陶瓷，丙烯酸树脂从其体积获取强度。金属下部结构必有机械固位力，还有对咬合力良好的抵抗力。后牙丙烯酸树脂或复合树脂殆面常发生折裂，因为相比于副功能运动下形成的咬合力，或者固定修复体悬臂梁形成的咬合力，它的体积不足而且抗曲和抗疲劳强度不足。

严重副功能运动的患者不建议使瓷材料对应瓷材料，因为这样比瓷材料对应金属还更常发生崩瓷。金属咬合面不易折裂，有良好的耐磨性，相比瓷材料其冲击负荷更小（图 29-99）。当患者注重美观时，建议在下颌用金属咬合材料，在上颌用瓷材料（图 29-100）。

在 Kinsel 和 Lin 的 2009 年的一份报道中，当金-瓷种植冠对应着另一个金-瓷种植冠时，折裂率为 16.2%[93]。当种植冠对应着天然牙支持的冠修复体，种植冠的折裂率为 5.7%。对应着天然牙时种植冠的折裂率为 3.2%，当对颌为义齿时，没有折裂报告。折裂率在磨牙症和组牙功能殆患者时最大，分别为 34.9% 和 51.9%。折裂的陶瓷单位在这两种情况下所占的比例分别为 18.9% 和 16.1%。

种植体及其组件、修复体易受负荷的影响，大小、持久性、方向和频率的范围很宽。因此，可能形成永久性形变，预期在使用多年后，会出现疲劳折断和裂纹。这些效果与力学因素相关。这些种植相关并发症的远期观点没有被业界正确地看待。崩瓷是三种最常见的需要更换天然牙固定修复体的原因之一。它在种植修复体中更常见，因为生物力学因素更大。

瓷层预防崩裂的理想厚度是 2 mm[112]。当金属下部结构设计不良时，由于瓷层体积较大，会在金属烤瓷 FP-2 或 FP-3 修复体中产生无支持的瓷层区域。许多技工室在种植体和牙齿上制作薄层金属基底，然后添加瓷材料至最终轮廓和咬合平面。因此，FP-2 或 FP-3 修复体会有超过 6 mm 厚的无支持瓷层。为了限制无支持瓷层的量，必须在制作最终金属上部结构前计划好修复体切嵴和咬合平面的位置（图 29-101）。然后技师可以制作最终修复体的全轮廓蜡型，然后在上瓷的区域减少 2 mm 的轮廓。

### 精确度

铸件在冷却时的金属收缩比瓷或丙烯酸收缩小 10 倍，因此制作的铸件更能被动就位。当铸件精确度至关重要时，就像螺丝固位修复体，咬合材料可能有显著的差异。如果选择陶瓷作为某一特定修复体的咬合材料，相比于只进行一个烤瓷循环，烤多层的瓷可以减小体积的变化。在长的缺牙区域或材料体积较大时（或螺丝固位修复体）精确度是至关重要的。

### 颌间距离

金属咬合材料需要的颌间距离最小。因此，当使用金属咬合材料时，基台高度可较高。当需要固位力较大的粘接固位修复体时，可以用金属咬合材料实现较大的固位力和较大的基台高度，因为基台上的殆间隙是 1 mm，而不是陶瓷的 2 mm（图 29-102）。瓷材料所需的颌间距离和基台高度是中等的。丙烯酸树脂修复体从自身的体积中获得强度，因此需要更大的颌间距离。

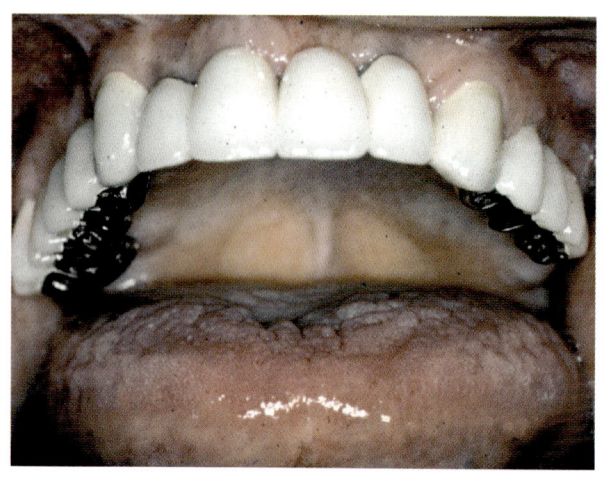

**图 29-99** 严重副功能运动的患者推荐使用金属咬合材料

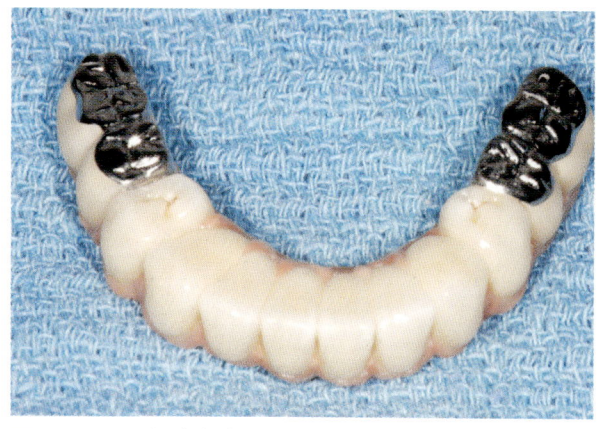

**图 29-100** 当种植体相互对应时，至少在后牙区，下颌修复体常被设计为金属咬合面

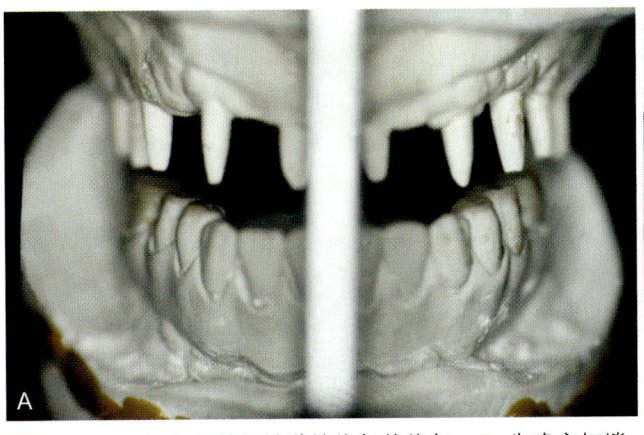
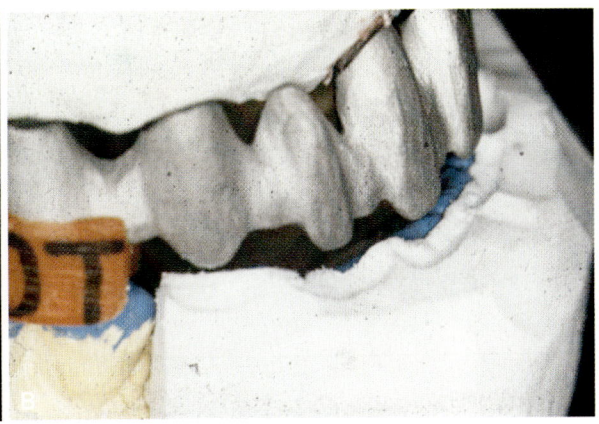

图 29-101　A.上颌前部被种植修复体修复；B.先确定切嵴，这样金属件只会有 2 mm 的瓷层厚度

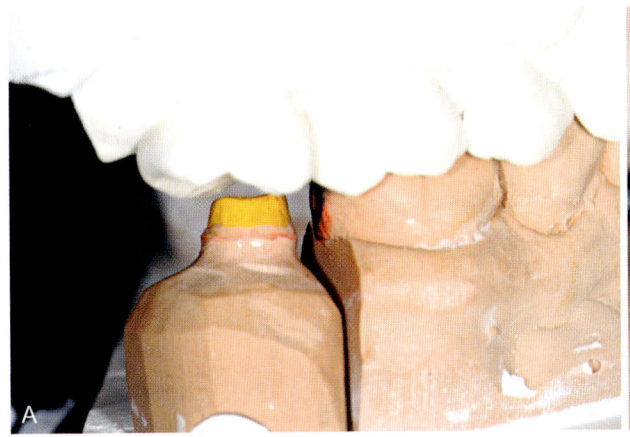
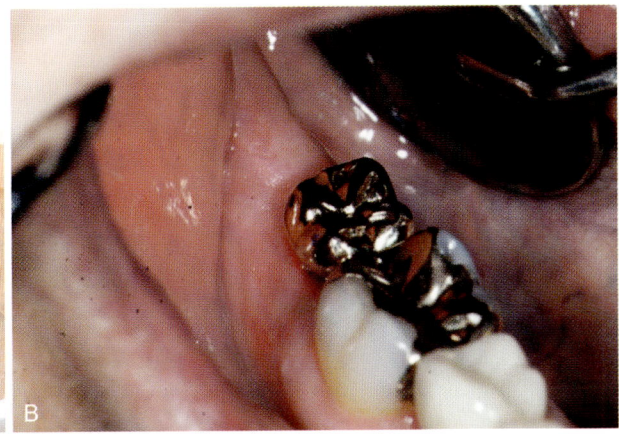

图 29-102　A.冠高空间不足；B.金属咬合材料允许使用更高的基台以增加固位

### 咬合材料的结论

当评估了咬合材料的所有 7 项标准后，金属是极佳的咬合材料，准确度、磨损、抗折裂特性均被改良，抗冲击力和静态力的品质也好。瓷材料的美观性最好，相比于丙烯酸材料，抗折裂和固位力较好。

### 种植修复使用的粘接剂种类

固定修复体所用的粘接剂可以化学性粘接至天然牙的牙本质。另外，几乎所有牙齿预备都会有因倒凹或者由先前修复体、龋坏导致的不平整性。因此，试图从天然牙上移除粘接修复体可能会导致牙齿意外折断。

冠或桥粘接剂对钛基台的粘接不那么坚固，基台没有倒凹或龋坏。因此，可以在种植体上使用比天然牙上更硬的粘接剂，但仍可以轻易地移除修复体。种植体上的固定修复体可以用不同硬度的粘接剂进行粘接，根据基台的数量和位点、基台的高度、宽度、锥度、固位形、抗力形和设计来选择。可以用过渡性粘接剂，这样既有可拆卸性又不会在行使功能时松动。初次试戴时，可以让牙医精细调节所需粘接剂的硬度，而不是机械地使用天然牙所用的永久粘接剂[18]；在最终评估和修复 1 个月后的卫生复诊时，仍可调整粘接剂。

粘接剂越硬，在去除多余粘接剂时种植体基台越可能被划伤。磷酸锌粘接剂比玻璃离子粘接剂更容易从钛及其合金上被去除，树脂粘接剂是最难被去除，且易划伤修复体金属边缘下种植体组件的粘接剂[113]。菌斑被证明可以沿着钛表面划痕的方向进展。因此，刮治器形成的划痕不应该是垂直的、朝向骨嵴的，因为冠边缘处形成的菌斑可以沿着划痕迅速地迁移至嵴顶骨区域[114]。由于其改良的机械特性，优先考虑 1~4 级钛合金组件以减少种植体基台表面划痕效应。

### 临时粘接

在戴种植固定修复体时，通常用"软质"或临时粘接剂。种植体与天然牙不同，它不会有咬合干扰的早期症状，例如牙周膜充血。因此，在第二次复诊时评估咬合更安全。另外，可以在复诊时评估软组织健康和卫生，可能改良外展隙或桥体以改善清洁入路。

天然牙上的临时粘接剂的缺点是粘接失败的风险及其龋坏后果。因为种植体不会龋坏，常用临时粘接剂作为永久粘接剂，这样在中期或远期形成并发症时，就可以轻易地取下修复体。

用于多颗基台连接在一起但不含悬臂梁的最终修复体的最常见软质粘接剂是含有EBA（2-乙氧基苯甲酸）的氧化锌丁香油酚水门汀（图29-103）。这种粘接剂的抗压和抗拉强度与聚羧酸锌水门汀相似，而抗剪切强度与氧化锌丁香油酚水门汀相似。因此，修复体可被摘除但不会在正常功能时松动。这种粘接剂不适用于有悬臂梁或显著的偏载时。它的使用仅限于种植体基台和最终修复体的粘接，如果作为临时粘接剂粘接丙烯酸修复体时，丁香油酚限制了丙烯酸的使用，导致重衬或修理程序不会发生黏附。

### 永久粘接

种植修复体的最终粘接应该在干燥环境中完成。如果患者在初期修复就诊时唾液丰富，建议在最终戴牙前1h使用止涎剂，如格隆铵（Rubinol）。不跨血脑屏障的药物的医学禁忌证较少，但仍存在风险，所以牙医应该小心避免为有医学风险的患者使用此药。

口腔种植学对粘接剂的选择范围比天然牙的宽。传统牙科水门汀可用于铸造修复体。Squier重新评估了牙科传统粘接剂用于口腔种植修复两金属组件之间发生粘接时的特点[115]（图29-104）。然而，过渡性粘接剂可被用于降低或增加冠或种植体组件的固位力。因此，选择某类粘接剂时的首要考量是所想要的粘接类型。

口腔种植学中用于最终修复体的最常见粘接剂包括氧化锌丁香油酚和EBA类、聚羧酸锌、磷酸锌类，很少应用复合树脂水门汀。氧化锌丁香油酚提供极佳的封闭性，但其抗压强度最低而且溶解性高。这种粘接剂常作为过渡性粘接剂用于最终修复体戴入初期[116-119]。测量不同产品的拉伸粘接强度的范围。EBA调节剂的添加增加了抗压强度，几乎达到聚羧酸锌粘接剂的数值。当过渡修复体用不含丁香油的临时粘接剂就能获得良好的固位，而且为了修复体的可拆卸性想要远期较硬而溶解度较小的粘接剂时，通常最终修复体会使用EBA水门汀。

聚羧酸锌粘接剂因为可以和钙离子螯合而黏附至牙齿。然而，聚羧酸锌不能粘接金铸件或钛基台。工作时间比磷酸锌粘接剂短50%（2.5 min相比于5 min）[69]。当粘接多颗基台时这是一个问题。如果在最终硬化前移除该粘接剂，它会从边缘下牵拉出材料，形成微小的开口并滞留菌斑。在其凝固后，剩余粘接剂比其他大多数粘接剂都更难去除，基台边缘会有划痕。聚羧酸锌的抗压强度低于磷酸锌粘

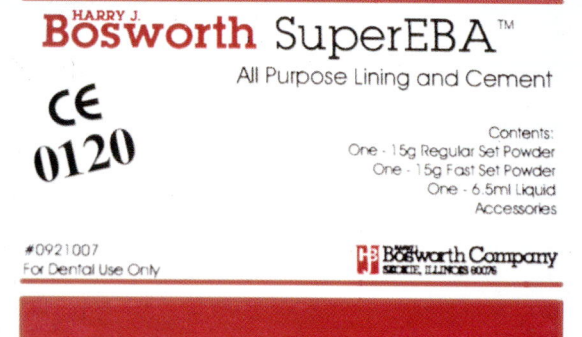

图29-103 最常见的用于粘接含多个连接的基台但不含悬臂梁的最终修复体的软质粘接剂是EBA（2-乙氧基苯甲酸）水门汀

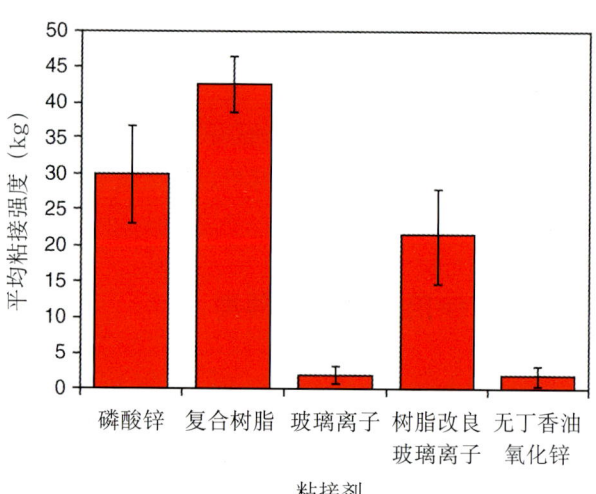

图29-104 Squier等评估了金属-金属粘接中牙科粘接剂的固位强度（引自Squier RS, Agar JR, Duncan JP, et al: Retentiveness of dental cements used with metallic implant components, Int J Oral Maxillofac Implants 16:793-798, 2001.）

接剂，抗拉强度较高，总体固位力比磷酸锌粘接剂低。因此，聚羧酸锌不常作为永久粘接剂用于种植体基台。

使用聚羧酸锌水门汀最常见的情况是当有多颗连接在一起的基台、无悬臂梁或显著的偏载、想使用"软质"粘接剂，但是氧化锌和EBA的固位力不足时（图29-105）。当丙烯酸过渡牙冠用氧化锌丁香油酚水门汀有足够的固位力时，它也可用于单颗种植冠。当氧化锌丁香油酚不足以固位时，聚羧酸锌也可作为较强的临时粘接剂用于过渡修复体。

磷酸锌水门汀在25μm的薄膜厚度时表现出良好的抗压和抗拉强度。冷却的玻璃板可以使更多的粉剂混入混合物中，这增加了抗压强度并降低了凝固后的溶解度。另外，玻璃板越凉，工作时间越长。用这种材料和技术时，粘接多颗基台就长于正常的工作时间以进行适当的粘接。多余的材料易于去除而不会划伤种植体表面。

用于天然牙时，亚磷酸或磷酸锌粘接剂没有缺点。磷酸锌用于种植体时不需要洞漆（像天然牙那样以保护牙髓），它降低了固位力。磷酸锌通常是种植修复体永久粘接的最佳粘接剂（图29-106）。一般来说，大多数粘接剂在24h前不会达到其最终强度[69]。

玻璃离子水门汀可以黏附于釉质和牙本质并释放氟化物作为防龋作用。它们的特性非常适合粘接天然牙固定修复体。然而，它们作为粘接剂在金属基台上的表现有争议，因为它比大多数永久粘接剂的固位力小[115]。

复合树脂水门汀是所有粘接剂中抗压和抗拉强度最高的，比磷酸锌高5倍[69, 120]。当这类水门汀用于口腔种植修复时，目的肯定不是为了在未来取下修复体。这类水门汀最常用于把一个桩粘接进种植体内作为修复体的基台。第二种适应证是当基台过短不足以固位并且未计划在以后移除修复体时。它不像聚羧酸锌粘接剂，多余的粘接剂应该在最终凝固前被去除。否则，可能需要旋转工具才能去净多余材料。

### 阻射性

粘固最终修复体的水门汀应该是阻射的，这样可以在戴牙后的X线片上被发现。许多为种植体设计的水门汀都是透射性的（即复合树脂）。粘接水门汀中的锌离子为材料提供阻射性。因此，氧化锌（带或不带EBA）、聚羧酸锌、磷酸锌粘接剂具有

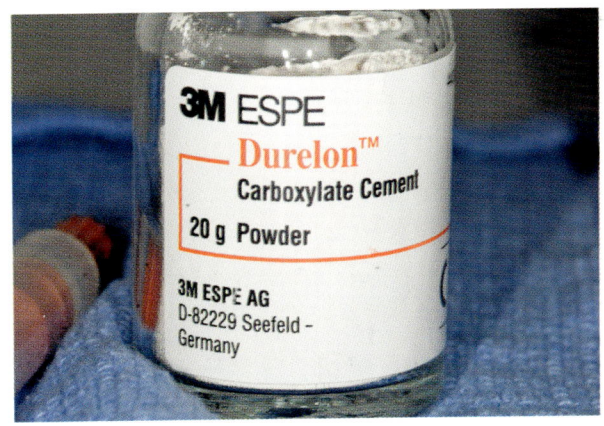

图29-105 当种植单冠想用"软质"粘接剂时，常选择聚羧酸锌粘接剂

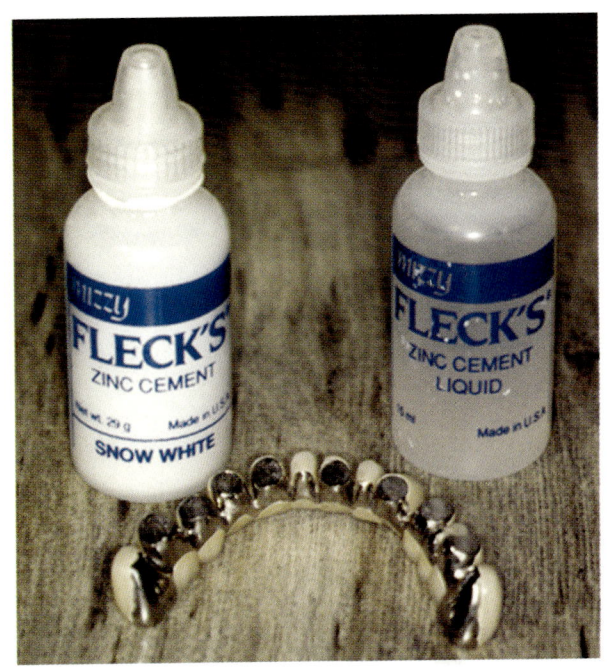

图29-106 磷酸锌粘接剂对需要永久粘接的种植修复体而言有许多优点

优势，特别是修复体边缘在龈下时。在伯明翰市阿拉巴马大学的25年回顾研究发现，牙科粘接剂中的锌离子与钛或钛合金接触时没有腐蚀或并发症。

### 粘　接

几乎所有粘接水门汀在口腔液体中都是可溶的。精准的冠边缘不仅极大地减少了菌斑堆积并加强软组织健康，也使水门汀的溶解最小化。大于75μm的微缝隙会加速水门汀固位失败。有几种方法可以减少粘接剂边缘厚度[97, 100–114, 121, 122]。可在预备的基台或铸件上放置沟槽起额外的增隙或粘

接剂通道的作用。种植修复体铸件通常比天然牙冠厚。因此，可在铸件的内侧从𬌗面到边缘上放置沟槽。用这种技术，粘接剂封闭几乎可被减少一半的厚度。

另外一种减少薄膜厚度的方法是控制修复体戴入的时机。粘接水门汀薄膜厚度在适当调拌后每30 s增加10 μm。因此，尽管大多数永久粘接剂厚度为10~25 μm，但可因为粘接前耽误了太多的时间而显著地增厚。

粘接的量和放置位置对降低修复体粘接后粘接剂残留的风险很重要。当种植体基台代型周围有40 μm的粘接空间时，相比于冠所能容纳的体积，粘接剂完全填满此间隙和边缘的量是极小的。换而言之，如果冠所能容纳的体积是100%，只需3%的体积就能在冠完全就位后填满粘接间隙和边缘。Wadhwani等发现，在401位牙医的报道中，36%的牙医在粘接前用粘接剂充填了冠体积的1/3~2/3[123]。因此，粘接剂超量相当多，而且增加了粘接剂越过边缘进入基台外展倒凹的风险，特别是当种植冠边缘位于龈下时。

当放置了粘接剂的冠就位时，粘接剂向基台顶端流动，当它占据了基台和冠之间的空隙后多余的粘接剂从边缘被挤出（图29-107）。因此，合理的是在冠的边缘区域和环绕边缘大约1/4轴壁的长度处涂布粘接剂。在Wadhwani等的报道中，只有不足20%的牙医使用边缘涂布法[123]。种植体基台封闭最重要的部位是冠的边缘区域，因为如果此处未被封闭，细菌可能在此缝隙处聚集。因此，边缘涂布法是考虑周到的方案。

推荐的另一方法是用毛刷把粘接剂刷到牙冠的内表面，通常包括𬌗面的内表面。在Wadhwani等的报道中，几乎50%的牙医使用此技术。牙医使用边缘涂布法和毛刷法放置牙冠所使用的粘接剂量没有统计学差异。然而，当多颗基台连接在一起时，毛刷法可能由于额外的涂布时间而增加粘接剂厚度。

为了防止多余的粘接剂从冠边缘处被挤出，可在粘接前调改粘接基台。基台上的螺丝孔道在取终印模前被封堵起来。这很有必要，这样制作石膏模型时，菲薄的金属边缘区域不会在从印模取出代型时折断。在粘接前，可以去除部分螺丝孔封堵材料，这样就为多余粘接剂预留了一个空隙（图29-108）。此区域对牙冠的固位和抗力所起的作用最小。事实上，如果粘接剂被限制在𬌗面，它会阻止牙冠完全就位。因此，没有在代型𬌗面使用间隙漆所制作的牙冠不能像使用了多层间隙漆的牙冠那样就位[124]。

当使用较硬的粘接剂时，在粘接前把排龈线放在边缘下方的种植体龈沟内是一种极佳的方法。然而，必须小心不要把排龈线困在牙冠下，这会使去除粘接剂更加困难。

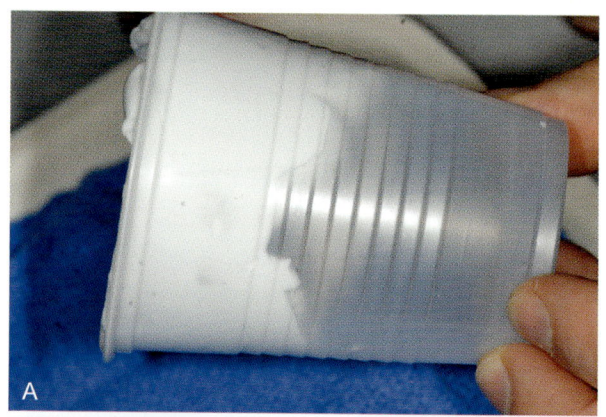
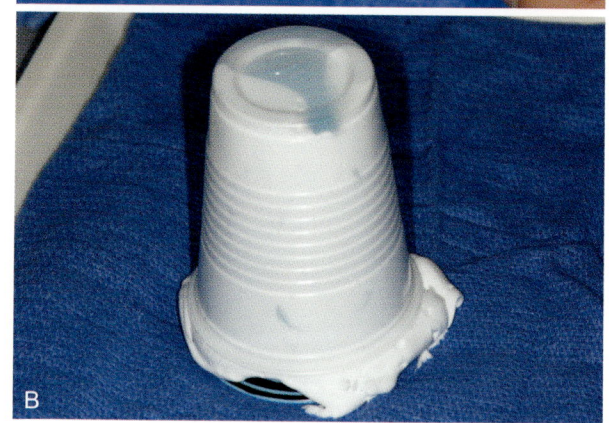

图29-107 A.颈部1/3被粘接剂覆盖的透明杯子；B.当杯子在基台上就位时，粘接剂向上流动，然后多余的粘接剂被挤出杯子的边缘

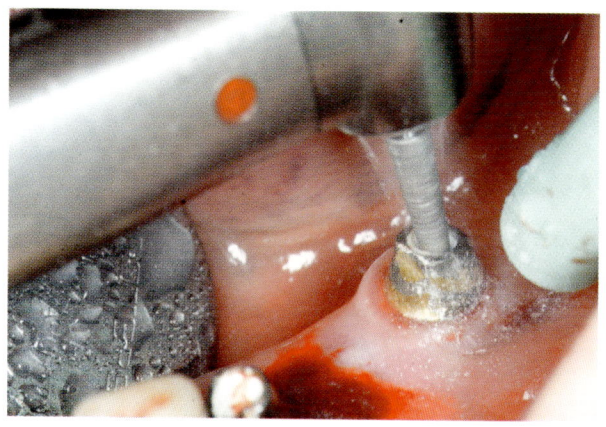

图29-108 可部分去除基台螺丝上的封堵材料从而作为多余粘接剂的贮库

## 小 结

固定修复体是种植医生最常使用的修复体。在美国有超过6000万的牙列缺损患者至少缺失1个象限的后牙或者在天然牙之间有长的间隙。牙科中常见的原则是尽可能地为牙列缺损患者进行固定修复。口腔种植放置了额外的基牙，所以这项原则可被推广至大多数患者。种植粘接修复体有许多优势。固位、抗力的概念和基台预备的基本原则包括锥度、表面积、高度、粗糙度、剪切力、就位道、非平行基台、刃状边缘。尽管有些变化，但这些参数指示了固位粘接种植修复体的临床原则。应特别注意种植体基台直径和角度的局限性。

## 参 考 文 献

[1] Brånemark P-I: Osseointegrated implants in the treatment of the edentulous jaw: experience from a 10-year period, Stockholm, 1977, Almquist and Wesell Internat.

[2] Adell R, Lekholm U, Rockler B, et al: A 15-year study of osseointegrated implants in the treatment of the edentulous jaw, Int J Oral Surg 10:387–416, 1981.

[3] Misch CE: Protect the prosthesis, Int J Oral Implantol 8(2,3):9, 1991.

[4] Walton JN, Gardner FM, Agar JR: A survey of crown and fixed partial dentures: length of service and reasons for replacement, J Prosthet Dent 56:416–421, 1986.

[5] Schwartz NL, Whitsett LD, Berry TD, et al: Unserviceable crowns and fixed partial dentures: life span and causes for loss of serviceability, J Am Dent Assoc 81:1395–1401, 1970.

[6] Kerschbaum T: Uberlebenzeiten von kronen und brucken zohne ratz heute, Zahnartzl Mitt 76:2315–2320, 1986.

[7] Libby G, Arcuri MR, Lavelle WE, et al: Longevity of fixed partial dentures, J Prosthet Dent 78:127–131, 1997.

[8] Barreto MT: Failures in ceramometal fixed restorations, J Prosthet Dent 51:186–189, 1984.

[9] O'Roark WL: Improving implant survival rates by using a new method of at risk analysis, Int J Oral Implantol 8:31–57, 1991.

[10] Adell R, Eriksson B, Lekholm U, et al: Long term follow-up study of osseointegrated implants in the treatment of totally edentulous jaws, Int J Oral Maxillofac Implants 5:357–359, 1990.

[11] Zarb GA, Schmitt A: The longitudinal clinical effectiveness of osseointegrated dental implants: the Toronto study. 1. Surgical results, J Prosthet Dent 63:451–457, 1990.

[12] Attard NJ, Zarb GA: Implant prosthodontic management of partially edentulous patients missing posterior teeth: the Toronto experience, J Prosthet Dent 89:352–359, 2003.

[13] Jemt T, Laney WR, Harris D, et al: Osseointegrated implants for single tooth replacement: a 1-year report from a multicenter prospective study, Int J Oral Maxillofac Implants 6:29–36, 1991.

[14] Jemt T, Linden B, Lekholm U: Failures and complications in 127 consecutively placed fixed partial prostheses supported by Brånemark implants: from prosthesis treatment to first annual checkup, Int J Oral Maxillofac Implants 7:40–44, 1992.

[15] Taylor TD, Agar JR: Twenty years of progress in implant prosthodontics, J Prosthet Dent 88:89–98, 2002.

[16] Parein AM, Eckert SE, Wollan PC, et al: Implant reconstruction in the posterior mandible: a long term retrospective study, J Prosthet Dent 78:35–42, 1997.

[17] Marinbach MG: The influence of implants on the dental profession through the eyes of a laboratory owner, Implant Dent 5:81, 1996.

[18] Misch CE: Principles for cement retained fixed implant prosthodontics. In Misch CE, editor: Contemporary implant dentistry, St Louis, 1993, Mosby.

[19] Misch CE: Screw-retained versus cement-retained implant supported prostheses, Pract Periodontics Aesthet Dent 7:15–18, 1995.

[20] Hebel KS, Gajar RC: Cement-retained versus screw-retained implant restorations. Achieving optimum occlusion and esthetics in implant dentistry, J Prosthet Dent 77:29–35, 1997.

[21] Balshi TJ: An analysis and management of fractured implants: a clinical report, Int J Oral Maxillofac Implants 11:660–666, 1996.

[22] Kallus T, Bessing C: Loose gold screws frequently occur in full arch fixed prostheses supported by osseointegrated implants after 5 years, Int J Oral Maxillofac Implants 9:169–178, 1996.

[23] Goodacre CJ, Kan JYK, Rungcharassaeng K: Clinical complications of osseointegrated implants, J Prosthet Dent 81:537–552, 1999.

[24] Misch CE: Implant registry of graduates from the Misch Implant Institute, Dearborn, MI, 1991.

[25] Singer A, Serfaty V: Cement retained implant supported fixed partial dentures: a 6 month to 3 year follow up, Int J Oral Maxillofac Implants 11:645–649, 1996.

[26] Carr AB, Stewart RB: Full arch implant framework casting accuracy: preliminary in vitro study, J Prosthodont 2:2–8, 1993.

[27] Pietrabissa R, Gionso L, Quaglini V, et al: An in vivo study on compensation mismatch of screwed vs cement-retained implant supported fixed prostheses, Clin Oral Implants Res 11:448–457, 2000.

[28] Lewinstein I, Craig RG: Accuracy of impression materials measured with a vertical height gauge, J Oral Rehabil 17:303–310, 1990.

[29] Reisbick MH, Matyas J: The accuracy of highly filled elastomer impression materials, J Prosthet Dent 33:67–72, 1975.

[30] Dounis GS, Ziebert GJ, Dounis KS: A comparison of impression materials for complete arch fixed partial dentures, J Prosthet Dent 65:165–169, 1991.

[31] Finger W, Ohsawa M: Accuracy of stone casts produced from selected addition type silicone impressions, Scand J Dent Res 91:61, 1983.

[32] Phillips RW: Skinner's science of dental materials, ed 9, Philadelphia, 1991, WB Saunders.

[33] Linke B, Nicholls J, Faucher R: Distortion analysis of stone casts made from impression materials, J Prosthet Dent 54:794–802, 1985.

[34] Hollenback GM, Skinner EW: Shrinkage during casting of gold and gold alloys, J Am Dent Assoc 33:1391–1399, 1946.
[35] Preston JD, Berger R: Some laboratory variables affecting ceramo-metal alloys, Dent Clin North Am 21:717–728, 1977.
[36] Schiffleger BD, Ziebert GJ, Dhuro VB, et al: Comparison of accuracy of multiunit one piece castings, J Prosthet Dent 54:770–776, 1985.
[37] Tan K, Rubenstein JE, Nicholls JI, et al: Three dimensional analysis of the casting accuracy of one piece osseointegrated implant retained prostheses, Int J Prosthodont 6:346–363, 1993.
[38] Tan KBC: The clinical significance of distortion in implant prosthodontics: is there such a thing as passive fit? Ann Acad Med Singapore 24:138–157, 1995.
[39] Binon PP: Evaluation of machining accuracy and consistency of selected implants, standard abutments and laboratory analogs, Int J Prosthodont 8:162–178, 1995.
[40] Duyck J, Van Osterwyck H, Vander Sloten J, et al: Preload on oral implants after screw tightening fixed full prostheses: an in vivo study, J Oral Rehabil 28:226–233, 2001.
[41] Sahin S, Cehreli MC: The significance of passive fit in implant prosthodontics: current status, Implant Dent 10:85–92, 2001.
[42] Willis LM, Nicholls JI: Distortion in dental soldering as affected by gap distance, J Prosthet Dent 43:272–278, 1980.
[43] Misch CE: Density of bone: effect on treatment plans, surgical approach, healing and progressive bone loading, Int J Oral Implantol 6(2):23–31, 1990.
[44] Appleton RS, Nummikoski PV, Pogmo MA, et al: Peri-implant bone changes in response to progressive osseous loading, Orlando, FL, 1997, IADR Abstract.
[45] Misch CE, Bidez MW: Implant protected occlusion: a biomechanical rationale, Compend Contin Dent Educ 15:1330–1343, 1994.
[46] Clelland NL, Van Putten MC: Comparison of strains produced on a bone simulant between conventional cast and resin-luted implant frameworks, Int J Oral Maxillofac Implants 12:793–799, 1997.
[47] Carlsson B, Carlsson G: Prosthodontic complications in osseointegrated dental implant treatment, Int J Oral Maxillofac Implants 9:90–95, 1994.
[48] Katona T, Goodacre CJ, Brown DT, et al: Force-moment systems on single maxillary anterior implants: effects of incisal guidance, fixture orientation and loss of bone support, Int J Oral Maxillofac Implants 8:512–522, 1993.
[49] Quirynen M, Bollen CML, Eyssen H, et al: Microbial penetration along the implant components of the Brånemark system: an in vitro study, Clin Oral Implant Res 5:239–244, 1994.
[50] Jansen VK, Conrads G, Richter EJ: Microbial leakage and marginal fit of the implant abutment interface, Int J Oral Maxillofac Implants 12:527–540, 1997.
[51] Misch CE: Maxillary anterior single tooth implant esthetic-health compromise, Int J Dent Symp 3:4–9, 1995.
[52] Misch CE: The health-esthetic compromise in implant dentistry, Compendium 18:930–937, 1997.
[53] Nissan J, Narobi D, Gross D, et al: Long–term outcome of cemented versus screw retained implant supported partial restorations, Int J Oral Maxillofac Implants 26:1102–1107, 2011.
[54] Worthington P: Ingested foreign body associated with oral implant treatment: report of a case, Int J Oral Maxillofac Implants 11:679–681, 1996.
[55] Pang I: A modified rotary instrument for tightening the lingual locking screw of an implant-supported prosthesis, J Prosthetic Dent 85:308–309, 2001.
[56] English CE: Complications in implant dentistry, Lecture at the 44th annual meeting of the American Academy of Implant Dentistry, Boston, October 1995.
[57] Allen PF, McMillan AS, Smith DG: Complications and maintenance requirements of implant-supported prostheses provided in a UK dental hospital, Br Dent J 182:298–303, 1997.
[58] Misch CE: Influence of biomechanics on implant complications, Acad Dental Mater Proc 14:49–62, 2000.
[59] Hemmings KW, Schmitt A, Zarb GA: Complications and maintenance requirements for fixed prostheses and overdentures in the edentulous mandible: a 5-year report, Int J Oral Maxillofac Implants 9:191–196, 1994.
[60a] Root Laboratories Statistics: Percentages of cement retained vs screw retained implant prostheses from April 1992 to April 1993, Leawood, KS, 1995.
[60b] Nu-Life Statistics: Percentages of cement retained vs screw retained implant prostheses from 1989 to 1995, Long Island, NY, 1995.
[61] Baird B: A step by step guide to successful implant dentistry (letter). In: Simple dental concepts, Granbury, TX, 1994, Glidewell Laboratories.
[62] Binon PP: The role of screws in implant systems, Int J Oral Maxillofac Implants 9(spec suppl):48–63, 1994.
[63] Kaufman EG, Coelho DH, Collin L: Factors influencing the retention of cemented gold castings, J Prosthet Dent 11:487–498, 1961.
[64] Pauletto N, Lahiffe BJ, Walton JN: Complications associated with excess cement around crowns on osseointegrated implants. A clinical report, Int J Oral Maxillofac Implants 14:865–868, 1999.
[65] Chee W, Felton DA, Johnson PF, et al: Cemented vs screw retained implant prostheses: which is better? Int J Oral Maxillofac Implants 14:137–141, 1999.
[66] Gapski R, Neueboren N, Pomeraz AZ, Reissner MW: Edentulous implant failure influenced by crown cementation: a clinical case report, Int J Oral Maxillofac Implants 23:943–946, 2008.
[67] Thomas GW: A positive relationship between excess cement and peri-implant disease. A prospective clinical endoscopic study, J Periodontol 891:1388–1392, 2009.
[68] Wilson TG: Positive relationship between excess cement and peri-implant disease: a prospective clinical endoscopic study, J Periodont 80:1388–1391, 2009.
[69] Shillinburg HT, Hobo S, Whitsett LD, et al: Fundamentals of fixed prosthodontics, ed 3, Chicago, 1997, Quintessence.
[70] Sillness J: Fixed prosthodontics and periodontal health, Dent Clin North Am 24:317–329, 1980.
[71] Malone WFP, Koth DL: Tylman's theory and practice of fixed prosthodontics, ed 8, St Louis, 1989, Ishiyaku EuroAmerica.
[72] Rosenstiel SF, Land MF, Fujimoto J: Contemporary fixed prosthodontics, ed 2, St Louis, 1995, Mosby-Year Book.
[73] Goodacre CJ, Campagni WV, Aquilino SA: Tooth preparations for complete crown: an art form based on

scientific principles, J Prosthet Dent 85:363–376, 2001.

[74] Norlander J, Weir D, Stoffer W, et al: The taper of clinical preparations for fixed prosthodontics, J Prosthet Dent 60:148–151, 1988.

[75] Leempoel PJB, Lemmens PL, Snoek PA, et al: The convergence angle of tooth preparations for complete crowns, J Prosthet Dent 58:414–416, 1987.

[76] Lorey RE, Myers GE: The retentive qualities of bridge retainers, J Am Dent Assoc 76:568–572, 1968.

[77] Gilboe DB, Teteruck WR: Fundamentals of extracoronal tooth preparation. 1. Retention and resistance form, J Prosthet Dent 32:651–656, 1974.

[78] Covey DA, Kent DK, St-Germain HA, et al: Effects of abutment size and luting cement type, J Prosthet Dent 83:344–348, 2000.

[79] Kent DK, Koka S, Froeschle ML: Retention of cemented implant-supported restorations, J Prosthodont 6:193–196, 1997.

[80] Darveniza M, Basford KE, Meek J, et al: The effects of surface roughness and surface area on the retention of crowns luted with zinc phosphate cement, Aust Dent J 32:446–457, 1987.

[81] Dykema RW, Goodacre CJ, Phillips RW: Johnston's modern practice in fixed prosthodontics, ed 4, Philadelphia, 1986, WB Saunders.

[82] Potts RG, Shillingburg HT, Duncanson MG: Retention and resistance of preparations for cast restorations, J Prosthet Dent 43:303–308, 1980.

[83] Woolsey GD, Matich JA: The effect of axial grooves on the resistance form of cast restorations, J Am Dent Assoc 97:978–980, 1978.

[84] Juntavee N, Millstein PL: Effect of surface roughness cement space on crown retention, J Prosthet Dent 68:482–486, 1992.

[85] Ayad MF, Rosenstiel SF, Salama M: Influence of tooth surface roughness and type of cement on retention of complete cast crowns, J Prosthet Dent 77:116–121, 1997.

[86] Tuntiprawon M: Effect of surface roughness on marginal seating and retention of complete metal crowns, J Prosthet Dent 81:142–147, 1999.

[87] Oilo G, Jorgesen KD: The influence of surface roughness on the retentive ability of two dental luting cements, J Oral Rehabil 5:377–389, 1978.

[88] Gross M, Laufer BZ, Ormianar Z: An investigation on heat transfer to the implant bone interface due to abutment preparation with high speed cutting instruments, Int J Oral Maxillofac Implants 10:207–212, 1995.

[89] Wiskott HW, Nicholls JI, Belser UC: The relationship between abutment taper and resistance of cemented crowns to dynamic loading, Int J Prosthodont 9:117–139, 1996.

[90] Dodge WW, Weed RM, Baez RJ, et al: The effect of convergence angle on retention and resistance form, Quintessence Int 16:191–194, 1985.

[91] Carr AB, Brantley WA: Characterization of noble metal implant cylinders: as received cylinders and cast interfaces with noble metal alloys, J Prosthet Dent 75:77–85, 1996.

[92] Ingber JS, Rose LF, Coslet JG: The biologic width: a concept in periodontics and restorative dentistry, Alpha Omegan 70:62–65, 1977.

[93] Kinsel RP, Lin D: Retrospective analysis of porcelain failures of metal ceramic crowns and fixed partial dentures supported by 729 implants in 152 patients: patient specific and implant-specific predictors of ceramic failure, J Prosthet Dent 101:388–394, 2009.

[94] Sullivan D: Wide implants for wide teeth, Dent Econom, 1994.

[95] Leinfelder KF, Lemons JE: Clinical restoration materials and techniques, Philadelphia, 1988, Lea & Febiger.

[96] Chaffee NR, Bailey JH, Sherrard DJ: Dimensional accuracy of improved dental stone and epoxy resin die materials. 1. Single die, J Prosthet Dent 77:131–135, 1997.

[97] Webb EL, Murray HV, Holland GA, et al: Effects of preparation relief and flow channels on seating full coverage castings during cementation, J Prosthet Dent 49:777–780, 1982.

[98] Chaffee NR, Bailey JH, Sherrard DJ: Dimensional accuracy of improved dental stone and epoxy resin die materials. 2. Complete arch form, J Prosthet Dent 77:235–238, 1997.

[99] Leinfelder KF, Lemons JE: Clinical restoration materials and techniques, Philadelphia, 1988, Lea & Febiger.

[100] Chibirka RM, Razzoog ME, Lang BR, et al: Determining the force absorption quotient for restorative materials used in implant occlusal surfaces, J Prosthet Dent 66:361–364, 1992.

[101] Parein AM, Eckert SE, Wollan PC, et al: Implant reconstruction in the posterior mandible: a long term retrospective study, J Prosthet Dent 78:34–42, 1997.

[102] Shultz AW: Comfort and chewing efficiency in dentures, J Prosthet Dent 65:38–48, 1951.

[103] Lipson C, editor: Wear considerations in design, Englewood Cliffs, NJ, 1967, Prentice Hall.

[104] Mahalik JA, Knap FJ, Weiter EJ: Occlusal wear in prosthodontics, J Am Dent Assoc 82:154–159, 1971.

[105] Okesm JP: Management of temporomandibular disorders and occlusion, St Louis, Mosby, 1989.

[106] Seghi RR, Rosentiel SF, Bauer P: Abrasion of human enamel by different dental ceramic in vitro, J Dent Res 70:221–225, 1991.

[107] Hudson JP, Goldstein GR, Georgescur M: Enamel wear caused by three different restorative materials, J Prosthet Dent 74:647–654, 1995.

[108] Ramp M, Suzuki S, Cox CF, et al: Evaluation of wear: enamel opposing three ceramic materials and a gold alloy, J Prosthet Dent 77:523–530, 1997.

[109] Monasky GE, Tough DF: Studies of wear of porcelain, enamel and gold, J Prosthet Dent 25:299–306, 1971.

[110] Grossman DG: Structure and physical properties of Dicor/MGC glass-ceramics. In Mormann WH, editor: International symposium on computer restorations, Chicago, 1991, Quintessence.

[111] Rabinowitz E: Friction and wear of materials, New York, 1965, Wiley.

[112] Seghi RR, Daher T, Caputo A: Relative flexural strength of dental restorative ceramics, Dent Mater 6:181–184, 1990.

[113] Agar JR, Cameron SM, Hughbanks JC, et al: Cement removal from restorations luted to titanium abutments with simulated subgingival margins, J Prosthet Dent 78:43–47, 1997.

[114] Quirynen M, Marechal M, Busscher HJ, et al: The influence of surface energy and surface roughness on early plaque formation: an in vivo study in man, J Clin

[115] Squier RS, Agar JR, Duncan JP, et al: Retentiveness of dental cements used with metallic implant components, Int J Oral Maxillofac Implants 16:793–798, 2001.

[116] Singer A, Serfaty V: Cement-retained implant-supported fixed partial dentures: a 6-month to 3-year follow up, Int J Oral Maxillofac Implants 11:645–649, 1996.

[117] Breeding LC, Dixon DL, Bogacki MT, et al: Use of luting agents with an implant system, part 1, J Prosthet Dent 68:737–741, 1992.

[118] Ramp MH, Dixon DL, Ramp LC, et al: Tensile bond strength of provisional luting agents used with an implant system, J Prosthet Dent 81:510–514, 1999.

[119] Michalakis KX, Pissiotis AL, Hirayama H: Cement failure loads of four provisional luting agents used for the cementation of implant-supported fixed partial dentures, Int J Oral Maxillofac Implants 15:545–549, 2000.

[120] Miller GD, Tjan AHL: An internal escape channel: a simplified solution to the problem of incomplete seating of full cast-gold crowns, J Am Dent Assoc 104:332–335, 1982.

[121] Misch CE: The single tooth maxillary anterior abutment preparation, impression emergence profile, and transitional prosthesis, Misch Implant Institute Newsletter Summer:1–3, 1998.

[122] Miller GD, Tjan AHL: An internal escape channel: a simplified solution to the problem of incomplete seating of full cast-gold crowns, J Am Dent Assoc 104:332–335, 1982.

[123] Wadhwani C, Hess J, Pineyro A, et al: Cement application technique in luting implant support crowns: a quantitative and qualitative survey, Int J Oral Maxillofac Implants 27:859–864, 2012.

[124] Ramp MH, Dixon DL, Ramp LC, et al: Tensile bone strength of provisional luting agents used with an implant system, J Prosthet Dent 81:510–514, 1999.

# 第 30 章

# 数字化技术在种植修复中的应用

Lee Culp, Natalie Y. Wong, Carl E. Misch

## 通过数字化技术实现功能和美学的统一

为患者进行修复的最终目标是利用舒适的修复体来恢复缺失牙的形态、功能、美观和健康。修复体对天然牙信息的完美复制是当代美学牙科的终极目标。

牙齿的形态和功能之间具有复杂的联系，天然牙美观的恢复需要二者之间的相互结合，理解这一点是获得可预期的口腔修复治疗的基础。长久以来，修复的趋势和技术在不断演变，一些新材料的涌现改变了美学牙科的面貌，一些过时的修复理念也随之消亡。

随着对口腔医学发展的了解不断增多，患者对获得美观、自然的修复效果的意愿和要求在显著增加。如今，牙医能够更多地为患者提供具有可预期性的满意的治疗效果，但是牙医常规使用的技工室和修复技术在其工作效率和修复体质量方面无法提前预知。数字化技术是一种可以提高口腔修复治疗可预期性的方法，尤其是在需要对部分或整个天然牙列进行修复时。

经过不断地发展，在当代口腔医学领域中，数字化技术已经从一个很小的概念发展到无所不及。但是，任何一项新技术在口腔医学中的成功，必须建立在对口腔医学有广泛深入的理解并能够与之相互融合的基础上。尽管新的技术和计算机科学可以让口腔治疗流程更加高效，更少地依赖技工室，治疗设计和治疗结果更加具有一致性，但是理论学习、临床经验以及临床思辨能力是不可取代的。

围绕这些新的数字化技术，最鼓舞人心的是这些技术已经超越了牙医等专业人员对其潜在应用前景的假想阶段。目前，这些技术在不断地发展，有些已经到了可以临床应用的阶段。通过种植修复来恢复缺失牙的功能是已经被广泛证实的治疗手段。种植外科及种植修复领域的新技术可以帮助医生团队预测治疗结果，并获得与术前设计一致的治疗效果。在不久的将来，数字化技术必将对当代口腔医学的医疗质量的提升带来革命性的改变。

计算机辅助设计/计算机辅助制造(computer-aided design/computer-aided manufacturing, CAD/CAM)是口腔修复领域的最新技术。此技术源于航天工业、汽车工业以及钟表制造业，由于其快速、精准及高效的特点日渐被广泛应用。目前，CAD/CAM技术已经被用于支架（金属、氧化铝、氧化锆）、全解剖式全瓷冠、嵌体、贴面等修复体的设计和加工。同传统的技工室方法加工而成的修复体相比，利用CAD/CAM技术完成的修复体，可能在强度、密合性及美观性方面具有更好的性能。当CAD/CAM技术与成熟的种植治疗相结合时，可以为牙医和技师提供更多的修复可能性。CAD/CAM在口腔领域的成功应用促使种植外科及修复阶段的美学考量成为一个新的关注焦点。

随着口腔治疗逐步迈入数字化时代，新技术同计算机科学的成功融合能够不断地提供更加高效的沟通及修复体加工解决方案。同时，专业的牙医及牙科技师还能够在这一过程中保持其个人创造力及艺术技巧。医技团队的密切协作能够促进新技术的应用。口腔治疗过程中，在制作诊断蜡型及临时修复体之后，可以将确定好的临时修复体信息数字化，用于指导CAD/CAM最终修复体制作，这是传统手工蜡型向数字化蜡型的革新。结合当下最新的口内扫描技术、新材料、计算机研磨及打印技术，一些新的临床手段开始得到应用，传统的手工设计变革为数字化设计，而在这些新技术的应用过程中不仅不会削弱，反而会促进牙科医生和技师之间更加紧密的团队协作。

## 牙科技工室

牙科技工室的主要工作就是在制作的修复体上完美呈现牙医在临床确定好的各项功能和美学参数信息。目前，从最初的患者咨询、诊断、治疗设计，直到最终修复体的戴入，整个修复流程中。所有临床信息都可以在医技之间进行传递交流。在这些信息中，患者的功能状态、咬合参数、发音及美学需求是技师制作成功的、能达到功能及美学要求的修复体的关键所在。长久以来，临床照片、文字描述、患者的牙列印模，都是医技交流的工具，技师还会将印模灌制成石膏模型，上𬌗架，模拟下颌运动。

## 数字化技工室

随着数字化图片采集、计算机设计和机器制作修复体在口腔修复学中逐步应用，牙科技工室也向数字化发展（图30-1）。为了更加清晰地定义数字化技工室，我们需要明确技工室的定义。首先，技工室是一个可以根据牙医印模制作修复体的地方，做好的修复体被送回临床门诊后，牙医再进行调改

和戴牙。这个定义符合我们理解的传统的技工－牙医工作流程。然而，随着互联网的出现，交流方式更加依赖计算机技术。CAD/CAM技术运用电子数据进行文件传输和存储，促使人们去重新认识牙医－技工室的关系。

让我们假设技工室不是一个物理存在的地方，只是一个能够完成整个修复体制作的虚拟环境。用来加工修复体的仪器可以是在任何地方。这个技工室仅仅是一个工作流程，它可以随着牙医和技师以及仪器的能力灵活变化。一个牙医如果有能力做口内扫描并选择做CAD/CAM修复体，那他就有更多的自主性来选择何时将工作交给技师来完成。所以，技工室已经不再是一个实体地方，而是一个虚拟的环境。

## 数字化过程

新世纪，人类进入数字化时代，有超过20种不同的CAD/CAM系统被引进到了口腔修复领域。激光扫描技术以及其配套软件的引进让牙科技师可以创造数字化环境去精确地呈现三维虚拟模型，该模型可以自动考量对颌牙和邻牙的咬合。这个技术也可以同时设计16个独立的全解剖形态的牙齿（图30-2）。该技术结合复杂的咬合形态及其变量得出结论，并以一种直观的方式展示出来。之后，具有牙体解剖和咬合知识的牙科专业人员可以对设计做出修改，然后再发送给自动研磨仪器。对于专业的牙科技师来讲，数字技术可以提高工作的自动化水平，甚至淘汰一些传统工艺中那些机械化、高强度的流程（蜡型制作、浇筑、烧结、灌注模型、压铸），让牙医和技师都可以用更加连续和精确的方法去创造功能性修复体。

## 纵向流水线加工 VS 横向制作

未来，一个成功的技工室不仅要关注最终修复体的质量，更要关注高效生产手段，从而减少加工过程中的周转时间。数字化技术使技工室的工作更加横向化，而不是呈纵向流水线。当前的技工室的加工流程是一种非常线性的流程：第一天加工模型，第二天做蜡型，第三天修整，第四天铸瓷，等等。基于这种加工模式，加工一个全瓷或者金属烤瓷修复体的平均制作周期是5~7个工作日。

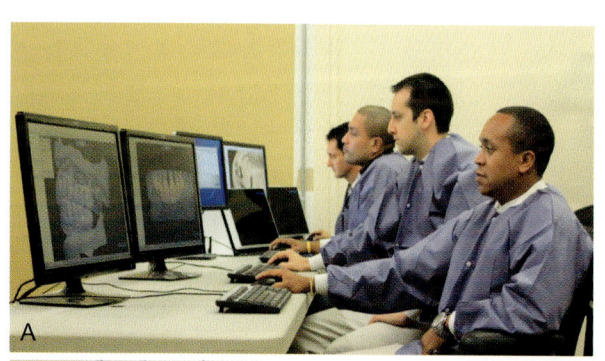

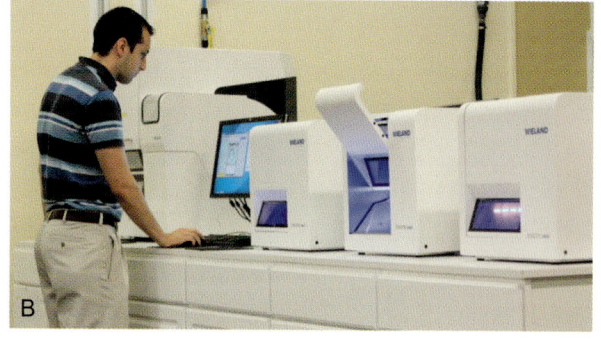

图 30-1　A. 牙科数字化设计；B. CAD/CAM 系统

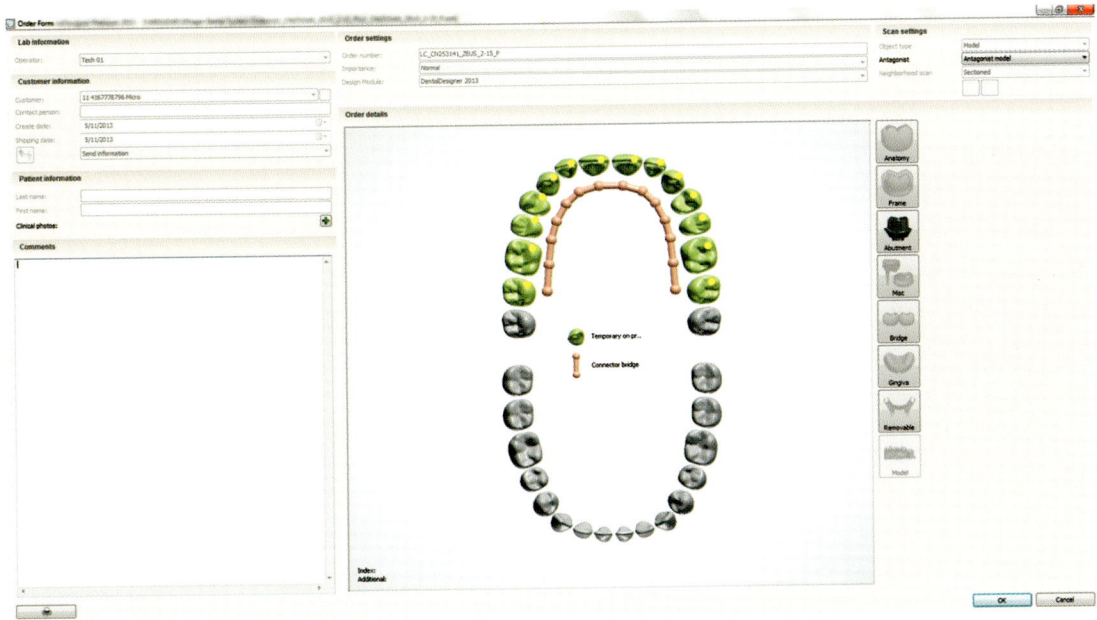

图 30-2　三维虚拟模型，能够同时设计多达十六个单位个性化全解剖外形、形态正确的牙冠

在数字化技工室中，印模还是来自于临床诊室。但是，我们不再需要数天或数周去完成整个工作。同样的流程在 2~3 d 内就可以完成。技工室接收到印模以后，印模可以被扫描，这些数据可以同时被送往数个生产中心。这就使得模型和修复体，包括支架、蜡型和最终瓷修复体可以同时完成。

## 数字化诊断和治疗计划

口腔修复长期成功的基础是全面的诊断和治疗计划。在治疗的初期就能够评估患者整体情况，通过虚拟世界与其他专家就患者的情况进行交流和会诊的能力，正是数字化口腔医学的强大之处。

CBCT 以及三维扫描成像系统的出现，给牙医和专业人员提供了整个口颌系统的结构信息，为专科医生提供了各种治疗部位的诊断信息。数字化牙科使得更加精确的诊断和治疗设计成为可能，从而使治疗结果更加具有可预见性。这包括了种植体的植入和修复、颞下颌关节紊乱的诊断、制作功能美学全瓷修复体。通过将口内扫描获得的高分辨率数据与 CBCT 提供的整体信息相结合，我们现在拥有创造真正的数字化患者的能力。这种数据整合为口腔医学提供了精确诊断、治疗计划设计和预测修复效果的能力。

CT 扫描、技工室激光扫描技术（3 Shape, Laserdenta, Dentalwings）和口内扫描（E4D, NEVO, 3M Lava COS, Cerec, and iTero）结合先进的软件提供的设计能力首次为牙科提供精确的虚拟患者。这个概念能帮助我们综合分析患者信息，并预测患者的就医体验，最终制订一个兼顾美学和功能的口腔重建方案。

口腔设计软件能够帮助牙医、技师，甚至患者进行沟通，从而创造出基于功能、美学和患者需求的前牙排列。这种设计通过软件和输出设备的结合来模拟和制作口内装置，用以实现牙齿移动、牙齿修复和牙齿替换的功能。

## 数字化固定修复

一直以来，金属烤瓷修复体是通过传统的失蜡铸造法来制作的。近年来，CAD/CAM 系统的广泛开展对金属烤瓷的制作方法并没有很大影响。这是因为，切割金属材料的成本高、效率低。然而，运用金属激光熔融技术，技工室可以通过 CAD 数据直接制作固定桥，而无需进行蜡型制作和包埋铸造。这个技术将牙科技师从修复体制作链中最无价值的工作中解放出来。技工室无需蜡型制作、包埋铸造，而可以专注于核心能力，比如金属支架的烤瓷工作。激光熔融技术更快、更经济，并且只需要最少量的人工劳动，它可以提供可规模化制造的技术，不受技师的限制。同时，周期时间缩到最短，大大提升了生产效率，是口腔医学技术的显著进步。

## 数字化过程

牙科技师最初的角色是复制牙医定义的各种功能和美学参数并转换为修复体，这是一种建筑师-建筑工人的关系。在整个修复过程中，从最初的治疗设计咨询、临时冠修复到最终的修复，牙医和技师之间的沟通需要结合患者需求、理想设计和现实情况的有效转换。为了成功实现兼顾功能与美学的修复设计，技师往往需要一些来自临床的关键信息，比如，功能要求、咬合参数、发音和美学信息（比色和外形）等。

## 咬合信息的医技沟通

一直以来，从临床传递到技师的关于咬合和功能的信息是非常有限的。除了牙医给出的对颌模型、印模、咬合记录和比色之外，基本没有任何对功能要求的直接沟通。在有限的指导下，技师需要上𬌗架（多数情况是简单铰链𬌗架），并运用其个人的经验和理解来模拟现有的牙列。结果导致技师的成果只是牙医和患者预期的近似结果。在这种情况下，牙医不得不花费很多椅旁时间来调𬌗、重塑外形。结果常常完全改变了修复体原有的解剖和咬合形态，有时导致不理想的最终修复体功能和美学。

当然，有牙医和技师想要更加可预测的结果，而且会通过参加高级的继续教育课程寻求解决方案，这些解决方案旨在鼓励牙医和技师进行团队合作，以此实现修复和功能的完美结合。医技团队可以综合考虑口腔健康、解剖结构、功能的协调性和咬合的稳定性，而不是单纯考虑牙齿的修复[1]。为了实现这个目标，牙医和技师组成"诊断小组"，在治疗开始前共同参与到这个完整的解决问题的因果关系当中来。

## 计算机辅助设计和制作

在传统加工过程中，种植取模以后，技工室必须灌注石膏模型制作修复体和基台。失蜡铸造法是Taggart 在1970 年发明的，现在仍然被牙科技工室广泛应用[2]。加工过程中的不准确性源于石膏材料、蜡型、包埋铸造和金属材料的尺寸不稳定性，而这些不稳定性导致最终修复体和基台不能准确就位[3, 4]。

CAD/CAM 技术始于20 世纪50 年代，数控机器将纸带上的数字送入控制器，连接到电机定位机床。到20 世纪60 年代，随着早期计算机软件的创建，使飞机和汽车行业的产品设计成为可能。1973 年，Francois Duret 博士在他所撰写的"Empreinte Optique"（"光学印模"）论文中将CAD/CAM 概念引入到口腔医学领域。1984 年，他开发并获得了CAD/CAM 设备的专利。1989 年的芝加哥冬季会议上，他展示了如何在4 h 内制作一个牙冠。1980 年，瑞士牙医Werner Mörmann 博士和电气工程师Marco Brandestini 为Sirona Dental Systems LLC（Charlotte, NC）于1987 年推出CEREC，这是第一个商业化CAD/CAM 口腔修复体的制造系统[6]。

## 牙科印模

与任何常规的加工中心规定的修复过程一样，该过程开始相同：临床医生根据备牙原则预备牙体，并取印模，然后和相关关键信息一起送到加工中心。当加工中心收到所有材料后，印模被灌注石膏模型，工作模型进行修整，根据咬合记录上𬌗架并用于后续过程中。

任何固定修复的整体质量和边缘密合性都取决于牙齿印模的准确性。通过数字印模系统将CAD/CAM 引入牙科已为完全数字化的设计和制造过程铺平了道路，这简化了修复体的制作流程，并使其更加可靠[7]。

数字化印模可减少全冠和其他固定修复体常规取模的需要[2]。在口腔种植修复中，修复的目标是制作具有合适穿龈轮廓的基台、高质量的精确修复体、精准的咬合和理想的美学效果。在标准牙冠和桥制作方法中，为了制造具有理想密合性的修复体，所使用的印模材料必须获取基牙边缘、牙龈解剖形态以及邻牙和对颌牙列的细节信息[3]。冠桥的精确性是由很多步骤决定的，包括制作印模、灌注模型、切割和修整代型，以及石膏模型本身的特性等。所有这些步骤都会降低临床工作的精确性，进而导致临床椅旁时间的延长，增加返工制作费用和患者的抱怨。

为了获得一个良好的印模，所用材料必须具有理想的性能（表30-1）。这些性能包括充足的工作时间和合适的凝固时间、亲水性、可湿润性、抗拉伸强度和回弹性能[4]。和传统的固定修复一样，种植修复所用的印模材料必须具有优质印模材料所必须的所有特性。然而，印模材料是用来复制天然牙边缘的，当它们应用在金属和全瓷基台材料中很可能没有在天然牙领域中那样精确[8, 9]。一项对牙科技师的调查显示，有高达 90% 的传统印模没有记录完整的边缘线[10]。没有边缘线的准确复制，最终修复体都会出现一定程度的密合欠佳。

### 传统印模材料

牙科取模的目的是为了通过此方法简单地将患者口内的三维信息转移到石膏模型，并在此过程中尽可能精确和舒适。印模材料需要在潮湿的口腔环境以及干燥的技工室环境下都能够维持口内软、硬组织结构信息，因此印模材形变量与干湿度相关性要尽可能小。为帮助牙医实现上述目的，种类繁多的印模材料被开发出来。20 世纪 70 年代中期之前，橡胶基质（缓慢固化并具有难闻气味）材料是当时最常用且性能最好的印模材料。20 世纪 70 年代末期，疏水的聚乙烯印模材料问世并被广泛应用。这两种印模材料是当时在北美地区应用最为广泛的材料。20 世纪 90 年代中期，真正的亲水性聚乙烯材料问世，使得在口内潮湿环境下制取精确印模成为可能。这种材料还具有更高的强度、更强的抗撕裂性能、重复灌制模型能力以及易于辨认的颜色。加成型硅橡胶材料（PVS）具有精确、快速、可靠的特点，更重要的一点，其使用非常方便，很快成为一种常用的传统印模材料。表 30-1 列举了不同印模材料的优、缺点。PVS 是传统修复时最常用的印模材料，后文中将会对 PVS 及数字化印模进行性能对比。

### 尺寸精度

当预备体边缘暴露清楚，印模材料能够完整、均一地覆盖预备体，同时在完全固化后能够被完整取下时，PVS 具有良好的尺寸精度。否则有可能由于印模材料的形变而导致精确性下降。与 PVS 相比，数字化印模技术具有同等甚至更好的尺寸精度，因为数字化印模技术无需印模材料，也就自然没有材料形变的问题。尽管这两种方法取模都需要进行隔湿排龈，但数字化印模技术仅需要进行一次上述操作即可获得精确印模。

### 细节再现能力

使用传统印模材料时，在保证托盘不移位、没

表 30-1 印模材料的特性

| | 黏稠度 | 边缘 | 易清理 | 不同黏稠性之间的分层 | 亲水性 | 高撕裂强度 | 进入倒凹 | 操作和固化时间 | 患者敏感性 | 技术敏感性 |
|---|---|---|---|---|---|---|---|---|---|---|
| 印模石膏 | 低 | 无 | 易 | 无 | 有 | 无 | 无 | 不固定 | 敏感 | 敏感 |
| 红膏 | 高 | 有 | 不易 | 无 | 无 | 无 | 无 | 不固定 | 敏感 | 敏感 |
| 氧化锌丁香油糊剂 | 低、中等 | 无 | 易 | 无 | 无 | 无 | 无 | 不固定 | 敏感 | 敏感 |
| 藻酸盐 | 低、高 | 无 | 易 | 无 | 有 | 无 | 有 | 不固定 | 敏感 | 敏感 |
| 聚硫橡胶 | 低、高 | 有 | 易 | 无 | 无 | 有 | 有 | 某程度上固定 | 敏感 | 敏感 |
| 聚醚橡胶 | 多重 | 有 | 轻微 | 有 | 无 | 轻微 | 轻微 | 固定 | 轻微敏感 | 不敏感 |
| 缩聚型硅橡胶 | 低、中等 | 有 | 易 | 有 | 有 | 有 | 有 | 不固定 | 不敏感 | 不敏感 |
| 加成型硅橡胶 | 多重 | 有 | 易 | 有 | 有 | 有 | 有 | 固定 | 不敏感 | 不敏感 |

有气泡。材料完全固化的前提下，其细节再现能力是良好的。而数字化印模技术不仅可以获取细节信息，还可以将图形放大，使可能存在的预备体缺陷立即可见，另外还可以同时进行咬合间隙的确认（图30-3）。

### 时间

目前，市场上口腔印模材料的混合及固化时间平均为5~8 min。对于数字化印模技术，最初的5~10次扫描是一个学习曲线的最初学习阶段，随后一个区段是光学印模制取，需要3~5 min。虽然看起来节省的时间并不多，但是在需要重新印模制取的情况下，光学印模的时间优势就十分明显了。对于传统印模技术，需要额外的5~8 min时间重新制取印模，并且是整个印模制取过程都需要重复一遍。根据加州尔湾评议协会的调查结果，36%的牙医，在1个月内最少需要重新制取3次印模。而使用了光学印模技术，重新制取印模时仅需要重新扫描遗漏区域即可，不需要重新制取整个印模。

### 口内入路

使用传统印模技术时，对于咽反射明显、口水过多、口裂小、颊肌丰满和舌体过大的患者，托盘的置入具有一定困难。而且，整个印模（托盘及印模材料）都需要在口内保持稳定直到印模材料完全固化。而数字化技术的一个显著优势是，在整个取模过程中，扫描头可以被放置于患者的口内舒适区域内多次扫描。目前，数字化印模技术的缺点在于，对于口腔空间较小的患者，在获取第二磨牙或第三磨牙信息时，由于扫描头尺寸受限，可能会给印模制取带来困难（图30-4）。但是，随着科技的进步，扫描头的尺寸会逐渐缩小。

### 长期稳定性

PVS材料灌制的石膏模型具有优良的长期稳定性，可以存放相当长的时间，但是需要大量的物理空间进行存储，有时会给工作带来困难。通过数字化技术获得的虚拟模型同样具有优良的长期稳定性，其信息可以存储于电脑硬盘中，仅仅需要非常小量的物理空间。

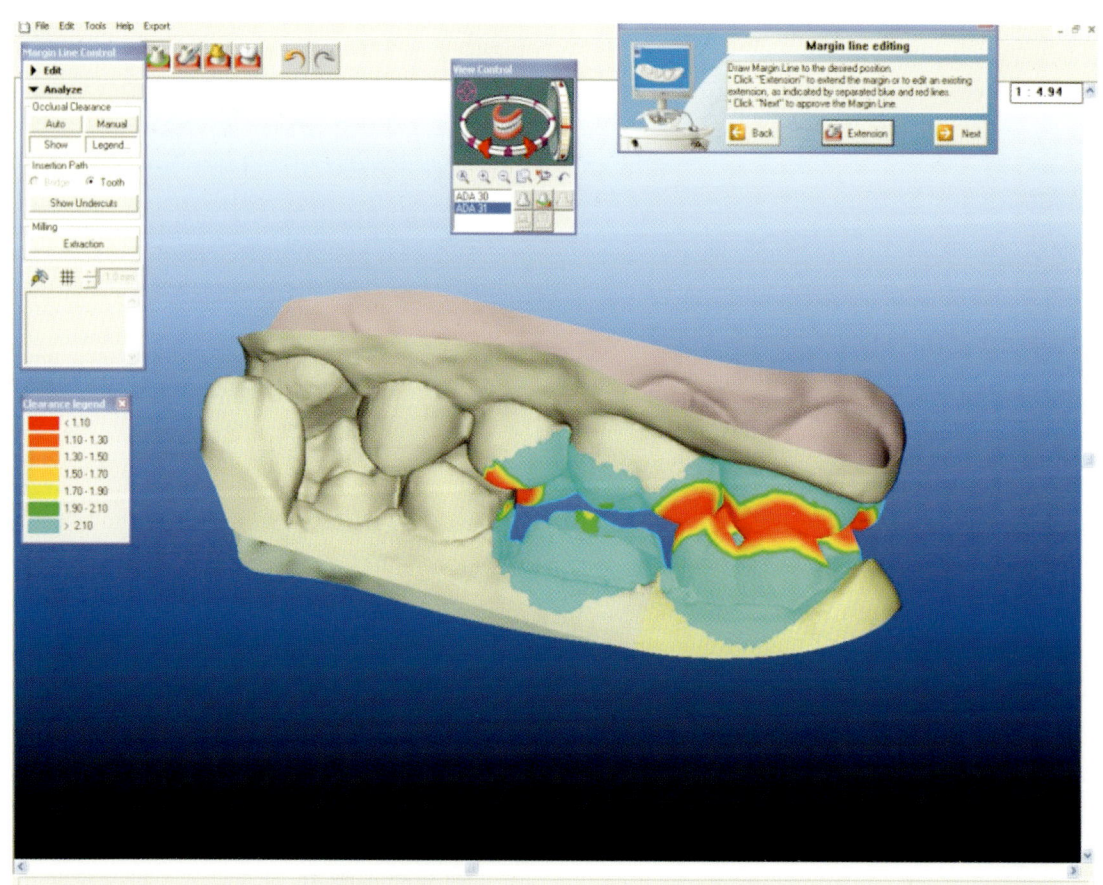

图30-3　实时椅旁反馈，边缘、咬合和接触可以被即刻确认

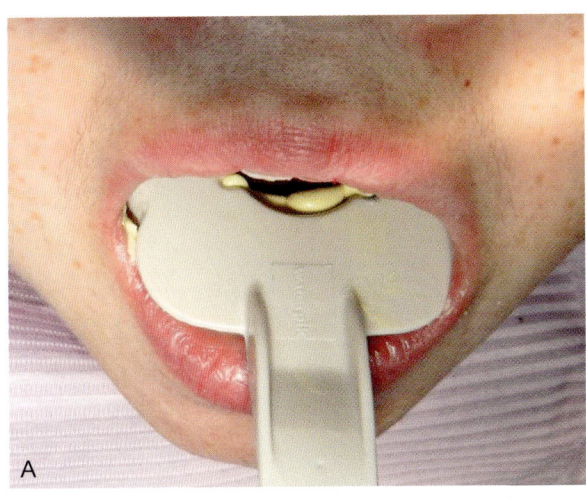
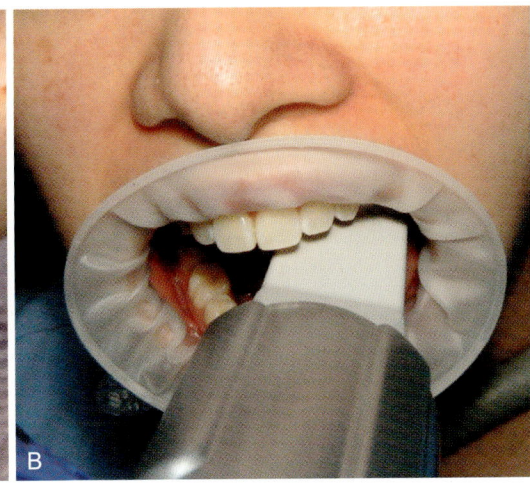

图 30-4　口内进行传统（A）和数字化（B）印模技术

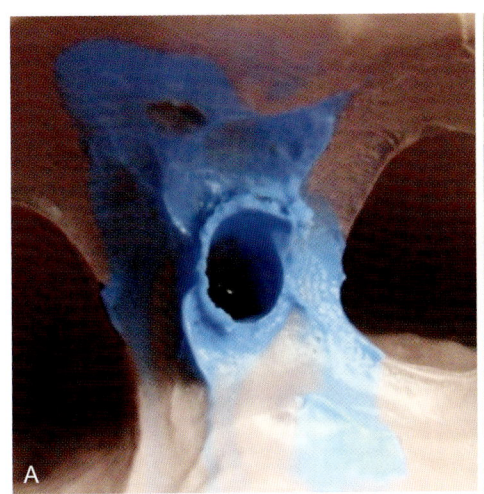
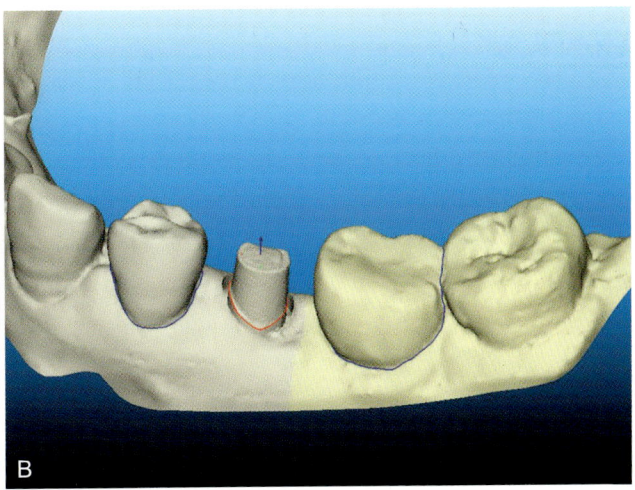

图 30-5　传统（A）和数字化（B）印模技术的龈下边缘比较

### 费用

同购买和储备 PVS 相比，数字化扫描设备的前期投入更高。但是，在前期一次性投入之后，数字化印模的花费几乎为零，同时没有医疗废物的处理费用。在需要重新制取印模时，使用 PVS 材料的花费会翻倍，而使用数字化印模技术，在不增加患者就诊次数的情况下，不会增加花费。

### 边缘

当预备体边缘位于龈下时，对于两种技术来说，清晰边缘的获取都是一项挑战（图 30-5）。使用传统印模技术制取种植印模时，可以通过印模帽和替代体将种植体位置转移到石膏模型，技师可以通过选择合适的基台并在基台上预备边缘制作修复体的方式，解决了龈下边缘不易获取的问题。使用数字化印模技术制取种植印模时，可以通过使用扫描杆来获得虚拟的种植体水平模型，同样解决了龈下边缘不易获取的问题（图 30-6）。

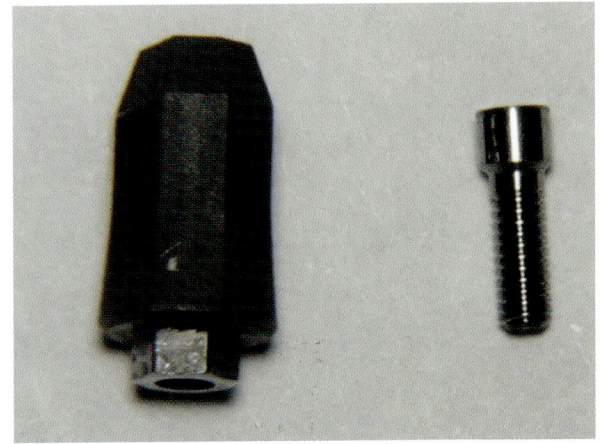

图 30-6　种植体扫描基台

### 传统印模技术的其他挑战

传统印模技术的其他挑战包括：印模材料从口内取出时材料撕裂、气泡、形变、脱模、具有时间敏感性等许多问题。为了克服上述问题，CAD/CAM技术以及数字化印模扫描设备被研发应用于口腔医学领域，取代了传统的门诊印模材料及技工室技术。数字化技术致力于在治疗初始就获得更加精确的印模，从而获得更加密合的修复体。

### 数字化印模技术分类

自从扫描设备被引入口腔医学领域，设备制造厂商极大地扩展了各自系统在口腔临床的应用。它们还将其硬件及软件系统与牙科技工室进行整合。此类设备有：CEREC CAD/CAM 设备（Sirona Dental Systems）、E4D Dentist（D4D Technologies）、Cadent iTero（Cadent Align Technology, Inc.）、Lava椅旁口内扫描仪 C.O.S.（3M ESPE）、FastScan（IOS Technologies）、Densys3D Solution（Densys），以及 directScan（Hint-EL/Fraunhofer）[12]。

历经25年的发展，口内扫描图像获取设备已经发展成为口腔医学领域的专属设备。数字化口腔种植的标准流程包括，患者牙列数字化信息的获取、设计、种植体植入，以及修复体制作。同照相机工作原理类似的是，口内扫描设备同样使用了复杂的光学表面扫描技术；不同的是，照相机获取的仅仅是光和色彩信息，而口内扫描设备需要通过感应器计算光在物体各个表面的反射时间来捕获物体形状，3D软件再利用特殊的队列算法计算目标物表面的三维空间坐标信息。

目前，有数个已经商业化的技术手段可以实现通过扫描获取详细的口内表面信息。三角测量、主动波阵面采样以及平行共聚焦扫描是最为常用的3种扫描原理。

### 光三角测量技术（三角成像技术）

Duret等介绍和描述了电子数字化印模系统结合 CAD/CAM 技术的应用[14-16]。第一个牙科口内扫描系统正是基于光三角测量的概念。这一系统包含3个基本要素：①光源；②发光照亮目标物；③目标物探测器之间有一定的夹角。光三角测量技术使用定时的光束到达目标物表面，然后反射回相机，反射回的数据经过收集处理形成图像。此方法在成像过程中每一成角锥形光束可以获得15 000μm的图像信息。这种技术在扫描前，需要在牙齿表面喷涂反射粉，以确保图像精度（图30-7）。

1987年，Sirona Dental Systems LLC的CEREC 首先将此技术引入口腔医学领域。CEREC数字化扫描系统及其椅旁瓷块研磨机能够利用此技术直接获得口内数字化印模，通过三束交叉光源来定位一个点的三维空间位置。但是，不同表面光的散射是不均匀的，例如釉质、银汞合金以及不连续的弯曲表面，该技术会影响扫描精度。因此，建议扫描前在口内喷涂反射涂层或者遮光粉，形成均质的光反射表面（图30-8）。

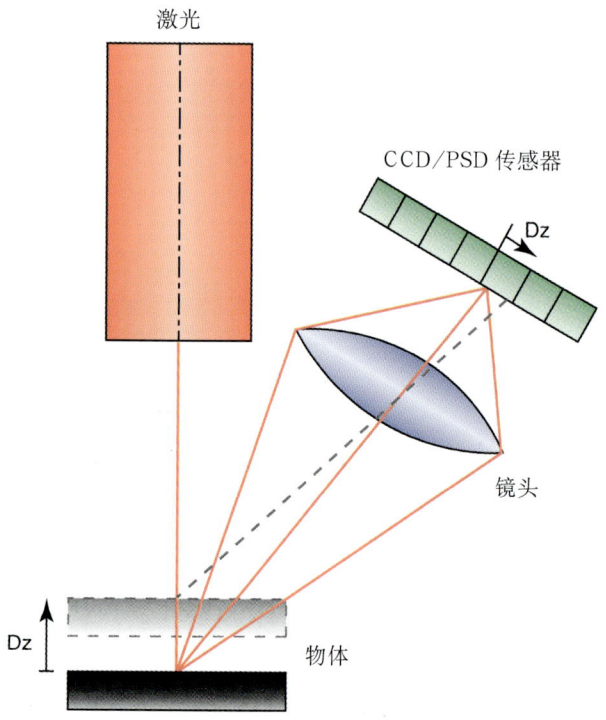

图 30-7 光三角测量技术

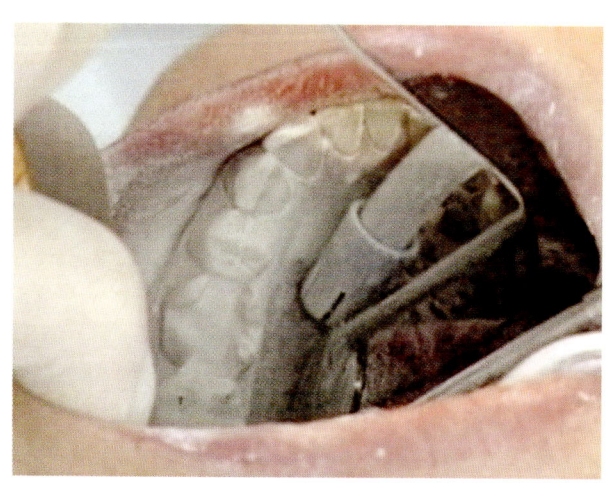

图 31-8 在牙齿表面使用反射粉

### 主动波阵面采样技术

主动波阵面采样技术同样需要喷粉，其扫描系统使用的是带有旋转光圈的镜头而不是激光光束来获取牙齿数据，此方法可以获得视频序列 3D 数据并实时形成模型数据（约 20 个 3D 数据 /s）（图 30-9）。3M ESPE 的 Lava C.O.S. 口内扫描仪使用了此技术。

### 平行共聚焦成像技术

Cadent（Align Technology, Inc.）研发了独立的数字化扫描系统，可以为临床医生提供媲美传统印模的精确数字化印模，同时无需配套购置椅旁修复体研磨设备。正畸医生在扫描传统的石膏模型时首先使用了这一具有高精度的数字化系统，随后才被应用到常规修复领域[19, 20]。Cadent's iTero 借用了应用在显微镜的平行共聚焦成像技术，其扫描装置同时发射出焦距为 300 的 100 000 个红色平行激光点到达牙齿表面，然后将反射回的光学信号转化为数字化数据信息[21, 22]。只有焦距在 50μm 范围之内的物体其反射光才能进入一个小型的滤光装置。在扫描头与物体表面接触时，扫描头上的红色激光如同光学探针一般能够通过探测共聚焦光点来记录牙齿的表面解剖形态（图 30-10）。

这项技术的优点是，可以在无须口内喷粉情况下，获得 15μm 以内的精细的牙齿表面解剖形态。医生在使用时，可以直接将扫描头与目标物（牙齿或种植扫描杆）相接触，提高了扫描的稳定性，降低了二次扫描的概率。釉质与金、银汞、树脂等各种口腔材料都具有同样的扫描精度[9]。

### 不同口内三维数字扫描仪的比较

理想的数字化印模可以仅扫描一个象限或者扫描整个牙弓（图 30-11），可以制作各种口腔修复体，甚至可以进行龈下边缘的扫描。使用这种先进的技术能够实时获取物体的精确的三维影像。扫描完成后，医生可立即观看其三维模型。

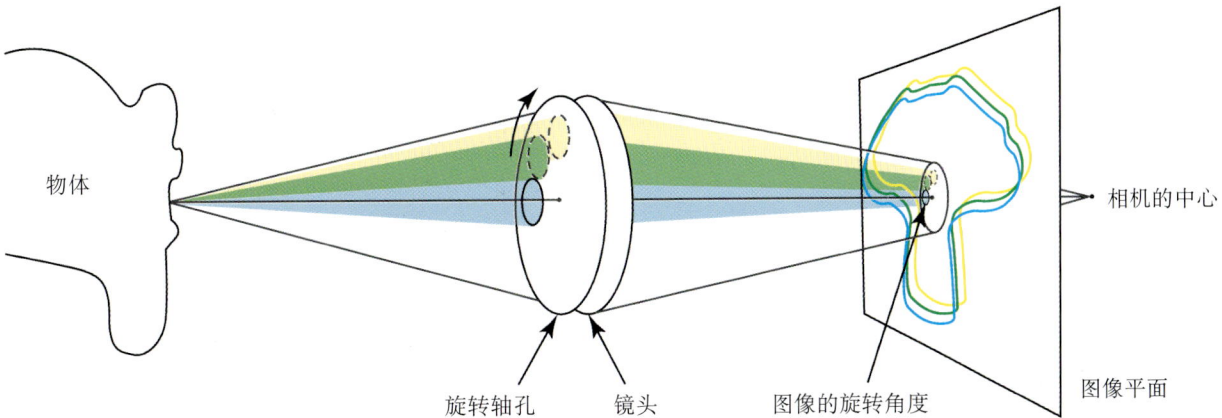

图 30-9　主动波阵面采样技术

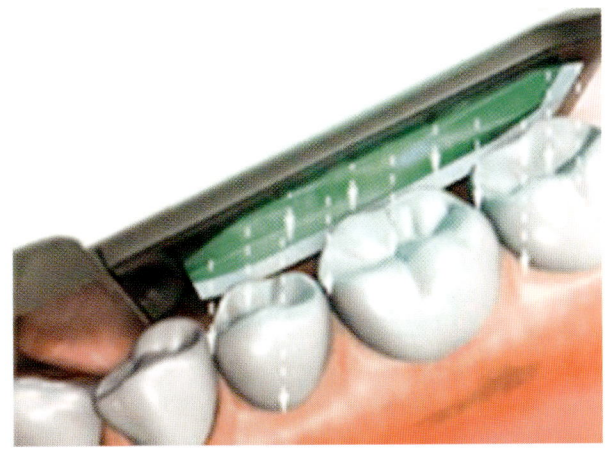

图 30-10　平行共聚焦成像技术

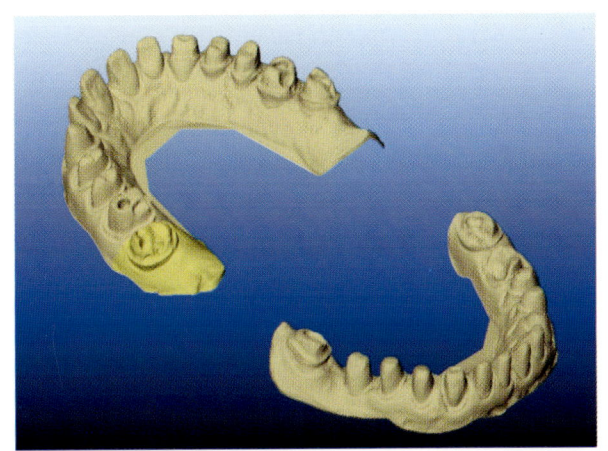

图 30-11　用 Align Technology 公司的 iTero 口内扫描仪进行全牙弓扫描

Cadent Align Technology, Inc 公司的 iTero 口内激光扫描仪由一个带轮子的活动手推车组成，它可以移动到不同的诊室[23]（图 30-12）。这种手持式激光扫描头可以在扫描过程中释放压缩空气的轻微气流，防止连接于数据线的镜头起雾模糊（图 30-13）。数据线与带液晶显示器(LED)的电脑相连，进行信息的处理。厂商提供专门的无线键盘、鼠标、脚踏板和分析设备来控制整个数字化扫描过程。

扫描头采用平行共聚焦成像技术获取三维数字化印模[24,25]。它从小孔中发出激光束直至牙齿表面。只有焦距合适的物体才能通过滤器反射激光束[10]。照相头覆盖了扫描深度为 13.5 mm、面积为 14 mm² × 18 mm² 的区域[26]。口内扫描表面不需要喷涂反射介质，也不需要固定牙齿和扫描头的距离，同时允许扫描头触碰到牙齿[24]。使用脚踏板可以控制扫描头来获取成功的影像。每次扫描后，临床医生会接收到接受或者拒绝扫描结果的选项。接受后，扫描数据就会整合入数据模型，扫描仪还会在数字印模制取过程中提供语音和可视化的指令来指导下一步的操作[25]。

软件除了提示每颗牙齿或基台一个序列的 5 个扫描区（𬌗面、颊侧、舌侧、近中邻面、远中邻面）外，还要扫描邻牙和对颌牙列。常规的扫描序列包括 15～30 幅扫描图像来记录预备的牙体、对颌牙以及咬合关系[10]。

E4D Technologies 公司的 Planmeca PlanScan 口内扫描仪使用蓝光技术，将牙、软组织或印模的视频图像传输到显示器[24]（图 30-14）。加热扫描头反光镜，可以阻止扫描过程中形成雾气。扫描头被直接放置在修复位点的𬌗面，其顶端直指远中以获得最佳的焦距。

对于真正的三维图像获取，线性视频可以记录同一象限里预备的牙齿和邻牙所有暴露表面的信息。软件的 ICE（I C Everything）特性是可以拍摄牙和牙龈的图像。随着图像的连续拍摄，它们包绕形成的三维模型并生成了 ICE 视野。这给使用者提供了实际软、硬组织无限制的图像，并帮助确认边缘[27]。Planmeca Romexis 软件在其软件库里存储了种植体、基台和牙冠的模型，医生可以将它们调取出来与软组织扫描、牙冠设计和 CBDT（锥体束）数据重叠，而很容易进行设计以及种植体植入位点的确认。

Sirona 的 CEREC AC 系统用蓝光液晶 LED 扫描头取代了之前 CEREC 系统的红色激光扫描头

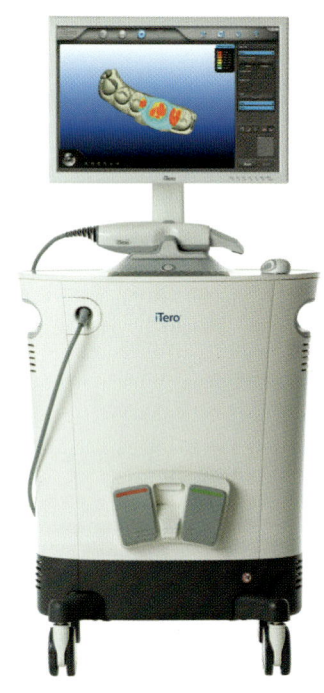

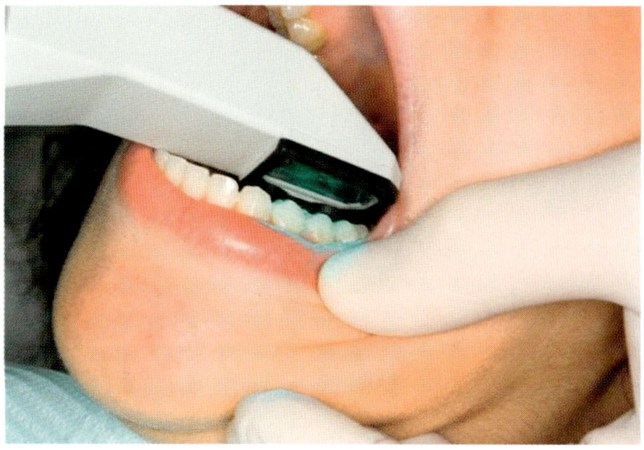

图 30-12 Align Technology 公司的 iTero 口内扫描仪

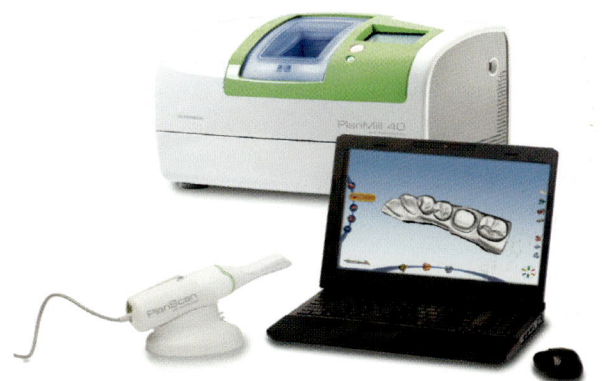

图 30-14 Planmeca PlanScan 系统：扫描仪，笔记本，研磨仪（致谢 E4D Technologies.）

图 30-13 Align Technology 公司的 iTero 扫描头

第 30 章 数字化技术在种植修复中的应用 843

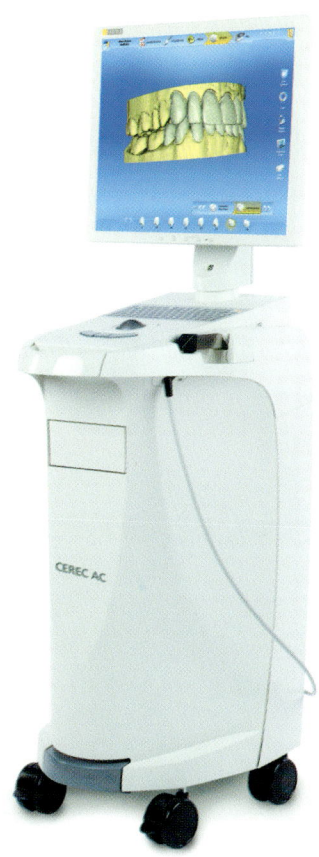

图 30-15　CEREC AC 蓝光扫描仪（由 Ceramics Dental Laboratory, North Miami Beach, FL 提供）

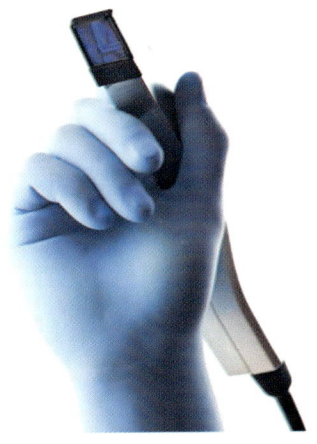

图 30-16　CEREC Bluecam 蓝光扫描头（由 Ceramics Dental Laboratory, North Miami Beach, FL 提供）

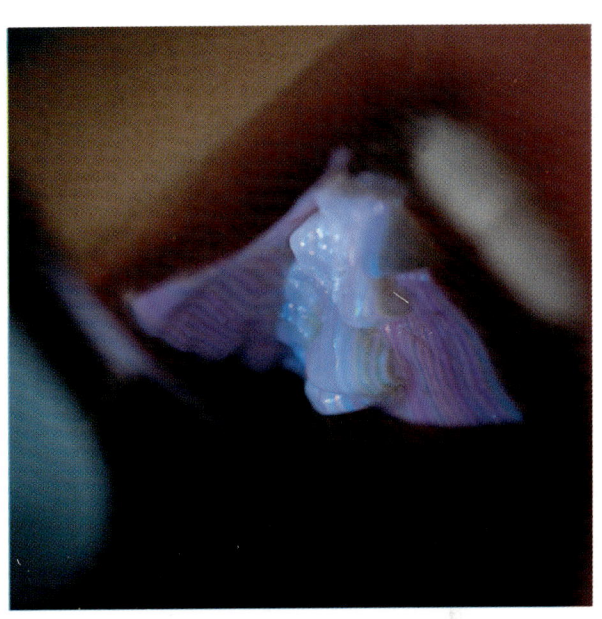

图 30-17　CEREC AC Bluecam 短波长蓝光源（由 Ceramics Dental Laboratory, North Miami Beach, FL 提供）

（图 30-15，图 30-16），LED 透射短波长的蓝光可以产生更加准确的视觉图像[28]（图 30-17）。扫描头采用动态三角成像技术来记录图像。蓝光被投射到物体表面后以轻微不同的角度反射读取出来。它使用远心光束，在单一视野下，可以从预备牙齿的所有表面采集关键信息。扫描头可直接放置在预备牙齿表面进行扫描。当扫描头稳定在 14 mm 焦距以内并且与邻牙接触保持不动时，就会自动记录图像[29]。这会防止由于扫描头运动导致的图像摄取不准确。图像摄取完成后，扫描头可以移动到邻牙来摄取更多的图像。软件会从连续的图像里拼接重叠影像数据完成单一的三维模型的计算。

Sirona 还提供了便携式 CEREC Connect，牙医通过它可以制取数字化印模并把数据传输到 Sirona 网络内的牙科技工室。技工室制作牙科修复体并将它们送回至牙医，在患者下次就诊时进行佩戴。该公司同时提供牙科技工室的 inLab 设备，它是一系列 CAD/CAM 设备和软件的集成，使技师可以根据虚拟或者实际工作模型提供的信息来制作修复体。Sirona 的 inEos 蓝光数字化扫描仪作为 inLab 产品家族的一部分，可以完成技工室灌模的扫描，既可以在技工室内进行修复体制作，也可以上传数据文件到 Sirona infiniDent 生产加工中心进行制作。

3M ESPE 公司的 Lava C.O.S. 口内扫描仪的工作端宽为 13.2 mm，包含 192 个 LED 和 22 个镜头系统（图 30-18）。Lava C.O.S. 口内扫描仪是基于主动（光学）波阵面采样技术的原理[30]。3 个感光器从不同角度获取临床图像，并通过自带的图像处理算法实时生成三维表面形态[30]。这种动态三维技术可以记录连续的三维视频图像，并在计算机显示器上实时创建某一象限或者牙弓的体积模型。

扫描头每秒获取 20 组三维数据，每牙弓大约获取 2400 组数据或者 240 万个数据点，来生成体积模型[26]。Lava C.O.S 是唯一的口内视频扫描仪，而其他系统都是静态图像扫描模式。扫描头被置于距离牙齿表面和软组织 5~15 mm 的位置进行扫描[24]。扫描头一旦移动至该焦距范围以外，将会停止摄像直到扫描头再次回到这个范围内。这可以作为失败-安全机制从而避免录入不良数据。牙医要决定摄像的牙列范围从 1/6 牙列到全牙弓[31]。

### 诊所内整合的数字化影像工作流程

在开始种植治疗的修复阶段之前，要拍摄根尖片评估每颗种植体周围的骨情况（图 30-19A），以确认种植体的稳定性。种植体暴露后，放置愈合基台使软组织愈合 2~3 周（图 30-19B）。获得准确印模，以分离种植体在患者口腔的位置非常关键，以此提供制作种植修复体需要的准确信息。

软组织愈合阶段完成后，传统上，我们在制取印模阶段采用安装于种植体的印模转移帽来进行印模制取。传统印模材料如 PVS 或者聚醚都可以用于获取牙齿和黏膜的信息。完成印模制取后，印模转移帽上连接种植替代体，灌制石膏模型，替代体即代表了模型里的种植体位点。尽管这种技术用于种植领域已经好多年了，但是这个过程中所包含的各个步骤都会产生潜在的不同层面的不准确性[13]。

数字印模技术专用的种植体扫描基台（ISA）（图 30-19C，D）替代了传统的种植体水平印模，该扫描基台是种植体厂商专有的。通过对其特定的几何形状和解剖平面的记录过程，转移了虚拟数字模型中种植体在口内的三维位置。这为牙科技工室提供了准确的数字印模和有关种植体直径、位点和理想穿龈形态的信息。同时，这种数字化印模技术不再需要使用传统印模技术中的技工室替代体和工作模型[13]（图 30-20）。

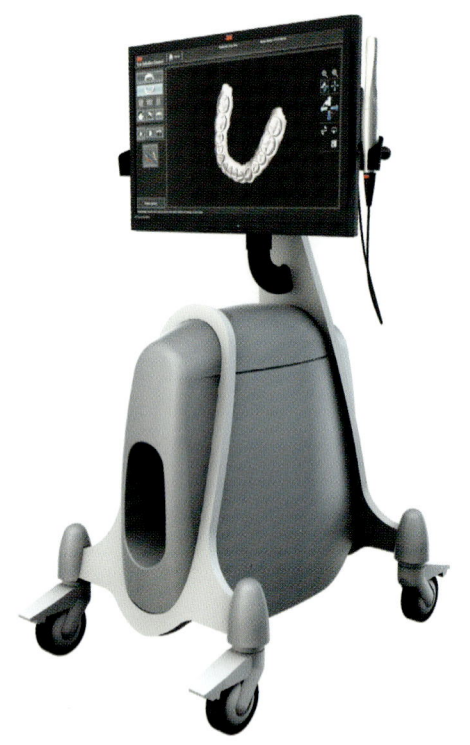

图 30-18　Lava C.O.S.

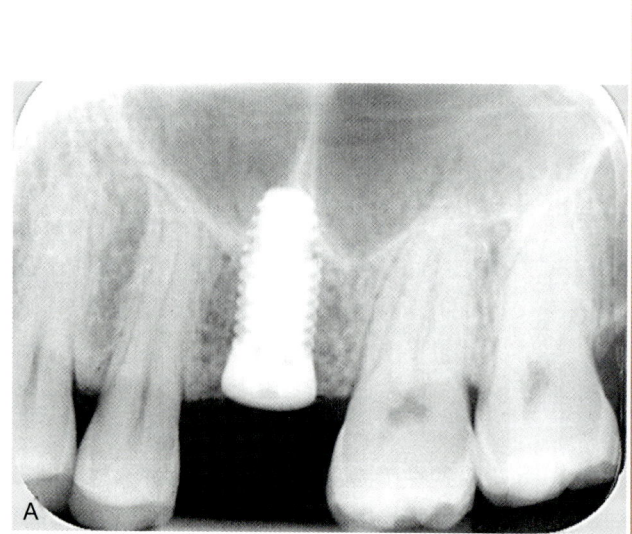
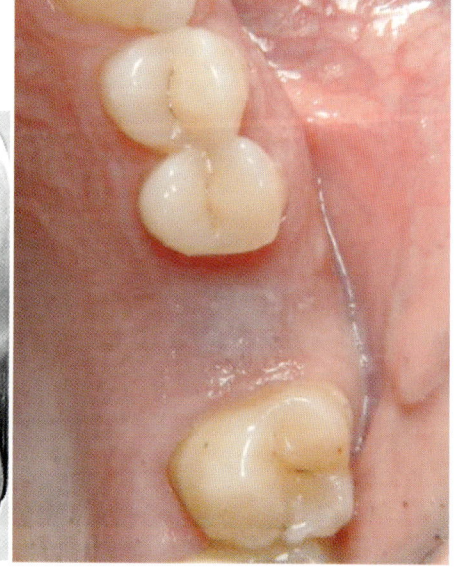

图 30-19　A. 检查种植体初期愈合

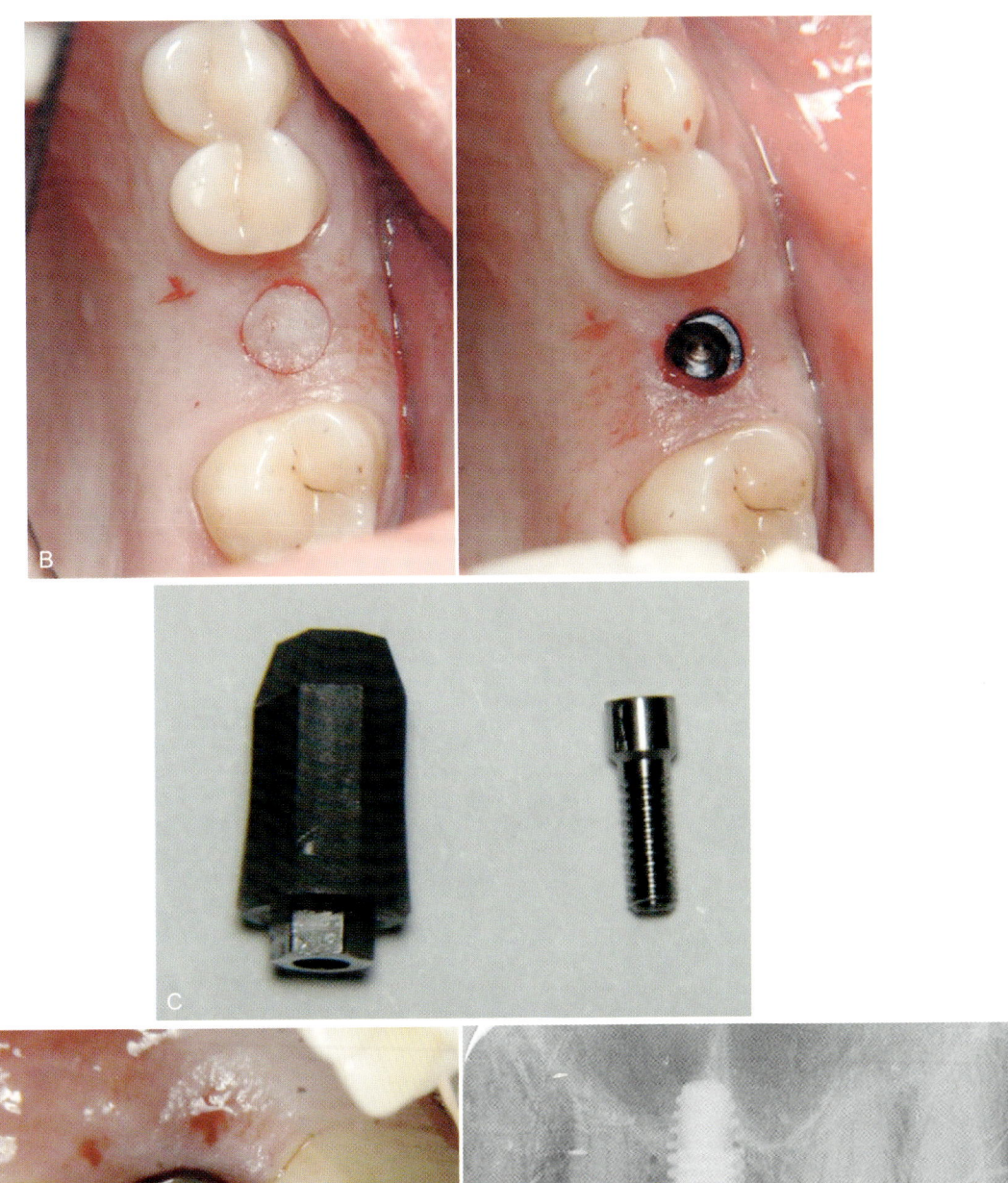

图 30-19（续） B. 暴露种植体，连接愈合基台，软组织成形；C. 种植体扫描基台；D. 安装种植体扫描基台后，拍摄根尖片确认就位

临床工作流程首先需要扫描 ISA 和邻牙以获得需要的表面解剖信息（图 30-21）。为了保证垂直距离和咬合关系的正确，对颌牙列也需要在患者最大牙尖交错位时进行扫描（图 30-22）。不再需要进行传统的固定修复咬合记录，减少了椅旁时间和材料的消耗。牙列数字化扫描后，移除 ISA，在上下颌最大牙尖交错位获得颊侧咬合记录。该步骤需要取出 ISA，否则可能因扫描基台太长干扰牙齿的咬合，进而干扰采集准确的咬合记录。

获取咬合记录时，指导患者在最大牙尖交错位（MIP）咬合尤其重要。此时天然牙能够轻微地压迫牙槽窝内牙周韧带，帮助补偿未来种植体冠周围天然牙的生理运动。使用这个技巧制作修复体可以使之略微低咬合，或者轻咬合力的时候脱离咬合接触，以避免在重咬合力时修复体过高可能导致不良的早接触。

在ISA扫描的过程中，通过连接在一起的计算机显示屏可以实时观察到软组织、邻牙和对颌牙列的图像。在视频和音频指令的辅助下，操作者能够进行必要的调整，获取准确的数字印模。计算机软件可以自动把多个重叠的影像通过透明处理，或称作实时建模拼合在一起来获得最大牙尖交错位时对颌牙弓形态。

每次扫描，软件可以获得10万个激光光学参考点来重建三维物体的影像[13,14,21,22]。采集了满意的数字化印模后，使用自带的软件就能以网络形式把标准的三角成像语言文件（STL）输送到合作方加工中心。牙医填写完整的电子技工加工单，包括患者信息和要制作的修复体类型。种植体扫描基台以及周围软硬组织的数字化印模数据以一种"开放格式"的STL形式生成[13]。

摒弃了传统的印模过程，我们不再需要关注由于以下原因带来误差的可能性，例如气泡与空隙牵拉或撕裂印模材料、托盘移位、托盘变形、印模材料太少、托盘粘接力不足或者印模材料变形。

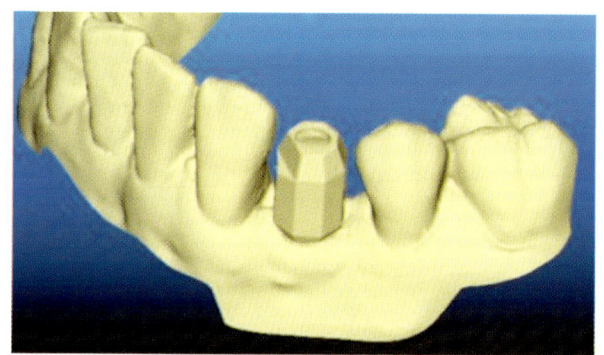

图30-20　数字化扫描种植体扫描基台和邻牙

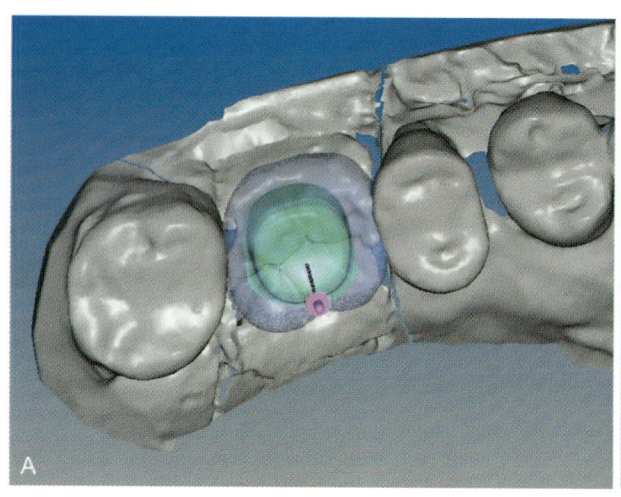
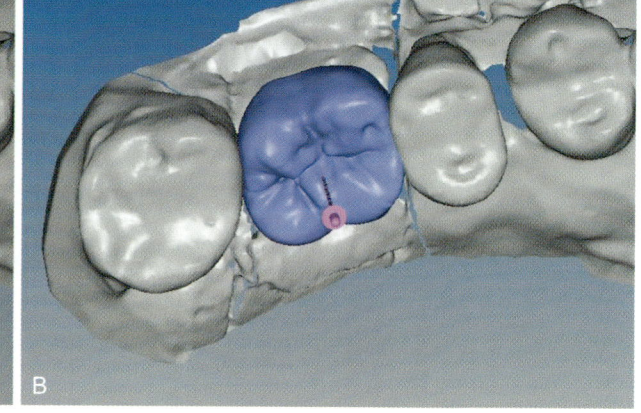

图30-21　功能和美学驱动软件

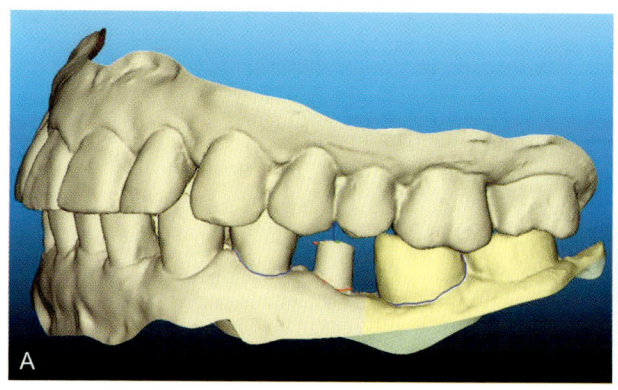
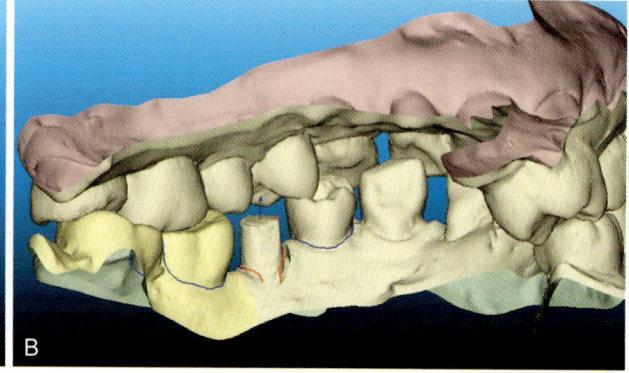

图30-22　数字化扫描种植体扫描基台和邻牙

此外，过去咬合记录都是通过硅橡胶或者蜡来记录正中颌，当制取数字化咬合记录时，无须在上下颌牙列之间放置材料，这大大降低了咬合关系记录不准确的风险。

总之，数字化印模技术提供了一种获取以制作修复体为目的的牙体预备代型的先进技术，它超越了现有技术的准确性和有效性。牙医使用这种数字化技术可以很快不再需要使用弹性印模材料。最终的目标是得到高质量的修复体，使得患者的治疗尽可能的准确有效。帮助牙医实现这个目标的公司正在现有系统的基础上持续改进精度和扩大产品的适应证范围，以提高牙科服务的质量[12]。

### 牙科临床和技工室的整合

在过去的几年里，牙科技工室一直在致力采用数字化印模系统，使其能够扫描模型或传统的弹性印模。他们还在模型、基底冠、支架和修复体的制造中也使用数字化扫描和 CAD/CAM 设备，追求更高的准确性、一致性和效率。在过去十年中，牙科技工室迅速转变为数字形式的制造业。全数字技工室制造过程的基础是为每个患者独特的牙齿解剖情况创建一个数字文件。

牙科技工室有两个相互补充的方式使用这种传输的数字化印模数据。技师可以直接将数字化数据导入兼容的 CAD/CAM 程序进行设计和研磨基底冠或全解剖外形修复体。早期的数据接收者仅限于"封闭结构"的系统，数字化数据只能够应用于口内扫描仪厂商提供的匹配的软件和硬件[32]。现如今，正在演变为更加"开放结构"的系统，生产厂商作为合作伙伴与第三方软硬件公司合作，允许第三方软硬件使用他们的数字化扫描数据。

技师也可以使用数字化印模数据进行工作模型处理（图 30-23）。数据被传输到数字化加工中心完成图像的后期处理，并且通过减法的 CAD/CAM 研磨程序(iTero)，或者加法的数码打印程序，即众所周知的立体快速成型技术（Lava C.O.S., CEREC）生成模型[33]（图 30-24）。这样处理后可以增加口腔模型和最终修复体的精度[6]。以往，牙科技师是手工完成大部分程序的。

在立体快速打印模型制作过程中，技工室可以上传修复体和基台设计信息。这些模型和可活动的代型被制作出来用于完成修复体和基台制作。修复驱动软件专注于设计理想的基台、上部支架、基底冠和最终烤瓷饰面（图 30-25A）。这种方法能够制造基于理想的数字个性化基台外形的完整内冠，这个内冠可以以正确的方式支持上部的饰瓷。制作个性化修复体和基台的软件参数包括牙冠外形、穿龈轮廓、邻面和咬合接触，以及能够抵抗咬合力的修复体的材料厚度[14]。

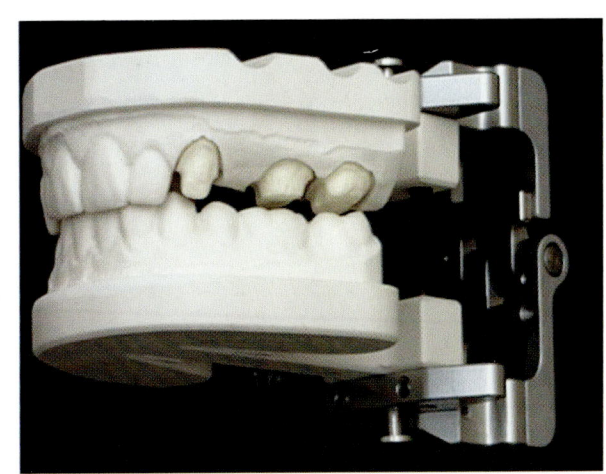

图 30-24　iTero 𬌗架上的立体快速成型工作模型

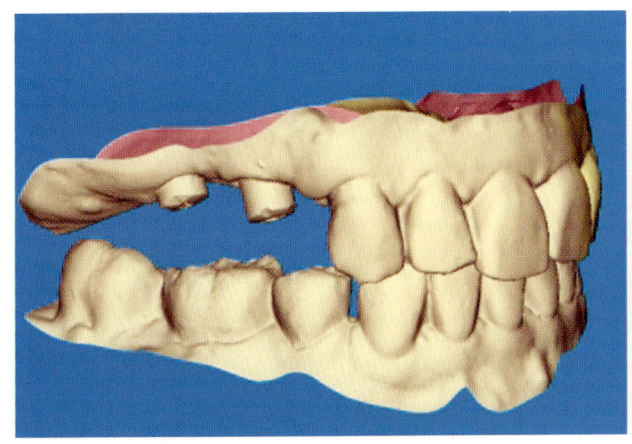

图 30-23　将数字化印模转化为物理模型

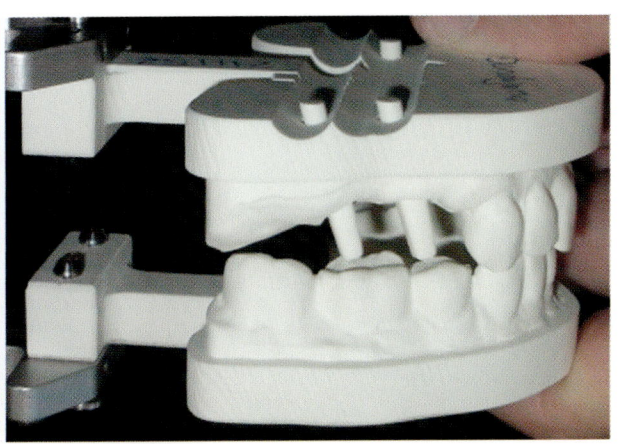

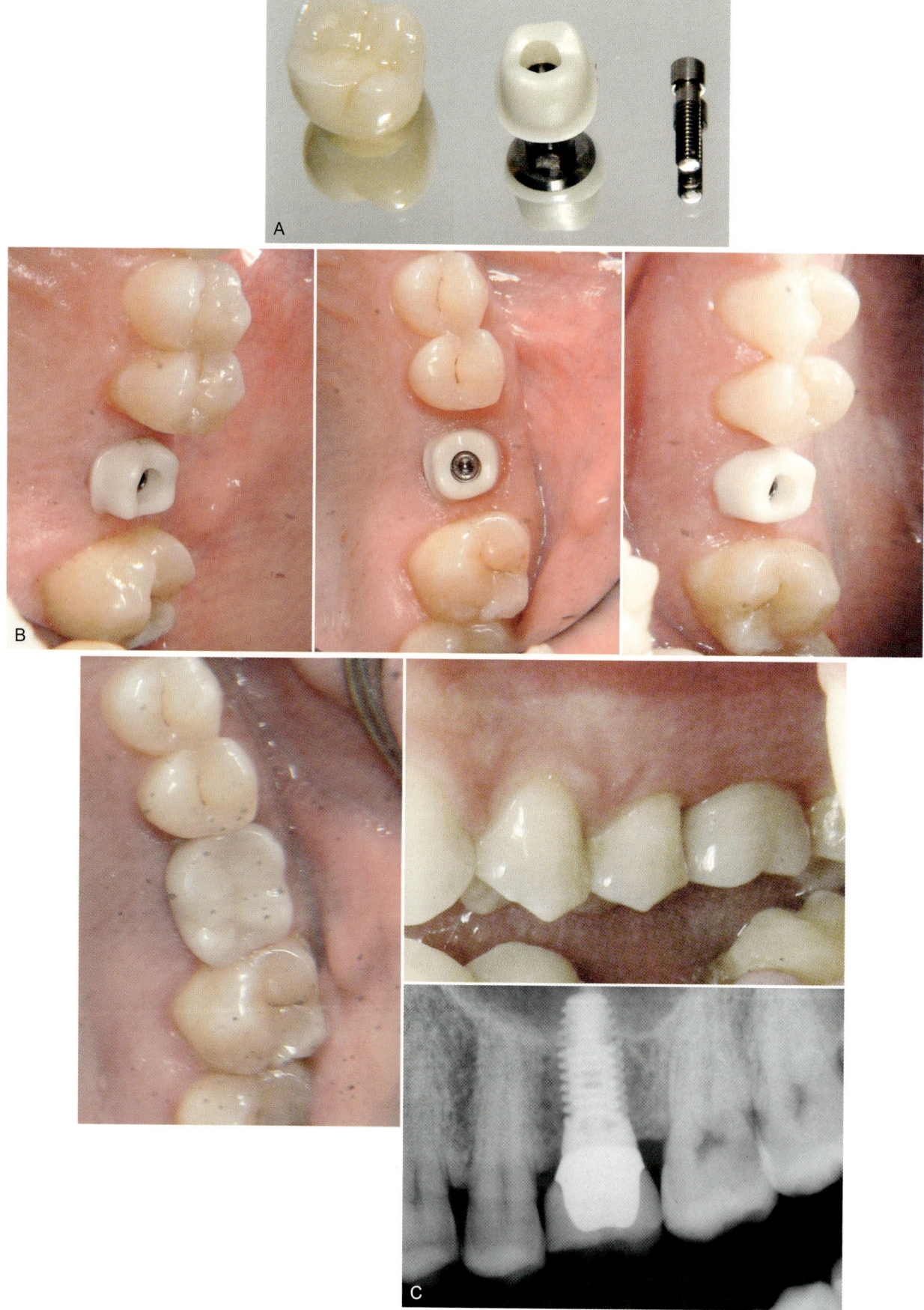

图 30-25　A. 使用修复驱动软件生成的个性化基台和修复体；B. 个性化基台戴入；C. 种植冠戴入，根尖片确认就位

使用CAD/CAM技术研磨的种植体基台可以是纯钛、二氧化锆或者混合式（金属钛Base+二氧化锆部分）。最终的修复体可以是个性化研磨的全瓷修复体或者传统技工加工制作的PFM金属烤瓷修复体。修复医生也可以制作CAD/CAM研磨的个性化聚氨基甲酸乙酯树脂模型，用于患者佩戴修复体之前检查最终修复体的精确就位。这种研磨的CAD/CAM树脂模型与传统的石膏模型相比更耐用，有更好的抗变形、抗收缩膨胀、崩裂和抗折断能力[13]。

最终结果是获得就位更加准确的修复体，不需要或者仅需要很少的椅旁调整（图30-25B，C）。最终的个性化基台外形在聚氨基甲酸乙酯树脂模型上研磨，避免了在技工室的最终基台上直接操作。这种先进的技术可能帮助避免产生一些与传统手工技工操作技术相关的误差，例如包埋、铸造、脱包埋、喷砂和抛光等[13]。而且，牙医和技师之间的沟通水平也得到了巨大的提高。

### 制作流程

在数字化印模和咬合记录制取完成后，开始进行计算机扫描和制作。

*步骤1．文件生成*　每个病例的文件在软件中生成。操作者输入患者姓名、病历号、牙医姓名、日期和牙位，以及希望的修复体类型（全冠、贴面、嵌体或者高嵌体，或者支架、基底冠）。每个牙医可以自己设置额外参数，既可以是所有病例通用的参数，也可以是专门针对某个病例的额外参数。这些选择有理想的邻接松紧度、咬合接触程度、虚拟的代型空间，这决定了最终修复体到代型或者预备体的内部适应性。所有这些信息被输入后，计算机就可以搜索牙齿数据库以获得正确的牙齿形状了（图30-26）。

*步骤2．扫描*　使用CEREC三维光学扫描设备，带有修整了代型的工作模型可以被扫描，数据获取并传入到计算机的虚拟技工室。计算机现在拥有了使用工作模型、预备体、来源于对颌图像的咬合参数的所有信息。

*步骤3．虚拟模型*　三维虚拟模型被呈现在屏幕上，并且可以旋转从任意角度进行观察（图30-27）。

*步骤4．设计*　设计修复体的第一个步骤是模拟分割模型和移除代型。最终修复体的参数和边缘要利用对颌信息、邻牙和接触面，以及预备体的牙龈边缘来最终确定。理想的接触面在邻牙上计算机标注，并通过计算机的辅助进行预备体边缘的确认和划线。

*步骤5．数据库选择*　计算机现在显示数据库菜单，使操作者能够根据检查相邻牙列选择相对的牙齿年龄。根据以上信息和确定的参数，计算机现在可以在牙弓内的预备体上覆盖修复体以及摆放修复体的位置（图30-28）。

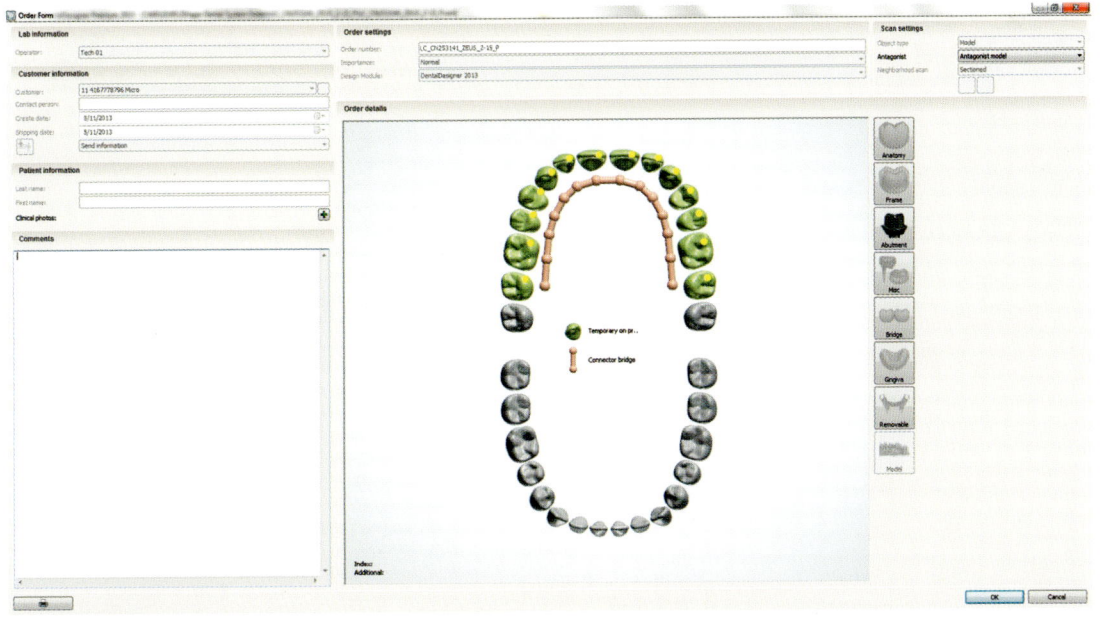

图30-26　生成数字化文件

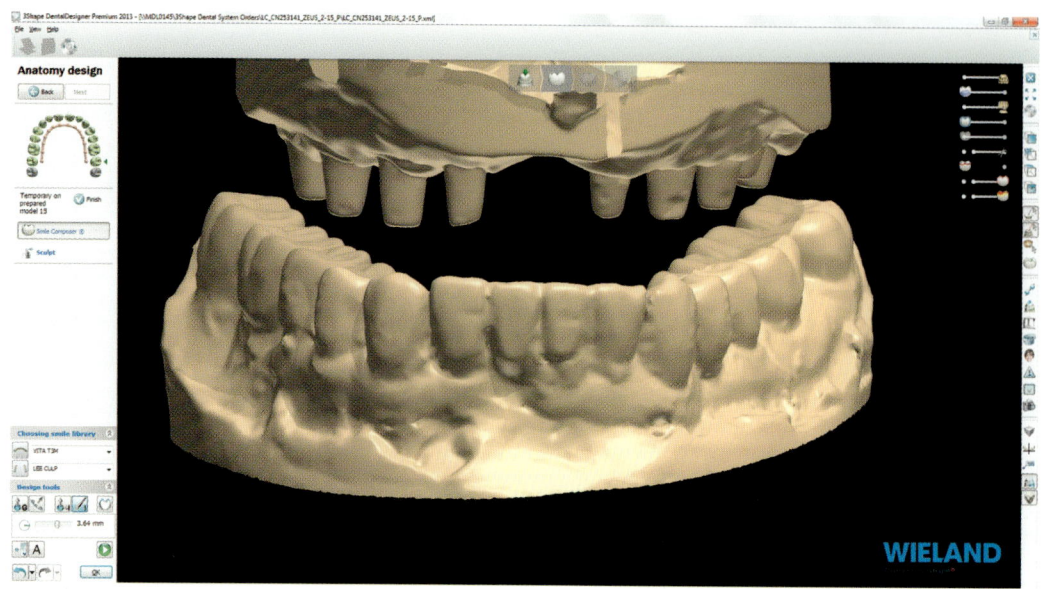

图 30-27　工作模型的光学扫描

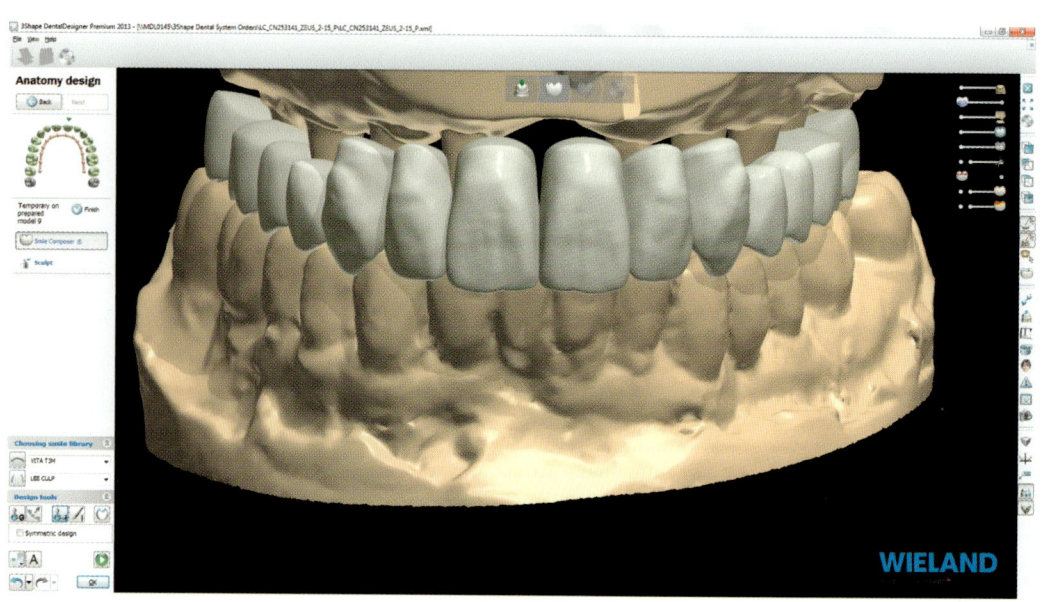

图 30-28　计算机建议的修复体位置

步骤 6．模拟放置　计算机基于所有的传入数据把修复体放置在最合适的位置上，但是操作者仍需要利用其形态和功能方面的经验和知识再进行手动放置，并调改形态至最有利于口腔修复的位置。仅需要简单的几次鼠标点击，就可以按照预期对牙冠的位置进行调整和旋转，根据该位置和角度，参考个人偏好和对颌牙信息，软件的牙尖设置程序就会自动再次调整每个牙尖、三角嵴、修复体外形、接触点和边缘。虚拟修复体立即对所有与新位置相关的参数回应并做出调整（图 30-29，图 30-30）。

步骤 7．咬合确认　软件的一个自动功能是可以根据理想的三角嵴与牙尖窝相接触的推荐方式进行设计。利用虚拟研磨工具，也很容易进行调改，而形成 Dawson 型的"杵-臼"排列，也就是窝沟与对颌牙尖的宽而平的支持面相接触（图 30-31）。每个接触点的位置和接触强度可以在屏幕上通过图示和颜色标记立即显示出来，而且可以很容易根据操作者和临床的需要进行调改。

步骤 8．个性化解剖形态　利用一系列虚拟雕刻和蜡型工具，进行个性化处理和艺术创作也是可以实现的。它可以模仿实际技工室方法和设备控制咬合解剖、轮廓和咬合偏好设置。每个步骤都可以

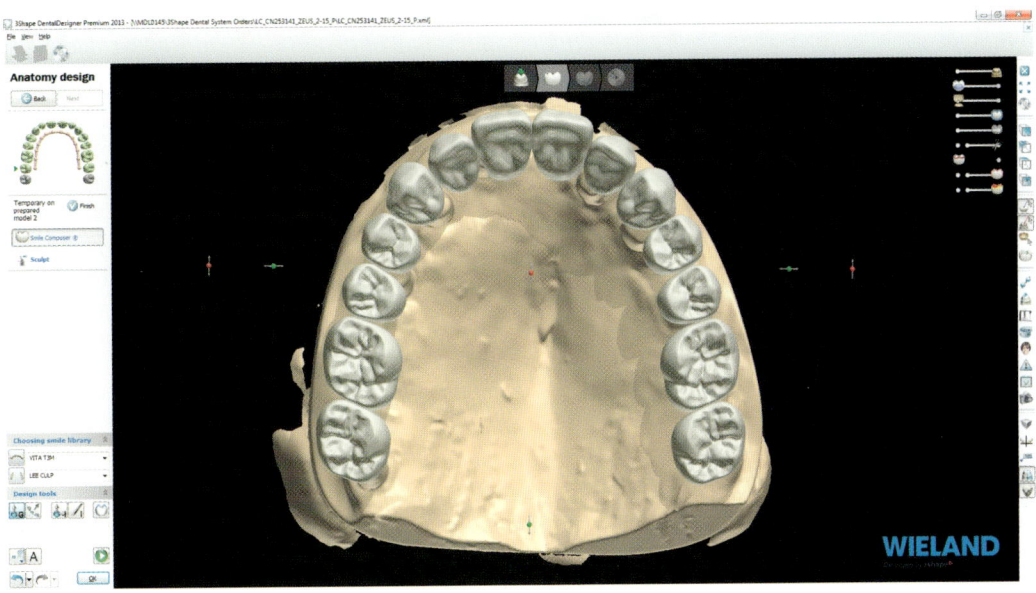

图 30-29　最初设计的𬌗面观

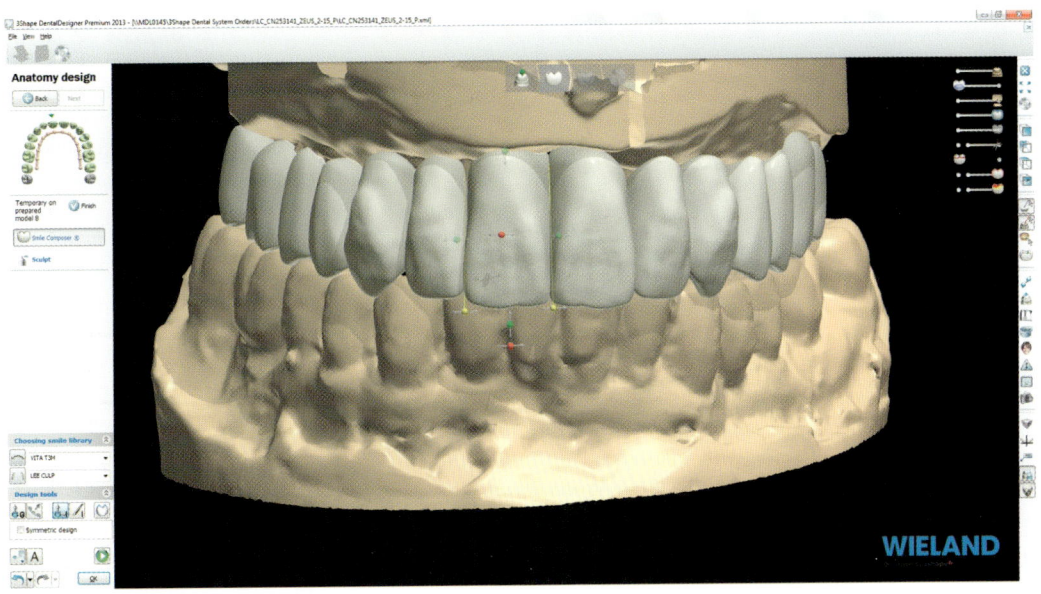

图 30-30　数字化"蜡型"工具修改后的数字化牙列的颊侧观

即刻上传到屏幕上，操作者即刻能够看到任何改变带来的效果（图 30-32～图 30-36）。

步骤 9. 研磨　最终的虚拟修复体设计完成后，就是简单地将预定好颜色和尺寸的瓷块或者树脂块加载固定在研磨腔里，然后按压屏幕上的开始键，约 15 min 后，与设计完全一样的复制品就被制造完成了（图 30-37，图 30-38）。

步骤 10. 完成和抛光　研磨好的修复体随后可以按照所选瓷块适合的传统染色和抛光程序进行个性化处理（图 30-39～图 30-41）。

## CAD/CAM 牙科的未来

传统牙科方法需要制取印模，并且后续需要使用诊断蜡型与技师沟通有关预期的轮廓、牙型等信息，而现代技术则允许临床医生直接传输数字化印模和可修改的数字化诊断蜡型给技师，这大大方便了医生与患者和技师的即时沟通。颜色传递是口腔治疗的另一个方面，目前还是基于传统的比色标注方法，它有一定的准确性，但是仍然受到使用者自身理解的限制。随着技术的不断进步，使用自动颜色捕获装置会最终能够与 CAD/CAM 形式相结合，

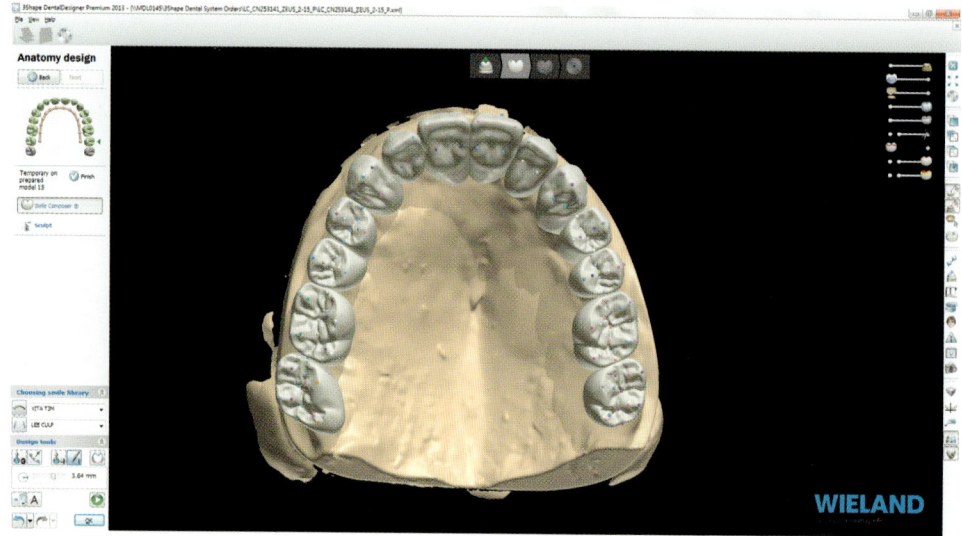

图 30-31 数字化"蜡型"工具修改后的全牙弓数字化牙列的𬌗面观

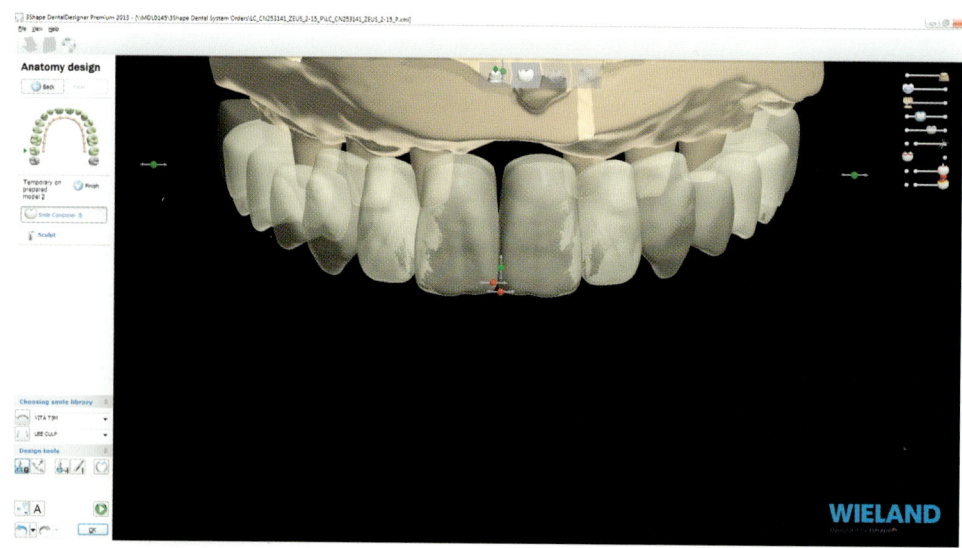

图 30-32 显示种植体植入的透明图颊侧观

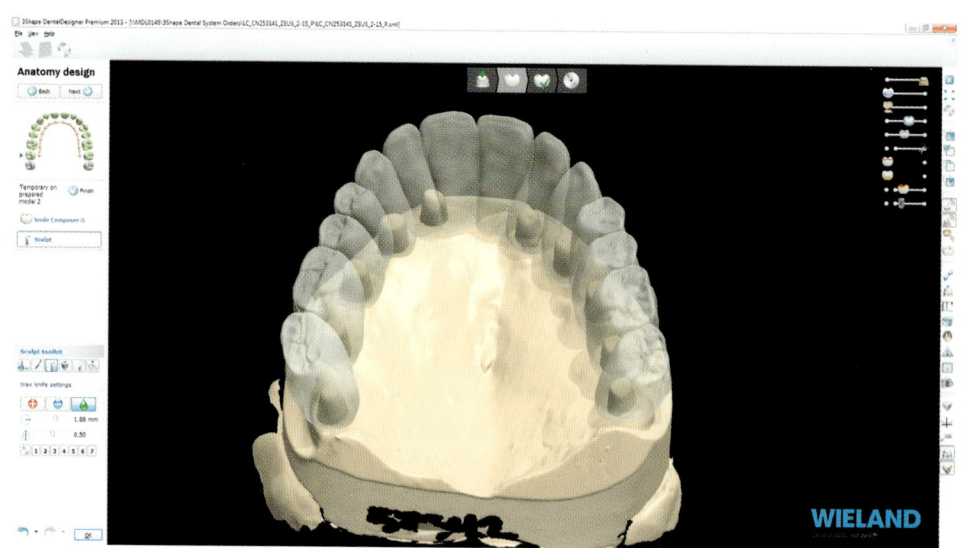

图 30-33 显示种植体植入的透明图𬌗面观

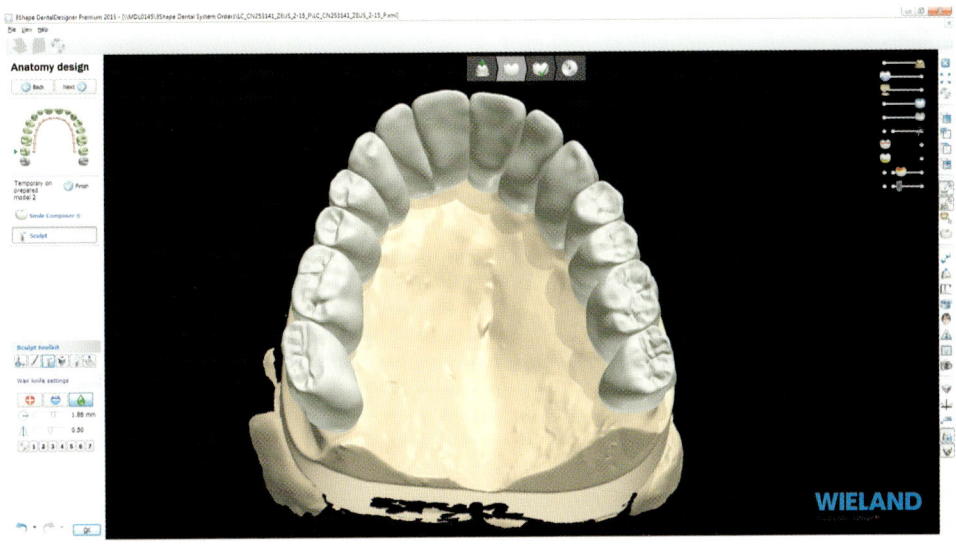

图 30-34　全牙列、全解剖形态氧化锆修复体最终的殆面数字化设计

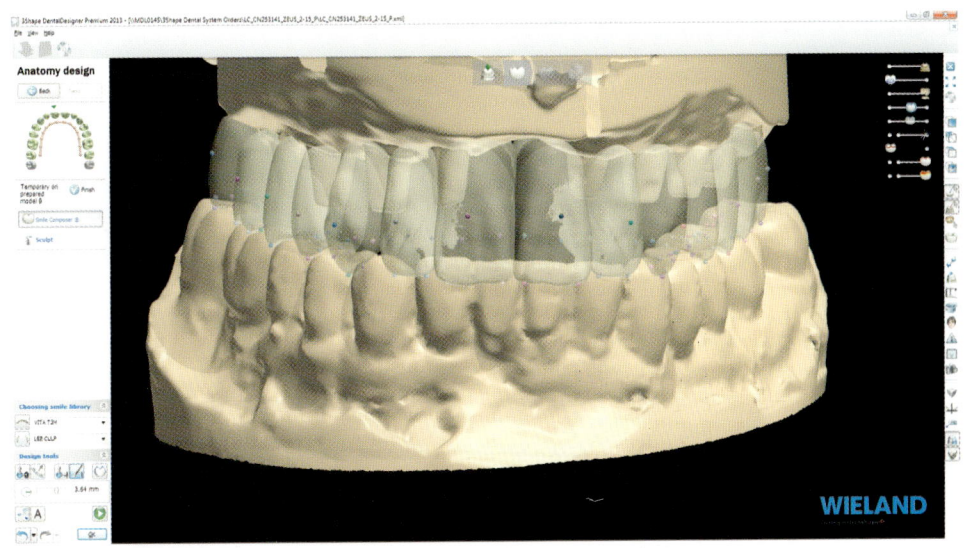

图 30-35　全牙列、全解剖形态氧化锆修复体最终的颊侧面数字化设计

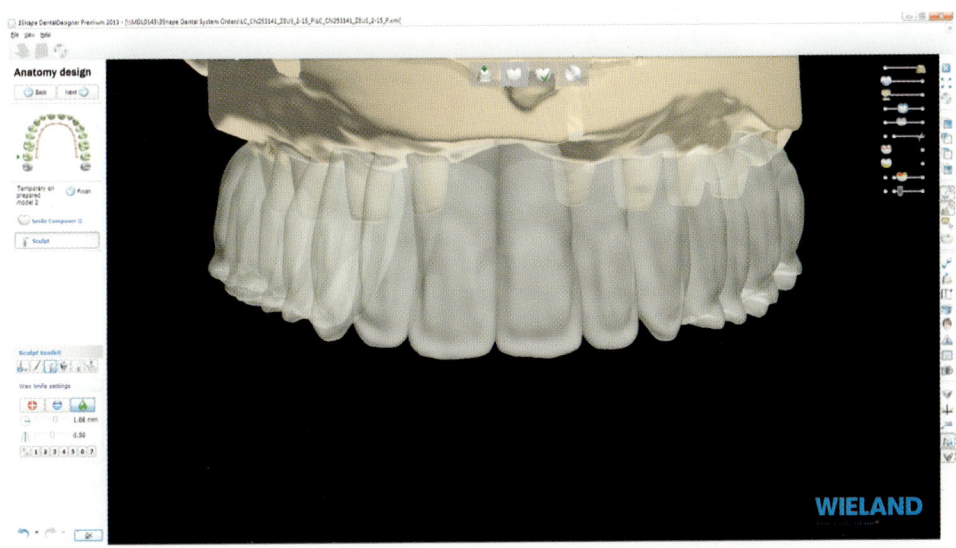

图 30-36　透明图

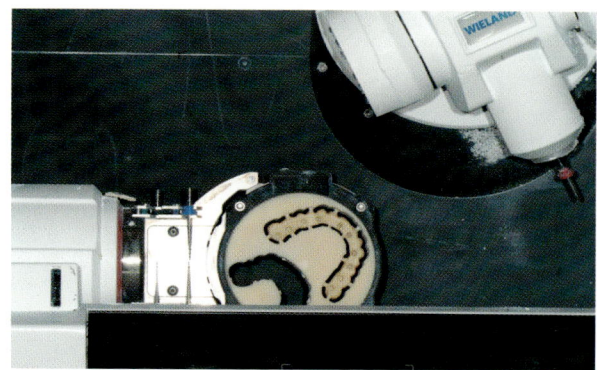

图 30-37 仍在研磨仪里研磨的最终修复体

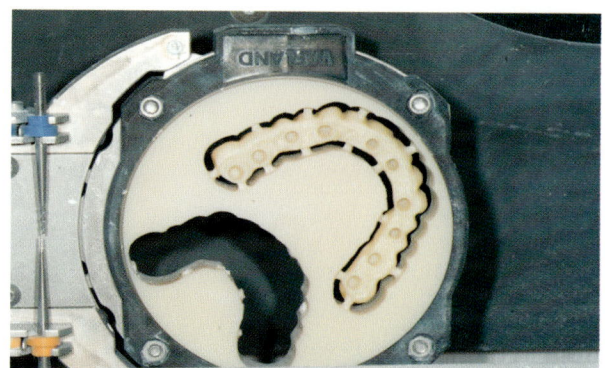

图 30-38 仍然与研磨盘相连接的修复体

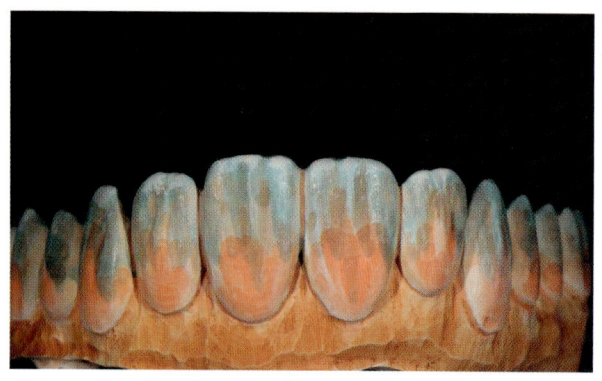

图 30-39 位于"绿色阶段"的研磨氧化锆修复体，显示已经进行预烧结上色

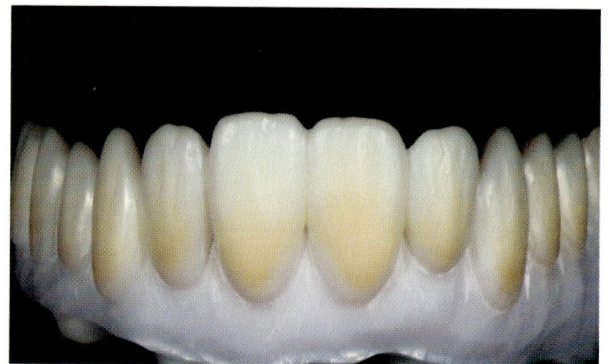

图 30-40 烧结后的研磨氧化锆修复体，显示内部颜色可以进行最终上瓷

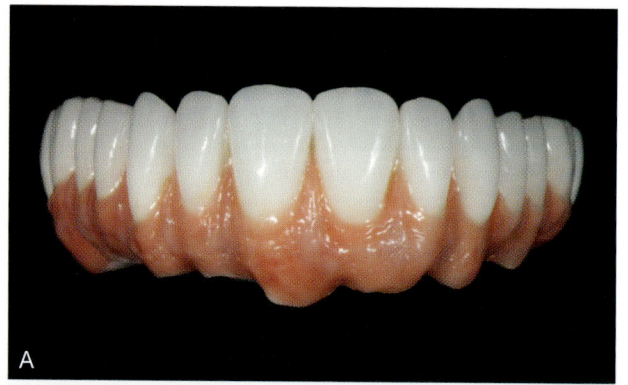

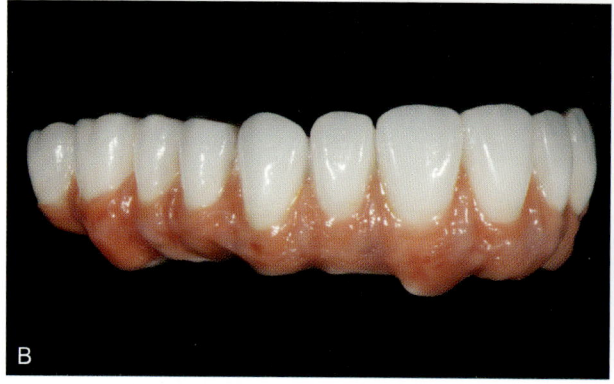

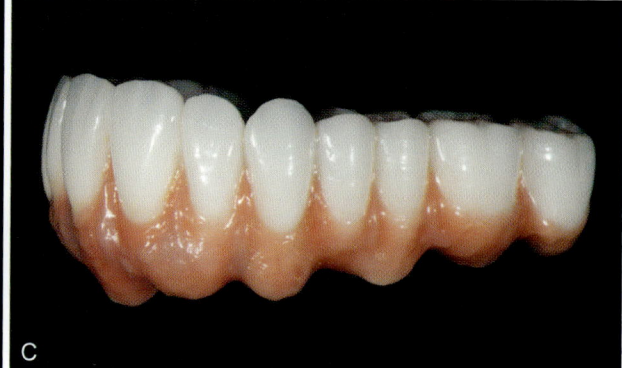

图 30-41 A~C. 最终种植体支持的全牙列氧化锆修复体。显示的是添加了牙齿和牙龈饰瓷的最终修复体

进一步提高数据传输的可依赖性和全面性，实现过去无法实现的结果。

如今数字化口腔医学的发展突飞猛进，在一定时间段内，利用现有的现代化设备，并且设法提高口腔专业从业者的技能以提供最佳的治疗方案的时代来临了。随着新的 CAD/CAM 系统和软件的研发，可以实现种植体基台的个性化放置和设计。基台安放后，修复体持续数字化进程直至完成。随着相关软件和制造程序的研发，新一代技术提高诊断能力大大提高，使得使用者能够提供全面的口腔治疗，在考虑一些关键功能信息，如咬合和解剖细微差别时提高了可预见性。

## 结 论

技术的发展往往由最初的设计经过数次迭代改进，直至达到理想状态。过去，传统沟通模式导致信息传递不充分，就位不良或不理想的修复体重新制作，增加了患者的不满情绪。随着 CAD/CAM 技术的发展，口腔医学从业者将经过实践证实可行的信息传递方式与数字化口腔医学结合，弥补一些传统方法的空白。CAD/CAM 系统将治疗计划的制订、执行贯穿了整个修复过程。通过在诊断阶段整合先进的技术，口腔从业者会继续减少传统方式带来的边缘误差，以更容易复制具有天然牙理想的咬合功能以及牙齿的天然美学。

这些技术最令人兴奋的不仅仅在于它是口腔医学专业人士大胆推测的技术获得了潜在的应用，而在于这些推测现在正在获得发展，而且有一些已经位于其发展的最后阶段了。

这些进步不是将会"最终"出现于市场的东西——它们是将要在短期内上市，并给现代口腔医学治疗带来革命性进步的现实存在。

专业人士现在认为 CAD/CAM 技术仅仅是一种制造全解剖外形瓷修复体或支架的机器。数字化口腔医学和数字化口腔医学团队代表了一种全新的方式，能够使用更加高效和创新的方式为患者提供诊断、治疗计划和制作功能美学修复体。

自动化进入口腔医学领域的步伐太过缓慢，尽管新的设备已经被引入并使工作变得更加容易，但医生仍然还在使用已有几百年历史的方法制作复杂的口腔修复体。然而，"失蜡"技术仍然是经过实践证实可行的制作方法，但所有的支架和全解剖形态牙冠都会采用计算机设计的一天将会很快到来，

直到那时人们才会真正意识到在很久以前就被引入口腔领域的 CAD/CAM 技术的伟大。

## 小 结

计算机化和新技术在牙科技工室的成功结合会继续提供更加有效的沟通和制作方法，与此同时又保持了有经验的牙科技师的个体创造性和艺术性。新技术的应用会提高牙科医生和技师团队的工作关系，形成更加紧密的合作。

这本书给大家列出的原理、技术和步骤方法都是口腔修复学的基础理论。口腔医学新技术只有与口腔医学基础理论的全面理解相结合的时候才会获得成功。尽管新技术和计算机化可以使步骤变得更加有效、技工室工作强度更小，而且更加稳定，然而它们不会取代教育、临床经验，以及医生和技师的判断。

## 致 谢

所有技工工作都是由 Jack Marrano, CDT, Micro Dental DTI, 5601 Arnold Road, Dublin, CA 94568 完成。

### 参 考 文 献

[1] Culp L: The technological future for occlusal restoration. In Dawson P, editor: Functional occlusion from TMJ to smile design, St Louis, 2007, Mosby Elsevier, pp 582–594.
[2] Christensen GJ: Impressions are changing: deciding on conventional, digital or digital plus in-office milling, J Am Dent Assoc 140(10):1301–1304, 2009.
[3] Christensen GJ: The state of fixed prosthodontic impressions: room for improvement, J Am Dent Assoc 136(3):343–346, 2005.
[4] Hack GD: In vitro evaluation of the iTero digital impression system, ADA Prof Prod Rev 6(2):6–10, 2011.
[5] Duret F, Termoz C, inventors: Method of and apparatus for making a prosthesis, especially a dental prosthesis. US patent 4 663 720, 1987.
[6] Birnbaum NS, Aaronson HB, Stevens C, et al: 3D digital scanners: a high-tech approach to more accurate dental impressions, Inside Dent 5(4):70–77, 2009.
[7] Ganz SD, Desai N, Weiner S: Marginal integrity of direct and indirect castings for implant abutments, J Oral Maxillofac Implants 21(4):593–598, 2006.
[8] Ganz SD: Finally, a "win-win" solution: increasing accuracy while saving time, money with computer-milled abutments, Dent Econ May:80–86, 2005.
[9] Lee CYS, Wong NY, Ganz SD, et al: Integrating cone beam CT with an intraoral laser scanner during the prosthetic phase of implant dentistry. Part 2, Implant Dent in press.

[10] Henkel GL: A comparison of fixed prostheses generated from conventional versus digitally scanned dental impressions, Compend Contin Educ Dent 28(8):422–431, 2007.
[11] Freedman G: Product focus: impression materials, Dent Today Jun:20, 2011.
[12] Birnbaum NS, Aaronson HB: Digital dental impression systems, Inside Dent 7(2):84–90, 2011.
[13] Bolding SL: Advanced digital implant dentistry: a peer reviewed publication.
[14] Duret F, Blouin JL, Duret B: CAD/CAM in dentistry, J Am Dent Assoc 117:715–720, 1988.
[15] Mormann WH: The evolution of the CEREC system, J Am Dent Assoc 137(Suppl):7S–13S, 2006.
[16] Allen KL, Schenkel AB, Estafan D: An overview of the CEREC 3D CAD/CAM system, Gen Dent 52:234–235, 2004.
[17] Kutulakos K, Steger E: A theory of specular and refractive shape by light-path triangulation, Microsoft Research Technology. MSR-TR; 2005.
[18] Sirona The Dental Company: Cerec 3. Operating instructions for the acquisition unit, 2004.
[19] Marcel TJ: Three-dimensional on-screen virtual models, Am J Orthod Dentofacial Orthop 119:666–668, 2001.
[20] Peluso MJ, Josell SD, Levine SW, et al: Digital models: an introduction, Semin Orthod 10:226–239, 2004.
[21] Kennedy J: Confocal imaging. Andor Technology. Available at http://www.andor.com. Accessed August 10, 2011.
[22] Wilton T, Masters BR: Confocal microscopy: introduction to the feature issue, Appl Opt 33:565–566, 1994.
[23] Cadent. Available at http://www.cadentitero.com. Accessed August 10, 2011.
[24] Kachalia PR, Geissberger MJ: Dentistry a la carte: in-office CAD/CAM technology, J Calif Dent Assoc 38(5):323–330, 2010.
[25] Garg AK: Cadent iTero's digital system for dental impressions: the end of trays and putty? Dent Implantol Update 19(1):1–4, 2008.
[26] McMaster D, Cohen B, Spitz SD: Digital workflow, Dent Econ Aug:30–36, 2008.
[27] Birnbaum NS, Aaronson HB: Dental impressions using 3D digital scanners: virtual becomes reality, Compend Contin Educ Dent 29(8):494–505, 2008.
[28] Mehl A, Ender A, Moermann W, et al: Accuracy testing of a new intraoral 3D camera, Int J Comput Dent 12(1):11–28, 2009.
[29] Pieper R: Digital impressions—easier than ever, Int J Comput Dent 12(1):47–52, 2009.
[30] Syrek A, Reich G, Ranftl D, et al: Clinical evaluation of all-ceramic crowns fabricated from intraoral digital impressions based on the principle of active wavefront sampling, J Dent 38(7):553–559, 2010.
[31] 3M ESPE: Lava Chairside Oral Scanner C.O.S. technical datasheet, 2009.
[32] Tinschert J, Natt G, Hassenpflug S, et al: Status of current CAD/CAM technology in dental medicine, Int J Comput Dent 7(1):25–45, 2004.
[33] Schoenbaum TR: Decoding CAD/CAM and digital impression units, Dent Today 29(2):140–145, 2010.

# 第 31 章

# 基台、修复螺丝、螺丝固位结构和修复体的原则

Carl E. Misch

螺丝是沿着倾斜平面的螺旋结构，是非常高效的机械，已经有几百年的历史。种植体最初的设计就是螺丝的形态，可以初步固定在骨组织内，骨结合后进行负荷。螺丝可用来连接基台和种植体。还可以用螺丝将修复体固定在基台或种植体上（图31-1）。

基台和修复螺丝松动是种植修复最常见的并发症之一。因此，医生应该了解螺丝的机械原理，而非仅遵循厂家的使用说明。本章阐述了种植修复螺丝的主要机械原理，以及处理螺丝固位基台和修复体并发症的方法。

## 螺丝固位

### 基台螺丝

种植修复中使用螺丝是为了将修复部件连接在一起。几乎所有的种植体系统，都使用螺丝固定修复基台（如粘接固位基台，螺丝固位基台和附着体基台）和种植体（图31-2A）。之前，基台与种植体通过粘接连接曾被广泛使用，现在已很少使用，主要因为：

1. 粘接剂在压力下不能静止在基台边缘，往往导致牙槽嵴顶有粘接剂残留。
2. 由于残留粘接剂在龈下几毫米，不通过手术翻瓣很难完全清除干净。

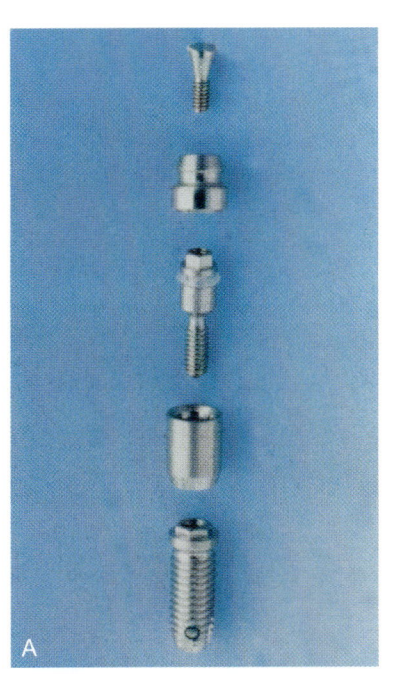
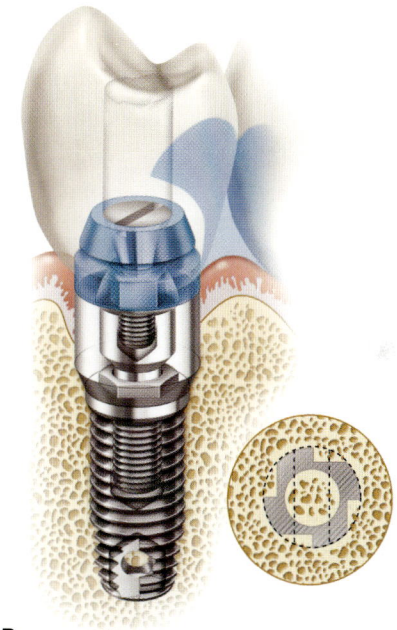

图 31-1　A. 1985 年，Nobelpharma 生产的种植体只是一系列的螺丝，用来支持修复体；B. 种植体植入到牙槽骨内，基台螺丝固定基台，修复螺丝固定修复体

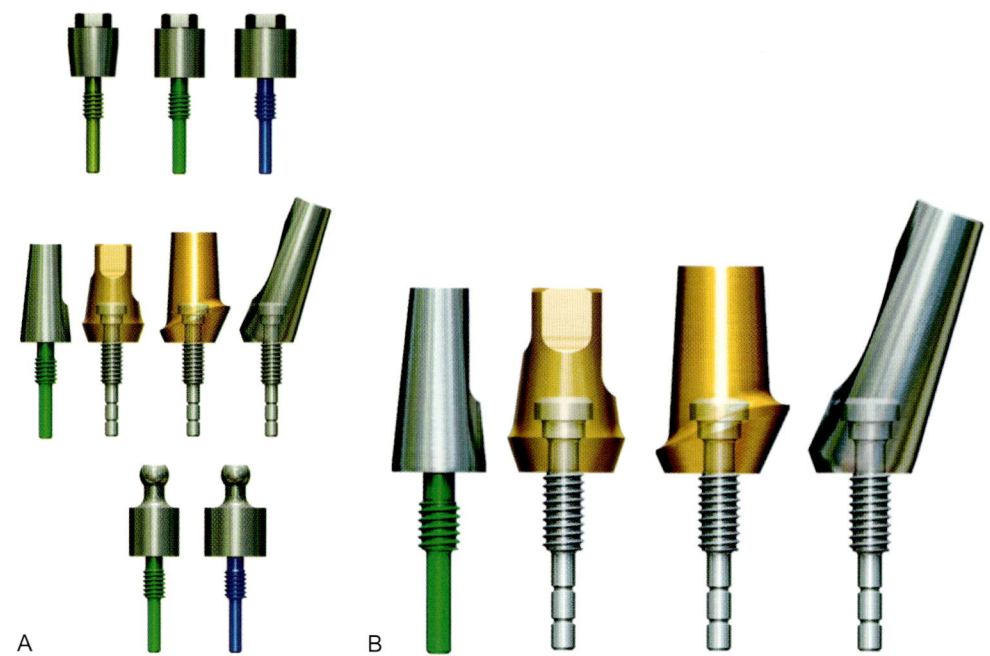

图 31-2　A. 通常将基台旋入种植体。出现了各种设计和型号的螺丝固位基台（上），粘接固位基台（中），附着体基台（下）。B. 使用螺丝将粘接固位基台固定在种植体上

3. 修复基台直径只有 2~3 mm，粘接力不足。另外，金属和金属之间的粘接力不及金属与牙齿粘接可靠。
4. 当修复基台和种植体粘接时，最好使用复合树脂，因为其粘接性能最好。但是树脂粘接剂更难清除，残留的粘接剂可能导致牙槽嵴顶骨吸收。还有树脂粘接剂通常在X线下不显影，不易发现残留粘接剂。
5. 小直径修复基台存在折断风险，特别是在没有完全就位的情况下。
6. 如果修复基台长期疲劳折断，需要从种植体上取出。这通常比较困难，这个过程容易产热导致骨吸收或种植失败，还容易造成种植体内壁侧穿而失败（框图 31-1）。因此，除非不能使用螺丝，否则不会采用粘接的形式。

螺丝固位基台部件有很多优点。使用基台螺丝是最简单、安全、高效地将基台与种植体连接起来的方式，尺寸很小的螺丝仍然可以提供足够的固位力。基台螺丝很容易取出，可以用于转移印模。可以使用印模帽来将种植体的位置转移给技工室。转移后，要将这些部件分开。另外，修复医生可能需要更换基台，改变基台的设计、角度或高度，所以容易摘戴是一个很大的优势。因此，容易取下是螺丝的巨大优点，而且没有残留粘接剂的风险（框图 31-2）。

---

**框图 31-1　基台与种植体粘接连接的缺点**

1. 流体压力导致基台不能完全就位
2. 残留在牙槽嵴顶的粘接剂无法清除
3. 残留的粘接剂引起种植体周围炎
4. 基台直径小
   a. 固位力不足
   b. 折断的风险
5. 金属 - 金属的粘接剂特性
6. 部件很难取下

---

**框图 31-2　基台与种植体用螺丝连接的优点**

1. 容易操作
2. 高效、可靠
3. 容易更换部件
4. 种植体周围没有粘接剂
5. 直径小时也有固位力

---

## 基台和修复螺丝松动

利用螺丝固位的基台也有潜在的问题。基台和种植体对接的平面几乎与骨面相同，位于龈缘下几毫米。接缝处可能因为无法完全密封而导致细菌感染，特别是螺丝松动之后。

慢性螺丝松动需要额外的时间和费用来处理[1-24]。有报道表明，上颌修复螺丝第一年松动率为6%~20%[4, 25]。修复结构中螺丝通常是最薄弱的环节。任何咬合问题、铸造误差或应力可能导致咬合时修复体晃动，螺丝是金属最薄弱或受力最大的位置，往往发生松动或折断。这种情况避免了种植体发生更严重的并发症。但是，当联冠修复时，1个螺丝发生松动后，其他基台由于悬臂梁和力矩的作用，有更大的过度负荷的风险。增加的应力可能不同但是很大。力矩在牙槽嵴顶产生的力，取决于相邻基台的距离，可以使种植体-骨界面的应力增加数倍。比如，两个基台相邻10 mm，25 lb的力可以产生250 lbmm的力矩。

很多导致螺丝松动的情况也会影响粘接固位修复体，但是粘接剂不是最薄弱的环节。与螺丝固位修复体不同，过度负荷导致并发症局限于应力高的区域。此外，应力不会在力矩的作用下放大。修复体不松动的情况下，过度负荷会产生许多并发症（例如边缘骨吸收、种植体失败、螺丝松动）。

咬合面的螺丝通道导致崩瓷的风险增高。Nissan等的研究表明，平均负荷5年后，螺丝固位修复体崩瓷率为38%，粘接固位修复体崩瓷率为4%[13]。

螺丝固位修复体受到非轴向力，嵴顶边缘骨处应力更高[2]。咬合面的螺丝通道影响修复体美观。舌腭侧的螺丝通道，临床操作困难。用螺丝联合固定种植体很难达到被动就位，也很难实现渐进性负荷。制作修复体需要更多的替代体和印模帽（框图31-3）。其余的缺点见其他章节。

选好最终修复基台并在口内就位，尽管修复医生不希望基台发生松动，但是基台螺丝松动是单颗种植固定修复体最常见的并发症。基台通过螺丝与种植体连接（图31-2B）。多单位种植联冠发生螺丝松动的概率较小，但也时有报道。在20世纪80年代，报道的3年内螺丝松动率高达65%[9, 14]。螺丝松动后，粘接固位修复体很难取出。因此，许多医生推荐采用螺丝固位修复体。从那时开始，厂家开始阐述金属螺丝使用的原理与细节。

### 金属螺丝力学原理

理解金属螺丝的力学原理，可以减少螺丝松动的风险。

简明阐述机械原理的目的是为了减少临床工作的风险。可以放大作用力的系统5个：①螺丝；②斜面；③杠杆；④轮轴；⑤滑轮。对于修复医生而言，杠杆和螺丝更重要。悬臂梁修复体对力的放大与杠杆的长度正相关（例如：力矩 = 力 × 悬臂梁长度）。螺丝是更高效的力放大器。一个20 Ncm的力矩加载到螺丝上，可以移动平台上的两列火车。螺丝连接用以描述一种连接方式。

螺丝设计制作相关的几个因素可能增加和降低螺丝松动的风险。主要是与预负荷相关。此外，还包括零件匹配、六角的高度（或深度）和平台直径等因素（框图31-4）。

### 预负荷

基台或修复螺丝的预负荷是通过最初对其施加扭矩，使其延长而产生的。预负荷使螺丝具有张力，能夹紧种植体系统不同的组件[26]。采用预负荷力锁紧螺丝是为了最大限度地延长其疲劳期，抵抗螺丝松动。预负荷受7个因素影响：①扭矩大小；②螺丝头设计；③螺纹设计和数量；④金属成分；⑤加工精度；⑥表面处理；⑦螺丝直径（框图31-5）。

### 扭矩大小

旋紧螺丝的力量大小保证了其连接部件的稳定性。施加在螺丝上的扭矩以Ncm计算。扭矩过小，

---

**框图 31-3　螺丝固位修复体的缺点**

1. 修复螺丝松动
2. 修复螺丝折断
3. 没有封闭（细菌定植）
4. 铸件无被动就位
5. 非轴向咬合力
6. 修复体不美观
7. 崩瓷风险高
8. 就位困难
9. 无法渐进性负荷
10. 费用增加

---

**框图 31-4　影响螺丝松动的参数**

1. 预负荷
2. 部件精确度
3. 平台直径
4. 六角高度

框图 31-5　影响螺丝松动和折断的预负荷参数

1. 扭矩大小
2. 螺丝头设计
3. 螺纹设计和数量
4. 金属成分
5. 表面处理
6. 螺丝直径

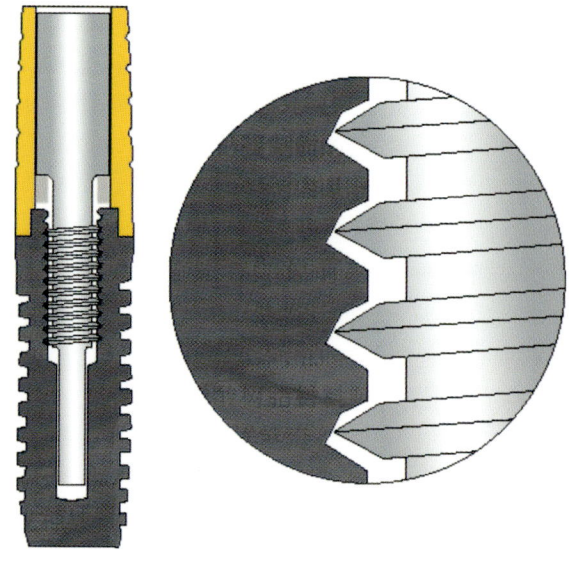

图 31-3　基台螺丝阳极（灰色）与阴极（蓝色）连接，随着螺丝旋转就位，阳极随着预负荷而拉伸

螺丝的夹持力过小，容易松动。金属和金属之间长期的螺丝固定连接，必须考虑夹持力。增加夹持力是提高连接处强度最直接的方法。夹持力与旋紧螺丝的力成比例。预负荷的大小与夹持力直接相关。

施加在螺丝上的扭矩会同时影响螺纹和螺丝头的压力。施加在螺丝上的力矩也会在螺丝的阳性部件内产生拉力。扭矩产生的压力和拉力通过螺丝部件的斜面而放大（图 31-3）。当扭矩足够大时，螺丝在拉力的作用下延长。螺丝的应变也与扭矩的大小直接相关。力越大，应变越大[27]。扭力过大时，引起材料的可塑性丧失或永久形变。此时螺丝无法取出，再加力时易折断。也就是说，过大的扭力导致螺丝折断或螺纹分离。推荐的预负荷扭矩是螺丝发生永久形变受力的 75%，以保证螺丝连接的安全[28]。

加载到螺丝的预负荷应该是持续的，而且足以引起螺丝螺纹的形变。最开始的螺丝系统，如 Nobelpharma（1980-1990 年），只是采用手动螺丝刀旋紧螺丝。但手动螺丝刀无法达到足够的扭矩[29, 30]。根据 Misch 的研究，136 名牙医用手动螺丝刀，平均只产生 11 Ncm 的扭矩，范围为 5~21 Ncm。所以基台螺丝松动在那个时期的发生率高达 50%。

20 世纪 90 年代早期，医生开始采用扭矩扳手获得足够的夹持力。扭矩扳手利用杠杆力。扳手的杠杆可以使扭矩放大到 100 Ncm，超越材料弹性的极限。因此，扳手都有一个安全值限制。扳手产生的高扭矩会旋紧螺丝。这种方法使第一年螺丝松动发生率小于 16%[31]。

扭矩扳手应该可以获得一致的扭力。但是有研究表明，经过反复高温、高压消毒后，扳手会发生腐蚀，使得扭矩偏大[29, 32, 33]。因此，扳手消毒时应处于松开的状态，医生使用扳手前要确保各配件没有在锁死的位置（图 31-4）。种植体公司及制造商也应定期对扭矩扳手进行校准。

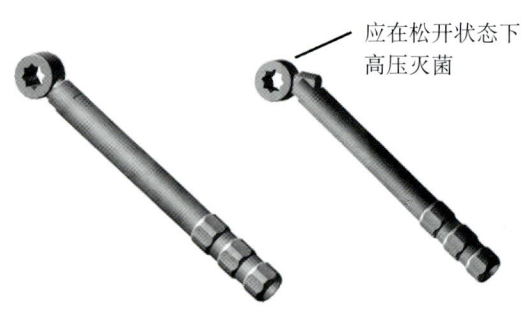

图 31-4　通常使用扭矩扳手给螺丝施加一致的扭力，防止螺丝松动。扭矩扳手应当在松开状态下高压灭菌，防止零部件腐蚀，降低扳手准确性、增加扭矩

具有 30°角、V 形螺纹，是最常用的金属-金属连接的螺丝螺纹设计形式[34]。30°的斜面使得金属部件在预负荷下受到剪切力、金属伸长，防止螺丝松动。大部分厂家推荐的旋紧螺丝的扭矩为 20~35 Ncm。但是研究表明，不同材料和设计的螺丝，其最佳的旋紧扭矩范围很广，为 12.4~83.8 Ncm[35, 36]。

还应该注意到，由于预负荷的扭矩不足使螺丝发生永久性形变，拉长的螺丝会轻微反弹，导致夹持力降低。因此，建议先使用永久形变的 75% 力矩旋紧螺丝（如 30 Ncm），然后松开、再旋紧。10 min 后，再次旋紧螺丝（第 2 次不需松开螺丝）。这种延迟旋紧螺丝的方法减少了螺丝应变的反弹[37]。

由于螺丝和种植体部件之间的摩擦，逐渐会降低夹持力。因此，每隔几年可以重新旋紧螺丝，特别是有过大咬合力的患者。

医生在旋紧螺丝时还要注意，旋紧的扭力会传递至种植体－骨界面（图31-5）。骨组织对剪切力的抵抗较弱，只有垂直受力的65%。这与种植体的设计、表面处理和骨密度相关。骨质偏软的情况下，能承受的扭矩小于20Ncm[38]。因此，推荐采用对抗扭矩的旋紧螺丝方式。

对抗扭矩时采用改良的止血钳夹持住基台，再旋紧螺丝（图31-6）。由于种植体内部有抗旋结构，止血钳夹持住基台使其不能旋转，旋紧螺丝的力不会传递到种植体－骨界面[38]。

使用这种对抗扭矩方式时，一定要将基台插入到种植体内部抗旋结构。先通过摄X线片检查基台是否就位。只有当部件之间没有旋转误差时，这种对抗扭矩技术才能有效减少对嵴顶骨的剪切力。

旋紧印模帽或修复螺丝不用采用对抗扭矩技术（图31-7）。当种植修复体连在一起时，对旋紧修复螺丝的扭矩影响不大（如10~20 Ncm）。可能的情况下，修复体支架内的每一个基台都应该进入抗旋结构，这时可以采用对抗扭矩技术旋紧螺丝。

## 螺丝头设计

为了减少临床并发症，通过改进螺丝设计增加预负荷，减少旋入扭矩因摩擦力而损失。螺丝头直径大于螺丝，可以是平头或为斜面。

在牙科领域之外，螺丝头多为30°~45°的锥度，在有加工误差的情况下，有助于把不同组件固定在一起[39]。螺丝旋紧就位时，螺丝头的斜面可以抵消组件间的误差。修复螺丝是在20世纪80年代中期最先使用在Nobelpharma系统上（图31-1A）。

然而，螺丝头斜面减少了夹持力，降低了螺纹的拉力。大部分的力加载到了螺丝上而不是螺丝固定的部件之间。如果以20 Ncm的扭矩旋紧螺丝，15 Ncm的扭矩会分散到螺丝头斜面，5 Ncm的扭矩会加载到螺纹上。

种植修复使用的螺丝应尽量避免带斜面的螺丝头[28]（图31-8）。带斜面的螺丝头使不匹配的组件形变，貌似被动就位连接在一起。但是，上部结构并非永久性形变，会持续释放应力。即使是10 Ncm的扭矩旋紧带斜面的螺丝，使上部结构变形，牙槽嵴顶也会受到明显的应力。

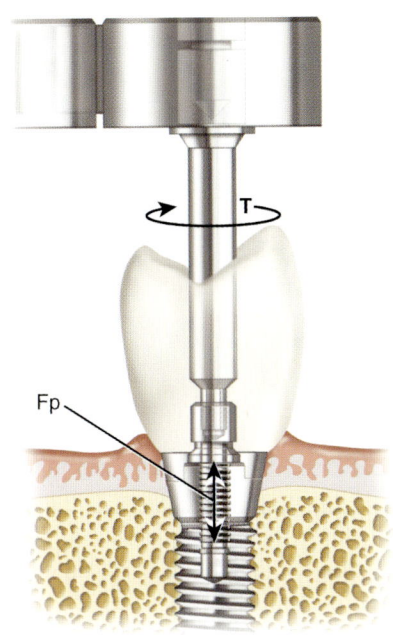

图31-5 加载在基台螺丝的扭矩（T）也会传导到种植体－骨结合界面

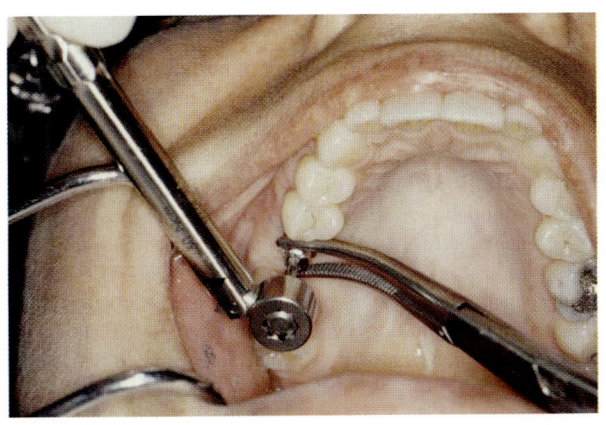

图31-6 使用对抗扭矩技术（防止基台旋转）防止对种植体－骨界面施加过大扭矩

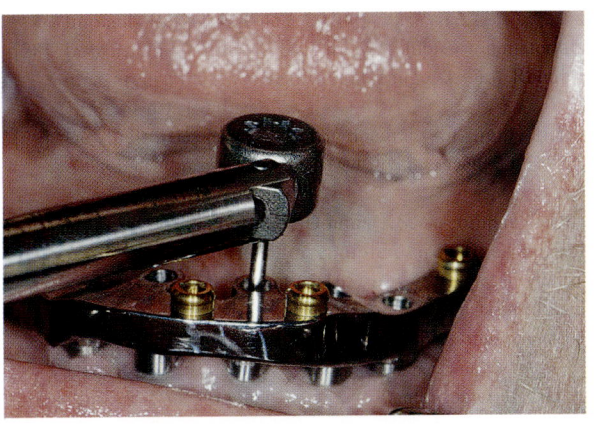

图31-7 如果基台没有就位到抗旋结构内，对抗扭矩技术并不适用。但是，将种植体连接在一起，可以减少对种植体－骨界面的负荷

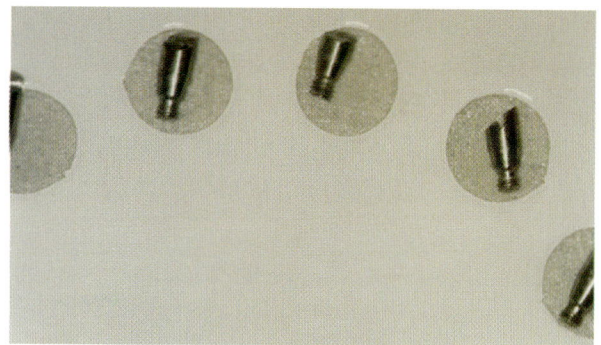

图31-8 锥形的螺丝头降低了螺丝内的扭矩,适合固定种植修复体

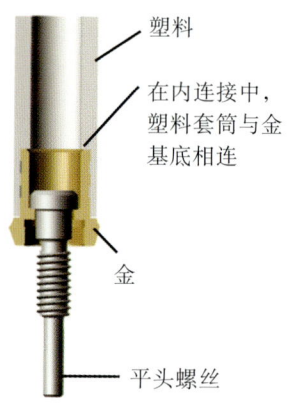

图31-9 加载到平头螺丝头的夹持力,可以保持螺纹内的高预负荷。塑料铸造部件与平头螺丝的吻合度不如机械加工的部件。改良的设计是使用金属基底和塑料套筒组合的可铸造基台

对于修复螺丝来讲,平头的螺丝更适合。当20 Ncm的扭矩加载到平头螺丝上,有10 Ncm的扭矩加载到螺纹上。螺纹上增加的扭矩增大了部件上的扭矩,降低了螺丝松动的风险。平头螺丝对于力的分布更均匀,不会造成铸造组件不匹配变形的情况。医生更容易判断组件是否被动就位[40,41](图31-9)。

### 螺纹数量和设计

螺纹设计是引起螺丝松动的一个风险因素。如前所述,基台螺丝最常见的设计是V形30°角[39](图31-10)。可以使螺丝的预负荷通过30°角将金属的阳性部件和阴性部件连接在一起。但是,此设计使大部分应力集中在前几个螺纹上(图31-11A)。当使用这种设计时,螺纹的数量不会大于螺丝直径的2倍[34]。然而,多数厂家生产的螺丝螺纹数量很少。由于修复螺丝直径小于基台螺丝,螺纹数量更少。最常见的基台螺丝是平头设计,螺丝有5个螺纹,修复螺丝有4个螺纹[42]。

对于航天工业来讲,也需要使用螺丝固定金属组件。当航天飞船发射进入大气层后,会发生剧烈的震动。这种不平衡的负荷会导致螺丝松动。由于这些原因,航天工业创造出不同的螺纹设计,分散阳性和阴性组件之间的预负荷分布(Spiralock; Detroit Tool Industries, Madison Heights, MI)(图31-11B)。这种螺纹设计使得螺纹之间更协调,可以加入更多的螺纹。增加的螺纹数量可以抵抗螺丝松动[41,43]。这种改良的Spiralock螺纹设计用在航天飞船,可以提高组件的连接稳定性。

Spiralock螺纹设计在种植体系统中也有应用(BioHorizons Dental Systems, Birmingham, AL)。Spiralock的基台螺丝和修复螺丝有8~10

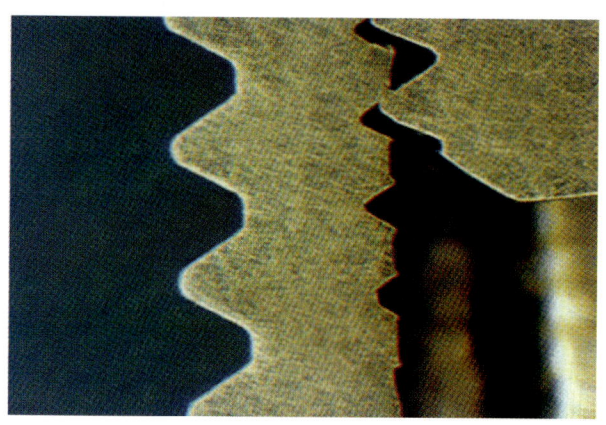

图31-10 30°V形螺纹称作固位体。这种设计是为了保证向螺丝头施加扭矩后,螺丝阳性部件沿30°拉伸,与阴性部件结合。Nobel Biocare、3i、Paragon、LifeCore种植体都使用了相同的设计

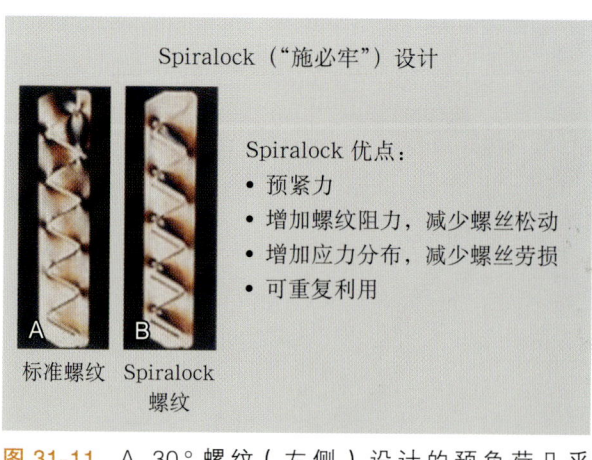

图31-11 A. 30°螺纹(左侧)设计的预负荷几乎全部集中在前几个螺纹处,所以螺纹数量不重要;B. Spiralock螺纹设计(右侧)将压力分布到每一个螺纹,所以增加螺纹数量可以减少螺丝松动

个螺纹（图31-12）。5年的回顾研究显示，没有基台螺丝松动[44]。多中心的10年研究报告显示，后牙单颗种植修复体，基台螺丝松动率小于1%[45]。尽管螺丝松动不是单一因素决定的，但是改进了工业设计后，可以明显降低螺丝松动率。

### 金属成分

金属成分是另一个影响螺丝特性的因素。主要会影响螺丝加载预负荷后的应变量，以及发生折断的点，从而决定了安全的预负荷范围。当其他因素类似的时候，螺丝的材料和屈服强度差异巨大[35, 26]（金螺丝12.4 N，钛螺丝83.8 N）。由于螺丝材料不同，修复螺丝的折断扭矩分别是在16.5 Ncm和40 Ncm之间[34]。

弹性模量的终点是不可逆形变或永久形变。钛合金比一级钛的抗折断强度高4倍。因此，一级钛制造的基台螺丝更容易发生变形、折断。钛合金比四级钛的强度高2.4倍。因此，螺丝上可以加载的扭矩最大的是钛合金螺丝，然后是四级钛，之后是一级钛，最后是金螺丝。

弹性模量与材料、宽度、设计和负荷相关，并决定了金属的拉伸。每种材料的螺丝弹性模量均不同。金螺丝比钛合金螺丝的延展性强（但是屈服强度低）。

尽管不同等级钛强度不同，但一级钛到四级钛的弹性模量类似。因此，尽管不同等级钛的螺丝应变类似，但它们的安全负荷范围不同。钛合金（五级钛）弹性模量略高。尽管没有临床证据，但其预负荷应略高。由于它比其他等级钛的强度高2倍，所以与永久形变和折断无关。

当使用扭矩扳手和螺丝刀时，也要考虑金属的因素。螺丝头滑扣会使医生无法旋紧或旋出螺丝。有些厂商使用钛合金制造扳手，用金或钛制作螺丝。这是为了防止扳手变形、滑扣、延长使用时间。但是，这是不对的，更换扳手比更换基台或修复螺丝要容易得多。应该使用钛制作扳手，钛合金制作螺丝。

从临床考虑，螺丝头与扳手接触的位置也会折断。螺丝头有旋转结构，通常为一字形或六角形。旋转面越多，滑扣的可能性越大。因此，应该设计为一字形、三角形，而不是六角形。

### 螺丝表面性质

关于螺丝表面性质的争论呈两极化。有学者认为：粗糙表面可以帮助螺丝获得更大的摩擦力从而降低螺丝松动的风险；另一部分学者倡导使用减少摩擦力的表面涂层可以增加预负荷，认为这是一种增加螺丝夹持力的有效方法。而实验表明，无论是粗糙表面还是光滑表面的螺丝，都没有统计学差异[39, 46]。

### 螺丝直径

螺丝直径主要影响螺丝在发生形变前被加载的预负荷。螺丝直径越大，用于旋紧螺丝的预负荷可以更大，这样可获得更大夹持力。不同种植体系统的基台螺丝尺寸都很相似[39]；但印模帽和修复螺丝直径往往小于基台螺丝（也许材质不同）。材料的强度与直径的4次方呈正相关，因而，直径减半的螺丝强度变为1/16。所以，基台螺丝相较于印模帽螺丝和修复螺丝大大降低了松动的频率。有些公司提供的基台螺丝和修复螺丝直径相同，所以这些种植体不同部件的夹持力也相同。

## 基台螺丝连接

很多外部因素与条件都会影响加载到基台和修复体的预负荷。另外，一些与基台螺丝连接相关的特性也会增加或减少螺丝相关并发症。

### 零部件精密度

每一个种植体系统的零部件都有自己的误差范围。就金属部件的机械加工而言，尺寸是一个范围。换而言之，一个直径为4 mm的种植体的真

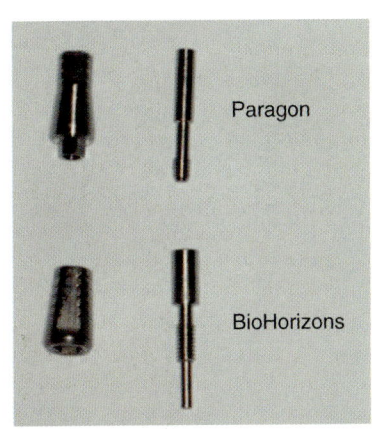

图31-12 不同厂商基台螺丝和修复螺丝螺纹的数量差别很大。BioHorizons种植体系统的Spiralock为10个螺纹（下）。Zimmer种植体系统30°固位螺丝只有6个螺纹（上）

实直径在 3.99~4.01 mm。同样，基台和修复基底之间的连接也是个范围。所以，当一个小尺寸的种植体与一个大尺寸的基台连接时，两个部件并没有真正完全匹配。大部分种植体公司都有一个允许的误差范围。基台或基底可以在与种植体连接时有 10°的旋转范围。基台和种植体之间有 ±10°的旋转误差，也有报道称为 99 μm 的垂直误差。有少数几个种植体系统可以将误差降低到1°及5 μm以下。各零部件之间匹配的精密度越高，加载于基台或修复螺丝的力越小（图 31-13）。

种植体与基台或修复体之间平台连接的精密度关乎螺丝松动的概率。并不十分匹配的基台或修复体连接界面由于不稳定会过度加载负荷于连接部件的螺丝上。机械实验表明基台或修复体的稳定性与外六方连接的对接平台之间尺寸宽容度相关。Binon 认为：六方的平台对接方式的尺寸差别小于 0.005 mm，在对接的所有平台样本尺寸差别都小于 0.05 mm 时，螺丝连接会非常稳定。一个可铸塑料部件垂直误差可以高达 66 μm [47, 50]。

当基台的连接锥度小于5°（莫氏锥度）时，就位时摩擦力便会增加。有数个种植体系统只用到了莫氏锥度而没有螺丝，就将所有部件连接在一起（图 31-14）。虽然莫氏锥度被宣传为"冷焊接"，但没有一种金属成分发生变化，而且连接处的方式表现为有限应变，所以这种连接主要是摩擦连接。

工程学上莫氏锥度主要使零部件容易被取下，而非保持稳固连接。任何拉力和剪切力都可以分开这些连接的部件。所以，任何有角度的力或悬臂梁受力都可以转化为张力或剪切力作用于基台连接界面而使莫氏锥度连接松动。在口腔医学领域应用莫氏锥度最多的是牙科打磨机。牙医可以很容易取下和更换抛光轮，只需要正旋和反旋，就可以快速取下和更换这些部件。

印模转移帽和替代体在加工生产时也有相同的情况。很多厂商都会将修复部件的加工误差范围增大以减少加工成本（图 31-15）。所以，当印模制取时使用印模帽和替代体在技工室制作种植联冠修复体时铸件可能达不到被动就位。

衰减是指由于磨损使各组件的匹配更紧密的过程。基台和螺丝在制造过程中产生的细微不规则形状误差，随着时间推移，修复体的微动会磨损掉这些不规则的形状误差，而使各个部件匹配更好。但是，这种衰减的过程会释放一部分加载在螺丝上的预负荷，从而使螺丝松动。

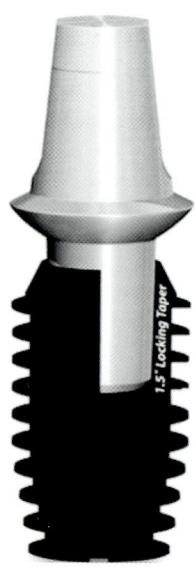

图 31-14　基台（灰色）可以通过莫氏锥度和种植体（黑色）之间形成功能性固位

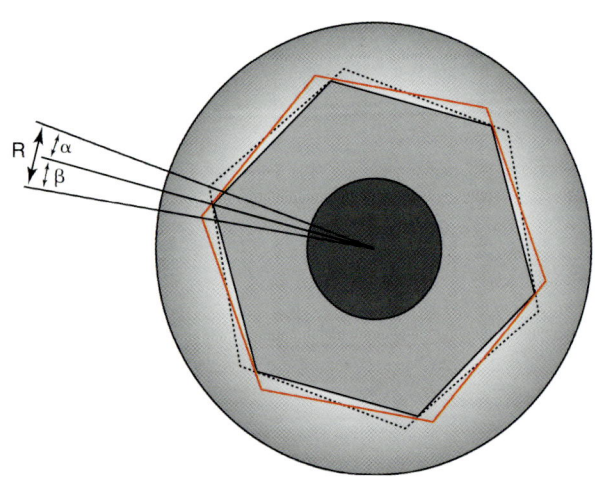

图 31-13　不同厂商的基台和种植体的旋转密合度差异很大。旋转误差越大（红线和虚线），基台螺丝受力越大

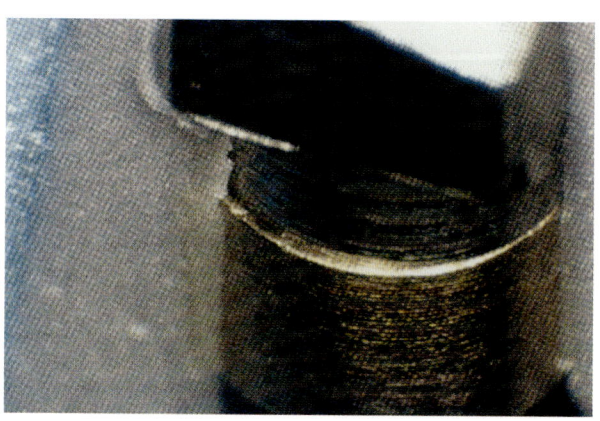

图 31-15　直接印模帽应该制作成和种植体基台螺丝匹配，或者和颈部形态一样精确。精确匹配可以减少铸造误差造成的非被动就位

当使用铸造部件时，喷砂可以改变铸造部件的表面特性使其更匹配。也可以使用成品的酸制剂对其表面进行化学处理从而减少对基底的破坏。当使用坚硬的不锈钢轮对基台或基底边缘进行抛光时，建议保护其连接的界面[51]。

可铸塑料基底成本低廉，但由于技工工艺差别较大，所以铸造的基底匹配度稍差，往往与上部结构之间的就位匹配不佳。除了成本，可铸塑料基底的另一优点是基底帽与上部结构的金属一致，从而减少了基底与上部结构之间的金属腐蚀、分离的风险。

为了减少就位不佳，采用切削的基底可以有效提高与基台的匹配精度。也有厂商建议使用钛基底以减少误差。但是切削的钛基底表面的氧化层不利于其与上部铸造结构的金属结合。机械固位结构可以提高金属与金属之间的结合。

实验室研究证实，当使用贵金属而不是钛作为上部结构时，贵金属可以增加兼容性。目前，仍有机械加工基底，上面带有可铸造的塑料套筒[53]。它减少了基底和金属修复体之间形成氧化物的风险（图 31-9）。

### 抗旋转结构

一般来说，种植体和基台连接处有抗旋结构。最常见的是外六角、内六角、莫氏锥度及带螺纹的莫氏锥度。

很多厂家声称内连接有助于提高种植修复的美学效果。但事实并非如此，内连接和外连接的抗旋结构有相同的美学效果。所有的外六角连接种植体的基台都有一个内部的六角结构。两部分连接后，只有一条连接缝隙。如果牙冠的边缘位于连接缝隙之上，则不影响美学效果。所有的内六角连接种植体，都有一个相匹配的外六角基台。两部分连接后，形成一条连接缝隙。因此，种植体和基台连接后，不会影响牙冠的美学效果（图 31-16）。

影响基台螺丝连接和螺丝松动的因素包括六角的高度（或深度）和种植体平台直径[47-49, 54]。Boggan 等研究了基台机械强度和匹配质量的影响因素[54]。静态实验的失败类型是基台螺丝弯曲和变形，疲劳实验的失败类型是基台螺丝折断。

1 mm 高度的外六角连接种植体比 1.7 mm 高度的内六角连接种植体静态负荷失败率高。大直径种植体在失败前可承受的静态负荷更大（表 31-1）。

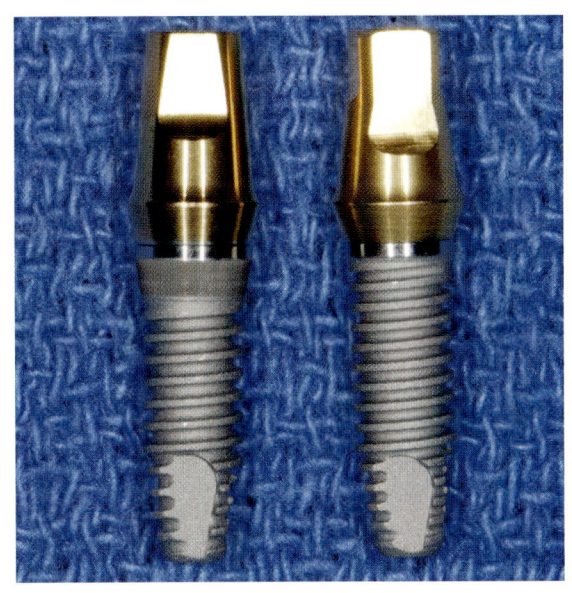

图 31-16　内六角种植体（左侧）和外六角基台。外六角种植体（右侧）和内六角基台连接。基台（金色）和种植体连接后，基台-种植体边缘相关的美学效果是类似的

表 31-1　不同类型种植体失败时的负荷

| 种植体类型 | 静压力失败时负荷（N） |
| --- | --- |
| 1.0 mm 外六角，4 mm | 966 |
| 1.0 mm 外六角，5 mm | 1955 |
| 0.7 mm 外六角 | 756 |
| 0.6 mm 内八角 | 587 |
| 1.7 mm 内六角 | 814 |

对种植体-基台界面的机械分析进一步证实了连接高度（或深度）和平台直径的重要性。基台螺丝的负荷是以连接高度和平台直径为参数的函数，遵守以下的方程式：

$$Fs = \frac{[P(H) - R2(h)]2}{D}$$

$Fs$ 是基台螺丝的负荷，$P$ 是基台受到的侧向力，$H$ 是基台高度，$R2$ 是种植体和基台六角之间的反作用力，$h$ 是种植体外六角高度，$D$ 是种植体平台直径。

从方程式可以发现，六角高度增加，基台螺丝负荷下降。同理，种植体平台直径增加，基台螺丝负荷下降。降低基台螺丝受到的侧向力，或者减少负荷循环次数，可以防止负荷超出材料的屈服强度（因为疲劳与受力、循环次数相关）。

### 六角的高度（或深度）

抗旋转的六角结构的高度（或深度）与基台受到侧向力时基台螺丝的受力直接相关[54]（图31-17）。由于牙冠和基台连接，基台就位于种植体平台，牙冠受到的侧向力使基台受到倾斜力。这种倾斜力被六角结构的高度（或深度）、种植体平台、基台螺丝对抗。当旋转弧度超过六角的高度，所有的侧向力均加载到基台螺丝上。对于 4 mm 直径的种植体，六角的高度至少为 1 mm，才能对抗倾斜力。但是很多的种植体生产厂家使用 0.7 mm 高度的六角，所以基台螺丝直接受力，导致频繁出现螺丝松动和折断。

Nobelpharma 钛螺纹状种植体最先采用 0.7 mm 六角结构[55]。在 Brånemark 的研究中，种植体植入到骨面下 1 mm，使用 1 mm 高度的覆盖螺丝连接外六角结构[56, 57]。使得覆盖螺丝平齐骨面。当种植体平齐骨面植入，外连接结构高于骨面，从而很难关闭软组织。外六角只是方便将种植体植入骨内。覆盖螺丝和基台并没有就位到种植体颈部的六角结构。因此，外六角的高度不是为了修复体的抗旋转。六角的高度越低，种植体植入到骨面下越浅。

当内连接种植体出现后，内部的连接结构不会影响种植体植入骨内的位置。抗旋结构不影响软组织关闭。因此，六角的尺寸可以增大，降低基台螺丝受力。在 Boggan 等的静态失败研究中，1.7 mm 高度的内六角比 0.7 mm 高度的外六角可以承受更大的负荷[54]。但是，仍然比 1 mm 高度的外六角承受的负荷小（表31-1）。

### 种植体平台直径

种植体平台是指与种植体冠方抗旋转六边形结构（外六角或内六角）毗邻的平面结构，基台可以放置于此平台之上。作用于基台上的侧向力有使基台发生向施力方向圆弧形旋转运动（侧向脱位）的趋势，而此圆弧形运动轨迹的直径是从施力相反方向基台边缘到施力方向抗旋转结构边缘的距离。因此，平台宽度可以在施力相反方向起到抵抗基台脱位弧的作用。平台宽度越小，抵抗基台侧向脱位的力矩就越短，抵抗侧向脱位的作用越弱。相反，种植体平台直径越大，基台抵抗侧向力的能力就越强，越不容易发生侧向脱位。因此，种植体平台直径越大，作用于基台螺丝的力就越小。

Boggan 等学者的研究表明，当种植体六边形抗旋转结构的高度从 0.7 mm 增加到 1.0 mm 时，作用于基台螺丝上的作用力可以减少 12 单位。而当种植体直径从 4 mm 增加到 5 mm 时（抗旋结构高度相同），施加于基台螺丝的作用力可以减少 40 单位[54]（图31-18）。也就是说，种植体直径（与相应的平台宽度）对减少基台螺丝松动的作用比抗旋转六边形结构的高度更加重要。Cho 等学者的一项临床研究表明，4 mm 直径的种植体在 3~7 年内发生基台螺丝松动的比例为 14.5%，而在 5 mm 直径的种植体中，基台螺丝松动的比例减少到 5.8%[58]。

在外力作用更为明显的修复位置，应使用直径更大、平台更宽的种植体以降低作用于基台螺丝的作用力。因此，在修复磨牙症患者尖牙或上颌中切牙单颗牙缺失时，应使用直径更宽的种植体。

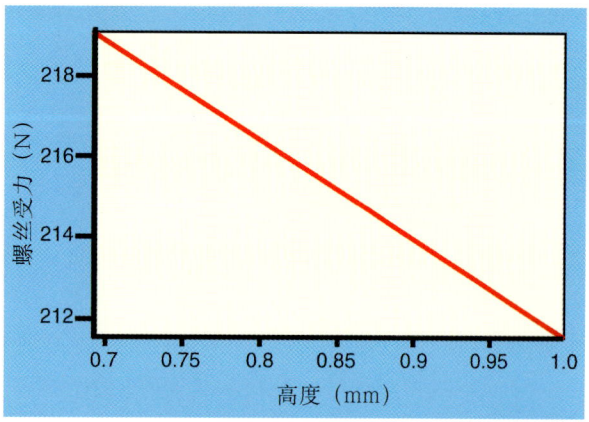

图31-17　抗旋部件的高度（或深度）越高（x轴），基台螺丝受力越小（y轴）。Nobel Biocare 最初使用的外六角高度是 0.7 mm，是工业标准。1 mm 高度的外六角可以降低螺丝松动的风险

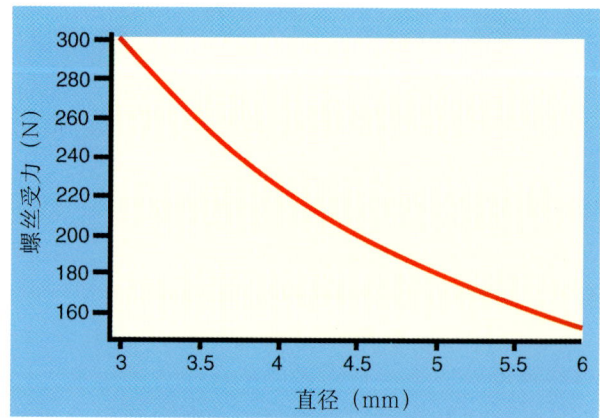

图31-18　种植体平台的直径对于降低螺丝松动的意义更大。平台直径越大（x轴），螺丝受力越小（y轴）

由于外力因素各不相同，影响患者基台螺丝与修复螺丝松动发生率的因素也各不相同。医生应该综合考虑各种因素（如预负荷、种植位点、种植体数目、种植体直径等）来减少此类并发症。此外，还需考虑一些与种植体设计相关的因素，如螺丝头设计、螺纹设计、金属成分、组件匹配性及螺丝直径等。

### 重新拧紧基台螺丝的方法

粘接固位分体式种植体常见的并发症是基台螺丝松动。由于修复基台与冠仍存在粘接，故从已经松动的基台上取下粘接固位冠比较困难。基台螺丝松动导致施加于松动冠的作用力被分散。此外，当冠边缘位于龈下时，使用拆冠器也较为困难。

破坏并拆除牙冠，拧紧基台螺丝后重新制作牙冠，是解决粘接固位基台螺丝松动的一个方法（图31-19）。如果冠边缘位于龈下无法使用拆冠器，医生可以将正畸结扎丝绑在牙冠邻面接触区的根方（图31-20）。拆冠器可以在结扎丝上施加冠向作用力，拆除粘接固位冠。

在后牙区，医生可以在粘接固位冠𬌗面钻孔，打开通道，拧紧基台螺丝（图31-21）。但是这种方法可能会损伤饰瓷或冠的切角，同样存在重新制作牙冠的可能性。

## 螺丝固位修复体

### 对修复医生的保护

尽管早在30年前，Brånemark和Adell等医生就提出了可预期性很高的种植手术方案，但是在某些情况下，种植手术仍然可能因为手术创伤、愈合能力不佳、病例选择不当或某些未知的原因而失败。患者大都理解医学并非精确的理论科学，知道他们的身体会对标准的手术操作存在个体化的不同反应。因此，患者往往更容易接受种植手术的失败。相反，在种植体获得了良好的骨结合，并被医生告知"手术成功"后，患者很难接受任何导致种植体脱落或出现问题的短期并发症。

患者很少会感受到种植外科手术中出现的问题，但是相反，患者可以感受到一系列修复后出现的问题，例如美观、咬合、功能、语言和卫生维护方面的问题。由于种植手术效果不佳导致的更长的就诊时间、更多的就诊次数和技工室操作，以及各种个性化修复体带来的额外的费用都是患者难以接

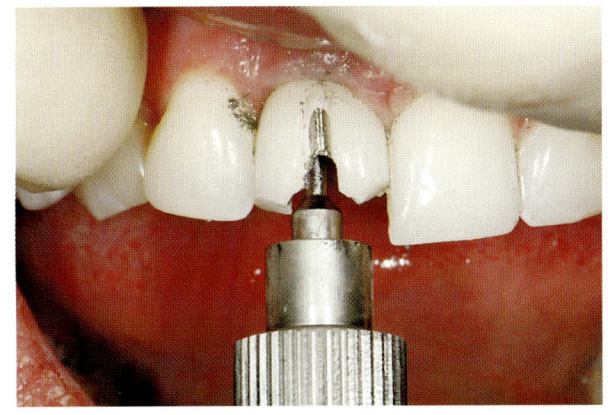

图 31-19　破坏粘接固位牙冠，重新锁紧螺丝，然后重新制作牙冠

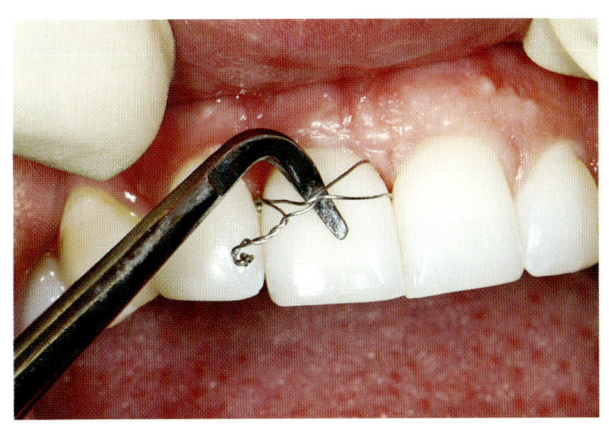

图 31-20　可以使用正畸结扎丝缠绕到牙冠接触区下，使用拆冠器连接结扎丝从而取下牙冠

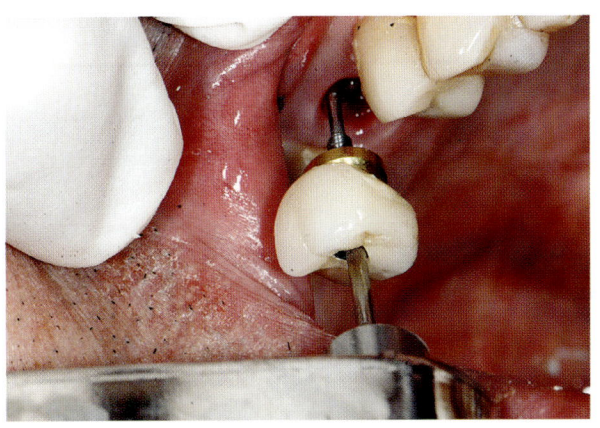

图 31-21　粘接固位冠发生螺丝松动后，很难取下。对于后牙区，可以在咬合面开孔

受的。患者并不会认为骨吸收或种植体脱落是由于牙槽骨条件不佳或种植体植入角度不佳引起的，反而会认为是由于螺丝太松或太紧、铸件未能合适地就位或修复体咬合关系不正确引起的。以上这些因素都会影响修复医生对患者的管理[60]。

取出愈合失败的种植体并植入1颗新的种植体

所需要的时间往往较少，而且在二期手术时就可以完成。但是重新制作修复体往往需要 5 次乃至更多的就诊次数。负荷完成后的种植体脱落也需要额外的 5 次修复就诊，而且会产生更多的加工费用。此外，负荷后的种植体脱落会导致显著的软、硬组织丧失。因此，重新种植前需要进行软、硬组织移植，这会花费更多的时间。患者可能将这一切额外的时间、费用归咎于修复医生。

修复医生经常教育患者牙列不齐对修复体存在很大的影响。针对牙列不齐的患者，相对于勉强进行修复治疗，优先进行正畸治疗或拔牙是更好的治疗策略。但是，仍然有很多医生认为种植体的成功只与种植体的稳定性有关。他们经常会高估种植体的作用，认为种植体过少、种植位点不佳、种植深度过深、种植体受力面积不足、角度不佳、骨条件太差、软组织的量和外形不佳等问题无关紧要，并不会影响种植体的美学效果与并发症的发生率。因此，需要建立长期可接受的标准，在修复治疗开始之前发现种植修复的限制因素，从而减少与种植修复、维护以及与患者管理有关的并发症及纠纷。

修复体的固位方式需要在种植手术开始前进行设计和确定。例如，与粘接固位相比，前牙螺丝固位的种植体植入应更偏舌侧，因为修复螺丝的入口应位于舌隆突处。如果种植体植入位点太偏颊侧，制作螺丝固位的修复体将变得非常困难，而且美学效果也很难保证。

在理想状态下，粘接固位的种植修复需要 8 mm 或更多的冠高空间。这个空间包括最小 1 mm 的材料高度、5 mm 的基台高度（包括龈下边缘）、1 mm 的龈下边缘和 2 mm 的结合上皮宽度。如果无法获得足够的冠高空间，则建议在种植体植入之前进行骨修整术。也就是说，修复医生需要在治疗计划制订的早期明确修复体的类型、外形、固位方式（粘接固位／螺丝固位），并在种植手术之前将此信息传递给种植外科医生。种植手术应以修复为导向，旨在维护种植修复体的长期稳定[61]。

## 螺丝固位修复的优势

与粘接固位修复相比，螺丝固位修复有一系列优势：操作简便、可替换，所需的修复空间小，覆盖义齿修复的力矩小，杜绝了粘接剂残留的风险，可以连接非平行的基台（框图 31-6）。螺丝固位修复体便于随访的优势之前已有描述。

**框图 31-6　螺丝固定修复体的优点**

1. 修复体容易取下
2. 固位空间要求低
   a. 冠高空间不足
   b. 低的覆盖义齿杆卡
   c. 牙冠外形需求
3. 降低力矩负荷（覆盖义齿）
4. 没有粘接剂残留
5. 将不平行的基台连接在一起

### 所需的固位空间小

螺丝固位上部结构最主要的优势是所需的固位空间小。粘接固位修复需要至少 5 mm 的基台高度以提供足够的固位形和抗力形。对于直径 4 mm 的基台直径而言，冠高度减少 2 mm，会降低高达 40% 的固位力[62]。当基台高度小于 5 mm 时，采用螺丝固位会比粘接的固位力更强。当修复空间不足以提供粘接固位所需的基台高度时，应考虑使用螺丝固位的上部结构修复。

冠高空间（CHS）是指牙槽嵴顶到咬合平面的距离。由于后牙区距离颞下颌关节的铰链轴更近，因此冠高空间在后牙区更低。后牙区的特定解剖结构（如上颌窦和下颌神经管）限制了种植区的骨高度，也限制了通过骨成形术来增加修复空间的可行性。一般来说，粘接固位修复需要至少 8 mm 的冠高空间。如果冠高空间小于 8 mm，应考虑使用螺丝固位修复。但是，在这种情况下进行螺丝固位时，有时螺丝刀到达修复体的螺丝孔可能会受到开口度的限制，而影响临床操作。

对于粘接固位修复而言，种植术前进行骨成形术可以为使用更高的基台提供空间，从而增加固位力。但是，骨成形术后只能采用更短的种植体也是必须考虑的问题。此外，为了降低龈沟高度、维持口腔卫生，在骨成形后还需要进行牙龈成形。为了提高粘接固位力，医生还可以考虑放置更多的种植体和基台，或者使用个性化的基台。

较低的基台对可摘义齿修复十分有利（RP-4 或 RP-5）。更低的上部结构使得义齿更容易就位，也让义齿的丙烯酸树脂体积更大，有助于增加义齿的强度。

下颌种植体往往更偏向于舌侧，对舌体产生干扰。在这种情况下，应该考虑制作上部结构更低的螺丝固位修复体，避免影响冠或覆盖义齿的舌侧轮廓。在上颌，对于植入位点过于偏腭侧或者颊侧的种植体可能需要更低的修复基台（图31-22）。5 mm甚至更高的基台可能会干扰舌的位置或与对颌牙的咬合。因此，上述需要应用短基台的情况应使用螺丝固位修复。

### 减少力矩

螺丝固位的RP-5覆盖义齿（种植体与黏膜共同支持）的杆卡在修复体移位的时候受到力矩更小。当作用在上部结构的力量使得覆盖义齿与种植体支持结构分离时，短的基台可以使作用在种植体上的力矩减少（图31-23）。这些因素降低了作用在种植体本身及修复螺丝上的侧向力。

### 粘接剂残留的风险

螺丝固位修复体的另一个优点是避免了龈沟内的粘接剂残留。龈沟内残留的粘接剂会影响周围软组织附着，导致菌斑堆积与感染，这种现象与天然牙冠修复后粘接剂残留的后果相似[61]。

如果可能，粘接固位的修复体边缘应位于龈上，以便彻底清除多余的粘接剂。龈下边缘会增加天然牙或基台表面粘接剂残留的风险。在种植体基台表面，由于结合上皮的附着强度较弱，缺乏结缔组织附着，粘接剂还可能会进入龈沟内更深的位置。

### 非平行的种植体

当多颗种植体不平行，长轴之间形成的角度大于30°时，用于粘接固位的基台之间很难达到共同就位道。短的螺丝固位基台能够调整补偿种植体的角度。例如，翼突种植体或颧骨种植体可能与前牙种植体的长轴成45°，但这些种植体依然可以通过螺丝固位基台连接在一起（图31-24）。需要明确的是，对非平行的种植体进行螺丝固位修复时，不需要种植体的抗旋转性能。此外，大多数情况下螺丝固位基台是外六方结构，因此可以提供更大的平台宽度。

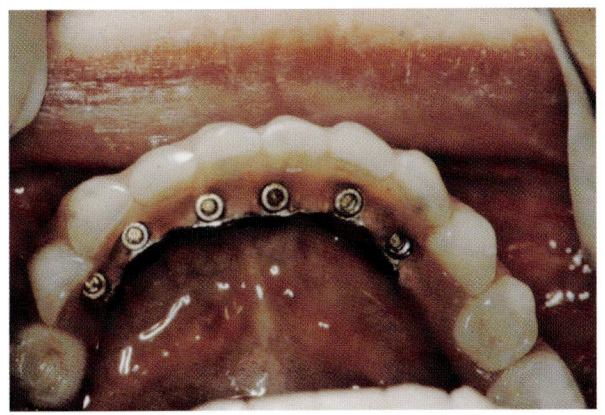

图31-22 下颌前部的种植体位点相对于牙冠轮廓来说偏向舌侧。采用较低的基台可以使舌在吞咽和说话时有更大的空间

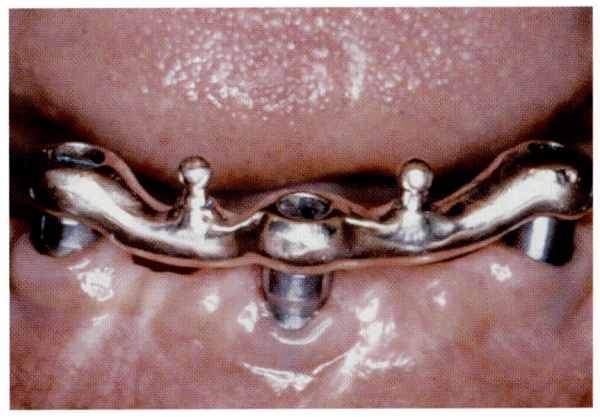

图31-23 制作种植体固位、黏膜支持的覆盖义齿，较低的杆卡降低种植体的受力

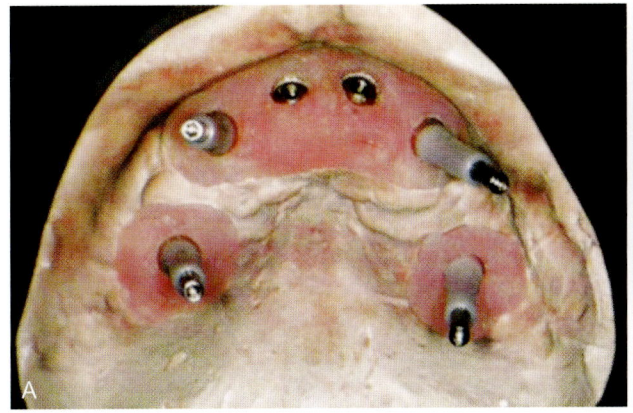

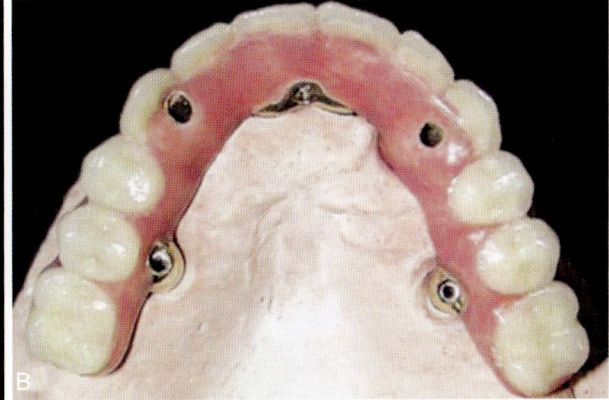

图31-24 A.上颌种植体之间的角度大于30°；B.种植体连在一起进行无牙颌固定修复

螺丝固位修复有以下优势：有更好的小轮廓固位形、更小的力矩（RP-5覆盖义齿）、更多的义齿材料空间、无残留粘接剂。相对于单冠修复而言，这些优势在种植体支持的覆盖义齿上体现得更为突出。

有趣的是，在20世纪80年代中期到90年代，支持种植体粘接固位修复观念的医生是少数派。但在过去的十年中，专家们重新确立了粘接固位的地位。现在，大多数种植固定修复是粘接固位（约90%），比例高于螺丝固位[62, 63]。

## 螺丝固位修复的并发症

### 外力因素

作用于螺纹连接处的外力会大大增加螺丝松动的可能性。这些导致螺丝松动的外力叫做"连接分离力"，实际上它与导致种植体失败、牙槽骨吸收和组件损坏的外力是相同的。当螺丝被拧紧，放在桌子上不施加任何使其分离的外力时，螺丝会永远保持紧固。但是当外来的使连接分离的作用力大于拧紧螺丝的紧固力时，螺丝就会发生松动。因此，来源于咬合功能异常、过大的冠高空间、咀嚼、对颌牙的力都使作用于种植体和螺丝连接处的外力急剧增加。此外，悬臂梁结构、成角度的负荷和不良的咬合设计还会进一步增加这种外力作用（框图31-7）。

为了减少螺丝松动的发生率，必须要重视作用于种植体连接系统的外力。例如，Boggan等学者的研究表明，作用于螺丝的力与冠高度直接相关[54]。冠高度实际上是垂直向的悬臂梁，会增加作用于基台螺丝上的力。因此，在既往有牙周炎骨吸收的单颗牙缺失种植修复中，冠高度会更高，基台螺丝松动的风险也更大。

疲劳与外力大小和循环次数有关（图31-25）。有的作用力可以大到一个循环就可以让材料损坏（例如用锤子砸一块玻璃）；也有的作用力可以小到无限次循环都不会使材料损坏（例如用手指触摸一块玻璃）。一种材料的疲劳极限是指在足够循环次数下可以损坏材料的力的大小（例如反复弯折一段铁丝——第一次弯折不会折断铁丝，但反复弯折最终会折断铁丝）。所用的力越大，损坏材料所需要的循环次数越少。因此，许多与种植体有关的并发症是由外力作用的大小和循环次数共同导致的。

在所有的外力中，最主要的因素是咬合功能异常。水平型磨牙症患者接受种植治疗后，牙冠会反复受到非垂直向力的作用，不仅是基台螺丝所承受的作用力增加，还会使循环次数增加，在螺丝和种植体的接触界面形成剪切力，使金属更容易发生疲劳而导致损坏。例如，重度磨牙症的患者更易发生螺丝松动。咬合功能异常的患者不仅会使作用于种植体系统的外力增加，还会增加力的循环次数。因此，发生崩瓷、粘接松动、螺丝松动或折断是不可避免的。当种植牙相邻的天然牙在侧方力或成角受力的作用力下有一定的动度时，与颌骨刚性连接的种植体就可能会过度负荷。在这种情况下需要进行调𬌗消除重咬合力，让邻牙在种植冠接触之前发生移动，以减少种植体过度负荷的风险。

与粘接固位相比，修复体松动的现象在螺丝固位中更为常见。螺丝松动更常见于种植体负荷后

### 框图31-7 影响螺丝松动的外力

1. 副功能运动
2. 冠高空间
3. 咀嚼肌运动
4. 牙弓位置（前、中、后部）
5. 对颌牙
6. 悬臂梁
7. 成角负荷
8. 咬合设计不良
9. 缺少关键位点的种植体支持
   a. 尖牙
   b. 第一磨牙
10. 种植体数量不足
    a. 不要连续三单位桥体
11. 修复体没有被动就位

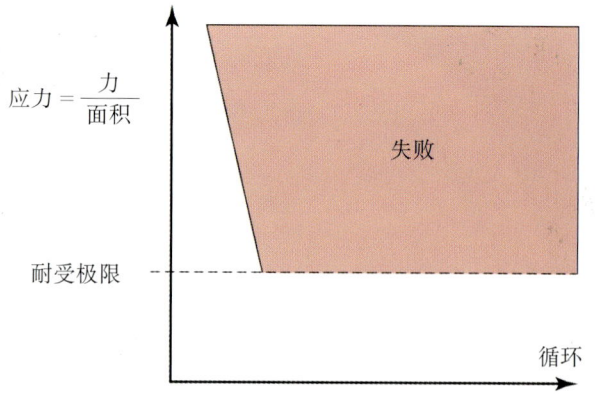

图31-25 螺丝松动、折断的疲劳曲线。受力增加或负荷周期增加（大于承受极限）并发症的风险增大

的第一年，发生率为8%~20%[25]。基台螺丝或修复螺丝松动更常见于单冠修复，在多颗种植体的固定桥修复中发生率较低。例如在一项研究中，磨牙单冠修复在3年的观察期中发生基台松动的比例为40%。而当2颗种植体行固定桥修复时，发生基台螺丝松动的比例减小到8%[24]。螺丝松动在牙列缺损的固定修复中较为常见，而在上部结构存在应力中断结构的种植覆盖义齿中则很少见[64, 65]。

各种可能导致咬合力增加的因素都会增加基台螺丝和修复螺丝松动的风险。而当这些外力作用于悬臂梁时，螺丝松动的作用力就会被放大。例如，悬臂梁修复会导致不平衡的咬合负荷。不平衡的咬合负荷会对种植体的各个组件产生反复的压力、拉力和剪切力，而螺丝恰恰对拉力和剪切力最为敏感。这两种类型的力在悬臂梁修复或非垂直负荷的情况下会急剧增加。由于螺纹是一个斜面结构，反复的震动会导致螺丝松动。作用于螺丝的外力越大，导致螺丝松动所需要的力循环次数就越少。

咬合负荷对已经旋紧的螺丝具有累积效应，如果超过了材料的屈服强度，螺丝可能会出现塑性形变，进而引起螺丝变形[66]。材料的变形会导致螺丝松动，最终导致修复失败。

与材料疲劳相似，螺丝松动也与外力的大小和循环次数有关。能够减小作用于种植体的生物应力都可以预防螺丝松动，包括合适的种植位点、足够数量的种植体、上部结构的被动就位和合适的咬合方案[37]（框图31-7）。

## 螺丝固位修复体的被动就位

引起螺丝固位修复体的短期失败或并发症的常见原因是上部结构的非被动就位，修复体未能完全紧固[54-58]。这种情况会放大作用于种植体系统中已紧固部分的力，并导致骨吸收、种植体松动或修复组件的损坏或者需要修复体的修理[67]。与粘接固位修复体相比，这种现象在螺丝固位的修复体中更为多见。粘接固位的修复体更易达到被动就位，从而减少作用于种植体系统的外力[68]。粘接固位方式在临床上应用较多。但是，在某些情况下还是必须使用螺丝固位。例如修复空间不足，需要使用较短的修复基台，以及多颗种植体长轴互成的角度大于30°等。

螺丝松动和修复体无法完全紧固是种植修复各组件之间未被动就位的常见并发症。基台与种植体之间的被动就位越好，咬合力的控制越佳，螺丝的固定就越稳定。未能被动就位的组件之间会在咬合负荷的作用下受到反复的压力和拉力，导致振动和螺丝松动。因此，对金属上部结构的设计和制造的精确度是减少作用于种植体基台和种植体-骨界面作用力的决定性因素。

螺丝固位修复体达到被动就位的加工难度比粘接固位修复体大得多。当螺丝旋入螺丝孔时，种植体上部结构或基台螺丝可能会发生扭曲，种植体可能会有在牙槽骨内移动的趋势。上部结构与种植体系统的扭曲可能会使组件之间产生一定的间隙，例如500 μm，而这个间隙在临床上是无法被发现的，各个组件看似是在螺丝固位下紧密接触的[69]。但是在这种情况下，种植体的上部结构、牙槽骨和各个修复组件产生的弯曲不会超过其弹性极限，并且压应力、拉应力和剪切力全部施加于种植体-骨界面[70, 71]。如果这些应力超过了骨的生理极限，种植体-骨界面就会出现牙槽骨吸收[72]。因此，各个修复组件之间的非被动就位与更明显的牙槽骨吸收有关。而在反复循环的作用力下各个修复组件还可能因蠕变或疲劳而出现损坏。

事实上，真正完全被动就位的螺丝固位修复体是不可能被加工出来的[9, 65, 73]。由于各个组件之间是金属与金属的直接接触，因此理论上在加工过程中几乎不允许出现任何误差。但是在实际的加工过程中，许多因素都是医生无法控制的。在口腔种植领域，被动就位的概念最初是用来描述修复体就位与机体的适应能力相协调，并且对施加的刺激进行改建的能力。Brånemark认为"被动就位"各组件之间的理想误差在10 μm以内[10]。最终，"被动就位"概念演变成为压应力和拉应力在生理健康范围内可接受的就位，修复体在螺丝紧固后种植体仍然不受影响。

在理想状态下，螺丝旋紧后所产生的压应力、拉应力和剪切力局限于修复螺丝、基台螺丝和基台本身，并将修复体紧密固位（图31-26）。由于修复螺丝和基台之间不存在间隙，在螺丝旋紧之前必须将修复体和基台完全被动就位。但是，在各种修复组件加工的过程中，有多重因素会对被动就位造成影响，例如印模材料的弹性变形（尺寸收缩）、模型石膏材料膨胀、替代体的差异、蜡的变形、包埋材料膨胀、金属收缩、丙烯酸树脂或瓷收缩、焊接不准确和不同组件加工的差异等。而且这些因素是医生无法直接控制的[73]（框图31-8）。修复医生

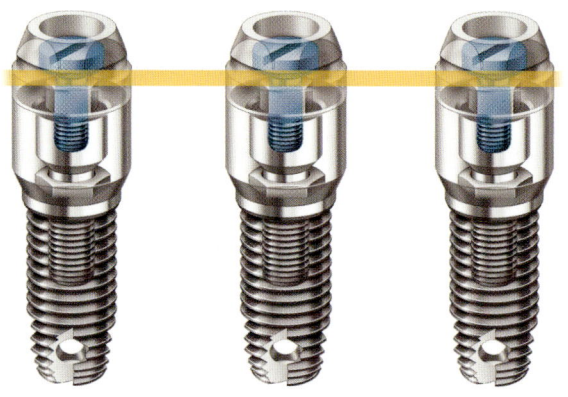

图 31-26 当螺丝固位修复体（黄色）就位,螺丝（蓝色）受到压应力、拉应力和剪切力

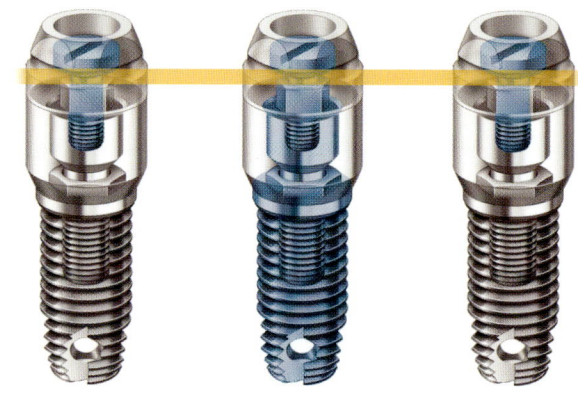

图 31-27 当修复体（黄色）没有被动就位时，压应力、拉应力和剪切力会直接作用在种植体系统上（例如基台、种植体、螺丝、边缘骨、种植体–骨界面）

| 框图 31-8　影响铸造夹板式修复体被动就位的因素 |
|---|
| 1. 个别托盘材料<br>2. 印模材料（尺寸形变）<br>3. 石膏膨胀<br>4. 蜡型变形<br>5. 包埋材料膨胀<br>6. 金属收缩<br>7. 树脂或饰瓷的收缩<br>8. 生产商的误差和宽容度<br>9. 部件的误差<br>10. 替代体的误差<br>11. 技术 |

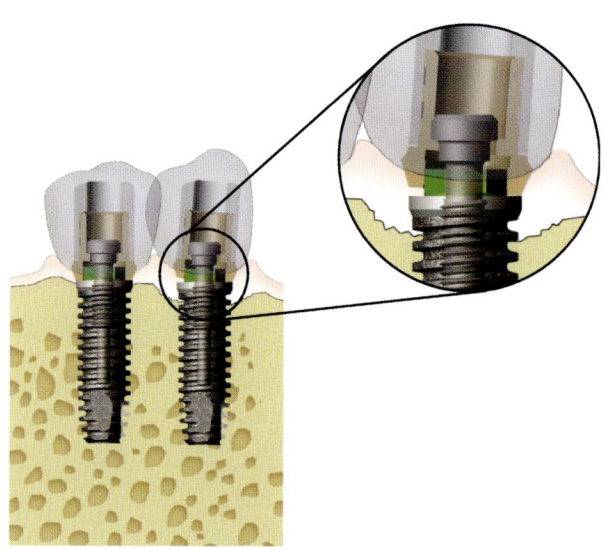

图 31-28 当修复螺丝旋紧时，会导致非被动就位或非精确就位的螺丝固位修复体发生扭曲。上部结构的扭曲使压力集中在种植体颈部，导致骨吸收

只能尽量减少在加工过程中的误差。在这章中，我们将详细讨论此问题。

### 修复铸件的被动就位

理想状态下，在旋紧修复螺丝时，修复体的铸件应该被动就位在基台之上，并由修复螺丝将二者紧密固定。修复螺丝会对基台产生压应力、拉应力和剪切力，但是这些作用力不会传递到种植体。如果修复体铸件并未被动就位于基台，修复螺丝旋紧后产生的作用就会传递到种植体（图 31-27）。

螺丝螺纹是倾斜平面和楔形的组合，是最有效的机械设计之一。将 20 Ncm 力矩施加于螺丝就可以移动两个火车车厢。相同的作用力作用到未被动就位的组件之间可能会使修复体上部结构、种植组件或骨组织发生扭曲（图 31-28）。由于这种作用力是持续的，种植体系统的各个组件会发生生物力学蠕变，使材料或牙槽骨出现疲劳。由于种植体在骨内不可能发生移动，非被动就位引起的作用力一定会引起骨组织的改建。

当螺丝固位修复体与基台接触时，牙冠与基台之间应该紧密接触，不能存在空间。而非被动就位的修复体会对种植体产生永久的应力。相对于粘接固位修复，这种应力在螺丝固位修复中将增加几倍。这种作用于牙槽骨的微拉力会让牙槽骨的过度负荷区域出现骨改建、牙槽骨吸收，变成病理性过负荷区域。在严重的情况下甚至会导致种植失败。

修复组件之间的非被动就位是导致修复体松动、牙槽骨吸收、组件损坏和种植体松动的首要原因[67]。在多颗种植体的螺丝固位固定桥修复中，修复体的完全被动就位几乎是不可能的。在义齿加工的过程中，太多的变量是医生无法控制的。现有的加工技术无法达到百分之百的精确。

所有印模材料在固化的时候都会出现收缩[75]。例如 24 h 后聚硫橡胶材料的收缩率为 0.22%，而加成型硅橡胶的收缩率为 0.06%[26,27,76,77]。印模材料的收缩会对临床修复效果产生影响，因为放置于印模材料中的种植替代体并不会补偿印模材料的尺寸变化，替代体周围的印模材的尺寸变化会导致替代体相对位置的变化（图 31-29）。

与印模材料相反，石膏材料在硬固的过程中会出现 0.01%~0.1% 的尺寸膨胀，而且与印模材料的尺寸变化是不相关的[78-80]。此外，蜡型在凝固的时候也会出现变形，而包埋材料则会出现膨胀[79]（图 31-30）。金属铸造冷却的过程中会出现收缩，该收缩过程会造成金属与金属接触的不精确[81-83]。由于种植修复所使用的基台尺寸较小，而同时骨吸收的量常常由最终修复体补偿替代，因此与传统修复体相比，种植修复的金属铸件往往更厚、体积更大。金属加工过程中的形变也与金属铸件的尺寸直接相关[84,85]。

种植替代体与种植基台之间的边缘适合性往往与实际的种植体和基台之间的情况不同[86]。种植替代体的加工往往不那么精确，而且在利用修复组件进行转移的过程中会出现轻微的变形。这些因素会导致最终修复体与种植体不匹配。在加工过程中使用很多不同的组件就会放大这种误差。

由于瓷或丙烯酸树脂的收缩可能会导致金属变形，如果没有进行金属支架的试戴，全牙列修复体很容易出现非被动就位。瓷和丙烯酸树脂的收缩也与材料体积直接相关。即使金属上部结构原本可以达到被动就位，在烤瓷或添加树脂后也可能会出现非被动就位[79]。

由于以上的这些变化因素的存在，种植修复体在加工过程中会出现 291~357 μm 的扭曲变形[84]。当 2 颗种植体通过螺丝固位进行固定桥修复时，修复体的完全被动就位是很难达到的。如果修复体存在 50 μm 的不匹配，种植体的根方可能需要移动 200 μm 才能达到完全被动就位（图 31-31）。这种现象可能会导致牙槽骨吸收、修复螺丝松动和种植失败的风险增加。

在 Strong 和 Misch 的一项研究中，研究者在模拟的下颌前牙区牙槽骨（用聚甲基丙烯酸甲酯制作，模拟 D1 型骨的硬度）中的 5 颗种植体上只做了螺丝固位杆[73]。随后分别用 3 种不同的印模材料和 2 种不同的石膏材料进行模型转移（分别使用

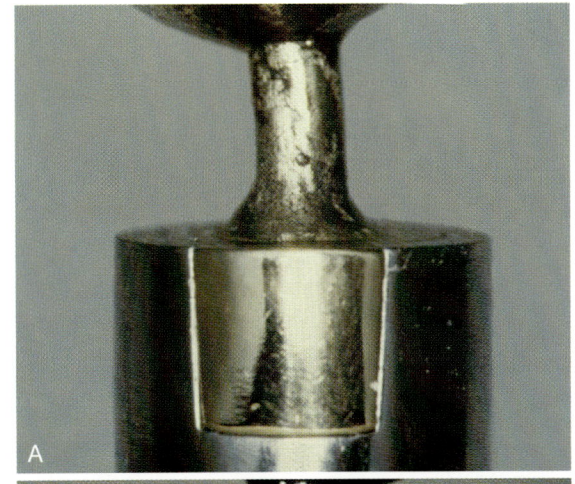

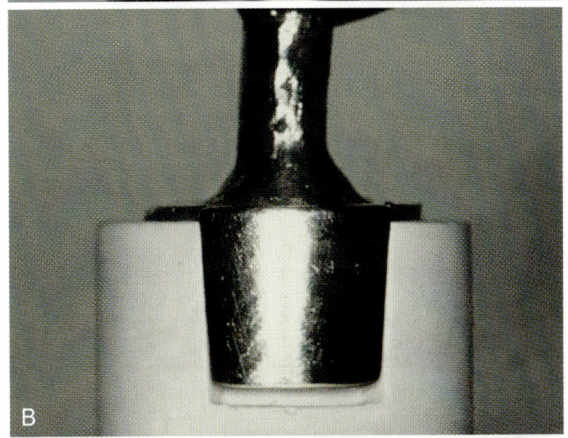

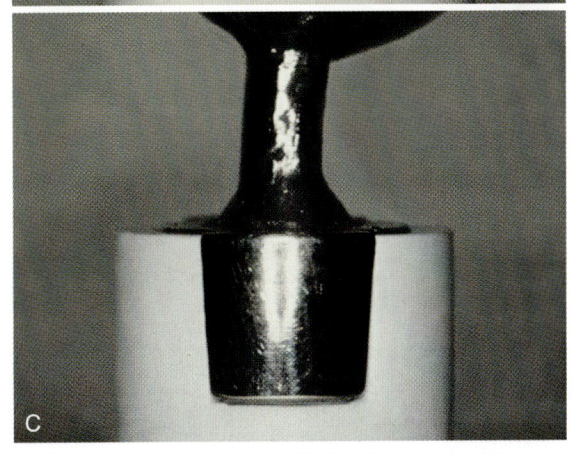

图 31-29　A. 阳性和阴性部件精确制作、互相吻合。轴壁略带锥度，可以精确匹配。使用不同的印模材料复制阴性部件，24 h 后灌制。B. 使用聚硫印模材料复制阴性部件时，0.22% 收缩率使得阳性部件不能精确吻合。C. 使用加成型硅橡胶时，阳性部件可以很精确地吻合，视觉上观察不到偏差

了直接和间接印模法），并使用精密金属进行修复体的铸造。在制作出的 100 个修复体铸件中，最为接近被动就位的修复体铸件（用 10 Ncm 的扭矩旋紧螺丝）依然会使每个种植体发生 3~8 μm 的移动（图 31-32）。此研究给了大家一个视觉的印象：螺

丝固位修复体即刻加载后，足以在种植体-骨界面产生应力和形变，由此才能使铸件形成临床可见的就位。

旋紧两个不匹配的组件时产生的"夹持力"会导致螺丝松动与折断[87, 88]。如果在修复完成后，修复螺丝或基台螺丝在短期内发生松动，往往提示修复组件之间没有被动就位[89]。但是，很多医生往往忽视了引起这一现象的真正原因，反而用更大的扭矩再次将螺丝旋紧。为了释放相应的作用力，牙槽骨会进一步发生骨改建，最终导致骨吸收甚至种植体脱落。

在组件的被动就位方面，粘接固位修复体存在相应的优势[88, 90]。用于粘接固位修复制作的石膏代型的膨胀属性可以使修复体更容易达到被动就位。此外，石膏代型的间隙剂可以创造一个约40 μm的粘接空间，以补偿材料加工过程中的误差，有助于修复体的被动就位。这个粘接空间甚至可以延伸到修复体的边缘，被粘接剂充满，而种植体并不会发生龋坏。

### 印模过程

虽然无法做到使印模完全精确，但为了使印模尽量精确，修复医生提出了多种印模方式，除了使用适当的印模方式外，下文中提到的各项原则也应当注意[91-99]。

### 印模材料

目前，有4种弹性印模材料，分别是聚硫橡胶、缩聚型硅橡胶、加成型硅橡胶（聚硅氧烷）、聚醚橡胶。但是，没有哪一种印模材料是完全准确的[100-105]。印模材料的永久变形量和尺寸变化是铸件能否达到被动就位的关键因素。

### 尺寸变化

印模材料的一个重要的特性是从口腔中取出后2 min～24 h期间，其尺寸所发生的变化。而尺寸变化量是衡量印模材料的一个标准。所有弹性印模材料在从口腔内取出后都会出现收缩。而收缩的比例是不一致的。总体而言，50%的收缩量发生于印模材料从口腔内取出后的1 h内。因此，印模从口腔中取出后越早进行模型灌制，获得的模型就越精确。聚醚橡胶可以吸水，从而增加其尺寸变化。因此，聚醚橡胶不能储存于水中。此外，大多数印模材料在固化24 h后仍然会持续地发生尺寸变化。但

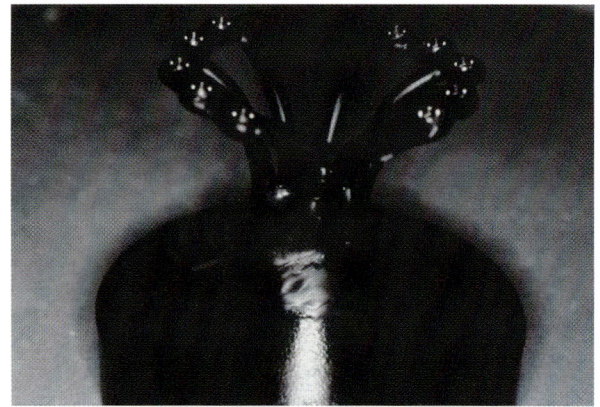

图 31-30　下部蜡型在制作过程中或者在灌注时蜡的冷却会产生变形

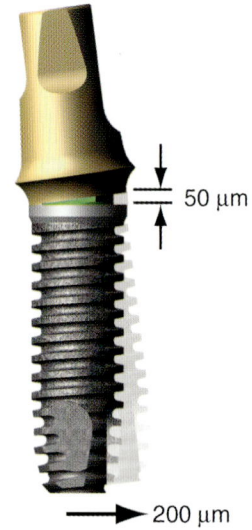

图 31-31　50 μm的误差需要种植体根尖部发生200 μm的位移，才能达到被动就位

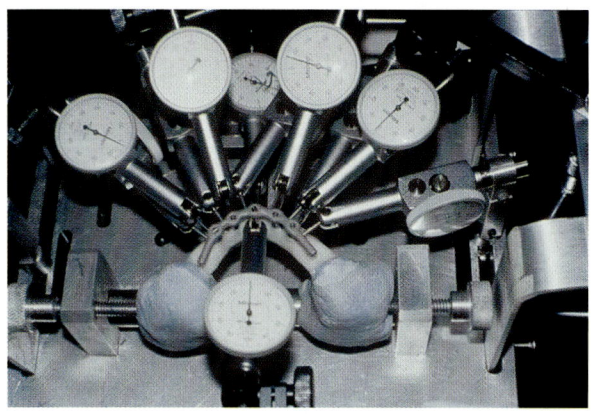

图 31-32　Strong 和 Misch 的研究显示，采用不同的技术、印模材料、包埋材料、石膏和金属制作100个螺丝固位杆[22]。5颗种植体模拟植入在D1型骨质模型上，使用10 Ncm力矩旋紧修复螺丝，即使被动就位最好的铸件，每个种植体也会发生3~8 μm的位移

加成型硅橡胶是个例外，它的尺寸很稳定，几天内都不会出现明显变化[106, 107]。

在上述的4种材料中，尺寸变化量最大的缩聚型硅橡胶（表31-2），变化量在0.5%以上。这种尺寸变化量会对临床治疗效果产生影响。使用这些变形量较大的模型制作的上部结构并不精确，因此应避免使用缩聚型硅橡胶。聚硫橡胶的收缩量约是缩聚型硅橡胶的一半（0.2%），这样的尺寸变化量也会对临床治疗效果产生影响。此外，聚硫橡胶在固化24h后会出现急剧收缩。因此，强烈推荐尽早进行模型灌制。

在一项比较托盘和印模材料随时间变化的研究中，加成型硅橡胶印模材料拥有最长时间的稳定性，最长可达720h[105]。尽管目前的研究结果并非完全一致，但是大多数研究结果显示加成型硅橡胶和聚醚橡胶的变形量最小，为0.06%~0.1%[108-112]。因此，强烈推荐使用这两种印模材料进行螺丝固位修复体终印模的制备。

### 永久变形

永久变形量是厂家通过对印模材料在固化完成后30s施加10%的压力来测量的[108]。印模材料从倒凹中取出后发生的永久形变是种植修复制作过程要考虑的，在非开窗式印模过程中，种植体印模帽上方的印模材料会进入倒凹，托盘从口腔中取出时，倒凹区的印模材料会发生变形。当弹性印模材料从1mm高度和深度的倒凹中取出时，其变形量为60%[113]。从倒凹下取出材料的形变可能无法回复到它邻近印模帽的原始位置。

由于印模材料永久变形现象的存在，印模上种植体印模帽对应的孔洞会大于其实际大小。聚硫橡胶的永久变形量约为3%，而加成型硅橡胶约为0.07%[96-116]（表31-2）。一项研究表明，不管是直接法还是间接法，印模材料的变形会产生一致的结果[97]。

间接印模法在托盘取出时，印模帽仍然存留在口腔中，在灌制工作模型时才被复位于印模中（图31-33）。印模材料的永久变形量越大，模型印模帽的固位就越差，越容易发生位置变化[117]。由于在灌制模型的时候需要振动石膏排出气泡，印模帽和替代体可能会随振动发生移位，最终工作模型中种植体的位点与口内的实际位点可能会存在偏差。

在制取印模的过程中，还有可能出现另一种与印模转移有关的误差。在印模帽的上方可能有不经意间出现的气泡，导致印模帽被复位于气泡所在的空隙中，比实际位置更偏冠方。部分印模帽顶部存在螺丝孔或槽，这些结构在制取印模之前应该进行封闭。否则，印模材料中相应位置的突起会影响印模帽在印模中的完全就位。

作为最终工作印模，使用直接印模技术（开窗式），可以消除印模材料永久变形和印模帽复位不准确的问题（图31-34）。开窗式印模过程中，印

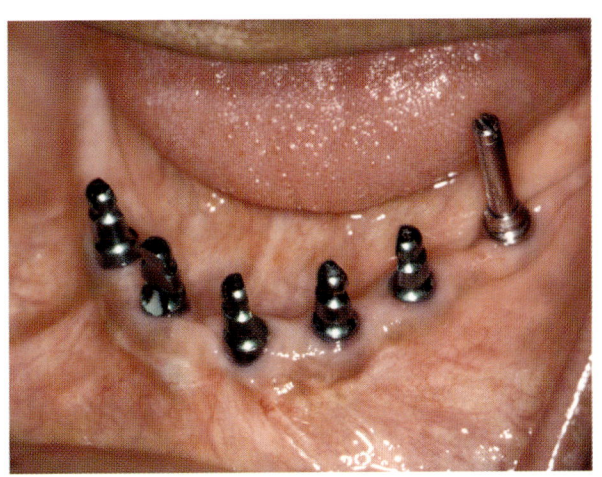

图31-33 间接印模帽插入口内，制取非开窗式印模。取下印模帽，连接种植体替代体，插入到印模材料中

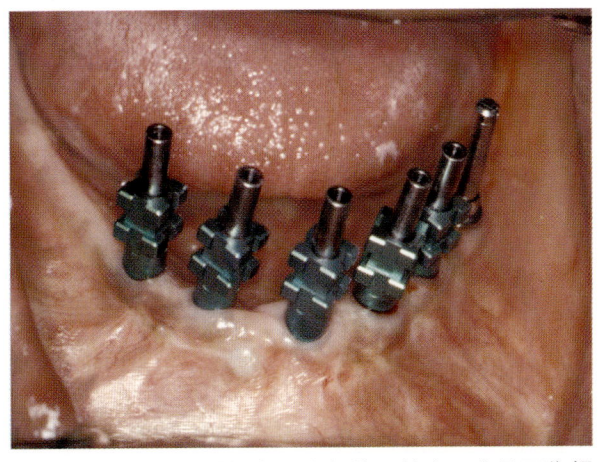

图31-34 直接印模帽有两个部件，其中一个是固位螺丝。采用开窗式印模托盘，取下印模前先要取下螺丝

表31-2 弹性印模材料的特性

| | 永久性形变（%） | 24h形变（%） |
|---|---|---|
| 聚硫橡胶 | 3.0 | 0.22 |
| 缩聚型硅橡胶 | 0.4 | 0.58 |
| 加成型硅橡胶 | 0.07 | 0.06 |
| 聚醚橡胶 | 1.1 | 0.10 |

模帽不必从印模上取下。但是，在灌制模型的时候应确保印模帽不会发生移动[91-93, 98, 118]。因此，使用开窗式印模会消除以上两种误差，特别推荐应用于螺丝固位种植修复。常见的操作方法是将开窗式印模的多个印模帽之间用丙烯酸树脂连接。但是，这种方式并未被证明肯定有优势[97]。事实上，树脂的收缩可能会导致最终灌制模型之前种植体或组件之间相互靠近。

### 个别托盘

个别托盘的优势在于可以保证在不同位置印模材料厚度一致。因此，与成品托盘相比，使用个别托盘会减小基台间距离的误差及跨牙弓修复的形变[119-121]。在 Gordon 等学者的研究中，金属代型位置的跨牙弓形变在使用常规托盘印模时为 0.6%，而在使用个别托盘时为 0.1%[119]（图 31-35）。在全牙列螺丝固位修复时，二者临床上的差别在是很显著的。

牙列缺失患者的种植修复的取模需要同时记录种植体和软组织的位置。初印模的制取往往在种植第二阶段愈合期、拆除缝线或第一次修复预约时，使用闭合式印模的方式进行。应使用加成型硅橡胶制取初印模，而非不可逆的水胶体制取印模。技工室可能会隔几天再进行灌模；技工室会将种植替代体连接在转移帽上，将转移帽重新插入印模中，再灌制模型。初模型一般用石膏灌制。

随后，将初模型上的间接（闭合）印模帽替换为直接（开窗）印模帽（图 31-36）。在直接（开窗）印模帽周围用蜡或黏土制备约 3 mm 的空间，并在无牙颌区域余留 1 mm 的软组织间隙。印模帽周围 3 mm 的空间保证了终印模制取的时候印模帽可以在任何旋转位置就位。

制备开窗式个别托盘的材料一般为自凝或光固化丙烯酸树脂。托盘放置于蜡制的软组织间隙材料上，并保证印模帽的螺丝孔可以在托盘顶部穿出（图 31-37）。使用自凝树脂制作的开窗式个别托盘必须在制作完成至少 24 h 后才能用于终印模的制取。在这段时间内，个别托盘会因单体挥发发生变形[122]。

如果无法在取终印模前 24 h 制作个别托盘，那还有两种选择：一是将托盘在热水中至少浸泡 15 min，去除多余的单体，消除托盘变形的风险；二是使用光固化丙烯酸树脂材料制作托盘，并可以在固化后马上使用，这样就不会出现托盘变形的问题。

分体式的直接印模帽应该与患者口内的基台（或种植体）紧密连接，保证完全就位，防止最终的修复体对种植体-骨界面产生剪切力。在取模前，应先试戴托盘，评估其边缘延展性。个别托盘表面

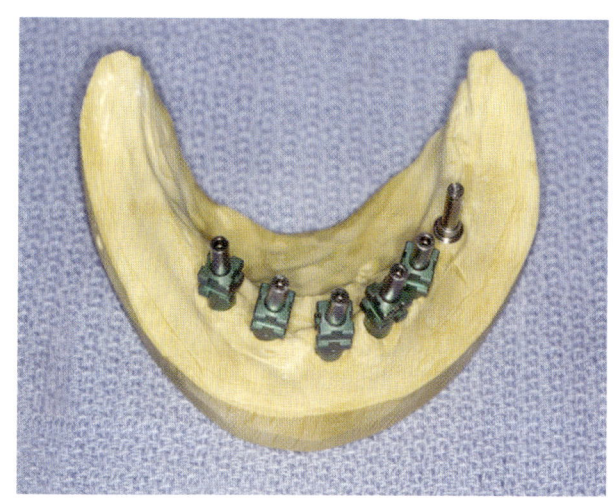

图 31-36　使用间接印模法制作个别托盘。在制作开窗个别托盘之前，直接将印模帽安装在初模型上

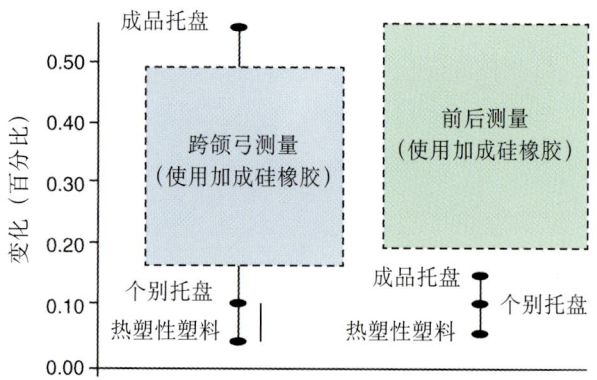

图 31-35　Gordon 等的研究表明，金属代型位置的交叉颌弓测量结果变化或者前后的位置改变在成品托盘中最大

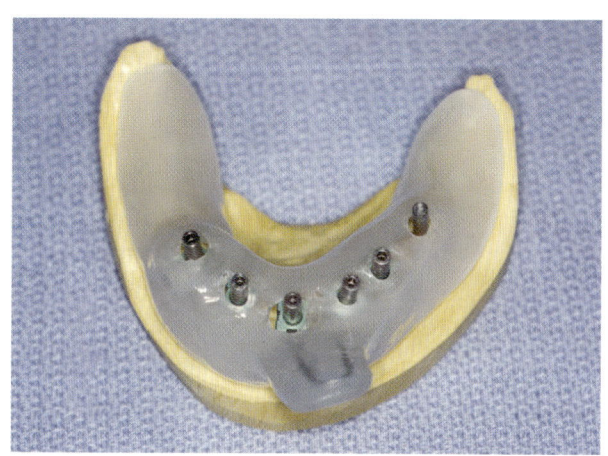

图 31-37　开窗个别托盘要求在直接印模帽的长轴方向预留出开口

需涂布托盘粘接剂以保证弹性印模材料的固位，并且控制材料聚合收缩的方向。直接法制取终印模时，加成型硅橡胶或聚醚橡胶是理想的印模材料。

为了增加加成型硅橡胶印模材料的工作时间，应将材料贮存于冰箱中。当贮存温度为20℃时，加成型硅橡胶印模材料的工作时间是贮存于37℃时的2倍。与其他的印模材料相比，加成型硅橡胶对温度更为敏感。当印模材料凝固后，将印模帽的螺丝从螺丝孔中拧出，印模帽就可以和印模材料一起从口内取出（图31-38）。

### 替代体的误差

螺丝固位基台一般为钛或钛合金材质，而印模帽或者种植体基台替代体一般为钛、不锈钢、铝或铜材质。就像之前描述的，厂家往往不会将印模帽或替代体加工得和口内使用的螺丝固位基台完全相同，这会造成替代体在模型中无法完全模拟种植体基台在口内的情况[42,47,49]（图31-15）。旋入铜或铝质替代体的螺丝可能会发生变形，造成印模帽可能无法完全就位。在灌制模型之前，医生必须保证种植基台替代体的表面清洁和完全就位。有文献报道模型转移过程中会产生20μm的误差[93]。

如果最终修复体是和基台连接的，应该使用基台替代体，而不是种植体替代体。有些种植体厂商建议印模帽始终连接到种植体水平。使用种植体代型灌制模型，技工选择修复基台，这样做的优点是由技工选择基台，减少了医生的库存备货量。因为常用的基台高度为3~6mm，备货需要很多的费用。但是这样做需要在技工室进行两次转换，增加了误差。

有时，当临床牙冠高度不足时，需要将修复体直接和种植体相连。此时适合取种植体水平印模。不能使用基台水平的螺丝固位种植修复体。修复体和种植体直接连接时，需要使用带有外六角抗旋结构的种植体。这样做，不是为了修复体和外六角产生固位，而是为了利用外六角种植体更大的平台，容易直接固定修复体。

### 石膏膨胀

螺丝固位修复体的工作模型同粘接固位体相比有所不同。粘接修复需要基台和修复体之间留有粘接固位的间隙。戴入修复体时，这个间隙会被粘接剂占满以保证修复体能完全就位。这个间隙约为40μm，但是在基台边缘处可能更大。因此，对于粘接固位的修复体而言，石膏膨胀是有益的。另外，制备基底冠前需要在代型表面涂布间隙漆以留出该间隙。

粘接修复体一般是在超硬石膏灌制的代型上制作。这是因为制作时需要代型材料有良好的耐磨和抗折断性。一般来说，石膏牙模越硬，凝结膨胀度就越高。超硬石膏比普通牙模石膏更硬，在技师制作时更不容易破损或变形。石膏材料的膨胀度（美国牙科协会产品分类IV类）通常在0.01%~0.1%之间，具体差异取决于制造商[123]。加入硅胶或氰基丙烯酸盐黏合剂等硬化剂[例如Die-Keen是0.2%（贺利氏古莎，德国哈瑙）]后会进一步增加凝结膨胀度[124-127]。

螺丝固位修复体工作模型中的金属替代体代表了螺丝固位基台。因此，模型石膏硬度并不是特别关键，但其膨胀度仍能改变基台间距离[128,129]（图31-39）。因为所有印膜材料都会收缩，所以需

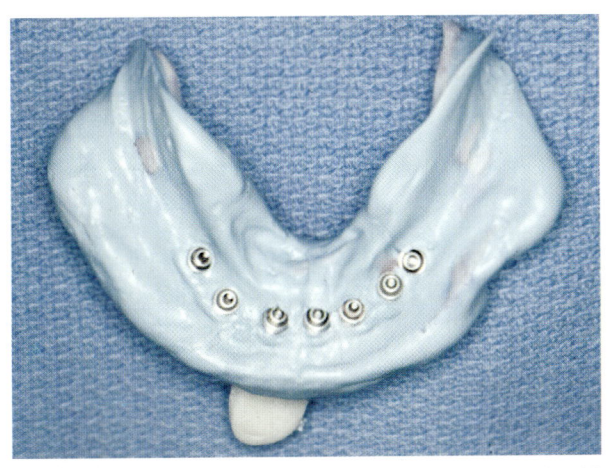

图31-38 直接印模帽留在印模材料内，减少了灌制模型时的误差

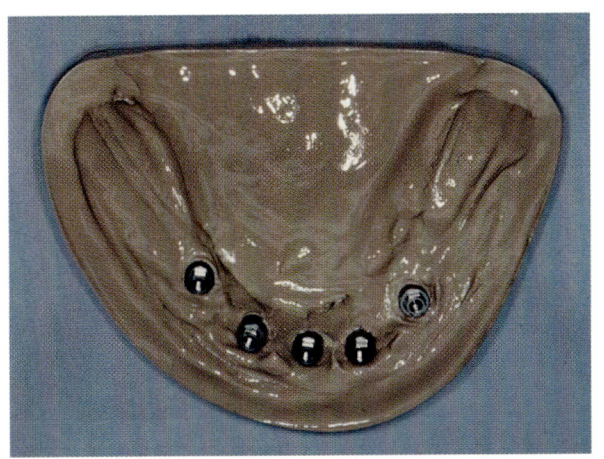

图31-39 使用牙科石膏或者超硬石膏灌制模型，石膏的膨胀应该和印模材料的收缩类似

要牙模石膏膨胀以弥补印模材料收缩后的空间变化[130]。加成型硅橡胶或聚醚橡胶的收缩度在0.1%~0.06%，因此超硬代型石膏也需要有相似的膨胀度。普通牙模石膏（美国牙科协会产品分类Ⅲ类）的膨胀度随产品不同有所变化但一般而言都比超硬代型石膏低（美国牙科协会产品分类Ⅳ类）[123]。

环氧树脂和石膏的特性类似，其耐压强度、耐磨度和细节还原度更好。但是，环氧树脂不是膨胀而是收缩，范围约在0.2%[131]，因此不能被用于螺丝固位修复的工作模型。医师和技师需要了解印膜材料和石膏模型的特性，选取彼此互补的产品材料[132]。

技工室灌制石膏模型时需要严格遵守制造商产品指南推荐的石膏粉和蒸馏水的量。水量减少会增加膨胀度[133]。真空调拌可以使工作模型更加致密、连贯而没有气泡。加成型硅橡胶或聚醚橡胶是理想的印模材料，将美国牙科协会产品分类Ⅲ类的牙模石膏灌制后，石膏的膨胀度基本接近印模材料的收缩度。

### 丙烯酸树脂收缩

经处理的甲基丙烯酸甲酯的体积收缩度约为7%，自然固化时高达18%，单体过量时更高。一些研究提示收缩过程可能持续长达180天[123,133,134]。最终尺寸的实际变化与一次固化的材料量有关。因此，需要制作基板时要像撒盐和胡椒一样添加材料，以减少每次固化的体积，缩小体量变化[135]。

在灌制模型后、制作基板前，技师会把直接印模帽连接到基台替代体上（图31-40）。制作基板时需要暴露印模帽和基台的连接部。这样，基板就用蜡堤的基底作为检验夹具确认印模准确度（图31-41）。连接金属替代体的丙烯酸树脂不能改变基台在石膏模型中的位置（不像在骨中），因为替代体已经同石膏结合在一起了，即使周围的丙烯酸材料有收缩也不会影响。因此，可以在石膏上用丙烯酸树脂制作基板和检验夹具。

在终印模制作中，使用丙烯酸材料作为基板和检验夹具的蜡堤，其收缩也是一个需要考虑因素。取直接印模前，先在口内用自凝丙烯酸树脂连接种植体是比较流行的技术，然而这样可能会在丙烯酸固化时改变基台的原始位置[136]。工作模型上围绕印模帽使用成型塑料进行测试发现会造成三维方向上的收缩。光固化材料收缩约是4%，尽管这比自凝丙烯酸树脂要低，但仍然是比较显著的。临床经验表明，在口内进行丙烯酸树脂临时修复或者用丙烯酸夹板固定印模帽时，患者通常能明显感觉到材料收缩对于天然牙压力的变化。一项评估该过程中种植体动度的研究表明，使用夹板技术比不用造成的移动和变形要更大[137]。因此，常规临床操作不要在取模前在口内用树脂固定印模帽。

最终修复体如果采用丙烯酸树脂和金属制作时，丙烯酸树脂（或瓷）的收缩也是一个需要考虑的重要问题。丙烯酸树脂体积越大强度越高，因此种植修复体可能会用大量的树脂，而义齿树脂可能会使金属基底结构变形。所以，即使在金属铸件试戴时被动就位，最终修复体也可能无法达到被动就位。

金属上部结构的跨度很长或者很窄时受丙烯酸树脂收缩影响的风险更大，因为金属的韧性与长度和厚度相关。例如，10 mm跨度的金属可能弯曲6μm，在其他情况不变时，如果跨度延长到

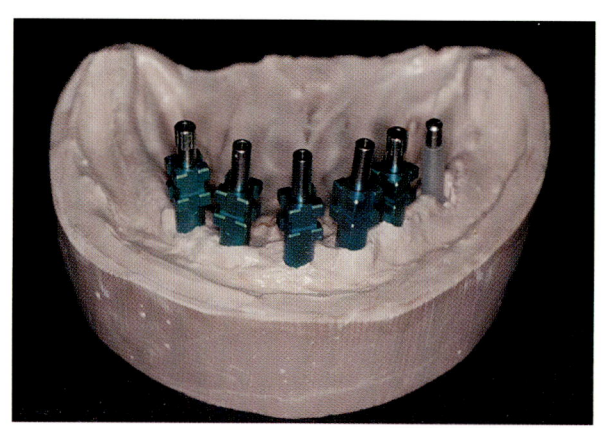

图31-40　模型固化后，直接印模帽再和基台替代体连接

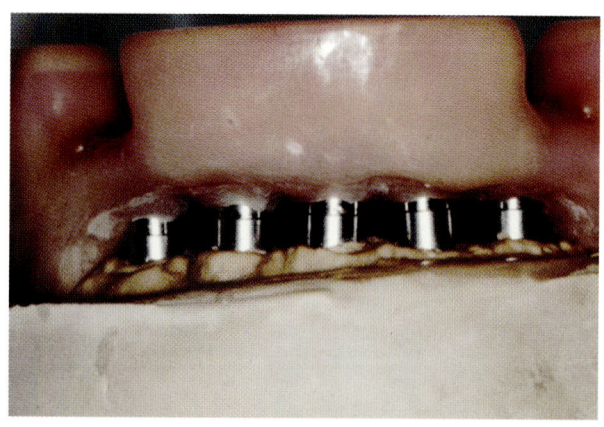

图31-41　使用直接印模帽在工作模型上制作底板、蜡堤或验证夹具

20 mm，其弯曲度会达到 97 μm。金属𬌗面的修复体受树脂或瓷收缩的影响较小，因为添加的树脂材料少而金属量更大足以抵抗这种收缩。

### 蜡型变形

失蜡技术是更适于铸造修复体的技术[123]。美国牙科学会对蜡的详解注明要求 30℃时最多有 1% 流动，45℃时最多 90%[138]。另外，温度增加 20℃，线性膨胀可达 0.7%，从 37℃冷却到 25℃[139]，收缩度可达 0.35%。铸件收缩同蜡模流动度成反比。技师做完蜡模后，还有几种情况会导致蜡模变形。在蜡加热和冷却时，残余应力可能会在材料内累积。当蜡模从基台上去除后，应力可能会释放并使模型变形（图 31-30）。手持蜡模也会影响其精确度，特别是对于全牙弓修复体而言。采用分段铸造制作的螺丝固位修复体更加精确，更容易获得被动就位。

最终铸件的精确度不仅受到蜡的软化温度影响，也受包埋材料特性的影响。有受热膨胀或吸湿膨胀特性的包埋材料能弥补上部结构制作过程中的收缩[140, 141]。包埋材料膨胀具有高度技术敏感性。

大小、形状、温度、铸圈类型和材料在铸圈内的位置都会影响金属铸件最终的尺寸[123]。所以，最终铸件可能会比原始蜡模大或者小（也可能会变形）。Carr 和 Brantley 对全牙弓种植修复支架准确度的研究显示包埋材料、液体浓度、充模完整性和熔铸模具形状是影响铸件精度的关键因素[53]。大铸圈适于较大较厚的铸件（例如大型种植金属支架）或高强度、高软化温度和低流率的蜡材料[141]（图 31-42）。

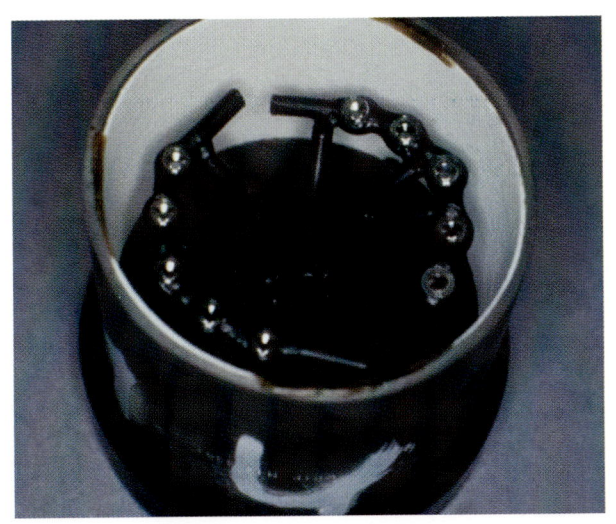

**图 31-42** 铸圈的尺寸和包埋膨胀可能也会导致铸造误差，导致不能被动就位

### 金属铸件收缩

传统粘接固位固定修复体铸造过程中与金属收缩有关的问题多年来一直让人担忧[142]。贵金属收缩度取决于制造者和采用的技术，大约为 1.5%；半贵金属的收缩度可能是贵金属的 2 倍[143,144]。Misch 的研究表明，在 50 对由 5 颗种植体支持的螺丝固定修复体的贵金属铸件和贱金属铸件中，没有一个贱金属铸件能在模型上被动就位。因此，螺丝固位修复体应该采用贵金属。一般采用 IV 型高屈服度牙科合金（需要抵抗𬌗力），高熔合金（例如高钯合金）或低熔高金合金[144-146]。

贵金属也适合用于上部支架结构的铸造，因为能减少同钛接触的金属腐蚀，提升铸件精度，分离和焊接的（如果需要的话）技术敏感性降低。贵金属中的"贵"字意味着能抵抗污渍和腐蚀。在进行上部结构铸造时，需要进行铸件分割和焊接以增加其被动就位[147]。上部结构整体式铸造的优点在于技工室操作时间减少，维护工作强度降低[95]。然而，不考虑其他变量时，所有整体式铸件的体外数值都超过被动就位要求 10 倍以上（平均误差 0.130 mm）[53]，所以 Carr 和 Brantley 得出结论：整体式铸造并不令人满意[124-127, 148-150]。当上部结构采用锡焊或激光焊接时，测量到的骨应力有所降低。同时铸几个单位部件然后激光焊接到一起比采用整体式铸造能获得更好的被动就位[118]（图 31-43）。

如果金属结构的跨度较短而且可以利用包埋材料的热膨胀特性，那么整体式铸造是可以的，因为焊接步骤越少误差越小。然而，体积或跨度距离较大的螺丝固位修复体的大型铸件应该分段制造，否则制作和熔铸过程中会出现较大的形变[148-151]。

### 瓷收缩

约 20% 的瓷收缩发生于烧结过程，这会使金属上部结构变形。收缩度同材料体积有关。当修复体冠高度较大而金属部分较薄或含有多单位桥体时，这种情况更容易出现。小直径种植体基台上使用外形轮廓过凸的金属烤瓷熔附全冠修复，瓷收缩时的应力分布增加了，甚至更容易导致金属形变[149]。因此，整体蜡型应回切 2 mm 以保证瓷层厚度不超过 2 mm。

崩瓷是天然牙牙冠的第二大常见并发症，这在大型支架结构和种植修复体中更常见[152]。因此，

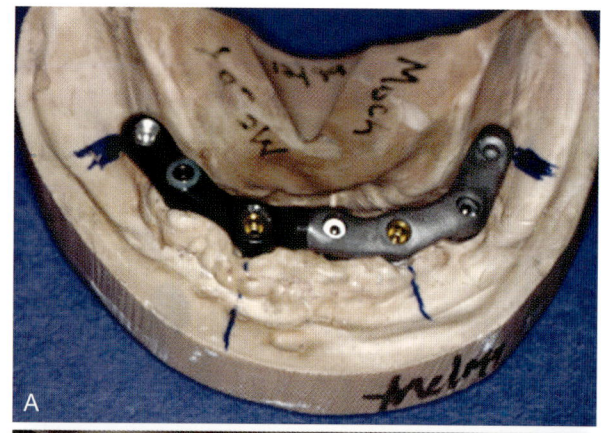

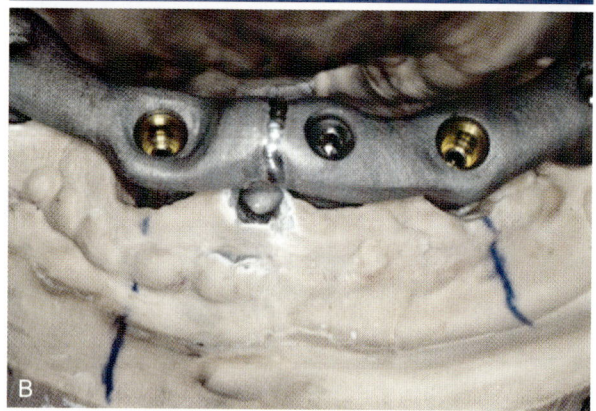

图 31-43　A. 金属收缩导致不能被动就位。当分段铸造金属杆时，可以减少金属收缩。B. 分段铸造后，采用激光焊接。两步法制作的结构比整体铸造的方式更坚固

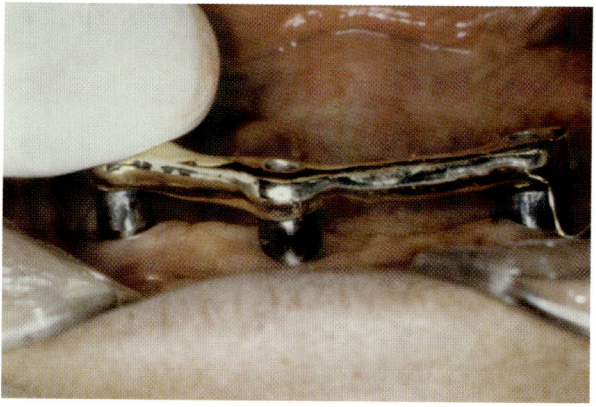

图 31-44　当铸件晃动，说明没有被动就位。能在两端晃动，说明远中基台处没有被动就位。前后晃动，说明中间的基台处没有被动就位

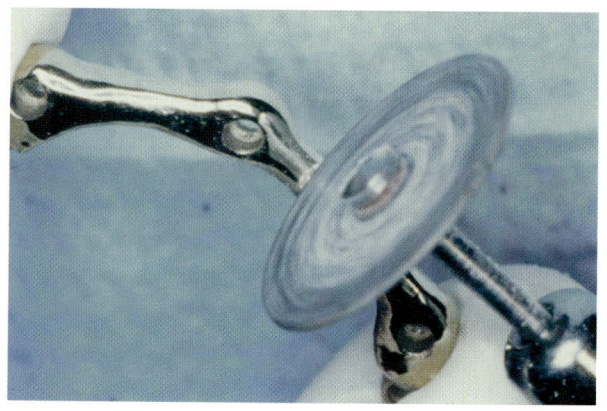

图 31-45　使用薄切盘切断不能被动就位的铸件，切盘的厚度应该小于扑克牌厚度（0.005~0.008 英寸）

螺丝固位修复体采用金属殆面在上瓷后可以降低收缩和金属形变，铸件出现非被动就位的风险也降低，而崩瓷风险也相应降低。所以在非美学区，螺丝固位修复提倡金属殆面修复。

### 焊接

金属铸件通常在临床上看上去是被动就位。如果边缘密合度无论是水平向还是垂直向都在 75 μm 以内，那么这样的铸件临床上是可以接受的，这和天然牙的牙冠修复是类似的。当使用夹板式种植修复体时，将铸件安装于种植体上后可以尝试摇动铸件[151]。如果两端翘动，说明其中一个最远端的基台没有被动就位。如能前后摇动说明中间的基台没有被动就位（图 31-44）。Dedomon 的研究显示，有误差但有经验的临床医师可接受的螺丝固位修复体铸件边缘微间隙范围在水平向是 32~250 μm，垂直向是 43~196 μm [153]。

如果铸件不能被动就位，就需要在不能就位的基台处离断，然后分别测试分离的两段是否能被动就位[154-156]。铸件分离的距离是 0.005~0.008 英寸（0.13~0.20 mm）或相当于两张纸的厚度[157-159]。分离间距太小会造成加热和膨胀时铸件体积变化，太大会造成连接部位薄弱，并且会因焊接固化收缩导致铸件变形[160]。

把不能被动就位的铸件按理想间距分开后，用长固位螺丝把铸件固定就位，就像用印模帽取直接印模一样（图 31-46）。然后调改印模托盘使固位螺丝能从托盘顶部露出来。把加成型硅橡胶注入上部结构周围填补托盘和修复支架的间隙（图 31-47）。印模材料固化后，把固位螺丝、托盘和铸件一起取下送到技工室（图 31-48）。这个技术能保证转送技工室时上部结构不断开。技师随后把基台替代体插到支架铸件上，灌制基底模型准备焊接上部结构。焊接、打磨上部结构后检查能否被动就位。

焊接两段式比整体一段式全牙弓铸件的被动就位效果更好。Mendes 等人的研究显示，尽管分段式焊接比一段式全牙弓铸件的被动就位更好，但就位后还是会导致基台变形[161]。

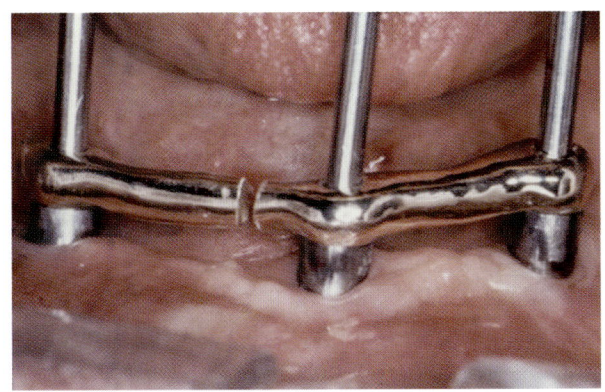

图 31-46　使用印模帽的长螺丝固定截开的杆

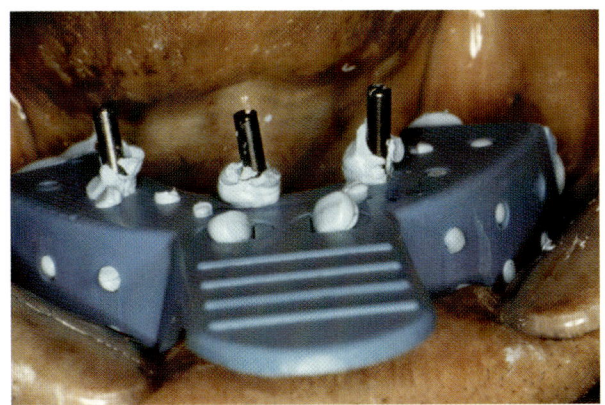

图 31-47　将托盘调改成开窗个别托盘,将杆固定后取模

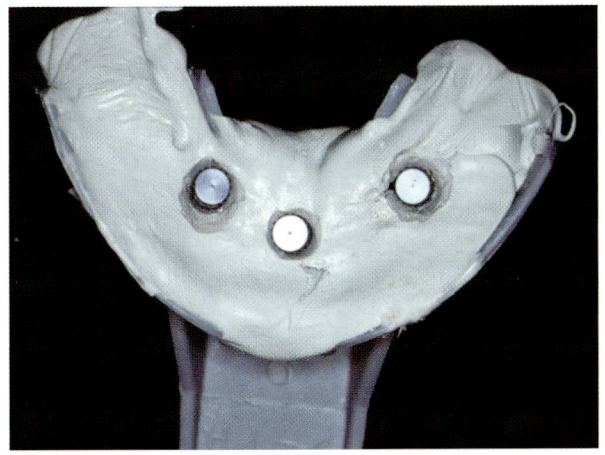

图 31-48　松开转移帽螺丝,将帽和印模材料一起取下。技师连接杆和替代体,灌制石膏模型,焊接

是最差的,所有的精度误差都会在最后一个螺丝连接时体现出来。

应该首先用手指自然按压固定修复体中央部分的基台,然后近远中方向摇动铸件,接着再颊舌向摇动。有摇动动度则说明有非被动就位。如果稳定,用修复螺丝固定紧邻的基台。然后再固定相邻的两个基台,都完成后,最后再固定中央的基台。按相同顺序手指用力旋紧螺丝,最后再按相同顺序用扭矩扳手旋紧螺丝。

### 数字化牙科技术

数字化牙科技术极大地提升了螺丝固位修复体获得被动就位的能力。现在可以用电脑在口内扫描获取印模,消除印模材料收缩的问题。扫描的印模可以用作虚拟模型,这就消除了技工室转移误差和石膏膨胀的影响。如果印模转移采用的是传统的开窗式印模,那么也可以用电脑扫描传统的模型,这能减少制作误差。支架可以采用数字化切削,以此消除蜡的形变和金属收缩的影响。总而言之,数字化技术的进步对于螺丝固位种植修复体而言有极大优势。

### 并发症

口腔种植最常见的螺丝并发症就是基台-修复体螺丝松动。造成松动的主要原因就是铸件不能被动就位。本章已经详细阐述了这一问题。另外,还可能出现的问题是螺丝折断。种植体部件折断是中长期并发症。一篇有关于口腔种植体及相关部件的综述显示,部件折断是种植体系统发展至今都无法解决的问题。折断部位发生在种植体、修复螺丝和基台。这一问题在六大种植体系统制造商都存在,比例为 1%~3%[23]。

#### 螺丝折断

螺丝折断最常见的原因是未完全就位的修复体,或者同咬合力、咬合循环次数等相关的部件疲劳。修复螺丝折断发生的比例约 4%,而基台螺丝折断的比例约为 2%。两者的差别与其直径大小有关。

取出折断的螺丝有 5 种方法供选择,所有方法都需要按照特定顺序进行。第一种方法是最成功的,只需花几分钟;是用低于 50 转/min 的慢速手机接上一个非常小的球钻,把球钻放在折断螺丝和基

#### 螺丝固定

螺丝的固定顺序会影响修复体就位精度和被动就位程度。如果按照从一端到另一端的顺序完全紧固修复螺丝,修复体的不匹配程度最大[162]。这种情况下,第一个螺丝往往是被动就位,下一个就差一些,夹板式修复体最后一个基台和修复螺丝情况

台（种植体）之间的接缝处。当球钻顺时针转动时，摩擦力会使螺丝逆时针转出来（图31-49）。

如果这一方法不能成功，说明螺丝可能在折断前就有塑性形变和部件变形。如果出现这种情况，尝试用超声波设备或者穿孔锥装置但很少可以奏效。

第二种方法只适用于金螺丝。用倒锥钻和慢速手机钻螺丝中央。钻头插入螺丝1~2 mm后即停止。钻头会卡住金螺丝，再将钻头从手机上卸下，然后把螺丝反转出来。目前，市场上可以获得使用这种方法的工具。

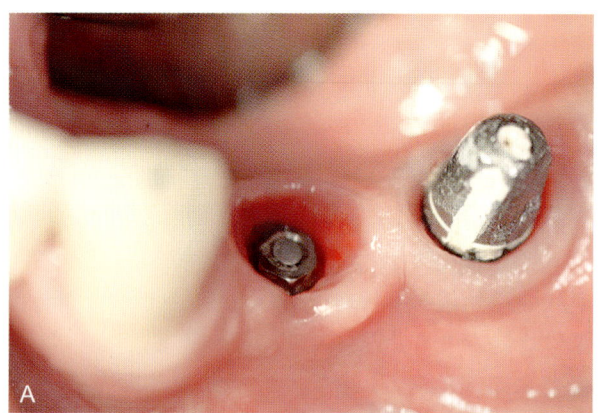

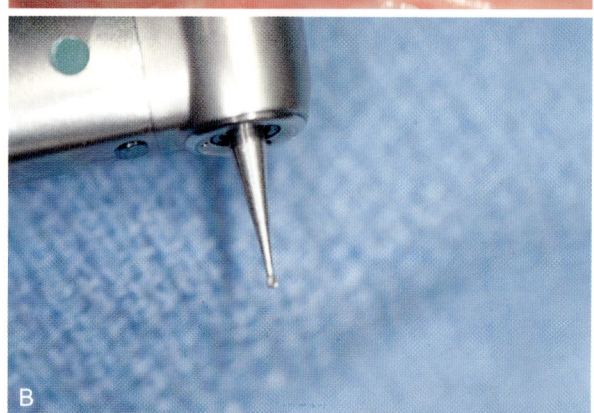

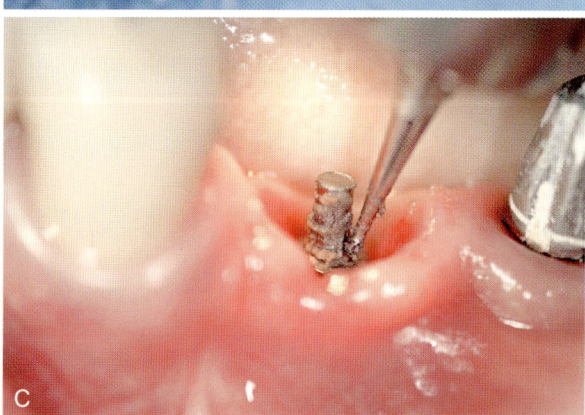

图31-49　A.磨牙症患者折断的基台螺丝；B.使用低速手机小球钻；C.把钻针放在裂隙处，顺时针旋转时摩擦旋出螺丝

第三种方法（通常用于第二种方法不能奏效时），可以用高速手机和裂钻在螺丝中心磨1 mm深的沟槽，然后用小号螺丝刀把螺丝拧出来（图31-50）。

第四种方法适用于修复螺丝的折断。把基台去除，然后用相同规格的新的基台和修复螺丝替代。这一方法花费多一些但非常有效。

最后一种选择就是把螺丝折断的基台用高速手机和裂钻完全磨掉，该方法的风险最高。磨除过程中的产热足以导致骨坏死和种植体失败。使用该方法需要在非麻醉情况下配合大量水冲洗。要告诉患者磨除过程中如果感觉局部发热需要及时告知医生，这种情况通常在开始磨除5~10 s时就会出现。采用这种方法间断磨除直到完全去除基台。

使用该方法一定要小心谨慎。钻头可能会磨穿种植体侧壁，如果种植体损坏就没有办法修复。所以，一定要告诉患者该方法可能会造成种植体失败。

把基台磨除后，要试用新螺丝。大多数情况下，新螺丝不能拧入就位而是按压入位（就像个性化根管桩）。然后用树脂粘接剂把基台粘接到种植体上。

要注意的是，多余的粘接剂会导致种植体周围炎。树脂粘接剂一般没有阻射，X线片上很难观察到，而种植体-基台连接常常又位于龈下甚至组织下2 mm。一般需要局部麻醉下探查以确保没有粘接剂残留。

## 小　结

螺丝松动是种植修复的常见并发症，可能出现在基台螺丝或者修复螺丝。遵循螺丝力学原理能显著降低这种并发症的发生概率。通过选择良好的产

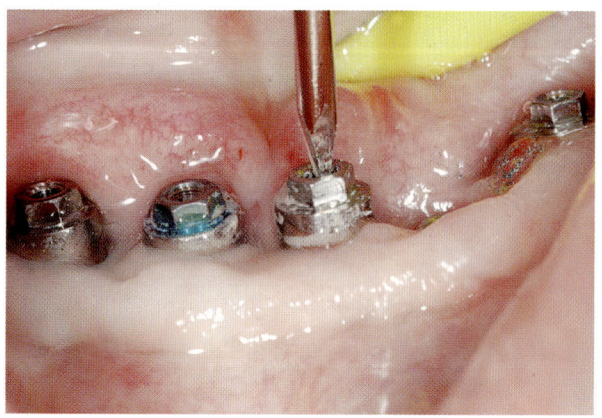

图31-50　使用高速手机细裂钻磨出沟槽，使用螺丝刀旋出螺丝

品可以控制很多影响因素，不同的制造商其产品并发症发生率也不尽相同。很多这类并发症与外部应力因素有关，但受治疗计划的影响更大。修复医师可以控制大多数该类并发症。本章详述了这一问题。

螺丝固位修复体以很大的压力（10～30 Ncm扭矩）固定在种植体基台上。修复螺丝不应该对上部结构产生压力、拉力或剪切力。为达到上部结构的被动就位，一定要在整个修复体制作过程中详细检查并尽量弥补各个方面的误差和变化。制作过程中的各种变量对医生而言非常重要，这包括印模材料收缩、永久形变、个性化或成品印模托盘、不同制造商替代体部件差异、石膏膨胀和包埋材料膨胀、金属收缩、聚丙烯树脂和瓷收缩、焊接和固位螺丝施加扭力等因素。遵循螺丝固位修复体制作的临床方案按部就班地操作，才能制作出技术上可实现的、尽可能被动就位的铸件，从而降低嵴顶骨吸收和螺丝松动的发生率。

## 参 考 文 献

[1] Jemt T, Book K: Prosthesis misfit and marginal bone loss in edentulous implant patients, Int J Oral Maxillofac Implants 11:620–625, 1996.

[2] Misch CE, Bidez MW: Implant protected occlusion: a biomechanical rationale, Compend Contin Dent Educ 15:1330–1343, 1994.

[3] McGlumphy E: Keeping implant screws tight, are we beyond retrievability? J Prosthet Dent 72:628, 1994.

[4] Kallus T, Bessing C: Loose gold screws frequently occur in full arch fixed prostheses supported by osseointegrated implants after 5 years, Int J Oral Maxillofac Implants 9:169–179, 1994.

[5] Jemt T, Linden B, Lekholm U: Failures and complications in 127 consecutively placed fixed partial prostheses supported by Brånemark implants: from prosthetic treatment to first annual checkup, Int J Oral Maxillofac Implants 7:40–44, 1992.

[6] Jemt T, Lekholm U: Oral implants treatment in posterior partially edentulous jaws: a 5 year follow up report in patients with different degrees of jaw resorption, Int J Oral Maxillofac Implants 10:303–311, 1995.

[7] Jemt T: Failures and complications in 391 consecutively inserted fixed prostheses supported by Brånemark implants in edentulous jaws: a study of treatment from the time of prosthesis placement to the first annual check up, Int J Oral Maxillofac Implants 6:270–276, 1991.

[8] Zarb G, Schmitt A: The longitudinal clinical effectiveness of osseointegrated implants: the Toronto study. III. Problems and complications encountered, J Prosthet Dent 64:185–196, 1990.

[9] Sones AD: Complications with osseointegrated implants, J Prosthet Dent 62:581–585, 1989.

[10] Quirynen NI, van Steenberghe D, Darius P: A six year prosthodontic study of 509 consecutively inserted implants for the treatment of partial edentulism, J Prosthet Dent 67:236–245, 1992.

[11] Carlsson B, Carlson G: Prosthodontic complications in osseointegrated dental implant treatment, Int J Oral Maxillofac Implants 9:90–95, 1994.

[12] Ekfeldt A, Carlsson GE, Borjesson G: Clinical evaluation of single-tooth restorations supported by osseointegrated implants: a retrospective study, Int J Oral Maxillofac Implants 9:179–183, 1994.

[13] Nissan J, Narobi D, Gross D, et al: Long term outcome of cemented verses screw retained implant supported fixed partial restorations, Int J Oral Maxillofac Implants 26:1102–1107, 2011.

[14] Jemt T, Lekholm U, Grondahl K: 2-year follow-up study of early single implant restorations ad modum Brånemark, Int J Periodontics Restorative Dent 10:341–350, 1990.

[15] Becker W, Becker BE: Replacement of maxillary and mandibular molars with single endosseous implant restoration: a retrospective study, J Prosthet Dent 74:51–55, 1995.

[16] Henry PJ, Landy WR, Jemt T, et al: Osseointegrated implants for single tooth replacement: a prospective 5-year multicenter study, Int J Oral Maxillofac Implants 11:450–455, 1996.

[17] Misch CE: Density of bone: effect on treatment plans, surgical approach, healing and progressive bone loading, Int J Oral Implantol 6(2):23–31, 1990.

[18] Enquist B, Nilson H, Astrand P: Single tooth replacement by osseointegrated Brånemark implants: a retrospective study of 82 implants, Clin Oral Implants Res 6:238–245, 1995.

[19] Anderson B, Odman P, Lindvall AM, et al: Single tooth restoration supported by osseointegrated implants: results and experience from a prospective study after 2 to 3 years, Int J Oral Maxillofac Implants 10:702–711, 1995.

[20] Taylor TD: Prosthodontic problems and limitations associated with osseointegration, J Prosthet Dent 79:74–78, 1998.

[21] Cavazos E, Bell FA: Prevent loosening of implant abutment screws, J Prosthet Dent 75:566–569, 1996.

[22] Dixon DL, Breeding LC, Sadler JP, et al: Comparison of screw loosening, rotation and deflection among three implant designs, J Prosthet Dent 74:270–278, 1995.

[23] Medical device reports, Rockville, MD, 1995, US Food and Drug Administration.

[24] Balshi TJ, Hernandez RE, Pryszlak MC, et al: A comparative study of one implant versus two replacing a single molar, Int J Oral Maxillofac Implants 11:372–378, 1996.

[25] Goodacre CJ, Kan JYK, Rungcharassaeng K: Clinical complications of osseointegrated implants, J Prosthet Dent 81:537–552, 1999.

[26] Haack JE, Sakaguchi RL, Sung T, et al: Elongation and preload stress in dental abutment screws, Int J Oral Maxillofac Implants 10:529–536, 1995.

[27] Burguete RL, Johns RB, King I, et al: Tightening characteristics for screwed joints in osseointegrated dental implants, J Prosthet Dent 71:592–599, 1994.

[28] Jorneus L: Loads and designs for screw joints for single crowns supported by osseointegrated implants, Int J Oral Maxillofac Implants 7:353–359, 1992.

[29] Goheen K: Torque generated by handheld screw drivers and mechanical torquing devices for osseointegrated implants, Int J Oral Maxillofac Implants 9:149–155, 1994.

[30] Gross M, Kozak D, Laufer BZ, et al: Manual closing torque in five implant abutment systems: an in vitro comparative study, J Prosthet Dent 81:574–578, 1999.

[31] Haas R, Mensdorff-Pouilly N, Mailath G, et al: Brånemark single tooth implants: a preliminary report of 76 implants, J Prosthet Dent 73:274–279, 1995.

[32] Dellinges M, Curtis D: Effects of infection control procedures on the accuracy of a new mechanical torque wrench system for implant restoration, J Prosthet Dent 75:93–98, 1996.

[33] Gutierrez J, Nicholls JI, Libman WJ, et al: Accuracy of the implant torque wrench following time in clinical service, Int J Prosthodont 10:562–567, 1997.

[34] Bickford JH: An introduction to the design and behavior of the bolted joints, ed 3, New York, 1995, Marcel Dekker.

[35] McGlumphy EA, Elfers CL, Mendel DA: A comparison of torsional ductile fracture in implant coronal screws (abstract), Academy of Osseointegration Proceedings, Int J Oral Maxillofac Implants 7:124, 1992.

[36] Jaarda MJ, Razzoog ME, Gratton DG: Ultimate tensile strength of five interchangeable prosthetic retaining screws, Implant Dent 5:16–19, 1996.

[37] Hurson S: Practical clinical guidelines to prevent screw loosening, Int J Dent Symp 3(1):23–25, 1995.

[38] Jividen G, Misch CE: Reverse torque testing and early loading failures: help or hindrance? J Oral Implantol 26:82–90, 2000.

[39] Shigley J: Mechanical engineering design, ed 3, New York, 1987, McGraw-Hill.

[40] Patterson EA, Johns RB: Theoretical analysis of the fatigue life of fixture screw joints in osseointegrated dental implants, Int J Oral Maxillofac Implants 7:26–33, 1992.

[41] English CE: The Maestro System by BioHorizons Implant Systems, Inc. In Clepper DP, editor: Syllabus of prosthetics for osseointegrated implants, Augusta, GA, 1997, Omega.

[42] Binon PP: Evaluation of machining accuracy and consistency of selected implants, standard abutments and laboratory analogs, Int J Prosthodont 8:162–172, 1995.

[43] Strong N, Misch CE, Bidez MW, et al: Functional surface area: thread form parameter optimization for implant body design, Compendium 19(3; special issue):4–9, 1998.

[44] Kline R, Hoar JE, Beck GH, et al: A prospective multicenter clinical investigation of a bone quality based dental implant system, Implant Dent 10:224–234, 2002.

[45] Misch CE, Misch-Dietsh F, Silc J, et al: Posterior single tooth replacement and status of abutment teeth. Multi center 10 year retrospective report, J Periodontol 79(12):2378–2382, 2008.

[46] Blake JC, Kurtz HJ: The uncertainties of measuring fastener preload, Machine Des 37:128–131, 1965.

[47] Binon PP, McHugh MJ: The effect of eliminating implant/abutment rotational misfit on screw-joint stability, Int J Prosthodont 9:511–519, 1996.

[48] Binon PP: The effect of implant/abutment hexagonal misfit on screw joint stability, Int J Prosthodont 9:149–160, 1996.

[49] Binon PP: Evaluation of three slip fit hexagonal implants, Implant Dent 5:235–248, 1996.

[50] Binon PP: The evolution and evaluation of two interference fit implant interfaces, Postgrad Dent 3:3–13, 1996.

[51] Hurson S: Laboratory technique to prevent screw loosening on dental implants, J Dent Technol 13(3):30–37, 1996.

[52] Patrick D: Interfacial character/strength between cast materials and implant prosthetic component (abstract), 7th meeting of the Academy of Osseointegration, Int J Oral Maxillofac Implants 7:127, 1992.

[53] Carr AB, Brantley WA: Characterization of noble metal implant cylinders: as received cylinders and cast interfaces with noble metal alloys, J Prosthet Dent 75:77–85, 1996.

[54] Boggan RS, Strong JT, Misch CE: Influence of hex geometry and prosthetic table width on static and fatigue strength of dental implants, J Prosthet Dent 82:436–440, 1999.

[55] Brånemark P-I: Osseointegrated implants in the treatment of the edentulous jaw: experience from a 10-year period, Stockholm, 1977, Almquist and Wesell International.

[56] Adell R, Lekholm U, Rockler B, et al: A 15-year study of osseointegrated implants in the treatment of the edentulous jaw, Int J Oral Surg 10:387–416, 1981.

[57] Brånemark PI: Osseointegration and its experimental background, J Prosthet Dent 50:399–409, 1983.

[58] Cho SC, Small DN, Elian N, et al: Screw loosening for standard and wide diameter implants in partially edentulous cases: 3 to 7 year longitudinal date, Implant Dent 13(2):245–250, 2004.

[59] Binon P, Sutter F, Beaty K, et al: The role of screws in implant systems, Int J Oral Maxillofac Implants 9(suppl):48–63, 1994.

[60] Misch CE: Protect the prosthesis, Int J Oral Implantol 8(2,3):9, 1991.

[61] Pauletto N, Lahiffe BJ, Walton JN: Complications associated with excess cement around crowns on osseointegrated implants. A clinical report, Int J Oral Maxillofac Implants 14:865–868, 1999.

[62] Misch CE: Principles for cement retained fixed implant prosthodontics. In Misch CE, editor: Contemporary implant dentistry, St Louis, 1993, Mosby.

[63] Nu-Life Laboratory Statistics: Percentages of cement retained vs screw retained implant prostheses from 1989 to 1995, Long Island, NY, 1995, Nu-Life Laboratory.

[64] Hemming KW, Schmitt A, Zarb GA: Complications and maintenance requirements for fixed prostheses and overdentures in the edentulous mandible: a 5-year report, Int J Oral Maxillofac Implants 9:191–196, 1994.

[65] Misch CE: Principles for screw retained prostheses. In Misch CE, editor: Contemporary implant dentistry, ed 1, St Louis, 1993, Mosby.

[66] Wie H: Registration of localization occlusion and occluding material for failing screw joints in the Brånemark implant system, Clin Oral Implants Res 6:47–53, 1995.

[67] Jemt T, Book K: Prosthesis misfit and marginal bone loss in edentulous implant patients, Int J Oral Maxillofac Implants 11:620–625, 1996.

[68] Clelland NL, Van Putten MC: Comparison of strains produced in a bone stimulant between conventional cast and resin-luted implant frameworks, Int J Oral Maxillofac Implants 12:793–799, 1997.

[69] Clelland NL, Papazoglou E, Carr AB, et al: Comparison of strains transferred to a bone stimulant among implant overdenture bars with various levels of misfit, J Prosthodont 4:243–250, 1995.

[70] Jemt T: In vivo measurement of precision fit involving implant supported prostheses in the edentulous jaw, Int J Oral Maxillofac Implants 11:151–158, 1996.

[71] Lie A, Jemt T: Photogrammetric measurements of implant positions: description of a technique to determine the fit between implants and superstructures, Clin Oral Implants

Res 5:30–36, 1994.
[72] Waskewicz GA, Ostrowski JS, Parks VJ: Photoelastic analysis of stress distribution transmitted from a fixed prosthesis attached to osseointegrated implants, Int J Oral Maxillofac Implants 9:405–411, 1994.
[73] Strong TJ: Dental framework passivity in a five implant mandibular model, master of science thesis, Birmingham, 1994, University of Alabama.
[74] Pietrabissa R, Gionso L, Quaglini V, et al: An in vivo study on compensation mismatch of screwed vs cement-retained implant supported fixed prostheses, Clin Oral Implants Res 11:448–457, 2000.
[75] Lewinstein I, Craig RG: Accuracy of impression materials measured with a vertical height gauge, J Oral Rehabil 17:303–310, 1990.
[76] Reisbick MII, Matyas J: The accuracy of highly filled elastomer impression materials, J Prosthet Dent 33:67–72, 1975.
[77] Dounis GS, Ziebert GJ, Dounis KS: A comparison of impression materials for complete arch fixed partial dentures, J Prosthet Dent 65:165–169, 1991.
[78] Finger W, Ohsawa M: Accuracy of stone casts produced from selected addition type silicone impressions, Scand J Dent Res 91:61, 1983.
[79] Phillips RW: Skinner's science of dental materials, ed 9, Philadelphia, 1991, WB Saunders.
[80] Linke B, Nicholls J, Faucher R: Distortion analysis of stone casts made from impression materials, J Prosthet Dent 54:794–802, 1985.
[81] Hollenback GM, Skinner EW: Shrinkage during casting of gold and gold alloys, J Am Dent Assoc 33:1391–1399, 1946.
[82] Preston JD, Berger R: Some laboratory variables affecting ceramo-metal alloys, Dent Clin North Am 21:717–728, 1977.
[83] Schiffleger BD, Ziebert GJ, Dhuro VB, et al: Comparison of accuracy of multiunit one piece castings, J Prosthet Dent 54:770–776, 1985.
[84] Tan K, Rubenstein JE, Nicholls JI, et al: Three dimensional analysis of the casting accuracy of one piece osseointegrated implant retained prostheses, Int J Prosthodont 6:346–363, 1993.
[85] Tan KBC: The clinical significance of distortion in implant prosthodontics: is there such a thing as passive fit? Ann Acad Med Singapore 24:138–157, 1995.
[86] Binon PP: Evaluation of machining accuracy and consistency of selected implants, standard abutments and laboratory analogs, Int J Prosthodont 8:162–178, 1995.
[87] Duyck J, Van Osterwyck H, Vander Sloten J, et al: Pre-load on oral implants after screw tightening fixed full prostheses: an in vivo study, J Oral Rehabil 28:226–233, 2001.
[88] Kallus T, Bessing C: Loose gold screws frequently occur in full arch fixed prostheses supported by osseointegrated implants after 5 years, Int J Oral Maxillofac Implants 9:169–178, 1996.
[89] Sahin S, Cehreli MC: The significance of passive fit in implant prosthodontics: current status, Implant Dent 10:85–92, 2001.
[90] Singer A, Serfaty V: Cement retained implant supported fixed partial dentures: a 6 month to 3 year follow up, Int J Oral Maxillofac Implants 11:645–649, 1996.
[91] Assif D, Fenton A, Zarb G, et al: Comparative accuracy of implant impression procedures, Int J Periodontics Restorative Dent 12:113–121, 1992.
[92] Barrett MG, de Rijk WG, Burgess JO: The accuracy of six impression techniques for osseointegrated implants, J Prosthodont 2:75–82, 1993.
[93] Carr A: A comparison of impression techniques for five implant mandibular models, Int J Oral Maxillofac Implants 6:448–455, 1991.
[94] Loos L: A fixed prosthodontic technique for mandibular osseointegrated titanium implants, J Prosthet Dent 57:198–204, 1987.
[95] Rasmussen ET: Alternative prosthodontic technique for tissue integrated prostheses, J Prosthet Dent 57:198–204, 1987.
[96] Assif D, Marshak B, Schmidt A: Accuracy of implant impression techniques, Int J Oral Maxillofac Implants 11:216–222, 1996.
[97] Spector MR, Donovan TE, Nicholls JI: An evaluation of impression techniques for osseointegrated implants, J Prosthet Dent 63:444–447, 1990.
[98] Goll GE: Production of accurately fitting full arch implant frameworks. I. Clinical procedures, J Prosthet Dent 66:377–386, 1991.
[99] Philips KM, Nicholls JI, Ma T: The accuracy of three implant impression techniques: a three dimensional analysis, Int J Oral Maxillofac Implants 9:533–540, 1994.
[100] Reisbick MII, Maeyas J: The accuracy of highly filled elastomer impression materials, J Prosthet Dent 33:67–72, 1975.
[101] Augsburger RM, Sodberg KB, Pelzner RB, et al: Accuracy of casts from three impression materials and effect of a gypsum hardener, Oper Dent 6:70–74, 1981.
[102] Finger W, Obsawa M: Accuracy of stone casts produced from selected addition type silicone impressions, Scand J Dent Res 91:61, 1983.
[103] Linke BA, Nichols JI, Faucher RR: Distortion analysis of stone casts made from impression materials, J Prosthet Dent 54:794–802, 1985.
[104] Lewinstein I, Craig RG: Accuracy of impression materials measured with vertical height gauge, J Oral Rehabil 17:303–310, 1990.
[105] Thongthammachat S, Moore BK, Barco MT, et al: Dimensional accuracy of dental cast influence of tray—material, impression material and time, J Prosthodont 11:98–108, 2002.
[106] Cho GC, Donovan TE, Chee WWL, et al: Tensile bone strength of polyvinyl siloxane impressions bonded to a custom tray as a function of drying time (part 1), J Prosthet Dent 73:419–423, 1995.
[107] Chai J, Takahashi Y, Lautenschlager EP: Clinically relevant mechanical properties of elastomeric impression materials, Int J Prosthodont 11:219–223, 1998.
[108] Craig RG, O'Brien WJ, Powers JM: Restorative dental materials, ed 5, St Louis, 1993, Mosby.
[109] Henry PJ, Harnist DJR: Dimensional stability and accuracy of rubber impression materials, Aust Dent J 19:162–166, 1974.
[110] Lacy AH, Fukui H, Bellman T, et al: Time dependent accuracy of elastomer impression materials. II. Polyethers, polysulfides and polyvinyl siloxanes, J Prosthet Dent 45:329–333, 1981.
[111] Dounis GS, Ziebert GJ, Dounis KS: A comparison of impression materials for complete arch fixed partial

[112] Wee AG: Comparison of impression materials for direct multi implant impressions, J Prosthet Dent 83:323–331, 2000.

[113] Jorgesen KD: A new method of recording the elastic recovery of dental impression materials, Scand J Dent Res 84:175, 1976.

[114] Hosada J, Fusayama T: Distortion of irreversible hydrocolloid and mercaptan rubber base impressions, J Prosthet Dent 11:318–333, 1961.

[115] Stockhouse JA: A comparison of elastic impression materials, J Prosthet Dent 39:305–313, 1975.

[116] Craig RG: A review of properties of rubber impression materials, J Mich Dent Assoc 59:254, 1977.

[117] Liou AD, Nicholls JI, Yudebs RA, et al: Accuracy of replacing three tapered transfer impression copings into two elastomeric impression materials, Int J Prosthodont 6:377–383, 1993.

[118] Carr AB, Stewart RB: Full arch implant framework casting accuracy: preliminary in vitro observations for in vivo testing, J Prosthodont 2:2–8, 1993.

[119] Gordon GE, Johnson GJ, Drenron DG: The effect of tray selection on accuracy of elastomeric impression materials, J Prosthet Dent 63:12–15, 1990.

[120] Eames WB, Sieweke JC, Wallace SW, et al: Elastomeric impression materials: effect of bulk on accuracy, J Prosthet Dent 41:304–307, 1979.

[121] Rueda LJ, Sy-Munoz JT, Naylor WP, et al: The effect of using custom or stock trays on the accuracy of gypsum casts, Int J Prosthodont 9:367–373, 1996.

[122] Ogle RE, Sorensen SE, Lewis EA: A new visible light-cured resin system applied to removable prosthodontics, J Prosthet Dent 55:592–597, 1986.

[123] Anusavice KJ: Phillips' science of dental materials, ed 10, Philadelphia, 1996, WB Saunders.

[124] Gettleman L, Ryge G: Accuracy of stone, metal and plastic die materials, J Calif Dent Assoc 46:28–31, 1970.

[125] Toreskog S, Phillips RW, Schnell RJ: Properties of die materials: a comparative study, J Prosthet Dent 16:119–131, 1966.

[126] Millstein PL: Determining the accuracy of gypsum casts made from type IV dental stone, J Oral Rehabil 19:239–243, 1992.

[127] Vigolo P, Millstein PL: Evaluation of master cast techniques for multiple abutment implant prostheses, Int J Oral Maxillofac Implants 9:439–464, 1993.

[128] Aramouni P, Millstein P: A comparison of the accuracy of two removable die systems with intact working casts, Int J Prosthodont 6:533–539, 1993.

[129] Hsu CC, Millstein PL, Stein RS: A comparative analysis of the accuracy of implant transfer techniques, J Prosthet Dent 69:588–593, 1993.

[130] Brown D: An update on elastometric impression materials, Br Dent J 15:35–40, 1981.

[131] Moser JB, Stone DG, Willoughby GM: Properties and characteristics of a resin die material, J Prosthet Dent 34:297–304, 1975.

[132] Schelb E, Mazzocco CV, Jones JD, et al: Compatibility of type IV dental stones with polyvinyl siloxane impression materials, J Prosthet Dent 58:19–22, 1987.

[133] Leinfelder KF, Lemons JE: Clinical restoration materials and techniques, Philadelphia, 1988, Lea & Febiger.

[134] Mowery WE: Dimensional stability of denture base resins, J Am Dent Assoc 57:345–353, 1958.

[135] Zarb GA, Bolender CL, Hickey JC, et al: Bouchers' prosthodontic treatment for edentulous patients, ed 10, St Louis, 1990, Mosby.

[136] Ness E, Nicholls J, Rubenstein J, et al: Accuracy of the acrylic resin pattern for implant retained prostheses [abstract], Int J Oral Maxillofac Implants 7:12, 1992.

[137] Burawi G, Houston F, Byrne D, et al: A comparison of the dimensional accuracy of the splinted and unsplinted techniques for Bonelock implant system, J Prosthet Dent 77:68–75, 1997.

[138] American Dental Association specification 4 for dental inlay wax, vol 46, New York, 1974, American National Standards Institute/American Dental Association, pp 300–305.

[139] Chashi M, Pattenbarger GC: Melting flow and thermal expansion characteristics of some dental and commercial waxes, J Am Dent Assoc 72:1141–1149, 1966.

[140] Jorgesen KD, Okamoto A: Non-restraining factors affecting setting expansion of phosphate bonded investments, Scand J Dent Res 94:77–88, 1986.

[141] Ito M, Yamagishi T, Oshida Y, et al: Effect of selected physical properties of waxes on investments and casting shrinkage, J Prosthet Dent 75:211–216, 1996.

[142] Hollenback GM, Skinner EW: Shrinkage during casting of gold and gold alloys, J Am Dent Assoc 33:1391–1399, 1946.

[143] Bryant RA, Nicholls JI: Measurement of distortion in fixed partial dentures resulting from degassing, J Prosthodont 42:515–520, 1979.

[144] Ito M, Nagasawa S, Miyazawa T: Studies on the accuracy of castings. The effect of heat on the phosphate bonded investment mold, J Jpn Dent Mat 59:202–212, 1981.

[145] Stevens PJ, Frederickson EJ, Gress ML: Implant prosthodontics: clinical and laboratory procedures, St Louis, 2000, Mosby.

[146] Gourley JM: Current status of semi-precious alloys in restorative dentistry, J Can Dent Assoc 41:453–455, 1975.

[147] Tan KB, Rubenstein JE, Nicholls JI, et al: Three-dimensional analysis of the casting accuracy of one-piece, osseointegrated implant-retained prostheses, Int J Prosthodont 6:346–363, 1993.

[148] Clelland N, Carr AB, Gilat A: Comparison of strains transferred to a bone simulant between a cast and post soldered implant framework for a 5 implant supported fixed prosthesis, J Prosthodont 5:193–200, 1996.

[149] Craig RG, El-Ebrashi MK, Peyton FA: Stress distribution in porcelain-fused to gold crowns and preparations constructed with photoelastic plastics, J Dent Res 50:1278–1283, 1971.

[150] Hellden LB, Derand T: Description and evaluation of a simplified method to achieve passive fit between cast titanium frameworks and implants, Int J Oral Maxillofac Implants 13:190–196, 1998.

[151] Kan JY, Rungcharassaeng K, Bohsali K, et al: Clinical methods for evaluating implant framework fit, J Prosthet Dent 81:7–14, 1999.

[152] Allen PF, McMillan AS, Smith DG: Complications and maintenance requirements of implant-supported prostheses provided in a UK dental hospital, Br Dent J 182:298–302, 1997.

[153] Dedmon HW: Disparity in expert opinion on size of

[154] acceptable margin openings, Oper Dent 7:97–101, 1982.
[154] Bruce RW: Clinical application of multiple unit castings for fixed prostheses, J Prosthet Dent 18:359–364, 1967.
[155] Gegauff AG, Rosenstiel SF: The seating of 1-piece and soldered fixed partial dentures, J Prosthet Dent 62:292–297, 1989.
[156] Fusayama T, Wakumoto S, Hosada H: Accuracy of fixed partial dentures made by various soldering techniques and one-piece casting, J Prosthet Dent 14:334–342, 1964.
[157] Shillingburg HT, Hobo S, Whitsett LD: Fundamentals of fixed prosthodontics, ed 3, Chicago, 1997, Quintessence.
[158] Ryge G: Dental soldering procedures, Dent Clin North Am 2:747–757, 1958.
[159] Stackhouse JA: Assembly of dental units by soldering, J Prosthet Dent 18:131–139, 1967.
[160] Willis LM, Nicholls JI: Distortion in dental soldering as affected by gap distance, J Prosthet Dent 43:272–278, 1980.
[161] Mendes SNC, Renende CEE, Neto RTM, et al: Effect of framework soldering on the deformation of implant abutments after framework seating: a study with strain gauges, Implant Dentistry 22(2):193–198, 2013.
[162] White GE: Osseointegrated dental technology, London, 1993, Quintessence.

# 第 32 章

# 上、下颌种植覆盖义齿的设计与制作

Carl E. Misch

在 65 岁以上的成年人中,牙列缺失的比例占 20%,这个比例在不同国家差异很大[1]。例如,65~74 岁年龄组中,肯尼亚和尼日利亚的牙列缺失患者占 4%,然而荷兰和冰岛分别为 65.4% 和 71.5%。加拿大牙列缺失的比例在 65~69 岁年龄组为 47%,在 70~98 岁年龄组为 58%(与 65 岁以上成年人相比,魁北克省为 67%,而安大略省为 41%)。

1999-2002 年的一项调查发现,在美国全口牙缺失的总人数近 2000 万[2]。一般而言,老年人缺失所有牙齿的可能性更大。40~44 岁的成年就业人群中,全口牙列缺失仅为 5%,到 65 岁时增加至 26%,75 岁以上的老年人中则为 44%(图 32-1)[3]。除去年龄对牙列缺失的影响,我们发现性别对牙齿的存留并无影响。

相对于下颌,上颌牙弓更容易出现牙列缺失。上颌牙列缺失的概率是下颌的 35 倍。年龄在 45 岁的人群中,上颌牙列缺失的患者为 11%,到 55 岁时,该比例增加至 15%,随后该比例保持相对的稳定[2,3]。因此,在美国有 1200 万的成年人上颌牙列缺失,占总成年人的 7%。

有超过 3000 万的人口或者说 17% 的美国成年人单颌牙列缺失甚至全口缺失[4]。从另外一个角度看这些数字,3000 万人口相当于整个美国非裔人口,相当于美国西班牙裔人口,相当于整个加拿大的人口,或美国 65 岁以上的总人口。

虽然近些年来的牙列缺失率在下降,但是由于老年人口的迅速增长,需要半口或者全口义齿修复的人数在不断增长,这个数字在 1991 年是 3360 万人,而到 2020 年,将增加至 3790 万人。据估计,牙列缺失的患者总数在 2000 年有 5650 万人,在 2010 年有 5930 万人,在 2020 年将有 6100 万人[5]。因此,牙列缺失仍应是一个被关注的问题。相关的患者需要通过种植的方法来解决该问题。如果使用 4 颗种植体来支撑一个单颌牙列缺失的牙弓,则总共需要 2.26 亿颗种植体。然而在 2010 年,美国只有 1000 万颗种植体用于患者的治疗。

牙列缺失患者绝大多数采用全口义齿进行修复。尽管如此,但几乎 70% 的牙医只花费 1%~5% 的时间处理牙列缺失的患者,因此,我们需要更多的种植义齿去满足患者的需求。然而,相对于其他种类的修复体,口腔专业人士以及公众更关注下颌全口义齿带来的问题。

种植体的植入增强了覆盖义齿的支持、固位和稳定性。所以缺牙患者非常愿意接受下颌覆盖义齿(IOD)的治疗。下颌覆盖义齿的种植位点选择

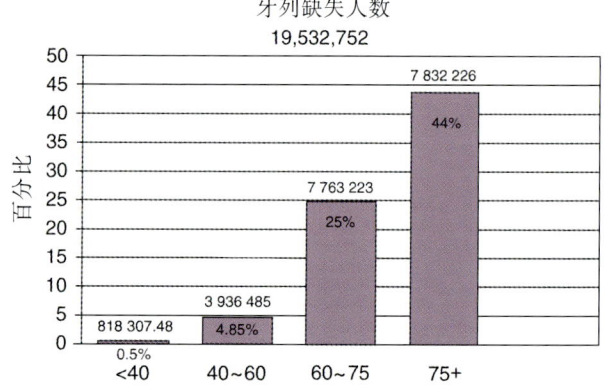

图 32-1 大约有 2000 万美国人为全口牙列缺失。在年龄大于 60 岁的人群中,超过 1/3 的人牙列缺失

以及修复设计更加灵活。因此它也是最初开展种植手术和修复治疗的理想适应证，最符合一般的学习曲线规律。所以说，它是患者最有利的治疗方案之一，同时也是牙医学习口腔种植学的最好入门方式之一。

随着牙医以及患者对下颌种植覆盖义齿的深入了解，越来越多的患者选择这种修复方案，这种方案适用于不同的临床情况、不同的骨密度，同时能满足患者的需求[6-43]。因此，下颌种植覆盖义齿修复成为了大多数下颌牙列缺失的最低修复标准[38]。

## 牙列缺失的解剖学后果

牙列缺失对患者有很多负面影响。包括：颌骨的持续性吸收，支持修复体的软组织问题，骨缺失引起的面部美学问题，咀嚼功能下降及其导致的饮食相关的健康问题，还有牙列缺失导致的心理问题（框图 32-1）。其中的一些问题已经在其他章节中讨论过。剩下的覆盖义齿相关问题将在本章中讨论。

### 骨吸收

Wolff 定律（1892）指出骨重塑与受力有关[44]，每次颌骨功能变化都会出现颌骨内部结构和外部形态的改变[45]。1992 年，J. Misch 描述了一位上、下颌牙列缺失几十年的 90 岁女性患者的颌骨结构，并提出牙列缺失后果与剩余骨量的概念[46]（图 32-2）。

骨组织需要刺激以维持其形状和密度。Roberts 等人报道骨骼系统维持 4% 应变力将有利于骨骼破骨和成骨之间的平衡，通过牙齿向其周围骨组织传递压迫或拉伸的力，这些力可以通过包含有骨组织无机成分的羟基磷灰石缺陷晶体的压电效应来测量[48]。一旦牙齿缺失，牙齿周围剩余的颌骨由于缺少正常的生理性刺激，骨小梁减少，骨密度下降，随之将出现颌骨高度和宽度的减少[49]。在牙齿缺失后即刻义齿修复的第一年期间，骨宽度将减少 25%，总体高度平均减少 4 mm[50]。在一项持续 25 年的无牙颌患者研究中，通过头颅侧位片观察该期间的骨吸收，在下颌骨中发生了 4 倍以上的骨缺失[51]。1963 年，Atwood 描述了在牙齿脱落后下颌骨前牙区 5 个不同阶段的骨缺损形态[52]（图 32-3）。

虽然骨吸收问题已经被提出了一百多年，但拔牙后发生的具有危害性的骨吸收却还是经常被医生忽视。患者往往没有被告知持续性骨吸收后的结构改变以及相关潜在的不利后果，尤其是当患者佩戴不合适的软组织支持的修复体时，骨吸收的速度更快。患者不明白为什么随着时间的推移，骨吸收的速度越来越快，骨缺损越来越大。因为患者很少会定期复诊来评估修复体的合适度，往往在若干年后义齿基本完全磨损或者无法忍受后才会再次前来就

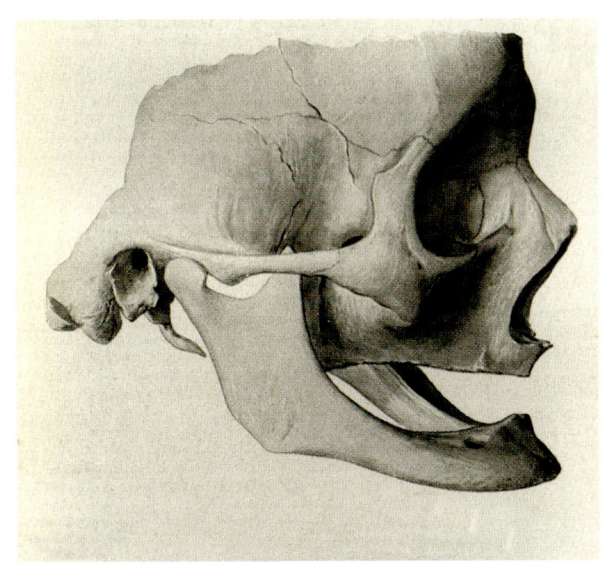

图 32-2　1922 年，J. Misch 描述了一位 90 岁牙列缺失妇女的解剖结构变化

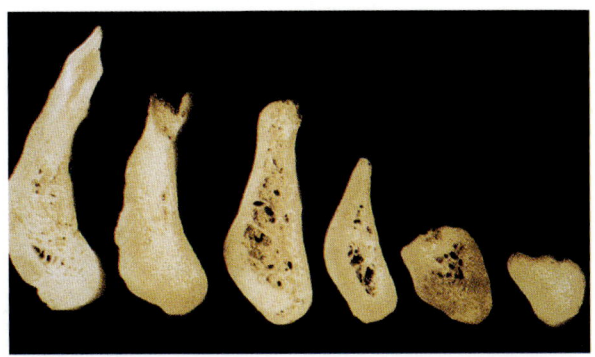

图 32-3　1963 年，Atwood 描述了下颌前牙区缺牙后 5 种不同的骨吸收阶段

---

| 框图 32-1　全口牙列缺失的影响 |
| --- |
| • 颌骨持续性骨吸收 |
| • 对软组织造成不良影响 |
| • 对面部美学造成不良影响 |
| • 咀嚼效能降低 |
| • 与饮食相关的健康影响 |
| • 心理影响 |

诊。据统计，完成义齿修复的患者平均 14.8 年后才会再次就诊。因此，传统的可摘义齿会对骨组织造成不利的影响，而这一点往往没有被患者及牙医充分考虑。医生应告知患者，患者需要每隔 5 年前来对义齿进行一次复查，修整旧义齿或制作新义齿以适用新的颌骨形态（图 32-4）。

口腔预防医学历来强调通过预防措施减少牙齿的脱落及牙齿周围的骨组织缺损，这种牙齿周围的骨缺损通常用毫米来测量。但目前还没有提出或者被公认的治疗方案能够避免牙齿缺失导致的骨吸收。而全口牙列缺失的骨组织改变通常用厘米来测量。现在，牙医必须同时考虑牙齿及周围的骨缺失，牙齿的缺失会导致周围余留骨组织吸收和重建，并最终导致牙槽嵴的萎缩。

几乎所有的 14 岁以上的女孩和成年女性都知道更年期后会发生骨质疏松，且被建议通过健康饮食习惯和运动来减少这个风险。骨质疏松主要影响的是骨密度，而不是骨量，人体内会出现极端骨量丧失的唯一部位就是牙齿缺失后的颌骨组织，然而公众和医学专业人士中几乎没有人讨论这个问题。对于牙医而言，不使用探针来测量牙齿周围毫米级的骨缺损量都是不合适的，甚至经常忽视缺牙区厘米级的骨缺损[53]。

牙列缺失导致的牙槽嵴吸收会使传统修复的效果不佳，相关不利因素见框图 32-2，上、下颌骨不仅仅是牙槽骨吸收，基底骨也会出现吸收的情况（图 32-5），尤其是在下颌骨后部，严重时骨量会吸收 80% 以上[54, 55]，导致颏孔及下颌神经管暴露，

| 框图 32-2　牙列缺失的解剖学困难 |
|---|
| • 支持义齿的骨宽度降低<br>• 支持义齿的骨高度降低<br>• 下颌舌骨肌及内斜嵴导致义齿的压痛点明显增多<br>• 角化附着龈明显减少<br>• 突出的颏棘导致义齿动度增大<br>• 肌肉附着于剩余牙槽嵴的顶部<br>• 行使功能时，下颌舌骨肌和颊肌的牵拉导致修复体后向上翘动<br>• 存在中到重度骨吸收时，修复体沿着解剖斜度向前移动<br>• 表面黏膜变薄，对摩擦的敏感度增加<br>• 基底骨吸收<br>• 颏孔和神经管开裂引起感觉异常<br>• 重度骨吸收导致下颌骨体部骨折的风险增加 |

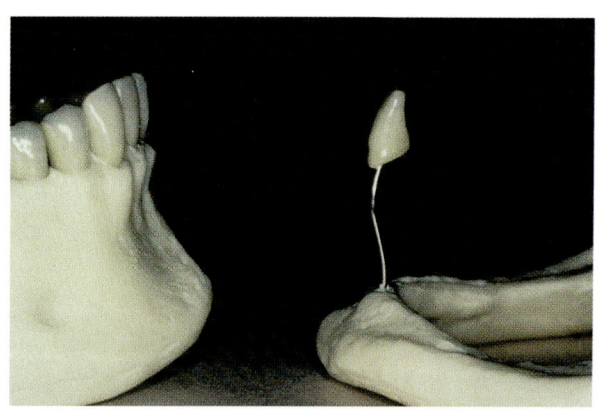

图 32-4　患者应该理解在缺牙导致持续性骨吸收后，全口义齿更多恢复的是骨组织而不是牙齿

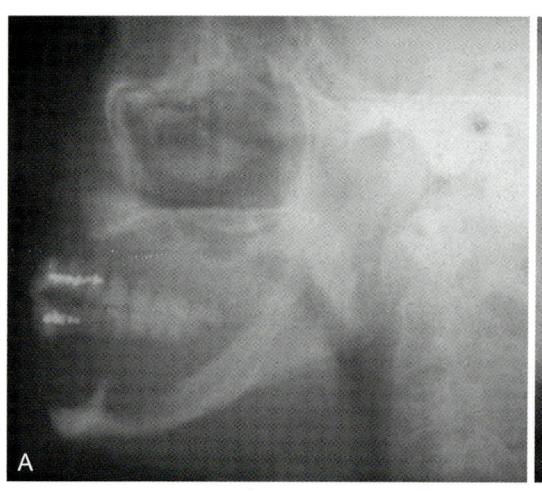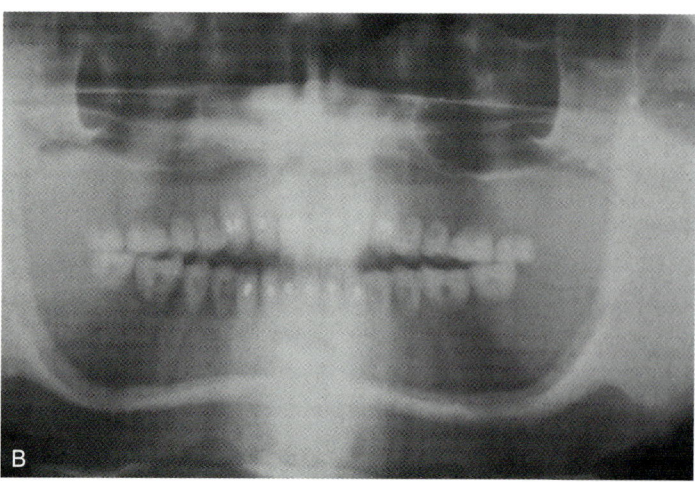

图 32-5　A. 牙缺失导致的骨吸收发生在上下颌骨及颌骨的基底骨。这张佩戴义齿的全景片展示了剩余牙槽嵴的严重吸收。B. 长期牙列缺失会导致严重的骨吸收。这张投影测量片中，下颌骨体部的高度低于 5 mm，上颌结节高于上颌牙槽嵴 10 mm

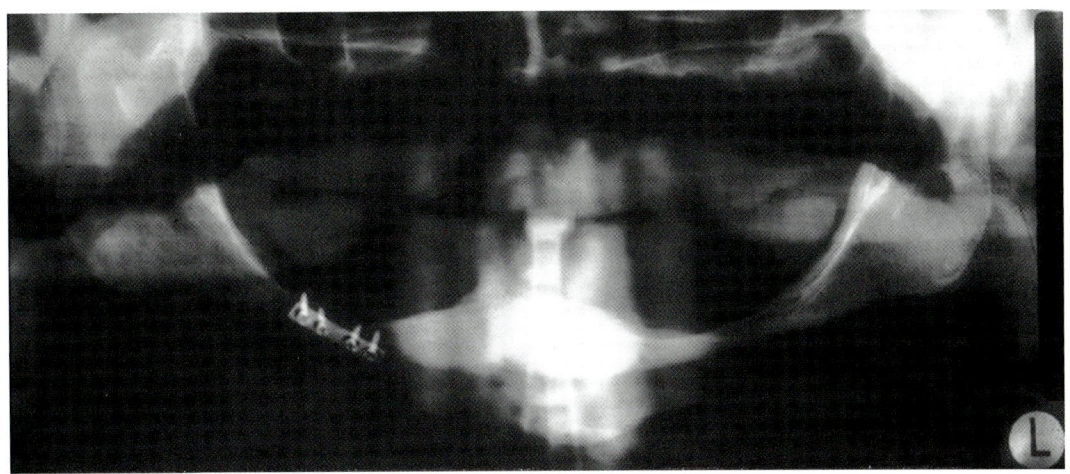

图 32-6　下颌骨体部的严重吸收可能会导致骨折

并受到修复体的压迫，会出现剧烈短暂的疼痛甚至永久的感觉异常。而且即使在较小的力量下，也会导致下颌骨骨折（图 32-6）。下颌骨骨折会导致颌骨向一侧移位，这使骨折治疗过程中很难获得稳定和美观的效果。

可摘义齿修复的患者通常不会定期去口腔医疗机构复诊。事实上，无牙颌患者会超过 10 年不去看牙医。所以，患者不会意识到无牙颌状态下的持续性骨丢失。在牙缺失后的第一年发生的骨质流失是以后几年的 10 倍。在多颗牙缺失的情况下，缺牙的前 6 个月就会出现 4 mm 的垂直骨吸收。这种骨吸收在接下来的 25 年中持续进行，下颌骨会比上颌骨大 4 倍的垂直骨吸收[56,57]。因为戴上义齿后的复诊间隔时间较长，与最初诊疗时的情况相比，后一次复诊时发生的骨吸收已经导致牙槽突的明显破坏。

在这个过程中，牙槽突前部的骨质不断吸收，上颌结节（在牙齿存在时，骨嵴有 20 mm 的高度）成为余留骨中骨量最好的部分。患者戴义齿时间越长，骨质丢失的越多，但仍有 80% 的患者白天和晚上都戴义齿。

### 软组织的影响

骨吸收一开始会导致颌骨的宽度降低，余留的狭窄牙槽嵴会使佩戴软组织支持的可摘义齿（RP）的患者感到不适。随后，颌骨的高度也开始降低，紧随着宽度和高度继续降低，附着龈也随之减少。重度牙槽萎缩的颌骨通常附着有菲薄的软组织，随着可移动软组织的范围增大，非角化牙龈容易被上面的义齿擦伤。此外，肌附着点过高和软组织活动性过大往往使情况变得更加复杂。

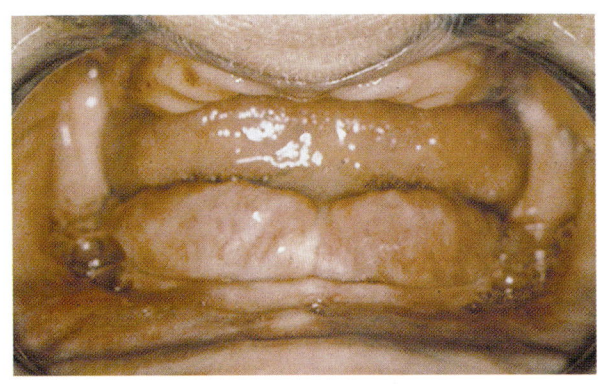

图 32-7　骨吸收引起软组织出现的变化通常包括肌肉附着于剩余牙槽嵴顶。照片中的下颌骨，口底位置高于剩余骨组织，且颏肌和颊肌的位置位于牙槽嵴顶处

牙槽嵴高度发生吸收时，肌肉的附着点变得与牙槽嵴顶平齐（图 32-7）。持续性的下颌后部萎缩会导致下颌舌骨肌的突出，内斜嵴区的黏膜变得菲薄并可移动。修复体在行使咀嚼功能及语言功能时，很难防止修复体向前移动。当下颌舌骨肌和颊肌收缩时，修复体远中端会发生垂直方向的移动；而下颌骨与上颌骨相比其前部更加倾斜，此时情况会变得更糟[58]。而这些受损的组织都是支持和稳定义齿的重要组成部分（框图 32-3）。

### 咀嚼功能

正常人和无牙颌患者最大咬合力的差异是非常显著的。在第一磨牙测量出来的平均最大咬合力是 150~250 psi[59]。当人紧咬牙时将会产生大约 1000 psi 的咬合力。无牙颌患者的最大咬合力将减少到 50 psi 以下。缺牙时间越长，咬合力越小。佩戴全口义齿 15 年以上患者的最大咬合力小于 6 psi[60]。

> **框图 32-3　牙列缺失对软组织的影响**
>
> - 随着骨吸收，角化附着龈减少
> - 游离黏膜支持修复体，导致修复体压痛点增加
> - 受年龄和系统性疾病影响，软组织的厚度降低，导致修复体压痛点增加
> - 舌体增大，导致修复体稳定性下降
> - 咀嚼过程中，舌头的活动度增加，导致修复体稳定性下降
> - 老年患者颌骨神经肌肉控制能力下降

> **框图 32-4　全口义齿的缺点**
>
> - 殆力从正常人的 200 psi 下降到牙列缺失患者的 50 psi
> - 佩戴全口义齿 15 年的患者的殆力下降到 6 psi 以下
> - 咀嚼效率降低
> - 需要使用更多的药物治疗胃肠道疾病
> - 可选择的食物种类有限
> - 健康食物摄入量减少
> - 寿命可能会缩短
> - 义齿的满意度下降
> - 说话困难
> - 心理方面的影响

由于咬合力的下降和修复体的稳定性差，导致咀嚼效率下降。用天然牙咀嚼的食物中有 90% 能通过 12 号筛。在佩戴全口义齿的患者中，这一比例下降到 58%[61]。一项 367 名佩戴全口义齿的患者（158 名男性和 209 名女性）研究中发现，47% 的患者表现出低咀嚼效率[62]。咬合力下降 10 倍，咀嚼效率下降 40%，非常影响患者的咀嚼能力。在这组研究中还发现，妇女对水果、蔬菜和维生素 A 的摄入量较低。与获得良好咀嚼能力（20%）的人相比，更多义齿修复的患者需要服用药物（37%）；其中 28% 的患者服用胃肠道疾病的药物[63]。无牙颌患者的咀嚼能力下降，使粗纤维食物摄入量减少，导致胃肠道问题。此外，咀嚼后的较大的粗糙颗粒可能会损害消化和吸收功能。

在 Misch 的一项研究中，使上、下颌以相同的频率运动，发现佩戴下颌义齿感到不适的患者比例占 63.5%，甚至有 16.5% 的患者表示从来不戴下颌义齿[64]，而佩戴上颌义齿感到不适的患者通常只有下颌的一半（32.6%），只有 0.9% 的患者表示拒绝上颌义齿。调查中的 104 名患者表示，咀嚼功能差是四个最严重的问题之一。其中有 29% 的患者表示只能够吃一些容易咀嚼的、软的食物，50% 的患者情况更糟糕，有更多的食物不能被有效咀嚼，甚至有 17% 的人声称不戴义齿时，咀嚼效率更高[64]。因此，很多患者不敢在公共场合进食。此外，有其他调查表明患者接受治疗的主要因素是进食困难和佩戴义齿不舒适[63]（框图 32-4）。

## 种植覆盖义齿的优点

与软组织支持的修复体相比，种植覆盖义齿有很多优点（框图 32-5）。最大的优点是用种植体

> **框图 32-5　种植修复体的优势**
>
> - 保存骨量
> - 恢复和维持咬合垂直高度
> - 维持面部美学（肌肉张力）
> - 改善美学效果（牙齿就位的效果 vs 修复体动度降低）
> - 改善发音
> - 改善咬合
> - 提高或重获口腔本体感觉（咬合的感觉）
> - 提高修复体成功率
> - 提高咀嚼效率或维持肌肉咀嚼及面部表达的能力
> - 减少修复体体积（消除腭板及唇侧基托）
> - 可提供固定和可摘修复体
> - 改善可摘修复体的稳定
> - 改善可摘修复体的固位
> - 增加修复体的存留时间
> - 不需要改变相邻的牙齿
> - 更永久的修复
> - 改善心理健康
> - 改善与饮食相关的健康状况
> - 提高颌面赝复体的效果

修复缺失的牙齿可以减少牙槽嵴骨量的丢失。最常见的覆盖义齿种植位点在下颌前部。种植体植入后，支持覆盖义齿的前部颌骨 5 年以上的垂直高度吸收量少于 0.6 mm。长期的吸收量维持在每年 0.05 mm 以下[35, 40]。压力可以通过种植体传递到周围的骨组织上，所以减小了拔牙后的骨小梁和骨

量的丢失。种植体植入后，行使功能时将有利于骨小梁和骨密度的增加。只要种植体健康，就可以维持种植体周围颌骨的宽度和高度，周围的骨量就不会丢失[47]。就像牙齿一样，种植体周围骨吸收要用毫米来度量。相比传统可摘义齿，骨吸收减少了20倍以上。

面下1/3的轮廓外形与支撑软组织的颌骨密切相关。当出现垂直骨丢失时，就需要用全口义齿充当"口内假体"来改善面型轮廓。因此，骨吸收患者的全口义齿就会做得很大，导致义齿很难具有良好的功能、稳定性和固位力。而种植覆盖义齿，就像天然牙一样，它可以恢复周围的垂直骨量。此外，种植覆盖义齿可以通过制作前牙悬臂梁来形成理想的软组织形态，完美的唇轮廓外形和协调的面部轮廓。这种前牙悬臂梁的设计在传统义齿修复中是不稳定的。而在种植覆盖义齿中，这种设计不仅可以恢复面型轮廓，而且不会像传统义齿修复那样出现不断恶化的现象。

在行使咀嚼功能或语言功能时，下颌骨的运动经常会导致下颌全口义齿位置发生改变。不仅是由于颌骨骨量丢失导致固位力差，下颌舌骨肌和颊肌的收缩同样会导致下颌全口义齿发生移动。上颌全口义齿的位置通常通过下颌全口义齿来确定，而不是天然牙原先所在的位置。上颌种植覆盖义齿的位置是由种植体的位点来确定，可以增强美学以及发音；而不是像传统的义齿修复技术那样，选择中性的位置来改善下颌全口义齿的稳定性。

软组织支持的修复体很难达到稳定的咬合。这是由于下颌全口义齿在行使功能时可以有10 mm以上的动度，所以合适的咬合接触是偶然达到的，而不是通过设计形成的[65, 66]。但是种植覆盖义齿的咬合接触是稳定的。患者每次都可以咬在正中接触上，而不像传统修复那样由义齿的可移动性来确定位置。

本体感受是对结构在时间和空间上的认知。天然牙周膜的本体感受器可以帮助牙确定它的咬合位置。虽然种植体周围没有牙周膜，但是与全口义齿相比，它可以提供更准确的咬合关系的感觉。天然牙可以感觉到上下对颌牙咬合时20 μm的距离；种植覆盖义齿的患者可以感觉到50 μm的距离；然而全口义齿（无论是一个修复体还是两个）的患者却只能感觉到100 μm的距离[67]。由于种植覆盖义齿改善了咬合的感知，所以使咬合关系保持在一个更稳定的范围内。

种植覆盖义齿的𬌗力加载方向是由修复医生来决定的。全口义齿的水平向受力会加速骨吸收，降低修复体的稳定性，增加软组织的创伤。因此，在种植覆盖义齿中减少水平向的受力可以改善局部情况，保护底层的软硬组织。种植覆盖义齿增加了修复体的稳定性，使患者在咬合时都能处于正中𬌗关系[43]。

Kapur等人的一项随机临床试验中发现种植组表现出更高水平的饮食享受，更清晰的语言表达，更有效的咀嚼能力，更好的舒适度和稳定性以及更高的整体满意度[68]。Awad和Feine根据全口义齿修复和下颌种植覆盖义齿修复，将患者分为两组，比较两组对不同食物的咀嚼能力[69]。种植覆盖义齿组不仅在吃更硬的食物如胡萝卜、苹果上表现出很大优势，同时在吃松软的食物如面包、奶酪上占有优势。Geertman等人对比了因佩戴全口义齿导致下颌骨严重吸收的患者在下颌种植覆盖义齿治疗前后的情况，发现接受下颌种植覆盖义齿治疗后，患者能够咀嚼更硬更韧的食物[70, 71]。

麦吉尔大学的研究人员测量了30例上下颌全口义齿修复的患者和30例上颌为全口义齿下颌为种植覆盖义齿的患者在治疗后6个月的血药浓度[72]。在这个相当短的时间内，种植覆盖义齿的患者具有较高的$B_{12}$血红蛋白（与铁元素增加相关）和白蛋白浓度（与营养相关）。这些种植覆盖义齿的患者在肩膀和手臂上有更多的脂肪量，而在身体和腰上的脂肪量减少。据报道，在饮食习惯中减少脂肪、胆固醇、糖类的食物，将显著提高生活质量及生活享受[73-75]。

传统全口义齿佩戴者的最大𬌗力范围是5~50磅。种植固定修复体佩戴者的最大𬌗力在完成治疗后的2个月内就会增加85%。3年后，与最初的最大𬌗力相比，佩戴者的平均最大𬌗力将增加到300%以上[60]。因此，种植固定修复体佩戴者的𬌗力接近于由天然牙支持的修复体的𬌗力。

与软组织支持的修复体相比，种植修复体的咀嚼效率显著提高。Rissin对比了全口义齿，覆盖义齿和天然牙的咀嚼功能，发现与天然牙相比，传统全口义齿的咀嚼功能降低了30%[61]。而有牙齿支持的覆盖义齿的咀嚼功能仅仅降低了10%。这个数据与种植体支持的覆盖义齿很接近。Geertman等人在对比下颌种植覆盖义齿和传统全口义齿的咀嚼功能得出了类似的结论[70, 71]。此外，刚性的种植体支持的修复体能够行使接近天然牙的功能。

种植体支持的覆盖义齿比软组织支持的活动义齿具有更好的稳定性和固位力。种植体的机械固位远优于软组织支持的修复体，并且具有更少的并发症。种植体支持的最终修复体是可以改变的，这取决于种植体的数量和位置，但所有的种植覆盖义齿的治疗都表现出显著的改善。

传统全口义齿的不稳定性不利于发音。颊肌和下颌舌骨肌的收缩会导致义齿的后部上抬，并造成"咔嗒"音。这种情况与垂直高度无关[66]。因此，垂直高度已经降低10~20 mm的患者在说话的时候仍会发出"咔嗒"音。传统义齿的佩戴者经常需要把舌头压住义齿的后部来维持义齿的稳定，有时需要收紧下颌前部的肌肉以防止下颌全口义齿向前滑动。种植覆盖义齿是稳定的，不需要以上的动作来保持稳定。同时，可以削减义齿的边缘厚度和减少腭侧的尺寸，这将对患者非常有利，体积大的全口义齿经常被报道佩戴很不舒适。

与原先佩戴的传统全口义齿阶段相比，完成种植覆盖义齿治疗患者的整体心理健康程度提高了80%。他们感觉种植覆盖义齿就像自己身体的一部分[76]。例如，Raghoebar等人进行了一项多中心随机调查，该调查纳入了90名修复了5年的无牙颌患者，将其分为3组，下颌全口义齿组、下颌全口义齿+前庭沟成形术组和2颗种植体支持的下颌覆盖义齿组。对这些患者进行问卷调查，问卷内容包括美学、稳定、舒适度、语言功能以及咀嚼功能。他们发现下颌覆盖义齿组明显优于其他两组。下颌全口义齿组和下颌全口义齿+前庭沟成形术组无明显差异。

对于那些没有能力负担种植固定修复费用的患者，相对于传统修复，种植覆盖义齿有着显著的优势。Awad等人进行了一项临床随机试验，将患者分为全口义齿修复组和2颗种植体支持的下颌覆盖义齿组，比较两组患者的满意度和修复体的咀嚼功能，发现覆盖义齿组在满意度、舒适度和固位力上有显著优势[11]。一个针对老年人群的类似研究得出了相近的结论[12]。据英国Thomason等人的报道，佩戴种植覆盖义齿的患者在舒适度、稳固度及咀嚼功能方面的满意度，比全口义齿患者高36%[13]。

患者的个体差异等一系列因素导致种植修复体的成功率各不相同。但是，与传统全口义齿相比，种植修复体增加使用寿命，提高功能，保护了骨组织以及有更好的体验感。

## 与固定修复体相比，种植覆盖义齿的优点

与种植固定修复体相比，种植覆盖义齿（IOD）具有一些更加实用的优点（框图32-6）。由于软组织提供额外的支持，RP-5修复治疗方案需要更少的种植体。覆盖义齿为上颌以及修复体之间的咬合力提供缓冲，释放应力，同时软组织也分担一部分的咬合负荷。在IOD治疗方案设计中可以排除掉骨量不足的区域，而不像种植固定修复那样必须进行骨增量手术，预后较差。由于植骨量少，种植体数量少，所以患者的治疗费用也大大降低。

与固定修复相比，种植覆盖义齿的种植位点有更多的选择。固定修复体的颈部外形受种植位点限制。此外，在固定修复中，尤其在粘接固位的情况下，植入种植体时对种植体之间的平行度要求更高。相比固定修复，种植覆盖义齿更容易进行术后评估和卫生清洁，这种优势在应用颈部盖嵴式基托时更明显。

种植覆盖义齿容易取戴的特性为其后期修理提供便利。固定修复使用粘接和螺丝固位，在去除修复体时需要花费医师更多的精力和时间。种植覆盖义齿修复的过渡性义齿通常是患者之前佩戴的全口义齿；而固定修复却需要在治疗过程中额外制作过渡义齿。

患者晚上可以取出种植覆盖义齿，以减少夜间功能的不利影响。这种持续的应力将会增加生物力学的风险，这种不利的影响不仅针对种植体本身，

---

**框图32-6　与固定修复体相比种植覆盖义齿的优点**

- 需要的种植体数量更少（RP-5）
- 对骨移植术的需求更小
- 对种植体植入的要求更少
- 美学效果更佳
- 有唇侧基托
- 可用丙烯酸树脂修复软组织
- 后期更容易进行种植体周探诊
- 更容易清洁维护
- 减小种植体系统应力
- 不易发生睡眠功能紊乱（晚上取下可摘修复体）
- 降低花费和加工成本（RP-5）
- 易于修理
- 制作成本降低（RP-5）
- 较固定修复体而言，过渡修复体的要求更低

同时会影响整个种植体系统，该系统包括义齿咬合材料、固定修复体的粘接剂及螺丝、基台螺丝、颈部边缘骨、种植体-骨界面和修复体的任何部位，造成修复体组件甚至是种植体本身的折断。

种植覆盖义齿比固定修复体更美观，尤其是上颌骨大量缺失，软组织需要额外支撑的时候。义齿的基托撑起面部的外形，同时又不会给卫生清洁造成困难。

当患者考虑成本时，2颗种植体支持的种植覆盖义齿可以以更低的治疗费用来改善患者的状况。Carlsson等人在10个国家中进行了一个关于治疗选择的调查，比例差异非常大[59]。IOD与种植固定义齿的选择比例在荷兰最高（93%），在瑞典和希腊最低（12%）。费用是选择治疗方案的最主要决定因素。

总之，下颌种植覆盖义齿适应证主要涉及以下方面：义齿固位不良，咀嚼功能下降，发音困难，组织敏感以及软组织擦伤。如果无牙颌患者更倾向于可摘义齿，种植覆盖义齿通常是首选方案。如果倾向于做固定修复的患者考虑费用方面的问题，种植覆盖义齿可以作为过渡方案，直到其他的种植体陆续植入后再完成种植固定修复。

## 种植覆盖义齿的缺点

种植固定义齿相对种植覆盖义齿有其优势（框图32-7）。评估种植覆盖义齿的治疗效果需要联系治疗后患者的感受。种植固定义齿被认为是身体的一部分，然而种植覆盖义齿则被认为是假体。做种植覆盖义齿（IOD）的患者常反映"这比我以前的假牙更好"，而做了种植固定义齿修复的患者则反映"这比我自己的牙更好"。

种植覆盖义齿需要更多的冠高空间（CHS）。因此，在丰满的牙槽骨中植入种植体，固定义齿可以减少避免连接杆及人工牙折断的风险。

IOD需要更多的维护。附着体的磨损需要定期更换，RP-5修复体的定期重衬很重要，且种植覆盖义齿的牙齿磨耗更加迅速。因此，种植覆盖义齿应该每7年更换一次。

IOD的另一个缺点是食物嵌塞，由于义齿的边缘整塑，使相关肌肉处于收缩紧张状态。否则，刚性的义齿会使患者咀嚼过程中产生痛点。在肌肉放松时，食物会越过义齿边界。此外，当患者吞咽时，食物会被推到义齿下面。而由于IOD移动受限制，食物就会滞留在IOD下方。

大多数下颌IOD都以颏孔前方的2颗种植体及后方软组织支撑（图32-8）。因此，后部牙槽骨萎缩速度是前方的4倍[51,52]。对于全口无牙颌患者，后部牙槽骨吸收会导致大多数的感觉异常和下颌骨骨折。在下颌骨前部植入种植体有助于提供固位并对义齿修复有好处，但后部的骨吸收并未得到改善，这将导致一些明显的并发症[77-79]。虽然前牙种植可以维持牙槽骨前部的高度，并对义齿功能和稳定有积极作用，但是仅靠2~3颗种植体支持的覆盖义齿缺乏后部的支持，将会导致后部牙槽骨吸收。

RP-5（靠软组织支持后方区域）与RP-4或固定修复（种植体完全支持，并具有稳定性）的比较，应该着眼于它们是否会造成后方牙槽骨的持续性骨吸收。不仅后部骨吸收比前部快，后部软组织支持的种植义齿也会加速骨吸收速度，与固定修复体相比，增加了2~3倍[80]。因此，RP-5在价格低廉的同时，也可能加速骨吸收，该问题需要引起患者重视（尤其是年轻患者）（图32-9）。

| 框图 32-7　种植覆盖义齿的缺点 |
|---|
| • 心理影响（患者要求制作非可摘的义齿）<br>• 要求更大的冠高空间（CHS）<br>• 需要更长期的维护<br>• 需要附着体（类型多变）<br>• 需要重衬（RP-5）<br>• 每7年需要制作新的修复体<br>• 后牙区持续发生骨吸收（RP-5）<br>• 食物嵌塞<br>• 修复体有动度（RP-5） |

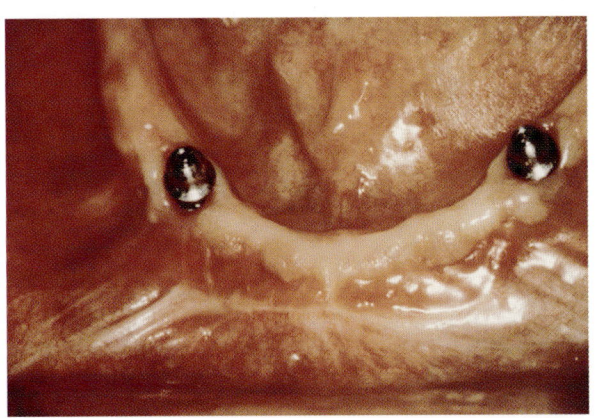

图32-8　大多数下颌种植覆盖义齿选择在颏孔前植入2颗独立的种植体，并在后牙区利用软组织支持义齿

种植固定修复体一般不出现后部骨吸收的情况。例如，Davis[81]，Reddy[82] 和 Wright[83] 等人的研究中，发现完全由种植体支持的义齿实际上可以增加后部的骨量（甚至在种植体没有植入的情况下）（图 32-10）。Misch 注意到即使没有把种植体植入到颏孔后部，颌骨的前部和后部也有一个相似的骨维持情况（图 32-11）。他观察到即使将髂骨移植到颌骨后（即使不植入种植体在 5 年之内也容易吸收），刺激和维持了前后颌骨的整体骨量，也有助于保持良好的种植体骨结合。因此，口腔种植学今后的发展目标是把所有下颌种植体与软组织共同支持的义齿变为完全由种植体支持的义齿。

总之，应致力于解决拔牙或牙周病后骨吸收的问题。对于牙医而言，应该告知患者牙缺失后骨吸收的可能性和过程，而不是在骨吸收之后或患者生活质量已被严重影响后再去思考该问题。此外，患者应该明白骨吸收的过程是可以通过种植体来减缓甚至终止的。对于无牙颌患者，应该告知种植修复体对于骨量、义齿功能、美学、咀嚼肌的活动乃至患者心理健康都有积极作用。

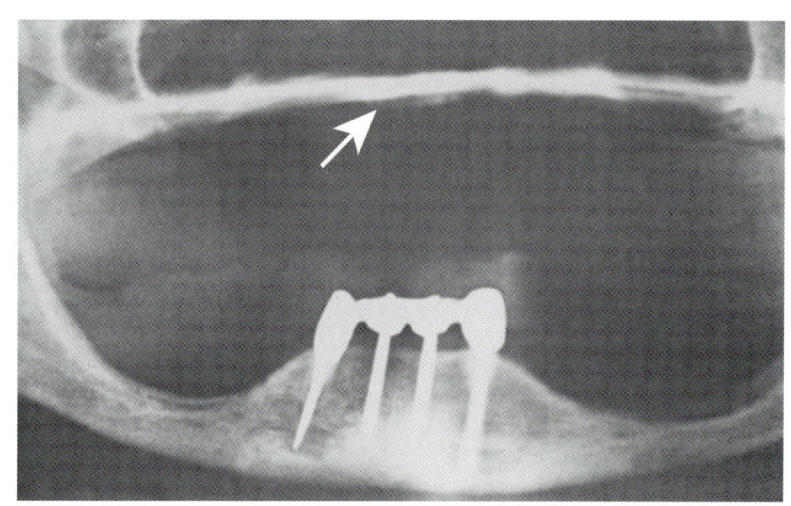

图 32-9　患者术后 25 年的全景片；这位患者在下颌骨前部植入种植体以支持种植覆盖义齿。该患者的上颌牙弓几乎没有剩余骨，下颌后牙区的骨吸收已波及颏孔区，且下颌骨体部发生了严重的吸收。手术后这段时期里，下颌骨前部的骨量得到保存

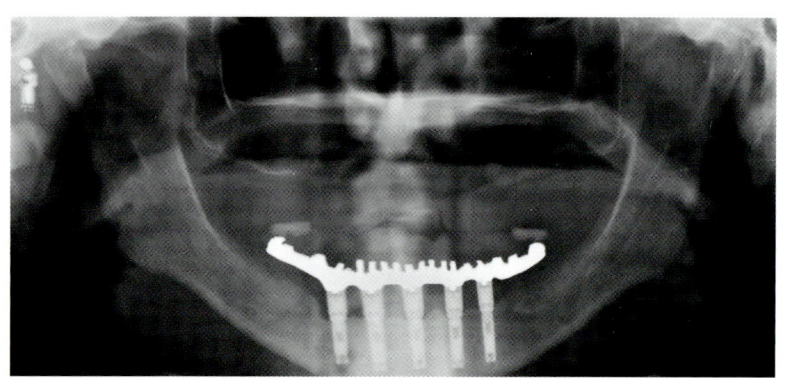

图 32-10　Davis，Wright 及 Reddy 等人发现使用全牙弓种植体支持式义齿可以阻止后牙区的骨吸收，甚至在后牙区没有植入种植体的情况下出现骨量的增加[81-83]。这位种植体固定义齿修复 25 年后的患者口内，下颌骨前、后牙区的骨量都得到了保存

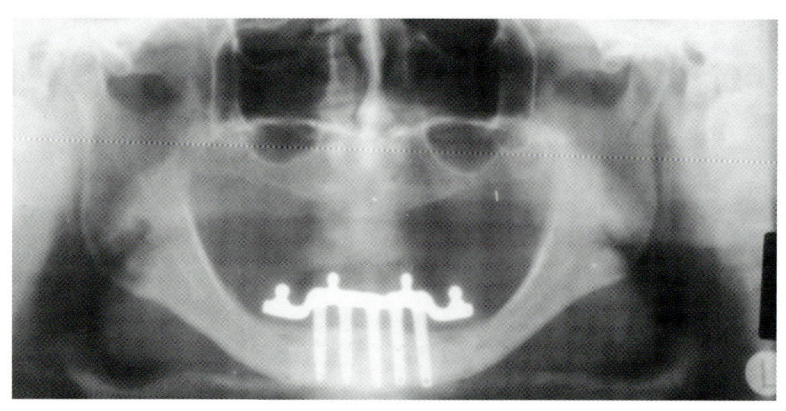

图 32-11　这是下颌 RP-4 种植覆盖义齿修复 25 年后的患者全景片，可见前牙区和后牙区的骨量都得以保存

一个关于下颌骨量维持的观点指出，不论患者完全或部分缺牙，都有必要通过种植体来支持义齿。牙列缺失患者的骨吸收、美学、功能、健康的损害都使得种植修复成为他们的必要选择。因此，完全的种植体支持式义齿修复应该成为牙列缺失患者的选择。

由于2~3颗种植体支持的覆盖义齿会导致后牙区骨的持续吸收，通常建议考虑RP-5作为增强义齿稳定性的过渡义齿。但该类型义齿不应该作为患者的最终修复体，对于患者，建议引导他们选择RP-3或RP-4覆盖义齿。

另外，义齿的价格也是患者选择2~3颗种植体支持覆盖义齿的重要因素之一。RP-5可以作为一个过渡使用的修复体，在患者可以负担的情况下再进行更好的修复。对于某些牙列缺损患者，由于其不能一次承担种植4颗种植体的费用，医生选择每隔几年种植一颗植体，直到全部种植体成功植入。在设计治疗方案的初期，以完全种植体支持式覆盖义齿为最终目标，并在数年间分阶段完成。

对于缺牙患者的治疗计划应考虑其长远效益，而不是短期效果。因此，在费用允许的情况下，牙医应该设计一个以种植体支持的稳定的义齿。如果考虑费用问题，可以用少量种植体支撑一个过渡覆盖义齿作为阶段性修复的一部分，这样可以大大提升修复效果。然后牙医可以对之后的步骤进行合理的规划，直到最终取得完美的修复效果。

## 文献综述

本书其他章节已对下颌种植覆盖义齿存留率进行了文献回顾，同时也回顾了该技术的修复部分以及后期维护。举例来说，Naert等人报道下颌种植覆盖义齿修复的存留率超过97%，并且提及并发症与覆盖义齿制作技术相关性更高[20]。随后的文献也支持了上述的结果，同时也指出相对于单独的种植体来说，杆卡式附着体系统在后期需要的维护更少[32]。下颌种植覆盖义齿被分为磁性附着体、球帽附着体、杆卡附着体3组进行对比[33]。种植体的存留率被划分为3个等级。结果发现，球帽附着体的术后并发症最多，单独的球帽或者磁性附着体的存留率较杆卡式附着体低，并且杆卡式附着体对于术后维护要求相对最低。

Mericske-Stern评估了62例下颌覆盖义齿，包括由2颗种植体支持和由4颗种植体支持的[21]。种植体的存留率与其他文献报道的种植体存留率相接近。种植覆盖义齿最常见的并发症是需要更换修复体的塑料部件。Johns等人进行了一项前瞻性研究，他观察了127位行种植修复的患者，发现其种植体存留率与固定修复接近，下颌种植覆盖义齿的存留率比上颌存留率高[83]。最常见的并发症是治疗完成后第一年的固位卡的松动和断裂。Wright等人比较了杆卡式覆盖义齿，发现其他可摘修复体与杆卡式覆盖义齿有相同的问题[36]。Hemmings等人也对种植固定修复与种植覆盖义齿的维护进行了比较[27]。相对于种植固定修复来说，覆盖义齿在种植术后第一年需要更多维护。但是，对于所有成功的种植病例（5年内），固定种植修复发生并发症概率更高。Walton和McEntee报道指出，与固定修复相比，可摘修复需体要花费3倍以上的时间去维护和调整[84]。

Chan等人指出，下颌杆卡式覆盖义齿具有高度稳定性[34]。Davis等人比较了由4颗种植体支持的磁性覆盖义齿和由2颗种植体支持的磁性覆盖义齿的稳定性，两者之间没有明显的统计学差异[28]。Bergendal和Engquist报道了32例2颗种植体支持的杆卡式和球帽覆盖义齿，7年的存留率为100%[35]。固位装置的问题出现在早期，这与作者提出的观点一致。Bilhan等人在2011年对59例下颌覆盖义齿在术后1年的维护情况进行了统计[29]。其中，25例使用了球帽附着体，18例使用了Locator附着体，16例使用了杆卡式附着体。只有33.9%覆盖义齿没有发生修复并发症。最常见的并发症主要有口腔溃疡、义齿基托折断、固位卡脱落和螺丝松动。三种植覆盖义齿中，3颗种植体支持的杆卡式覆盖义齿是其中发生并发症最少的一种。

因此，文献提示，下颌种植覆盖义齿是一种可行的修复方式，对相关的并发症的担心可能会成为限制该技术使用的因素。总体来说，相对于独立的种植体和附着体而言，将种植体连接在一种附着体系统内的种植覆盖义齿修复以及维护的问题较少。此外，修复医师早期的实践过程中，由于设计问题会导致该技术有更高的修复并发症。

## 覆盖义齿的治疗方案

传统的覆盖义齿必须依靠余留天然牙支持修复体。这些天然基牙的位置是高度变化的，并且它通常伴有骨吸收与牙周病。而下颌种植覆盖义齿，种植体的位置可以被设计到特定的位置，种植体的数量由医生和患者决定。此外，只要种植覆盖义齿的基台是健康和刚性的，可以提供很完善的支持系统。因此，每一个步骤的益处和风险都是可以预估的。

只有不到 10% 的牙医经常接诊牙列缺失的患者。牙医毕业后，专门学习种植覆盖义齿的比例不到 6%，而学习相关知识课程的比例不到 15%。大部分的牙医只是在学校学习了全口义齿的课程和积累了有限的覆盖义齿的临床经验。所以，大多数的牙医会尝试用相同的覆盖义齿修复方式去解决所有不同情况的患者。他们通常认为这是最简单的治疗方式（也是治疗费用最低的方式）。这种认知是错误的，会导致并发症的增多。

在 1985 年，作者为无牙颌患者下颌种植覆盖义齿提出了 5 种系统的治疗方案。作者对 147 名接受了系统治疗的患者进行了长达 7 年的追踪，在这期间指导患者如何使用修复体。作者发现只有不到 1% 的患者种植体失败，没有患者出现修复体失败[18]。Kline 等人也观察了使用 Misch 方案的 51 例患者的下颌种植覆盖义齿，总计 266 颗种植体[85]，发现种植体存留率高达 99.6%，而修复体没有出现失败。

种植覆盖义齿（IOD）的治疗选择范围从主要由软组织支持种植体固位的治疗方案（RP-5）到完全由种植体支持，由附着体提供刚性稳定与固位的治疗方案（RP-4）。这 5 种治疗方案通过在颌骨前部种植 2~5 颗种植体来支撑覆盖义齿。RP-5 在修复、支持、固位、稳定等方面有 4 种选择。而 RP-4 通过刚性悬臂梁来支持，并固定修复体（图 32-12）。RP-4 有 5 种方案可选。本章主要介绍如何选择种植覆盖义齿的修复体。

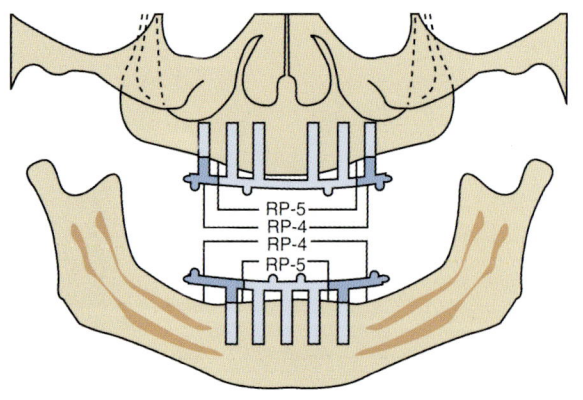

图 32-12　下颌覆盖义齿有 5 种可供选择的方案。其中 4 种为 RP-5 修复体（后牙区软组织支持），还有一种为 RP-4 修复体（修复体完全由种植体和连接杆支持）

本章介绍覆盖义齿设计的常见错误以减少种植体失败率和修复并发症。初期的治疗方案根据无牙颌患者前部骨量来决定。足够的骨量（A 类）选择植入直径 4 mm 的种植体，丰满的骨量就选择更粗的种植体。同时也讨论了颌骨后部的骨量和形态改变。在讨论这些标准情况下的治疗方案后，提出了颌骨前部中度萎缩的骨量条件下的方案［C 类（C-h）］。

## 覆盖义齿的动度

为减少下颌 IOD 的并发症，需要预判最终修复体的固位、支持、稳定。修复体的固位与垂直向脱位力有关[58]。

覆盖义齿的固位力大小与附着体数目和类型有关；支持力大小与修复体垂直向动度有关；稳定性与修复体的水平向力或悬臂梁力相关。IOD 的稳定性更和种植体和杆的位置有关，支持力主要与后牙区种植体数目和杆的设计有关。

患者主诉、解剖条件、期望值、经济状况决定种植体支持、固位、稳定的大小，在种植手术前，需要预先了解并解决这些问题。因为不同解剖条件和受力情况都会影响 IOD 的这些因素，并不是所有修复体都可以用相同的方式来处理的。也就是说，2 颗种植体支持的覆盖义齿不是患者的唯一选择。必须强调的是，大部分下颌覆盖义齿应该做成如前文所述的 RP-4 修复体。

下颌 IOD 最常见的并发症主要与修复体和医师对修复体的固位、支持和稳定的理解相关。种植体支持的固定修复，是刚性的，要明确识别悬臂梁或偏载。很少有医生用 3 颗种植体支撑单颌固定义齿，特别是在由于种植位点而导致悬臂梁过长的情况下。但是，前牙区 3 颗种植体连接杆可以支撑完全固定的覆盖义齿，仅仅依靠改变附着体的设计和位置就可以做到。修复医生认为 3 颗种植体支持的覆盖义齿咬合力不佳，但并不知道在行使功能时候不会晃动的覆盖义齿其实是固定修复体。因此，要达到覆盖义齿无动度，需要像固定修复一样的种植体数量、位点、设计以提供理想的支持。

许多有不同动度的精密附着体也用在了 IOD 上。动度范围从无动度到 6 个方向的动度：𬌗向、龈向、颊向、舌向和近中向、远中向[86, 87]。2 型附着体可在两个方向上移动，4 型附着体可在 4 个方向上移动。IOD 在发挥功能的时候也有不同程度的动度。需要理解的是，覆盖义齿行使功能期间的动度可能完全不同于独立的附着体，这取决于附着体的位置和数量，而与附着体的类型无关[18]。例如，"O"形环附着体可以让修复体在6个方向上移动，但将4颗这种附着体用杆连为一体时，修复体在行使功能时可能不会有动度。因此，附着体的类型和修复体动度没有关联，评估的时候要注意区分。牙医在制订IOD治疗计划前，需要先确定患者能承受多大程度的修复体动度。

覆盖义齿动度也与附着体的高度有关。RP-5覆盖义齿有两个冠高空间（CHS）：①𬌗平面与附着体旋转点之间的高度；②附着体与骨水平之间的高度（图32-14）。𬌗平面到附着体的高度，会放大覆盖义齿上所有的侧向力或悬臂力。当附着体和种植体直接连接时，附着体上方的冠高空间要高于附着体放在杆上的时候。如果冠高空间增加一倍，受力会增加2倍。因此，单独种植附着体的冠高度更大，受到的侧方力也更大。这种情况下，覆盖义齿的稳定性越差。

附着体放在杆上后，因为减少了侧方力（附着体上方的冠高空间减小了），所以修复体稳定性更强。因此，只要条件允许，应将种植体用杆连接在一起，将附着体放在杆上。在实际情况中，修复体的旋转要尽量远离骨。在附着体和义齿之间至少要留出3 mm树脂空间，以防止修复体折断和人工牙崩脱。

第二个冠高空间（CHS）是附着体到骨水平的高度。高度越高，基台螺丝、边缘骨和种植体-骨界面受到的侧向力越大。当附着体-骨界面高度超过7 mm，应该把种植体连起来以减少种植体系统并发症。

### 修复体动度分类

1985年作者提出的分类系统用于评估种植支持的修复体的移动方向，而非单个附着体的移动范围。因此，修复体动度（PM）是关注的重点[18]。覆盖义齿被定义为是可摘修复体，但在功能状态或功能紊乱状态时，它可以具有0~6的动度范围。作为牙医，应该明确患者所期望的或是解剖结构所允许的PM。

假设义齿就位时是刚性结构，但可以顺利摘戴，则不论附着体如何使用，均记修复体动度（PM）为0。例如，一个"O"形环可以在6个不同方向上移动，但如果4个"O"形环被装在一个连接杆上，且整个修复体依靠该连接杆支持与固位，则PM为0（图32-13）。

铰链式结构能在两个平面上运动（PM-2），常常应用铰链式附着体。常见的铰链式附着体有不加垫片的Dolder杆卡，以及Hader杆卡。Dolder杆卡的截面是卵圆形的，Hader杆卡则是圆形截面[88, 89]。Dolder杆卡的夹子可以旋转，而Hader杆卡因为圆形截面所以对一定距离上4个方向的力都会弯曲，而其他杆卡只对3个方向上的力发生弯曲，因此Hader杆卡活动范围更广。所以，通常在Hader杆卡的组织侧增加一个抗旋部件来限制

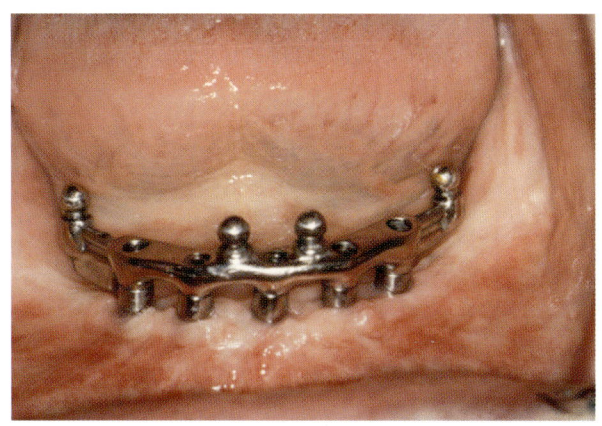

图32-13 覆盖义齿的修复体动度（PM）与附着体动度的种类常不相同。在这个RP-4覆盖义齿中，使用杆、"O"形环（6类附着体动度）及Hader杆卡（2类附着体动度）支持刚性的覆盖义齿。其修复体动度为0（PM-0）

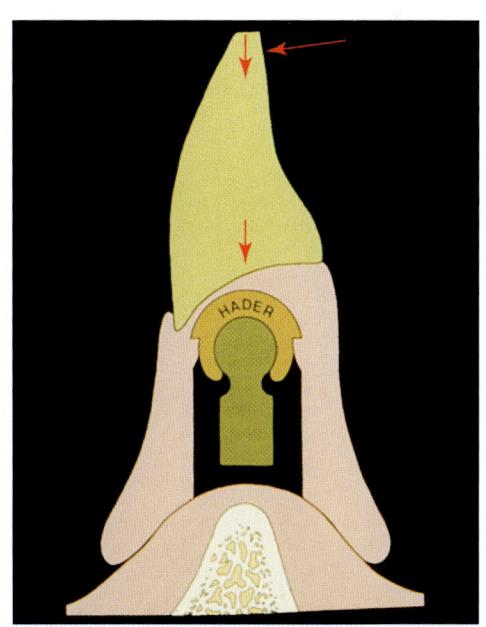

图32-14 对于种植覆盖义齿而言，有两个冠高空间。𬌗平面与附着体之间的冠高空间是覆盖义齿受力的放大器。任何侧向力或偏载都会通过附着体上方的冠高空间而被放大

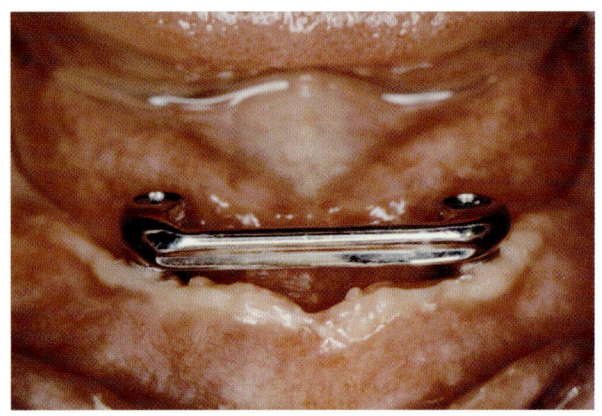

图 32-15 种植覆盖义齿（IOD）可以使用 Hader 杆卡附着体。圆杆的下方的挡板可以限制固位卡的旋转。当杆垂直于下颌中线时，带有 Hader 杆卡的种植覆盖义齿可以围绕杆旋转 20°

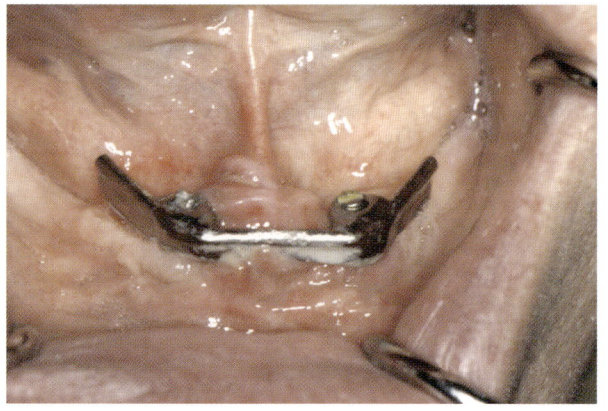

图 32-16 Hader 杆卡为 2 类附着体系统。然而，当杆卡与预期的修复体运动方向（PM）平行或成角度时，修复体变为刚性固位（修复体动度为 0，PM-0）。在这个病例中，2 颗种植体不足以支持 PM-0 的种植覆盖义齿，导致螺丝松动、骨吸收及种植体失败

它的活动范围，但这也增加了基台松动或杆折断的风险[90]。从 Hader 杆卡系统的横断面可以看到，Hader 杆卡上的支点设计相比圆形可以有效限制夹子（和修复体）在 20°之内旋转，这样修复体和杆之间的固位更趋刚性，因此 Hader 杆卡系统可以用于牙槽嵴形态较好、软组织足够坚韧的后牙区，能够限制修复体旋转以支持 PM-2 型修复体。

值得注意的是，为了保证义齿使用效果，铰链附着体需要垂直于义齿旋转轴。因此，修复体的动度（PM）会发生在两个平面之中（PM-2）。

如果 Hader 杆卡或 Dolder 杆卡与所需旋转方向成一定角度或平行，则义齿更加刚性，并且与 PM-0 的系统类似（图 32-16）。

因此，种植体系统可能承受较大的应力并导致并发症，例如螺丝松动或断裂、种植体颈部骨吸收，甚至种植体失败。

对于修复体动度为 0（PM-0）的 RP-4 修复体，Hader 杆卡系统是一个理想的低轮廓附着体。通常，附着体中的夹子会被放置在围绕牙弓旋转的不同平面的杆上。

能向根方运动且能够旋转的义齿的动度为 PM-3，如上方有一定空间的 Dolder 杆卡，义齿可以向组织方移动，然后有旋转运动。

PM-4 修复体能在 4 个方向有动度，PM-6 修复体在各个方向有动度。常见的 PM-6 附着体是独立的"O"形环或 Locator 附着体（图 32-17）。

### 隐性悬臂梁

隐性悬臂梁是修复体于最远端种植体或连接

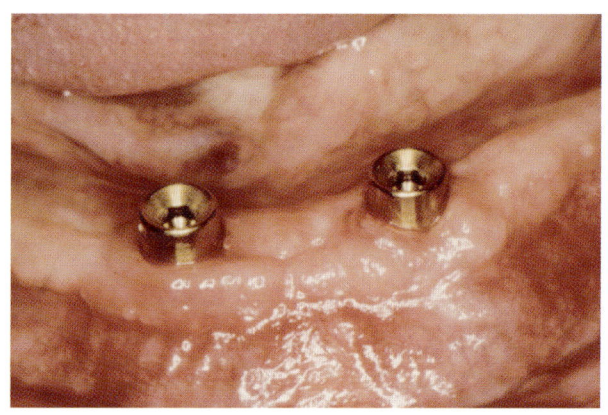

图 32-17 单独的种植体支持或修复体动度为 6（PM-6）时，最常用的种植覆盖义齿的附着体是"O"形环或 Locator 附着体。Locator 是低轮廓附着体，且阳极部分在义齿内，在口内是附着体的阴极部件

杆之外的延伸部分。如果修复体在种植体或连接杆末端加载于软组织之上的部位而不发生旋转，就说明存在隐性悬臂梁。例如，悬臂梁扩展到第一磨牙位置，但修复体第二磨牙上受的力没有使修复体后部下沉、前部上翘，则表明悬臂梁实际上是扩展到了第二磨牙的位置。因此，悬臂梁长度度量的依据是修复体动度，而不是连接杆或附着体的末端（图 32-18，图 32-19）。通常，最终覆盖义齿修复体上的义齿只做到第一磨牙，这样就避免了隐性悬臂梁的问题。

具有隐性悬臂梁的可摘修复体常常导致边缘骨吸收，甚至种植体失败（图 32-20）。在很多病例中，由于可摘义齿属于 PM-0，附着体无磨损，但修复体和基台螺丝以及边缘骨质会受到不利影响。

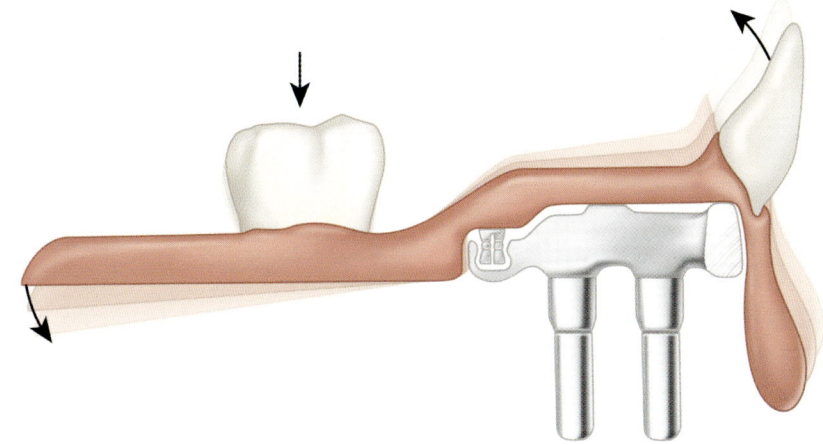

图 32-18 可摘义齿隐性悬臂梁是指义齿超出连接杆的部分，这部分不会旋转。如果义齿在第一磨牙处旋转且杆延伸至前磨牙区域，那真正的悬臂梁长度在第一磨牙处

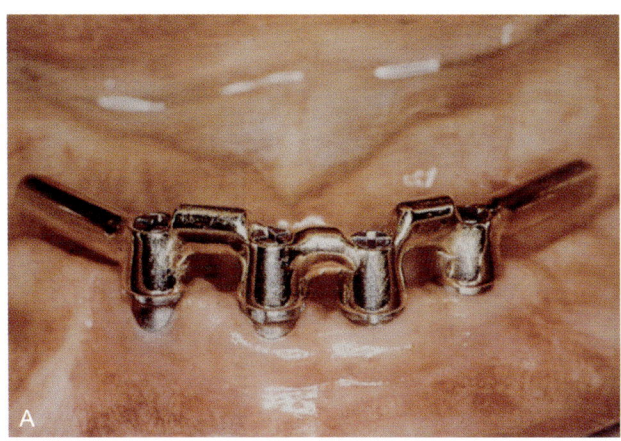
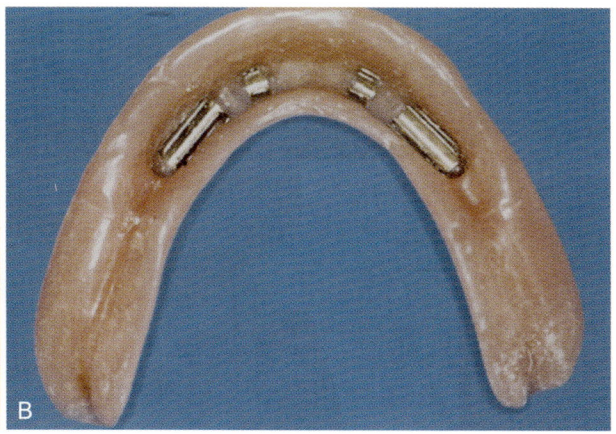

图 32-19 A. 植入了 4 颗前牙区种植体且悬臂梁长度为 10 mm。在牙弓中 4 处不同的旋转位置放置 Hader 杆卡。B. 此种植体覆盖义齿中不同的旋转方向放置 4 个 Hader 杆卡。因此，修复体动度为 0（PM-0），且隐性悬臂梁延伸至第二磨牙处

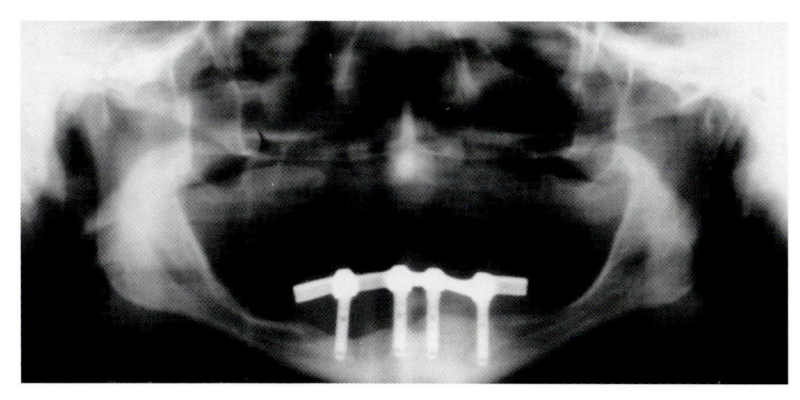

图 32-20 前牙区 4 颗种植体用带悬臂梁 Hader 杆卡连接的全景片。修复体动度为 0（PM-0），患者右侧远中种植体出现明显的骨吸收

## 覆盖义齿附着体

在可供选择的众多附着体中，作者选择了应用成熟，制作简单，成本可控，且效果可预期的附着体，并将数量尽量减少。因为附着体越复杂，制作与维护需求越高。

理想的覆盖义齿附着体应具有以下几个特征以降低并发症。理想的覆盖义齿附着体不会妨碍患者行使咀嚼以及语言功能，并且方便取戴[86, 89, 91]。因为所有覆盖义齿的附着体最终都会被磨损，且固位力下降。所以，除了与种植体或上部结构连接的部分以外，其他的附着体系统组件应该被设计成可以磨耗并方便更换的形式。塑料或树脂部件经常用于修复体中，与杆或种植体上的金属组件相接触。

更换修复体中附着体的组件最好不要在椅旁操作，自凝树脂有可能将修复体和种植体、杆凝聚在一起。并且，每次更换附着体会花费医生大量时间，并增加风险和失败。修复体内的金属底座，用来固定塑料或橡胶组件，可以消除附着体更换时出现的意外情况。

理想的覆盖义齿附着体应可以控制固位力的大小。在最初几个月内，使用较小的附着体固位力确保修复体动度并减少螺丝松动。稍后可以通过更换金属底座内的部件来实现固位力的逐渐增加。同样，如果将来需要更大的固位力，可将更硬的固位件替换进义齿内的金属底座，就可轻松解决该问题。因为附着体的金属部分可耐受长期使用的磨耗，因此准备更硬的固位部件也是必要的。

理想的义齿附着体应该能够由患者自己替换。由于所有附着体组件都会磨损，患者必须前来复诊进行更换。而医生则需要预约时间，准备治疗室，与患者交谈，更换附着体，患者因此将花费数百美元。而附着体组件可以通过定期口腔卫生复诊时更换以消除这些附加成本。如果患者本人的预约时间未到但是附着体过早磨损，则可以邮寄给患者并由患者自己替换。

理想的义齿附着体应该包括口内的阳极部件和修复体上的阴极部件。阳极部件在口中应该容易被清洁，难以被清洁的组件应该可以从口中取出，并能够在直视下进行清洁。如果阴极部件是种植体或连接杆的一部分，当任何菌斑或食物残屑积聚在该部件内时，覆盖义齿将无法完全就位，并且丧失稳定性，修复体的咬合也会受到影响。因此，"O"形环附着体系统变得很流行，因为它具有一系列不同的固位力供选择，且具有金属底座，可以由患者更换，并且在口中具有阳性部件。"O"形环也可以用与连接杆相同的金属制作，这降低了总体的治疗成本（图 32-21）。

### "O"形环附着体系统

"O"形环附着体系统由弹性"O"形环、金属底座和金属柱组成。它可以用作一个独立的单位，也可以作为种植体连接杆的一部分（图 32-22）。

### "O"形环

"O"形环是聚合物形成的环形垫圈，具有抗弯曲性，受压后可以恢复到近似原来形状。从某种程度上说，该特征源自柔性弹性体链的三维网状结构。这个"O"形环附着在金属柱上的凹槽或倒凹区域内。"O"形环在两个配件表面之间径向压缩，配件表面由柱和金属底座组成，"O"形环被安装在金属底座中[92]。"O"形环已经作为流行的种植覆盖义齿固位装置并且广泛地可用于大多数种植体系统[92, 93]。

"O"形环最初由天然橡胶制成。该橡胶用硫(硫化)热处理以改善其性能。所得的聚合物，称为聚异戊二烯，目前仍在工业中使用。"O"形环的优点是形态易于改变，运动范围广，成本低，可以有不同大小的固位力，能减少修复体上部结构所花费的时间和成本。

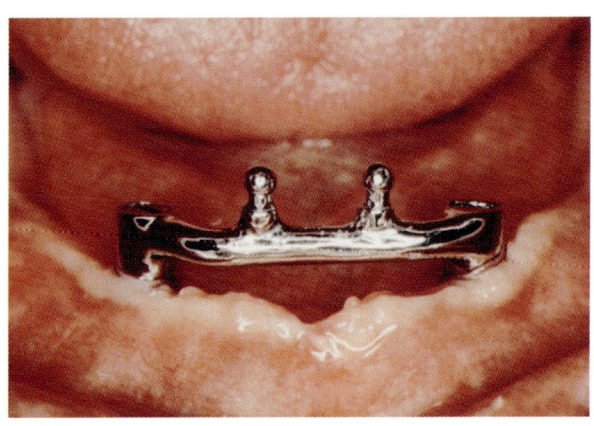

图 32-21 使用杆连接的 2 颗种植体及"O"形环附着体系统相同材质的两个阳极部件

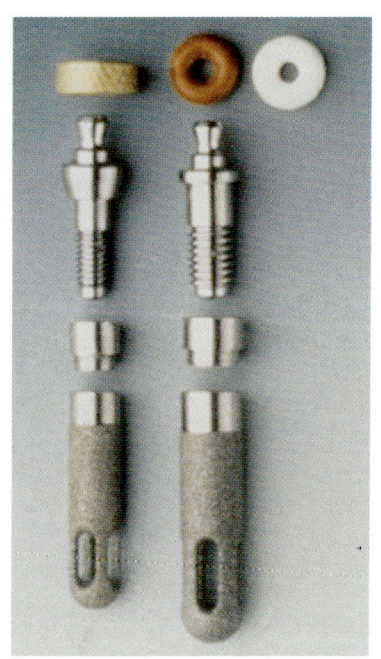

图 32-22 一个"O"形环附着体系统包括弹性"O"形环垫圈（右侧上方）、金属底座（左侧上方）及阳性金属柱（中间）

"O"形环需要根据相对运动来进行分类。在需要很少或没有移动部件或运动的情况下,"O"形环被定义为静止的(例如,垫片或垫圈)。在涉及需要往复运动,旋转或振荡运动的情况下,它被定义为动态的。"O"形环的动态运动是最具弹性和动度的附着体类型之一。

"O"形环允许在6个不同的方向上运动。然而,如果上部结构连接种植体后,运动的范围将会减少。如果将"O"形环放置在连接杆的4个不同位置上,修复体就位在上部连接杆上,则修复体无动度(PM-0)(图32-23)。两个"O"形环放置在垂直于中线的杆上时,修复体可以有2~6个方向的动度,这取决于"O"形环金属柱头上方是否有垫片,或者连接杆上方是否还有空间(图32-24)。

### 金属底座

当"O"形环磨损或者损坏时,使用金属或塑料材质的底座能够轻易得更换"O"形环。这样就不需要医生在椅旁用自凝树脂重新使"O"形环就位。几乎每一个"O"形环的底座都有一个倒凹区域,用来放置"O"形环,称为内部空间。"O"形环的体积一定比内部空间大,才能被压入底座的特定位置,而不会发生移动和旋转,减少过早的磨损和损伤。底座的整体体积要比"O"形环大,并且在修复体制作期间将"O"形环放置在"O"形环柱上以确保足够的空间(修复体上要留出至少2 mm的树脂空间)(图32-25)

在一般情况下,不建议使用铝,黄铜,青铜,金这类软金属制作底座。通常推荐用不锈钢材料制作,因为它可以预防底座受到损坏。底座的各个角落都要求打磨圆钝,防止在装入或操作时损坏"O"形环。

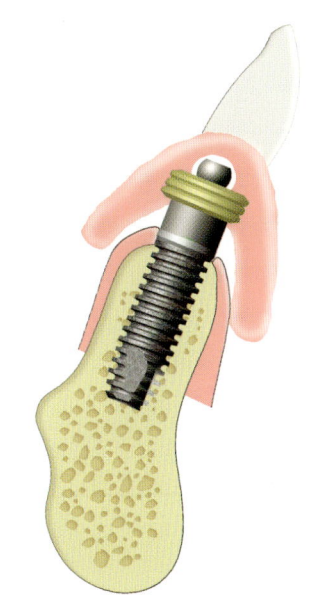

图32-25 "O"形环的金属底座应该与种植体覆盖义齿的轮廓相匹配,因此这一结构周围至少要有2 mm厚的丙烯酸树脂

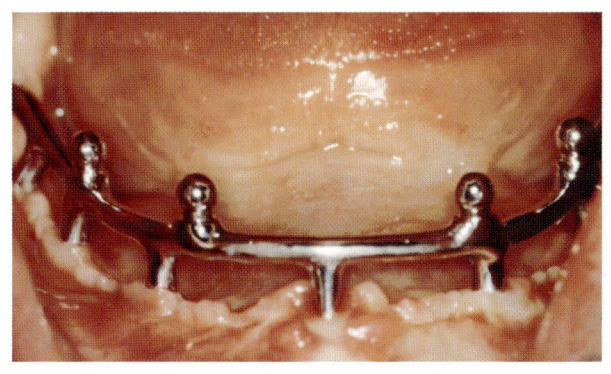

图32-23 当在牙弓中放入"O"形环并使用杆连接后,修复体动度(PM)可能为0(PM-0)

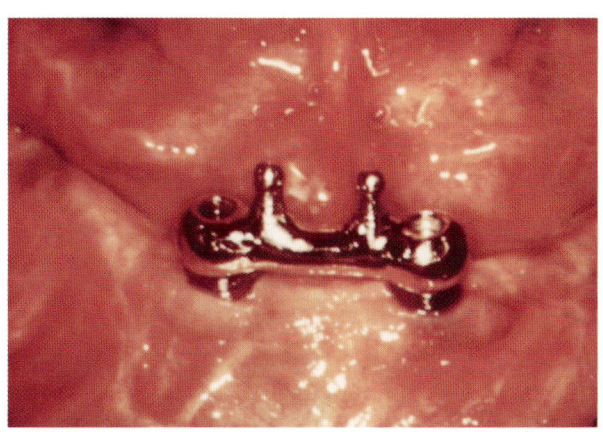

图32-24 当放置"O"形环的杆与中线垂直时,种植覆盖义齿可能向2~6个方向旋转,旋转方向取决于金属柱或连接杆上方是否存在空间

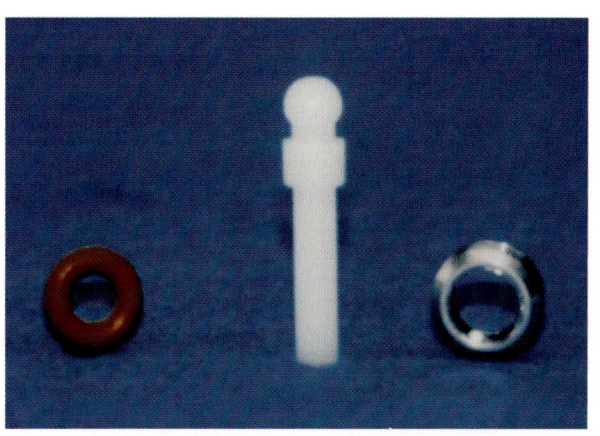

图32-26 "O"形环柱可以采用聚甲醛树脂材料,其首先与连接杆蜡型相连,然后在铸造过程中燃尽,最终使用与连接杆相同的金属铸造而成

### "O"形环柱

"O"形环柱通常由钛合金加工而成。一般作为独立的附着体、或是将聚甲醛树脂柱连接到杆附着体的蜡型上,然后用贵金属铸造(图32-26)。"O"形环柱包括头部、颈部和体部。头部要比颈部大。在压入的时候,"O"形环要压在头部上。在头部的下面有一个倒凹区域,称为颈部。当"O"形环穿过头部,就固定在这个位置。体部用于连接种植体基台或者上部连接杆。

"O"形环的内面与柱体的颈部接触。"O"形环的内径(孔直径)必须比柱体颈部小,并且要紧贴在颈部。当"O"形环紧贴在颈部时,内径将被撑大1%~2%(不超过5%)[94]。如果没达到标准的话,就会导致"O"形环转动和摆动,而增加附着体的磨损。颈部过度抛光也会造成类似的并发症。

"O"形环附着体的高度要在5 mm以上,是用于覆盖义齿中的最大附着体。此外,在"O"形环柱上要有1~2 mm的空间来确保"O"形环可完全就位。这个空间可以防止柱体贯穿或者修复体折裂,并允许部分软组织支持的可摘义齿(RP-5)可以有根向的动度。

"O"形环附着体对高度有一定要求,这就带来一些缺点。更低的冠高空间要求更低轮廓的附着体(图32-27)。义齿排牙、"O"形环、柱体、连接杆以及便于清洁这些通常要求有12~15 mm的冠高空间,以防止修复体基托折断。此外,消除应力的附着体(所有需要软组织支持的覆盖义齿)可移动高度越高,加在附着体的力矩越大。由于"O"形环的旋转点在柱体的颈部,这个点的高度通常不是我们最开始认为的高度。当修复体制作不恰当时,将会导致侧向力施加在柱体上,柱体的杠杆臂将会增加连接杆、螺丝、种植体以及颌骨的受力。

### 尺寸

"O"形环和柱体的尺寸取决于修复体的可用空间。"O"形环直径越大,就越容易将"O"形环固定在底座中。系统的直径越大,固位力越大,相关的并发症也越容易解决。用于种植修复体的"O"形环的尺寸分为3种,分别是大、中、小。

### "O"形环的硬度

"O"形环的硬度通过硬度仪来测量。硬度仪是依靠压痕点穿透表面的阻力来测量。所得到的硬度值用0~100的肖氏硬度来评估。最软的"O"形环硬度值在30~40之间,而最硬的"O"形环硬度在80~90之间。"O"形环的颜色与硬度无关。事实上,"O"形环的颜色大部分都是黑色。只有在特殊情况下,由于生产编码或者美学的需求,才会用到其他颜色。用着色填料(即黏土,碳酸钙或硅酸盐)代替炭可能导致工作性能以及物理性质的改变,从而增加"O"形环的磨损和并发症发生风险。

### "O"形环的材料

美国食品和药物管理局(FDA)已经发布了用于医学中的"O"形环指南[94]。满足这些要求的弹性材料包括硅[95-102]、腈、氟、丙烯和乙烯。这些材料可从各工业制造商获取。

硅树脂是一组由硅、氧、氢和碳制成的弹性体。它的优势是可塑性、低压缩性、抗真菌、无臭、无味、无毒。然而它的拉伸强度和抗撕裂强度很差,耐磨性差,摩擦特性高,不是制作"O"形环的理想材料。此外,硅氧烷与石油基产品如凡士林不相容[102, 103]。乙烯-丙烯是乙烯和丙烯的共聚物,有时与第三共聚单体结合。它与硅树脂相似,当暴露于石油基产品时,弹性差。

腈是一种广泛用于制作"O"形环的弹性体。腈对石油基产物、硅酮润滑脂、水和醇类都有卓越的耐性。同时具有良好的性能,例如高强度、高耐磨性[102]。碳氟化合物不仅有优异的抗化学腐蚀性能,而且还对石油基产品有良好的耐性。碳氟化合物可成为制作"O"形环的理想材料[103]。

在"O"形环表面用润滑油处理。可以减少使用中的磨损、磨耗以及切割。表面的润滑剂使"O"形环可以更容易装进金属底座中,减少了安装过程

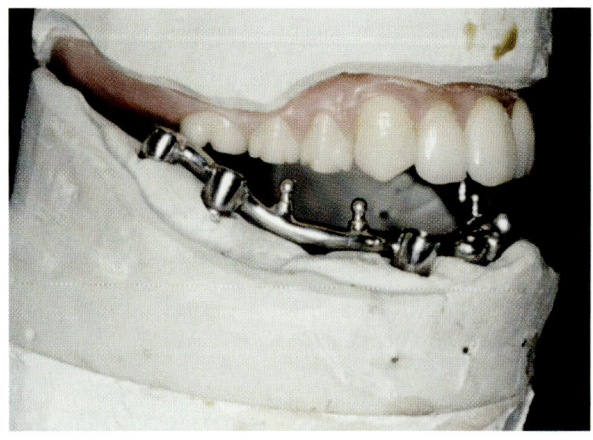

图32-27 较大多数附着体而言,连接杆上的"O"形环具有高轮廓。因此,如果冠高空间不足时,义齿或义齿基托可能会折断

的损伤同时加快速度。在所有需要"O"形环润滑剂的时候都要考虑到润滑剂与"O"形环的相容性以及对口腔环境的无害性。腈材料的"O"形环可以使用凡士林或者石油基润滑油膏。石油基产品会损害硅胶材料的"O"形环，因此应当使用具有甘油组分的水基润滑剂［例如，KY-Jelly（Johnson & Johnson）］。

### "O"形环的故障排除

在不利的应力影响和环境因素（例如摩擦、热、膨胀）共同作用下，"O"形环将会失去作用[104-106]。"O"形环的尺寸不正确、技工室操作不当、安装时损坏、使用时维护不当、润滑剂的使用不当都会造成"O"形环的损坏。

### 挤压和慢性损坏

挤压和慢性损坏通常发生在"O"形环的延伸到金属底座间隙中的部分。这种问题通常发生在"O"形环直径增大，或者垫圈的内径上被磨出很多小凹形的时候，如"O"形环的材料过软，口内唾液溶解了部分材料或对于金属底座来说"O"形环过大。解决这种临床问题的办法是换一个材料更硬的或者换大小适中的"O"形环。

### 扭转破坏

当"O"形环转动时，其中的一段发生滑动，而没有跟随其他部分一起转动，就会发生扭转破坏（图 32-28）。在"O"形环周围的一点，被压在偏心部件或者金属底座壁，导致扭转、转动、表面切削。这种情况通常由"O"形环表面不光滑、技工室加工的柱体的表面不光滑、润滑不足或者"O"形环材料过软造成。建议的解决办法是确保柱体光滑无突起，增加"O"形环的硬度，以及确保患者能够定期使用润滑剂。

### 磨损

磨损主要发生在"O"形环反复旋转、晃动的情况下。这种故障模式可以通过扁平的"O"形环内表面来判断。患者的磨牙症和频繁摘戴覆盖义齿的习惯（多由于精神紧张）是最常见的原因。其他原因比如柱体的表面不光滑。建议的解决方案是用推荐的材料进行抛光，或用更加耐磨的"O"形环材料，并减少可能在饮食中的磨损颗粒（例如咀嚼烟草时发现的磨损颗粒）[107]。

### 压缩形变

压缩形变会使"O"形环上、下横截面压缩为一个平面（图 32-29）。这类故障最常见的原因是功能紊乱造成的紧咬牙。还有其他原因，例如，选择的材料压缩性能差，过度的"挤压"将修复体咬合到位。推荐的解决方法是：①夜间摘除修复体；②降低"O"形环的硬度，这将降低戴入修复体的压力。

### 安装损坏

安装损坏是"O"形环的最常见并发症之一。通常这种失效模式的特征是有短切口，凹面或表面剥离或外侧表面剥离（图 32-30）。造成这种情况的主要原因有：工艺不佳的底座上有尖锐边缘，"O"形环柱头部的尖锐边缘，"O"形环相对底座太大，"O"形环装入底座时用力不当，试图用尖锐器械安装"O"形环，"O"形环相对柱体太小，安装"O"形环过程中没有充分润滑。建议的解决方案包括安装正确尺寸的"O"形环，使用钝的安装器械，并在安装期间使用润滑剂。

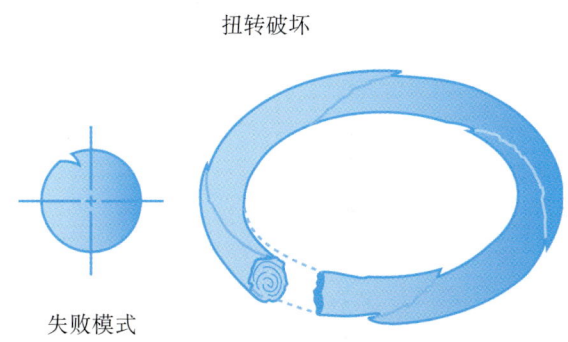

图 32-28 "O"形环扭转破坏表现为表面出现一系列深螺旋切痕

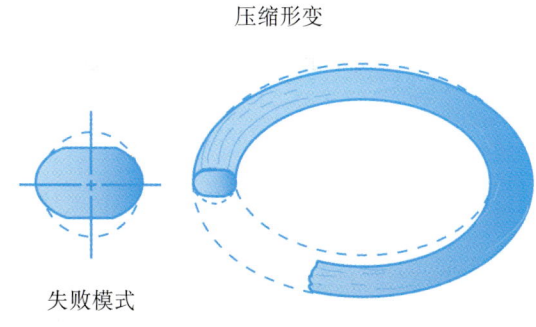

图 32-29 压缩形变表现为"O"形环的顶部和底部变为平面

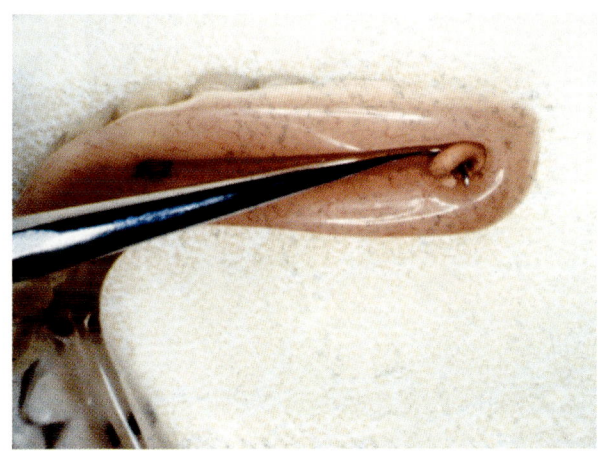

图 32-30 "O"形环出现失败通常发生在安装时。不能使用尖锐的器械进行安装操作

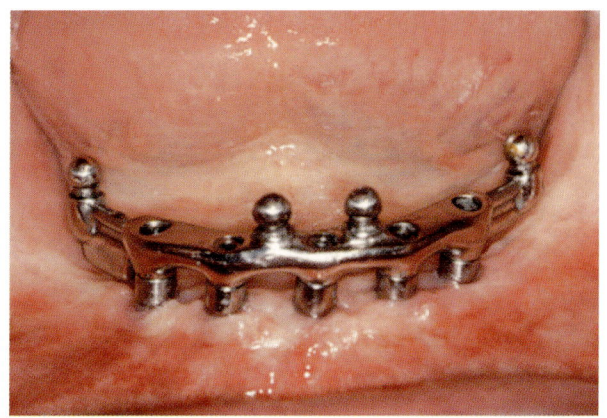

图 32-31 较"O"形环（近中和远中的附着体）而言，Hader 杆卡（中远部）为轮廓更小的附着体

## Hader 杆卡

Helmut Hader 在 20 世纪 60 年代末开发了 Hader 杆和 rider 系统，这个系统在近 30 年没有改变。1992 年，English，Donnel 和 Staubli 改进了这个系统，推出了 Hader EDS 系统[90,108]。然而新的 EDS 杆只有 3 mm 高，而原来的高度是 8.3 mm。Hader 杆卡的总体高度大概为 4 mm，而"O"形环系统为 5~7 mm（图 32-31）。因此，在旋转过程中，在杆上有更大的力矩，在义齿基托下有更大的间隙。这样增加了附着体上方的冠高空间（CHS），对于 PM-2 型修复体而言会导致稳定性下降（图 32-32）。

固位卡具有 3 种不同的固位强度和 20°旋转角度，这极大地提高了系统满足患者的需求和期望值的灵活性。此外，用镀金不锈钢外壳来固定卡，这减少了用自凝树脂固化固位附着体的必要。镀金可以减少义齿表面的颜色渗透。Hader 杆卡是 2 类附着体，可用于 PM-0 或 PM-2 治疗计划。

标准 Hader 杆卡或 EDS Hader 杆卡有一个圆形的上方和一个正对下方组织的抗旋部件。抗旋部件作为加强件，提高杆的强度，并限制了它的弯曲性。

圆形杆的弯曲度与 $X^4$（长度增加倍数的 4 次方）相关。换而言之，一个长度增长 2 倍的圆杆弯曲度增加 $|2|\times|2|\times|2|\times|2|=16$ 倍以上。其他杆形态弯曲度增加 $X^3$ 或 $|2|\times|2|\times|2|=8$ 倍以上。这是一个相当大的改进。抗旋部件或加强件的高度与杆和牙龈之间的间隙有关。

杆卡的旋转可以用于补偿后部软组织的弹性，在下颌通常为 0.5~1 mm。上颌通常是高动度的软组织，需要更大的移动范围。为了使杆卡旋转，必

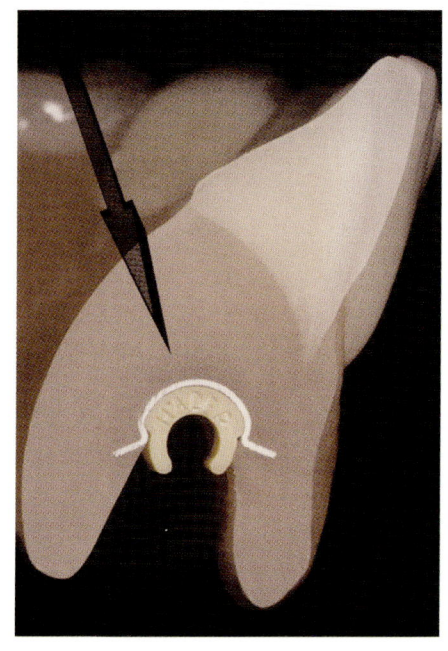

图 32-32 Hader 杆卡和金属底座是一种 2 类的附着体，可以用在修复体动度 0~2（PM-0~2）的系统中，低轮廓，并有 3 种不同强度的固位卡。Hader 杆卡具有较低轮廓，可将其用于冠高空间（CHS）不足的情况。然而，当低轮廓的附着体用于 CHS 较大的情况时，修复体受侧向力时稳定性差

须考虑几个重要的设计特征。例如，杆卡应垂直于后牙区牙弓夹角的平分线，并应平行于𬌗平面[86]（图 32-33）。

Hader 杆卡也可以用于 PM-0 种植覆盖义齿。Bidez 等人对不同高度加强杆（1 mm，2 mm，3 mm）的 4 种基台设计，3 种不同长度的杆卡（10 mm，15 mm，20 mm），3 种不同的材料［金（IV 类），85% 的金，钴铬钼］进行了有限元分析[109, 110]（图 32-34）。对于 1 mm 高度的加强杆，

种植体-骨界面的应力。因此，修复体的固位和稳定应主要集中在口腔的前牙区。

这个概念是正确的，下颌几乎都将种植体植入到前牙区域。然而应当注意的是，当在口腔前部存在骨量不足时，上颌覆盖义齿的种植体通常植入到后部区域（上颌窦底提升植骨术后）。这通常会导致不稳定，甚至可能比传统全口义齿更差。

相对于后部有动度的覆盖义齿，前部有动度的可摘义齿更易被患者接受。前牙区义齿通常位于缺牙区牙槽嵴的前方。因此，尽管有前部种植体支持的修复体更稳定，但是对下颌前牙区义齿而言，由于下面没有牙槽骨支持，当义齿受水平或垂直向力时就会下沉（义齿后部上翘）。

修复体的动度范围通常受种植体限制。在后牙区，后部义齿通常覆盖在牙槽骨（牙槽嵴或颊棚区骨质）上方，且通常与𬌗平面平行。所以当后方义齿收到垂直向的咬合力时，修复体动度便因受自体组织限制而不至于过大。

此外，对种植覆盖义齿前部的受力应当被种植体或杆承担，而后部的受力可以被直接传导到软组织区域，例如下颌颊棚区。

下颌无牙颌最大的可用骨高度位于下颌骨前部两颏孔之间。该区域的骨密度通常也是最适合植入种植体的，更有利于种植体的骨结合和修复体的支持与稳定。因此，下颌种植覆盖义齿（IOD）通常选择在颏孔之间植入种植体，这样可以使修复体的动度更小，且该区域比后部的骨量和骨密度更适宜植入种植体。

下颌前牙区（颏孔之间）的可用骨被划分为5个可选择的种植位点，从患者的右侧开始分别标记为 A、B、C、D、E[18,111]（图 32-35）。尽管患者可能已经选择了治疗方案，但在规划治疗方案和手术时都应将这 5 个种植位点全部标注出来。这样做主要出于以下 4 个原因：

1. 如果第一次治疗时未在 5 个位点都植入种植体，患者可以选择在将来继续植入更多的种植体来增强修复体的稳定与支持。例如，一名患者植入了 4 颗种植体，其覆盖义齿已经获得了足够的固位、稳定和支持，但如果患者希望将来能够更换为固定义齿，对新的固定修复体而言，4 颗种植体就不够了。如果牙医在最初手术时没有考虑到这种情况，而是将 4 颗种植体等间距的植入，那么就需要取出一颗种植体来为新的

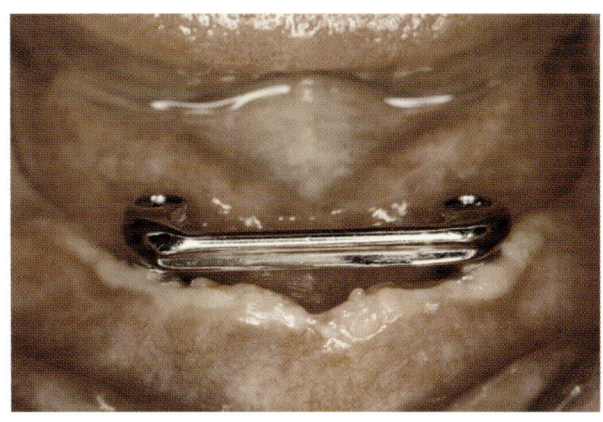

图 32-33　当 Hader 杆卡与中线垂直并与𬌗平面平行时，修复体动度为 2（PM-2）

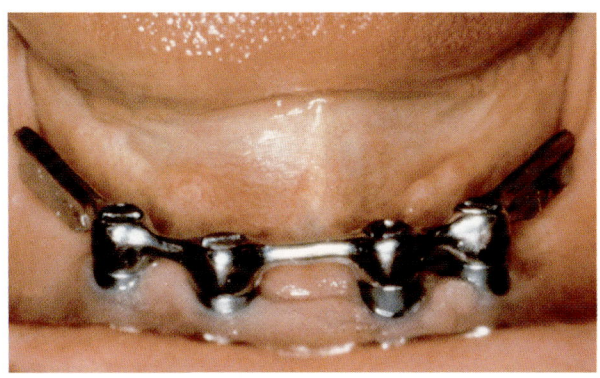

图 32-34　在种植体支持的 RP-4 修复体（修复体动度为 0，PM-0）中，可以使用 Hader 杆卡。Bidez、Misch 及 English 的研究分别评估了 1 mm、2 mm 及 3 mm 高度的加强杆和 10 mm、15 mm 及 20 mm 悬臂梁的 Hader 杆卡[115,116]

将悬臂梁长度从 10 mm 增加到 20 mm 将导致杆上部结构到连接处的最大应力提高 111%。悬臂梁长度测试比合金刚度测试结果更显著，同时可预测失败的发生。虽然 2 mm 和 3 mm 高度的加强杆改善了结果，但是 20 mm 悬臂梁的疲劳时间是 5~10 年。因此，建议当悬臂梁与 Hader 杆卡系统一起使用时，悬臂梁长度应在 10~12 mm，加强杆高度为 3 mm。

## 下颌种植位点选择

覆盖义齿利用前牙区进行固位与稳定有许多好处。对于肯氏 Ⅳ 的牙列缺损患者（超过中线的前牙及后牙缺失），可摘义齿设计的原则是在前牙区获得刚性修复体支撑。当修复体的前部稳定性较差，后部稳定性较好时，它在行使功能时会前后晃动。这种晃动会给基台施加应力，增加覆盖义齿部件和

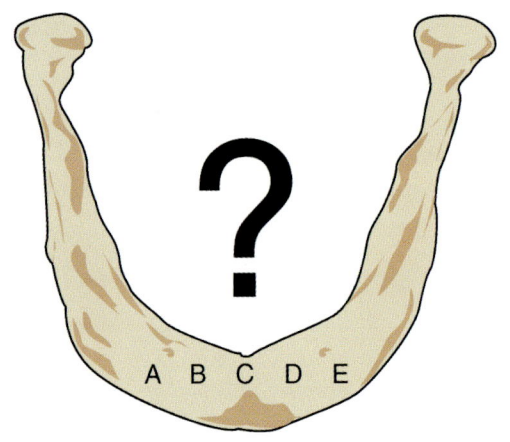

图 32-35 将双侧颏孔间的下颌骨前部骨组织分为 5 个相等的区域：A、B、C、D 和 E

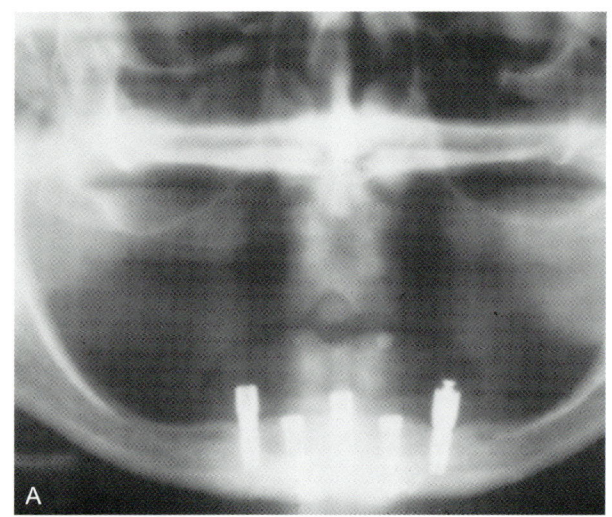

图 32-36 A. 该患者已经数年佩戴了 3 颗种植体支持的覆盖义齿。现在她想要提高覆盖义齿的支持、稳定及固位。因为最开始计划的是 5 颗种植体，所以可以在 B 和 D 位点增加 2 颗种植体。B. 在植入附加的 2 颗种植体后，制作了一副混合式种植固定义齿

种植修复计划提供足够的空间。

2. 有的患者可能希望进行完全种植体支持式义齿修复（RP-4 修复体或固定修复体），但不能一次承担整个的治疗费用，可以先在 A、C、E 点植入种植体进行覆盖义齿修复，然后在 B、D 点追加种植体最后实现完全种植体支持的覆盖义齿或固定义齿（图 32-36）。

3. 当一颗种植体出现问题，预先选定的位点就能为治疗提供额外的补救机会。例如，在 A、B、D、E 4 个位点植入了种植体，但其中一颗种植体无法获得牢固的骨结合，这是可以将失败的种植体移除同时在 C 位点再植入一颗种植体。这样一来，便避免了额外的手术，同时更节省了新种植体植入前进行骨移植和等待骨愈合所需的大量时间（图 32-37）。

4. 这 5 个种植位点在每一个治疗方案中都要再三提及的第四个原因是为修复医生提供便利。制作天然牙支持的覆盖义齿时，医生只能选择最好的余留牙来支持修复体，而这些余留牙的临床特征和位置分布可谓千变万化，这就导致了每一副天然牙支持覆盖义齿在固位、稳定和支持上都存在差异。通过口腔种植技术，可以在预定位置获得健康的基牙，种植体数目的可控性也使得修复医生能够得到更好的临床结果。这样一来，就能根据患者的心理诉求、解剖条件和经济状况来提前制订更有把握的治疗方案。

## 上部结构的螺丝固位

下颌种植覆盖义齿（IOD）有 5 种治疗方案。第 1~4 种覆盖义齿治疗方案有后部颊棚区软组织的支持，类似于传统下颌义齿。因此，覆盖义齿临床技术包含传统义齿制作流程。因为大部分下颌覆盖义齿方案需要螺丝固位连接杆，所以制作被动就位的螺丝固位修复体尤为重要。

覆盖义齿的杆可以粘接固位或者螺丝固位。螺丝固位修复体的主要优点是：在基台高度不足 5 mm 时候仍然适用。

粘接固位需要足够大的表面积和抗力形以保证义齿固定，防止失粘接。因此，基台高度不足的情况下适合使用螺丝固位。导致基台高度不足的情况包括：①冠高空间（CHS）；②覆盖义齿。

CHS 是从牙槽嵴顶到殆平面的距离。因为距离颞下颌关节铰链更近，所以后牙区 CHS 比前牙区低。后牙区相对应的解剖标志（例如：上颌窦、下牙槽神经管）限制了种植体植入深度。

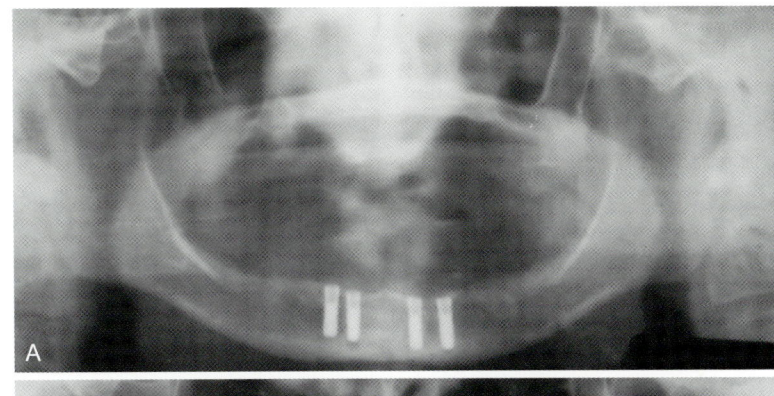

图 32-37 A. A、B、D、E 位点的种植体的全景片；B. 拔出 B 位点的种植体且在 C 位点植入种植体（A、D、E 位点的种植体暴露在口内）的术后全景片；C. 选择覆盖义齿治疗方案 4（OD-4）制作的 RP-5 修复体

这种情况下，进行骨修整术增加 CHS 的方法是不可行的。对于固定修复，当 CHS 小于 8 mm 时候，建议用螺丝固位，否则就只能修整牙槽骨来增加 CHS。

覆盖义齿需要的 CHS 比固定修复体更多。如果调磨义齿来适应附着体，义齿可能会失去抗力形，而丙烯酸树脂需要至少需要 3 mm 的厚度来保证强度，种植体基台往往要在组织上方 2 mm。

根据不同类型和设计，连接杆和附着体需要 3~7 mm 的高度空间。杆下方至少要有 1 mm 的空间才有利于清洁（图 32-38）。

螺丝固位基台可以减少 CHS 的要求，可以增厚覆盖义齿中丙烯酸树脂的厚度以增加强度。因此，覆盖义齿从牙龈到𬌗平面的 CHS 至少需要 12 mm（图 32-39）。

## 覆盖义齿治疗方案

下颌覆盖义齿有 5 种治疗方式（OD 1-5）（图 32-40）。这些供选择的方案已在前面的章节阐述了，在阅读本章之前，最好复习一下前面有关下颌覆盖义齿不同治疗方案及螺丝固位修复原则的内容。

除此之外，更要理解与种植修复体对应的上颌全口义齿如何正确建立咬合垂直距离（OVD）与后牙位置（近中舌侧咬合）（详细可查阅上卷第 18 章）。

医生可以用椅子为例向患者解释每一种方案所能提供的支持。方案 OD-1 就好像是一条腿的椅子，它能够支撑你的重量但稳定性很差。方案 OD-2 或 OD-3 相当于两条腿的椅子，修复体可以提供垂直向的支持，但会前后摆动，只能在后牙区提供少量的稳定。

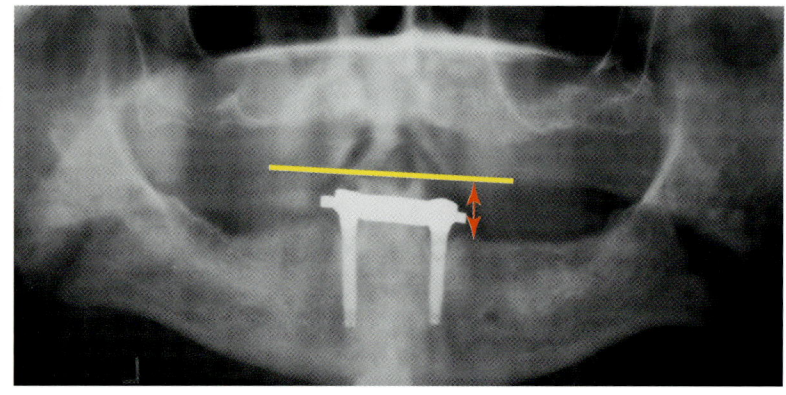

图 32-38　2 颗种植覆盖义齿 (IOD) 及其连接杆的全景片。𬌗平面（黄线）到牙槽嵴顶（红线）之间的高度只有 5 mm。常出现的并发症为义齿折裂和人工牙崩脱

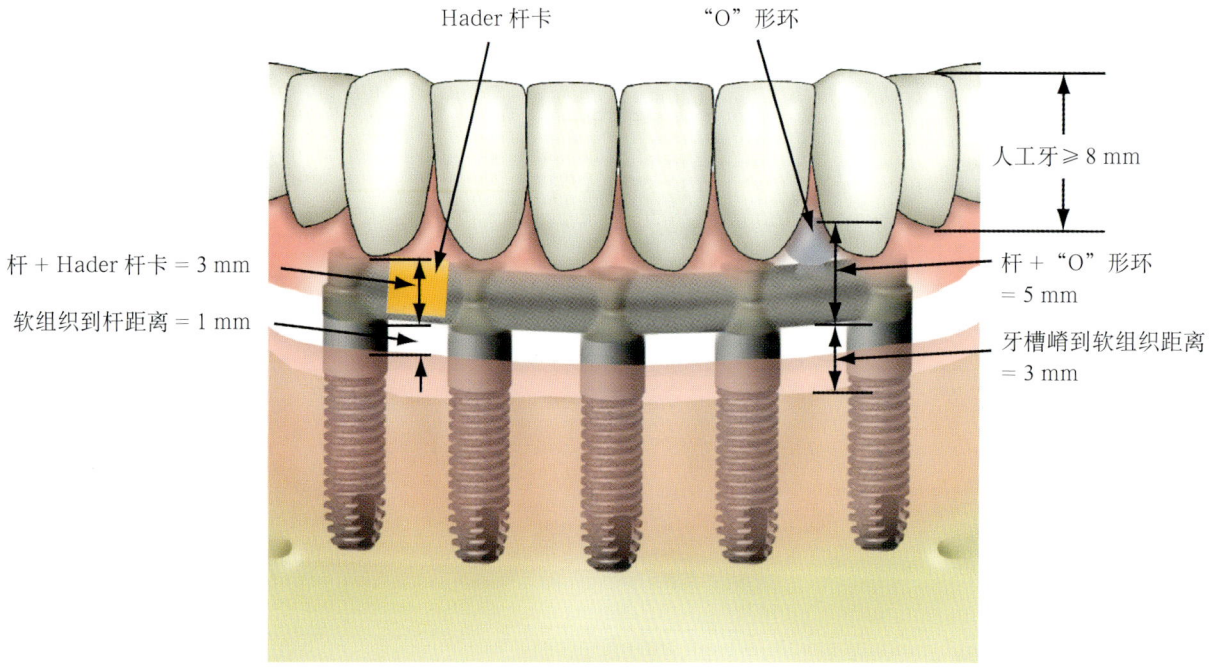

图 32-39　下颌覆盖义齿要求𬌗平面与软组织之间至少有 12 mm 的高度，从而为杆、附着体和人工牙提供足够的空间（牙槽嵴顶到𬌗平面之间至少为 15 mm）

方案 OD-4 相当于三条腿的椅子，可以提供更好的支持和稳定，但在侧向力的作用下可以向一个方向翘动。方案 OD-5 相当于四条腿的椅子，能够提供最好的支持和稳定，原因在于其设计使用的是 RP-4 修复体。

### 覆盖义齿方案 1

当患者非常在意费用时，下颌覆盖义齿的首选方案是 OD-1；前后牙区骨量要足够（A 类或 B 类）并且患者对修复效果不能期望过高。这种方案要求后牙区牙槽嵴形态应该呈倒 U 形，牙槽嵴有高度平行的侧壁，对传统义齿的支持非常稳定（框图 32-8）。对患者而言，急须解决的问题是固位力不佳。此外，还应对上颌进行传统全口义齿修复。

在这样理想的口内条件下可以在 B、D 两点植入 2 颗种植体（图 32-41），2 颗种植体互相独立且上部结构不连接，覆盖义齿的附着体主要是增加了固位，对修复体的几乎没有额外的支持或稳定效果。

修复体的稳定性通过前牙区种植体得到了轻度提升，在后牙区则是通过倒 U 形牙槽嵴形态增加稳定。

OD-1 修复体的支持与传统义齿相似，主要来自于后牙区的颊棚区和前牙区的牙槽嵴。

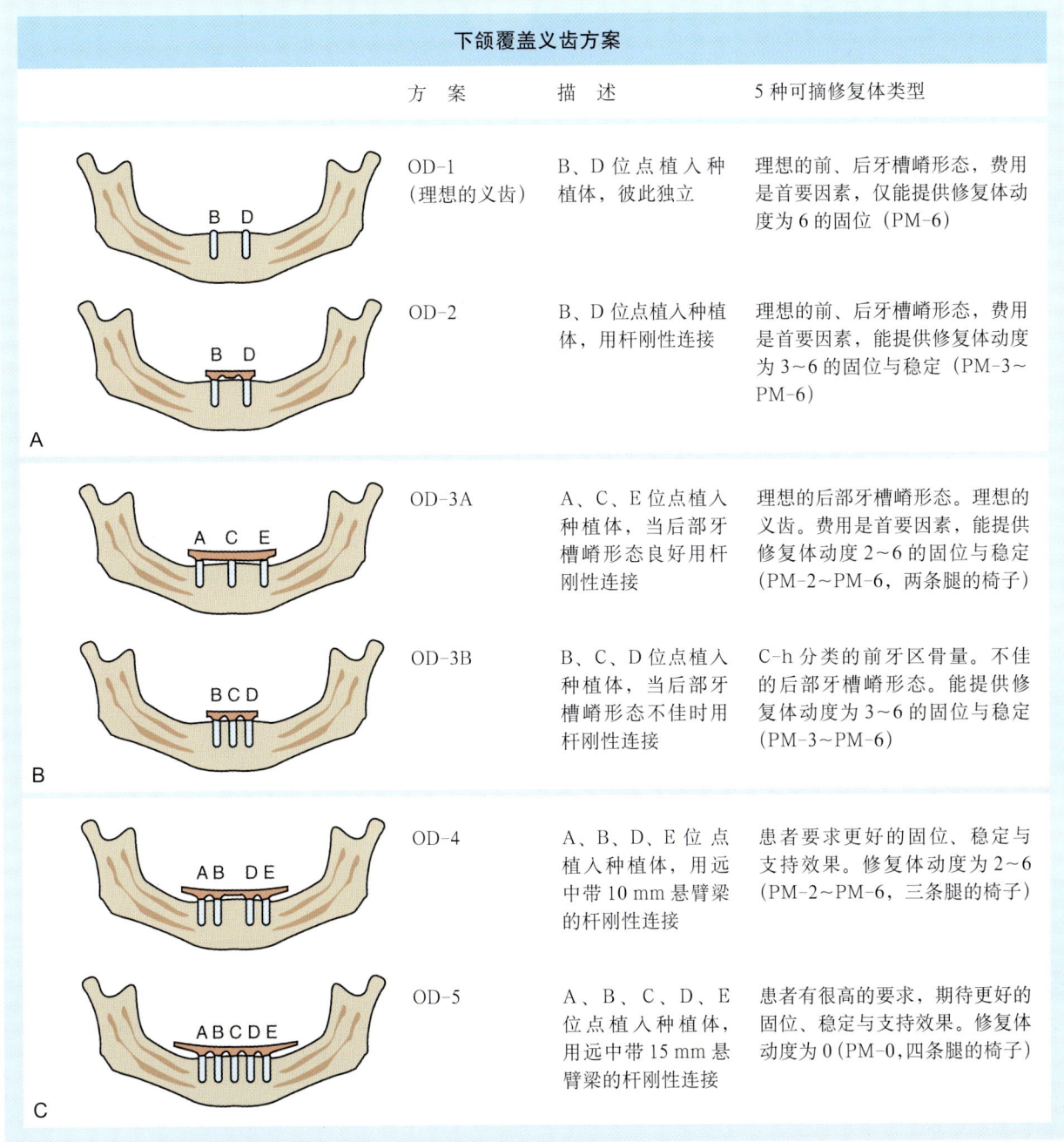

图 32-40 A.下颌种植覆盖义齿有 5 种可供选择的方案。可以在 B、D 位点植入 2 颗种植体，这 2 颗种植体可以是独立的（OD-1）也可以互相连接（OD-2）。B.植入 3 颗种植体并使用杆连接（OD-3）。C.使用带有悬臂梁的杆连接 4 颗种植体（OD-4）或 5 颗种植体（OD-5）以支持 RP-5 或 RP-4 修复体。C-h，C 类骨质 - 高度不足；OD，覆盖义齿方案；PM，修复体动度（引自 Misch CE: Misch Implant Institute manual, Dearborn, MI, 1984, Misch Implant Institute.）

这种种植覆盖义齿只能使用 RP-5 修复（义齿动度为 3，PM-3），也就意味着修复体会发生旋转且要加载到下颌后部的软组织上（图 32-42）。在 OD-1 中最常见的附着体是"O"形环和 Locator 设计（图 32-17）。种植体支持的机械作用十分有限，因为附着体使得应力能够向着各个方向分散，也就是说修复体所获得的稳定和支持主要依赖于下颌骨解剖结构和修复体设计，这点与全口义齿十分相似。

过去大多数的 2 颗种植体支持的覆盖义齿的种植位点位于颏孔附近的位置，如 A 和 E 位点。OD-1 型覆盖义齿中在 B、D 两点植入种植体要远优于在 A、E 两点植入（图 32-43）。

双侧游离端缺失伴前牙缺失的肯氏Ⅰ类患者，常常用固定义齿修复前牙，用可摘义齿修复后牙，这样可以减小前牙区围绕支点线出现义齿摆动[112]。

A、E 种植位点位于前磨牙区，该区独立种植体位于前牙支点线的更后方，会造成更大幅度的义齿摆动（图 32-44）。当在 B、D 位点（接近天然尖牙位置）植入种植体后，修复体前牙区的动度就减小了。

| 框图 32-8　病例选择标准：OD-1 |
|---|
| • 上颌为全口义齿<br>• 解剖条件好或极佳（前牙区和后牙区为 A 类或 B 类骨）<br>• 后牙区牙槽嵴形态为倒 U 形<br>• 患者要求低，主要诉求为提高修复体的固位<br>• 不需要在方圆形的剩余牙槽嵴上行尖圆形牙弓的修复<br>• 费用是首要因素<br>• 3 年内会植入附加种植体 |

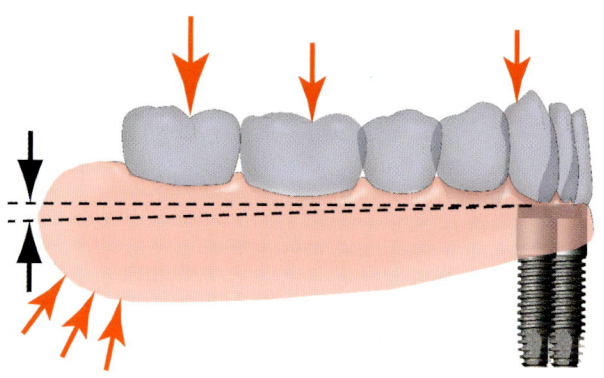

图 32-42　RP-5 修复体行使功能时会以前部的种植体为支点旋转，因此修复体会对下颌后部软组织产生压力

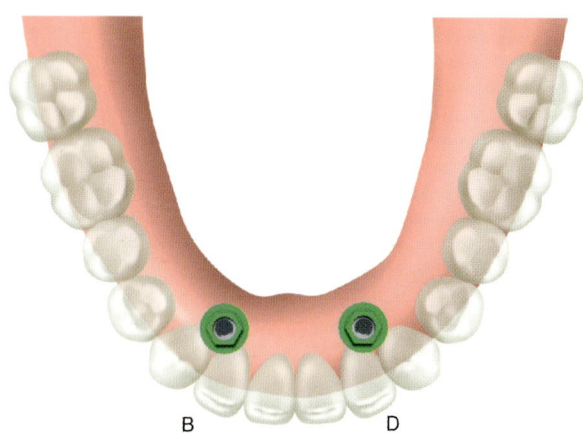

图 32-41　覆盖义齿方案 1 包括 2 颗独立的种植体。最佳的植入位点在 B 和 D 位点，这样可以阻止修复体行使功能时向前晃动

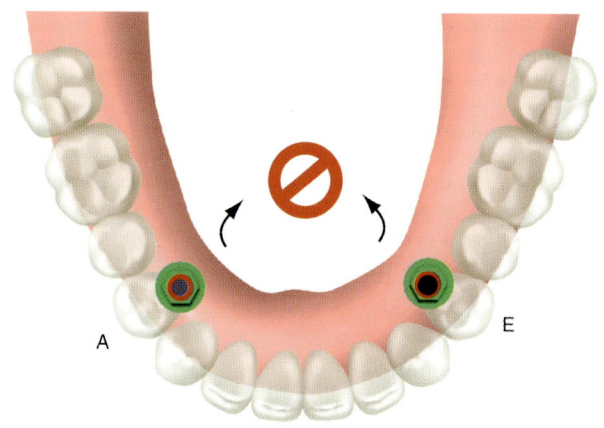

图 32-43　A 和 E 位点单独的种植体会使修复体向前晃动，并对种植体施加巨大的杠杆力

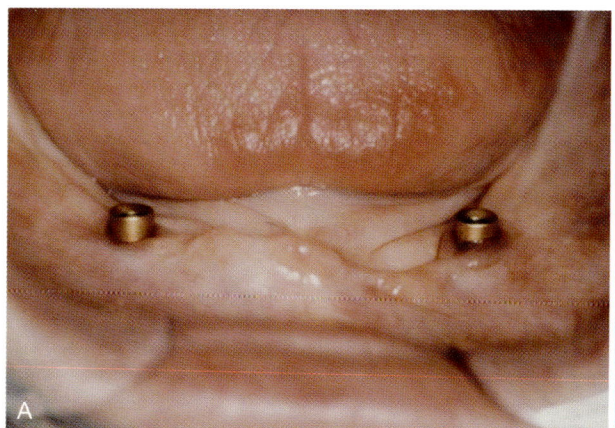
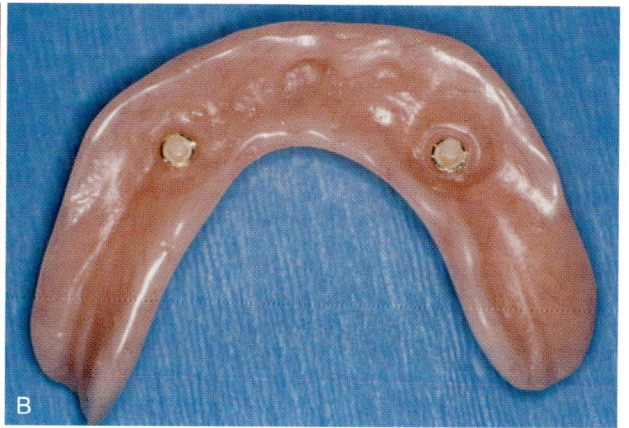

图 32-44　A. 较前牙切缘而言，A 和 E 位点单独的种植体偏向远中；B. 因此，行使功能时常常出现种植体前部覆盖义齿的倾斜

患者选择 OD-1 型修复体的主要原因就是费用较低。2 颗种植体一般是最少的种植体数目了，而且没有连接杆又减少了复诊次数和技工费用。旧义齿可以在制作 OD-1 型修复体中发挥作用，重衬或者作为个别托盘用于种植体和附着体制取印模都是不错的方法，这进一步降低了花销。此外，由于这一方案不使用连接杆，也就避免了连接杆有时继发的问题。同时，方案中独立的种植体更利于清洁。

两个独立的种植固位系统往往会有更多的修复并发症，导致并发症增加的原因有以下几点。

种植体应该与𬌗平面垂直，这样𬌗力就可以均匀地传导至覆盖义齿的后牙颊棚区，同时也能保证下颌在做铰链运动时与下颌关节呈 90°，否则双侧受力便会不同。值得关注的是，在行使功能或者咬合紊乱时仅有 2 颗种植体来承担𬌗力，所以最好对种植体施加尽可能少的力，并且尽量将力沿着种植体长轴也就是垂直于𬌗平面的方向进行传导。

2 颗独立的种植体应该在相同的咬合高度，它们的连线应该与𬌗平面平行，如果一颗种植体较高，在行使功能时修复体会从较低的种植体上脱位然后以较高的种植体为支点开始旋转，这样会导致位置较低种植体上附着体或"O"形环的过度磨耗。另外，较高的种植体由于承担了大部分𬌗力，并发症发生的概率也较大，主要包括基台螺丝松动、种植体颈部骨吸收和种植体失败等。

2 颗种植体应该距中线等距，如果一颗种植体偏远中（距离中线远），当患者在用后牙咬合时它就会成为支点，这样近中的种植附着体磨损就会加速，远中种植体就会承担更大的𬌗力（图 32-45）。当患者使用前牙咬合时，前牙种植体就会成为支点，导致后牙附着体磨耗加速。

2 颗种植体支持的方案中种植体应相互平行。义齿与附着体的就位道也应该一致。当种植体不平行时，先接触的附着体磨耗较少，后接触的附着体会沿阳极部件的一侧摩擦，增加磨耗率（图 32-46）。当义齿就位道与附着体的不一致时（如在牙槽嵴下方有倒凹），附着体会过早磨耗。颊侧的倒凹直接影响义齿的就位道（图 32-47）。

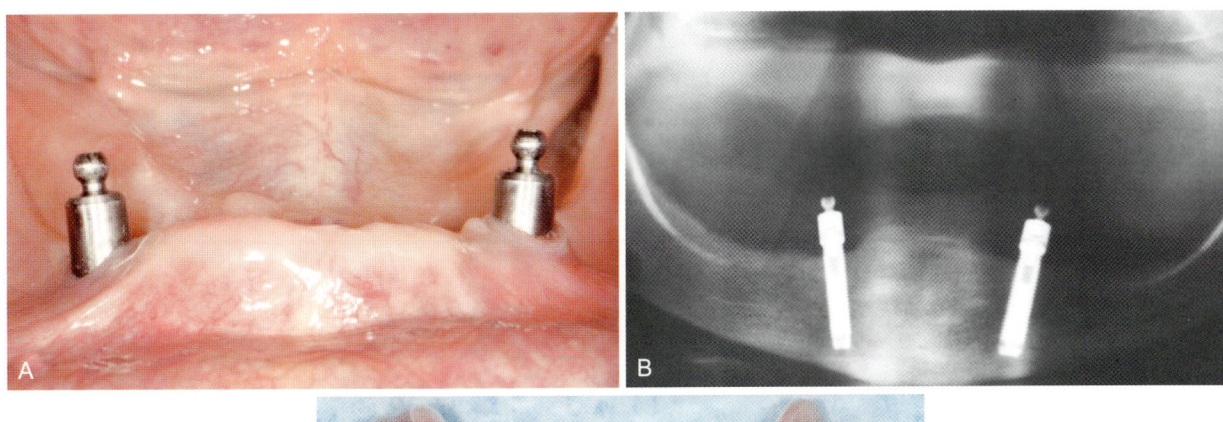

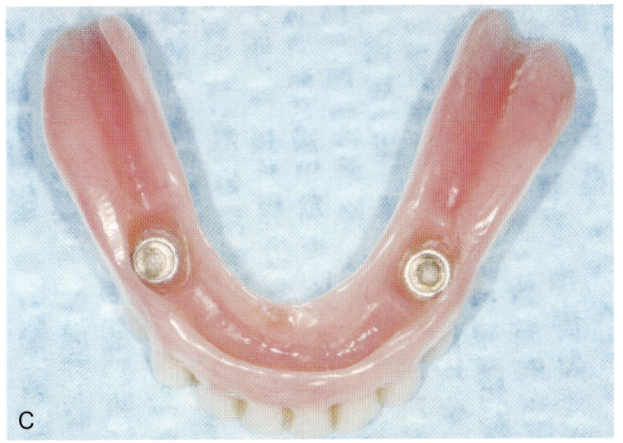

图 32-45　A. 如果一颗种植体的位置比另一颗更偏前，使用后牙咀嚼食物时，远中的种植体成为支点；患者切割食物时，前部的种植体成为运动的支点。这会引起修复体不稳定、附着体磨耗及在种植体上方的"O"形环松弛。B. A 和 E 位点 2 颗单独种植体的全景片，这 2 颗种植体咬合平面不同且相互不平行。C. 当 2 颗单独的种植体位于 A 和 E 位点时，种植体相互不平行、与中线的距离相等、咬合高度也相同，附着体通常会磨耗得更快，需要经常更换

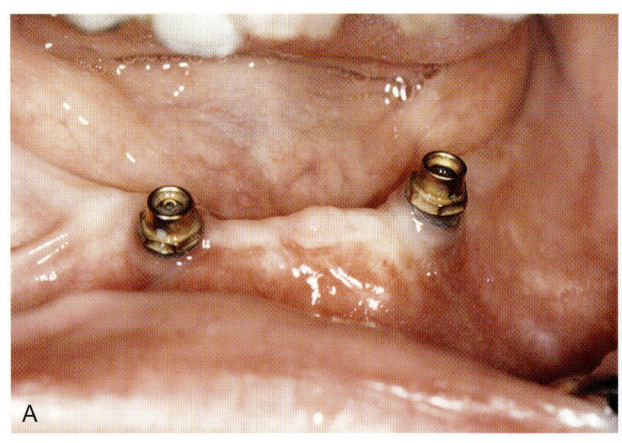
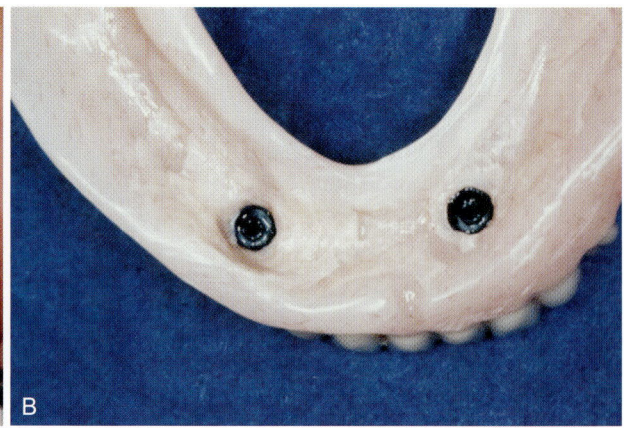

图 32-46　A. 高度相同、与中线距离相等且相互平行的 2 颗独立种植体。当种植体的植入情况与照片中相同时，其中 1 颗（非 2 颗）种植体会变为主要的支点，增加发生过度负荷并发症的风险。B. 当种植体间相互不平行时，附着体严重磨耗。胎力增大时更应该注意这一现象。应该调改患者的胎平面，从而使 RP-5 覆盖义齿为双侧平衡胎关系

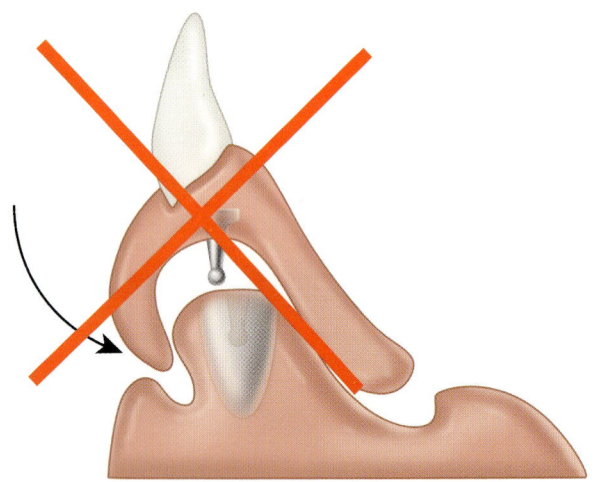

图 32-47　存在前牙区倒凹时，倒凹的形态决定了修复体就位的方向，且这一方向应与附着体就位的方向一致

应当注意的是，无牙颌的剩余牙槽嵴可能是方圆形、卵圆形或是尖圆形。义齿的形态也能分为上面三种形态，并且可能与剩余牙槽嵴的形态不同。当尖圆形的义齿在方圆形剩余牙槽嵴上由 2 颗独立的种植体支持时，种植体前方的义齿将成为悬臂梁。该义齿-牙槽嵴形态的组合需要植入更多种植体以确保修复体稳定，因此 OD-1 方案有相当的劣势。

文献表明，独立的种植体比用杆连接在一起时有更多的修复并发症。鉴于会增加使用风险，推荐更多地使用多颗种植体支持的杆卡式义齿，因为在技工室制作杆卡时控制水平、垂直以及轴向平面的精度比医生在口内植入种植体更容易控制。

需要强调的是选择独立种植体方案的下颌骨应该是的 A 或 B 类骨。OD-3，OD-4，OD-5 方案应使用连接杆，这样可使附着体更远离组织，使得从切缘到附着体的冠高空间（CHS）更少，这样修复体在受到侧向力时能更加稳定（图 32-48）。

下颌选择 OD-1 方案时，对颌应是传统全口义齿。无牙颌患者在治疗前，咬合力减小。在行使功能时，上颌全口义齿会发生一定的移动，从而起到减小应力的作用。上颌全口义齿的不稳定性与下颌 OD-1 覆盖义齿是共存的；与上颌全口义齿相对时，下颌骨后部区域的支持需求降低。因此，当选择 OD-1 方案时，对颌应该是全口义齿（图 32-49）。

当患者能意识到使用连接杆和植入多颗种植体来支持义齿是非常必要的，但由于经济原因制约只能在植入足量种植体前选择少量种植体时，OD-1 是不错的选择。这种治疗方案的最终目标是在患者出现严重的下颌后牙区骨吸收之前将 OD-1 型转变为 RP-4 型修复体或固定修复体。当患者能够负担再增加 2 颗种植体时，可植入 A、E 两点，然后将 A、B、D、E 4 点相连并制作远中悬臂梁来减少后牙区的骨吸收。

如果还能够再增加 1 颗种植体，可以考虑在 C 位点植入，若一侧颏孔远端的骨高度和骨宽度都足够，也可将新增种植体植入第一磨牙的位置。这样一来，就有 5 颗种植体，位于 A、B、C、D、E 或是 A、B、D、E 和磨牙位置，这些种植体连接在一起以及悬臂梁结构就构成了 RP-4 覆盖义齿或固定修复体，有利于维持该侧后牙区牙槽骨，而且仅在一侧使用悬臂梁，大大改善了 A-P 距离。

## 修复步骤

如果费用是首要考虑的因素，那么通常使用 2

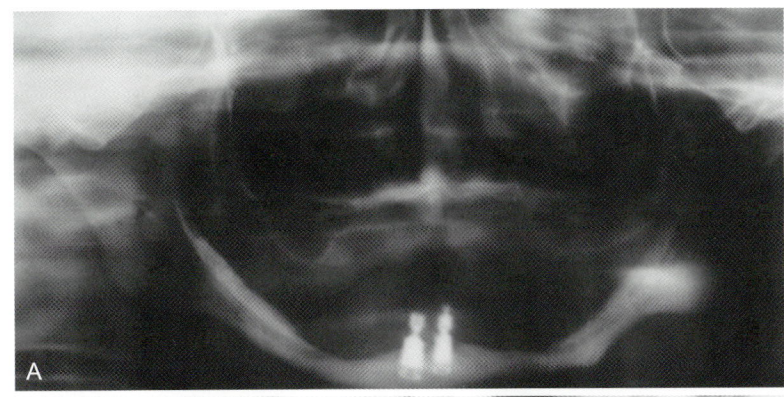
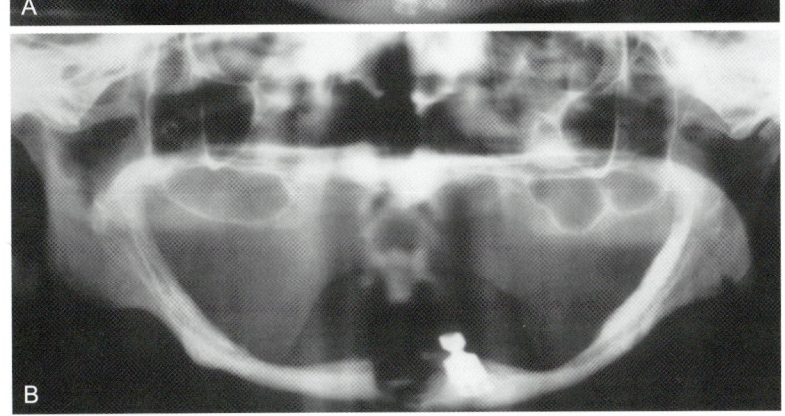

图 32-48　A. D 类下颌骨中 2 颗独立种植体的全景片；B. 1 颗种植体失败，下颌骨在失败种植体的位点出现骨折

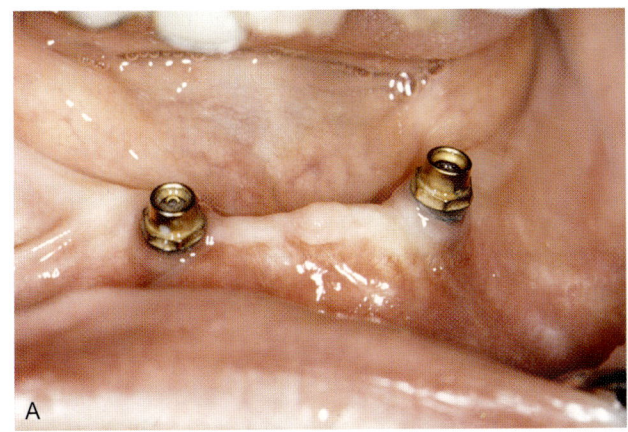
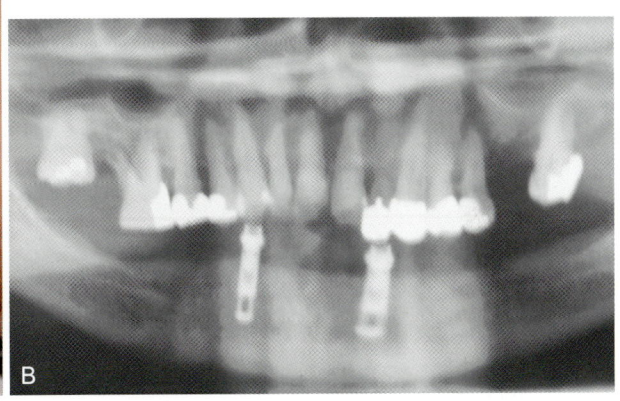

图 32-49　下颌 2 颗种植体支持的覆盖义齿对颌应为全口义齿。否则，种植覆盖义齿容易出现不稳定和压痛点

颗独立的种植体。在这种情况下，医生经常将患者之前的义齿调整为覆盖义齿（IOD）。若以此作为修复目标，当与上颌全口义齿相对时，牙医首先应该评估现有修复体咬合垂直距离及双侧平衡是否适宜。当临床指南和美学都可接受时，该治疗过程才能继续。

2 颗独立的种植体常使用"O"形环或者 Locator 附着体（图 32-50，图 32-51）。愈合之后，牙医取下愈合基台，将预成的钛合金"O"形或 Locator 基台装入种植体中。同时使用附着体保护帽。附着体应彼此平行且处在相同高度。基台越高，修复体的侧向稳定性越好。然而，在人工牙和附着体底座的边界之间应该至少 2 mm 厚的丙烯酸树脂。

附着体的基台有不同的高度（图 32-52）。基台应至少位于组织上方 2 mm，在人工牙下方 2 mm，因此可以保证丙烯酸树脂足够的厚度（图 32-53）。附着体和底座安装到种植体上。然后用扭矩扳手以 20～30 Ncm 力矩（按照种植体制造商的要求）旋紧基台（图 32-54）。

标记杆将染料涂到附着体的顶部（图 32-55）。将义齿放置在种植体上并在义齿的组织面做标记。需要掏空附着体区域的义齿部分。从 B 和 D 位点

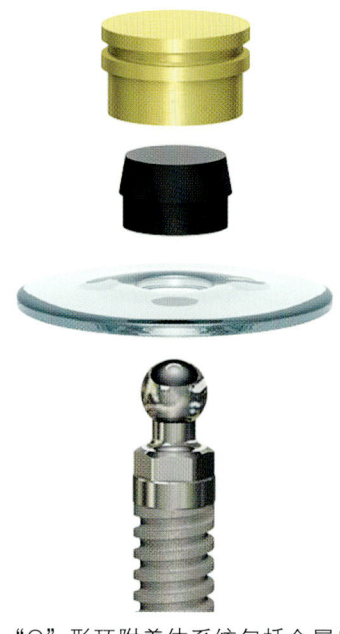

图 32-50 "O"形环附着体系统包括金属底座（顶部）、弹性"O"形环或塑料组件（中间）及阳极"O"形环附着体基台（底部）

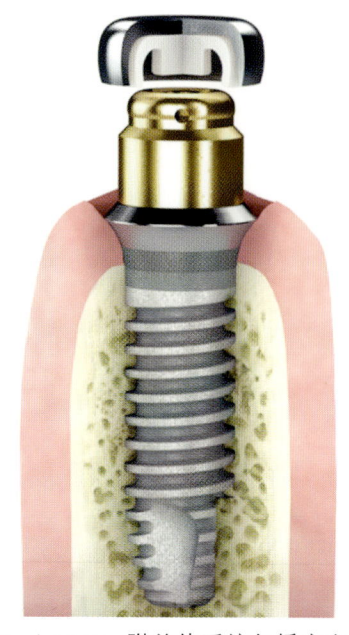

图 32-51 Locator 附着体系统包括底座（顶部）、阳极弹性组件及基台上的附着体阴极组件

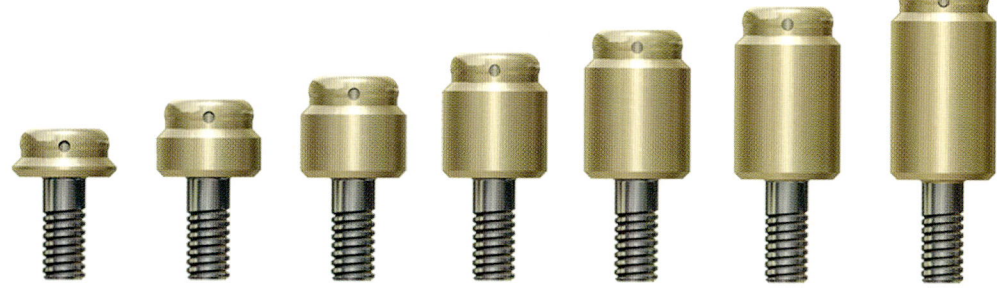

图 32-52 附着体的基台有不同的高度

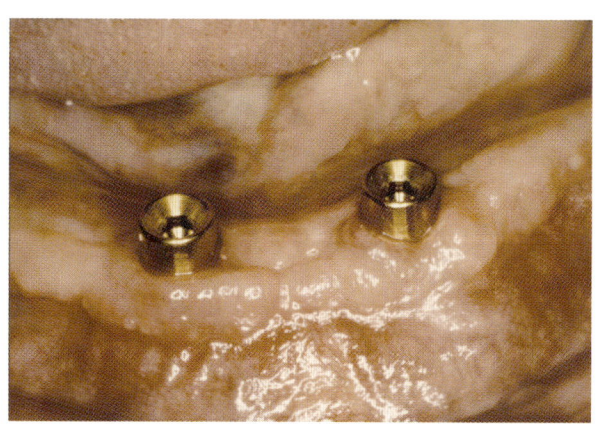

图 32-53 基台应该位于软组织上方至少 2 mm

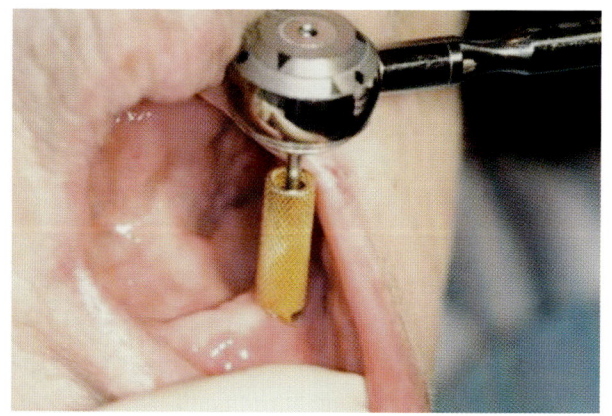

图 32-54 使用扭矩扳手旋紧基台螺丝

的义齿组织面开始去除，直到义齿可以适合附着体而没有干扰（图 32-56）。先试一个附着体，然后同时试 2 个附着体以确认义齿的咬合垂直距离（OVD）和咬合状况与之前的一致。然后，牙医将金属底座和"O"形环安放在附着体柱上，并再次评估义齿。当取下义齿时，金属底座不应倾斜或错位。

当咬合和就位与之前一致时，装入底座，并重复试戴义齿（图 32-57）。然后在义齿的舌侧打孔，

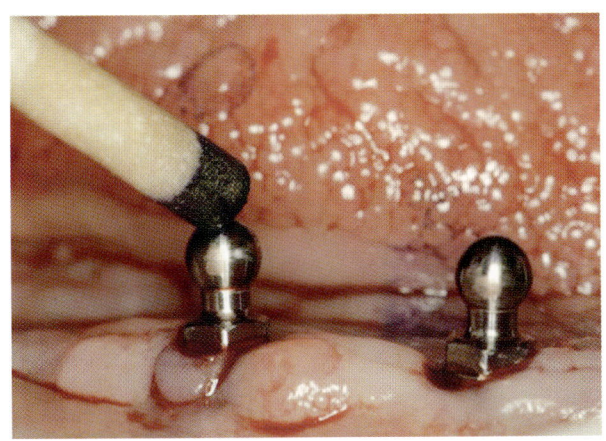

图 32-55　使用染料棒标记附着体的顶部

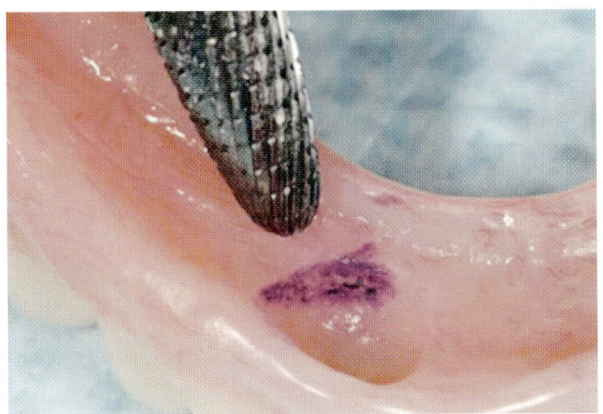

图 32-56　调改义齿组织面，使其与基台、附着体和金属底座相匹配

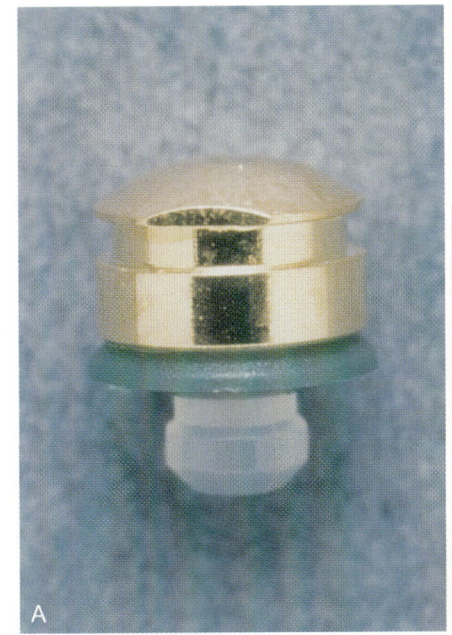
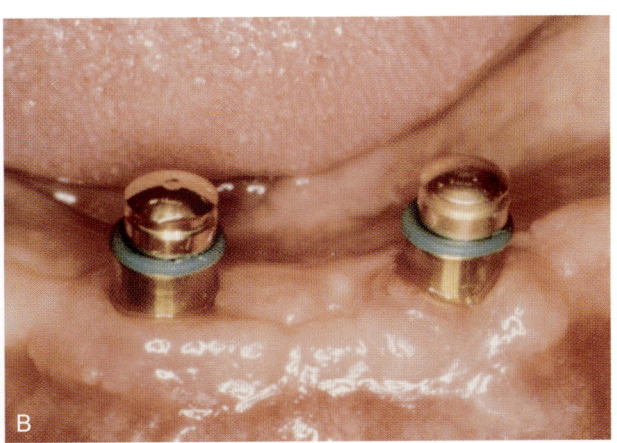

图 32-57　A. 金属底座和附着体；B. 将金属底座和附着体安装在种植体上

方便多余的丙烯酸树脂溢出，提取过程中使用光固化树脂（图 32-58）。

这个时候，需要决定是直接在义齿内使用附着体提取技术还是对义齿基托进行重衬。

当义齿满足颊棚区支持及舌侧后缘的稳定标准时，可以选择直接在义齿内使用附着体提取技术。一次提取一个附着体；用光固化丙烯酸树脂提取所有附着体后，再次评估修复体的组织面，任何空隙都要用树脂填充（图 32-59）。

当义齿的边缘不足时，就要选择重衬。义齿的边缘要磨除 2 mm 或以上。牙医将粘接剂涂在义齿边缘，并使用牙科复合材料或聚醚印模材料来整塑义齿的边缘，这与全口义齿的个别托盘类似。

然后，牙医在义齿舌侧的"O"形环周围打孔。这些孔用来溢出过量的印模材料。将底座或闭合式印模帽安装在种植体上（图 32-60）。然后，利用现有的义齿作为个别托盘，用聚醚或硅橡胶制取下颌最终印模（图 32-61）。聚醚是一种印模材料，当从口中取出时，该印模材料有足够的刚性使底座和"O"形环留在印模内。"O"形环应该具有最小的固位力，而不具有更高的布氏硬度指数，以使操作过程更简便。

将"O"形环柱的替代体插入印模后用石膏灌制模型（图 32-62）。技工室对下颌义齿基托进行重衬，并将金属底座结合到重衬的基托中（图 32-63）。在每个"O"形环柱上方应具有 2 mm 的缓冲，以确保底座在义齿的加工期间不在"O"形环柱的头部旋转。

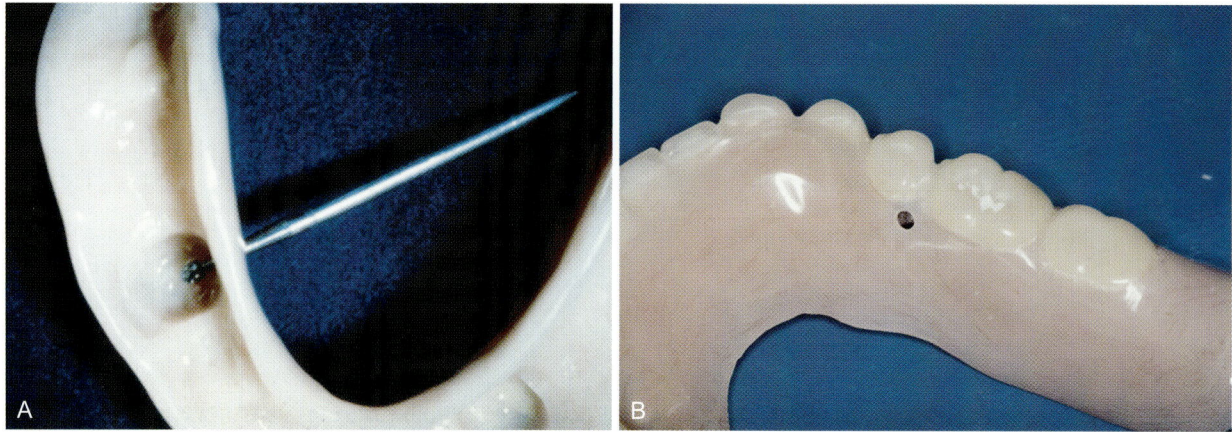

图 32-58  A. 在覆盖义齿附着体部位的舌侧预备一个洞；B. 多余的丙烯酸树脂可以从这个舌侧洞溢出，且可以通过这个洞利用光固化丙烯酸使弹性附着体和金属底座固位

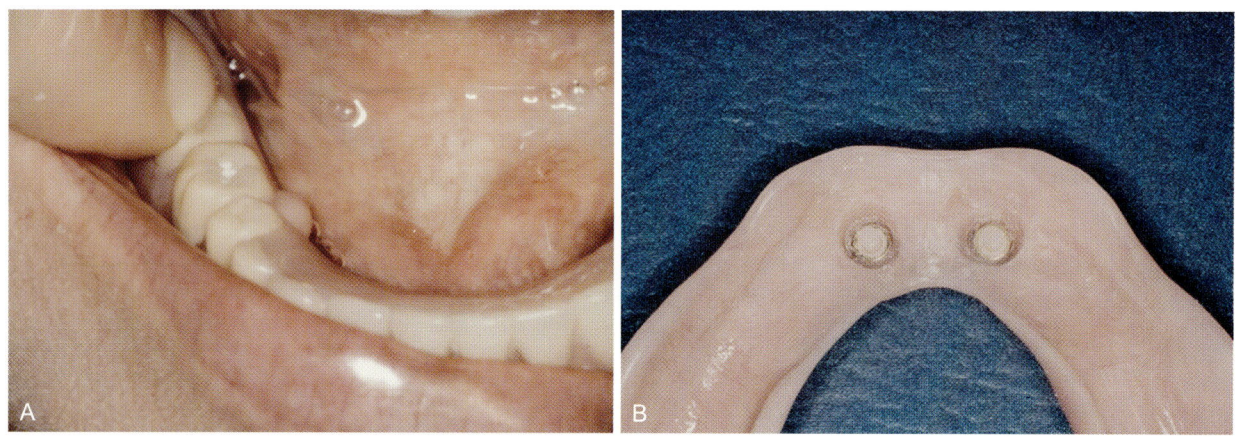

图 32-59  A. 当义齿调改合适后，可以使用树脂固位金属底座和弹性附着体；B. 检查丙烯酸固位情况，确保丙烯酸充满所有的间隙

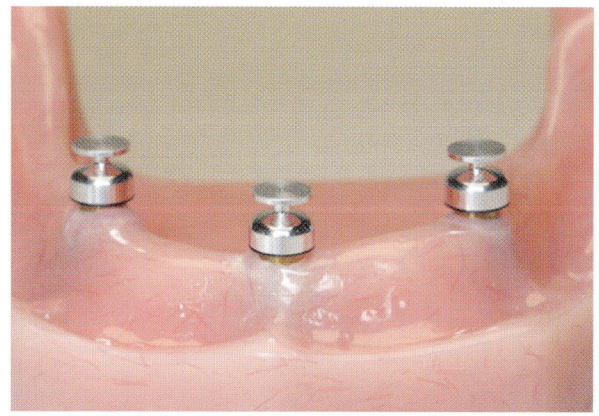

图 32-60  将金属底座和弹性附着体（或印模转移帽）在种植体基台上就位

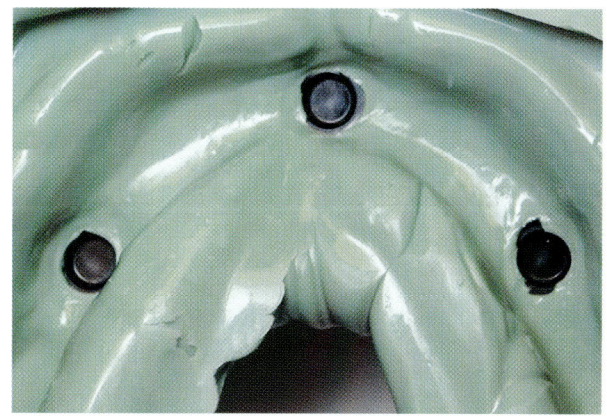

图 32-61  利用义齿作为闭合印模托盘，并在取模时和印模材料一同提取附着体（或转移帽）

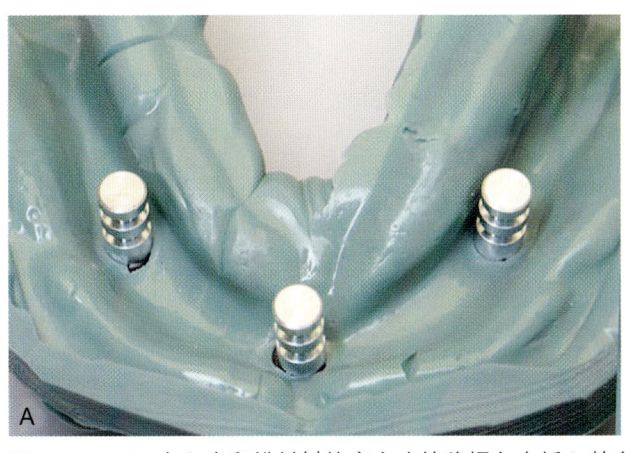
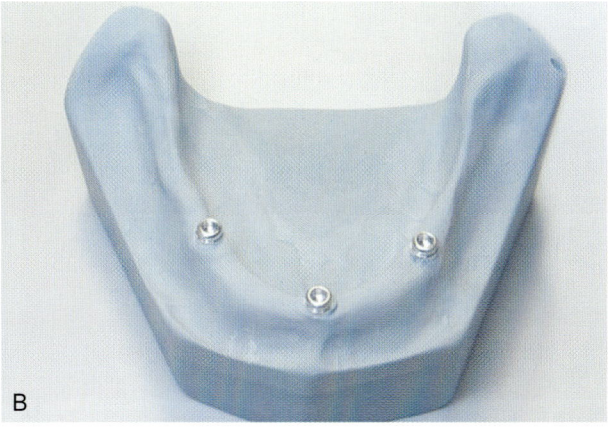

图 32-62　A.在义齿印模材料的底座（转移帽）中插入基台替代体；B.使用石膏灌制模型

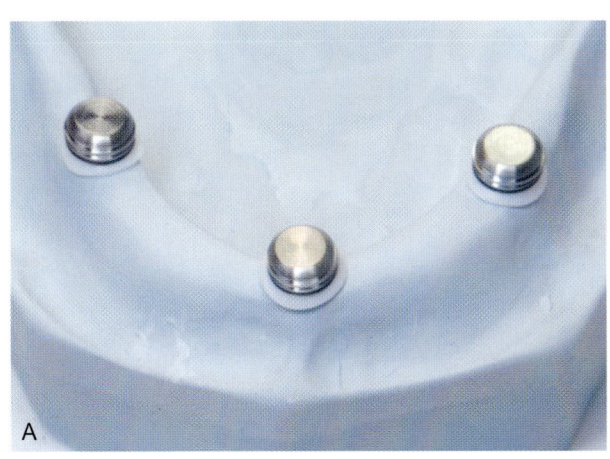
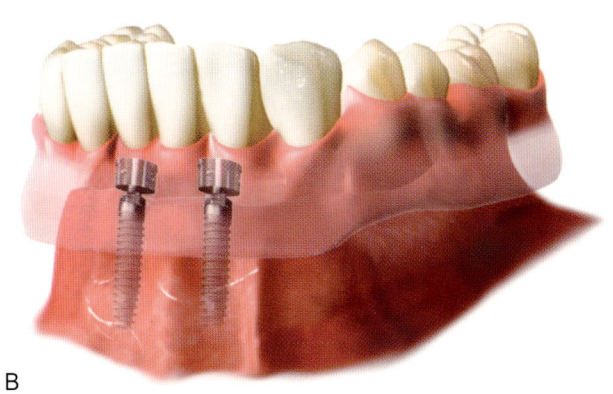

图 32-63　A.在基台替代体上插入金属底座和附着体；B.对带有金属底座的义齿基托重衬

牙医戴入最终的下颌种植覆盖义齿（IOD），确保"O"形环只固位义齿。义齿由下颌后部颊棚区和前牙区的牙槽嵴支持。在后部区域的侧向稳定性主要从义齿的舌侧缘获得；双侧平衡𬌗有助于在功能状态时稳定义齿。

### 覆盖义齿方案 2

OD-2 也是种植在 B 和 D 位点。在这个方案中，它们用上部连接杆连接在一起，但没有远中悬臂梁（图 32-64）。

与独立的种植体相比，前牙区的 2 颗种植体用杆连接后会减少受力[88, 113]。很多医生的初始方案多倾向于 OD-2 而非 OD-1，因其需要的解剖条件和患者诉求与 OD-1 方案基本一致。

即使一颗种植体的位置比另一颗偏远中，但是杆的设计是将附着体等分在中线两侧，相互平行、咬合高度和角度相同，从而增加固位力（图 32-65）。

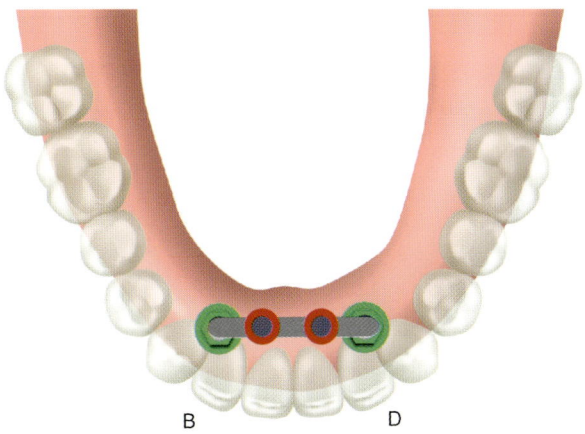

图 32-64　覆盖义齿方案 2 在 B 和 D 位点植入种植体并使用连接杆。可以在杆上加入能允许修复体有动度的附着体，如"O"形环或 Hader 杆卡。附着体应位于同一高度、与中线等距且相互平行

种植体间理想的距离是 14～16 mm，也就是在 B、D 两点之间的距离。但是，如果种植体过于接近，小于 B、D 间距离，那么无论种植体连接还

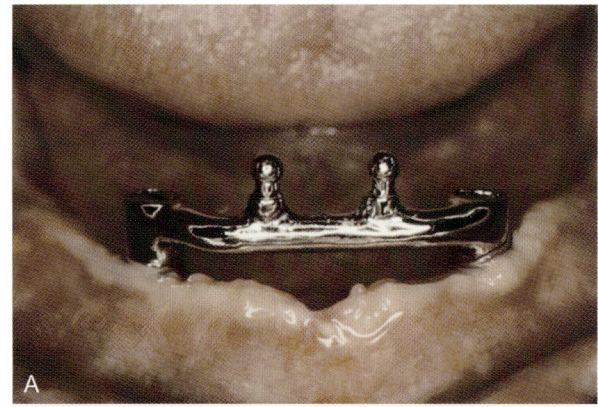

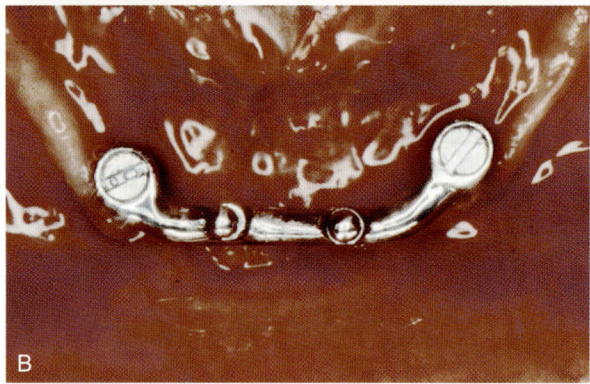

图 32-65 A. 当 OD-2 中使用"O"形环时，附着体之间应该相互平行且位于同一高度；B. 即使一颗种植体的位置相对另一颗偏向远中，"O"形环附着体也应该置于与中线距离相等的地方

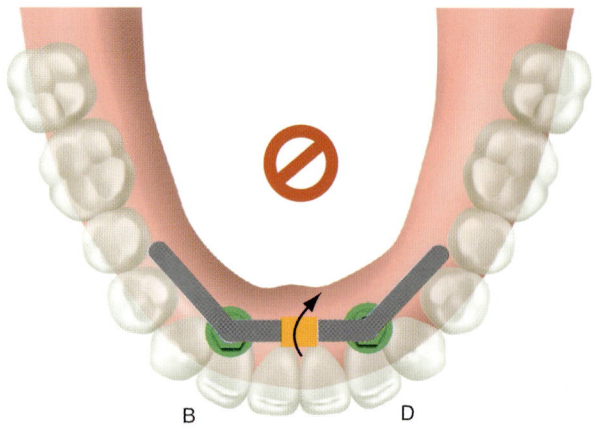

图 32-66 B 和 D 位点种植体之间的连接杆不能在远中出现悬臂梁

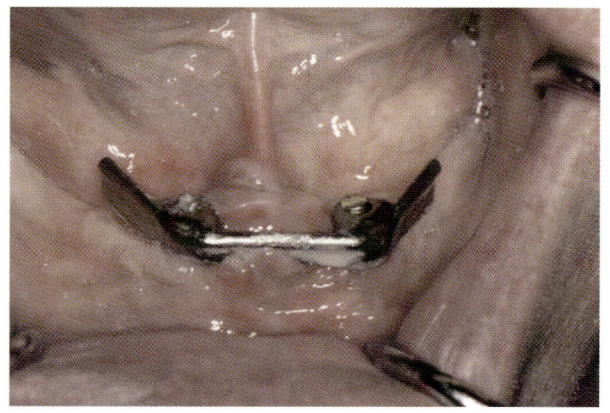

图 32-67 在 B 和 D 位点植入种植体，且连接杆远中有悬臂梁存在。修复体中的 Hader 杆卡不允许修复体运动。因此，此为修复体动度为 0（PM-0）的种植覆盖义齿，会重复出现生物力学并发症

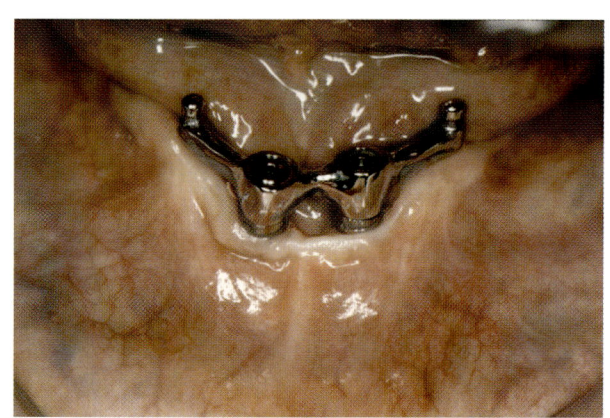

图 32-68 杆连接的 2 颗种植体，连接杆没有 A-P 距离，双侧悬臂梁的生物力学预期较差

是相互独立，都会导致修复体在行使功能时稳定性下降。

另外，2 颗种植体的连接杆远中不应当设置悬臂梁（图 32-66）。当杆从前牙区种植体延伸出悬臂梁，而 2 颗种植体之间没有足够的 A-P 距离以抵消悬臂梁效应，悬臂梁会增加修复体失败和基台螺丝松动的风险（图 32-67，图 32-68）。

不能将种植体植入到 A、E 两点，也不能用杆进行连接。A、E 位点常在第一前磨牙的位置，甚至在第二前磨牙的位置（取决于性别和种族）（图 32-69）。

当种植体与直杆连接时，连接杆相对前部牙槽嵴偏向舌侧。覆盖义齿的基托体积较大，甚至会放在颌下腺导管上方（图 32-70）。这种修复体的设计会影响发音。人工牙会排在剩余牙槽嵴顶的前侧，因此会像一个杠杆作用于连接杆上，导致修复体不稳定。

A 点与 E 位点之间的连接杆的弯曲程度是在 B、D 位点连接杆的 5 倍。因此，螺丝松动的风险更高[114]（图 32-71）。

当弯曲杆的位置更靠前时，修复体常沿杆的两侧转动，会限制修复体动度（PM）。如果修复体靠在曲杆的两侧，那么修复体动度可能会减少到 0（PM-0）（图 32-72）。

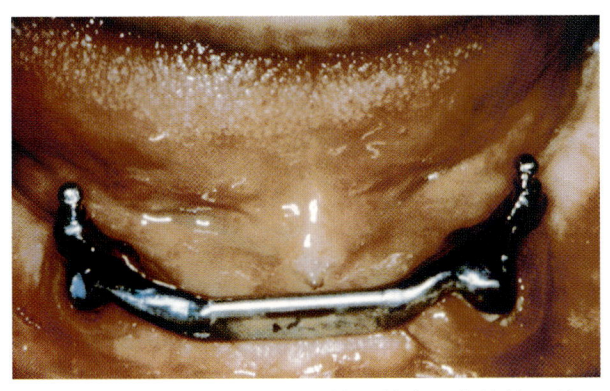

图 32-69 该患者口内为 2 颗第一前磨牙支持的覆盖义齿。杆的右侧失去粘接，因此对患者左侧第一前磨牙产生悬臂梁作用。这与在 A 和 E 位点植入种植体的情况相似，因为颏孔通常位于前磨牙之间或第二前磨牙的远中位置

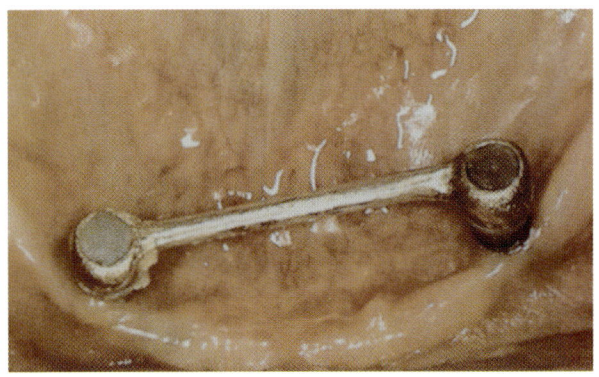

图 32-70 使用直杆连接 A 和 E 位点的种植体时，杆通常位于剩余牙槽嵴的舌侧，甚至可能位于口底颌下腺导管的上方

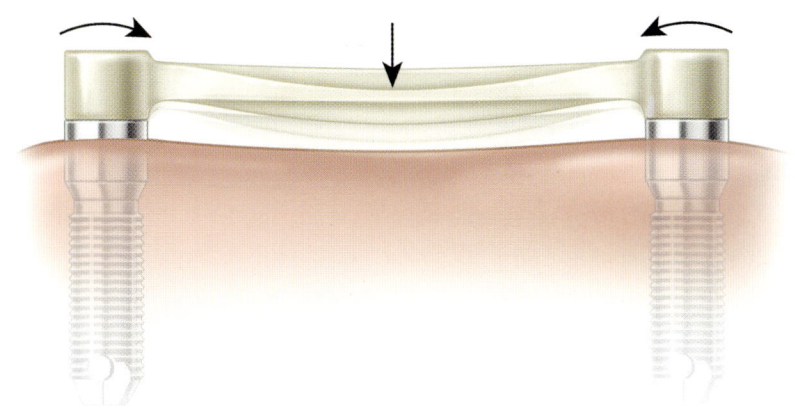

图 32-71 A 和 E 位点种植体连接杆的弯曲度为 B 和 D 位点连接杆的 5 倍。因此，螺丝松动的风险也增加了。不应该将 A 和 E 位点的种植体连接起来。相反，应该首先在 C 位点植入 1 颗种植体

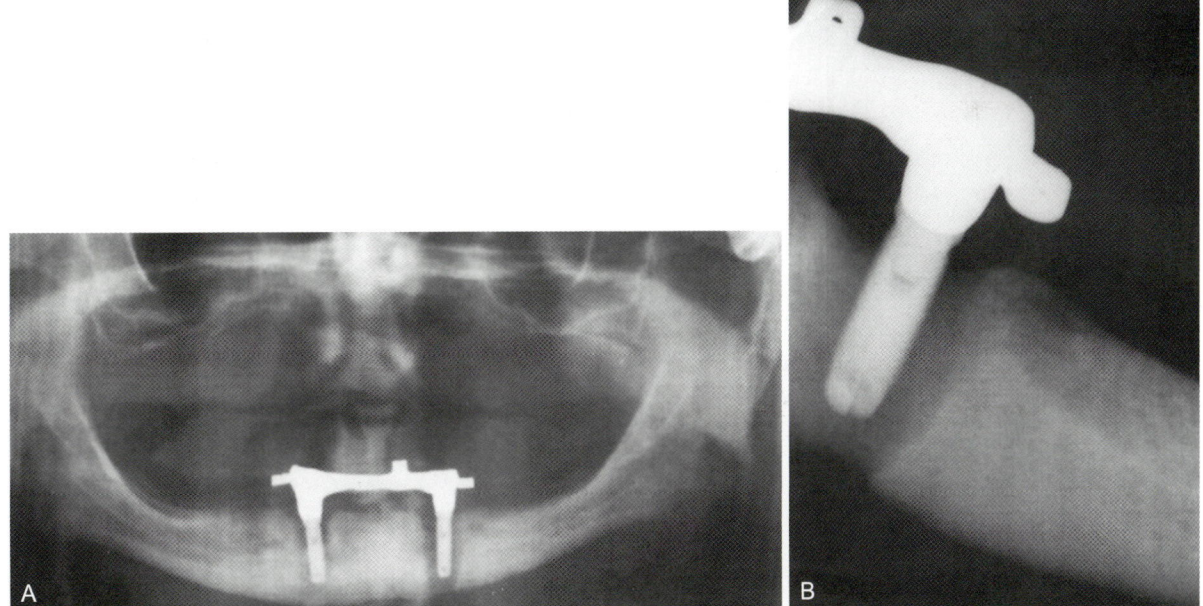

图 32-72 A. A 和 E 位点种植体使用杆相连接的 X 线片。A 位点种植体的修复螺丝出现松动，导致作用于 E 位点种植体的悬臂梁增长，E 位点种植体随之失败。B. 弯曲的杆过于偏向一侧，以至于种植覆盖义齿动度为 0（PM-0）

这会对种植体系统产生更大的垂直向及侧向力。在 A，E 位点上会存在更大的侧向力，这会增加螺丝松动的风险(框图 32-9)。如果患者已经在 A、E 位点植入了种植体，那最好的治疗方案是在 C 位点增加 1 颗种植体，用杆连接 3 颗种植体。

适合使用 OD-2 方案的患者应符合以下条件：
1. 患者对颌采用全口义齿修复。
2. 解剖条件好（对传统义齿而言）。
3. 后牙牙槽嵴形态呈倒 U 形，能够提供良好的支持和侧向稳定性。
4. 患者对改善固位要求不高。
5. 患者需要定期更换新的修复体，并且愿意比 OD-1 方案付出更多的时间和费用。
6. 下颌剩余牙槽嵴为方圆形或卵圆形，牙弓为卵圆形或尖圆形。
7. 当患者在短期内（3 年内）不能植入更多的种植体，OD-2 方案要比 OD-1 方案安全（框图 32-10）。

OD-2 修复体设计相对于 OD-1 具有两个主要优点。第一，当种植体与杆连接在一起的时候，减少了前牙区种植体的受力。相对 OD-1 而言，减少螺丝松动以及嵴顶骨吸收的风险。第二，技工室可以将附着体设计得彼此平行，高度一致，并与中线等距，而不用考虑种植体的位置，从而减少修复并发症。

根据冠高空间，连接杆上的固位附着体通常设计为"O"形环或者固位卡。连接杆与 Dolder 杆卡或 Hader 杆卡类似[115-117]。杆的横截面是卵圆形（Dolder）或带有抗旋结构的圆形，以便增加杆的强度并降低其弹性[117]。

在垂直高度上，杆应该距离软组织 1 mm 以上，以便获得更简便的清洁空间。过于狭窄的空间不利于清洁，会造成食物嵌塞和软组织炎症。适当选择种植体基台的高度，将更容易确认杆的位置。

当 Hader 或者 Dolder 杆卡用于固位时，要仔细检查上部结构的附着体修复系统。连接杆与固位卡应垂直于旋转轨迹并平行于𬌗平面。这通常需要一个垂直于中线的直杆（图 32-73）。弯曲的杆通常将固位卡放置在离种植体更近的位置以防止修复体旋转。

杆、卡均应平行于𬌗平面或者抬升"O"形环到同一高度，并与中线等距。成角度的杆不允许义齿旋转，所以无法利用后牙区软组织分散负荷。连接杆应垂直于后牙缺牙区牙弓夹角的平分线，从而允许修复体旋转。如果后牙区组织有动度，修复

### 框图 32-9　连接 A 和 E 位点种植体的缺点（双侧第一前磨牙之间）

- 连接种植体的直杆偏向牙槽嵴的舌侧
- 发音困难
- 覆盖义齿的前部倾斜
- 较连接 B 和 D 位点的种植体的杆而言，弯曲度增加了 5 倍
- 用前部弯曲杆连接种植体
- 杆的弹性增大（较 B 和 D 位点增加了 9 倍）
- 螺丝松动的概率增大
- 修复体前部的力矩增大
- 弯曲杆上的附着体阻止修复体的动度
- 𬌗力高于 B 和 D 位点
- 较 B 和 D 位点更大的侧向负荷

### 框图 32-10　病例选择标准：OD-2

- 上颌为全口义齿
- 解剖条件好或极佳（前牙区和后牙区为 A 或 B 类骨）
- 后牙区牙槽嵴形态为倒 U 形
- 患者的要求低，主要的诉求为提高修复体的固位
- 患者可以承受制作新的修复体和连接杆的费用
- 超过 3 年的时间内，不会植入附加种植体
- 患者的力学因素（例如：功能紊乱）小
- 下颌剩余牙槽嵴的形态是方圆形或卵圆形，牙弓形态也是方圆形或卵圆形

体应该具有 PM-3 或更大的动度。前牙区附着体（Dolder 杆卡或"O"形环）的垂直运动允许应力消除以补偿后牙区的组织运动。

修复体的连接杆应在确定了覆盖义齿的最终轮廓和人工牙位置之后制作。否则，易导致义齿排牙空间不足或覆盖义齿的外形轮廓过大（通常是在舌侧面）。

杆可以与每个种植修复体基底的唇面连接。这样义齿的舌侧基托可以沿用传统修复体的形态。

覆盖义齿的附着体位置越高，稳定性就越好。附着体上方的冠高空间（CHS）就像杠杆一样；CHS 越大，受力越大，覆盖义齿受侧向力时的稳定性越差。

然而，连接杆上附着体的高度要保证人工牙和附着体之间至少有 3 mm 丙烯酸树脂空间以满足

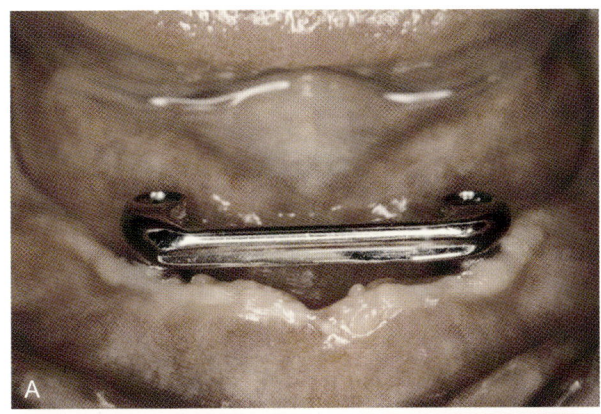

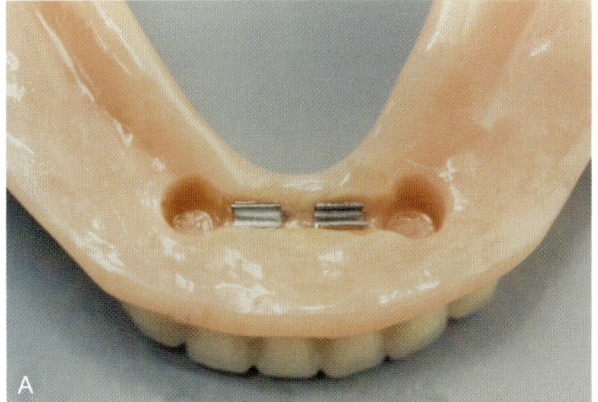

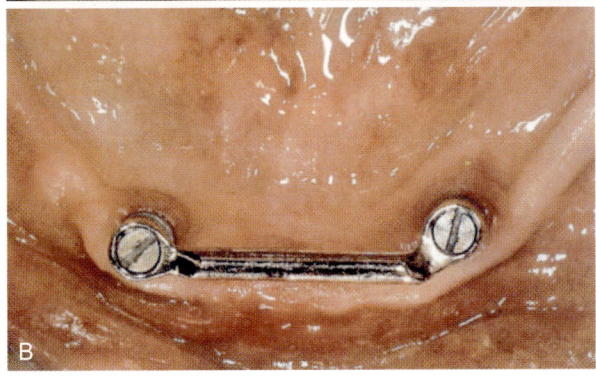

图 32-73　A.可以使用 Hader 杆卡连接 B 和 D 位点的种植体；B.即使一颗种植体的位置较另一颗偏向远中，杆的位置也应该与中线垂直并与𬌗平面平行

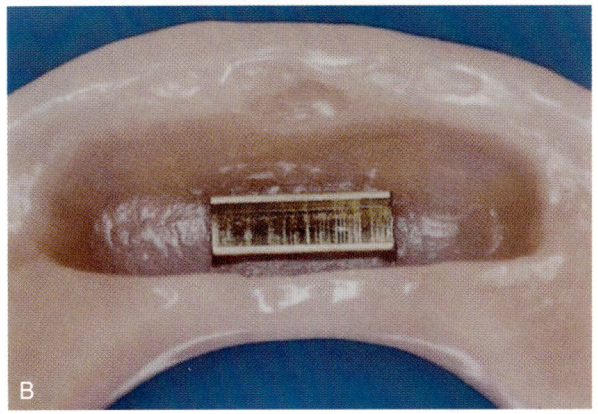

图 32-74　A.义齿的丙烯酸组织面与金属基底和杆太近会限制（或妨碍）种植覆盖义齿在功能状态下的转动；B.卡应该与杆接触，但义齿不应该靠在种植体基台或杆的侧面

强度的要求。杆支持式覆盖义齿的组织面不应贴在基台或杆的侧面，因为这将限制修复体旋转（图32-74）。

### 缺点

当对颌前方或后方有余留天然牙时，在 C-h 或 D 类骨中不推荐使用 2 颗种植体支持覆盖义齿。较大的冠高空间、较差的牙槽嵴形态或较大的𬌗力都会给种植体系统造成额外的受力而增加发生并发症的可能。应该使用更多的种植体来减小种植体和修复体的风险。

OD-2 较 OD-1 的另一个不足之处是杆下较难清洁，可能导致杆下的软组织增生，而且 OD-2 需要连接杆，与 OD-1 相比早期的方案费用较高。通常 OD-2 也建议制作新的义齿。因此，杆卡和新的义齿增加了修复费用。

### 修复体的制作

连接杆的制作遵循杆制作的标准步骤，与连接 2~5 颗种植体，或更多数量种植体的杆制作流程相似。第一步是旋下愈合基台，并选择螺丝固位基台（图 32-75A）

螺丝固位基台有各种高度，理想的基台应高出组织 2 mm。这样利于清洁基台周围及杆的下方。第二步是安装间接印模转移帽（图 32-75B）。

主动边缘整塑后制取下颌闭合式初印模，方法同全口义齿的初印模。用同样的方法取上颌初印模。旋入螺丝固位基台保护帽，防止食物和牙结石进入基台内部螺纹。技师把间接转移帽和种植体替代体插入初印模内，石膏灌制模型。

在石膏模型上，用直接印模帽替代间接印模帽。将 1 mm 后的蜡片放在模型的人工牙龈处做间隔。

然后在第一磨牙的位置去除 1 mm×3 mm 的蜡片形成组织止点。在模型上涂分离剂，使丙烯酸树脂不会和蜡融合在一起，也不会粘接在模型上。常用 Triad 材料（Dentsply, York, PA）在模型上制作开窗式托盘，以降低树脂的收缩。

第二个临床步骤是把直接转移帽旋入到螺丝固位基台上。然后在口内试开窗式个别托盘，保证直

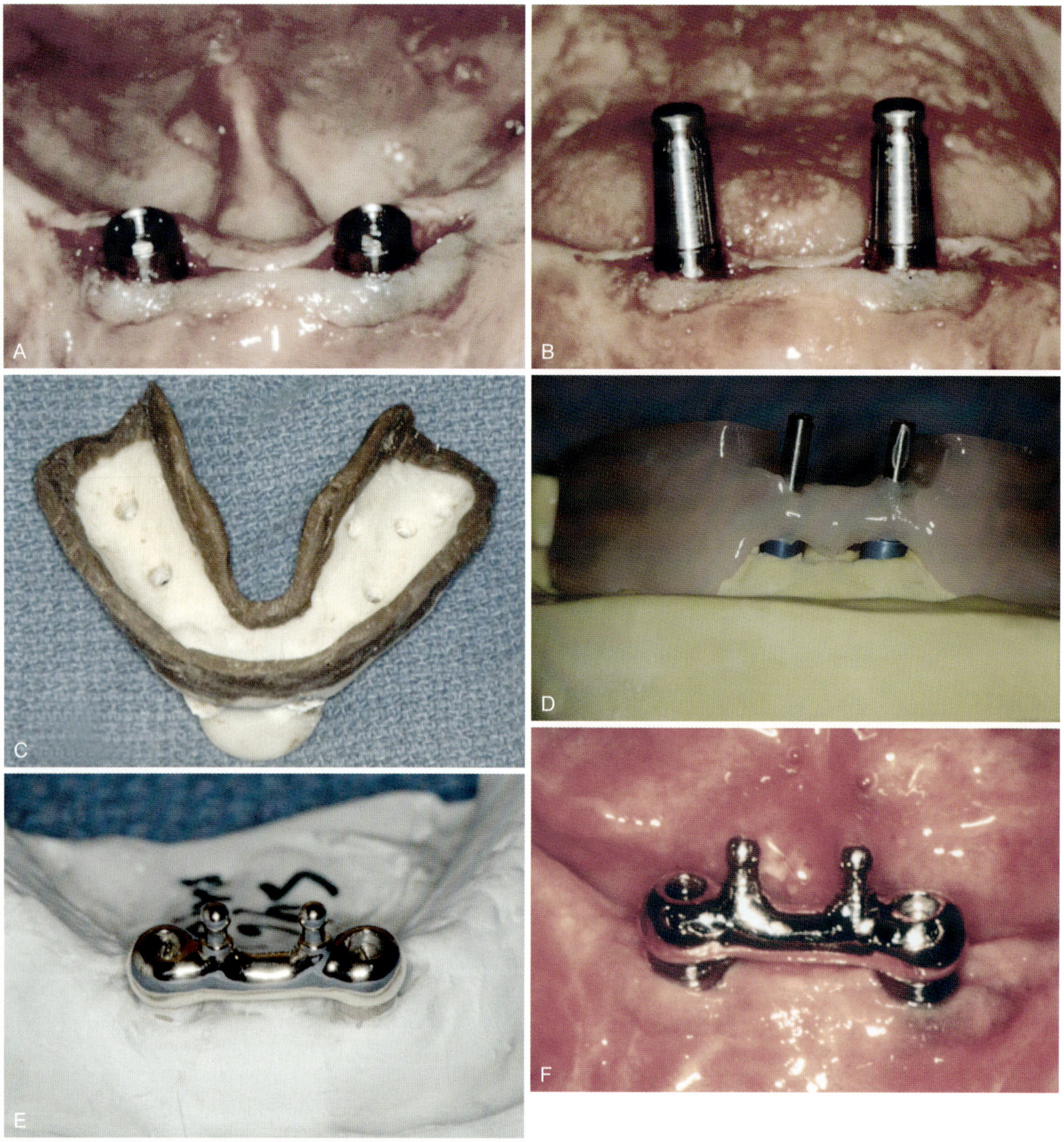

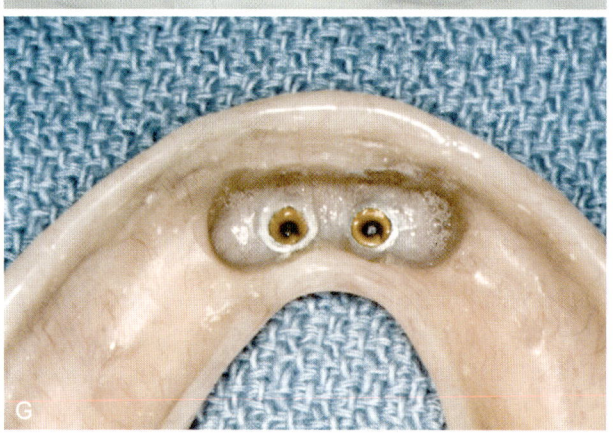

图 32-75  A. A 和 D 位点的种植体暴露于口腔，装入螺丝固位基台。基台通常应高于软组织 2 mm。B. 在螺丝固位基台上方安装间接印模转移帽，制取闭合式初印模。C. 在制取种植覆盖义齿的终印模前，对开窗式个性化托盘进行边缘整塑。D. 在工作模型上安装直接印模转移帽，然后制作基板和蜡堤。E. 技工室制作连接杆和种植体支持式覆盖义齿的附着体。"O"形环应与修复体就位方向平行，具有相同的高度，与中线的距离也应相同。F. 连接杆和附着体通过螺丝紧固于螺丝固位基台上方。G. 检查最终修复体，确保修复体至少有 2 个方向的动度，且边缘没有过度延伸

接转移帽的固位螺丝能从托盘开窗处穿出，且不会太长。

接下来，个别托盘在种植修复体覆盖的所有软组织区域进行边缘整塑（图 32-75C）。然后制取最终印模，通常使用聚醚材料。因为它对软组织印模有更好的体积稳定性和亲水性。

印模要包括传统可摘义齿所有的解剖界限，包括舌翼、磨牙后垫和舌系带。松开直接印模转移帽固位螺丝，取下印模并评估。上颌也制取终印模。旋入螺丝基台保护帽，预约患者下次复诊时间。

在印模内连接螺丝固位基台替代体后灌注模型，在工作模型上制作一个基板和蜡堤，与直接印模帽结合在一起（图 32-75D）。

使直接印模帽的固位螺丝穿过蜡堤。因此，基板和蜡堤也可以被用做检验夹具，评估模型上种植体基台的位置是否正确。技工室用同样的方法用上颌的终印模制作基板和蜡堤。

在第三次复诊时，牙医通过基板和蜡堤来确定咬合垂直距离（OVD）和正中关系咬合记录。基板通过直接印模转移帽上的螺丝固定，也可以作为检验夹具。

OVD 和正中咬合关系的确定方法与传统的全口义齿的相同。牙医也需要进行面弓转移以及获取前伸咬合记录；同时在这次就诊时要选择牙齿的形状和颜色。

在技工室，利用面弓转移先将上颌模型连同基板和蜡堤上𬌗架，然后利用基板和蜡堤将下颌模型上𬌗架。当与上颌全口义齿相对时，应该调整为双侧平衡𬌗。

在第四次复诊时，牙医和患者共同评估最终上、下颌修复体的位置和外形。然后，技师在下颌义齿试戴蜡型的轮廓内制作连接杆的蜡型，附着体的位置应距离人工牙或覆盖义齿轮廓几毫米。

最终附着体要用金属底座来安装以确保有足量的树脂填充在它们周围。然后技师将连接杆和附着体铸造出来（图 32-75E）。将铸造出来的连接杆和附着体安装在模型上，堵塞杆铸件周围和底部的区域。最后，就是制作义齿的程序。另一种方法是翻制杆、附着体、软组织的的模型，在复制模型上制作义齿。

在第五次复诊时，戴入连接杆和最终的修复体（图 32-75F，G）。牙医用传统义齿的方法评估软组织外形，并进行咬合调整。医生交给患者书面的术后指导和评估软组织和咬合状况的提示。

## 覆盖义齿方案 3

覆盖义齿方案 3（OD-3）是分别在 A、C、E 位点植入 3 颗种植体（框图 32-11），通过上部结构将种植体相连，但是不设置远中悬臂梁。A、C、E 3 颗前牙种植体可设计 PM-2 或更大动度的义齿（图 32-76）。覆盖义齿方案 3 适用于对颌为全口义齿且只有中低度解剖条件的患者。对颌为全口义齿以防止咬合力过大。必须指出，当后牙区牙槽嵴形态不佳时（C-h 骨量或 D 类），采用 OD-3 方案是最低要求。

与只在 B 和 D 位点植入种植体的方案相比，在 A、C、E 位点植入种植体并连接的方案有很多优点（框图 32-12）。

在 A、C、E 三点的种植体不能直线相连，C 位点的种植体位于 A、E 两位点之前，在义齿舌隆突的下方（图 32-77）。

这样𬌗力就能直接作用于前部种植体上，从而减少倾斜、增加稳定。因此，当下颌前牙区的种植体超过 2 颗时就可以建立一个稳定的三角支持系统。

| 框图 32-11　病例选择标准：OD-3 |
| --- |
| • 上颌为全口义齿<br>• 解剖条件为中等至极佳<br>• 后牙区牙槽嵴形态为倒 U 形<br>• 患者的要求提高修复体的固位、支持与稳定<br>• 成本适中<br>• 患者存在中度力学因素（如功能紊乱） |

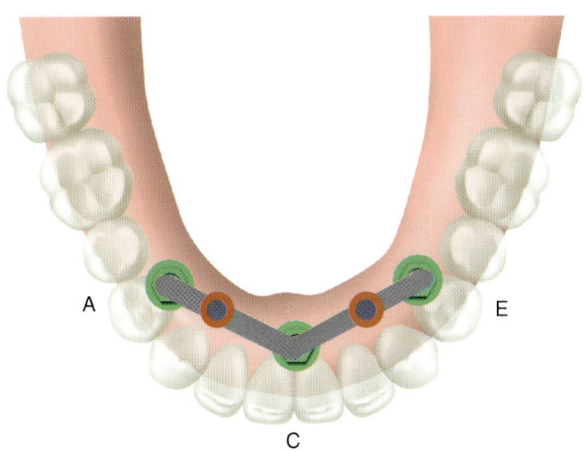

图 32-76　覆盖义齿方案 3：用杆连接 A、C 和 E 位点的 3 颗种植体。附着体的位置应允许修复体的远中部分有动度

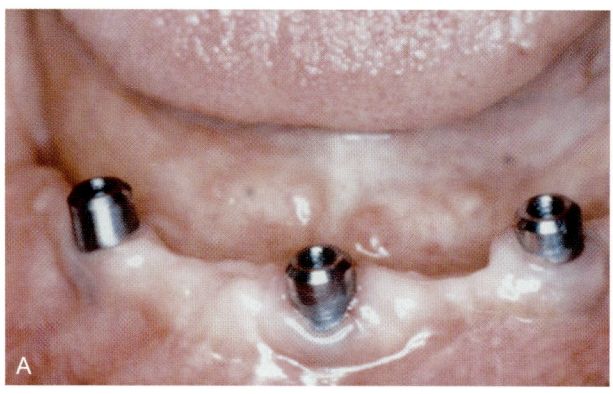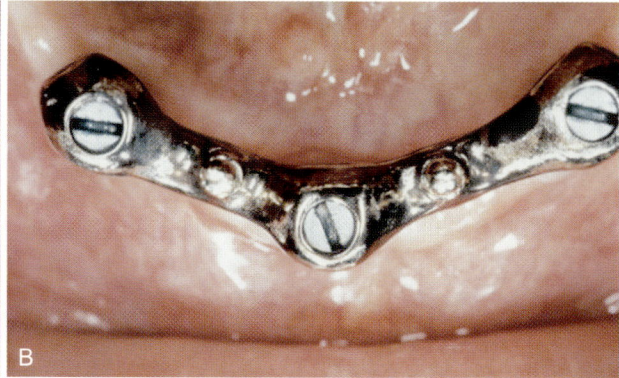

图 32-77　A. 下颌骨骨质 A 类，选择覆盖义齿方案 3，在 A、C 及 E 位点植入种植体；B. C 位点的种植体比 A 和 E 位点更靠前，因此修复体前后稳定性得到了提高

| 框图 32-12　连接 A、C 和 E 位点种植体的优势 |
| --- |
| - 较 A 和 E 位点种植体相连而言，杆的弯曲度降低了 6 倍<br>- 螺丝松动概率降低<br>- 减小金属弯曲<br>- 有 3 颗种植体基台<br>- 与 A 和 E 位点相连而言，每颗种植体应力减小<br>- 表面积增大<br>- 种植体数量更多<br>- A-P 距离增大<br>- 与 A 和 E 位点相连而言，力矩减小了一半<br>- 修复体的动度降低<br>- 即使有一颗种植体失败，仍能提供足够的支持 |

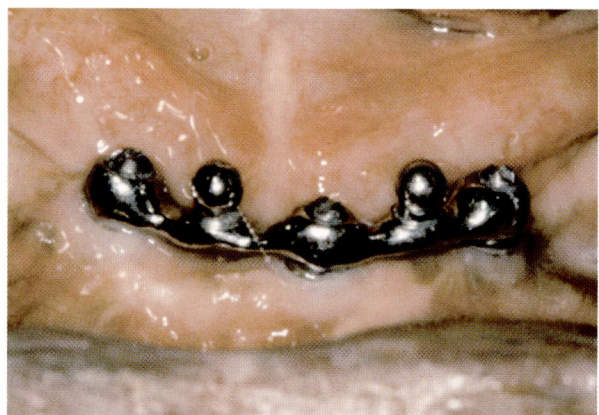

图 32-78　附着体位置较 OD-2 更偏向远中，但仍与中线等距、相互平行及具有相同的高度

双侧远中后牙区种植体用直线相连，这条线到中间种植体的垂线距离就是 A-P 距离[18, 117]。当种植体连接在一起时，这个值越大生物力学稳定性就越好。OD-3 方案中 A、C、E 三个位点的种植体构成的 A-P 距离越大，种植体的受力就越小。

相较于 B-D 位点修复体，A-C-E 位点种植体通过杆连接起来的修复体具有更好的稳定性。

OD-3 方案中，种植体位于 A、C、E 位点，附着体位于 B、D 位点上，比 OD-2 方案附着体的位置偏远中，因此覆盖义齿获得了更好的侧方稳定性（图 32-78）。此外，在垂直高度允许的情况下，连接杆能更加远离软组织，附着体-骨的距离更大。相较于 OD-1 与 OD-2，OD-3 方案能更好的限制义齿旋转。因此，使用 3 颗种植体的方案（OD-3）更适合于可用骨高度为 C-h 类时的下颌牙列缺失患者。

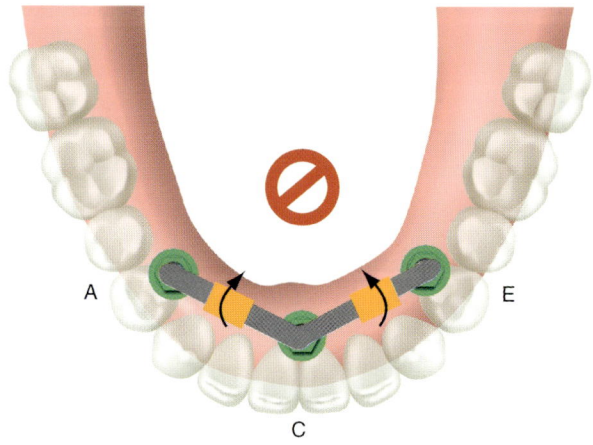

图 32-79　覆盖义齿方案 3 很少使用 Hader 杆卡附着体

OD-3 方案通常不选用 Hader 杆卡作为附着体，因为两个卡不能在同一平面内发生旋转，这样修复体就会过于刚性，只有在卡变形的情况下才能实现旋转（图 32-79）。

杆和卡的磨损是常见的并发症。如果修复体设计了杆卡附着体，那么杆应该连接A、E位点种植体上基底的颊面和C位点的舌面。于是，直杆可预制成垂直于义齿旋转的路径（图32-80）。

"O"形环隶属于连接杆，为杆的设计和位置提供了更大的余地（图32-81）。

在冠高空间允许的情况下，常用"O"形环附着体；它可增加附着体-骨的高度，能减小𬌗平面-附着体的距离。𬌗平面-附着体的距离越小，覆盖义齿受侧向力时越稳定。义齿组织面不应该与连接杆的侧面接触，那样会系统刚性过大。

连接杆应该平行于𬌗平面，附着体应沿着杆放置在同一高度。在义齿行使功能的时候，这样的设计有利于有效的旋转。在3颗种植体的方案里连接杆无悬臂梁。然而，附着体也可以放在A、E基台的远中，类似于肯氏Ⅰ类缺失的可摘义齿设计（图32-82）。

OD-3方案是那些受到经济因素影响，但想获得覆盖义齿良好固位和前部稳定性患者的首选。后牙区的牙槽嵴形态决定了义齿后牙区舌侧基板的伸展范围，它可以限制修复体的侧向移动。当患者能够承担额外的种植体时，可以在后牙区骨量（C-h类骨量）不适宜种植的情况下在B、D位点追加种植体。在后牙区骨量允许的情况下，可以在一侧磨牙区及其对侧的B或D位点追加种植体，这样就能选用新的覆盖义齿连接杆和修复体以达到RP-4或固定修复。

当覆盖义齿使用3颗或以上的种植体，螺丝固位修复体很难达到被动就位。因此，OD-3、OD-4和OD-5方案对临床与技工室的每一个步骤都要特别明确（图32-83）。每一步操作的注意事项在OD-5的部分详细叙述。

### 覆盖义齿方案4

在覆盖义齿方案4（OD-4）中将种植体植于A、B、D、E位点。当患者上颌有余留牙或下颌前牙区为C-h类骨量且冠高空间大于15 mm时，至少需要上述位置的4颗种植体。当力学因素（咬合紊乱、冠高空间、咀嚼运动、对颌牙等）影响不大时，这些种植体能够为双侧远中10 mm长的悬臂梁提供足够的支持（图32-84）。

选择4颗或更多种植体支持有远中悬臂梁的上部结构有三个原因：①与OD-1和OD-3相比，增加了种植体支持；②与OD-1或OD-2相比，在尖

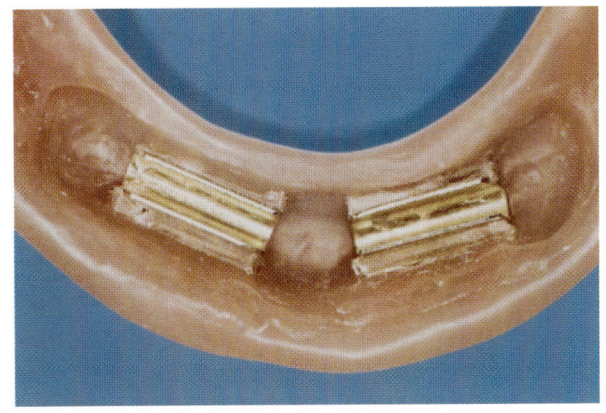

图32-80 当Hader杆卡在不同的平面旋转时，对于3颗种植体而言修复体的刚性过大

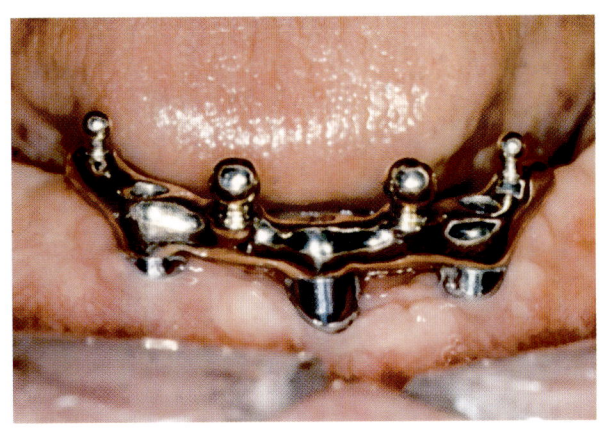

图32-81 "O"形环附着体有广泛的定位范围因此可以提高修复体的固位及稳定

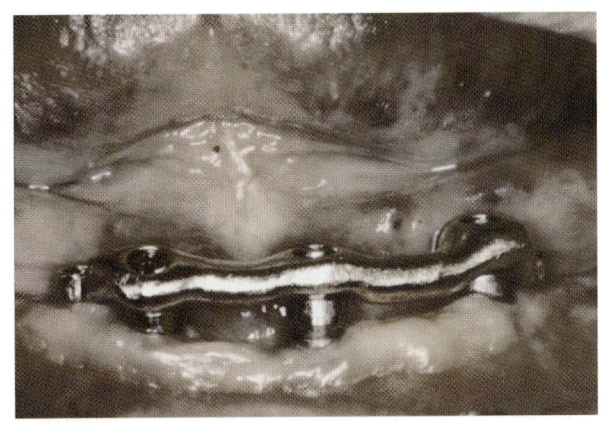

图32-82 在3颗种植体支持的覆盖义齿中，不能使用有悬臂梁的连接杆。然而，附着体可以放在A和E位点种植体的远中

圆形和卵圆形牙弓中，改善了种植体生物力学分布；③增加的第四颗种植体为上部杆卡提供了额外的固位力，这降低了螺丝松动的风险和悬臂梁修复体的其他并发症。

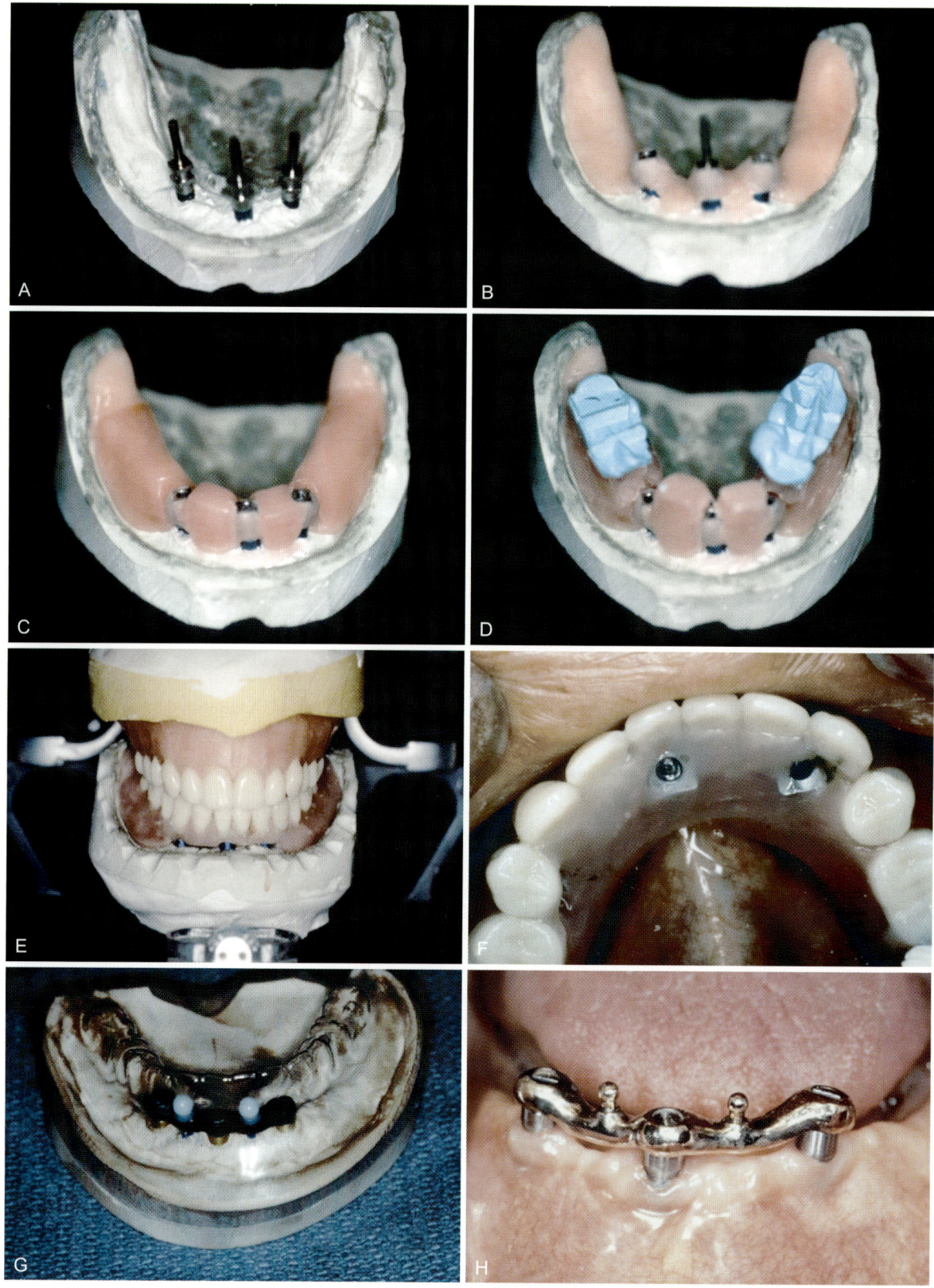

图 32-83　A. 使用开窗式个别托盘制取终印模。取终印模后，在直接印模转移帽上连接螺丝固位基台的替代体，然后灌制模型。再将转移帽连接到工作模型上。B. 在工作模型上堆塑基板，基板与直接印模转移帽结合在一起。C. 在基板上堆塑蜡堤。利用蜡堤作为验证夹具检验工作模型上的种植体位点是否正确。D. 确定咬合垂直距离（OVD）及咬合记录，用于将上、下颌蜡堤上𬌗架。E. 上𬌗架后，在蜡堤上排人工牙。F. 口内试戴蜡型以确定修复体的美学效果、咬合关系及基台的位置。G. 制作种植覆盖义齿真空压模的外形轮廓，并在义齿中确定远离人工牙的连接杆和附着体的位置。H. 在患者口内戴入连接杆和覆盖义齿（IOD）

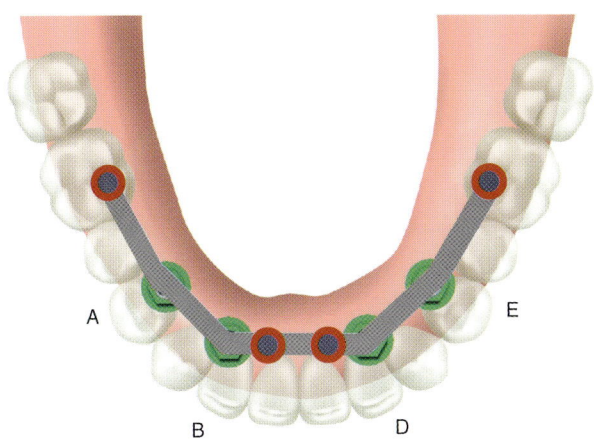

图 32-84　在覆盖义齿方案 4 中，在 A、B、D 和 E 区位点植入 4 颗种植体。这些种植体通常能够为长度达 10 mm 的远中悬臂梁提供足够的支持

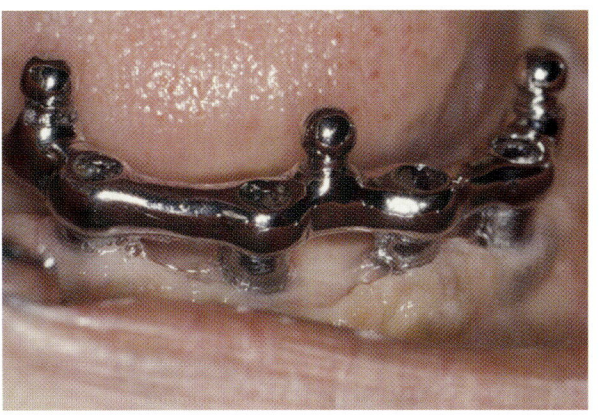

图 32-85　在方圆形牙弓中，尽管植入了 4 颗种植体，但几乎没有 A-P 距离。因此，种植体后方的悬臂梁应尽量降低

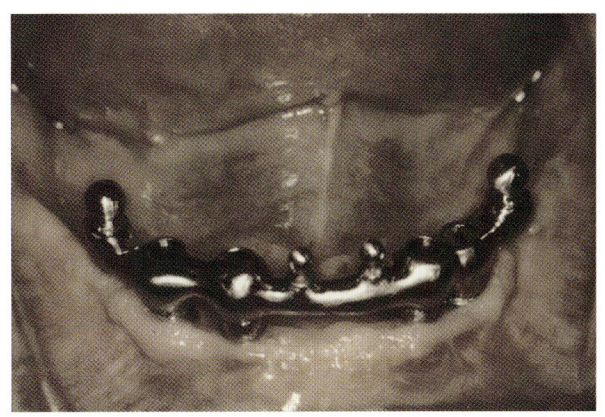

图 32-86　卵圆形牙弓中的下颌覆盖义齿方案 4。在该方案中，将 A、B、D 和 E 位点的种植体用带悬臂梁的杆（悬臂梁长度可达 10 mm）连接。设计应力中断式附着体，从而使义齿在功能状态下有一定动度

在考虑带有远中悬臂梁的下颌覆盖义齿时，应该首先确定种植体的植入位点。悬臂梁受力为 1 型杠杆力，双侧悬臂梁在咬合受力时，双侧远中种植体会起支点作用。因此，𬌗力会随着悬臂梁的长度增加而放大，这就像杠杆一样。例如，25 磅的力作用于 10 mm 长的悬臂梁上，会产生 250 磅的力矩。

这个力是由支点之前的杆卡的长度来对抗的，因此，如果前牙区种植体（B、D）到支点（远中种植体 A、E）的距离长 5 mm，后牙区悬臂梁的效应就会减低。如果近中与远中种植体相距 5 mm，远中悬臂梁长度 10 mm 除以 A-P 距离 5 mm 就等于 2（也就是受力会被放大 1 倍），由于连接在一起，远中施加 25 磅力时在近中种植体上放大至 50 磅，此时远中种植体（即支点位置种植体）就会受到 75（50+25）磅的力。

一般而言，当其他应力因素不高时，从前牙种植体延伸到后牙区的悬臂梁可以等于 A-P 距离。下颌牙弓形态分为方圆形、尖圆形或卵圆形三种。牙弓形态与 AE 与 BD 种植体的 A-P 距离相关。方圆形牙弓限制了种植体间的 A-P 距离，不能很好的对抗远中悬臂梁。

方圆形牙弓的 A-P 距离往往不超过 4 mm。在这种情况下，应设计一个悬臂梁最小以及修复体动度从 PM-3 到 PM-6 之间的方案。因此，方圆形牙弓的远端悬臂梁往往会显著缩短（图 32-85）。在下颌卵圆形和尖圆形牙弓中，前后种植体之间的 A-P 距离较大，可以使用较长的远中悬臂梁。A-P 距离通常能达到 8~10 mm，因此可以使用距离 A、E 位点远中 10 mm 长的悬臂梁（图 32-86）。

A-P 距离只是决定悬臂梁长度的一个因素。当咬合力等力学因素增大时，就应该减小悬臂梁长度，咬合异常、对颌牙、咀嚼运动、冠高空间等都会影响悬臂梁受力。例如，当冠高空间加倍时，力矩也会加倍。因此，在理想的低𬌗力情况下（例如，冠高空间低于 15 mm，没有咬合异常，高龄女性患者，对颌为全口义齿等），OD-4 覆盖义齿远中悬臂梁的长度可以达到 A-P 距离的 1.5 倍。当𬌗力为中等程度时，悬臂梁的长度应与 A-P 距离相同。远中悬臂梁的长度主要由力学因素和牙弓形态决定，与 A-P 距离呈对应关系。

患者使用 OD-4 型覆盖义齿的适应证包括：下颌后牙区解剖形态较差，影响固位和稳定，软组织的磨损和发音困难。下颌后牙区的骨吸收是前牙区的 4 倍，在 C-h 类骨质的下颌后牙区，外斜线和下颌舌骨嵴位置较高（相对于剩余牙槽嵴而言），

常与剩余牙槽嵴平齐，因此肌肉经常附着于牙槽嵴顶附近。此外，患者求治的心理较前几种治疗方案更加急迫时，OD-4 是最基本的治疗方案（框图32-13）。

植入 4 颗种植体可以承担更大的咀嚼力，增强修复体侧向的稳定性和固位力。修复体的软组织承托区位于后牙颊棚区、双侧第一、第二磨牙区和磨牙后垫区。由于杆卡没有延伸至骀力更大的磨牙区域，所以与固定修复或 RP-4 型修复体相比，种植体所受的骀力也减小了。

对于上颌有余留牙的患者，OD-4 是最保守的治疗方案。当下颌种植覆盖义齿的垂直向和水平向受力较大时，需要咬合过程中前牙开骀以减少咬合力，这种情况下需要增加前牙种植体数量。

下一步治疗计划是在第一磨牙区（首选）或 C 位点额外植入一颗种植体，这两个治疗方案都可以增加 A-P 距离，增强种植体的支持力，目的在于尽量为患者最终提供 RP-4 或固定修复体，以减少后牙区骨质吸收和相关危害（也包括后牙区面部的美学效果）。

为了降低隐性悬臂梁效应，下颌种植覆盖义齿一般不修复第二磨牙（图 32-87A）。此外，覆盖义齿的磨牙区域受力时会移动。因此，连接杆上附着体的位置和类型就显得尤为重要。OD-4 修复体常常可以获得更好的稳定性，而且修复体的动度较小。覆盖义齿的附着体常常位于远中悬臂梁上，"O"形环附着体常常在中线位置（图 32-87B）。修复体依然是 RP-5 型，但软组织支持要小于常规 RP-5 修复体，前牙区附着体允许修复体远中部分存在垂直向动度。

由于固位卡可以旋转，所以不适宜用在悬臂梁上。为了允许移动，固位必须与旋转方向垂直，而不是沿着悬臂梁方向，那样它唯一的功能就是固位（以及限制转动）（图 32-88A，B）。

因为放置位点灵活，所以附着体常常选择 "O" 形环或 Locator 附着体。通常将 "O" 形环放在 AB 和 DE 之间的位置及两侧连接杆的远中。

也可以将一个 "O" 形环放在 C 位点（因为该位置没有植入种植体）。两个远中的 "O" 形环允许义齿向颊侧旋转，前牙区的的 "O" 形环允许修复体向切端旋转。从前磨牙区域开始，连接杆为覆盖义齿提供种植体支持和侧向稳定性。"O" 形环提供了足够的固位。前牙区常常放置一个小尺寸的 "O" 形环或固位力更小的材料，尤其在前牙区使用两个 "O" 形环时。

| 框图 32-13　病例选择标准：OD-4 |
|---|
| • 传统修复体存在中至重度的问题<br>• 患者主动要求该方案<br>• 要求减小修复体的体积<br>• 不能适应传统修复体<br>• 要求减少后牙区骨吸收<br>• 解剖条件不适宜行传统全口义齿修复<br>• 旧修复体有功能与稳定的问题<br>• 后牙区有压痛点<br>• 对颌为天然牙列<br>• 骨量为 C-h 类<br>• 存在重度力学因素（功能紊乱、年龄、冠高空间大于 15 mm） |

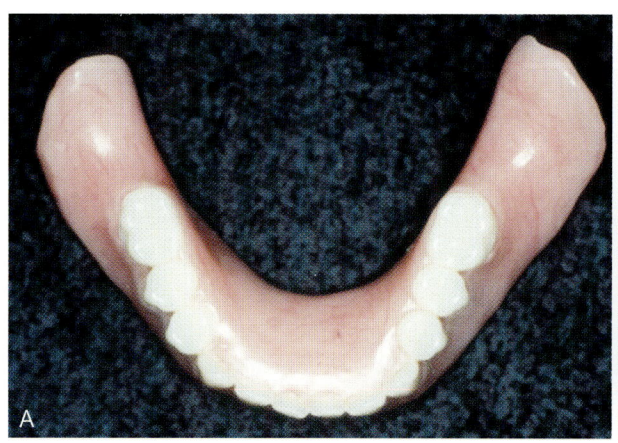 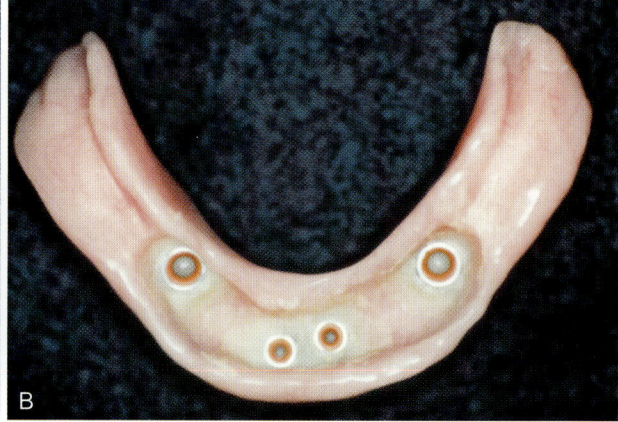

图 32-87　A. 下颌种植覆盖义齿方案 4 和 5 中通常没有第二磨牙以降低隐性悬臂梁的风险；B. 悬臂梁远中的附着体使修复体可以旋转，因此修复体可以将负荷传递至颊棚区

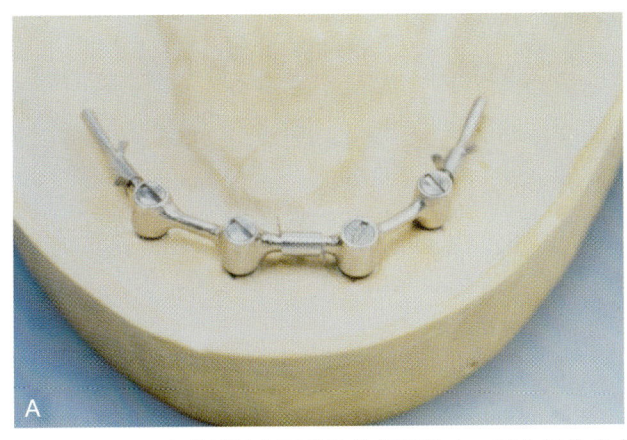
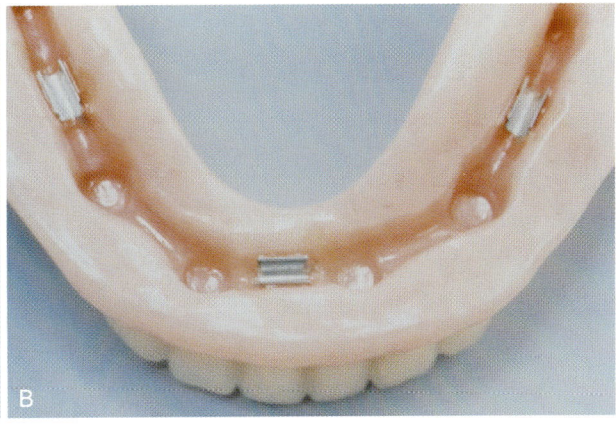

图 32-88 A. 在悬臂梁上不建议使用固位卡，因为固位卡会阻碍种植覆盖义齿的旋转，使修复体动度变为 0（PM-0）；B. 在环绕牙弓使用卡时，每一个卡都有不同的旋转路径，导致修复体无动度而与固定修复体相似

### 覆盖义齿方案 5

在 OD-5 方案中，在 A、B、C、D、E 位点分别植入 5 颗种植体，上部结构的远中悬臂梁的长度是 A-P 距离的 2 倍（在各种力学因素较低的情况下），平均值为 15 mm，一般延伸至第一磨牙位置（图 32-89）。

悬臂梁的远中杆长度一定程度上与 A-P 距离有关，许多学者研究了施加在带悬臂梁连接杆及种植体上的力[118-124]。一个常见的结果是最远端的种植体所受到的力是其他位置的 2~3 倍。最高的应力集中在受力侧最远端种植体的远中牙槽嵴顶。不同长度种植体的应力情况并没有显著性意义。因为应力会随着悬臂梁的长度而增加，所以在设计悬臂梁时应该谨慎考虑力学因素和解剖条件。

因为 C 位点种植体通常在 B、D 种植体位点的前方，OD-5 方案的 A-P 距离大于 OD-4[19-121]。方圆形牙弓的 A-P 距离通常小于 5 mm，因此尽管植入了 5 颗种植体，其悬臂梁也应该尽量小。卵圆形牙弓的 A-P 距离为 5~8 mm，而尖圆形牙弓在 8 mm 以上（图 32-90）。在这些情况下，如果力学因素适宜，悬臂梁的长度可以是 A-P 距离的 2 倍（图 32-91）。

如果一些重要的力学因素（例如：功能紊乱，对颌牙弓）不适宜，那么应减小悬臂梁。患者的力学因素和 A-P 距离同等重要。在一项对失败的螺丝连接处的研究中发现，当用 3~6 颗种植体进行修复时，A-P 距离相近的条件下，修复体受力从 143~400 N 不等，传导至修复体连接处的应力常常超过了系统所能承受的范围[118]。这项研究强调了咬合力的大小和作用时间比 A-P 距离对悬臂梁长度的影响更为重要。

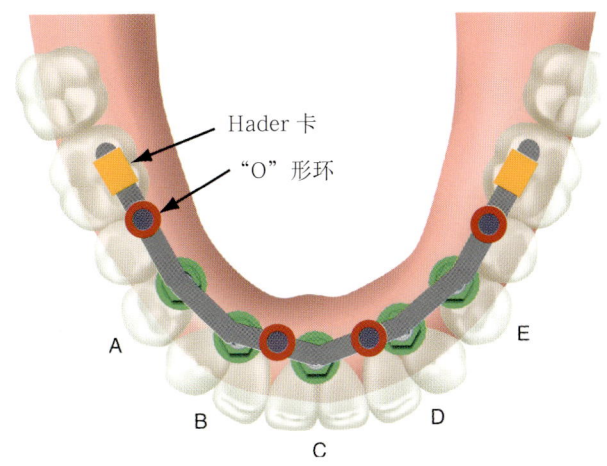

图 32-89 在下颌覆盖义齿方案 5 中，在 A、B、C、D 和 E 位点植入种植体。使用带有悬臂梁的杆将种植体连接在一起。悬臂梁的长度取决于 A-P 距离及力学因素

当应力因素较小时，连接杆悬臂梁长度可达 A-P 距离的 2 倍，这样的设计有 3 个理由：① C 位点植入附加种植体，整体的种植体-骨接触面积增大了；② 连接杆增加了一个固位装置；③ 增加了 A-P 距离，降低了螺丝松动的风险；有助于对抗远中悬臂梁所产生的 1 类杠杆作用（图 32-92）。

OD-5 方案适用于两类患者，且首先该方案对于佩戴下颌传统义齿出现中重度问题的患者是最低限度的治疗方案。这类患者往往迫切要求修复，并且要求缩小修复体整体和基托的尺寸，还要考虑咀嚼、语言功能和稳定性，后牙区压痛，以及无法佩戴下颌可摘义齿的患者。OD-5 方案常用于上颌为天然牙或种植固定修复体的情况（框图 32-14）。

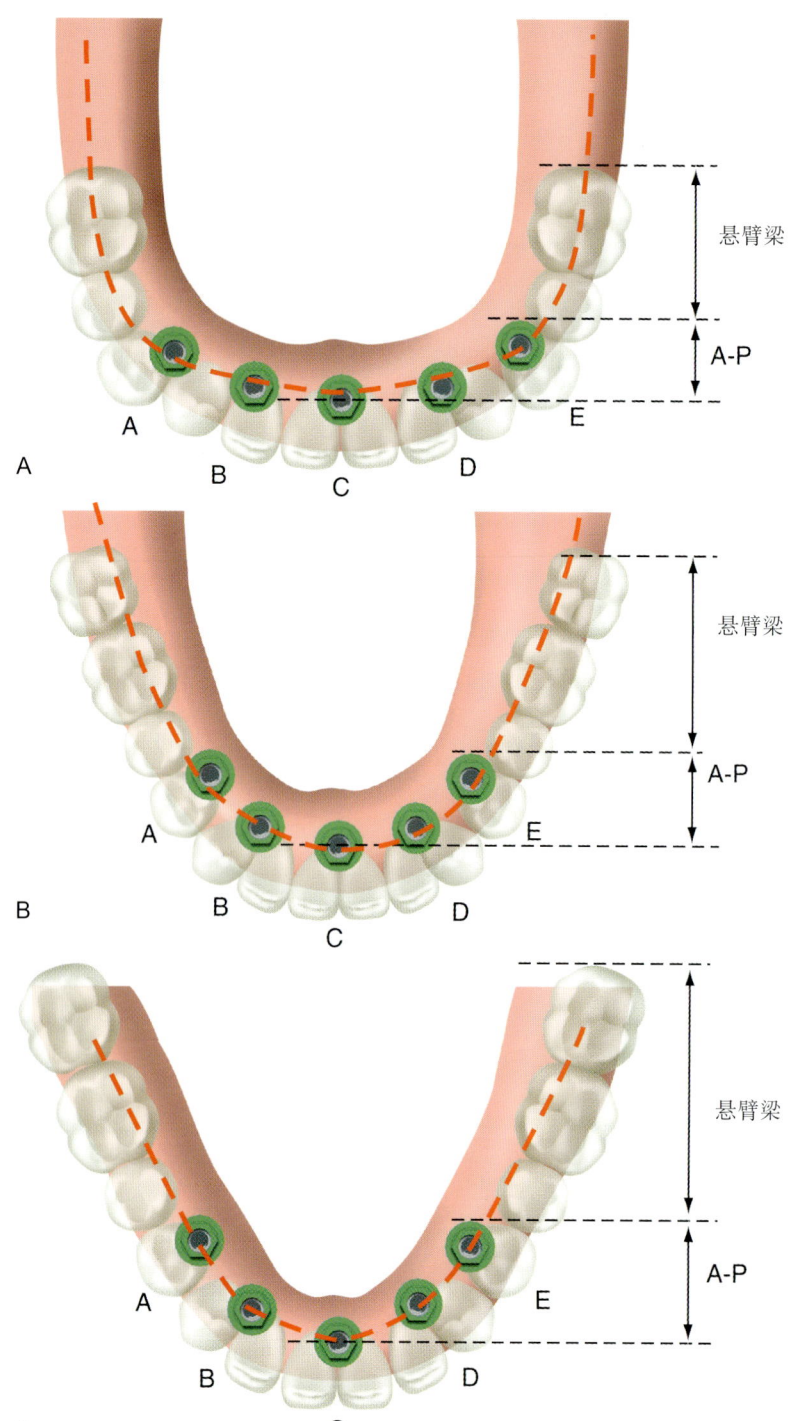

图 32-90 A. 牙弓的形态会影响 A-P 距离。方圆形牙弓的 A-P 距离小于 5 mm。B. 卵圆形牙弓的 A-P 距离为 5~8 mm；C. 尖圆形牙弓的 A-P 距离最大，大于 8 mm

5 颗种植体也能允许上部结构和修复体从前部牙槽嵴延伸出悬臂梁结构。这种设计方式特别适用于安氏 II 类关系。当下颌处于休息位时，下唇被上颌牙齿所支撑。传统的下颌全口义齿采用正常覆盖，所以下颌前牙在休息或功能状态时，不会侵犯中性区。然而，在 RP-4 修复体，牙列常常排列成安氏 I 类关系，以便获得最好的美学效果，这也增加了前牙区的功能。由于患者是安氏 II 类关系，前牙位置向前也使得磨牙向前，降低了放置更长远中悬臂梁的必要性。随着远端悬臂梁减小，后牙区的杠杆力也减小了（图 32-93）。

适用于 OD-5 方案的第二种情况是患者下颌后牙区有持续性的骨吸收，如果在后牙区修复体不受力，骨吸收就会减缓甚至发生逆转。因此，即使不在后牙区植入种植体，悬臂梁和覆盖义齿也应避免向剩余牙槽嵴施加压力以阻止骨吸收。最近的

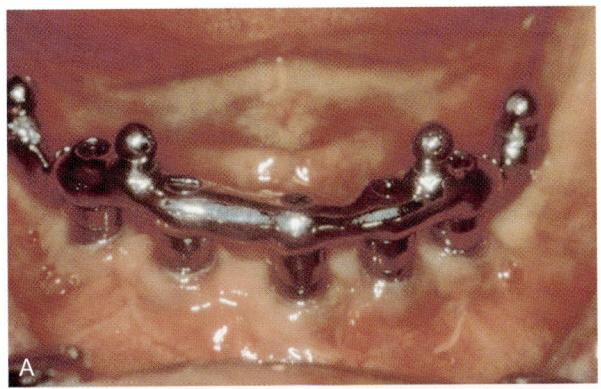
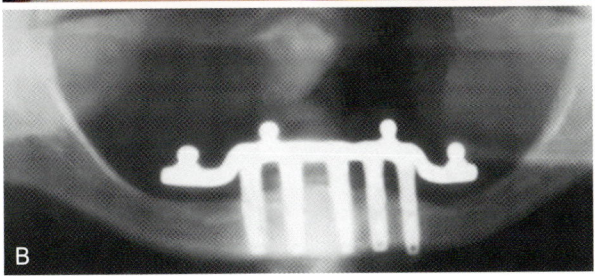

图 32-91 A. 一位老年女性口内尖圆形牙弓上 5 颗种植体支持的覆盖义齿的悬臂梁长度可以为 A-P 距离的 2 倍；B. 下颌覆盖义齿方案 5 中，杆和前牙区 5 颗种植体的全景片

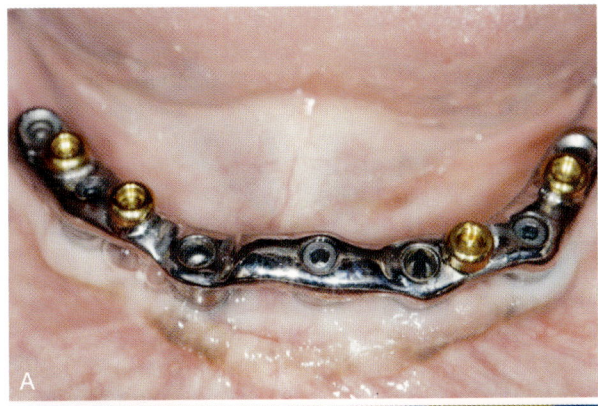
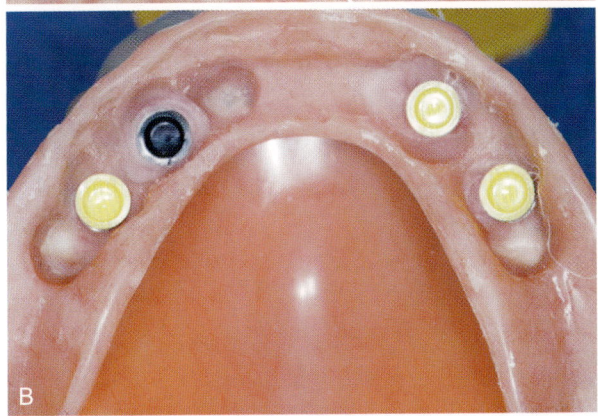

图 32-92 A. 一位卵圆形牙弓并有中度咬合功能紊乱的患者，其 5 颗种植体支持的覆盖义齿远中悬臂梁的长度应该与 A-P 距离相等，并在磨牙区有一定的软组织支持；B. 为了使磨牙区的软组织受力，下颌覆盖义齿的附着体应允许修复体有一定的动度

框图 32-14　病例选择标准：OD-5

- 传统修复体存在中重度的问题
- 患者主动要求该方案
- 要求减小修复体的体积
- 不能适应传统修复体
- 要求减少后牙区骨吸收
- 解剖条件不适宜行传统全口义齿修复
- 旧修复体有功能与稳定的问题
- 后牙区有压痛点
- 差或中等的后牙区解剖条件
- 固位和稳定不佳
- 旧修复体有软组织擦伤
- 发音困难
- 患者要求高
- 上颌为天然牙列或固定修复体
- 需要将下颌安氏Ⅱ类 1 分类修复为安氏Ⅰ类

证据表明，完全种植体支持修复体可以增加后牙区的骨高度，甚至在后牙区没有种植体植入时亦是如此[81-83]。应当指出，阻止骨吸收并增加 A-P 距离的一个好办法是在开始吸收之前在后牙区植入种植体。这个方案常用于希望进行 RP-4 或固定修复的患者，也适用于方圆形牙弓进行 RP-5 修复的患者，以及上颌有天然余留牙的患者（特别是年轻患者和男性患者）。

在带有悬臂梁连接杆的设计中，一般需要 4~6 个固位附着体，多选用"O"形环和 Hader 杆卡。因为附着体有一定的数量和分布，可以为义齿提供固位及对抗修复体动度（PM）。一般 4 个"O"形环均匀分布，2 个在前牙区，2 个在最远端种植体的后方。如果咬合垂直距离有限，或者存在功能紊乱，种植覆盖义齿就要采用金属支架（类似于局部可摘义齿）。这样的设计减少了种植覆盖义齿折断的风险。

Hader 杆卡附着体应放置在每侧悬臂梁上最后一个"O"形环的远中。在戴牙时，可以仅让"O"形环发挥功能。当"O"形环柱折断或者咬合垂直距离减小而不能放置较高位置的"O"形环以及反复出现上方丙烯酸树脂义齿折断时，Hader 杆卡式附着体可作为备用系统，提供额外的固位，防止粘性食物抬起后牙区义齿。

如果发现螺丝松动或种植体周围骨吸收时，带有 6 个附着体的杆可减少连接杆和种植体的应力。

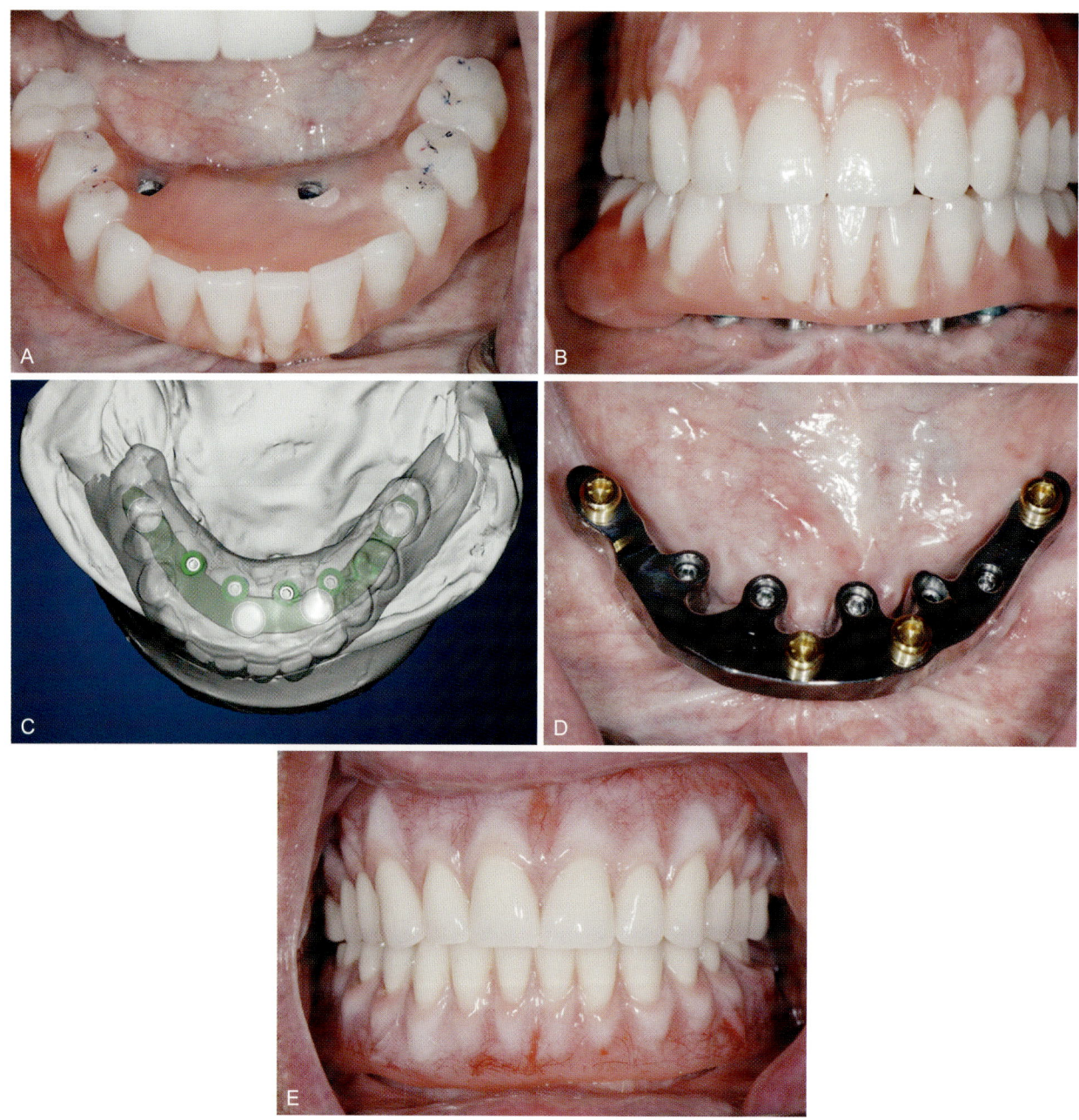

图 32-93　A. 在骨性 Ⅱ 类的患者口内试戴种植覆盖义齿（IOD）的蜡型，义齿的前牙为向前延伸的悬臂梁；B. 在 Ⅰ 类咬合关系的情况下，试戴上颌全口义齿和下颌种植覆盖义齿（IOD）的蜡型；C. 数字化制作的连接杆将杆的前部置于前牙悬臂梁的下方；D. 制作连接杆并将其安装在 5 颗种植体上方；E. 最终的上颌全口义齿和按照治疗方案 5 制作的下颌 RP-4 种植覆盖义齿

可将 Hader 杆卡从连接杆上去除；这样 RP-4 覆盖义齿就转变为 RP-5 覆盖义齿，义齿可以围绕后牙区种植体远中的两个"O"形环旋转。

## 逐步修复程序

### 初始基台的选择和初印模

在初次修复就诊时，应取下愈合基台，选好螺丝固位基台并将其旋入种植体内（图 32-96A）。螺丝固位基台平台往往位于软组织上方 2 mm 处，以便于日常清洁。应充分评估冠高空间（CHS），确保空间足够安装最终基底与固位螺丝。有时，连接杆可以在没有中间基台的情况下直接连接到种植体上。

将间接印模转移帽装在螺丝固位基台上（或种植体），以便于确定适宜的角度与最终修复体外形（图 32-96B）。为了改善修复体外形可使用螺丝固

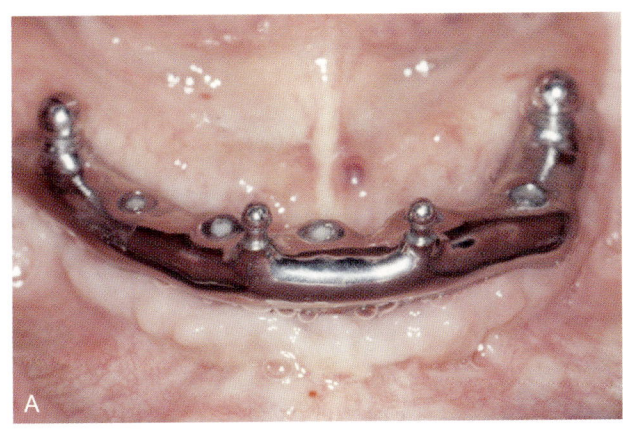
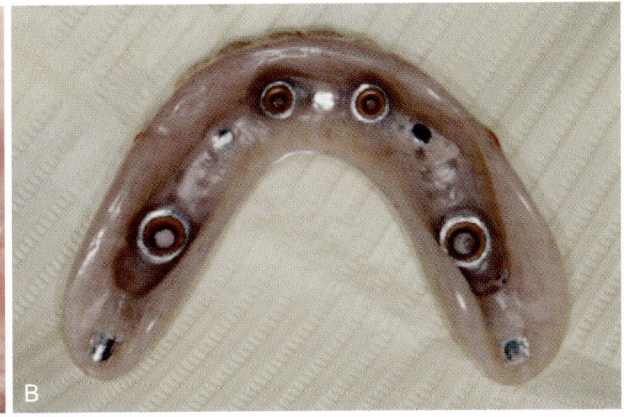

图 32-94 A. 5颗种植体支持的覆盖义齿（IOD）可以使用悬臂梁和4个"O"形环附着体；B. 修复体可以使用金属支架以减小IOD折断的风险

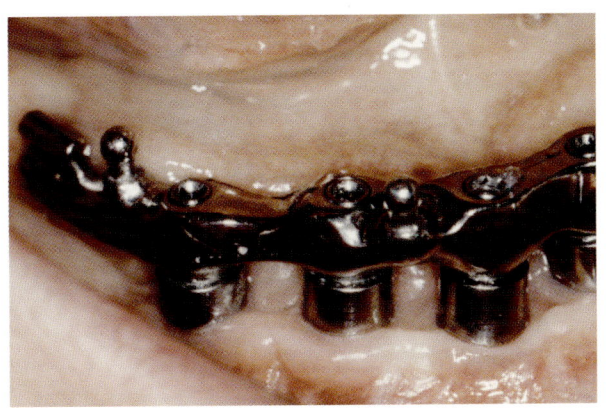

图 32-95 按治疗方案5制作的下颌RP-4种植体覆盖义齿，并带有6个附着体（4个"O"形环附着体和2个远中的Hader杆卡）以增强修复体的固位力。当Hader杆卡比最后一个"O"形环更偏远中时，可以将其从杆上去除，因此悬臂梁变短了，修复体也就变为RP-5修复体

位的角度基台。或者考虑拔除原种植体并在正确的位置再植入种植体。间接印模转移帽用于观察种植体角度、选择最终的修复基台和制作个别托盘。

初印模使用不可逆性水胶体材料或加成型硅橡胶制取。将印模材料注射到印模帽和软组织周围有利于获取完整记录。

初印模与全口或局部可摘义齿印模相似。如果使用了加成型硅橡胶，印模要送到技工室进行灌制和修整。若想准确设计个别托盘，初印模应当准确获取制作义齿所需的软组织标记（磨牙后垫、种植体周的游离黏膜以及剩余牙槽嵴形态）。

在取出初印模后，牙医应仔细检查。间接印模转移帽周围不应存在任何间隙。

将间接印模转移帽旋松后脱离口内螺丝固位基台，在口外与螺丝固位基台替代体相连。每一个间接印模转移帽和替代体相连接后，将其分别插入印模内对应的孔洞内，不应有任何差异。

在放置时，首先会感到阻力，然后有一个卡顿的感觉，这表明已经就位了（图32-96C）。将保护帽放在螺丝固位基台上，保护基台内部不受牙结石和菌斑的破坏。如果螺丝固位基台在软组织水平上方，而且它们的六角连接被保护帽完全覆盖，螺丝固位基台在下次复诊前就可以留在患者的口内（图29-96D）。

对于佩戴局部可摘义齿的患者，应去除原有的组织调整剂，由柔软的软衬材料代替，但基台周围应减少。这段时间患者应以软食为主，医生应指导患者尽可能少佩戴可摘义齿，尤其是在睡觉的时候。1～2周后，患者应再次复诊。

上部支架与种植体连接越早，单个种植体发生过度负荷的概率越低。第二次复诊应当在首次复诊后的1～2周，具体时间取决于软组织是否恢复。间隔时间不应超过2周，因为此时在种植体界面增加负荷是不可行的。由于所有种植体尚未连接成为一体，且每个种植体都单独承受局部的压力，故延长时间可能会使单个种植体面临风险。

### 技工室阶段 1

设计螺丝固位的全牙弓修复体的第一个技工室步骤是制作一个可以包含直接印模转移帽的个别托盘（改良的开窗式托盘）。用石膏灌制带有间接印模转移帽和螺丝固位基台替代体的初印模（图32-96E）。

在工作模上，用带有长固位螺丝的直接印模转移帽替代间接印模转移帽（图32-96F）。

这些直接印模转移帽并不连接于基台（或种

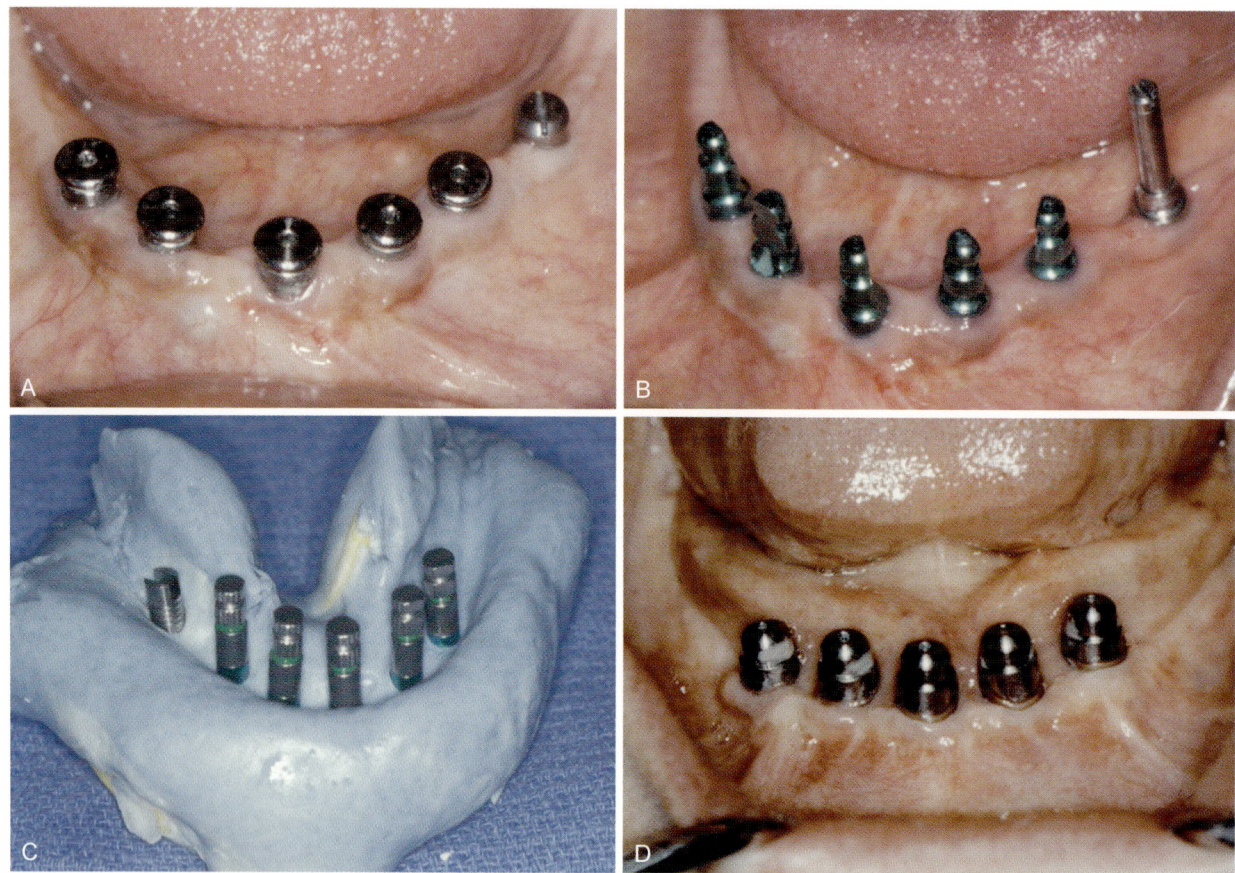

图 32-96　A, 第一次修复就诊要评估种植体情况、取下愈合基台, 并安装螺丝固位基台; B. 在螺丝固位基台(或种植体)上拧紧间接印模转移帽; C. 常使用不可逆性水胶体印模材料(藻酸盐)制取初印模。将间接印模转移帽从螺丝固位基台上取下; 然后将转移帽与基台替代体连接后再插回闭合式印模中; D. 在螺丝固位基台上拧紧保护帽

植体)替代体的抗旋结构。直接印模转移帽周围 3 mm 应当以蜡片或黏土覆盖, 并暴露转移帽上的固定螺丝(图 32-96G)。

在初印模的剩余牙槽嵴上铺一层 1mm 厚的缓冲蜡, 终止于第一磨牙的位置。将印模托盘的组织止点放在磨牙区, 从而使印模托盘不接触到组织止点以外的牙槽嵴, 以保证托盘和软组织之间的印模材料空间。

在模型上和缓冲蜡上涂抹凡士林, 避免其熔化后粘接到到个别托盘上。印模上的软组织标记点包含了用于制作可摘义齿修复的部分, 因为这些结构可以帮助我们在美学、发音和功能等层面上确定人工牙的位置。一个 RP-5 下颌覆盖义齿必须包括颊棚区、磨牙后垫和其他下颌义齿的重要标记, 因为当 2~4 颗种植体连为一体时, 这些区域主要支持义齿的远中部分。

在工作模上完成一个开窗式的丙烯酸树脂个别托盘(图 32-96H)。直接印模转移帽的固位螺丝高出托盘顶部 3 mm 或以上, 而对于每个螺丝之间和周围而言, 托盘是闭合的。

将托盘从工作模型上取下来; 将边缘修短 1~2 mm, 类似于传统的全口义齿个别托盘; 然后抛光。固位螺丝穿出的孔洞应当适当扩大以便于托盘放入及从模型上取下。固位螺丝穿出的孔洞也应允许个别托盘在口内可就位于相同位置。

个别印模托盘技术最初是由 Zarb 等人发明的, 他使用了一个完全开放的托盘, 在直接印模转移帽的周围用蜡封闭[125]。在印模材料固化后, 将托盘上的蜡移除, 就可以看见直接印模转移帽的固丝螺丝了。

然而, 完整的开窗式托盘可能没有足够的位置来直接观察固位螺丝。而对于改良的开窗式托盘, 我们可以很清晰地看见直接印模转移帽的固位螺丝, 容易将其拧松后从转移帽上取下, 再从口内取出托盘。此外, 个别托盘上尺寸有限的固位螺丝开口保证了托盘处于正确的位置上。

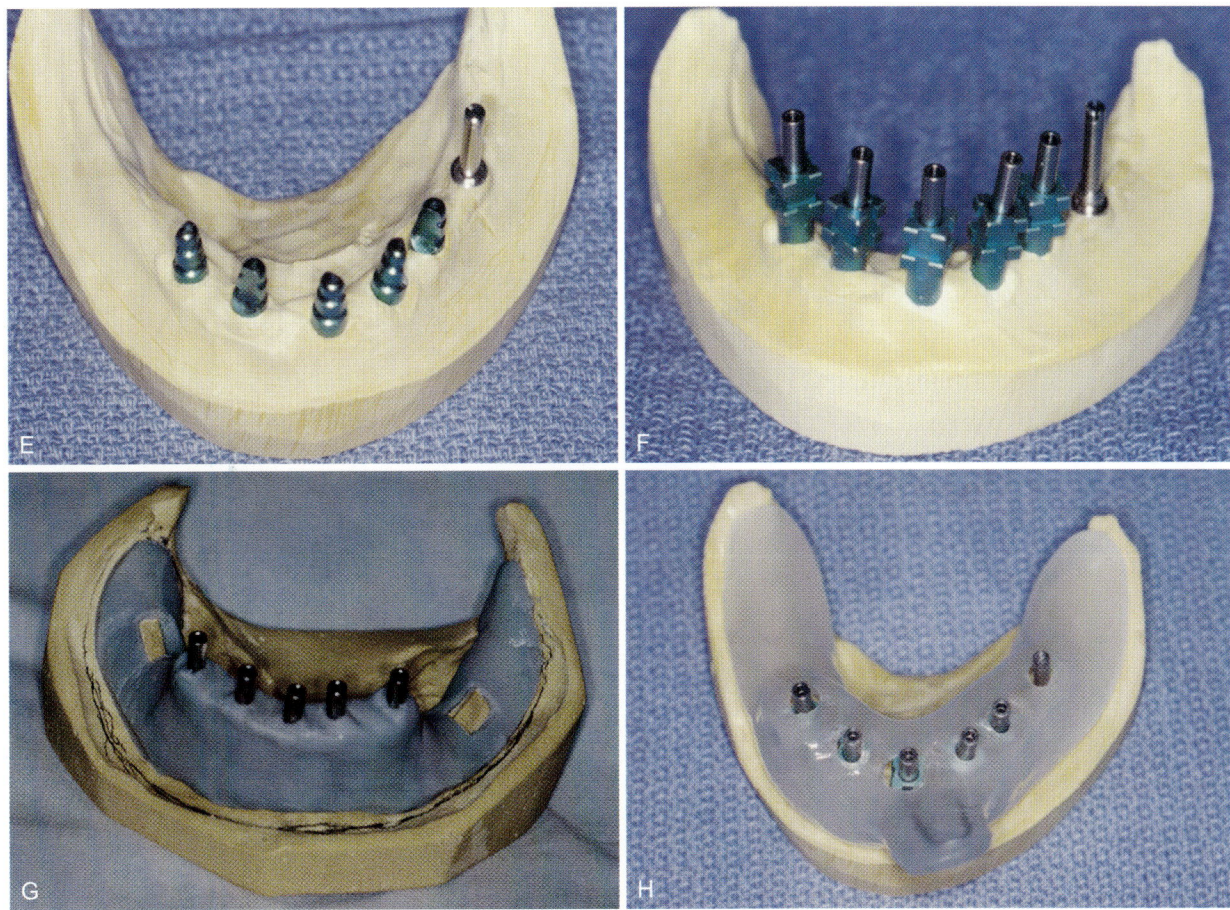

图 32-96（续） E. 石膏灌制带有间接印模转移帽和螺丝固位基台替代体的初印模；F. 在石膏初模型上，用直接印模转移帽代替间接印模转移帽；G. 在直接印模转移帽周围 3 mm 用黏土覆盖，在后牙区牙槽嵴上铺一层 1 mm 厚的黏土（制作托盘组织止点），并在黏土上暴露转移帽上的长固位螺丝至少数毫米；H. 在初模型上制作开窗式个别托盘。固位螺丝应在托盘开窗处露出至少数毫米

### 终印模：第二次复诊

第二次复诊的主要目的是取终印模，从而获得工作模型。此时软组织已经完全愈合。选择理想的最终基台，并确认其就位与位置是否合适。

此过程需要精细的操作，应避免压迫基台和种植体平台之间的软组织。还需要 X 线检查，以确认当基台与种植体的连接处于软组织水平之下时，基台是否完全就位。确认种植体周的探诊深度在 4 mm 或以下。使用扭矩扳手用 20～30 N/cm 力矩（按照厂商的说明书）来旋紧螺丝固位基台。

将直接印模转移帽连接在螺丝固位基台上，用手的适宜力量旋紧（图 32-96I）。

取制终印模之前，必须拍 X 线片确认所有组件都精确就位，尤其当基台-种植体连接处位于龈下时。在口内试个别托盘，应仔细观察确定印模材料是否有足够空间，以及直接印模转移帽的固位螺丝是否方便操作及不影响托盘就位（图 32-96J）。

在托盘内表面和边缘涂布托盘粘接剂（图 29-96K）。如果设计 RP-5 修复体，还需对个别托盘进行边缘整塑，需综合运用传统义齿和种植修复的印模技术。在直接印模转移帽周围和托盘内注入高强度加成型硅橡胶或聚醚橡胶印模材料。将个别托盘在患者口内就位，多余的印模材料从托盘螺丝孔洞周围溢出（图 32-96L）。

在印模材料完全固化后，拧松转移帽的固位螺丝并拉出几毫米以检查是否脱离了螺丝固位基台（图 32-96M）。直接印模转移帽已固定在印模内。将印模和其中的转移帽一起从口腔内取出，仔细检查（图 32-96N），在直接印模转移帽和基台之间不应当出现印模材料。保护帽旋入螺丝固位基台以保护内部螺纹。如果存在任何负荷风险，则应该将义齿软衬移除。本阶段患者饮食仍为软食。

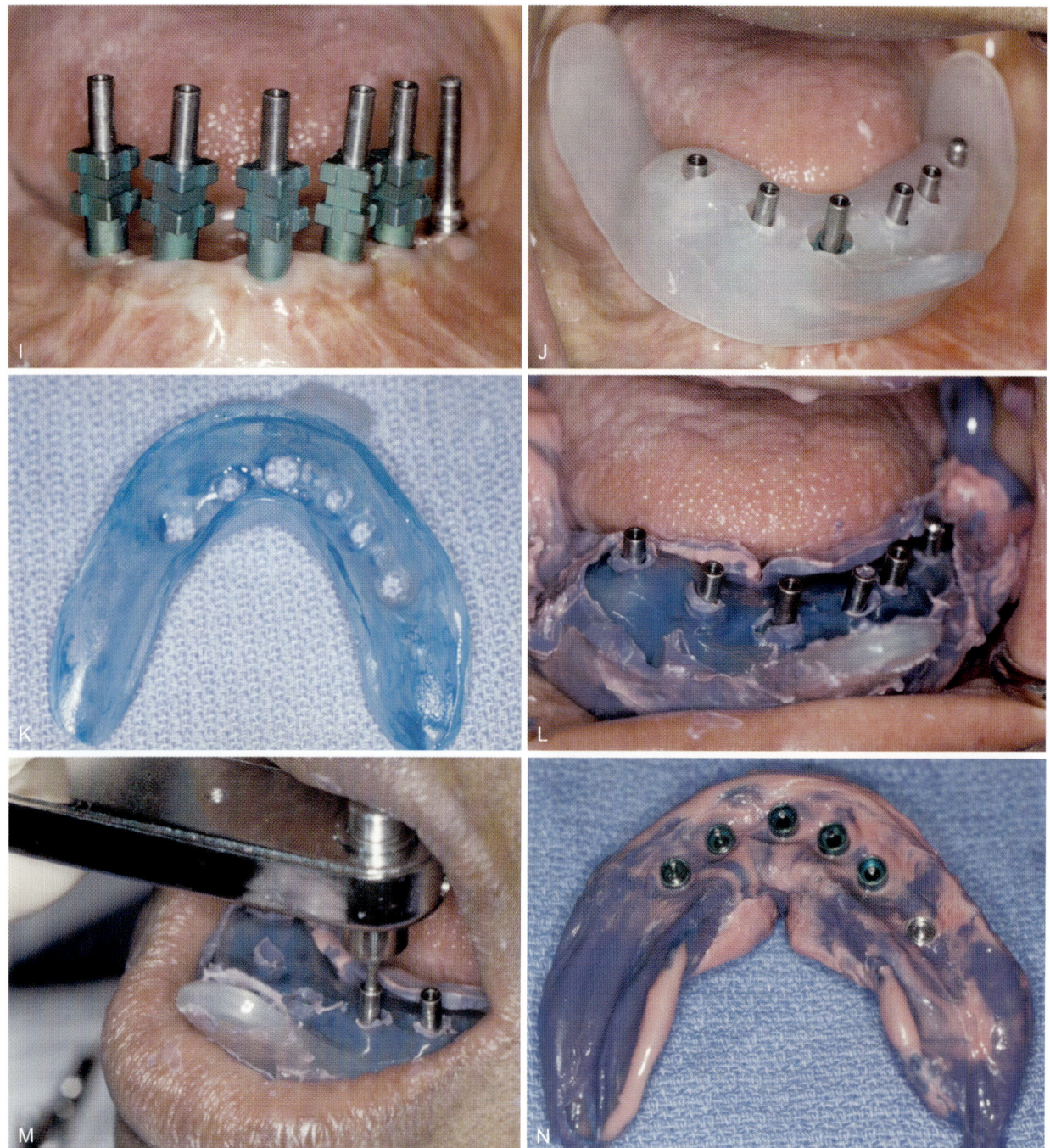

图 32-96（续） I. 在螺丝固位基台（或种植体）上方拧紧直接印模转移帽；J. 在患者口内试个别托盘，以确定托盘能正常就位；K. 在个别托盘的内表面涂布托盘粘接剂；L. 制取终印模时，改良式开窗个别托盘就位并进行边缘整塑；M. 拧松基台上方的长固位螺丝；N. 将个别托盘、终印模和直接印模转移帽从口内取出

### 技工室阶段 2

直接印模转移帽固定在终印模内，仔细将螺丝固位基台的替代体连接到直接印模转移帽上（图 29-96O）。

修整印模，装进蜡盒，采用两步围模法灌模。（图 29-96P）。

严格按照厂商推荐的特定石膏水粉比调拌，使石膏与印模材料的收缩程度相对应。选用的石膏材料能够与印模材料的收缩相抵消。真空调拌石膏材料，使用振荡器灌注模型。在石膏材料完全固化后，拧松直接印模转移帽上的固位螺丝，印模就可以从石膏工作模型上取下来了（图 32-96Q）。从印模上取下的直接印模转移帽，消毒后可以重复使用。

在工作模型上制作一个由种植体固定的基板

和蜡堤。该装置还可以作为检验夹具以确保终印模相对于种植体基台的位置准确。将印模转移帽固定就位于工作模型上，用于制作检验夹具（图32-96R）。

如果患者咬合垂直距离有限，那么印模转移帽可以切为一半，或使用最终的贵金属内冠。

在直接印模转移帽的周围、下方和连接处之间等区域使用铸道蜡，将基台替代体固定在工作模中，以便于在基托下观察。缓冲蜡防止了丙烯酸树脂进入基台与种植体之间的连接部位，并且在移除后让我们能直观看见转移帽在模型上与基台替代体吻合，与口内相一致。

在工作模型上轻轻地涂抹凡士林。为了减少基板收缩时的变形，将丙烯酸树脂或者光固化树脂添加在转移帽的周围。

多余的丙烯酸树脂覆盖在后牙区剩余牙槽嵴上。在空气中，自凝丙烯酸树脂需要24 h才能完全固化，光固化丙烯酸树脂只需要8~10 min，再固化时间是3 min（图32-96S）。

将基板从终模型上取下，修整边缘并抛光。在基板上方制作一个蜡堤。在唇系带区域，从龈平面到前庭沟的蜡堤高度约为20 mm。后牙区的蜡堤与磨牙后垫高度的2/3平齐。每侧牙弓的最远端的固位螺丝要在蜡堤上开口（图32-96T）。

### 试戴蜡堤与咬合记录：第三次复诊

这次复诊的目的是确认基板验证夹具与口内螺丝固位基台是否匹配，还需要获取患者的咬合垂直距离及正中咬合关系。

在等待复诊的时间里，基台与种植体的连接可能分离，基台螺丝可能松开了几圈。因此，要首先确认患者口内螺丝固位基台是否完全就位，然后将基板验证夹具在口内试戴。如果验证夹具在口内可以被动就位，那就可以继续确定咬合垂直距离了。

如果验证夹具上有任何的摇晃或差异，就可确认印模上基台位置不准确。然后，对验证夹具进行调整，去除造成问题的转移帽后再试。

如果验证夹具可与其他基台达到精确、稳定的匹配，那么技工室就要分成2个部分（或更多）来制作上部结构，然后在适当的距离焊接为一个整体。

在试戴金属支架时，金属上部结构从一个改良的印模托盘中取出，长固位螺丝为焊接提供被动就位。还可以采用另外一种方法，首先将出问题的转移帽从验证夹具中取出，在终印模和模型上标记后，将该替代体从工作模型上取下来，然后进行类似的铸造技术（详见上一章节）。

在上颌的基板和蜡堤修整成合适的外形后，确定患者咬合的垂直距离和上下颌咬合关系（图32-96V）。

用面弓转移后，再记录上下颌的正中咬合关系（图32-96W）。前伸运动与侧方运动要也被记录下来。最后选择前牙的大小、形态、颜色与排列。

这段时间仍以软食为主，医生应该提醒患者尽量多地取下临时义齿，尤其在夜间睡觉时。当上颌存在天然牙列时，患者夜间需要使用一个软质的保护性𬌗垫，它与种植体基台不会紧密接触。1周后预约下一次复诊。

### 技工室阶段3

将工作模型与咬合记录一起上𬌗架。义齿前牙的排列应考虑美学、发音、功能及其对上唇的支持。当对颌也是义齿时，在美学及发音允许的前提下，切导应尽量平缓，与前伸咬合记录相匹配。后者使𬌗架上的髁导和患者的髁道相关联。

这个记录对于形成双侧平衡𬌗关系是必需的。在这个技工室步骤中，可以根据要求对前牙区义齿进行修整，后牙区的义齿应排为舌侧集中𬌗。这种咬合设计参考了Payne和Pound提出的在牙槽嵴中线位置实现舌侧集中𬌗及双侧平衡的观点，这样也实现了作者所描述的升高后牙𬌗平面的结果[126, 127]（图32-96X）。

### 试排牙：第四次复诊

义齿排牙后应在患者的口内进行试戴；评估其美学、发音及对唇部支持的效果。之前已经获得了精确的正中及侧方咬合关系（图32-96Y）。将试戴蜡型从患者口内移出，再将保护帽重新装在基台上。患者的饮食仍以软食为主，并在夜晚睡觉的时候将临时义齿取下。下一次复诊一般在1~2周之后，具体取决于义齿加工中心的进度。

### 技工室步骤Ⅳ

技师在工作模型上制作排牙位置的索引。一种方法是在复制的石膏模型上制作真空压模的义齿排列模板。

另一种方法是做出颊侧及舌侧的索引。这个模板复制了试戴模型唇向、舌向、𬌗（切）向的轮廓。模板𬌗端和切端部分也确定了义齿排牙允许的

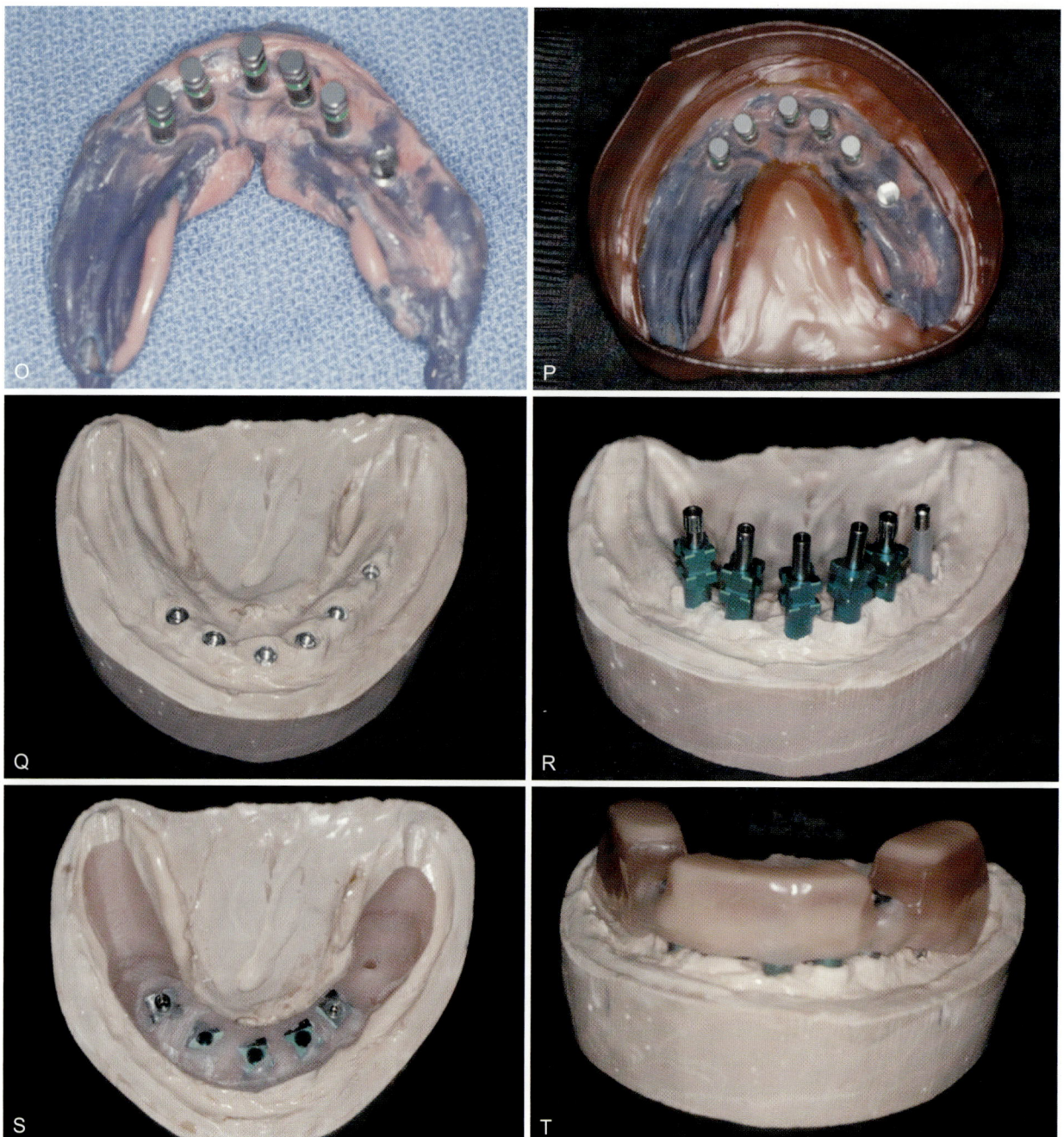

图 32-96（续） O. 在终印模的直接印模转移帽上拧紧基台替代体；P. 将终印模和替代体装进蜡盒；Q. 从石膏模型上取下终印模和转移帽；R. 在基台替代体上拧紧直接印模转移帽；S. 在模型上制作基板，基板应与转移帽结合在一起。可将基板和蜡堤用作检验工具；T. 在基板上加蜡，应确保可以看见转移帽和基台替代体之间的连接部分

位置。用黏蜡将制作的模板固定在对颌模型的正确咬合位置上。用这样的方法，打开𬌗架的时候，带有替代体的工作模型模拟了口内的运动路径，在关上𬌗架的时候，也传递了义齿边缘和颊舌侧人工牙轮廓的位置。

以这种方式，将连接杆或上部结构的设计用蜡堆塑出来，达到理想的轮廓、强度和位置（图32-96Z，AA）。

利用蜡型制作的贵金属连接杆与种植体相连。根据上部结构的大小，加工技术水平，在确保基托适合性的前提下，对上部结构的蜡型进行整体或分段的包埋、浇铸与成形（图 32-96BB~DD）。

数字化技术是更先进的制作连接杆的方式。用计算机扫描基台，然后在计算机上设计覆盖义齿的形态，并在其轮廓内设计连接杆及基台系统。然后使用钛或钛合金研磨出连接杆。这种方法避免了由

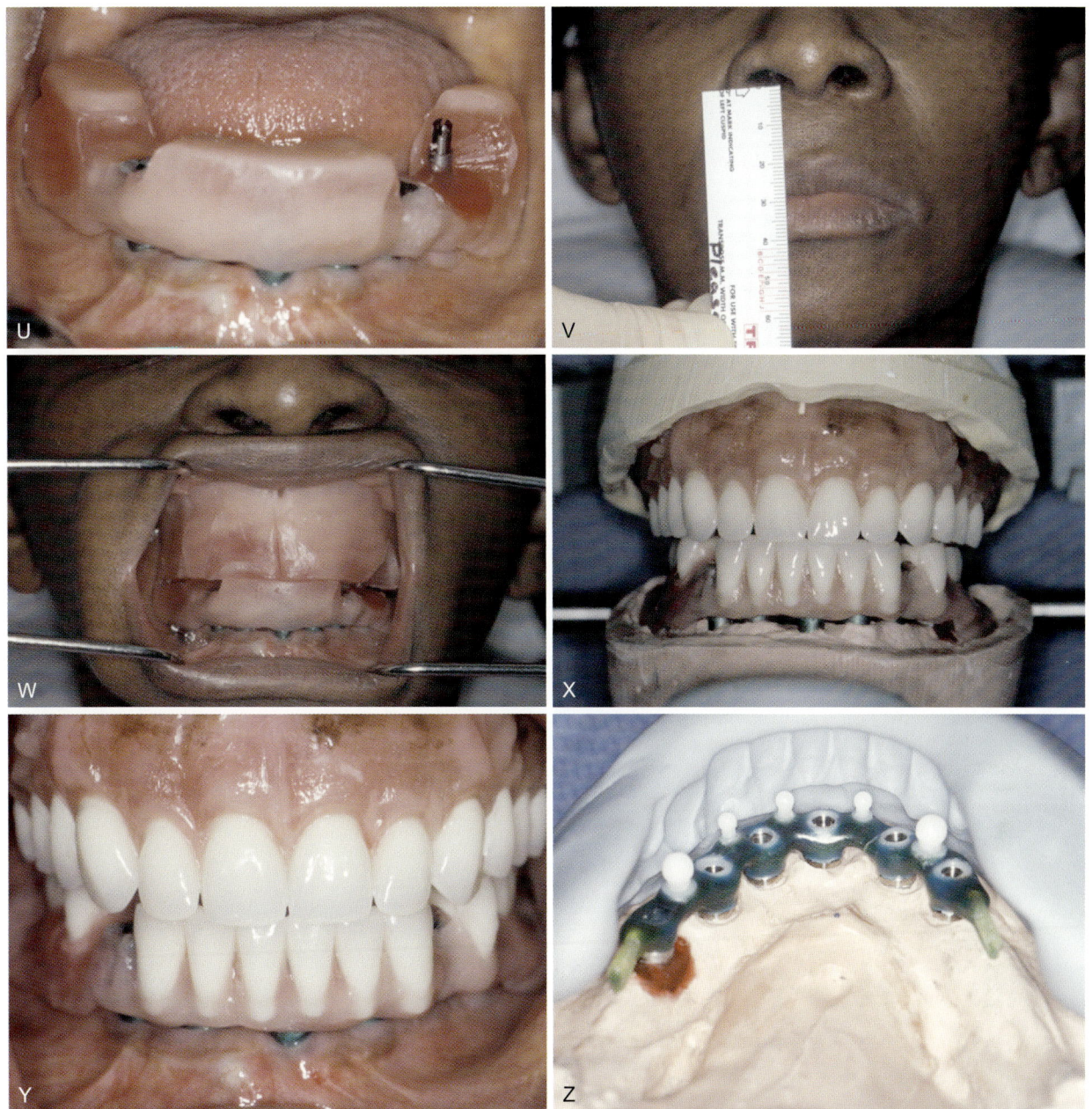

图 32-96（续） U. 将检验工具——基板和蜡堤在最远中的种植体上方拧紧；V. 使用上下颌的基板和蜡堤来确定上、下颌之间的关系，包括咬合垂直距离（OVD）；W. 确定 OVD 后，使用上下颌蜡堤记录正中咬合关系；X. 根据作者的理念，上下颌牙齿应排在牙槽嵴中线位置实现舌侧集中殆；Y. 试戴上下颌义齿的蜡型确认人工牙的排列位置正确；Z. 根据模板堆塑连接杆和附着体蜡型，确保连接杆和附着体与修复体的外形相适应且远离人工牙

于蜡变形、包埋材料膨胀及铸造金属的收缩所造成的不精确。

### 试戴金属铸件及最终戴牙：第五次复诊

第五次复诊的目的是评估上部结构的铸件，验证被动精确就位及给患者带上最终义齿。螺丝固位修复体的口内评估是最关键的部分。首先检查螺丝固位基台以保证螺纹在正确位置且完全就位。如果在评估种植体周的软硬组织情况时，有晃动或压痛的情况，可能是种植体与松动的螺丝固位基台之间存在软组织。

将铸件戴入患者口内并检查其稳定性（图32-96EE）。

当存在多个基台时，只拧入部分中央螺丝。如果铸件两端出现倾斜说明远中末端的基台没有正确就位。

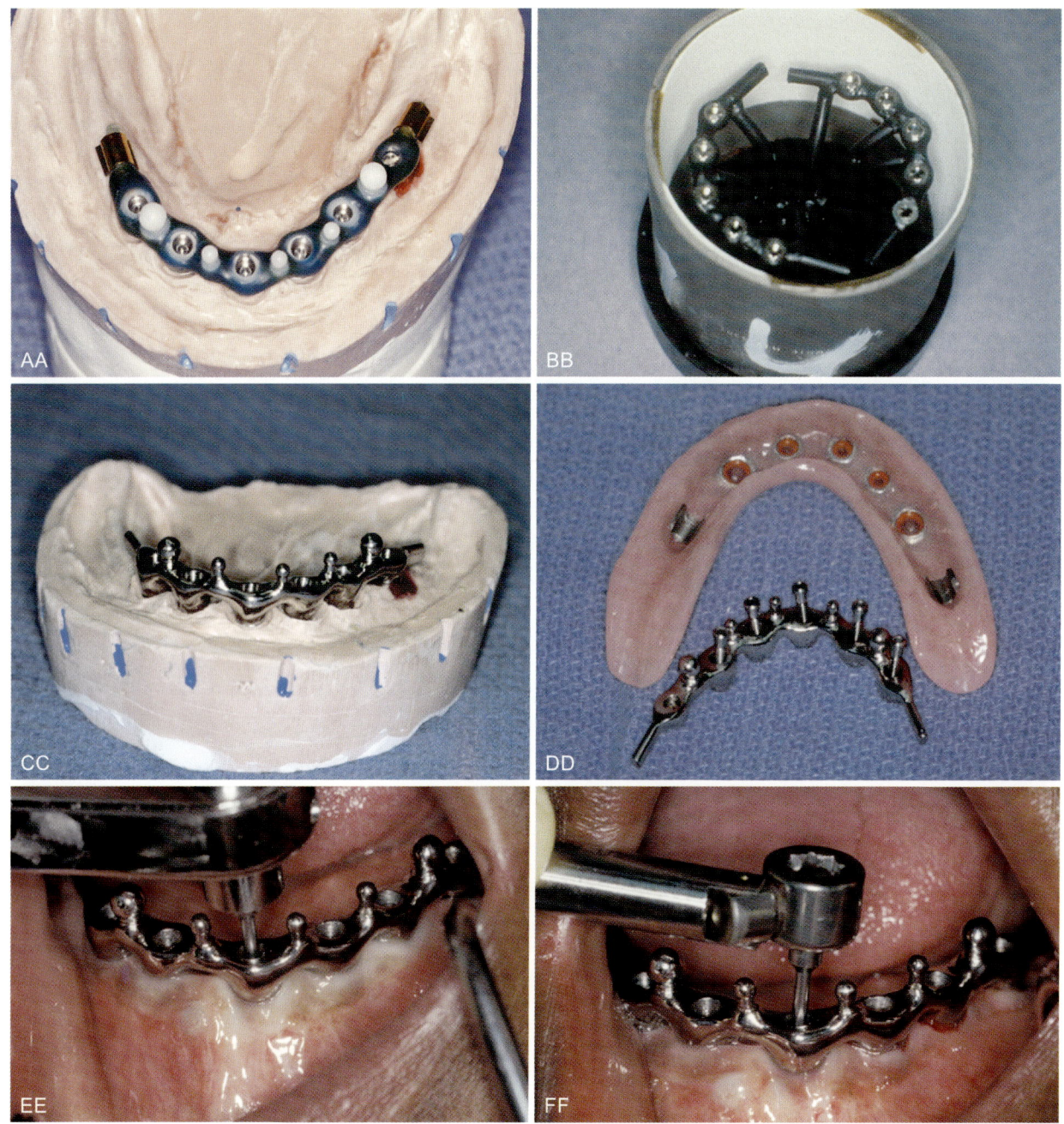

**图 32-96（续）** AA. 杆和附着体的蜡型中包括连接种植体基台的贵金属基底；BB. 连接杆的蜡型被包埋；CC. 使用贵金属铸造连接杆；DD. 根据杆的形态加工义齿；EE. 将连接杆就位于基台上方，部分拧紧修复螺丝；FF. 将杆和基台间的修复螺丝按照从 C 位点种植体开始，然后到 B 和 D 位点种植体；然后到 E 和 A 位点种植体的顺序依次拧紧

如果没有出现两端倾斜，可将末端基台的螺丝拧入一半。然后观察是否有侧向晃动，若出现晃动说明中间的基台未被动就位。

直接看见或使用探针探查时发现上部结构与基台间有开放边缘。开放边缘可能只存在于一侧，当其存在时说明上部结构倾斜。如果没有明显的侧向摇动，且所有的边缘都密合，则拧紧其余的螺丝。

先用平衡法将修复螺丝适度拧紧。通常的做法是先将最中间的螺丝完全拧紧。然后是中间的螺丝，一侧一颗，最后用手拧紧两侧末端的组件。

不能按从一侧末端到另一侧的顺序拧紧修复螺丝。这样会将铸造误差完全施加于整个组件中的最后一个基台（图 32-96FF 和 GG）。在试戴金属支架或义齿初戴阶段不能用扭矩扳手施加最后的扭力。相反，因为大多数的螺丝固位修复体都不是完全被动就位，所以在骨组织对初戴的修复体施加的

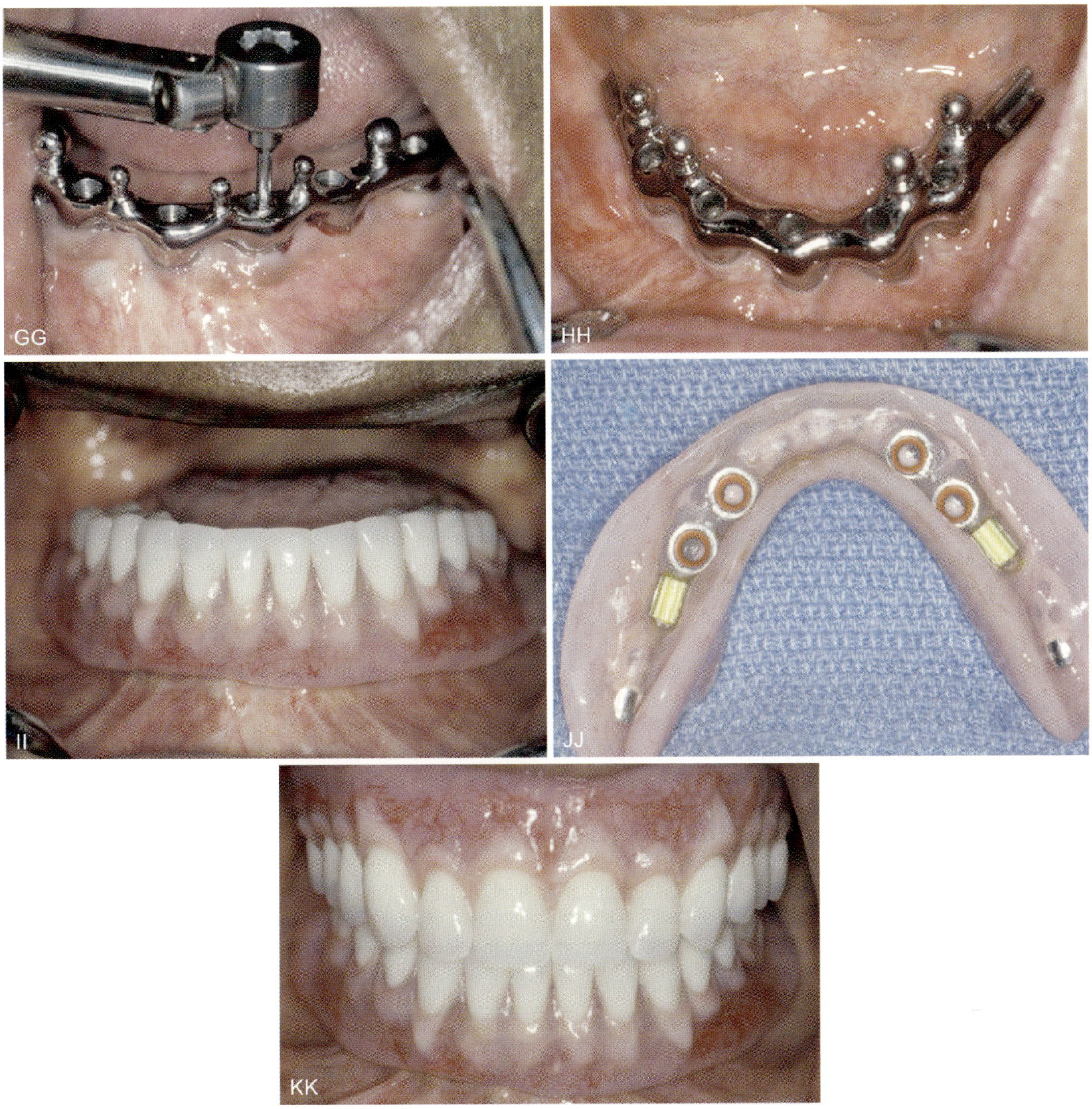

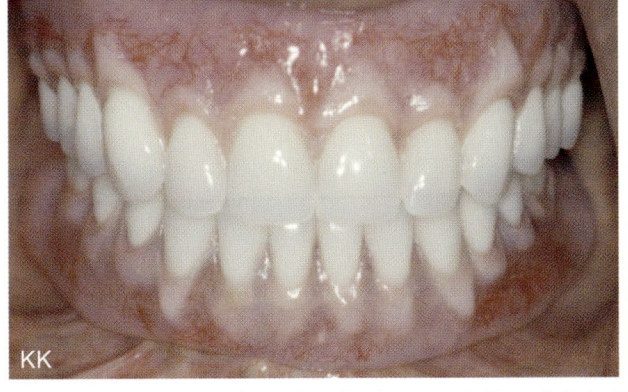

图 32-96（续） GG. 按拧紧螺丝的顺序使用扭矩扳手旋紧螺丝；HH. 在戴入连接杆的过程中不应出现疼痛不适；II. 将最终的下颌种植覆盖义齿戴入附着体和杆之上；JJ. OD-5 覆盖义齿的设计与全口义齿相似，且修复体中通常含有金属支架；KK. 检查修复体的咬合关系，调整咬合为双侧平衡𬌗关系（当对颌为义齿时）

压力产生相应改建后，再施加预负荷或螺丝拉伸。

特别是在这一阶段，医生应该注意患者的不适。在此阶段，不建议使用局部麻醉。任何的张力、压力、拉力、压痛或不适都表明上部结构未被动就位、就位错误、螺丝固位基台松动、种植体－骨结合不良或杆压迫软组织。

铸件通常为被动就位。如果边缘适合性在水平和垂直的开放范围小于 80 μm，与天然牙的牙冠相似，表明铸件在临床上可接受。对于可摘修复体（RP-4 或 RP-5）而言，可在这次就诊中戴入杆和修复体（图 32-96HH，II）。

即使修复体为 RP-4，OD-5 覆盖义齿的范围应该包括磨牙后垫和外斜嵴。否则，很容易出现食物嵌塞。当垂直距离有限或存在中到重度力学因素时，必须在修复体中加入金属支架（图 32-96JJ）。检查咬合时，还应检查美学和发音（图 32-96KK）。

大多数关于覆盖义齿的报道都描述了与种植体相连的螺丝固位杆。Judy、Richter 和 Rocha de Carvalho 等报道了带有粘接固位杆的覆盖义齿，其使用已经超过了10年[128, 129]。

粘接固位杆的优势为更易被动就位以及可减少患者及医生的成本。然而，粘接固位所需的基台高度可能会影响排列人工牙所需的颌间距离和保证修复体的制作和强度所需的丙烯酸体积。

当基台为粘接固位的杆所能提供的高度少于5 mm时，固位力会减弱。因此，粘接固位杆可能需要降低悬臂梁的长度以减少失粘接的发生率。此外，每次摘下修复体时传递到粘接面的拉伸负荷，导致覆盖义齿的带有悬臂梁的杆很容易失去粘接。因此，粘接固位杆所需的基台高度应大于5 mm（图32-97）。

更易被动就位的上部结构、成本降低及更简单的杆印模技术都是覆盖义齿的粘接固位连接杆的优势。有文献报道显示，两种选择有相似的成功率，而选择哪种方案取决于修复医生的判断。然而，对于OD-4和OD-5的方案，因为拉伸力作用于前部的粘接面，粘接剂可能会崩解并产生并发症，应考虑使用粘接力更强的粘接剂及减少悬臂梁的长度。

### 颇具挑战的力学因素：患者及解剖因素

5种治疗方案提供的种植体支持式覆盖义齿，可以解决患者的主诉问题或解剖条件限制。在修复设计的早期就应该考虑修复体的支持和动度。治疗方案最初是为前牙区A或B类骨的无牙颌患者设计制作覆盖义齿的。如果冠高空间过大（骨质是C-h类骨质），治疗方案就要做出调整；如果是D类骨，这些方案便不再适用。冠根比例的增加和种植体表面积的减小都会影响治疗方案。此外，当患者的力学因素影响较大（例如咬合紊乱、咀嚼运动、对颌有天然余留牙）或牙弓为方圆形（会减小A-P距离）时，这些方案都需要相应的做出调整。

举例来说，在以上这些不利因素存在的情况下，每一种治疗方案中都需要增加一颗种植体，且OD-1是绝对禁用的，因此OD-2有3颗种植体（A、C、E位点），OD-3有4颗种植体（A、B、D、E位点），OD-4有5颗种植体（A、B、C、D、E位点），OD-5有6颗种植体（可能的话，有1颗种植体植入一侧颏孔远中）。如果后牙区骨量不足无法植入6颗种植体，那就要减小悬臂梁长度并制作RP-5修复体。

## 上颌种植覆盖义齿

牙列缺失患者对上颌全口义齿的耐受度比对下颌全口义齿的大。相比于下颌，上颌全口义齿有更好的固位、支持和稳定性。于是，许多针对全口无牙颌患者的治疗计划初期主要致力于解决与下颌全口义齿相关的问题。然而，当患者使用了一个稳定的、固位良好的甚至可能是固定的下颌修复体时，他们的注意力会转移到上颌。当患者了解到缺牙带来的解剖学和美学后果后，他们对上颌种植修复体的渴望增加了。因此，将来对上颌牙列缺失的修复会常规包括种植修复体。

上颌牙列缺失，而下颌余留几颗牙。这种情况的发生率比与之相反的情况发生概率高35倍。在45岁的人群中，11%的人上颌牙列缺失；55岁人群则增加到15%；然后保持相对稳定[2, 3]。因此，大约共有1200万美国人上颌牙列缺失，占成年人总数的7%。

### 牙列缺失的后果

当患者拥有稳定的下颌种植修复体后，应该关注上颌。下颌持续性的骨吸收同样也会在上颌出现。在上颌牙列缺失后，尤其要注意骨量的维持。

然而，在发生上颌骨前部高度降低之前，临床上很少关注上颌骨吸收的问题。因为传统全口义齿主要的问题与抱怨集中在下颌，所以下颌无牙颌多考虑种植修复。但当下颌完成种植修复后，上颌骨仍在持续吸收，直到最后患者开始抱怨上颌全口义齿的功能状况下的固位和稳定问题。

相对下颌全口义齿而言，患者更容易佩戴和习惯上颌全口义齿。上颌全口义齿比下颌全口义齿更好的固位、支持和稳定性也得到文献证实。所以，在并发症出现之前患者能长时间佩戴上颌全口义齿。直到患者注意到上颌骨量不足导致的稳定和固

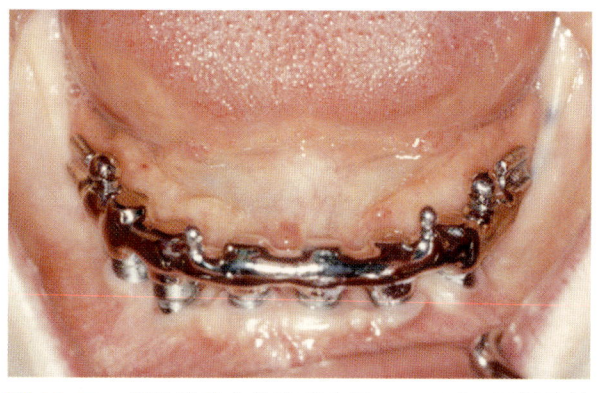

**图32-97** 当粘接基台的高度大于5 mm时，下颌种植覆盖义齿可以使用粘接杆

位问题时，上颌骨通常已经完全吸收为 D 类了（图 32-98A）。

伴随着上颌唇红缘的丧失、下唇长度的增加及面部骨组织支撑的缺乏，面部美学的缺陷往往首先出现在上颌。然而，患者可能没有认识到这些改变与牙齿和骨组织的丧失有关。

应该使用种植体治疗这种持续的骨吸收并防止随后上颌牙弓出现并发症（图 32-98B）。

此外，文献表明 RP-5 下颌种植覆盖义齿（IOD）可能会导致传统上颌全口义齿的综合征，如松动度增加、主观感觉义齿不适合及义齿的正中折裂[80]。尽管目前不能确认这是一种因果关系，但可以使用上颌种植覆盖义齿来解决这种问题。

上颌全口义齿延伸的软组织覆盖范围会影响品尝食物的味觉及温度感觉，这些都会影响人们使用的满意度。随着牙槽嵴的吸收，延展的前庭沟边缘软组织可能会变得松软。对一些患者而言，上颌全口义齿的腭板可能会引起食物嵌塞。而在种植覆盖义齿中，大多数的问题都可以得到解决。

相较于下颌覆盖义齿减小体积而言，上颌义齿的体积减小，尤其是覆盖义齿去除了腭板。对患者而言，消除腭板减少了食物嵌塞，提高了品尝食物的感觉。某些患者的第 XI 脑神经的味觉部分支配腭部的味觉，尽管这很少见，但这些患者能从减少上颌覆盖义齿的腭板中受益。

当上颌骨前部吸收后，上颌全口义齿开始变得不稳定。上颌全口义齿的前牙区位于剩余牙槽骨的前方。结果，义齿前部向上旋转，后部向下旋转，最终上颌全口义齿失去吸附力。因此，在上颌骨前部骨吸收之前应该考虑制作种植修复体。

最初，下颌的骨高度是上颌骨的 2 倍；因此，对长期牙列缺失的患者而言，上颌骨高度的降低会十分明显。上颌前部骨组织完全吸收甚至是前鼻棘的吸收会导致上颌全口义齿行使功能时出现疼痛和移动[51, 54, 130]。

一些因素会影响上颌骨前部的情况，可能会导致种植体存留率降低或修复并发症增加。牙列缺失的上颌前部牙槽骨通常不适合植入种植体。上颌前牙的唇侧骨皮质板很薄且可因牙周疾病而吸收，或在拔牙时折断。另外，唇侧皮质骨板在骨改建早期发生吸收，在缺牙第一年内，上颌前牙牙槽嵴宽度可降低 25%，在 3 年内可下降 40%~60%，主要发生于唇侧骨板[49]。因此，上颌全口义齿在上颌前部向腭侧移位[49]。

医生有责任告知患者上颌骨会持续发生骨吸收。骨移植在增加宽度方面比增加高度方面更可靠。B 类牙槽骨骨移植通常需要合成骨材料。C-w 类会至少需要一些自体骨，通常用下颌骨作为供区。如果上颌无牙颌需要增加高度（C-h 或 D 类），牙医可能需要用髂嵴作为大量骨组织的供区。就此而言，上颌牙列缺失患者需要理解外科重建是相当复杂的，因为重建牙弓所需的骨量更大。牙医应该在

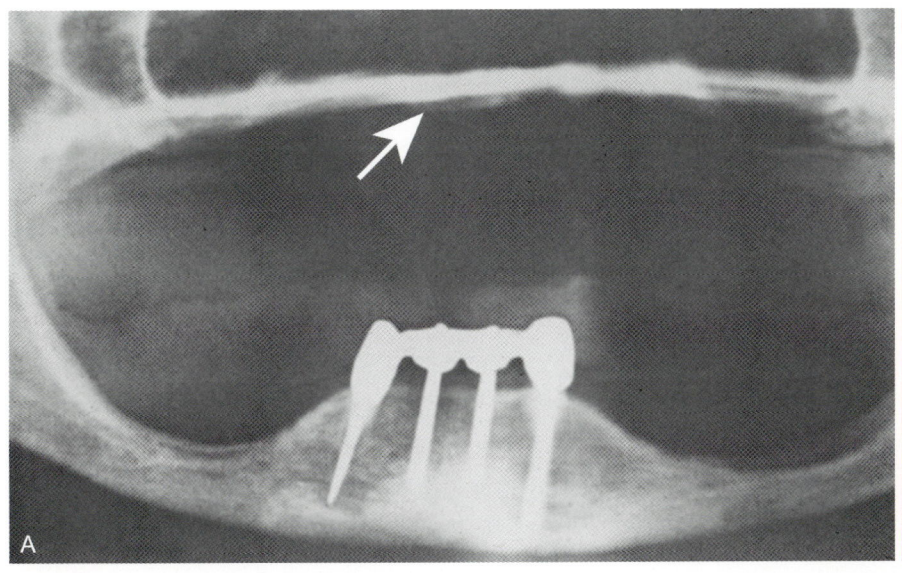
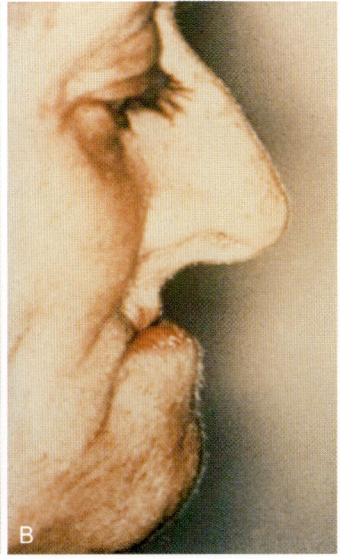

**图 32-98** A. 下颌前牙区种植体植入 25 年后的全景片。这段时间里，下颌前部的骨量得以保存。上颌出现持续性骨吸收，已经严重萎缩。B. 颌骨的吸收会影响面部美学。下颌仍有正常的唇红缘，颏肌仍附着于下颌骨。上颌已经失去了唇红缘，随着鼻小柱 - 人中角度的增大，出现深深的皱纹

患者缺牙后向其宣教骨吸收的过程，而不是等到骨已经发生吸收或患者抱怨可摘修复体的不足。

## 上颌覆盖义齿与上颌固定义齿的对比

### 优点

上颌覆盖义齿相比于固定义齿有些优势。然而，由于上颌全口义齿比下颌有更好的固位和支持，上颌 RP-5 种植覆盖义齿（IOD）比下颌 RP-5 的优势小。上颌 RP-5 种植覆盖义齿的主要优势是能减少花费。费用的减少不仅因为种植体数目的减少（例如，4颗 vs 7颗），还在于减少了上颌窦提升的必要性。因此，与手术费用的减少一样，治疗时间也被减少了，可能比 RP-4 或固定修复的一半时间还少。

与固定义齿相比，覆盖义齿的美学优势在上颌比在下颌明显。上唇的美学位置需要唇侧基托支持，如果这个基托是固定的，则几乎没有清洁的途径。就此而言，当人工牙与上颌骨剩余牙槽嵴的距离超过 7 mm 时，强烈推荐使用覆盖义齿（图32-99）。

Heydecke 等的一项临床研究评估了13位患者，他们都接受过 RP-4 覆盖义齿和固定义齿的修复，每种佩戴2个月[132]。对两种修复体的总体满意度、舒适度、语言能力、稳定性、美观性、易清洁性、咬合关系进行心理评估。测量两种修复体对7种不同食物的咀嚼能力。RP-4 覆盖义齿组的总体满意度评分显著较高。语言能力和易清洁性更好，与稳定性、咬合和咀嚼能力相关的咀嚼动力学特点两组均相似。13名患者中的9名在实验结束时选择了 RP-4 覆盖义齿而非 FP-3 固定义齿。

另一方面，Brennan 等也评估了上颌种植覆盖义齿（RP-5 和 RP-4）与种植固定义齿的患者满意度和口腔健康相关的生活质量。佩戴上颌覆盖义齿的患者报告的总体满意度显著较低，咀嚼能力和美观性评分都较低。覆盖义齿的优势在于花费少和易于口腔清洁。

想要固定义齿修复通常是想获得心理优势，或者最近刚缺失牙，还未适应可摘修复体且面唇部仍有支撑的患者。显然，长期佩戴可摘修复体的患者不认为固定修复的优势足以补偿可摘修复体在语言和卫生方面的好处。当上唇需要额外的支持时，美观也是选择覆盖义齿的因素之一。

### 文献综述

较下颌牙列缺失而言，上颌覆盖义齿的报道更少[133-154]。多数文献中的上颌覆盖义齿都是 RP-5 修复体。几乎所有的文献都表明，上颌覆盖义齿的种植体失败率和修复体并发症发生率更高。例如，Engquist 等报道下颌种植覆盖义齿的种植体失败率为6%~7%，而上颌种植覆盖义齿的失败率为19%~35%[134]。在 Jemt 对70位患者的336颗种植体的跟踪研究中，骨吸收组的种植体存留率为70%，中间组的存留率为88%，总的存留率为85%[148]。Smedberg 等报道了20位患者的86颗上颌种植体的存留率为86%，显示基于不同骨质与骨量的有类似的结果[135]。在一项为期5年的多中心前瞻性研究中，共有30位上颌种植和103位下颌种植的患者。Jemt 和 Lekholm 报道了下颌种植体存留率为94.5%，修复体存留率为100%。而上颌种植体存留率为72.4%，修复体存留率为77.9%[137]。

Johns 等报道的共计33位患者的117颗上颌种植体支持的覆盖义齿的研究中，种植体的失败率为28%[145]。Widborn 等对比了22位患者，其中13位按计划直接行覆盖义齿修复，其余的开始行固定修复继而转为覆盖义齿，平均观察时间为7.5年。计划组的种植体存留率为77%，而非计划组为46%[147]。Palmqvist 等的报道有相似的结果[136]。

Johns 等的一项前瞻性研究报道了使用5年以上的上颌覆盖义齿的情况[138]。整个研究跟踪了16位患者，修复体和种植体的累积成功率分别为78%和72%。Jemt 等报道持续追踪了1年的92位患者的430颗种植体存留率为84%[139]。Chan 等及 Goodacre 和 Kan 结合了几篇文章的数据，发现上

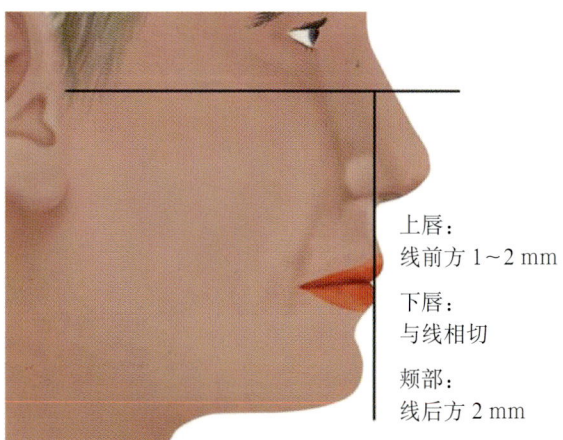

上唇：
线前方 1~2 mm

下唇：
与线相切

颊部：
线后方 2 mm

图 32-99　上唇的水平位置应位于下唇前部 1~2 mm。当前牙与上颌骨剩余牙槽嵴的距离超过 7 mm 时，带有唇侧基托的上颌种植体覆盖义齿比种植固定义齿更具优势

颌种植覆盖义齿的平均失败率为21%，是所有修复体类型中失败率最高的[140,141]。

另一方面，Naert 等在1991年报道6副上颌覆盖义齿使用4年后没有出现种植体失败[142]。Misch 跟踪研究了使用上颌覆盖义齿（RP-4）的75 位患者10年，结论为种植体存留率为97%，修复体存留率为100%[155]。这些治疗方式的主要区别在于种植体的数量、位点及修复体的动度遵从了基本的生物力学原则，因此减少了失败率并降低了上颌覆盖义齿存在的风险。

Sanna 等对比了4~6颗使用杆连接的种植体和2颗未连接的种植体，并跟踪研究了10年[146]。连接的种植体及其杆的存留率为99.3%，而未连接的种植体为85.7%。未连接的种植体的边缘骨吸收也很明显。

Slot 等发表了一篇综述，分别比较了使用杆连接的6颗种植体、使用杆连接的4颗种植体及使用球帽固位的4颗种植体所支持的上颌覆盖义齿，跟踪研究时间为1年及更长[143]。使用杆连接的6颗种植体的存留率最高，然后是使用杆连接的4颗种植体。使用球帽固位的4颗独立种植体的存留率最低。然而，在31项回顾研究中，种植体存留率为95%~98%。因此，种植体的第一年存留率相似。Mericske-Stern 等报道使用杆连接的4颗种植体所支持的覆盖义齿中，种植体的5年存留率为94.2%[144]。

### 治疗计划的考虑

为增加种植体和修复体的存留率，上颌 A 类骨的覆盖义齿的治疗计划与下颌 C-h 类骨和力学因素较大者相似。换而言之，即在双侧第一前磨牙之间植入4颗及以上数量的种植体。此外，在更远端植入种植体常需进行上颌窦底提升术，将前部和后部的种植体用杆连接后可大幅度提高 A-P 距离。已证明该治疗方案与下颌覆盖义齿具有相似的成功率。

从生物力学的角度考虑，与口腔内其他区域相比，需行种植修复的上颌前部常是最薄弱的部位。这些不佳的解剖条件以及它们可能造成的后果如下。

在大多数患者口内可用骨组织中，上颌前部的骨密度不如下颌前部的致密。在下颌，致密的骨皮质层加上粗糙的骨小梁使种植体被致密的骨质支持。上颌骨的唇侧是薄的多孔状骨，鼻底区是很薄的、多孔的骨皮质，在腭侧有较致密的骨皮质[156]。骨小梁通常较纤细且不如下颌骨前部的致密[157]。

在上颌骨前部，美观和发音需要人工牙位于天然牙的原位或附近，通常会从已经向腭侧和向上吸收的牙槽嵴伸出悬臂梁。

在上颌骨前部，冠高空间（CHS）作为力的放大器是至关重要的。在理想情况下，上颌前部天然牙的高度已大于其他区域的牙齿。

闭合弧（利用下颌的参考点观察下颌闭合过程中定义的区域，常在正中矢状面观察）在上颌剩余牙槽嵴的前方。因而，作用在上颌前部种植冠上的力矩很大，这也直接作用在比较薄的唇侧骨板上（图32-100）。下颌的非正中运动会对上颌前牙施加侧向力，致使嵴顶骨应力增加，尤其是在种植体的唇侧面。

由此，许多治疗计划认为上颌无牙颌存在种植体失败的高风险：

1. 上颌骨前部牙槽嵴较窄，且骨壁平行，难以使用骨成形术增加骨宽度。因此，窄牙槽嵴通常植入更窄的种植体（导致种植体和周围组织的应力集中，特别是在嵴顶区域）。

2. 使用唇侧悬臂梁使种植体颈部的力矩增加，通常导致局部牙槽嵴改建和种植体或基台折裂。

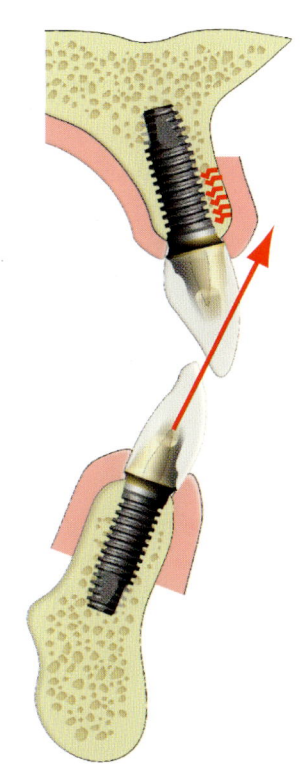

图32-100 下颌闭合弧及非正中运动导致上颌骨前部的力矩增大

3. 倾斜的正中接触，导致潜在有害的、偏离轴向的负荷。
4. 非正中运动时的侧向力，导致作用于种植体的力矩更大。
5. 骨密度降低，导致骨强度下降，种植体失去支持。
6. 牙嵴顶损乏较厚的骨皮质板，导致种植体失去高强度支持，对角度负荷的抵抗下降。
7. 加速了切牙区骨吸收，通常导致在无大量骨移植的情况下无法在中切牙和侧切牙位点植入种植体（框图32-15）[155, 158]。

框图 32-15　上颌骨前部：不佳的解剖条件

- 牙槽嵴狭窄
- 骨密度低
- 唇侧悬臂梁
- 正中倾斜接触
- 下颌非正中运动时的侧向负荷
- 缺乏厚的骨皮质板
- 切牙区骨吸收速度快

上颌牙弓可被分为5个区段，与开放的五边形类似（图32-101）。双侧中切牙和侧切牙是一个区段，每个尖牙是一个区段，双侧前磨牙和磨牙分别各是一个区段。将松动的牙连接起来可制作一个刚性的修复体，一般需将三个或更多部分连在一起。换而言之，每个区段基本上是一条直线，对侧向力的抵抗很小。但由于它们沿弓形分布，至少连接3个区段可以形成一个三脚架结构和A-P距离，对直线有更好的生物力学性能，可以更好的抵抗侧向力。前牙A-P距离（或后牙）是最远端（被连接在一起的）种植体的中心到最前端种植体最前面的距离（图32-102）。

上颌骨5个区段中的3个构成了上颌骨前部：两尖牙区段和切牙区段。因此，为了建立稳定的、能抵抗下颌侧方运动时所产生的的侧向力和正中咬合时的角度力量的生物力学系统，至少应该在上颌前部的每个区段中植入一颗种植体并连接起来。因此，至少需要植入3颗前牙区种植体：每个尖牙区1颗、4颗切牙位点至少植入1颗种植体。

先前的研究显示分布于3颗基台上的力量所导致的局部应力比分布在2颗基台上的小[159]。为抵抗下颌的非正中运动，应将上颌的种植体连接起来。在牙列缺失的上颌骨中，双侧尖牙区应植入种植体，并在牙弓前部至少植入一颗切牙位点的附加种植体[155, 158]。

## 上颌前部牙弓形态：牙齿和剩余骨

上颌骨牙弓形态的类型影响着上颌修复体的治疗计划。上颌骨牙弓的3种典型形态为方圆形、卵圆形、尖圆形。上颌无牙颌剩余牙槽嵴的形态也可分为3类。有牙牙弓形态和剩余牙槽嵴形态的美学要求不同。有牙牙弓的形态取决于上颌最后一颗前

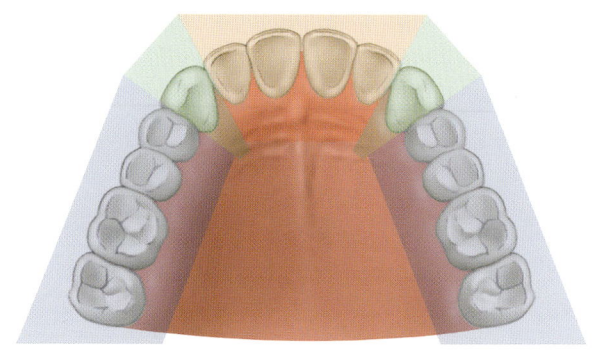

图 32-101　上颌牙弓可视为五边形，包括切牙区、双侧尖牙区和双侧后牙区。将三个或更多的相邻部分相连接会使上部结构的强度增大

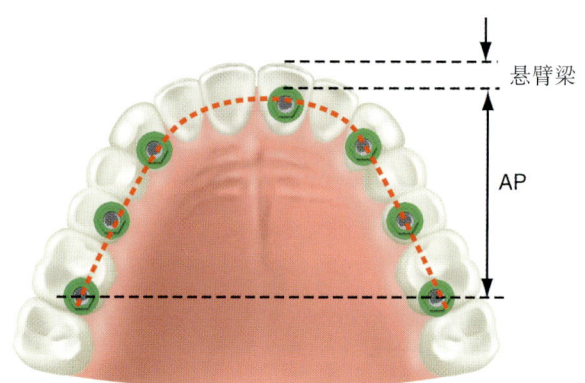

图 32-102　在上颌骨前部，A-P距离指杆的最远端（被连接在一起的）种植体的中心到最前端种植体的最前面的距离

牙的位置，而不是牙缺失后牙槽嵴的形态。剩余牙槽嵴由于创伤而呈方圆形。然而，最终修复体上人工牙的位置可能需要向颊侧伸出悬臂梁。换言之，可能要用卵圆形的牙弓形态修复在方圆形的剩余牙槽骨上。前牙种植体的数目和位置与最终（修复体的）牙弓形态相关，而不是剩余牙槽嵴的形态。

为了确定牙弓形态，在切牙乳头之间划一道线把上颌分为左、右两等份。经切牙孔中央与第一条线垂直划第二道线。无论牙弓是方圆形、卵圆形、

还是尖圆形，第二道线都会经过尖牙的牙尖位置。（图 32-103，图 29-104）。

然后经上颌中切牙唇面划一条与第二条线平行的第三条线（图 32-105）。当第二条和第三条线的间距小于 8 mm 时，牙弓是方圆形。间距是 8~12 mm 时，牙弓为卵圆形。当间距大于 12 mm 时，牙弓是尖圆形。

在方圆形牙弓中，中切牙和侧切牙与尖牙之间仅有很小的唇侧悬臂梁。下颌非正中运动和𬌗力在尖牙种植体可被减小。因此，在 RP-4 修复体中，将尖牙位点与后牙区的种植体连在一起，尖牙位点的 2 颗种植体就能够支持 6 颗前牙（图 32-106）。两侧尖牙之间的 4 个桥体只会产生较小的力，因为①切牙区的力最小；②上颌方圆形牙弓对尖牙的悬臂梁咬合力量较小。

如果最终人工牙排列的形态是卵圆形，在上颌前部应该植入 3 颗种植体以支持覆盖义齿（图 29-107）。在种植体植入前，常需进行骨增量手术。对于卵圆形牙弓的固定修复体（最常见的牙弓形态），在两尖牙种植位点，和至少一个额外的种植位点（最好在中切牙）植入种植体是很重要的。额外的种植体能抵抗这种牙弓形态产生的额外力量，增强修复体固位，减少基台螺丝松动的风险。

在尖圆形牙弓的覆盖义齿中，尤其在用桥体修复切牙时，前牙区种植体承受的力量最大。前牙区相当于从尖牙向唇侧延伸的悬臂梁，所以在正中咬合和下颌非正中动时都将会增加𬌗力。

因此，在 RP-4 修复体中需要在植入 4 颗种植体以修复 6 颗前牙。最差的情况是患者的剩余牙槽嵴是方圆形，而需要用尖圆形牙弓修复（图 32-108）。因此，在这种情况下，需要植骨以改善剩余牙槽嵴形态。对于尖圆形上颌前牙牙弓来说，双侧尖牙和中切牙位点是生物力学最佳的种植位点。当其他因素如冠高度、副功能运动、咀嚼肌动力等影响因素更大时，这些位点更为有利。

当方圆形剩余牙槽嵴用尖圆形牙弓修复时，特别需要在后牙区植入种植体。大多数种植体植入在第二磨牙位置（与第一磨牙种植体一起）以增加 A-P 距离和一定程度对抗前牙悬臂梁的作用。

当无牙颌上颌骨的一个尖牙位点无法植入种植体时，建议在相邻的第一前磨牙和侧切牙位点植入种植体以弥补这一重要位点。中切牙种植体和对侧尖牙种植体可与这些种植体连接起来作为覆盖义齿的基牙。

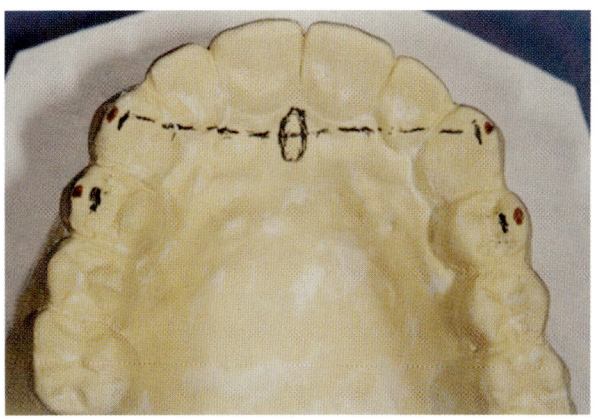

图 32-103 图为画有一条水平线的方圆形牙弓，这条线穿过了切牙乳头中央和尖牙牙尖

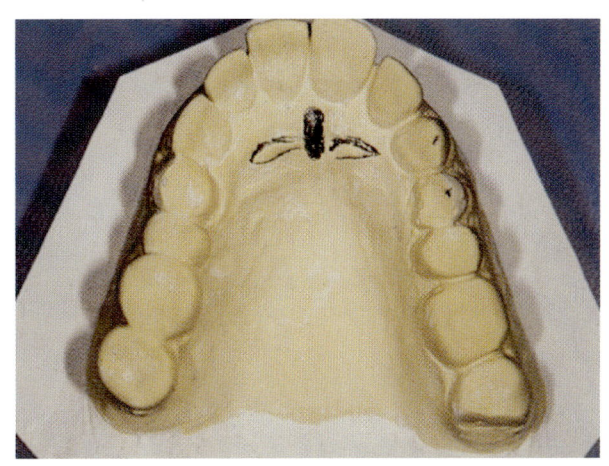

图 32-104 图为画有一条水平线的尖圆形牙弓，这条线穿过了切牙乳头中央和尖牙牙尖

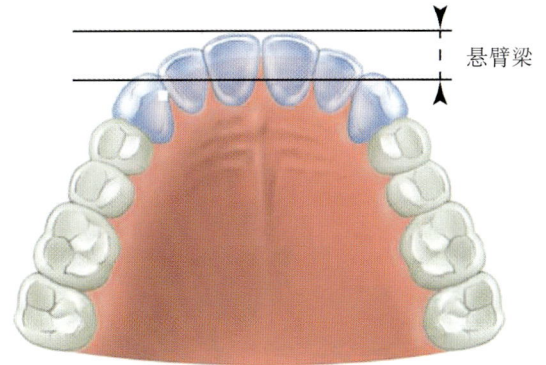

图 32-105 第一条水平线通过尖牙牙尖和切牙乳头，与第一条线平行的第二条线沿着上颌中切牙的唇面走行

当有严重的力学因素存在时，通常需要 2 颗种植体以抵抗下颌侧方运动时产生的力，也就是说建议至少用 4 颗种植体修复 6 颗前牙。当这些严重的力学因素（例如严重的磨牙症）存在时，应该用较大直径的种植体，特别是在尖牙位点（在下颌侧方

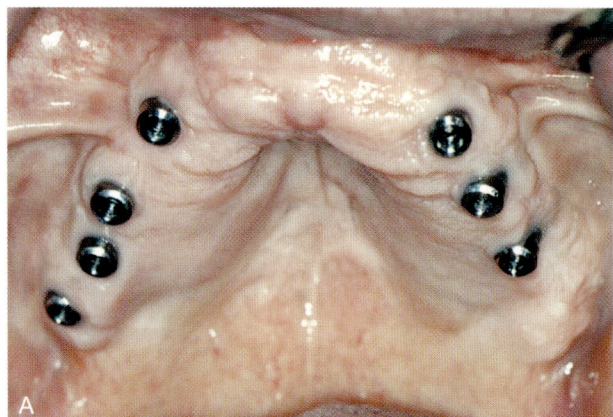
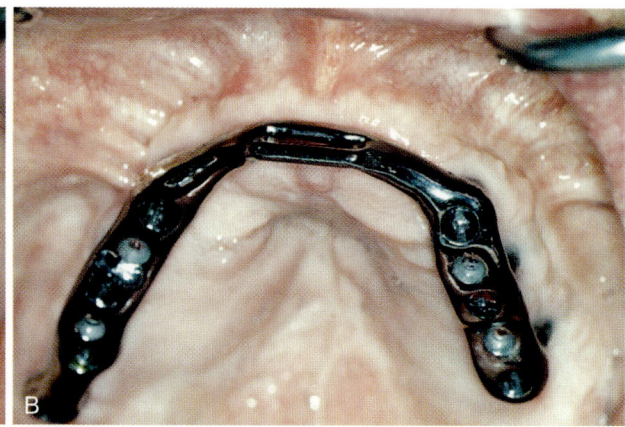
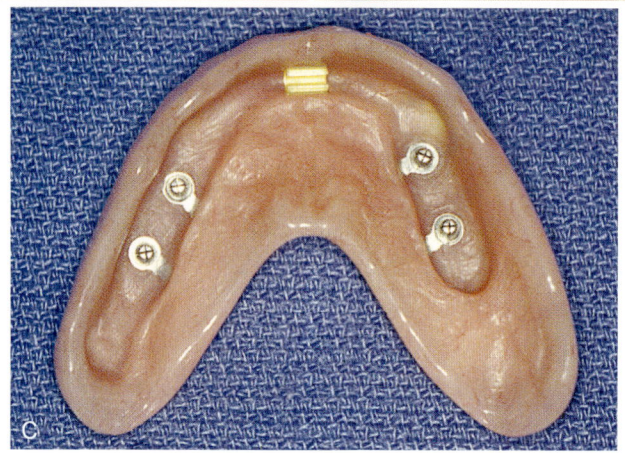

图 32-106　A. 在方圆形牙弓中，切牙的位置与尖牙相比不会向唇侧偏离过多。将尖牙区的种植体与后牙区的种植体相连足以支持 RP-4 修复体。B. 使用杆将前、后牙区的种植体相连接。C. 方圆形牙弓的上颌种植覆盖义齿可以在尖牙位点植入 2 颗前牙区的种植体

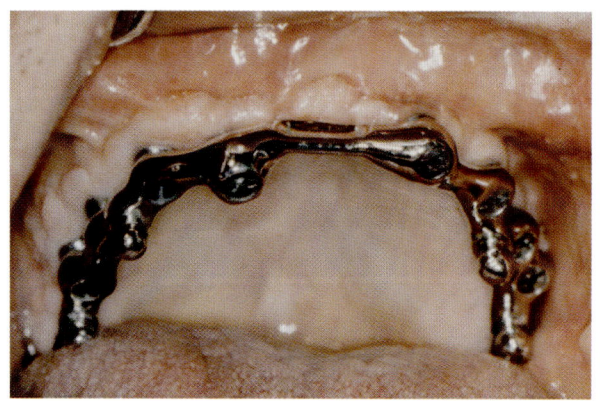

图 32-107　卵圆形牙弓通常需要连接 3 颗前牙区的种植体（双侧尖牙位点及切牙位点）和后牙区的种植体以支持 RP-4 修复体

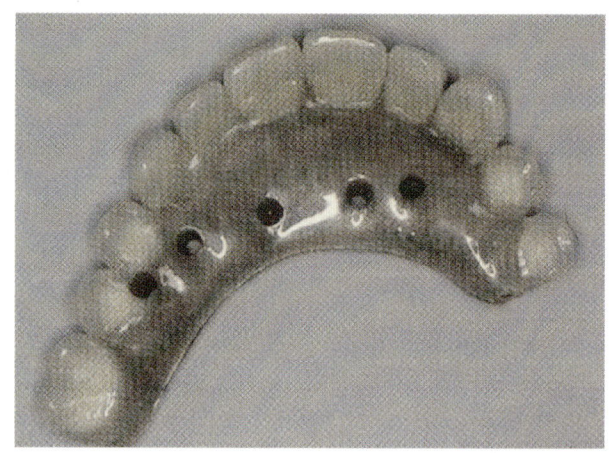

图 32-108　沿着最远端种植体画一条线。再沿着最前方种植体的前端画一条与第一条线平行的线。这两条线之间的距离就是 A-P 距离，它与修复体前端的悬臂梁拮抗。最糟糕的情况是在无牙颌的方圆形牙槽嵴上修复一个尖圆形的牙弓。这种情况下，因为种植体之间的 A-P 距离不足；修复体前方悬臂梁过长，即使由 5 颗种植体支持，修复体的长期预后也不佳

运动时有更大的侧向力以及更高的咬合力）。由此，许多情况下，在前牙全部缺失的上颌用 3~4 颗种植体连接在一起支持覆盖义齿。另外，通常需要后牙种植体，特别是对 RP-4 修复体而言。

### C-h 类时切牙孔内的种植体

上颌前牙区对美学和发音而言是最重要的区域；通常需要多种手术方法提高成功率。对 B 和 C-w 类骨的方案通常需要行骨增量而不是口内其他区域所行的骨成形术。前牙区的相对标志点是鼻底，在 C-h 类牙槽嵴中可轻微调改该结构以提高种植体的支持。

当确定覆盖义齿为最终修复体时，牙医可能会利用切牙孔而非中切牙位点植入种植体[151, 155]。

切牙管的长度为 4~26 mm，其长度与上颌骨前部的骨高度相关。切牙管垂直轴线平均为 20°（0.5°~33°）[152]。切牙管中包含鼻腭神经的终末支、腭大动脉及一小段黏膜管。

腭大动脉尺寸很小，很少会影响手术，且几乎不为颌骨前部软组织供血。随着颌骨高度的吸收，切牙管的长度也会变短。沿着鼻底垂直走行的结构称为前上颌骨翼。上颌骨前部的鼻突高于鼻底 2~3 mm。因此，当鼻底的骨组织高度在 8~10 mm 之间时，可使用大的骨钻造成切牙孔上方的青枝骨折，并通常可以植入长度为 10~13 mm、直径为 5 mm 或更大的种植体（图 32-109）。

### 上颌后牙区种植体的定位

上颌无牙颌选择覆盖义齿修复时，有几个因素影响种植体尺寸和位置的选择。Tarnow 等观察到种植体周围牙槽骨在水平方向的吸收大约为 1.5 mm[160]。因此，如果一颗种植体与相邻种植体之间的距离过近，种植体周存在的垂直角形骨缺损可能会导致种植体间的水平骨吸收。水平骨吸收转而会促进龈沟中的厌氧菌繁殖。所以总的来说，2 颗种植体之间的距离至少为 3 mm。只有当 2 颗种植体之间的距离大于 5 mm 并使用杆连接后，才有覆盖义齿附着体的空间。

如前所述，上颌骨可视为一个开放的五边形，并可分为五个不同的区域：切牙区、双侧尖牙区及双侧前磨牙和磨牙区。因此，将上颌骨后牙区的种植体与前牙区的种植体相连接具有独特的优势，因为 4~5 个不同平面的运动被连接在一起。

上颌无牙颌的 RP-4 覆盖义齿所需种植体的数量为 7~10 颗。许多报道都认为上颌骨骨质和骨量

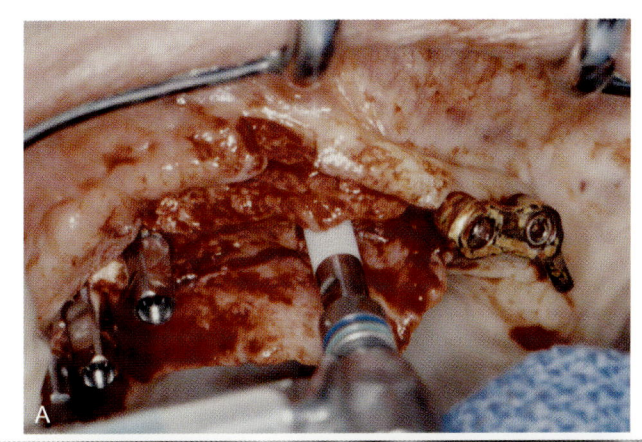
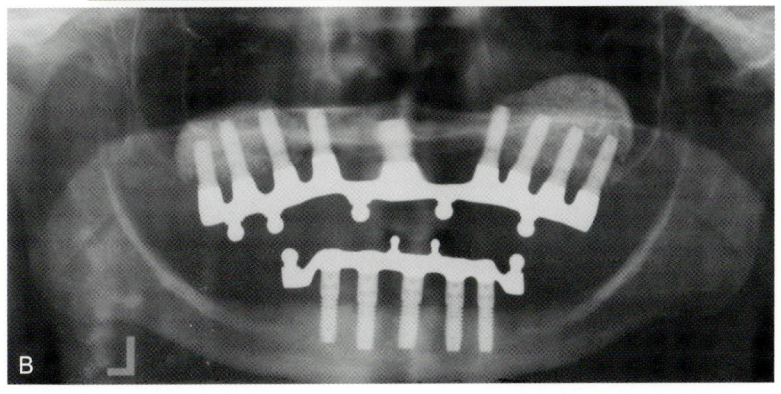

图 32-109 A. 切牙区骨量不足时，通常可以在切牙孔植入 1 颗种植体；B. 上下颌 RP-4 种植覆盖义齿的全景片。可见在上颌切牙孔植入了 1 颗种植体，并进行了双侧上颌窦底提升术

均较差，还存在几项生物力学方面的劣势。为弥补这种局部条件的缺陷，上颌应该植入更多数目的种植体，获得较大的A-P距离。因此需要行上颌窦底提升术或上颌骨前部骨重建术（或两者都需要）。当存在中或重度力学因素或骨密度低时，需要植入更多更大直径的种植体以增加表面积。同样，如前所述，上颌前部缺牙区所需植体的数量也与牙弓的形态有关。

上颌无牙颌RP-4修复体最少种植体数目通常是7颗。建议的种植位点是至少1个中切牙位点（或切牙孔）、双侧尖牙位点、双侧第二前磨牙位点、双侧上颌第一磨牙的远中1/2位点（图32-110）。这7颗种植体必须连接在一起作为一个整体的牙弓行使功能。

这些种植位点之间都留了足够的空间，适应大多数种植体的直径和附着体类型而不必担心邻近的结构。因为上颌后牙区的可用骨高度通常不足，所以上颌无牙颌的第一磨牙位点常需行上颌窦底提升术。

当存在中度力学因素时，应将种植体的数量增加到8或10颗。选择8颗种植体时，通常在前牙区的中切牙位点植入一颗附加种植体。

存在重度力学因素或骨密度低的患者使用10颗种植体时，为了增加A-P距离及消除后牙区的悬臂梁，在第二磨牙的远中1/2位点植入附加种植体。从生物力学的角度看，这种设计很好的消除了应力。

在尖圆形牙弓中，为恢复理想的人工牙位置，可以利用这种设计抵消远离剩余牙槽嵴的切牙悬臂梁效应。这样的设计也适用于咬合功能紊乱（如慢性水平磨牙症）的患者。

当上颌骨前部有重度力学因素或者无法按要求植入所需的种植体的尺寸或数量时，可考虑第一和第二磨牙位点。在尖牙和第二磨牙位点之间植入种植体也值得考虑，因为这样可以增大A-P距离。

## 上颌种植覆盖义齿的治疗方案

对上颌IOD有两种治疗方案可选，下颌IOD有5种治疗方案可选（框图32-5）。这些不同主要是与下颌相比，上颌存在生物力学方面的不足。上颌IOD不建议使用独立的种植体，这是由于上颌骨质和受力方向均存在严重的不利条件（图32-111）。同样的原因也不建议使用悬臂梁。因此，仅有两种治疗方式的选择，有后方软组织支持的可摘RP-5修复体，或者完全种植体支持及固位的RP-4修复体。

对上颌覆盖义齿而言，冠高空间（CHS）很重要。较下颌而言，冠高空间不足对上颌人工牙位置的影响更大（图32-112）。因为中切牙更长，前牙区的冠高空间至少应为15 mm，后牙区至少应为12 mm。由于文献报道的成功率偏低，上颌有特殊的生物力学要求和较差的骨质条件，所以RP-5修复体至少需要4颗种植体和尽可能宽的A-P距离。

### 上颌种植覆盖义齿方案1

第一种方案是在牙列缺失的上颌骨植入4～6颗种植体，且在前牙区至少植入3颗种植体（图32-113）。种植体的数量和位置比尺寸更重要，但种植体的长度至少为9 mm，体部直径至少为3.5 mm。双侧尖牙区是关键种植位点。可能的情况下，在中切牙位点应至少植入一颗种植体。双侧第一前磨牙区域可以植入附加种植体（图32-114）。当不能在双侧中切牙位点植入种植体时，可以考虑在切牙孔的位置植入[151]。

另一种选择是在双侧侧切牙位点植入种植体。在这个方案中，因为A-P距离减小，2颗种植体植入到前牙区，所以这个选择适用于方圆形或卵圆形的牙弓（图32-115）。当侧切牙位点的种植体位于最前端且力学因素较大时，可在前磨牙位点（及尖牙位点）植入种植体以增大A-P距离，并增加种植体数量。第一前磨牙位点通常位于上颌窦前方，因此避免了在种植体植入前行上颌窦底提升术（图29-116）。

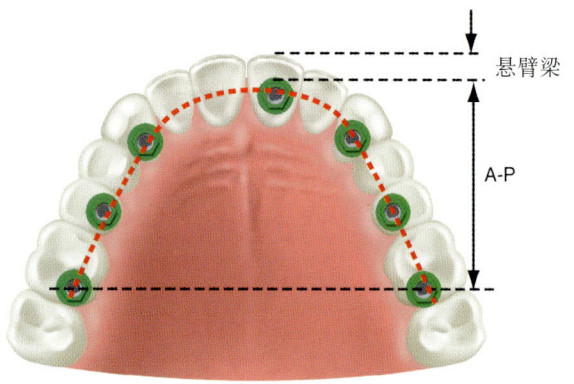

图32-110 在上颌无牙颌中，七颗种植体理想的植入位点为至少一侧中切牙位点、双侧尖牙位点、双侧第二前磨牙位点及双侧第一磨牙远中1/2位点。当患者有重度力学因素时，在前牙区与双侧第二磨牙位点植入附加种植体是有益处的（增大了A-P距离）

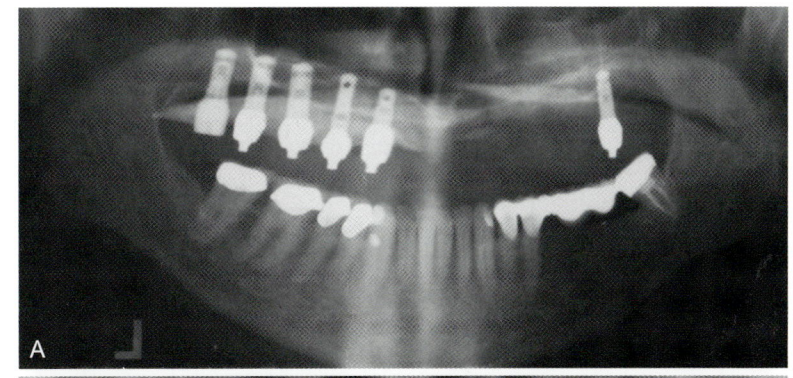
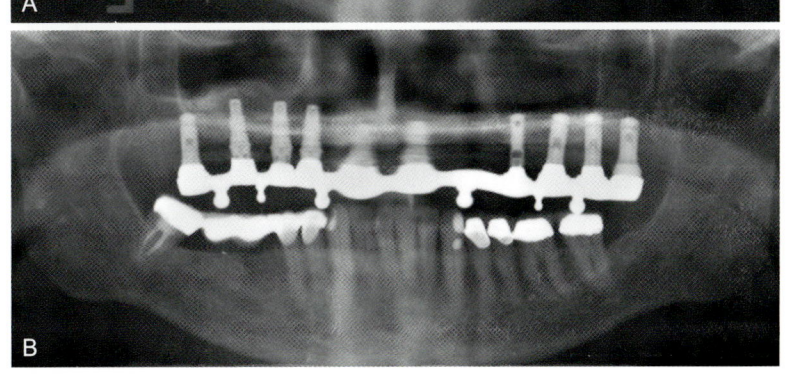

图 32-111　A.使用独立的种植体支持的上颌种植覆盖义齿的全景片。因为过度受力，5颗种植体失败了。B.患者使用连接的种植体重新修复（增加了附加种植体）

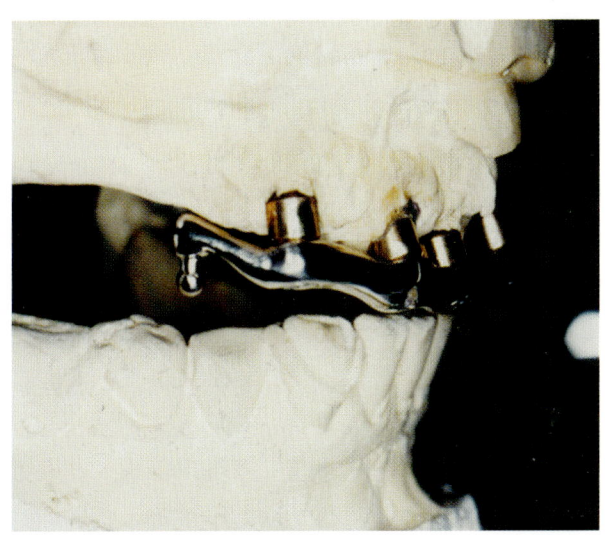

图 32-112　冠高空间不足对上颌种植覆盖义齿的影响大于下颌

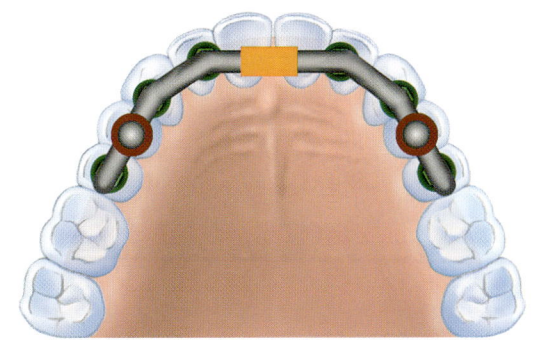

图 32-113　RP-5上颌覆盖义齿通常至少要在上颌骨前部植入4颗种植体

使用刚性的杆将种植体连接起来。杆的远中不应有悬臂梁，且杆的形态应顺应牙弓的形态，比上颌前牙稍偏舌侧。修复体应该至少有两个方向的动度。因此，当使用Hader杆卡时，应将其置于牙弓中心处，并与中线垂直。在杆远端的种植体顶部提供缓冲，从而使义齿在受到后牙区殆力时向组织方移动。

当修复体使用"O"形环固位时，应把它们放在比Hader杆卡更远中的位置，通常就在尖牙位点的远中。义齿行使功能时可以在切牙区稍有动度，从而使义齿以尖牙或前磨牙为支点向后牙区软组织方向旋转。义齿因此可以从软组织获得固位、稳定及支持。此外，前牙区种植体可以停止上颌骨前部的骨吸收。

覆盖义齿带有充分延展的腭板和基托，与全口义齿一致。不应在牙弓放置多个Hader杆卡。修复体不能在3个不同的方向上旋转。因此，修复体的刚性会过大（图32-117）。

### 上颌种植覆盖义齿方案2

在上颌IOD的第2个方案中，使用7~10颗种植体支持RP-4修复体，在行使功能时修复体是刚性的（图32-118）。这是最常选择的方案，因为

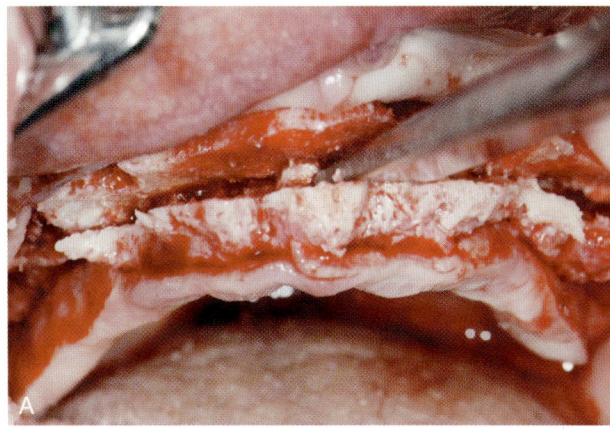
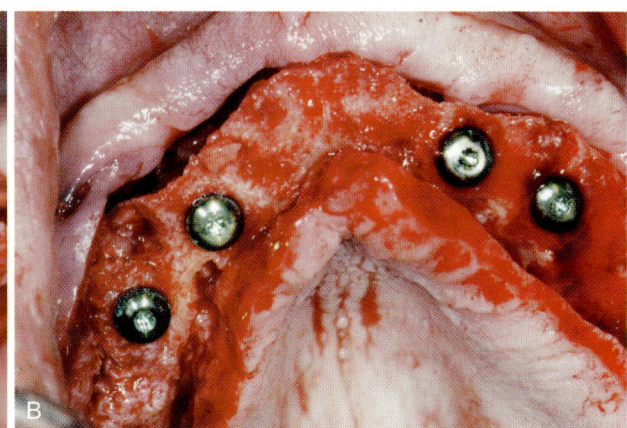

图 32-114　A. RP-5 上颌种植覆盖义齿的前牙区至少要有 15 mm 的冠高空间（CHS）。为获得足够的空间需要骨成形术。B. RP-5 上颌种植覆盖义齿至少要有 4 颗种植体。尖牙是关键种植位点。这个病例中，还在患者的左侧切牙位点和右侧第一前磨牙位点植入种植体。当在上颌骨前部植入 4 颗种植体受限时，RP-5 修复体牙弓应该为方圆形或者卵圆形

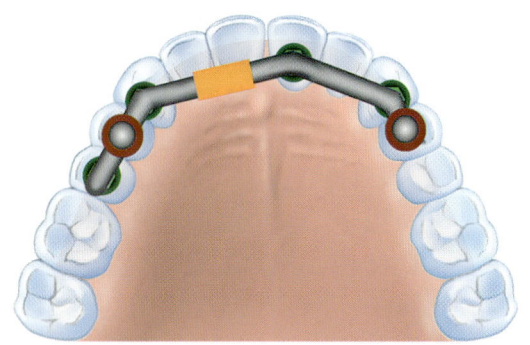

图 32-115　在左侧侧切牙和尖牙位点及右侧尖牙和第一前磨牙位点植入 4 颗种植体以支持上颌 RP-5 种植覆盖义齿

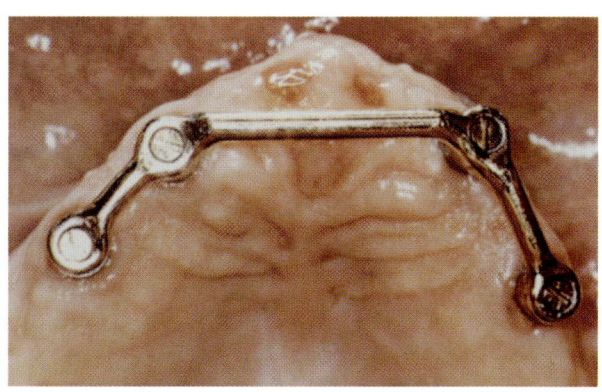

图 32-117　RP-5 修复体的中线处可以使用 Hader 杆卡，从而使修复体获得后部软组织的支持。当在后牙区也放置 Hader 杆卡时，修复体刚性增大，与修复 14 颗牙的固定修复体相似

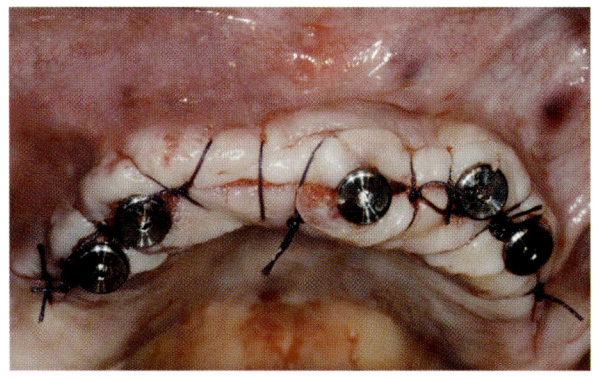

图 32-116　当力学因素增大时，应将 RP-5 种植覆盖义齿的 5 或 6 颗种植体相连接。第一前磨牙位点的种植体能增大 A-P 距离

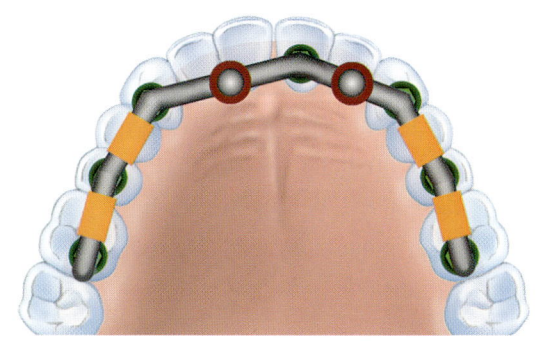

图 32-118　与上颌固定义齿相似，上颌 RP-4 种植覆盖义齿有 7 个关键种植位点

它保存了更多的骨量，增加了患者的安全感和自信心。许多患者都渴望在上颌行固定修复。然而，因为上颌骨前部的骨吸收，需要行骨移植术或者制作唇侧基托来支撑唇部。为满足固定修复条件（FP），整个上颌骨前部需要移植大量的骨组织，通常选择在髂嵴取骨。综合多种因素考虑，例如患者对治疗过程的恐惧及医生缺乏相应的训练，都会促使医生和患者选择上颌覆盖义齿。

不幸的是，很多医生认为 RP-4 覆盖义齿是可摘修复体，需要的种植体数目较少，同固定修复相比不太关注生物力学因素。作者认为，这是上颌 IOD 种植体失败的主要原因。RP-4 上颌 IOD 的两个关键种植位点是双侧尖牙和第一磨牙的远中 1/2 的位点。这些位点常要求在磨牙位点行上颌窦植骨。附加的后方种植体常位于双侧前磨牙区，第二前磨牙位点更好。而且，常需要在尖牙之间增加至少 1 颗前牙区种植体。因此，RP-4 方案建议的种植体数量通常最少为 7 颗。当力学因素较大时，另一个重要的种植位点是第二磨牙区（双侧），以增大 A-P 距离和改善系统的生物力学性能。对尖圆形的牙弓形态，应在上颌前部植入第 10 颗种植体。

种植体间使用刚性的杆连接在一起。沿着牙弓放置 4 个或者更多的附着体可使修复体有很好的固位和稳定（图 32-119）。通常情况下保存修复体的腭板。

RP-4 修复体的咬合设计类似于固定修复：全牙弓的正中咬合接触，在下颌前伸时仅前牙接触（除非对颌是下颌全口义齿）（详见上卷第 18 章）。

在睡眠时应摘下上颌覆盖义齿以避免睡眠时副功能运动的不良影响。当患者同时戴用上颌和下颌覆盖义齿，仅需要摘下下颌覆盖义齿。

## 上颌覆盖义齿的并发症

大部分上颌 IOD 的腭部基托应类似于全口义齿。文献中基托的延伸从腭部全覆盖到马蹄形设计均有报道，有不同的成功率[134,136,148]（图 32-120）。许多上颌全口义齿的佩戴者已经适应了义齿的腭部丙烯酸树脂基托。然而，许多修复医生常规缩小上颌 IOD 的腭部基托，从而导致食物滞留（由于舌经常朝上腭挤压食物，将食物残渣推到修复体的下方），以及影响发音（由于气流常被推到腭部基托的下方和唇部基托延伸的上方）[25]。佩戴全口义齿的患者却很少抱怨这两个问题。因此，导致他们对最终的种植修复效果不满意。所以，上颌 IOD 通常要保留腭部基托。此外，去除了腭部基托，导致丙烯酸树脂体积的减少，会增加折断的风险。

一些患者会强烈要求去除上颌全口义齿腭部基托，这些患者包括佩戴接近软腭的修复体就不舒服

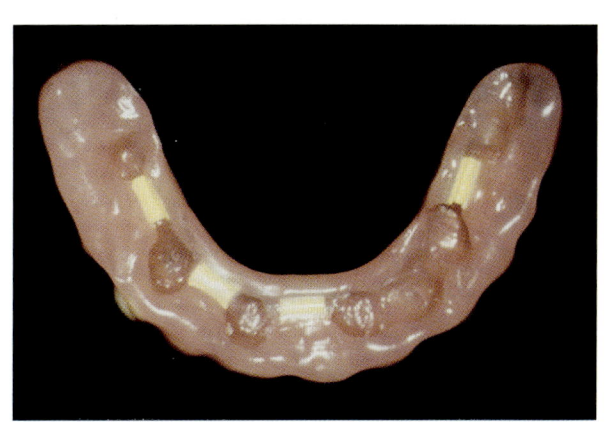

图 32-120　已有文献报道了马蹄形覆盖义齿。然而，常观察到其修复并发症的发生率增加

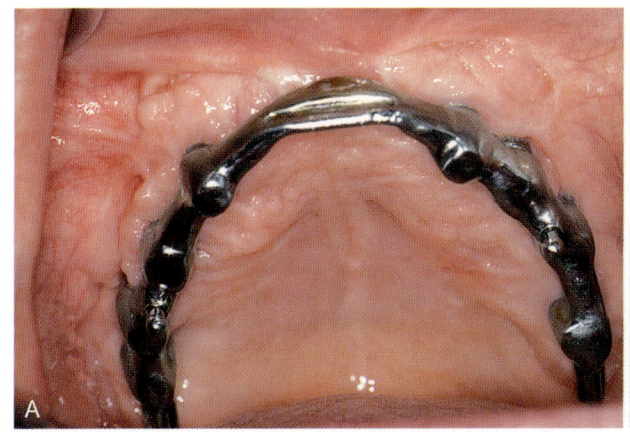
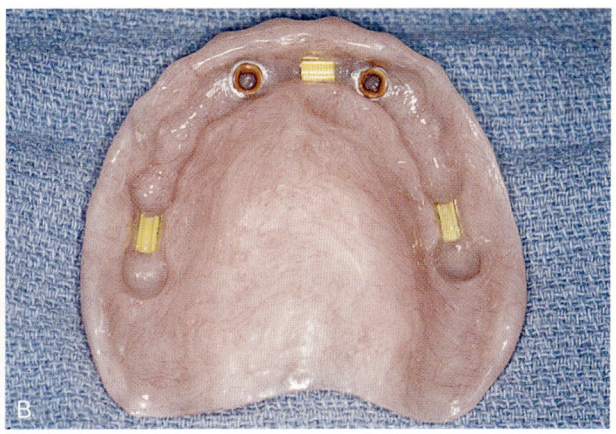

图 32-119　A. RP-4 上颌种植覆盖义齿（IOD）的牙弓中通常有 4~6 个附着体。当冠高空间（CHS）不足时，通常会使用 Hader 杆卡。B. 与全义齿的设计相似，上颌 IOD 有完整的腭板和唇侧基托

的患者，有骨隆突或外生骨疣的患者，因为修复体引起口腔容量的改变可能导致对声音感知发生变化的歌手及演员，需要用腭部来感受由不同制作方法引起味觉的细微变化的美食家及品酒师，以及对上颌全口义齿的腭部基托形态不适应的新的义齿佩戴者。因此，患者渴望与要求佩戴上颌 IOD 时不要覆盖上腭[158, 159]。

为缩小腭部基托，来减少发音或食物嵌塞的并发症可以应用以下方法。将现有义齿的腭部涂一层压力指示膏或喷雾。让患者发"d"和"t"这种舌-牙槽辅音。对天然牙列的患者，发这些音时，舌尖是与前部牙槽嵴接触，舌侧缘与上颌牙齿及腭侧牙龈紧密接触。上颌覆盖义齿的腭部基托不能缩小到超过舌接触区后方 5 mm。这样可以保证舌始终与腭部的丙烯酸树脂基托接触，从而防止食物和气流被推到义齿的下方。

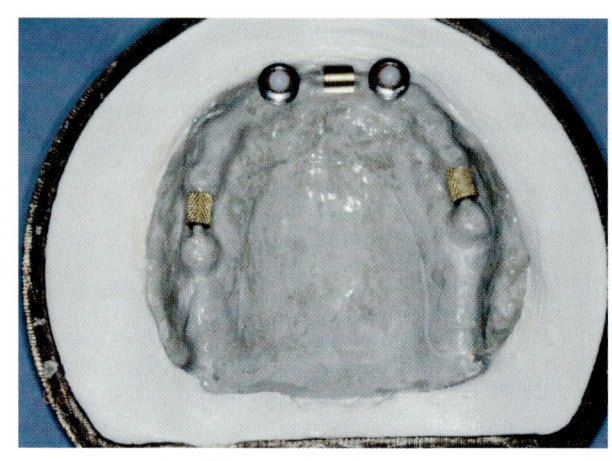

图 32-121 在工作模型上做一条宽 1 mm、深 1 mm 的标志线，标记线起于后部的翼上颌切迹，沿着修复体的外周部分走行，且不穿过腭中缝

制作修复体的工作模型时可用一个球钻做一个宽 1 mm、深 1 mm 的标记线（图 32-121）。这个标记线由后方的翼上颌切迹开始沿着硬腭处牙槽突-腭交界线（腭大动脉的位置）近中 5 mm 向前延伸，到之前标记的舌接触区位置后方 5 mm。石膏模型的腭部中线位置不要标记，因为此处的软组织非常薄，不能均匀地受压。当制作义齿时，丙烯酸树脂小的突起会填充到这个标记线内。覆盖义齿佩戴后，可沿着这个区域轻柔地施压，确保与组织紧密地接触（图 32-122）。这就进一步防止了食物或气流推到覆盖义齿的下方。由于的发"d"和"t"音时，舌位于上颌前牙后方数毫米的位置，在上颌前部保留了数毫米的丙烯酸树脂。这样就减少了上颌覆盖义齿折断的风险

前方种植体、连接杆以及附着体应当位于前牙的腭侧，从而不会干扰义齿合适的排牙。然而，同之前的义齿相比，这个位置会增加上颌前部腭侧斜坡的高度。为减少这种情况的发生，常常将较小体积的连接杆或附着体作为一种可选的设计以减少修复体的体积。在设计连接杆和附着体之前，可以利用之前的义齿或覆盖义齿的试戴修复体制作真空或压膜的导板（与制作手术导板的方法类似），这个导板可以帮助在最终修复体轮廓范围内进行杆-附着体系统的设计。

由于种植体数量、尺寸或位点的限制导致上颌骨前部支持力不足时，可以使用腭杆将一侧的 力传导至另一侧。因此，将五边形的牙弓转变为前牙区箱形的牙弓（图 32-123A）。上颌覆盖义

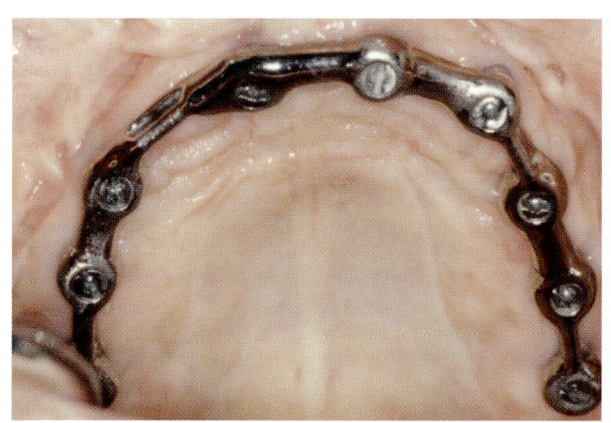

图 32-122 患者佩戴带马蹄形腭板后的腭部（RP-4 上颌种植覆盖义齿）。在腭部可见一条与修复体上标记线对应的线

齿会覆盖腭杆，且通常使用低轮廓的附着体（图 32-123B）。这也适用于腭裂或不能在牙弓理想位置植入种植体的患者（图 32-124）。当力学因素影响较小时，上颌前部颌骨种植体的不足在生物力学上可以通过后牙区的腭杆弥补（图 32-125）。

## 修复程序

上颌种植覆盖义齿（IOD）的修复过程与下颌 IOD 中所述的五次就诊的程序相似（图 32-126）。人工牙的位置与垂直距离的确定与第 18 章里讨论的上颌全口义齿舌侧集中𬌗相似。RP-5 种植覆盖义齿的咬合关系为双侧平衡𬌗。当下颌为 RP-4 修复体或固定牙列时，上颌 RP-4 种植覆盖义齿的咬合关系为前牙引导时后牙咬合分离接触（图 32-127）。

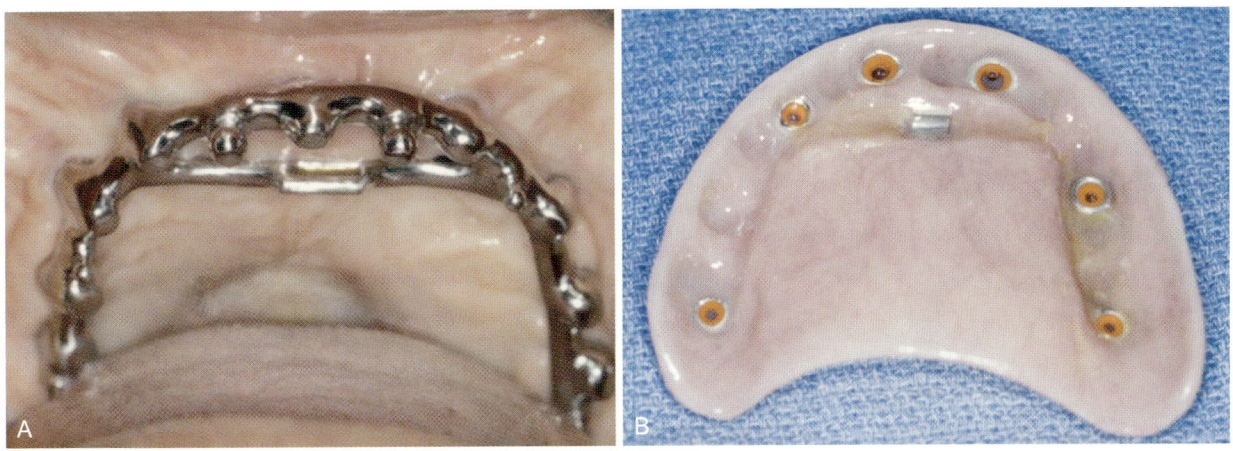

图 32-123　A. 在前牙区使用连接双侧尖牙区种植体的腭杆。当种植体支持力不足或患者的力学因素过大时，箱形支持结构的生物力学性能可以解决这些问题。B. RP-4 上颌种植覆盖义齿覆盖住腭杆，且通常在这一区域使用 Hader 杆卡

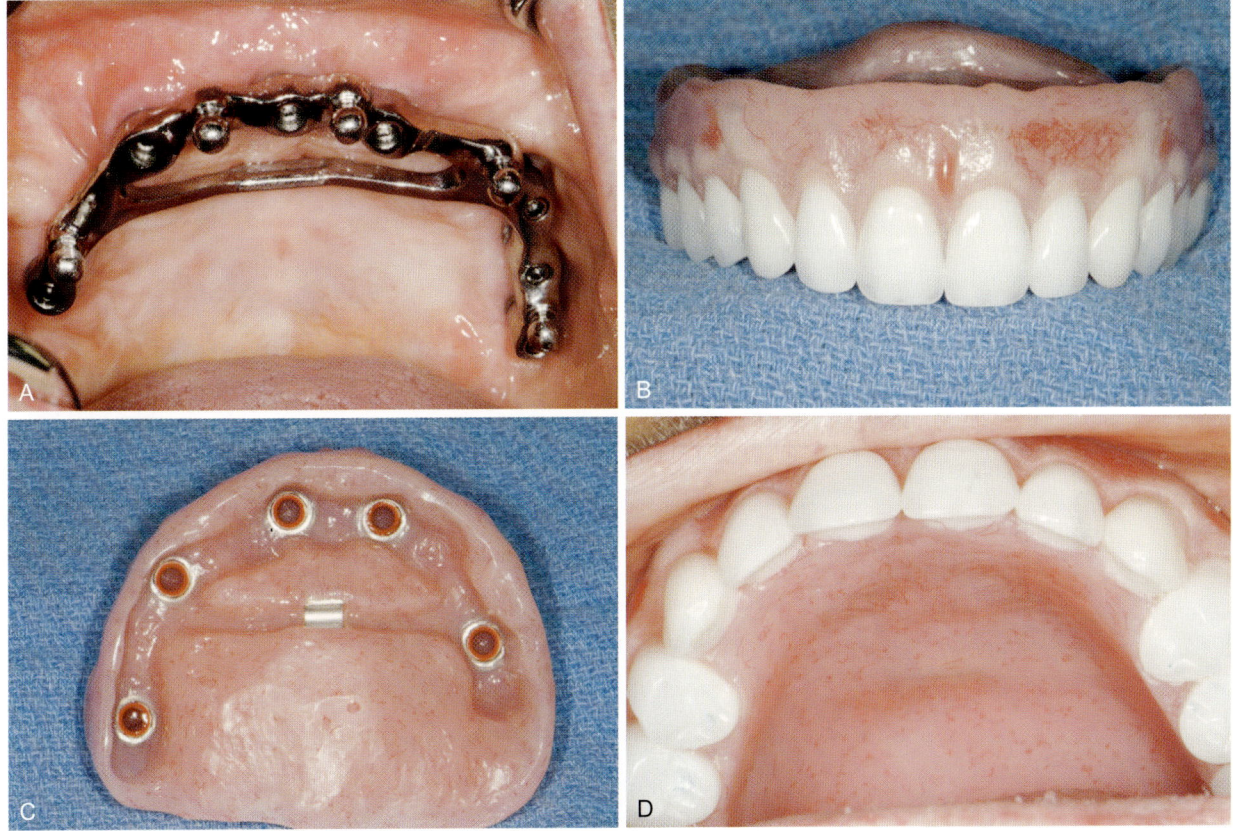

图 32-124　A. 对腭裂的患者而言，不能在其左侧尖牙或右侧前磨牙位点植入种植体。使用腭杆将两侧牙弓连接起来。B. RP-4 上颌覆盖义齿（IOD）的外形与全口义齿相似。C. 在腭杆上使用的 Hader 杆卡，附着体使义齿动度为 0（PM-0）。D. 上颌 IOD 的腭部覆盖住腭杆

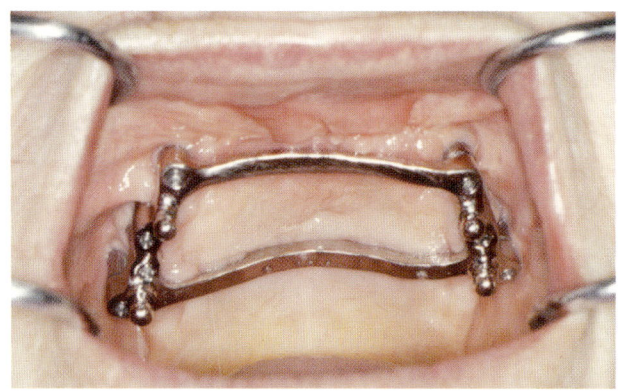

图 32-125　尖牙间种植体的不足可以通过在后牙区使用腭杆弥补

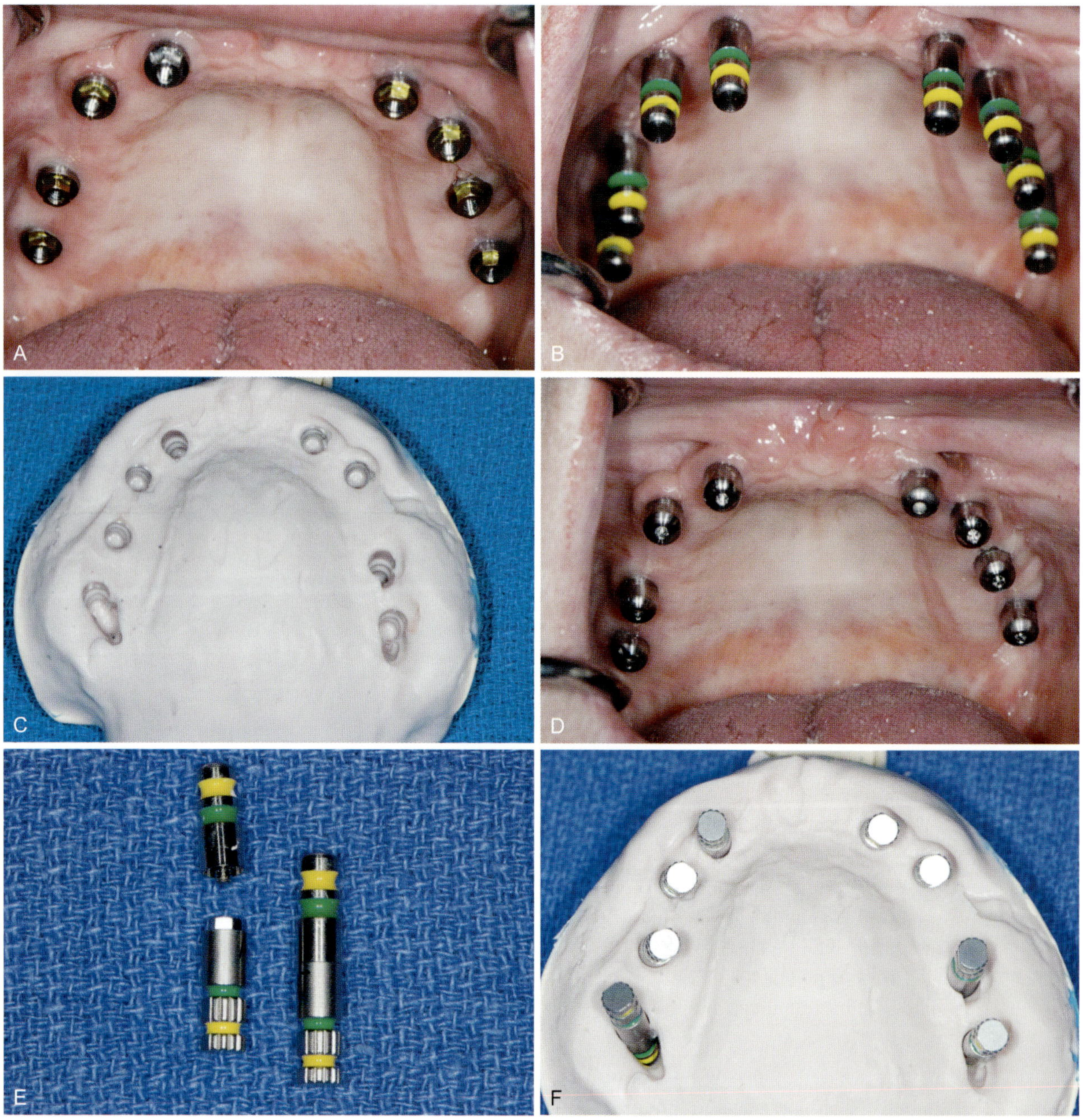

图 32-126　A. 在上颌牙弓植入 8 颗种植体以支持 RP-4 种植覆盖义齿。将高于组织 1~2 mm 的螺丝固位基台旋入就位。B. 将间接印模转移帽拧紧到螺丝固位基台。C. 使用与上颌全口义齿相似的方法制取闭合式藻酸盐印模。D. 在基台上方旋入保护帽,防止牙结石和食物残屑的影响。E. 间接印模转移帽与螺丝固位基台替代体拧紧为一体。F. 在上颌初印模中插入间接印模转移帽和基台替代体

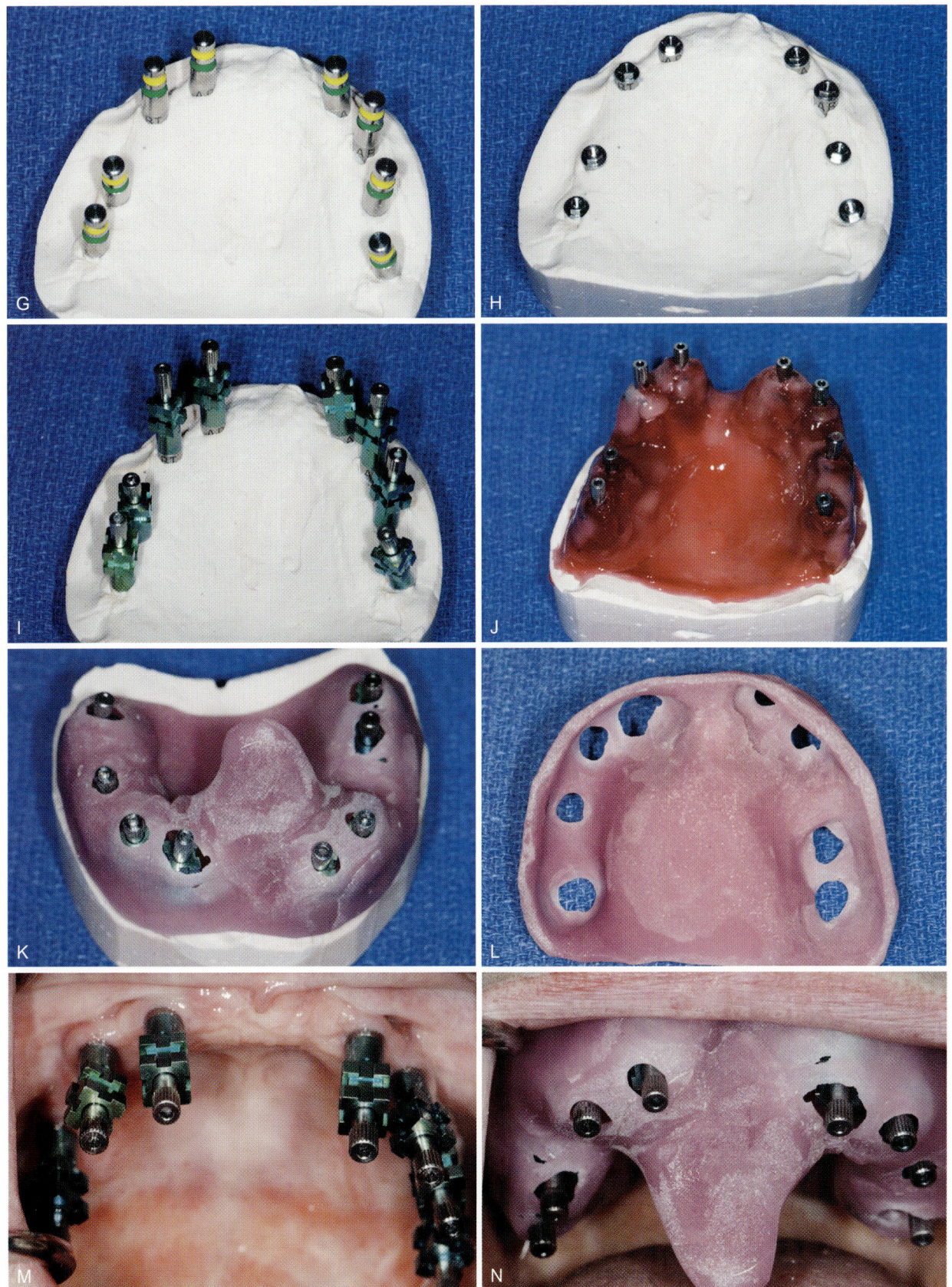

图 32-126（续） G. 石膏灌制模型，固化后分离印模和模型。H. 从模型上取下间接印模转移帽。I. 在模型的基台替代体上拧入直接印模转移帽。J. 使用黏土或蜡封填直接印模转移帽周围 3 mm 的范围，并使用 1 mm 厚的材料隔离软组织。K. 使用光固化树脂制作改良开窗式个别托盘。L. 从模型上取下托盘，然后按需要调整托盘。M. 在患者口内的螺丝固位基台上方拧紧直接印模转移帽。N. 试戴调改后的开窗个别托盘，确保托盘上方直接印模转移帽能够暴露出来

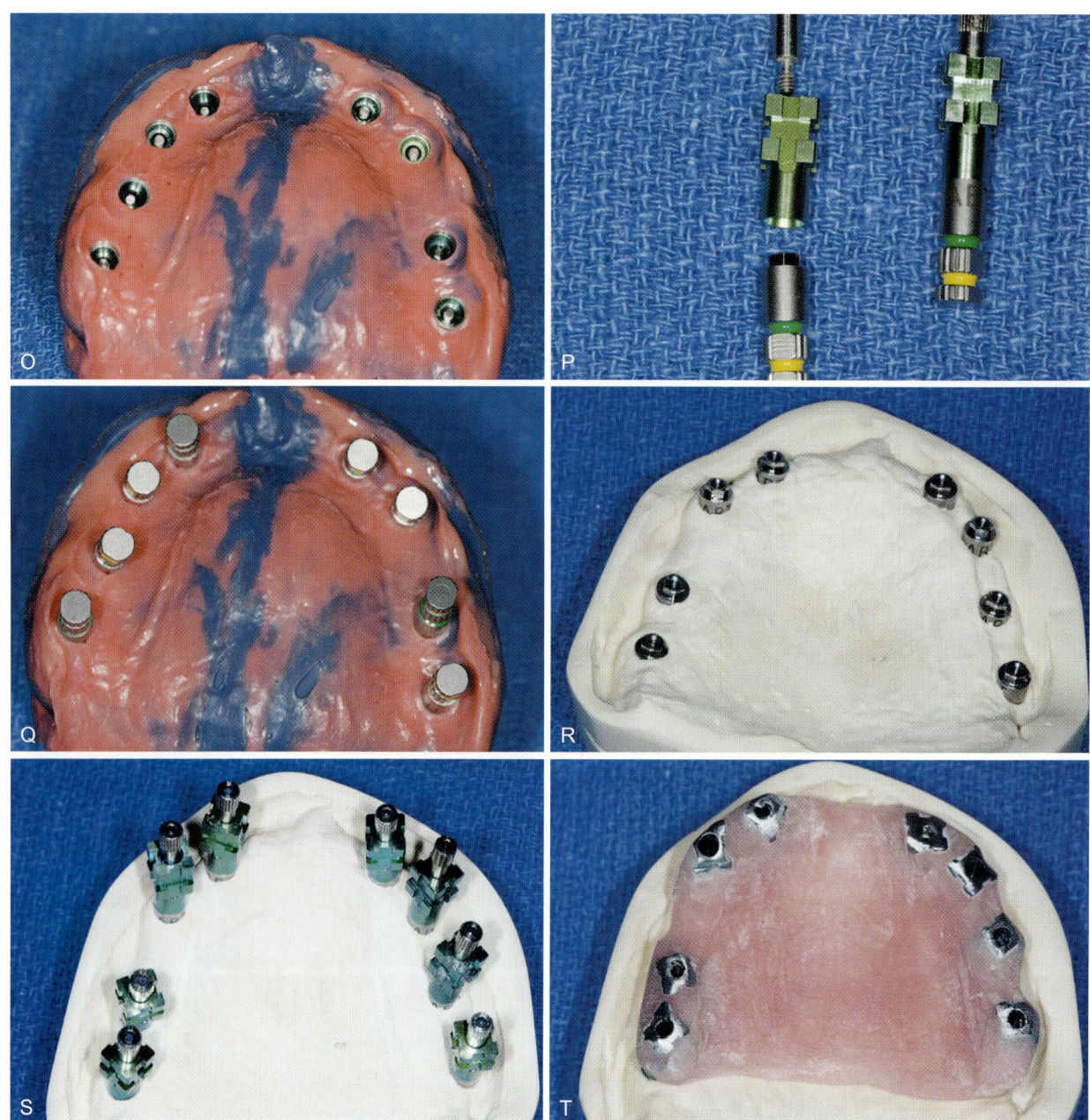

图 32-126（续） O.制取上颌的终印模。拧松直接印模转移帽的固位螺丝，检查印模。P.直接印模转移帽将与螺丝固位基台的替代体相连接。Q.将螺丝固位基台替代体连接到印模中的直接印模转移帽上。R.使用石膏灌制模型，然后分离模型。取下印模转移帽，螺丝固位基台替代体仍位于模型中。S.在工作模型的基台替代体上方拧入直接印模替代帽。T.堆塑含有直接印模转移帽的基板

## 小 结

上、下颌种植覆盖义齿（IOD）借用了天然牙覆盖义齿的几个原则。IOD 的优点在于可以在选择的位点植入坚固和健康的种植体作为基牙。

医生可以根据患者的需求和解剖条件预先决定种植体的数量及位点、上部结构的设计和修复体动度的范围。同一个 IOD 方案不能适用于所有的无牙颌患者。在下颌，很少使用仅在颏孔前植入 2 颗种植体的方案。这种方案存在更多的修复并发症。设计覆盖义齿时应预见患者的满意度和解剖条件的局限。

最常用方案是 2 颗种植体支持的，带有单独的"O"形环附着体的覆盖义齿。然而该方案仅有的优点是增加固位力和减少了最初的花费。使用这个方案会加速后牙区的骨吸收，而前牙区仅能保存种

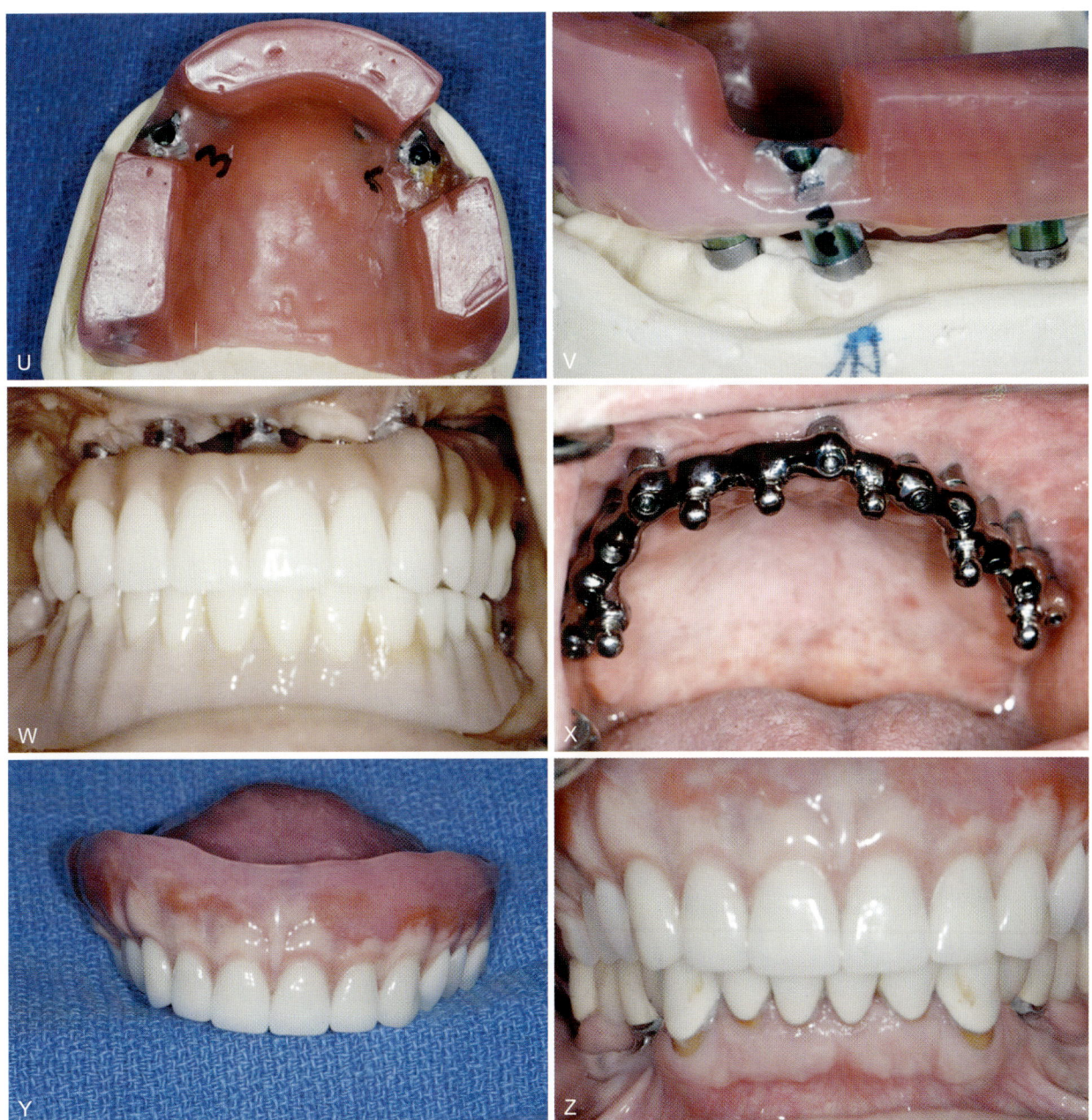

图 32-126（续） U. 在基板上方添加蜡堤。尖牙区的两根固位螺丝能将蜡堤固定在患者口内。V. 应确保制作的基板和蜡堤可以看见转移帽和基台的连接处，可以将此装置作为检验工具。W. 获得咬合记录后，在患者口内试戴蜡型确定牙齿排列的位置正确。X. 根据修复体的外形轮廓使用贵金属制作（或利用 CAD-CAM 技术制作）杆和附着体。确保杆戴入时被动就位。Y. 制作义齿，唇侧基托与全口义齿相似。Z. 评估咬合关系和美学效果

植体周围的骨组织。此外，还会出现更多的修复并发症，这对于患者和医生而言都是不愿面对的情况。

对上、下颌的长远健康而言，理想的治疗方案是完全种植体支持式修复体（RP-4 或固定修复体）。前牙区的骨量得以保存，后牙区的骨吸收明显减少甚至出现骨量增加。

𬌗力由种植体承担而非软组织。因为行使功能（咀嚼、说话）时修复体没有动度，这种修复体的稳定性是最好的。因为有 4~6 个附着体，覆盖义齿的固位力也会增加。

最初，患者可能不能承担 OD-5 方案（RP-4 或固定修复体）的费用。然而在下颌，OD-3 方案在几年后可升级为 OD-4 方案，甚至最终成为 OD-5 方案。

如果患者短期内（1~2 年）就会从一种方案升级到另一种方案，那可以使用独立的种植体和

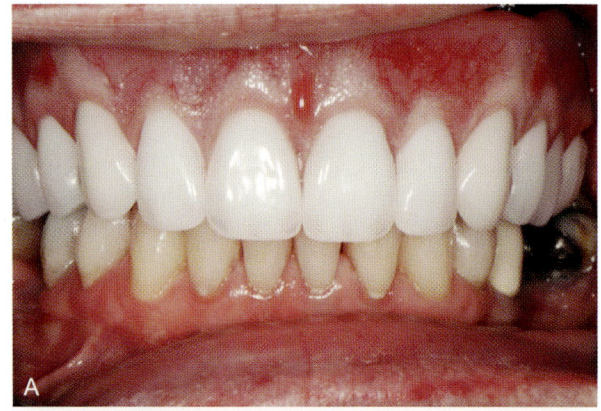
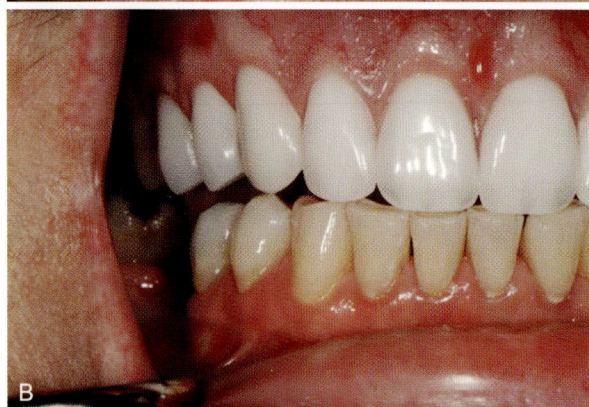
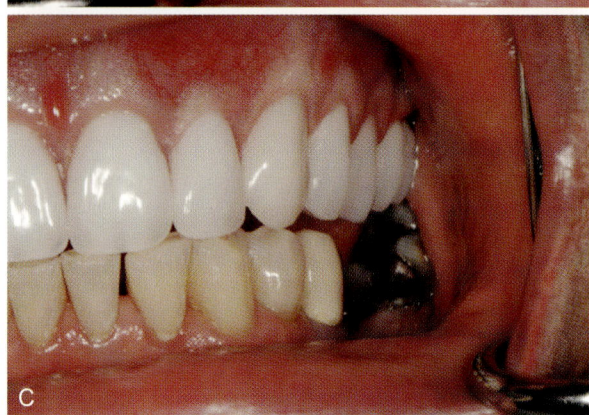

图 32-127 A. 正中咬合时的上颌 RP-4 种植覆盖义齿；B. 下颌前伸时后牙分离；C. RP-4 修复体对颌为固定牙列时，在所有的非正中运动中，切牙都会引导后牙分离

"O"形环附着体。因为不用制作连接杆，降低了过渡修复体的费用，且可使用重衬来调整修复体。据报道，上颌独立的种植体失败率更高。因此，第一个治疗阶段时，带有连接杆 RP-5 修复体是更好的选择。

基台上方螺丝固位修复体所产生的压缩力大（10～30 Ncm 扭矩）。修复螺丝不能对上部结构施加拉伸力、压缩力或剪切力。

为达到上部结构被动就位的目标，牙医应监督修复体制作的每个方面，纠正制作过程中的错误和偏差。

对牙医而言，严重影响修复体制作质量的误差包括：印模材料收缩、（材料的）永久变形、个别或成品托盘（的不同）、替代体的差异、石膏或包埋材料的膨胀、金属收缩、丙烯酸树脂或瓷收缩、焊接、对修复螺丝施加的扭矩。

制订螺丝固位修复体临床流程的目的，就是确保制作出被动就位最好的上部结构，从而降低嵴顶骨吸收和基台螺丝松动的风险。

## 参 考 文 献

[1] Mojon P: The world without teeth: demographic trends. In Feine JS, Carlsson GE, editors: Implant overdentures: the standard of care for edentulous patients, Carol Stream, IL, 2003, Quintessence.

[2] Beltram-Aguilar ED, Barker LK, Canto MT, et al: Surveillance for dental caries, dental sealants, tooth retention, edentulism and enamel fluorosis—United States, 1988–1994 and 1999–2002. MMWR Surveill Summ 54(3):1–43, 2005.

[3] Marcus SE, Drury JF, Brown LS, et al: Tooth retention and tooth loss in the permanent dentition of adults: United States, 1988–1991, J Dent Res 75(spec issue):684–695, 1996.

[4] Redford M, Drury TF, Kingman A, et al: Denture use and the technical quality of dental prostheses among persons 18–74 years old in the United States between 1988 and 1991, J Dent Res 75(spec issue):714–725, 1996.

[5] Doug CW, Shih A, Ostry L: Will there be a need for complete dentures in the United States in 2020? J Prosthet Dent 87:5–8, 2002.

[6] Perel ML: Dental implantology and prostheses, Philadelphia, 1980, JB Lippincott.

[7] Babbush CA, Kent JN, Misiek DJ: Titanium plasma spray (TPS) Swiss screw implants for the reconstruction of the edentulous mandible, J Oral Maxillofac Surg 44:247–282, 1986.

[8] Enquist B, Bergendal T, Kallus T, et al: A retrospective multicenter evaluation of osseointegrated implants supporting overdentures, Int J Oral Maxillofac Implants 3:129–134, 1988.

[9] Jemt T, Chai J, Harnett J: A 5-year prospective multicenter follow-up report on overdentures supported by osseointegrated implants, Int J Oral Maxillofac Implants 11:291–298, 1996.

[10] Wismeijer D, Van Waas MAJ, Vermeeren J: Overdenture supported by implants: a 6.5 year evaluation of patient satisfaction and prosthetic after care, Int J Oral Maxillofac Implants 10:744–749, 1995.

[11] Awad MA, Lund JP, Dufresne E, et al: Comparing the efficacy of mandibular implant-retained overdentures and conventional dentures among middle-aged edentulous patients: satisfaction and functional assessment, Int J Prosthodont 16:117–122, 2003.

[12] Awad MA, Lund JP, Shapiro SH, et al: Oral health status and treatment satisfaction with mandibular implant overdentures and conventional dentures: a randomized

clinical trial in a senior population, Int J Prosthodont 16:390–396, 2003.
[13] Thomason JM, Lund JP, Chehade A, et al: Patient satisfaction with mandibular implant overdentures and conventional dentures 6 months after delivery, Int J Prosthodont 16:467–473, 2003.
[14] Naert IE, Hooghe M, Quirynen M, et al: The reliability of implant-retained hinging overdentures for the fully edentulous mandible: an up to 9-year longitudinal study, Clin Oral Investig 1:119–124, 1997.
[15] Naert I, Alssaadi G, van Steenberghe D, et al: A 10-year randomized clinical trial on the influence of splinted and unsplinted oral implants retaining mandibular overdentures: peri-implant outcome, Int J Oral Maxillofac Implants 19:695–702, 2004.
[16] Naert I, Alsaadi G, Quirynen M: Prosthetic aspects and patient satisfaction with two-implant-retained mandibular overdentures: a 10-year randomized clinical study, Int J Prosthodont 17:401–410, 2004.
[17] Hutton JE, Heath MR, Chai JY, et al: Factors related to success and failure rates at 3-year follow-up in a multicenter study of overdentures supported by Brånemark implants, Int J Oral Maxillofac Implants 10:33–42, 1995.
[18] Misch CE: Treatment options for mandibular implant overdentures: an organized approach. In Misch CE, editor: Contemporary implant dentistry, St Louis, 1993, Mosby.
[19] Carlsson GE, Kronstrom M, de Baat C, et al: A survey of the use of mandibular implant overdentures in 10 countries, Int J Prosthodont 17:211–217, 2004.
[20] Naert I, DeClercq M, Theuniers G, et al: Overdentures supported by osseointegrated fixtures for the edentulous mandible: a 2.5 year report, Int J Oral Maxillofac Implants 3:191–196, 1988.
[21] Mericske-Stern R: Clinical evaluation of overdenture restorations supported by osseointegrated titanium implants: a retrospective study, Int J Oral Maxillofac Implants 5:375–383, 1990.
[22] Mericske-Stern R, Steinlin Schaffner T, Marti P, et al: Peri-implant mucosal aspects of ITI implants supporting overdentures: a five-year longitudinal study, Clin Oral Implants Res 5:9–18, 1994.
[23] Naert I, Gizani S, Vuylsteke M, et al: A 5-year prospective randomized clinical trial on the influence of splinted and unsplinted oral implants retaining a mandibular overdenture: prosthetic aspects and patient satisfaction, J Oral Rehabil 26:195–202, 1999.
[24] Batenburg RH, Meijer HH, Raghoebar GM, et al: Treatment concept for mandibular overdentures supported by endosseous implants: a literature review, Int J Oral Maxillofac Implants 13:539–545, 1998.
[25] Burns DR: Mandibular implant overdenture treatment: consensus and controversy, J Prosthodont 9:37–46, 2000.
[26] Geertman ME, Boerrigter EM, Van Waas MA, et al: Clinical aspects of multicenter clinical trial of implant-retained mandibular overdentures in patients with severely resorbed mandibles, J Prosthet Dent 75:194–204, 1996.
[27] Hemmings KW, Schmitt A, Zarb GA: Complications and maintenance requirements for fixed prostheses and overdentures in the edentulous mandible: a 5-year report, Int J Oral Maxillofac Implants 9:191–196, 1984.
[28] Davis DM, Rogers JO, Packer ME: The extent of maintenance required by implant retained mandibular overdentures: a 3-year report, Int J Oral Maxillofac Implants 11:767–774, 1996.
[29] Bilhan H, Geckilio O, Mumca E, et al: Maintenance requirements associated with mandibular implant overdentures: clinical results after first year of service, J Oral Implantol 37(6):697–704, 2011.
[30] Takanashi Y, Penrod JR, Lund JP, et al: A cost comparison of mandibular two-implant overdenture and conventional denture treatment, Int J Prosthodont 17:181–618, 2004.
[31] Judy KWM, Richter R: Implant supported overdenture prosthesis, Pract Periodontics Aesthet Dent 3:51–56, 1991.
[32] Naert I, Quirynen M, Theuniers G, et al: Prosthetic aspects of osseointegrated fixtures supporting overdentures: a 4-year report, J Prosthet Dent 65:671–680, 1991.
[33] Naert I, Quirynen M, Hooghe M, et al: A comparative prospective study of splinted and unsplinted Brånemark implants in mandibular overdenture therapy, J Prosthet Dent 71:486–492, 1994.
[34] Chan MFW, Johnston C, Howell RA, et al: Prosthetic management of the atrophic mandible using endosseous implants and overdentures: a 6-year review, Br Dent J 179:329–337, 1995.
[35] Bergendal T, Engquist B: Implant supported overdentures: a longitudinal prospective study, Int J Oral Maxillofac Implants 13:253–262, 1998.
[36] Wright PS, Watson RM: Effect of prefabricated bar design with implant-stabilized prostheses on ridge resorption: a clinical report, Int J Oral Maxillofac Implants 13:77–81, 1998.
[37] Goodacre CJ, Bernal G, Rungcharassaeng K, et al: Clinical complications with implant and implant prostheses, J Prosthet Dent 90:121–132, 2003.
[38] Feine JS, Carlsson GS, Awad MA, et al: The McGill consensus statement on overdentures, Int J Prosthodont 15:413–414, 2002.
[39] Palmqvist S, Owall B, Schou S: A prospective randomized clinical study comparing implant-supported fixed prostheses and overdentures in the edentulous mandible: prosthodontic production time and costs, Int J Prosthodont 17:231–235, 2004.
[40] Attard NJ, Zarb GA: Long-term treatment outcomes in edentulous patients with implant overdentures: the Toronto study, Int J Prosthodont 17:425–433, 2004.
[41] Schwartz-Arad D, Kidron N, Dolev E: A long-term study of implants supporting overdentures as a model for implant success, J Periodontol 76:1431–1435, 2005.
[42] Naert I, Gizani S, Vuylsteke M, et al: A 5-year randomized clinical trial on the influence of splinted and unsplinted oral implants in the mandibular overdenture therapy. 1. Peri-implant outcome, Clin Oral Implants Res 9:70–177, 1998.
[43] Geertman ME, Slagter AP, van Waas MA, et al: Comminution of food with mandibular implant retained overdentures, J Dent Res 73:1858–1864, 1994.
[44] Wolff J: The laws of bone remodeling, Berlin, 1986, Springer (translated by Maquet P, Furlong R; originally published in 1892).
[45] Murray PDF: Bones: a study of the development and structure of the vertebrae skeleton, Cambridge, 1936, Cambridge University Press.
[46] Misch J: Lehrbuch der Grenzgebiete der Medizin und Zahnheilkunde, Leipzig, Germany, 1922, FC Vogel.
[47] Roberts WE, Turley PK, Brezniak N, et al: Implants: bone physiology and metabolism, Calif Dent Assoc J 15:54–61,

1987.
[48] Bassett CA: Biologic significance of piezoelectricity, Calcif Tissue Res 1:252–272, 1968.
[49] Pietrokovski J: The bony residual ridge in man, J Prosthet Dent 34:456–462, 1975.
[50] Carlsson G, Persson G: Morphologic changes of the mandible after extraction and wearing of dentures: a longitudinal clinical and x-ray cephalometric study covering 5 years, Odont Revy 18:27–54, 1967.
[51] Tallgren A: The reduction in face height of edentulous and partially edentulous subjects during long-term denture wear: a longitudinal roentgenographic cephalometric study, Acta Odontol Scand 24:195–239, 1966.
[52] Atwood DA: Postextraction changes in the adult mandible as illustrated by microradiographs of midsagittal section and serial cephalometric roentgenograms, J Prosthet Dent 13:810–824, 1963.
[53] Misch CE: What you don't know can hurt you (and your patients), Dent Today 19(12):70–73, 2000.
[54] Gruber H, Solar P, Ulm C: Maxillomandibular anatomy and patterns of resorption during atrophy. In Watzek G, editor: Endosseous implants: scientific and clinical aspects, Chicago, 1996, Quintessence.
[55] Gabriel AC: Some anatomical features of the mandible, J Anat 92:580–589, 1958.
[56] Tallgren A: The continuing reduction of the residual alveolar ridges in complete denture wearers: a mixed-longitudinal study covering 25 years, J Prosthet Dent 27:120–132, 1972.
[57] Tallgren A: The reduction in face height of edentulous and partially edentulous subjects during long-term denture wear: a longitudinal roentgenographic cephalometric study, Acta Odontol Scand 24:195–239, 1966.
[58] Hickey JC, Zarb GA, Bolender CL, editors: Boucher's prosthodontic treatment for edentulous patients, ed 10, St Louis, 1990, Mosby, pp 3–27.
[59] Howell AW, Manley RS: An electronic strain gauge for measuring oral forces, J Dent Res 27:705, 1948.
[60] Carr A, Laney WR: Maximum occlusal force levels in patients with osseointegrated oral implant prostheses and patients with complete dentures, Int J Oral Maxillofac Implants 2:101–110, 1987.
[61] Rissin L, House JE, Manly RS, et al: Clinical comparison of masticatory performance and electromyographic activity of patients with complete dentures, overdentures and natural teeth, J Prosthet Dent 39:508–511, 1978.
[62] Carlsson GE, Haraldson T: Functional response. In Brånemark PI, Zarb GA, Albrektsson T, editors: Tissue integrated prostheses: osseointegration in clinical dentistry, Chicago, 1985, Quintessence.
[63] Hildebrandt GH, Dominguez BL, Schock MA, et al: Functional units, chewing, swallowing and food avoidance among the elderly, Prosthet Dent 77:588–595, 1997.
[64] Misch LS, Misch CE: Denture satisfaction: a patient's perspective, Int J Oral Implantol 7:43–48, 1991.
[65] Robinson SC: Physiological placement of artificial anterior teeth, Can Dent J 35:260–266, 1969.
[66] Smith D: The mobility of artificial dentures during comminution, J Prosthet Dent 13:834–856, 1963.
[67] Lundqvist S, Haraldson T: Occlusal perception of thickness in patients with bridges on osteointegrated oral implants, Scand J Dent Res 92:88, 1984.
[68] Kapur KK, Garrett NR, Hamada MO, et al: Randomized clinical trial comparing the efficacy of mandibular implant supported overdentures and conventional dentures in diabetic patients. Part III: Comparisons of patient satisfaction, J Prosthet Dent 82:416–427, 1999.
[69] Awad MA, Feine JJ: Measuring patient satisfaction with mandibular prostheses, Community Dent Oral Epidemiol 26:400–405, 1998.
[70] Geertman ME, Boerrigter EM, van't Hof MA, et al: Two-center clinical trial of implant-retained mandibular overdentures versus complete dentures—chewing ability, Community Dent Oral Epidemiol 24:79–84. 1996.
[71] Geertman ME, Van Waas MA, van't Hof MA, et al: Denture satisfaction in a comparative study of implant-retained mandibular overdenture: a randomized clinical trial, Int J Oral Maxillofac Implants 11:194–2000, 1996.
[72] McGill University: Health Nutr Lett (2)21, 2003.
[73] Sherham A, Steele JG, Marcenes W, et al: The relationship between oral health and body mass index among older people, Br Dent J 192:703–706, 2002.
[74] Agerberg G, Carlsson CE: Chewing ability in relation to dental and general health, Acta Odontol Scand 39:147–153, 1981.
[75] Shecham Q, Steele JC, Marcenes W, et al: The impact of oral health on stated ability to eat certain foods; findings from the National Diet and Nutrition Survey of older people in Great Britain, Gerontology 16:11–20, 1999.
[76] Raghoebar GM, Meijer HJ, Stegenga B, et al: Effectiveness of three treatment modalities for the edentulous mandible: a 5 year randomized clinical trial, Clin Oral Implants Res 11:195–201, 2000.
[77] Kordatzis K, Wright PS, Meijer HJ: Posterior mandibular residual ridge resorption in patients with conventional dentures and implant overdentures, Int J Oral Maxillofac Implants 18:447–452, 2003.
[78] Blum IR, McCord JF: A clinical investigation of the morphological changes in the posterior mandible when implant-retained overdentures are used, Clin Oral Implants Res 15:700–708, 2004.
[79] Jacobs R, Schotte A, van Steenberghe D, et al: Posterior jaw bone resorption in osseointegrated implant supported overdentures, Clin Oral Implants Res 3:63–70, 1992.
[80] Narhi TO, Geertman ME, Hevinga M, et al: Changes in the edentulous maxilla in persons wearing implant-retained mandibular overdentures, J Prosthet Dent 84:43–49, 2000.
[81] Davis WH, Lam PS, Marshall MW, et al: Using restorations borne totally by anterior implants to preserve the edentulous mandible, J Am Dent Assoc 130:1183–1189, 1999.
[82] Reddy MS, Geurs NC, Wang IC, et al: Mandibular growth following implant restoration: does Wolff's law apply to residual ridge resorption? Int J Periodontics Restorative Dent 22:315–321, 2002.
[83] Wright PS, Glantz PO, Randow K, et al: The effects of fixed and removable implant-stabilized prostheses on posterior mandibular residual ridge resorption, Clin Oral Implants Res 13:169–174, 2002.
[84] Walton JN, McEntee MI: Problems with prostheses on implants: a retrospective study, J Prosthet Dent 71:283–288, 1994.
[85] Kline R, Hoar J, Beck GH, et al: A prospective multicenter clinical investigation of a bone quality based dental implant system, Implant Dent 11:224–234, 2002.
[86] Preiskel HW: Precision attachments in prosthodontics: the

applications of intracoronal and extracoronal attachments (vol 1), Chicago, 1984, Quintessence.
[87] Staubli PE: Attachments and implants reference manual, ed 6, San Mateo, CA, 1996, International.
[88] Dolder E: The bar joint mandibular denture, J Prosthet Dent 11:689–707, 1961.
[89] APM Sterngold procedure manual, Mt. Vernon, NY, 1980, Sterndent Corporation.
[90] English CE: Bar patterns in implant prosthodontics, Implant Dent 3:217–229, 1994.
[91] Preiskel HW: Overdentures made easy: a guide to implant and root supported prostheses, Chicago, 1996, Quintessence.
[92] Kline KW, Misch CE: Elastometric O-ring implant design principles (in press).
[93] D'Alise D: The micro-ring for full subperiosteal implant and prosthesis construction, J Prosthet Dent 42:211–216, 1979.
[94] American Society for Testing and Materials: Medical devices, Philadelphia, 1990, ASTM.
[95] Silastic silicone rubber (brochure), Midland, MI, 1984, Dow Corning Corporation.
[96] Elastomers [brochure], Wilmington, DE, 1999, DuPont Dow.
[97] Fluid Sealing Association, Philadelphia, PA.
[98] Fluorosilicone S-51 [brochure], Waterford, NY, 1999, General Electric Company, Silicone Products Division, Rubber & Fluid Products Department.
[99] Aflas data sheet F-T/G No. 001A, Tokyo, 1999, Japan Synthetic Rubber Co.
[100] Aflas technical information-8/87, St Paul, MN, 1999, 3M Industrial Chemical Products Division, 3M Center.
[101] Geolast and Santoprene [brochures], Akron, OH, 1987, Monsanto Chemical Company, .
[102] Zetpol hydrogenated nitrile rubber [brochure BJ-004], White Plains, NY, Nippon Zeon of America.
[103] Morton M, editor: Rubber technology, ed 3, New York, 1987, Van Nostrand Reinhold.
[104] Machine design: compilation of articles on seal performance, Cleveland, 1980, Penton/IPC.
[105] Publication AIR 1707, Warrendale, PA, 1999, Society of Automotive Engineers.
[106] Millithane HT/R [brochure], Clearwater, FL, 1999, TSE Industries Inc.
[107] Bowles WH, Wilkinson MR, Wagner MJ, et al: Abrasive particles in tobacco products: a possible factor in dental attrition, J Am Dent Assoc 126:327–331, 1995.
[108] English CE: Finite element analysis of two abutment bar designs, Implant Dent 2:107–114, 1993.
[109] Bidez MW, Chen Y, McLoughlin SW, et al: Finite element analysis of four-abutment Hader bar designs, Implant Dent 2:171–176, 1993.
[110] Bidez MW, McLoughlin SW, Chen Y, et al: Finite element analysis of two-abutment Hader bar designs, Implant Dent 2:107–114, 1993.
[111] Misch CE: Implant overdentures relieve discomfort for the edentulous patient, Dentist 67:37–38, 1989.
[112] Renner RP, Boucher LJ: Removable partial dentures, Chicago, 1987, Quintessence.
[113] Jager K, Wirz EJ: In vitro spannung analysen on implantaten fur zahnartzt und zahntechniker, Berlin, 1992, Quintessenz.
[114] Bidez MW, Misch CE: The biomechanics of interimplant spacing. In Proceedings of the Fourth International Congress of Implants and Biomaterials in Stomatology, Charleston, SC, May 24–25, 1990.
[115] Dolder E: The bar joint mandibular denture, J Prosthet Dent 11:689–707, 1961.
[116] Dolder E, Wirz EJ: Die steggefenk prothese, Ein einladen fur zahnartzt und zahntechniker, Berlin, 1982, Quintessenz.
[117] English CE: Prosthodontic prescriptions for mandibular implant overdentures, Dent Implantol Update 7:25–28,1996.
[118] McAlarney ME, Stavropoulos DN: Determination of cantilever length: anterior posterior spread ratio assuming failure criteria to be the compromise of the prosthesis retaining screw prosthesis joint, Int J Oral Maxillofac Implants 11:331–339, 1995.
[119] Van Zyl PP, Grundling NL, Jooste CH, et al: Three dimensional finite element model of a human mandible incorporating osseointegrated implants for stress analysis of mandibular cantilever prostheses, Int J Oral Maxillofac Implants 10:51–57, 1995.
[120] White S, Caputo AA, Anderkuist T: Effect of cantilever length on stress transfer by implant supported prostheses, J Prosthet Dent 71:493–499, 1994.
[121] Osier JF: Biomechanical load analysis of cantilever implant systems, J Oral Implantol 17:40, 1991.
[122] English LC: The mandibular overdenture supported by implants in the anterior symphysis: a prescription for implant placement and bar prosthesis design, Dent Implantol Update 4:9–14, 1993.
[123] Staab GH, Stewart RB: Theoretical assessment of cross sections for cantilevered I prostheses, J Prosthodont 3:23–30, 1994.
[124] Korioth TWP, Johann AR: Influence of mandibular superstructure shape on implant stresses during simulated posterior biting, J Prosthet Dent 82:67–72, 1999.
[125] Zarb G, Schmitt A: Edentulous predicament. I. A prospective study of the effectiveness of implant supported fixed prostheses, J Am Dent Assoc 127:59–72, 1996.
[126] Pound E: Aesthetic dentures and their phonetic values, J Prosthet Dent 1:98–111, 1951.
[127] Misch CE: Maxillary denture opposing an implant prosthesis. In Misch CE, editor: Contemporary implant dentistry, ed 2, St Louis, 1999, Mosby.
[128] Judy KWM, Richter R: Implant supported overdenture prosthesis, Pract Periodontics Aesthet Dent 3:51–56, 1991.
[129] Rocha de Carvalho W, Barboza E, Caula AL: Cement retained prostheses in implant dentistry: a clinical report, J Prosthet Dent 85:345–348, 2001.
[130] Atwood DA, Coy WA: Clinical cephalometric and densitometric study of reduction of residual ridges, J Prosthet Dent 26:200–295, 1971.
[131] Misch CE: Surgical treatment of the premaxilla: implantology and biomaterials (abstract), Rouen, France, 1991, March 22, First World Congress.
[132] Heydecke G, Boudrias P, Awad MA, et al: Within subject comparisons of maxillary fixed and removable implant prostheses: patient satisfaction and choice of prosthesis, Clin Oral Implants Res 14(1):125–130, 2003.
[133] Brennan M, Houston F, O'Sullivan M, et al: Patient satisfaction and oral health related quality of life

[134] Engquist B, Bergendal J, Kalus J, et al: A retrospective multicenter evaluation of osseointegrated implants supporting overdentures, Int J Oral Maxillofac Implants 3:125–129, 1988.
[135] Smedberg JI, Lotheguis E, Bodin I, et al: A clinical and radiological two-year follow-up study of maxillary overdentures on osseointegrated implants, Clin Oral Implants Res 4:39–46, 1993.
[136] Palmquist S, Sondell K, Swartz B: Implant supported maxillary overdentures: outcome in planned and emergency cases, Int J Oral Maxillofac Implants. 9:184–190, 1994.
[137] Jemt T, Lekholm U: Implant treatment in edentulous maxillae: a 5-year follow up report on patients with different degrees of jaw resorption, Int J Oral Maxillofac Implants 10:303–311, 1995.
[138] Johns RB, Jemt T, Heath MR, et al: A multicenter study of overdentures supported by Branemark implants, Int J Oral Maxillofac Implants 7:513–522, 1992.
[139] Jemt T, Book K, Linden J, et al: Failures and complications in 92 consecutively inserted overdentures supported by Branemark implants in severely resorbed edentulous maxilla: a study from prosthetic treatment to first annual check-up, Int J Oral Maxillofac Implants 7:162–167, 1992.
[140] Chan MF, Narhi TO, de Baat C, et al: Treatment of the atrophic edentulous maxilla in implant supported overdentures: a review of the literature, Int J Prosthodont 11:7–15, 1998.
[141] Goodacre CJ, Kan JYK: Clinical complications of osseointegrated implants, J Prosthet Dent 81:537–552, 1999.
[142] Naert I, Quirynen M, Theuniers G, et al: Prosthetic aspects of osseointegrated fixtures supporting overdentures: a 4-year report, J Prosthet Dent 65:671–680, 1991.
[143] Slot W, Reghoebar GM, Vissink A, et al: A systematic review of implant supported maxillary overdentures after a mean observation period of at least 1 year, J Clin Periodontol 37(1):98–110, 2010.
[144] Mericske-Stern R, Oetterli M, Kiener P, et al: A follow up study of maxillary implants supporting an overdenture: clinical and radiographic results, Int J Oral Maxillofac Implants 17(5):678–686, 2002.
[145] Johns RB, Jemt T, Heath MR, et al: A multicenter study of overdentures supported by Branemark implants, Int J Oral Maxillofac Implants (7):513–522, 1992.
[146] Sanna A, Nuytens P, Naert J, et al: Successful outcome of splinted implants supporting planned maxillary overdenture: a retrospective evaluation and comparison with full dental prosthesis, Clin Oral Implants Res 20:406–413, 2009.
[147] Widborn C, Soderfeldt B, Kronstrom M: A retrospective evaluation of treatments with implant supported maxillary overdentures, Clin Implants Dent Relat Res 7(3):166–172, 2005.
[148] Jemt T: Implant treatment in resorbed edentulous upper jaws: a three-year follow up on 70 patients, Clin Oral Implants Res 4:187–194, 1993.
[149] Benzing UR, Gail H, Weber H: Biomechanical aspects of 2 different implant-prosthetic concepts for the edentulous maxilla, Int J Oral Maxillofac Implants 10:188–198, 1995.
[150] Chan MF, Narhi TO, de Baat C, et al: Treatment of the atrophic edentulous maxilla in the implant supported overdentures: a review of the literature, Int J Prosthodont 11:7–15, 1998.
[151] Scher ELC: Use of the incisive canal as a recipient site for root form implants: preliminary clinical reports, Implant Dent 3:38–41, 1994.
[152] Lang J, Baumeister R: Uber das postnatale Wachtumder Nasenhohle, Gegenbaurs Morphol Jahrb 128:354–393, 1982.
[153] Smedberg JI, Lothigius E, Bodin I, et al: A clinical and radiological two-year follow up study of maxillary overdentures on osseointegrated implants, Clin Oral Implants Res 4:39–46, 1993.
[154] Kramer A, Weber H, Benzing U: Implant and prosthetic treatment of the edentulous maxilla using a bar supported prosthesis, Int J Oral Maxillofac Implants 7:251–255, 1992.
[155] Misch CE: Premaxilla implant considerations: surgery and fixed prosthodontics. In Misch CE, editor: Contemporary implant dentistry, St Louis, 1993, Mosby.
[156] Misch CE: Treating the edentulous premaxilla. In Misch Implant Institute manual, Dearborn, MI, 1991, Misch Implant Institute.
[157] Misch CE: Density of bone: effect on treatment plans, surgical approach, healing and progressive bone loading, Int J Oral Implantol 6:23–31, 1991.
[158] Seifert E, Runte C, Riebandt M, et al: Can dental prostheses influence vocal parameters? J Prosthet Dent 81:579–585, 1999.
[159] Darley FL: Speech pathology. In Laney WR, Gibilisco JA, editors: Diagnosis and treatment in prosthodontics, Philadelphia, 1983, Lea & Febiger.
[160] Tarnow DP, Cho SC, Wallace SS: The effect of interimplant distance on the height of interimplant bone crest, J Periodontol 71:546–569, 2000.

# 第 33 章

# 上颌种植固定修复体：设计与制作

Carl E. Misch

多颗上颌前牙缺失的牙列缺损患者并不少见。局部固定义齿的失败常导致损失额外的牙。车祸和其他创伤也能造成多颗前牙缺失（图 33-1）。牙周病很少只影响到前牙。多数牙列缺损患者倾向于用固定修复体（FP）来修复其牙列。用种植体单独支持的固定修复体修复前牙区多颗缺失牙有很多优点。

除了多颗前牙缺失的牙列缺损患者，上颌牙列缺失的患者更多。在 65 岁以上的成年人中，牙列缺失的比例占 20%，这个比例在不同国家差异很大[1]。例如，65~74 岁年龄组中，肯尼亚和尼日利亚的牙列缺失患者占 4%，然而荷兰和冰岛分别为 65.4% 和 71.5%。加拿大牙列缺失的比例在 65~69 岁年龄组为 47%，在 70~98 岁年龄组为 58%（与 65 岁以上成年人相比，魁北克省为 67%，而安大略省为 41%）。

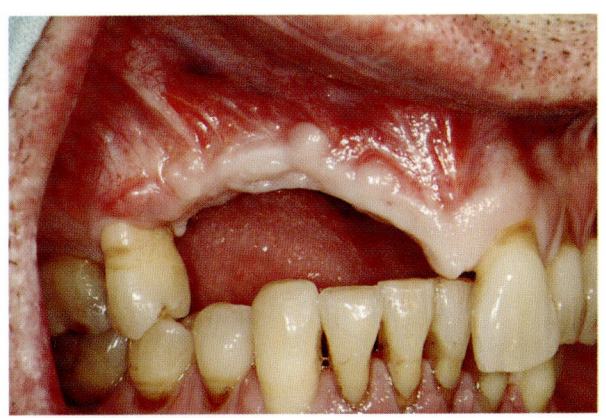

图 33-1　连续多颗相邻牙缺失的患者可能是由创伤引起，较少由牙周疾病引起

1999—2002 年的一项调查发现，在美国牙列缺失的总人数近 2000 万。换而言之，老年人缺失所有牙齿的可能性更大。40~44 岁的成年就业人群中，全口牙列缺失仅为 5%，到 65 岁时增加至 26%，75 岁以上的老年人中则为 44%（图 29-1）[3]。除去年龄对牙列缺失的影响，我们发现性别对牙齿的存留并无影响。

相对于下颌，上颌牙弓更容易出现牙列缺失。上颌牙列缺失的概率是下颌的 35 倍。年龄在 45 岁的人群中，上颌牙列缺失的患者为 11%，到 55 岁时，该比例增加至 15%，随后该比例保持相对的稳定[2, 3]。因此，在美国有 1200 万的成年人上颌牙列缺失，占总成年人的 7%。

有超过 3000 万的人口或者说 17% 的美国成年人单颌牙列缺失甚至全口缺失[4]。从另外一个角度看这些数字，3000 万人口相当于整个美国非裔人口，相当于美国西班牙裔人口，相当于整个加拿大的人口，或美国 65 岁以上的总人口。

全口牙列缺失患者对上颌全口义齿的耐受度比对下颌全口义齿的大。相比于下颌，上颌全口义齿有更好的固位、支持和稳定性。就这一点而论，在并发症发生之前，患者能够佩戴此义齿更久。于是，许多针对全口牙列缺失患者的治疗计划，初期主要致力于解决与下颌全口义齿相关的问题（图 33-2）。然而，当患者使用了一个稳定的、固位良好的甚至可能是固定的下颌修复体时，他们的注意力会转移到上颌。当患者了解到缺牙带来的解剖学和美学后果后，他们对上颌种植修复体的渴望增加了。因此，将来对上颌牙列缺失的修复会常规包括种植修复体。

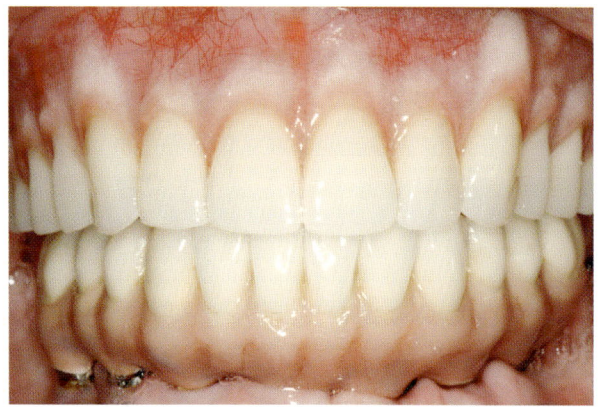

图 33-2　牙列缺失患者的种植治疗计划多关注下颌，是因为下颌全口义齿稳性差。此患者上颌为全口义齿，下颌为种植固定修复体

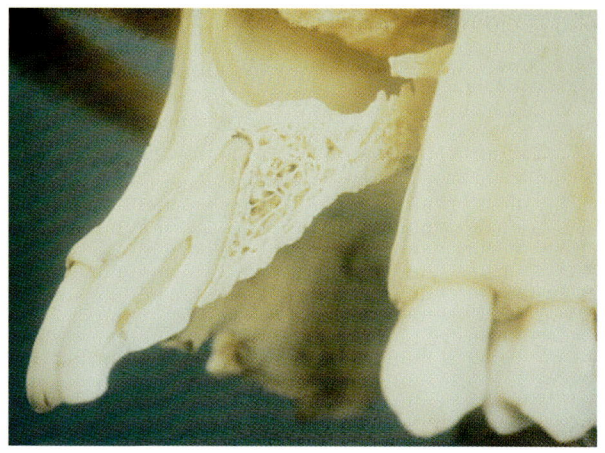

图 33-3　上颌前牙缺失区骨通常较窄，因为牙齿根面的唇侧骨板菲薄，通常在拔牙时折断，或在牙缺失后迅速吸收

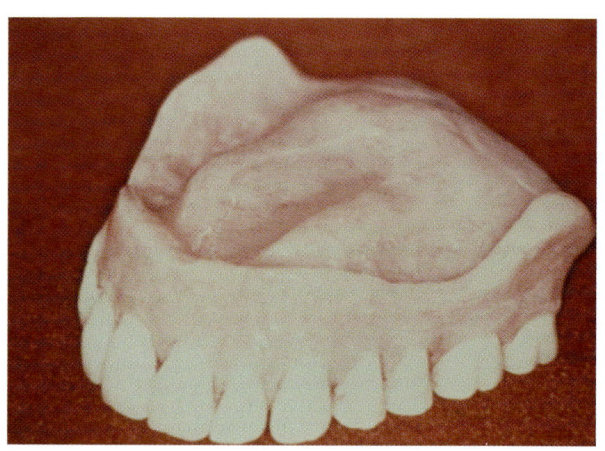

图 33-4　当上颌骨前部骨高度丢失时，上颌全口义齿的固位和稳定性显著下降

## 上颌前牙缺失的后果

一些因素会影响上颌骨前部的情况，可能会导致种植体存留率降低或修复并发症增加。牙列缺失的上颌前部牙槽骨通常不适合植入种植体。上颌前牙的颊侧骨皮质板很薄且可因牙周疾病而吸收，或在拔牙时折断（图 33-3）。另外，颊侧骨皮质板在骨改建早期发生吸收，在缺牙第一年内，上颌前牙牙槽嵴宽度可降低 25%，在 3 年内可下降 40%~60%，主要发生于唇侧骨板[5, 6]。因此，上颌全口义齿在上颌前部向腭侧迁移。

当患者意识到由于上颌骨前部骨缺损造成成的固位和稳定问题时，上颌骨高度通常已经发生了吸收（C-h 类到 D 类）（图 33-4）。当上颌骨前部发生吸收后，上颌义齿开始变得不稳定。义齿排牙位于剩余牙槽嵴的前方。因此，义齿在前部向上旋转，后部向下旋转，后果是义齿失去吸附力。上颌骨的全部前部牙槽嵴甚至和鼻棘都发生了吸收，引起疼痛和全口义齿在功能时的动度进一步增加[7,8]。因此，在上颌骨前部吸收之前应该考虑制作种植修复体。

医生有责任告知患者上颌骨会持续发生骨吸收。骨移植在增加宽度方面比增加高度方面更可靠。B 类牙槽骨骨移植通常需要合成骨材料。C-w 类会至少需要一些自体骨，通常用下颌骨作为供点。如果上颌无牙颌需要高度增量（C-h 类或 D 类），牙医可能需要用髂嵴作为大块骨的供区[9]。就此而言，上颌牙列缺失患者需要理解外科重建是相当复杂的，因为重建牙弓所需的骨量变大了。牙科专业人员应该在患者缺牙后向其宣教骨吸收的过程，而不是等到骨已经发生吸收或患者抱怨修复体的缺点

| 框图 33-1　上颌牙列缺失的后果 |
|---|
| 1. 骨宽度迅速丢失<br>　　a. 拔牙过程<br>　　b. 唇侧骨吸收<br>2. 骨高度丢失<br>　　a. 义齿稳定性<br>　　b. 美学后果<br>3. 需要复杂的植骨手术以纠正骨缺损 |

时才宣教（框图 33-1）。需要告知患者可用牙种植体终止未来的骨吸收。

其他章节已讲述了上颌无牙颌和前牙区牙列缺损患者的固定修复治疗方案，包括种植体关键位点和种植体的数量和尺寸。本章讲述上颌与种植体数量相关的特殊情况。此外，还将讲述上颌美学区种植修复的治疗序列。

## 上颌种植修复体的优点

与软组织支持的传统可摘修复体相比，种植覆盖义齿（implant overdenture，IOD）有许多优点。考虑用牙种植体修复缺失牙的主要原因是它能维持牙槽骨。例如，在植入种植体后，骨吸收在垂直向上 5 年仅有 0.6 mm，且长期可维持在每年吸收量不超过 0.05 mm 的速度[10]。

如果上颌全口义齿的对颌是下颌天然牙或者种植修复体，会加速上颌骨的吸收[11]。只要种植体保持健康，就可以维持骨宽度和高度。就像天然牙，种植体周围的骨吸收可为 1 mm 的十几分之一，而且与可摘义齿引起的骨吸收相比，骨吸收可减少 20 倍以上。

面下 1/3 的特征与支持骨关系密切[7]（图 33-5）。发生垂直骨吸收后，义齿仅仅起到美观的作用，改善面部轮廓。随着骨吸收，义齿体积变大，使功能控制、稳定和固位变得困难。种植修复体可恢复垂直距离，与天然牙相似。种植修复体可存在前牙悬臂梁，支持软组织和唇部轮廓，改善面部所有平面的外貌。带悬臂梁的种植修复体没有上颌全口义齿的不稳定性。种植修复体能长期改善面部轮廓，而不会随着时间而变差。

上颌骨发生吸收后会影响面部的美观，唇红缘消失，上唇变长，缺乏面部骨支持。然而，患者可能并未意识到这些改变与缺牙和骨吸收有关（图 33-6）。

从保存颌骨骨量的观点来说，不论患者是牙列缺损还是牙列缺失，都应该用足够数目的种植体支持修复体。牙缺失后的持续性骨吸收，和相关的美学、功能的受损使所有缺牙患者都成为种植治疗的对象。因此，完全由种植体支持的修复体应该是缺牙患者的最佳修复方式。

全口义齿在下颌行使功能和说话时会发生移动。上颌全口义齿的排牙位置通常位于利于下颌义

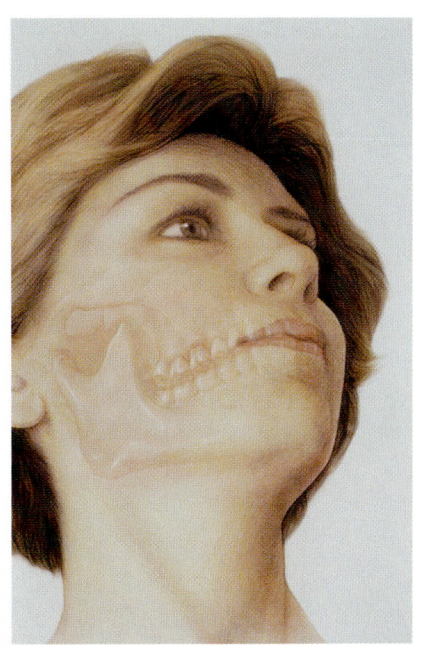

图 33-5　上颌骨有助于支撑面部，与面部美观相关

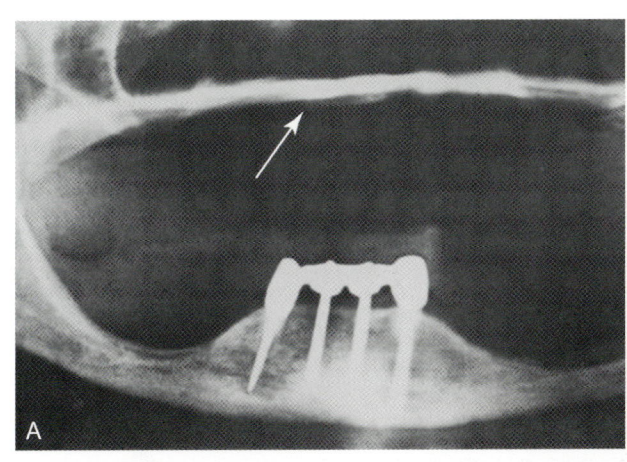
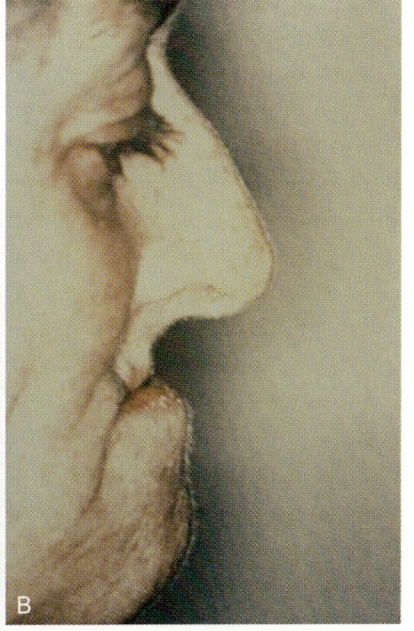

图 33-6　A. 70 岁女性患者的全景片。上颌骨严重萎缩。下颌骨前部在 30 年前制作种植覆盖义齿。骨量在下颌骨前部被保存下来。B. 上颌骨和上唇的面部美学完全不同于下颌骨前部（下颌保留了肌肉附着和下唇唇红缘）

齿稳定的位置而不是天然牙原有的位置。使用种植体可以使上颌人工牙位于加强美观和发音的位置，而不是为了改善下颌修复体的稳定而位于传统义齿技术所指定的中性区。

完全由软组织支持的传统修复体很难建立稳定的咬合接触。适当的咬合接触通常是偶然产生的，而不是设计产生的[12]。种植体支持的修复体是稳定的。患者能更一致地重复至正中关系位而非适应由修复体不稳定性所产生的可变位置。

本体感觉是对组织结构在时间和空间方面的认知。天然牙周膜内的感受器帮助确定它的颌位。虽然种植体没有牙周膜，但它们提供的咬合感知比全口义齿多。相比于全口义齿（单颌或双颌）只能分辨出 100 μm 的差别，患者用刚性的种植修复体能分辨出 50 μm 的差别[13]。由于咬合感知能力的提升，患者能在更为稳定的咬合范围内行使功能。

用种植体支持修复体时，咬合负荷的方向由修复医生所控制。可摘修复体（RP）上的水平力使骨吸收加速，降低了修复体的稳定性，增加了软组织磨损。因此，减少作用于种植体的水平力可改善修复效果并协助保护下方的软、硬组织。

传统义齿佩戴者的最大咬合力为 5～50 lb。种植固定修复体的最大咬合力在完成治疗 2 个月内可提升 85%。3 年后，咬合力的平均值可达治疗前的 300%[14]。因此，佩戴种植修复体的患者展现出的咬合力与天然牙支持的固定修复体的咬合力相似。

与软组织支持修复体相比，种植修复体的咀嚼效率被大大提升了。Rissin 等评价了全口义齿、覆盖义齿、天然牙列的咀嚼表现，全口义齿的咀嚼效率下降了 30%[15]。牙支持的覆盖义齿与天然牙相比咀嚼效率下降了 10%。种植修复体的咀嚼功能与天然牙相似。

种植修复体的固位比软组织支持义齿有很大的提升。利用种植体的机械固位力比利用义齿或粘接剂提供的软组织固位力高得多，且引起的问题更少。

使用种植修复体的患者评价自己的总体心理健康度相比于之前佩戴传统、可摘修复体时提升了 80%[10]。他们已把种植修复体看作自己身体的一部分。

相比于传统可摘义齿或 IOD，固定修复体的体积更小，特别是去除腭板后。虽然不常见，但有些患者腭部有味蕾，受副神经支配，这些患者能从去除的腭板中获益。因此，去除腭板能减轻某些患者的干呕，能改善患者的味觉。

种植修复体的成功率取决于很多患者的个体因素。然而，与修复牙齿的传统方法相比，种植固定修复体能延长使用寿命、改善功能，并且能够保护患者的骨组织，提升其满意度（框图 33-2）。

### 固定修复体与覆盖义齿对比

上颌种植覆盖义齿相比于传统义齿有些优势。然而，由于上颌全口义齿比下颌有更好的固位和支持，RP-5 上颌修复体比 RP-5 下颌修复体的优势小。上颌 RP-5 覆盖义齿的主要优势是能减少花费。费用的减少不仅因为种植体数目的减少（例如 4 颗 vs 7 颗），还因为不需要上颌窦提升。因此，与手术费用的减少一样，治疗时间也被减少了，可能比 RP-4 或固定修复的一半时间还少。

Carlsson 等在 10 个国家开展的调查显示缺牙患者的固定／可摘修复体的选择范围很宽[16]。选择 IOD 和固定种植义齿的比例在荷兰最高（93%），在瑞典和希腊最低（12%）。费用是决定选择的首要因素。然而，各国之间修复体类型的选择如此不同，医生如何向患者介绍治疗方案是个主要影响因素。

与固定修复体相比，覆盖义齿的美学优势在上颌更明显。上唇的美学区需要唇侧基板支持，如果这个基板是固定的，则几乎没有清洁的途径。就此而言，当义齿在上颌骨前部需要用超过 7 mm 的悬臂梁支持时，强烈推荐覆盖义齿（图 33-7）。

夜间摘下 IOD 可减少夜间副功能运动的不利作用。这些循环力增加了发生生物力学问题的风险，

---

**框图 33-2　上颌种植修复体的优势**

1. 维持骨量
2. 美学优势
   a. 维持咬合垂直距离
   b. 唇部的肌张力
3. 改善功能
   a. 咀嚼
   b. 发音
4. 改善咬合关系
5. 改善本体感觉
6. 改善咬合力
7. 改善咀嚼效率
8. 改善固位
9. 改善心理健康
10. 修复体体积更小

不仅是对种植体，而是对整个种植体系统，包括修复体粭面材料、固位螺丝、粘接剂、基台螺丝、嵴顶边缘骨、整个种植体-骨界面，导致修复组件的折断，甚至是种植体本身折断。

Heydecke 等的一项临床研究评估了 13 位患者，他们都接受过 RP-4 覆盖义齿和 FP 的修复，每种佩戴 2 个月[17]。对两种修复体的总体满意度、舒适度、语言能力、稳定性、美观性、易清洁性、咬合进行评估。测量两种修复体对 7 种不同食物的咀嚼能力。RP-4 覆盖义齿组的总体满意度评分显著较高。语言能力和易清洁性更好，与稳定性、咬合和咀嚼能力相关的咀嚼动力学特点两组均相似。13 名患者中的 7 名在实验结束时选择了 RP-4 覆盖义齿而非 FP-3 固定义齿。

另一方面，Brennan 等也评估了上颌 IOD（RP-5 和 RP-4）与全牙列种植固定义齿的患者满意度和口腔健康相关的生活质量[18]。佩戴上颌覆盖义齿的患者报告的总体满意度显著较低，咀嚼能力和美观性评分都较低。覆盖义齿的优势在于花费少和易于口腔清洁。

种植固定义齿与覆盖义齿相比拥有心理优势。覆盖义齿是人工修复体，固定修复体则被认为是身体的一部分。佩戴 IOD 的患者反映："这比我的可摘义齿好多了。"当患者用固定修复时，他们经常说："这比我自己的牙还好。"

在作者的经验中，想要固定义齿修复的患者通常是想要获得心理优势，或者最近刚缺失牙，还没有适应可摘修复体。这些患者上颌骨前部通常还有骨质保留，不需要义齿唇侧基板支持上唇。另一方面，长期佩戴可摘义齿的患者不理解固定修复体的优势能弥补其不易清洁的缺点。当上唇需要额外的支持时，美观也是选择覆盖义齿的因素之一。

覆盖义齿需要更大的冠高空间（CHS）。因此，当骨量充足且种植体已经被植入时，固定修复体发生折断的概率更低，不会有排牙与连接杆过近的问题。

覆盖义齿需要更多的维护。附着体会磨损并需要被更换，RP-5 修复体需要重衬，IOD 上的人工牙比传统义齿磨损更快。因此，每 7 年需要制作一副新的 IOD。

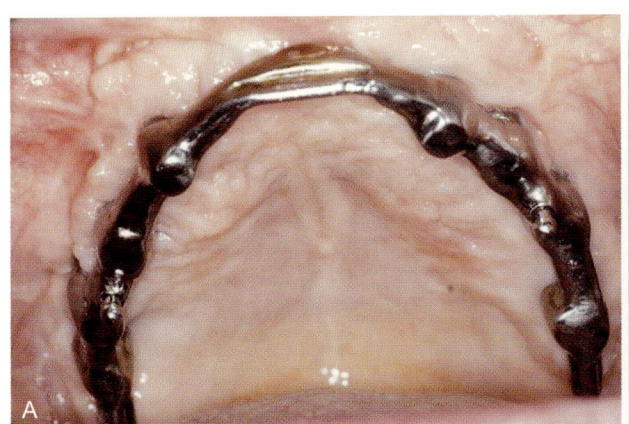
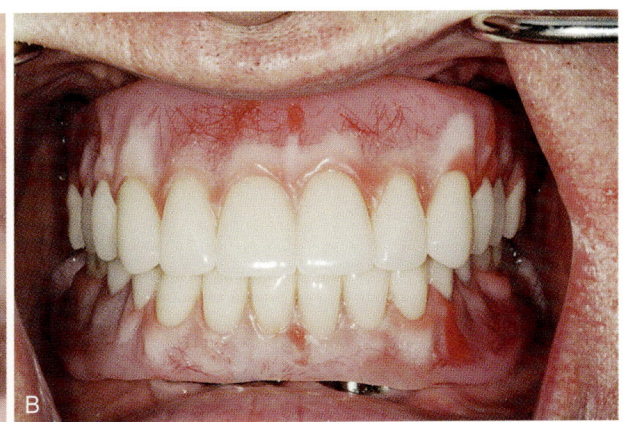
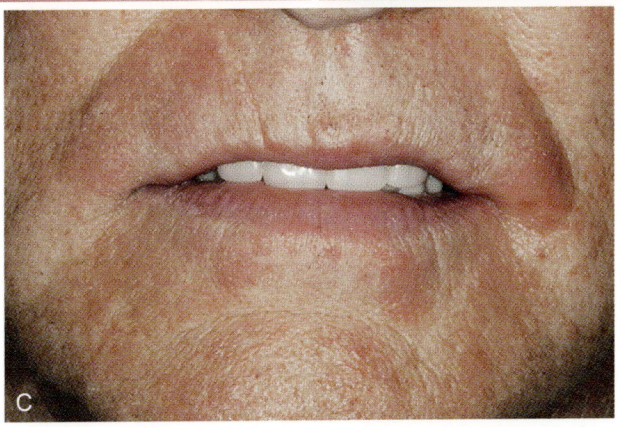

图 33-7　A~C. 当牙齿的唇侧位置需要支持上唇时，通常比剩余牙槽嵴靠前超过 7 mm，制作种植固定修复体需要在剩余牙槽嵴的颊侧植骨或植入羟磷灰石以支持上唇。另外一种支持上唇的方法是戴入有唇侧基托的种植覆盖义齿

IOD的另一个问题是食物在修复体下嵌塞。义齿的边缘经过整塑,使肌肉处于收缩紧张的状态。否则,刚性的义齿在行使功能时会出现压痛点。当肌肉处于放松位置时,食物会越过义齿边界。当患者吞咽时,食物被推至义齿下面。种植固定义齿(FP)不会有延伸的边缘,相比之下嵌塞的食物更少。

制订远期的治疗计划对患者更有利。如果预算没有问题,牙医应该设计完全由种植体支持、固位、稳定的修复体。如果费用有问题,用更少的种植体支持过渡修复体能极大地改善义齿的功能,并可使上颌骨前部的骨吸收停止。然后医生可以再建立一个修复计划来实施下一步或两步的治疗,最终获取完全由种植体支持的修复体。

上颌无牙颌种植修复体的报道,比下颌要少[19]。上颌无牙颌最常报道的文献与Brånemark等最早发表的文章相似[20]。在此方法中,在上颌窦前种植4～6颗种植体,制作一个带悬臂梁的固定修复体(FP)。上颌的失败率比下颌的高约10%[21]。

大多数报道都同意上颌的全牙弓修复比下颌有更多的种植体失败和修复并发症。另外,上颌覆盖义齿比全牙弓固定修复体有更高的失败率。例如,Engquist等报道下颌种植支持的覆盖义齿中种植体失败率为6%～7%,上颌IOD为19%～35%[22]。Smedberg等报道了20位患者共86颗种植体,种植体存留率为86%,而且骨质、骨量不同,结果不同[23]。Palmqvist等也报道了相似的结果[24]。Johns等的一项前瞻性研究报道了上颌覆盖义齿超过5年的表现[25]。在整个研究期内随访了16位患者,修复体和种植体的累积成功率分别为78%和72%。Widbom等报道的22位患者中,13副原来就计划好的覆盖义齿与原来计划为固定修复体、最后制作了覆盖义齿的对比[26],平均观察期为5.7年,在覆盖义齿计划组的种植体存留率为77%,而非计划组为46%。

Jemt等报道了92名连续患者的430颗上颌种植体,1年的存留率为84%[27]。Jemt的随访研究包括70位上颌无牙颌患者共366颗种植体,在已吸收骨中的种植体存留率为70%,中间组为88%,总体存留率为85%[28]。在一项5年前瞻性、多中心的研究中,包括30个上颌骨和103个下颌骨,Jemt和Lekholm报道了下颌种植体存留率为94.5%,下颌修复体存留率为100%[29]。在上颌,种植体存留率为72.4%,修复体存留率为77.9%。

Goodacre等对1981-2003年的文献进行了回顾[30]。种植体存留率最低的种植修复体类型是上颌覆盖义齿(平均失败率为21%),其次是上颌全牙弓种植固定修复体(FP)(平均失败率为10%)。Chan等报道了相似的种植体存留率[31]。他们结合了多篇报道的数据,得出结论:上颌种植覆盖义齿的平均失败率为21%,是所有修复体类型中最高的。失败的主要原因是骨密度降低、种植体尺寸减小、种植体数量减少导致的种植体过度负荷。

另外一方面,Sanna等将种植体连接起来以支持上颌覆盖义齿,与无种植体失败的全牙弓FP相比[32]。作者随访了75个上颌覆盖义齿(RP-4)患者和110个全牙弓FP患者(种植体均被连接在一起),发现10年的种植体存留率为97%,修复体存留率100%[33]。因此,当有足够的种植体支持此类修复体时,不同的方法中观察不到差异。这两种治疗方法的主要区别在于种植体数量、位点以及是否遵从了减少上颌全牙弓修复体失败风险的基本生物力学原则。换言之,即种植体位点和数量的特异性。

总之,如果缺牙患者想要可摘种植修复体(RP),IOD通常是最佳治疗选择。如果想要固定修复义齿的患者有费用问题,覆盖义齿可作为过渡义齿,直到额外的种植体被植入和修复。然而,当患者想要固定修复体而上颌骨前部足以支持上唇时,选择固定修复体有一定的优势(框图33-3)。

## 治疗计划的考虑

牙列缺损或缺失患者的最佳治疗是独立的种植固定修复体。对于上颌缺牙患者,FP比可摘局部义齿或覆盖义齿有优势。然而,应该评估一些标准,并注意治疗次序。

在美学区应该评估种植体植入所需的骨量,因为骨会显著影响唇部的支持、软组织、种植体尺寸、种植体的植入(角度和深度)和最终修复结果。上颌前牙区的牙齿缺失后,骨丢失的速度很快,严

---

**框图33-3　上颌全牙弓固定修复体的优势**

1. 新近缺牙的患者更倾向于固定义齿
2. "永久牙"的心理优势
3. 修复体所需的冠高空间更小
4. 修复体维护更少
5. 食物嵌塞更少
6. 种植体存留率更高

重影响后续治疗。因此，几乎所有上颌前部多颗牙缺失位点在种植前、种植手术或二期手术时都需要骨和软组织增量，甚至在骨修复后，软组织状况也可能不佳。上颌前部连续多颗牙缺失后，最常用种植覆盖义齿或带有义龈的种植固定义齿进行修复（FP-3）（图 33-8）。

大部分骨量充足的患者，上颌前部的骨密度不如下颌前部的致密[34]。在下颌，致密的骨皮质层加上粗糙的骨小梁使种植体被致密的骨质支持。上颌骨的唇侧是薄的、多孔的，鼻底区是菲薄的、多孔的骨皮质，在腭侧有较致密的骨皮质。骨小梁通常较纤细且不如下颌骨前部的致密。

在上颌骨前部，美观和发音需要人工牙位于天然牙的原位或附近，通常会从已经向腭侧和向上吸收的牙槽嵴伸出悬臂梁（图 33-9）。闭口时的接触点位于剩余牙槽嵴前方。由此，上颌前牙种植体支持牙冠的力矩最大，并传导至较薄的唇侧骨板[33]（图 33-10）。所有下颌侧方运动都会对上颌前牙产生侧向力，导致嵴顶骨应力增大，特别是在种植体唇侧面。

由此，许多治疗计划认为上颌无牙颌存在种植体失败的高风险：

1. 上颌骨前部牙槽嵴较窄，且骨壁平行，增加宽度的骨成形术效率更低（图 33-11）。因此，窄牙槽嵴通常需要更窄的种植体（导致种植体和周围组织的应力集中，特别是在嵴顶区域）。

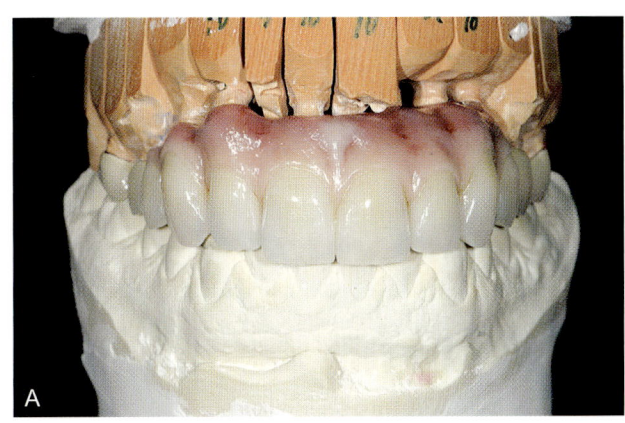 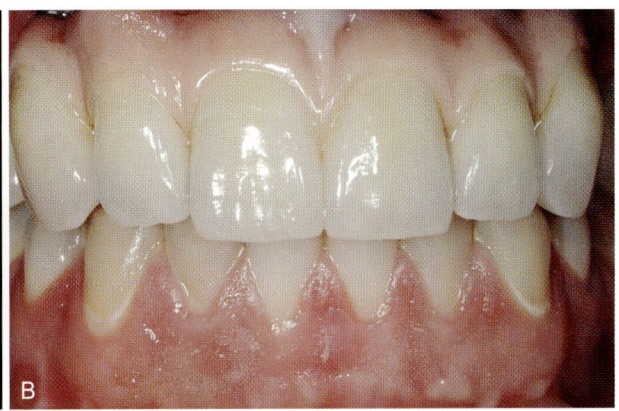

图 33-8　A 和 B. 修复上颌连续缺失的多颗前牙的种植固定修复体通常也会修复软组织（FP-3 修复体）

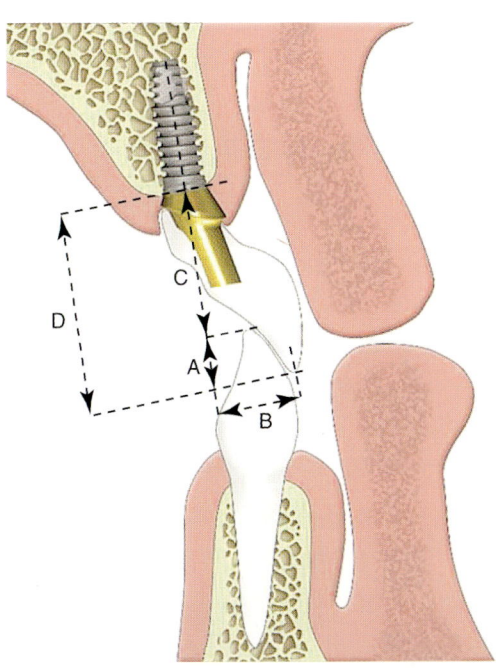 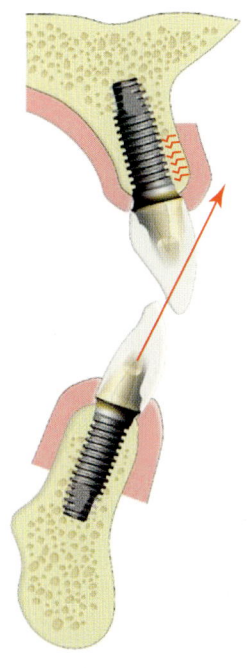

图 33-9　前牙种植修复体通常有颊侧悬臂梁（A~B）。冠高空间也比天然牙大（正中𬌗时为 C，前伸𬌗时为 D）

图 33-10　闭口时下颌骨比上颌牙槽嵴靠前。因此，上颌唇侧骨皮质板的受力增加了

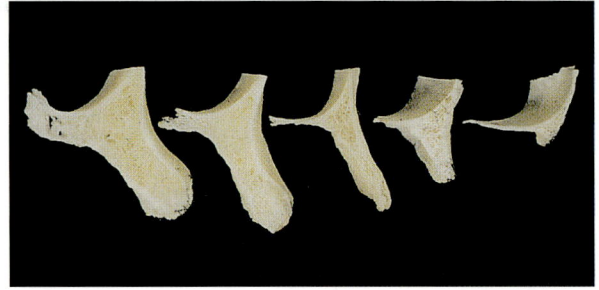

图 33-11 牙缺失的上颌骨前部的解剖条件通常不能进行骨成形术以获得牙槽嵴宽度，因为对应的骨壁通常是相互平行的

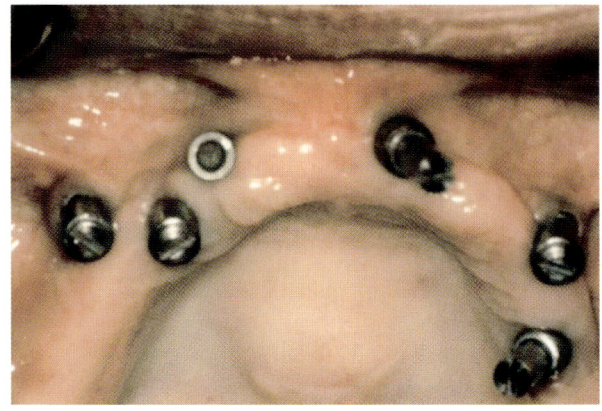

图 33-12 在上颌骨前部植入理想位点的种植体比在口内其他区域要难，因为此处的骨通常比其他任何区域都窄

2. 在这一区域将种植体植入到修复体轮廓内同时还与其他种植体平行是最难的（图33-12）。唇侧悬臂梁使种植体颈部的力矩增加，通常导致局部牙槽嵴改建和种植体或基台折裂。
3. 倾斜的正中接触，导致潜在有害的、偏离轴向的负荷。
4. 下颌侧方运动时的侧向力，导致作用于种植体的力矩更大（图33-13）。
5. 骨密度降低，导致骨强度下降，种植体失去支持。
6. 嵴顶缺乏较厚的骨皮质板，导致种植体失去高强度支持，对角度负荷的抵抗下降。
7. 加速了切牙区骨吸收，通常导致在无大量骨移植的情况下无法在中切牙和侧切牙位置种植。
8. 上颌前牙区种植体支持的悬臂梁通常需要将额外的种植体连接在一起，形成更大的前后距离（A-P距离，最靠前的种植体和最靠后的种植体间距），以抵抗增加的侧向负荷和力矩，特别是在下颌侧方运动时。
9. 上颌种植修复体的对颌牙弓通常是天然牙列或种植修复体。下颌修复体通常对着上颌可摘义齿。因此，对上颌种植修复体的咬合力通常会更大。

为了提升种植体和修复体存留率，对上颌A类骨的FP治疗方案与有更多力学因素影响的下颌C-h类骨的治疗方案类似。换言之，同样的情况下，上颌通常比下颌要求的种植体数目多。例如，在双侧第一前磨牙之间植入4颗或更多的种植体来修复缺失的8颗牙齿。另外，常进行上颌窦内提升以在远中植入更多的种植体，当前、后牙种植体连接在一起时，能显著地增加前后距离（A-P距离）。这

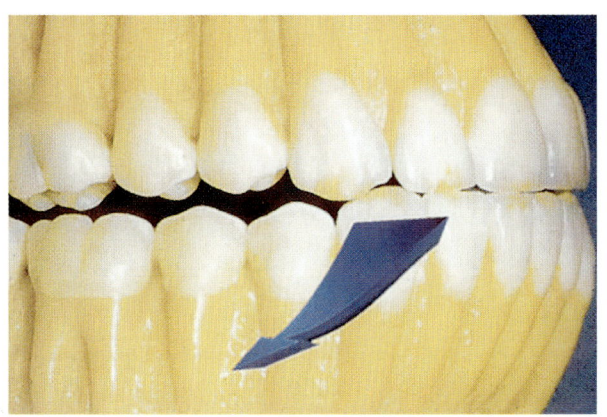

图 33-13 下颌侧方运动会对上颌前牙种植体施加侧向力，将增加应力

种治疗方法已被证明是成功的，在上颌的成功率与下颌的相似。

## 上颌前部牙弓形态：牙齿和剩余骨

上颌牙弓可被分为5个区段，与开放的五边形类似[33]（图33-14）。双侧中切牙和侧切牙是一个区段，每颗尖牙是一个区段，双侧前磨牙和磨牙分别各是一个区段。每个区段基本上是一条直线，对侧向力的抵抗很小。但由于它们沿弓形分布，至少连接3个区段可以形成一个三脚架结构和A-P距离，比直线有更好的生物力学性能，可以更好的抵抗侧向力。A-P距离是最远端（被连接在一起的）种植体的中心到最前端种植体的距离。

上颌骨5个区段中的3个构成了上颌骨前部：两尖牙区段和切牙区段。因此，为了建立稳定的、能抵抗下颌侧方运动时所产生的侧向力和正中咬合时的角度力量的生物力学系统，至少应该在上颌

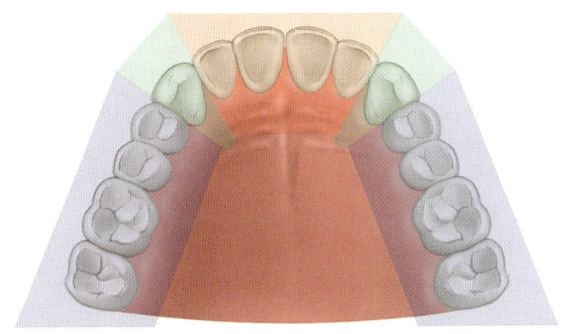

图 33-14　上颌牙弓可被看做开放的五边形，有 5 个直线区段。当多个区段的牙缺失时，每个区域至少需要一颗种植体

| 框图 33-4 | 上颌无牙颌种植体关键位点和数目 |
|---|---|

1. 无悬臂梁
2. 无连续 3 个后牙桥体
3. 尖牙位点
4. 第一磨牙位点
5. 牙弓形态

前部的每个区段中植入 1 颗种植体并连接起来。先前的研究显示分布于 3 颗基牙上的力量所导致的局部应力比分布在 2 颗基牙上的小[35]。因此，至少需要 3 颗前牙种植体：两尖牙位点各 1 颗，切牙位点至少有 1 颗[33, 36]。

## 种植体数目和上颌前部牙弓形态

在本书其他章节，讨论了种植修复体的关键种植位点。确定种植体关键位点的原则包括无悬臂梁、无连续 3 个后牙桥体、尖牙位点、第一磨牙位点。在上颌骨前部，牙弓形态也可能影响种植体数目（框图 33-4）。

上颌骨牙弓形态的类型影响着上颌修复体的治疗计划。上颌骨牙弓的 3 种典型形态为方圆形、卵圆形、尖圆形。上颌无牙颌牙槽骨的形态也可分为 3 类。有牙牙弓形态和无牙牙弓形态的美学要求不同。有牙牙弓的形态取决于上颌最后一颗前牙的位置，而不是牙缺失后牙槽嵴的形态。剩余牙槽嵴由于创伤而呈方圆形。然而，最终修复体上人工牙的位置可能需要向颊侧伸出悬臂梁。换言之，可能要在方圆形的剩余牙槽嵴上修复为卵圆形的牙弓形态。前牙种植体的数目和位点与最终（修复体的）牙弓形态相关，而不是剩余牙槽嵴的形态。

为了确定牙弓形态，在切牙乳头之间划一道线把上颌分为左、右两等份。经切牙孔中央与第一条线垂直划第二道线（图 33-15）。第二道线会经过尖牙的牙尖位置，不论牙弓是方圆形、卵圆形还是尖圆形[37]（图 33-16）。

然后经上颌中切牙唇面划一条与第二条线平行的线[33]（图 33-17）。当第二条和第三条线的间距小于 8 mm 时，牙弓是方圆形。间距是 8~12 mm 时，

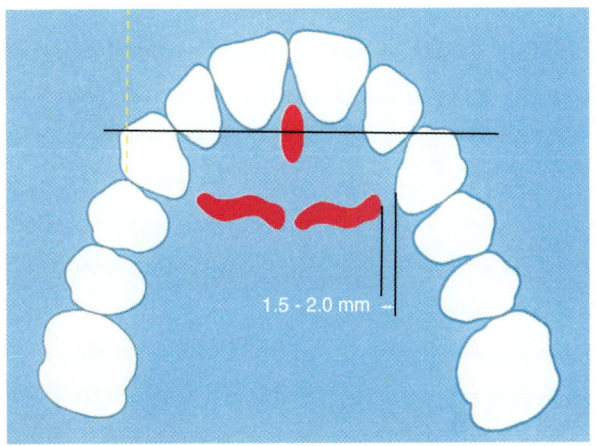

图 33-15　双侧上颌尖牙牙尖的连线经过切牙乳头中央

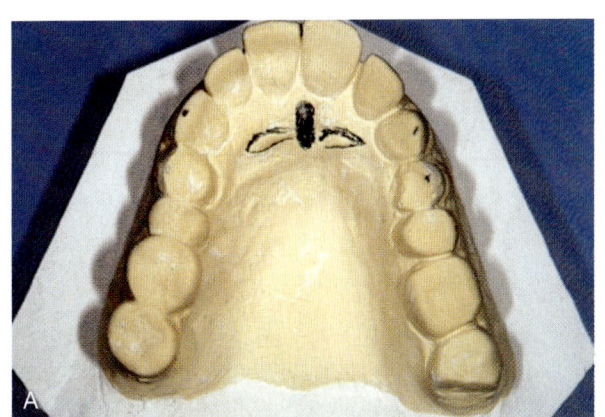

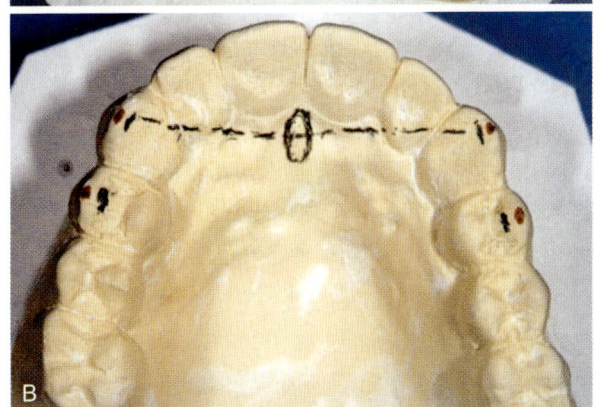

图 33-16　A. 尖圆形上颌牙弓中切牙的唇侧距双侧尖牙的连线有 12 mm 的距离或更多；B. 卵圆形上颌牙弓中切牙的唇侧距双侧尖牙的连线有 8~12 mm 的距离

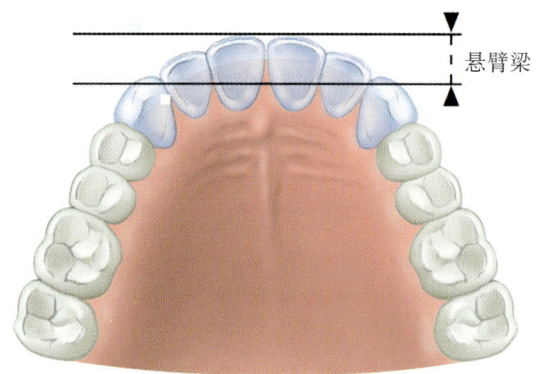

图 33-17 划两条水平线。第一条把切牙乳头一分为二并连接尖牙尖。第二条线与之平行并经过中切牙的唇侧位置。两条线之间的距离决定了牙弓形态是方圆形、卵圆形还是尖圆形

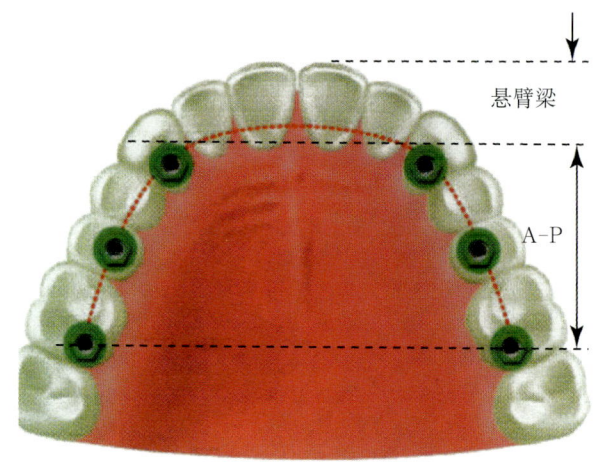

图 33-18 方圆形牙弓上颌中切牙距离尖牙连线小于 8mm。当力学因素较低时，且后牙区有额外的种植体时，方圆形牙弓可在尖牙位点用 2 颗种植体（修复前牙）。上颌方圆形牙弓可用 6 颗种植体支持固定修复体或 RP-4 修复体。A-P，前后距离

| 框图 33-5　上颌前部牙弓形态 |
| --- |
| 1. 中切牙唇侧到切牙乳头中点的距离<br>　a．<8 mm = 方圆形牙弓<br>　b．8~12 mm = 卵圆形牙弓<br>　c．>12 mm = 尖圆形牙弓 |

牙弓为卵圆形。当间距大于 12 mm 时，牙弓是尖圆形（框图 33-5）。

在方圆形牙弓中，中切牙和侧切牙与尖牙之间仅有很小的唇侧悬臂梁。下颌侧方运动和咬合力在尖牙种植体可被减小。因此，全牙弓 FP 的尖牙种植体因为与后牙种植体连接在一起而足够修复 6 颗前牙（图 33-18）。尖牙间的 4 个桥体会产生较小的力，因为：①切牙区的力最小；②上颌方圆形牙弓对尖牙的悬臂梁咬合力量较小（图 33-19）。

如果最终牙弓的形态是卵圆形，在上颌前部应该植入 3 颗种植体[33]（图 33-20）。对于卵圆形牙弓的固定修复体（最常见的牙弓形态），在两尖牙种植位点和至少一个额外的种植位点（最好在中切牙）植入种植体是很重要的。额外的种植体能抵抗这种牙弓形态产生的额外力量，增强修复体固位，减少基台螺丝松动的风险（图 33-21）。

尖圆形牙弓的固定修复体对前牙种植体的力量最大，特别是用桥体替代切牙时（图 33-22）。前牙从尖牙的位置伸出形成悬臂梁，正中咬合和下颌侧方运动时有更大的力量。由此，对种植固定修复体来说，需要考虑用 4 颗种植体来修复 6 颗前牙[33]（图 33-23，表 33-1）。

最差的情况是患者的剩余牙槽嵴是方圆形，而需要用尖圆形牙弓修复（图 33-24）。因此，在这种情况下，可能需要植骨以改善剩余牙槽嵴形态。对于尖圆形上颌前牙牙弓来说，双侧尖牙和中切牙位点是生物力学最佳的种植位点。当其他因素如冠高度、副功能运动、咀嚼肌动力等影响因素更大时，这些位置更为有利。

当方圆形剩余牙槽嵴用尖圆形牙弓修复时，特别需要在后牙区植入种植体。大多数种植体植入在第二磨牙位置（与第一磨牙种植体一起）以增加 A-P 距离和一定程度对抗前牙悬臂梁的作用[33]（图 33-25）。

当上颌无牙颌的一个尖牙位点无法植入种植体时，建议在相邻的第一前磨牙和侧切牙位点植入种植体以弥补这一重要位点（图 33-26）。中切牙种植体和对侧尖牙种植体可与这些种植体连接起来作为固定修复体的基牙。

当有重度的力学因素存在时，通常需要 2 颗种植体以抵抗下颌侧方运动时产生的力，也就是说建议用 4 颗种植体修复 6 颗前牙。当这些重度的力学因素（例如严重的磨牙症）存在时，应该用较大直径的种植体，特别是在尖牙位点（在下颌侧方运动时有更大的侧向力以及更高的咬合力）。因此，许多情况下，在前牙全部缺失的上颌需用 3~4 颗种植体连接在一起以支持 FP。此外，还需要后牙种植体，特别是对全牙弓种植固定修复体而言。

表 33-1　上颌无牙颌的治疗计划

| 牙弓形态 | 前牙悬臂梁（mm） | 种植体数目 | 种植体位点 |
| --- | --- | --- | --- |
| 方圆形 | <8 | 2 | 两尖牙 |
| 卵圆形 | 8~12 | 3 | 两尖牙和一切牙 |
| 尖圆形 | >12 | 4 | 两尖牙和两切牙 |

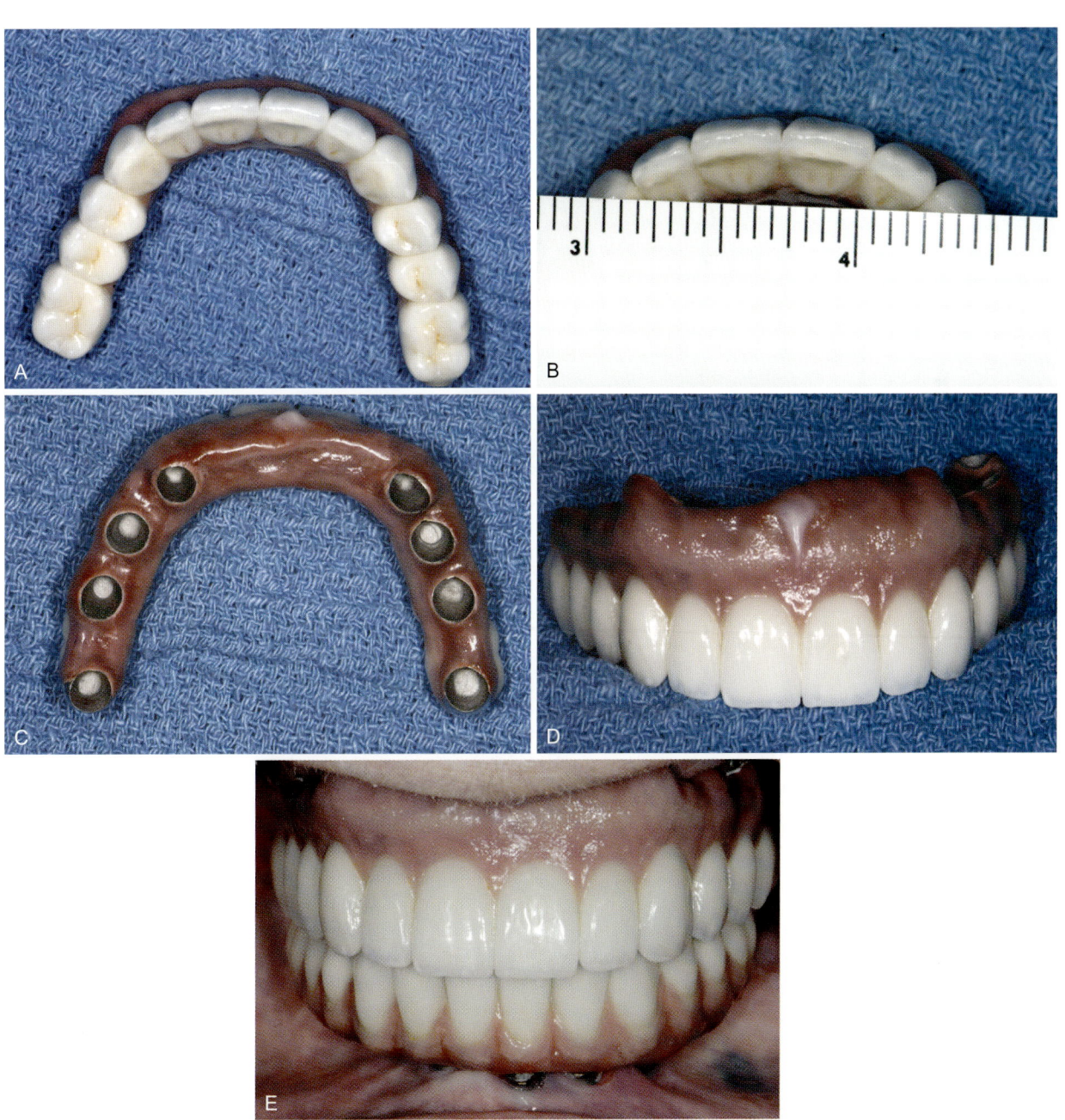

图 33-19　A. 方圆形牙弓的上颌全牙弓固定修复体；B. 上颌中切牙颊侧距尖牙-尖牙连线小于 8 mm；C. 用 2 颗尖牙种植体修复 6 颗前牙。附加种植体植入后牙区以增加前后距离；D. 方圆形牙弓的 FP-3 上颌全牙弓修复体；E. 上颌 FP-3 种植固定修复体对应着下颌 FP-3 种植固定修复体

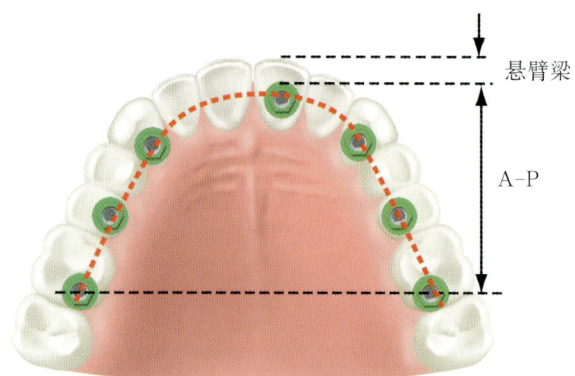

图 33-20 在卵圆形牙弓中，在上颌骨前部应该植入 3 颗种植体：两尖牙位点各 1 颗，前牙位置 1 颗。另外，应该连接至少 4 颗后牙种植体以在上颌无牙颌形成全牙弓修复体。A-P，前后距离

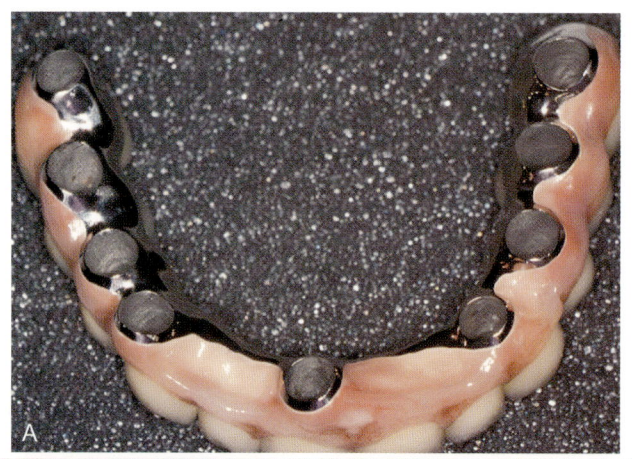

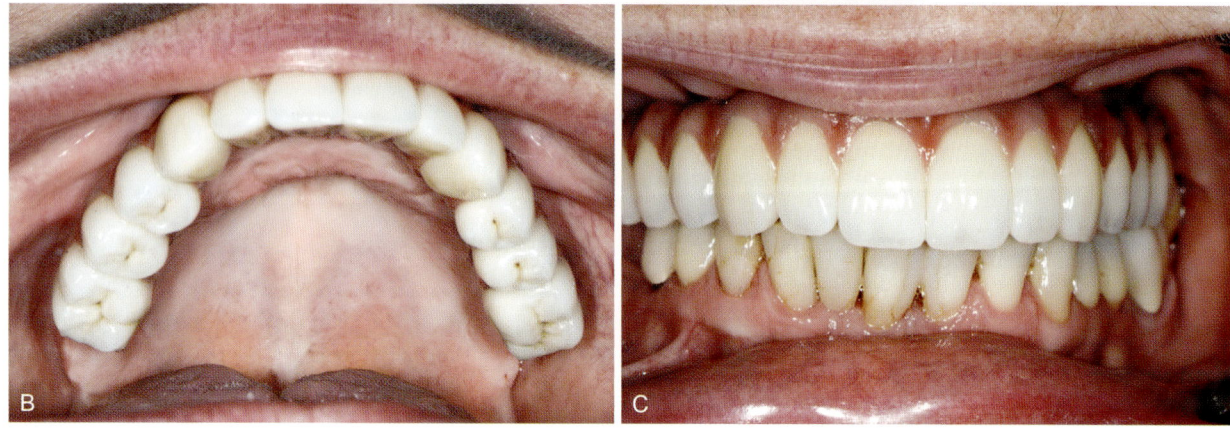

图 33-21　A.卵圆形牙弓的上颌全牙弓 FP-3 修复体。前牙区用了 3 颗种植体并与后牙区的种植体相连；B.卵圆形牙弓的上颌全牙弓 FP-3 固定修复体；C.女患者的上颌全牙弓 FP-3 修复体对应着天然牙列

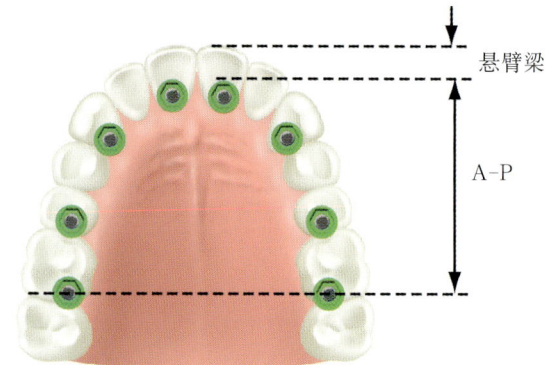

图 33-22　在尖圆形牙弓中，从尖牙延伸出的前牙悬臂梁较大，应有更多的前牙种植体支持。修复牙列缺失至少要增加 4 颗后牙种植体。A-P，前后距离

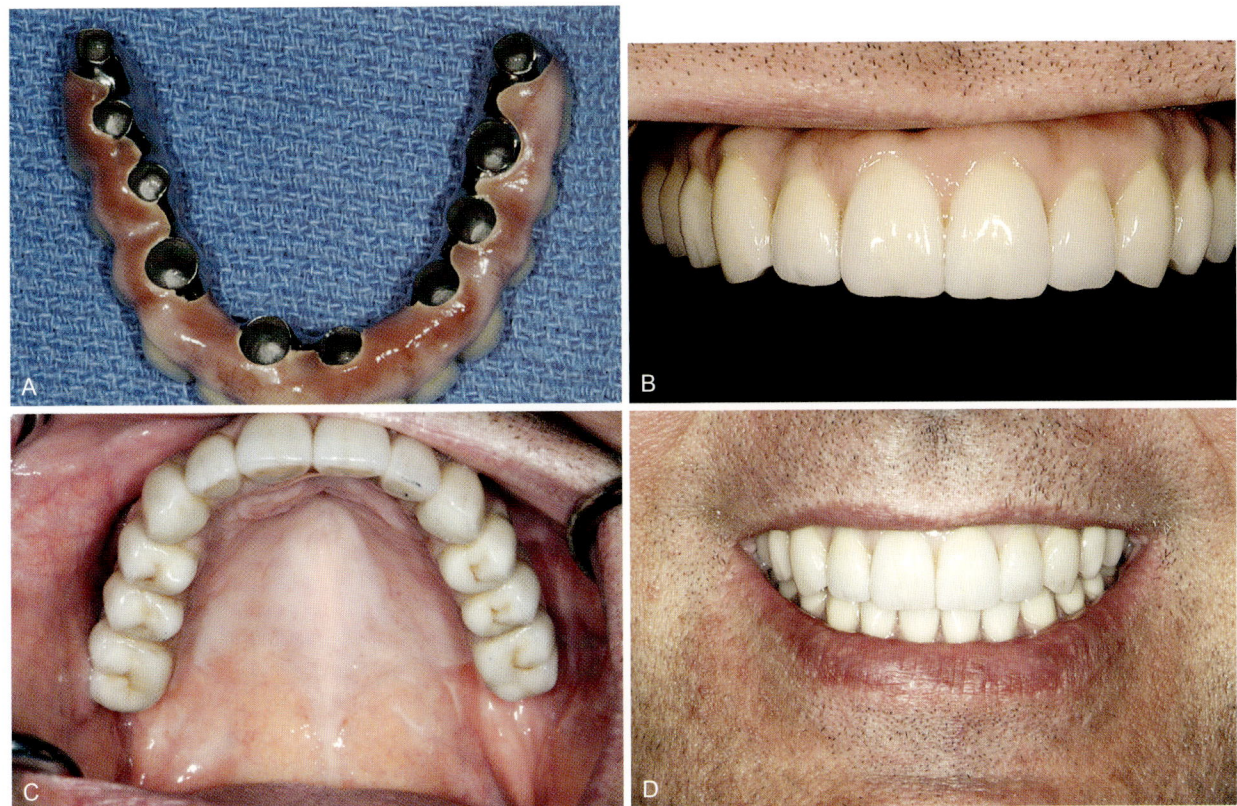

图 33-23　A. 尖圆形牙弓的男性上颌全牙弓 FP-3 修复体；B. 上颌 FP-3 修复体就位；C. 尖圆形牙弓 FP-3 修复体的 面观；D. 上颌 FP-3 种植固定修复体对应下颌 FP-3 种植修复体

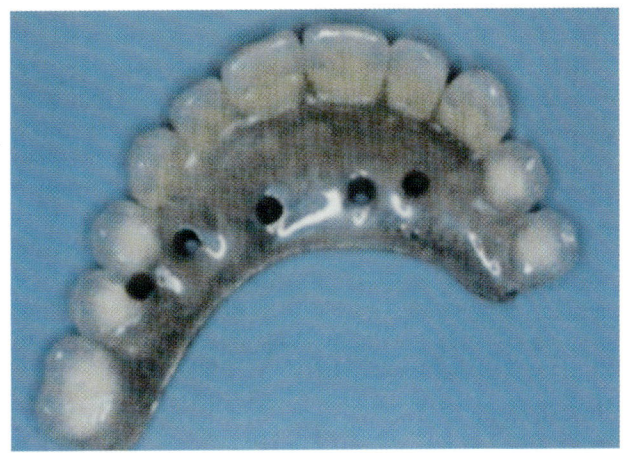

图 33-24　剩余牙槽嵴形态为方圆形，而牙弓形态是尖圆形。因此，前牙是从种植体延伸出的悬臂梁。由于后牙区无种植体支持，后牙区义齿也是悬臂梁。前后距离的减少使种植体处于更高的生物力学并发症的风险下

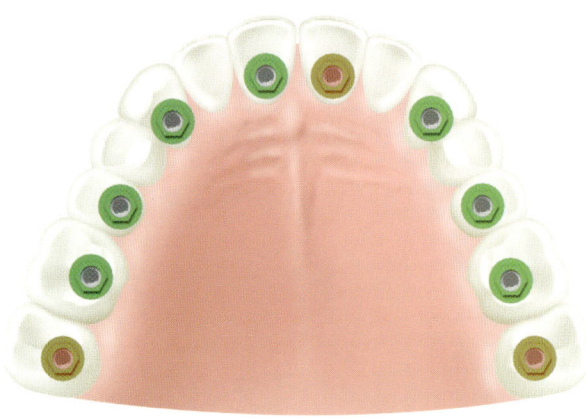
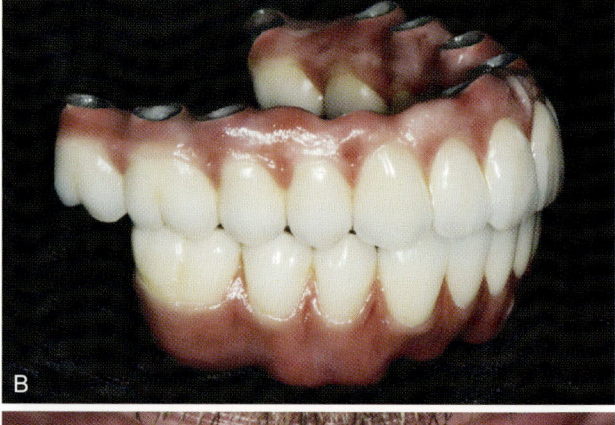
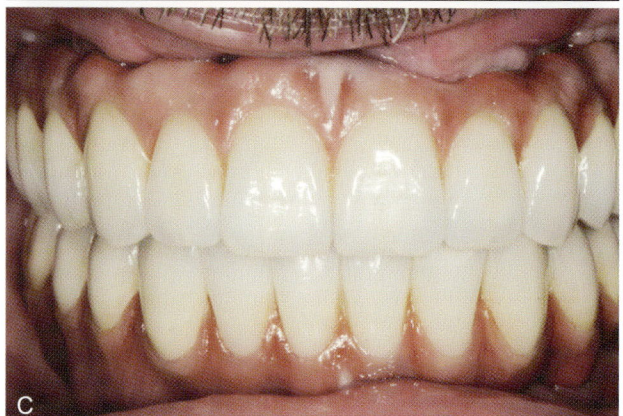

● 关键位点
● 次要位点

图 33-25　A. 当上颌前部有额外的力学因素时，需要第二磨牙位点的种植体与前牙种植体连接在一起；B. 男性患者的全牙弓上颌修复体，对颌为种植修复体。第二磨牙位点的种植体与前牙种植体相连以增加前后距离并减少生物力学风险

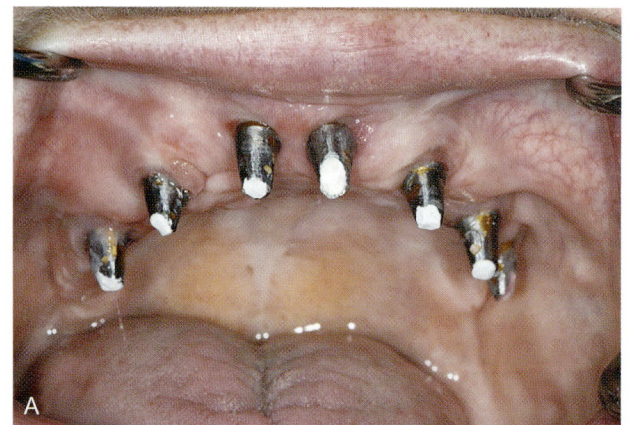
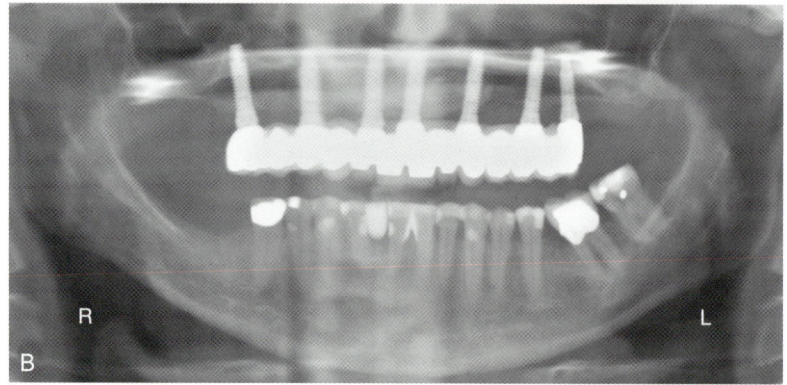

图 33-26　A 和 B. 当尖牙位点无法植入种植体，种植体应该植入侧切牙和第一前磨牙位点并与其他的种植体相连接

在FP-3修复体中，精确的种植体近远中位点不是必须的（图33-27）。修复软组织的粉色材料能掩盖种植体位点，而且不会影响牙齿的近远中宽度。

## 后牙区种植体数目

如前所述，上颌骨可被比作开放的五边形，有5个不同的分区：中切牙和侧切牙区、双侧尖牙区、双侧前磨牙和磨牙区。后牙种植体与前牙种植体连接在一起有特别的优势，因为4或5个运动平面被连接在一起了。

上颌无牙颌的种植固定修复体（FP）通常应该用7~10颗种植体[33]。许多报道一致认为，上颌骨往往骨质、骨量差而且生物力学优势更少。为了弥补欠佳的局部条件，可用更多的种植体增加A-P距离、上颌窦植骨或重建上颌骨前部。当力学因素是中到重度或骨密度较差时，应该植入数量更多的、直径更大的种植体以增加表面积。而且，前牙缺失的上颌骨所需的种植体数目也和牙弓形态相关，如前所述。

考虑到这些，上颌无牙颌的FP最少所需的种植体数目为7颗，建议的位点是：切牙位点、双侧尖牙位点、双侧第二前磨牙位点、双侧第一磨牙远中1/2位点各1颗（图33-28）。这7颗种植体应该被连接在一起，作为一个整体行使功能。这些种植位点之间有足够的空间以容纳大多数各种直径的种植体。上颌无牙颌第一磨牙种植位点几乎总是需要上颌窦植骨，因为多数情况下后牙区可用骨量是不足的。

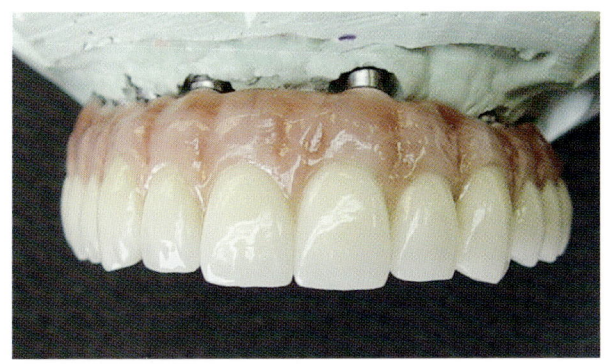

图33-27　相比于FP-1修复体，FP-3修复体的种植体近远中位点并没有特异性

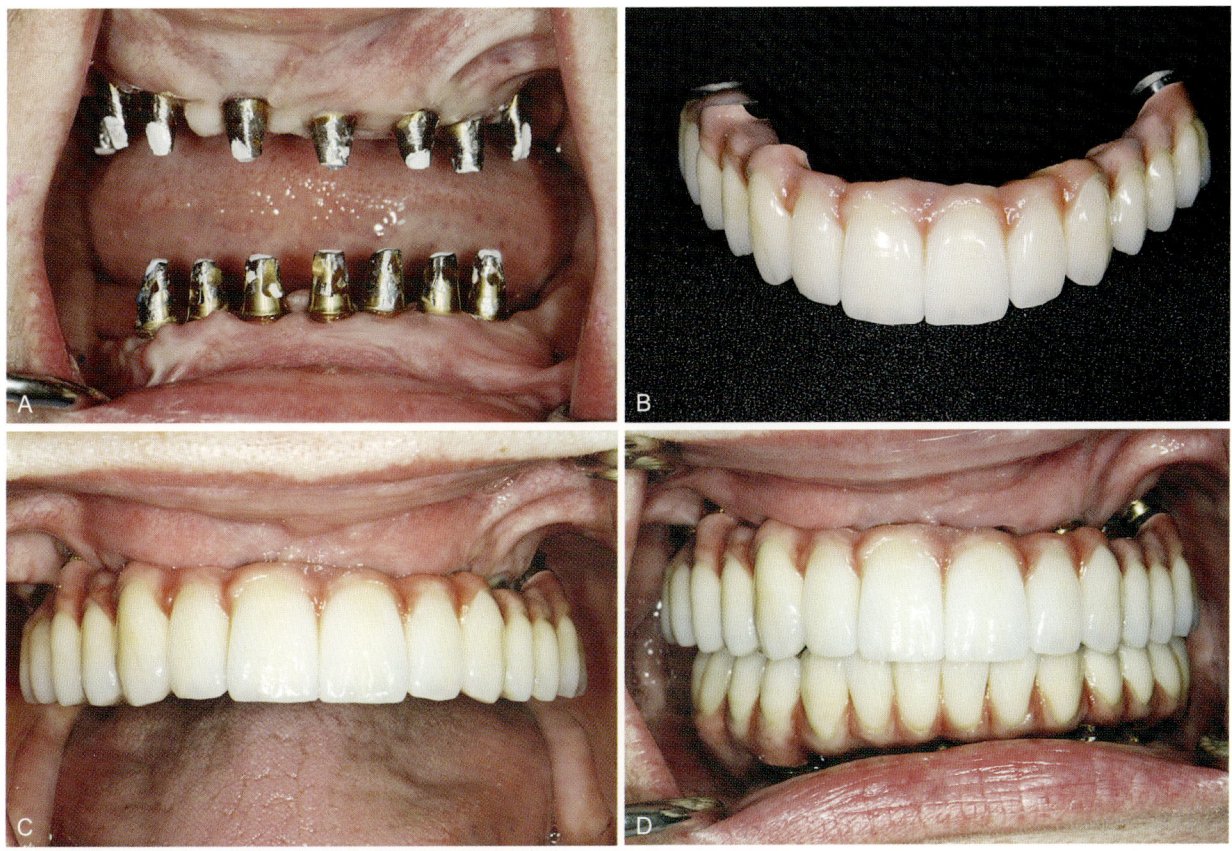

图33-28　A.上下牙列使用全牙弓种植固定修复体。相比于下颌，上颌更少应用悬臂梁。B.上颌FP-3固定修复体。C.上颌修复体口内就位。D.上颌FP-3修复体对应着下颌种植固定修复体

当力学因素是中到重度时，种植体数目应该增加至 8 或 10 颗[33]。当选择 8 颗种植体时，额外的种植体通常植入到上颌骨前方中切牙的位置。当患者力学因素更高或骨质更差要用 10 颗种植体时，附加的种植体通常植入到第二磨牙的远中 1/2，以改善牙弓形态、增加 A-P 距离、消除后牙悬臂梁。这是一种将应力最小化的极佳生物力学设计。这种设计也可以抵消前牙位于美学位置（从剩余牙槽嵴上伸出悬臂）而产生的的悬臂梁效应，并适用于有严重副功能运动的患者，如慢性磨牙症。

当上颌前部有较高的力学因素（种植体数目、尺寸不佳，用尖圆形牙弓修复方圆形或卵圆形剩余牙槽嵴）时，第一、第二磨牙种植位点能提供较大帮助。尖牙与第二磨牙位点间增加的 A-P 距离也有相当大的益处。

## 治疗计划的序列

在评价上颌牙弓的其他区段之前应先评价上颌前牙的水平和垂直位置。在确定这些位置之前，口内其他的区域不应被修复，因为它会对其他区段的修复产生负面的影响 [例如咬合垂直距离（occlusal vertical dimension，OVD）]、下颌前牙位置、后牙𬌗平面）。如果患者佩戴上颌全口义齿，上颌前牙的位置通常是不对的。由于上颌骨前部的吸收，义齿会随着骨吸收的特点向根方和后方移动。

在上颌前牙位置确认后，修复的下一步是评估 VOD，或者是评估上颌𬌗平面。然后决定后牙的位置，在美学区主要用下颌牙齿调整咬合力的方向（框图 33-6）。

### 上唇的位置

上颌牙相比种植体越靠前，作用在骨界面、基台螺丝和种植体上的杠杆力就越大。有许多牙医尝试用塑料基托恢复美观效果，希望通过增大覆盖义

| 框图 33-6　修复治疗的序列 |
|---|
| 1. 前牙唇侧位置 |
| 2. 前牙切缘位置 |
| 3. 垂直咬合距离 |
| 4. 下颌切缘位置 |
| 5. 后牙𬌗平面 |
| 6. 后牙位置 |

齿唇侧基托或向前排牙以消除唇部的垂直皱纹。想要消除由骨吸收造成皱纹的患者应该进行手术和骨增量程序，而不是向修复体添加塑料。当患者想要固定修复体（FP）时，这点特别重要。修复面部的自然外貌可能需要骨和软组织增量，而不是依靠可摘义齿唇侧基托的帮助，可摘义齿在 FP 治疗结束后就不存在了。因此，美观的唇位置是种植体植入之前需要评估的重要标准。仅这项标准就能判断患者适合选择覆盖义齿还是 FP。

不论是制作全口义齿、种植覆盖义齿还是 FP，上颌全牙弓或前牙区的重建都是以确定上颌前牙切缘的位置为起点。这项参数在后续步骤中的改变可以使所有重建参数都发生改变。

基板和蜡堤（或患者现存的义齿）可确定上唇轮廓所需的支撑。通常中切牙的唇面与切牙乳头的最后面的距离是 12.5mm[37, 38]。初步定位蜡堤时应考虑到这点。唇侧基托和牙齿位置越靠前，唇的休息位越高，切缘暴露越多。这就是为什么要首先确定前牙的唇侧位置。

在唇处于休息位时首先确定上颌前牙的唇侧位置。这主要是通过上唇的支持和上唇与面部的平衡关系判断的，特别是通过评估与鼻的关系和是否在中间位置存在人中沟[39]。当基板和蜡堤就位后，上唇人中部位在鼻子下方应该有一可见的凹陷。如果人中太平，则唇部被过分推出了，应该移除蜡堤的部分唇侧蜡。另外，当面部放松、唇部闭合时，上唇应该位于下唇前方。

上唇的位置也由面部垂直高度合适时的下唇和颏部位置决定。代表 Frankfort 平面的水平线，可在患者的头部处于垂直位置时由外耳道最高点（耳屏顶点）到眶缘最低点划出。平均而言，经过下唇并与 Frankfort 平面垂直的线应该在上唇后 1~2 mm，在颏部前 2 mm[39]（图 33-29）。

在 D'lessio 和 Misch 的一项研究中，评估了 94 位 18~24 岁的选美比赛选手的上唇位置、Frankfort 平面、经下唇的垂直线之间的关系[33]（图 33-30）。所有女性的上唇比下唇靠前 2 mm 或更多。因此，女性的上唇位置比人均位置（超出下唇 1~2 mm）更靠前。

当牙齿的位置偏唇侧，唇部的垂直位置会被抬高。相似地，上颌前牙位置偏腭侧导致唇部的位置更向下延伸。为了使唇部在休息时有更多的牙齿可暴露，除了增加前牙长度外，还可以增加上颌前部牙槽嵴的厚度。增加的牙槽嵴厚度能推出唇部并抬高

唇红缘。因此，牙齿并未更长，而唇部的边缘更高了。另外，如果增加牙槽嵴宽度用的是自体骨，用种植体而非桥体修复牙齿能进一步维持此状况。更饱满的上唇看起来更显年轻，因为垂直皱纹可被减少。

全口无牙颌患者，患者现存义齿的唇侧基托可被移除，然后评估唇的位置，用于计划固定修复体治疗。当唇部的美观需要唇侧基托的支持而计划制作固定修复体时，为了适当的唇部支撑，需要用羟磷灰石（HA）、结缔组织、自体骨或异体骨进行onlay植骨以提升唇侧组织厚度。

唇部的唇侧位置与上颌前部骨的关系是确定是否需要固定修复体、植骨或上颌覆盖义齿的主要因素。当蜡堤（牙）的唇侧位置超过剩余牙槽嵴大于7 mm时，需要在种植手术前植骨或在唇侧骨板移植HA为固定修复体提供唇部的支持，或者考虑选择带唇侧基托的上颌覆盖义齿（图33-31）。

## 上颌前牙切缘的位置

评估的下一步（当唇位置可接受时）是评估上颌前牙在唇部休息时的垂直位置[40]。上颌前牙切缘的位置主要反映美学和发音的要求。当上唇处于休息状态时，通常看不见上颌前牙的切缘。

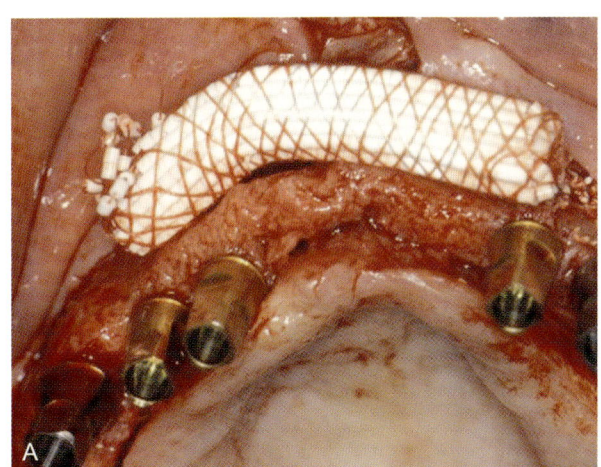

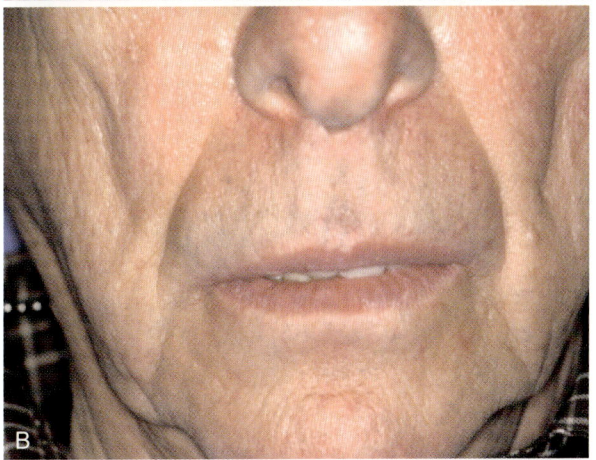

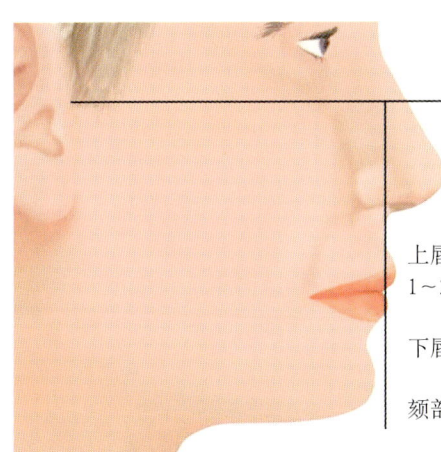

图33-29 从耳屏到眶部最下点划一水平线。经下唇划一条与之垂直的线，当OVD是合适的时候，上唇应该在此线前2 mm，颏部应该在此线后2 mm

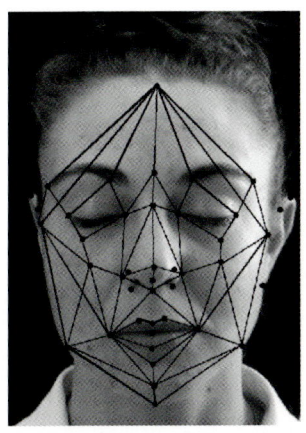
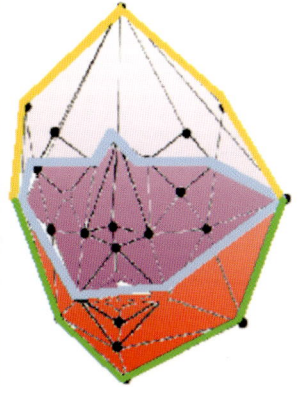

图33-30 D'lessio和Misch的一项研究通过观察达·芬奇所描述的50个点，对比了选美参赛者的面部与文献中描述的普通人面部特点[55]

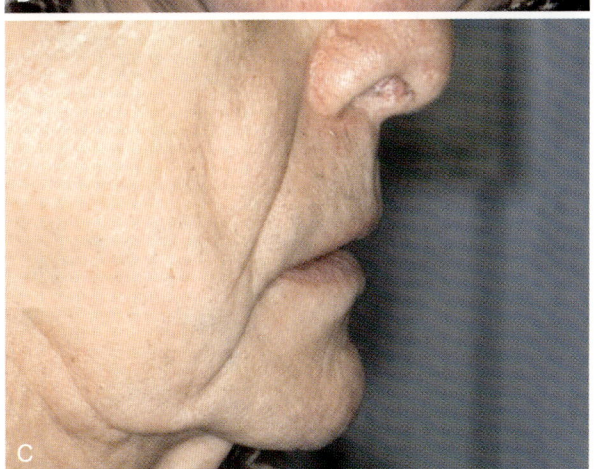

图33-31 A. 在二期手术时在残留牙槽嵴的颊侧添加羟磷灰石移植物；B. 合成材料移植物用于支持上唇（前面观）；C. 矢状面观。经过移植后，即使骨不足以支撑唇部时也可以制作固定修复体

Rufenacht 提出总体的指导原则：从前庭沟基底部到上颌中切牙切缘的长度平均是 22 mm [41]。

唇部从鼻底到上唇缘的平均长度，年轻女性为 20~22 mm，男性为 22~24 mm。如果患者的上唇不协调，唇部处于休息状态时会暴露更多的切缘。相似地，当唇部长于 22 mm 时，休息时会暴露较少的切缘。

上颌中切牙暴露长度的显著减少与年龄相关，特别是在 30~40 岁之间。根据 Vig 和 Brundo 报道，30 岁的患者在上唇处于休息状态时上颌中切牙的暴露长度大于 3 mm [40]；40 岁的患者暴露 1.5 mm 的中切牙；50 岁暴露大约 1 mm；60 岁暴露 0.5 mm；而 80 岁的患者，唇部与牙齿平齐。这些位置是平均的位置。因为面部肌肉张力的下降和上颌前部骨高度的降低，65 岁戴义齿患者的天然牙通常比放松状态的上唇短。然而甚至是 80 岁的无牙颌患者通常想要让上颌中切牙位置比唇部放松时的位置低。

在作者的一项研究中，上颌中切牙的位置与上唇、患者年龄相关（变化范围可达 8 mm），相对尖牙的位置（3 mm 的变化范围），中切牙位置更加多变 [42]。某些女性上唇中央的唇弓会上抬数毫米，而这在其他女性中并不明显。不考虑患者的年龄，唇弓越高，中切牙暴露量越大。另外，较短的上唇（小于 20 mm）会导致中切牙暴露的更多。男性很少会有较高的唇弓，因此切缘相对于唇部的位置较为一致。尖牙的位置距离唇角更近，且不受中线区唇弓或上唇长度的影响。因此，尖牙的位置更为恒定，在 30~60 岁的男性和女性中尖牙通常与处于休息状态下的上唇位置相关。

换言之，上颌尖牙的位置对确定前牙的垂直位置很重要。作者建议尖牙的尖端与唇在休息时相距 ±1 mm，而不论患者的年龄和性别如何（图 33-32）。从一个尖牙顶点到另一尖牙顶点的线应该与水平线平行。中切牙长出尖牙水平面 1~2 mm。

蜡堤的前牙切缘宽度与最终牙齿相似可以评估发音。当患者发"F"音时，上颌牙切缘应该轻触下唇的干湿线，下唇的位置与大笑时相似 [43]。当患者发"E"音时，上、下唇之间 50%~70% 的空间应该由上颌中切牙占据。如果占据的空间少于 50%，通常可加长牙齿，如果占据超过 70%，通常不能加长上颌中切牙。患者不应该撇嘴，这样中切牙切缘下的空间比侧切牙切缘下的大。基本一致的空间是可以接受的。

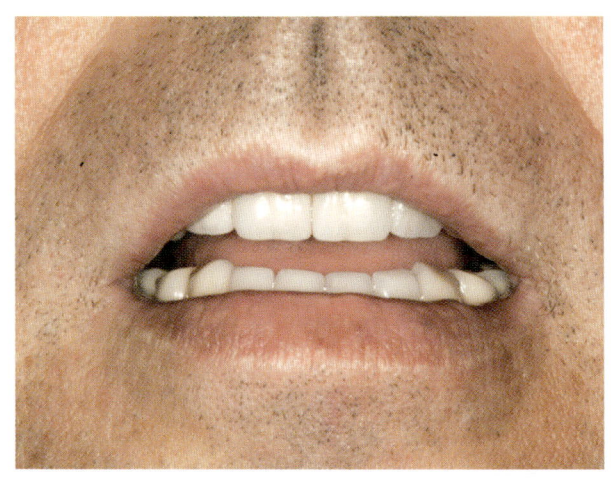

图 33-32 上颌前牙的切缘位置（利用尖牙位置确认）。尖牙的垂直位置由休息时的唇线确定（在尖牙区域）。中切牙比尖牙水平面长 1~2 mm（此患者同图 33-23）

## 咬合垂直距离（OVD）

为了确定下颌前牙的位置和上、下颌的冠高空间（CHS），必须确定 OVD。应该在患者种植修复治疗的早期对患者现有的 OVD 进行评估，任何改动都会显著的影响整体治疗。因为 OVD 影响冠高空间（CHS），并因此影响种植体的数量、尺寸、位点和植入角度。

OVD 的定义是咬合接触时两点间的距离 [44]。通常由上、下颌基板和蜡堤建立，至少是初始阶段。确定 OVD 并不是一个精确的过程，因为此距离可能是一个范围。曾经认为 OVD 是特定的而且在患者的一生中保持稳定。然而，长期研究显示这一距离在有牙、牙列缺损与无牙颌，都不是恒定的，通常随时间而减少但并没有临床症状。无牙颌患者佩戴同一副义齿超过 10 年，在此之间 OVD 可减少 10 mm 或更多，而没有临床症状，甚至患者没有察觉 [45]。

OVD 的改变通常并没有疼痛症状和功能障碍，特别当髁突盘健康时。然而，这并不表示改变 OVD 没有后果。OVD 的改变会影响颌部相对面部的位置关系，影响面部美观。OVD 的任何变动会改变上颌对下颌的水平位置关系。因此，OVD 的变动会改变前牙引导、功能范围和面部的美观。

OVD 对牙齿（种植体）负荷最重要的作用体现在对前牙切导的生物力学作用和美学作用。OVD 越小，下颌骨向前旋转的越多，骨性安氏Ⅲ类关系越明显。用种植固定义齿修复的无牙颌患者，OVD 的改变会影响义齿的生物力学特性。增加 OVD 会减小前牙切导，形成双侧平衡𬌗时，下颌非正中运动会使后牙种植体受力增加。减小 OVD 会在下颌侧方运动时增加对前牙种植体的受力。

排除人为干扰因素，自然情况下 OVD 不会过大。它处于临床正常范围内或者略有缩短。因此，牙医通常需要决定是否要增加 OVD。换言之，患者现存的无颞下颌关节症状的 OVD 是评估应该开始的位置，而不是必须维持的位置。

根据 Kois 和 Phillips 所述，主要在 3 种情况下必须修正 OVD：①美观；②功能；③义齿结构的需要[46]。美观与 OVD 的关联体现在切缘位置、面部协调、颏部的位置和𬌗平面。功能与尖牙位置、切导和牙或种植体上负荷角度相关。义齿结构需求与拟修复天然牙的尺寸相关，当维持生物学宽度或冠高空间（CHS）时，会改变生物力学特性。

### 评估 OVD 的方法

在传统修复中，有一系列技术用于确定 OVD。客观的方法面部测量法，主观的方法依赖美学、颌弓休息位和最小发音空间来评估。对于 OVD 的确定，一方面来源于艺术，另一方面来源于科学，并没有统一意见。因此，在确定最终治疗方案前，先确定 OVD 至关重要。

确定 OVD 的主观方法包括：利用下颌休息位时的𬌗间距离和利用发"s"音时的发音间隙。Niswonger 提倡使用颌间距离（息止间隙）的方法，它是通过假定患者下颌放松时处于同一个生理性休息位时获得的[47]。然后用测量获取的面下 1/3 距离上减去 3 mm 就可得到 OVD 值。有两个发现与此方法相矛盾。首先，同一个患者的息止间隙是不断变化的，它与头位、精神状态、牙齿缺失情况、功能紊乱与否，以及记录的时间有关（早晨会更大些）。其次，不同患者的休息位𬌗间距离从 3～10 mm 大小不等。对某位特定患者而言，通过生理休息位的面下 1/3 的距离减去息止间隙所得到的 OVD 值是不准确的。所以，通过生理休息位来评估 OVD 的方法并非首选。因此，一旦确定了 OVD，就应该对它进行评估以确保下颌处于休息位时存在息止间隙。

Silverman 认为当发"s"音时颌间大约有 1 mm 的间隙[48]。Pound 将这个理论进一步发展，将该间隙用来确定进行全口义齿修复时颌骨间的正中与垂直位置关系[43,49]。尽管这个观点被接受了，但并不能重现患者原来的 OVD。患者佩戴同一副义齿的时间通常超过 14 年，期间 OVD 可能会在原来的基础上降低至少 10 mm，但是所有的这些患者都能够利用尚存的义齿正确发出"Mississippi"音，如果发音与原始 OVD 有关，那这些患者就不能在垂直高度降低超过 11 mm 以后还能正确发出"s"音。如果要发出正确的"s"音，上下颌牙齿间需要分开约 1 mm。因此，利用发音间隙并非唯一确定 OVD 的方法。在确定了 OVD 后，应该观察发音间隙，在发"s"音时上下牙齿不应该有接触，有时可能需要几周的调整期去建立此标准。因此，有时为了避免最终修复体的更改，应该通过过渡修复体来评估这个位置。

在上颌切牙切缘的位置确定之后，通常 OVD 都会影响面部的美学。面部距离是客观存在的（因为它们可以测量出来），并且与个体理想的面部美学直接相关，不管医生的经验是否丰富，都可以很简单地对面部距离进行评估[50,51]。通常使用这种客观的方法评估现有的 OVD 或是在修复重建过程中建立的不同 OVD。此外，评估可以直接进行而不需要额外的诊断测试。

面部的测量可以追溯到古代，根据柏拉图和毕达哥拉斯的描述，当时的雕塑家和数学家都推崇面部和身体的黄金比例。依据黄金比例，长宽比应该是 1：0.618[52]。根据观察，各种生物都符合这一比例。建筑比例通常也采用黄金比例，并认为这样更具美感，可以吸引人们关注的目光[53,54]。达·芬奇通过对面部的大量观察研究，提出了他称之的"神圣比例"[55]，他观察到颏部至鼻底间的距离（OVD）与以下的距离相一致：①发际线至眉间；②耳朵的高度；③眉峰至鼻底的距离。这三者均与面长的 1/3 相等。

许多专家包括整形外科医生、颌面外科医生、艺术家、正畸医生和殡葬师一般都通过面部测量法来确定 OVD，Misch 通过文献回顾发现了许多与 OVD 相关的资料[51,51,56]：

1. 两侧瞳孔间的水平距离。
2. 一侧眼外眦到另一侧内眦的水平距离。
3. 单眼水平长度的 2 倍。
4. 两眼内眦水平距离的 2 倍。
5. 眼外眦至耳朵的水平距离。
6. 两侧口角间的水平距离。
7. 眼外眦至同侧口角的垂直距离。
8. 眉至鼻翼的垂直距离。
9. 中线上鼻子的垂直长度［从眉间点至鼻小

柱（鼻下点）]。
10. 发迹线至眉间的垂直距离。
11. 耳朵的垂直高度。
12. 当手伸平时，相邻示指尖与拇指尖之间的垂直距离。

这些方法的测量结果并不完全一致，但当面部比例协调时，测量结果通常仅相差数毫米（耳朵的垂直高度除外），这些测量结果的平均值可以用来评估现有的 OVD。Misch 的一项临床研究表明，OVD 通常稍大于面部的实际测量值（男性较女性明显），很少出现偏小的情况[51]。令人满意的美学主观标准应在面部各部分比例协调的基础上确定。

上下颌骨的位置关系影响 OVD，从而影响美学效果[57]。OVD 越小，越容易形成安氏Ⅲ类关系，OVD 越大，越容易形成安氏Ⅱ类关系。上颌前牙位置的确定对于修复重建的美学标准而言是至关重要的第一步。为了美学效果，改变 OVD 很少会涉及上颌牙齿的位置。例如：为了使颏隆突过大的患者的下颌看起来更和谐，就要适当地增加 OVD。

有文献报道，利用放射学方法也可以确定一个客观的 OVD，通过头影测量可以发现严重的颌骨发育过度或发育不足，这些情况有上颌骨垂直向发育过度；上颌骨垂直向发育不足；下颌垂直向发育过度（长下巴）；下颌骨垂直向发育不足（短下巴）；或者是开𬌗或安氏Ⅱ类2分类（深覆𬌗）。对患者进行正畸治疗前应通过 X 线头颅侧位片来评估 OVD（眉间—鼻下，鼻下—颏部），对无牙颌患者也可以采用同样的方法[58,59]。

即使 OVD 满足了修复重建的美学需要，在某些情况下，仍须对 OVD 稍加改变。例如：通过改变 OVD 来改善前牙种植体的受力方向，另外，有些情况下，下颌前牙种植体切缘过于靠近唇侧，增加 OVD 可以使他们更容易修复。因此，由于 OVD 并不是一个精确值，在有限的范围内适当的改变 OVD 是有益的。

## 下颌切缘位置

### 牙的位置：前牙

Vig 和 Brundo 观察到下颌牙与唇的轻微分离是随年龄变化的[40]。20 岁时大约露出 0.5 mm 的下牙，40 岁时为 1 mm，50 岁时为 2 mm，60 岁时为 2.5 mm，80 岁时为 3 mm。然而，这并不能准确的确定下颌前牙的垂直位置。

在确定了 OVD 之后就可以确定下颌前牙的位置。目标是为患者制作有相互保护𬌗的上颌全牙弓固定修复体。换言之，在正中咬合时，从尖牙到最后一颗磨牙都有接触。在下颌侧方运动时，尖牙或尖牙与侧切牙接触使后牙分离。

切牙引导被定义为上、下颌前牙接触面对下颌运动的影响[44]。切导角度是由最大牙尖交错位时上、下颌中切牙切缘所确定的矢状面上的线与𬌗平面的夹角。它与下颌侧方运动时后牙分离的量相关；为了实现此现象，它应该比髁突盘的角度更陡（Christensen 现象）。切导斜度决定了 Spee 曲线的陡度。

任何上颌修复体及其相关的补偿曲线应该在这些限制之内。如果不在，上、下颌牙弓的位置可能是不合适的（即骨性Ⅱ类1分类的患者），并且后牙在下颌侧方运动时有侧方接触。在这些情况下，咬肌和颞肌在下颌运动时并不会降低其收缩力（就像下颌侧方运动时仅有前牙有接触时），咀嚼肌的持续收缩会对整个口颌系统施加较大的力。

较陡的切导斜度能帮助在下颌前伸或侧方运动时避免后牙的干扰。然而，切导角度越陡，前牙或冠上的力就越大。这对于上颌全牙弓种植固定修复体来说可能是一个重要问题。另一方面，如果切导过浅，下颌侧方运动时后牙会有接触。

当前牙区为天然牙或计划为天然牙支持的 FP 时，下颌牙的切缘应该与上颌天然前牙的舌侧面在理想的 OVD 位置相接触[60, 61]。前牙正中接触止点通常能阻止下颌天然前牙过度伸长。然而，在上颌全牙弓种植修复体时，正中咬合中未设计有任何前牙接触，特别当对颌为种植修复体时[62]。上颌天然前牙的覆𬌗通常在 5 mm 的范围内。当上、下颌前牙区都计划为种植修复体时，覆𬌗减少至 2~4 mm 是有利的[63]。

上颌前牙修复体的人工牙为了满足美观和发音需求几乎总是位于剩余牙槽嵴的前方。因此，当下颌牙弓为种植修复体时，应当消除上颌种植修复体前牙正中接触止点，与上颌前牙可摘义齿相似。通常，水平覆盖增加了 1~2 mm，无正中止点。这能帮助保护上颌骨前部在正中关系和下颌侧方运动初期时不受过大的力。而垂直向的覆𬌗则为 2~4 mm，虽然比天然牙的理想覆𬌗稍小，但仍能提供切牙引导。相比于较陡的切导产生的力，较浅的前牙引导能使后牙分离但不会增加作用于前牙种植体上的力量。

在 92% 的病例中上颌尖牙的顶点与切牙乳头的中点在同一平面[37]，它们与上颌切牙相比距离剩余牙槽嵴更近。因此，前牙正中咬合接触可被置于尖牙的近中面，以减少前牙的力矩。首先按照美学和发音要求确定 6 颗上颌前牙的位置。然后，发音和切导需要定位下颌种植体支持的切牙位置。

## 现存的殆平面（上、下颌后牙的殆平面）

在上颌前牙排列就位于蜡堤或者金属支架上的白蜡后，就可以决定后牙的位置了。对于上颌修复体来说，殆平面是一项重要的考量。殆平面由三维定义：殆龈向、A-P（前后）向和颊舌向。上颌前部的殆龈向位置从与美学和发音相关的切缘位置获取而来。这一位置也决定了牙齿与前部剩余牙槽嵴顶的相对位置。颊舌向位置与瞳孔间连线平行（但沿着补偿曲线）。A-P 向位置由前牙切缘和后牙殆平面的位置建立。

当上颌前牙位置、OVD、下颌前牙位置被确认之后，在口腔后部区域确定水平咬合平面。当上、下颌同时被修复时，可在确定上颌切缘位置之后即刻确定上颌的殆平面。

牙弓一侧（牙齿）的咬合面应该与另一侧的平行。当不平行时，一侧的下颌支可能比另一侧的长，或者一侧（的牙齿）由于缺乏对颌牙而伸长了。它们的位置与 Wilson 曲线（侧向的）、Spee 曲线（A-P）及其相互之间的关系应使咬合关系和谐：牙尖最大程度的交错接触，侧方运动时有尖牙或相互保护殆。

在后牙殆平面的殆龈向位置上，指导原则的范围包括使殆平面距离下颌牙弓较近[64, 65]、使之位于上下牙弓之间[66]、用解剖学标志使之位于自然位置[67, 68]或使之向后终止于磨牙后垫的远中 1/2[69]。解剖学标志方法引起了进一步的争议，因为有多种平面和线条。

文献回顾强调了专业领域对后牙殆平面位置的争议。Lundquist 和 Luther 通过把下颌尖牙牙尖与最后一颗磨牙的远中舌尖连接起来，研究年轻的安氏 I 类关系有牙患者的下颌殆平面[70]。此线在 75% 的情况下与磨牙后垫的下半部分相关，25% 与上半部分相关。Ismail 和 Bowman 建议在制作下颌义齿时应该用磨牙后垫上 1/3 和切缘[71]。其他作者建议用磨牙后垫中上 1/3 交界处作为指导[72]。另外一项常见的建议是使殆平面与鼻翼耳屏线平行[73]，尽管此结构的真实位置存在混淆。一种较为恒定的标志是下鼻翼，但是后部的标志可从耳屏的中点到上点变化。

产生这种争议的一种原因是大多数作者用后牙殆平面位置制作下颌全口义齿。当殆平面被定位于比天然牙列所观察到的较低时，提高了下颌义齿的稳定性。较低的殆平面帮助减少下颌义齿上的力矩，而且舌的休息位置位于后牙上方，可帮助稳定下颌义齿。然而，当制作上颌种植修复体时，对颌牙弓通常是天然牙列或者种植体支持的修复体（或两者都有）。当上颌或下颌修复体是种植体支持的，不应使用被降低了的殆平面，因为它使下颌牙的位置比原来的位置低，影响美观（尤其是微笑时的前磨牙区），并增加了上颌修复体的冠高度。

作者评估了 50 名天然牙列患者现存的从上颌尖牙到第一磨牙的殆平面[74]。前部的参照点是下鼻翼位置。在 50% 的患者中，平行的后参照点位于耳屏的上 1/3；46% 的患者位于耳屏中点；4% 位于耳屏中点下方。几乎 25% 的患者两侧的耳屏位置不同。结果显示在 96% 的天然牙患者中后牙殆平面从耳屏中点到上 1/3 之间变化。因此，牙医可以在此范围内修改殆平面的位置以改善上颌种植重建的美观和作用于种植体基台上的力量。

牙弓的横向关系包括后牙反殆的存在，这经常发生于口腔种植修复中，特别是它们在高笑线美学区之外时。上颌后部无牙颌在牙缺失后向腭侧和内侧吸收。上颌窦植骨可修复骨的高度，但牙槽嵴仍然位于对颌牙中央窝的内侧。这一现象在对颌为 Misch-Judy 分级 C-h 类的或中度萎缩的下颌骨时尤为明显，因为下颌骨在剩余牙槽嵴吸收后变宽了。例如，当下颌种植体被植入于 C-h 类的骨量中而对应上颌为种植修复体，后牙可被排为反殆（特别是不在美学区时）以减少作用于上颌后牙上的力矩。

### 牙的位置：后牙

大多数义齿后牙的位置与在剩余牙槽嵴上方排牙的原则密切相关。把牙齿置于牙槽嵴的上方。这样可使义齿更稳定。大多数已知的义齿后牙位置都由 Pound 推广[75, 76]。庞氏三角（Pound triangle）由从尖牙的近中到磨牙后垫的两侧的连线组成。后牙的舌侧面都被置于这两条线之间。然而，在作者的一项研究中，天然牙列最常位于庞氏三角舌侧边界的舌侧[74]。

作者在 30 名有正常颌骨关系、咬合的患者中

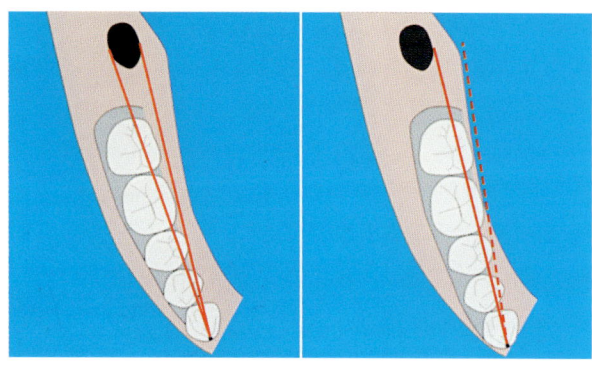

图 33-33 后牙的庞氏三角（A），把后牙的舌尖放置于尖牙与磨牙后垫舌侧连线的颊侧。作者偏向于把后牙中央窝置于此线上（B）

把下颌磨牙舌尖的位置与 Pound 所述的舌尖位置进行了比较（图 33-33）。在所有患者中，后牙舌尖的位置都比尖牙与磨牙后垫内侧面的连线靠内侧。大多数患者舌尖超过此线 2 mm；大约 10% 的患者超过 3 mm；剩余 1/3 超过 1 mm [74]。作者建议对于下颌种植修复体而言，后牙应该像天然牙那样排在磨牙后垫的内侧。

由 Pound 最早提出的后牙位置能帮助稳定下颌义齿。然而，下颌种植体支持的覆盖义齿不需要这样的排牙来加强稳定。另外，义齿后牙越靠内侧，对上颌骨产生的咬合垂直力就越大。因此，建议把下颌后牙的中央窝置于下颌尖牙牙尖到磨牙后垫舌侧面的连线上。如此放置下颌后牙，舌尖位于此线的内侧。

尽管作者所建议的位置使后牙的位置相比先前的义齿排牙原则更靠内侧，但舌尖的位置与天然牙的相似。这允许上颌牙齿的排牙更自然地位于颊廊内，且上颌牙的位置更靠舌侧以减小盖嵴部，并改善作用于上颌种植体的力的方向。正中咬合接触遵循由 Misch 和 Bidez 所描述的种植体保护𬌗原则 [63]。

## 固定修复体设计

上颌中切牙的平均高度为 10.5 mm [41]。上颌牙的长度不应该超过 12 mm。当需要较长的牙齿时应该考虑用丙烯酸树脂和粉色瓷材料模拟软组织，特别是当患者的高唇线暴露了中切牙的牙间龈乳头时。

上颌全牙弓 FP 的牙冠之间的邻间隙通常没有天然的软组织充填。相反，FP-3 修复体常用粉色瓷或丙烯酸树脂模拟软组织。当 FP-2 修复体不在美学区时，全牙弓金-瓷或氧化锆修复体不需要模拟软组织。通过确定动态唇线的位置以评估修复体是否需要模拟软组织。另外，动态唇线决定了每个牙冠的高度。

### 动态唇线

在确定了前牙的垂直和水平位置后，评估动态唇线的位置。观察患者微笑时上颌高唇线、讲话时下颌低唇线与牙和周围软组织的关系。当位于"美学区"的天然牙需要被修复时，唇线的位置尤为重要。

### 牙齿的数目

首先要评估的是大笑时水平显露出的牙齿数量，这一数字是可变的 [77]。大约 7% 的患者在微笑或讲话时仅显露出 6 颗上颌或下颌前牙。微笑时上颌第一磨牙是最常见到的，占患者总体的 48.6%，40.6% 的患者可见双侧第二前磨牙，3% 的患者可见双侧第一磨牙。当牙齿位于美学区时，牙齿的唇侧轮廓不能被忽视。为了在理想的位点植入种植体可能需要进行骨增量，这样就可避免唇侧盖嵴部和悬臂梁。然而，很多上颌全牙弓种植修复体有颊侧盖嵴部。

### 上颌上唇线

动态唇线垂直向的高度可变但总体与患者的年龄和性别相关。总体上，老年患者在微笑时露出的上颌牙更少，但在发"s"音时露出的下颌牙更多 [77]。女性在微笑时露出的上颌牙更多，且年轻的比年老的暴露量大。男性在讲话时显露下颌牙更多。同龄的男性比女性露出的牙齿少。

口腔种植学中的上颌全牙弓固定修复体尝试重现正常牙列的轮廓。然而，有高笑线时，此目标必须确保牙冠周围的软组织也是理想的。因此，美学要求就大大增加了，有时在冠修复前必须用额外的外科步骤改善软、硬组织。当多颗前牙缺失时很少用 FP-1 修复体。

对 FP-2 或 FP-3 的选择通常仅基于对高笑线的评估。当用金-瓷结构时 FP-2 修复体更容易制作，因为它不需要用牙龈色修复材料。然而，这些修复体只能用于微笑或说话时没有软组织暴露的情况下。

评估上唇在微笑时位置的方法是多变的。上颌上唇线是在患者自然、大笑时被确定的。上颌上唇线有 3 种分类：低、中等（理想的）、高（露龈的）。低唇线在微笑时不会显露出牙周围的软组织（牙间乳头或牙齿上的牙龈）。高唇线暴露出所有牙间乳头和牙颈部以上的软组织。这与"美学牙科"中描述的高唇线稍有不同，后者通常用暴露 2 mm 的颈部软组织来描述[77]。在使用种植修复体时这种改良是必要的，因为颈部软组织通常需要被模拟，否则会显得牙齿太长。

中等或理想的美学微笑的临床特点包括最大程度的暴露牙冠、暴露牙间乳头、不暴露牙颈部的牙龈（微笑时上唇在中切牙和尖牙的游离龈缘位置）（图 33-34）。

大约 70% 的成人的笑线位于距游离龈缘几毫米处，60% 的成人会露出牙间乳头而不会露出颈部组织[77]。对种植修复体，如果有任何软组织（如牙间乳头或颈部组织）暴露，在种植手术、植骨术或修复程序中必须修复软组织。

大于 35 岁的年龄组中，几乎 30% 的男性和 12% 的女性是低笑线，在微笑时不会显露牙间乳头（平均 20%）[77]。作者观察到，在上颌尖牙后这一比例增长至 40%，在第一前磨牙后增长至 70%。在这些患者中，后牙区的软组织不需要受到特别的关注，当患者在治疗前被告知，通常可以用 FP-2 修复体进行修复。然而，中到高笑线是 FP-2 修复体的禁忌证，因为颈部美观较差。露龈的或高的笑线通常发生于 14% 的年轻女性患者和 7% 的年轻男性患者，在年长的患者中较少[77]。

如果患者的动态唇线到切缘的距离大于 12 mm，则需评估临床牙冠的长度和宽度。正常临床牙冠的长度在中切牙是 10 mm，侧切牙是 9 mm，尖牙是 10 mm。冠的长宽比在中切牙是 0.86，侧切牙是 0.76~0.79，尖牙是 0.77~0.81。

如果患者是高笑线，且缺失了所有前牙，人工牙可被做得更长（长达 12 mm）而不是平均的 10 mm 长度以减少牙龈暴露，形成更好的美学修复效果。因此，上颌前牙的高度首先由在唇休息时建立尖牙的切缘来确定。其次，高笑线决定了牙的高度（9~12 mm）[33]。当上唇线距离切缘 9 mm 时，牙齿被做成 9 mm 高。当上唇线位于 11 mm 时，牙齿被做成 11 mm 高。最后，通过长宽比确定前牙的宽度（框图 33-7；图 33-35，图 33-36）

| 框图 33-7　临床牙冠尺寸 | |
|---|---|
| 中切牙比例：0.85 | |
| 高度 | 宽度 |
| 9 mm | 7.7 mm |
| 10 mm | 8.5 mm |
| 11 mm | 9.4 mm |
| 12 mm | 10.1 mm |
| 侧切牙比例：0.77 | |
| 高度 | 宽度 |
| 8 mm | 6.2 mm |
| 9 mm | 6.9 mm |
| 10 mm | 7.7 mm |
| 11 mm | 8.5 mm |
| 尖牙比例：0.79 | |
| 高度 | 宽度 |
| 9 mm | 7.1 mm |
| 10 mm | 7.9 mm |
| 11 mm | 8.7 mm |
| 12 mm | 9.5 mm |

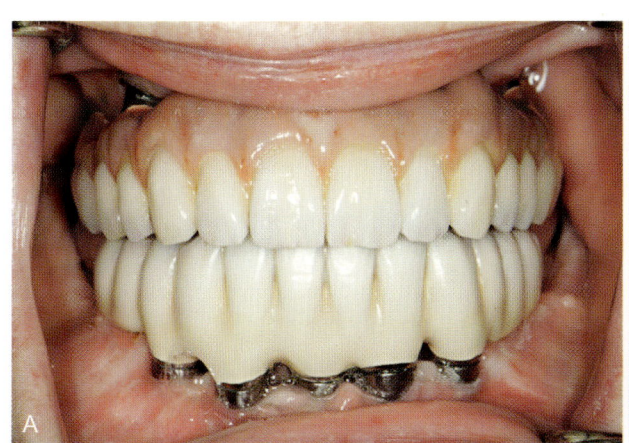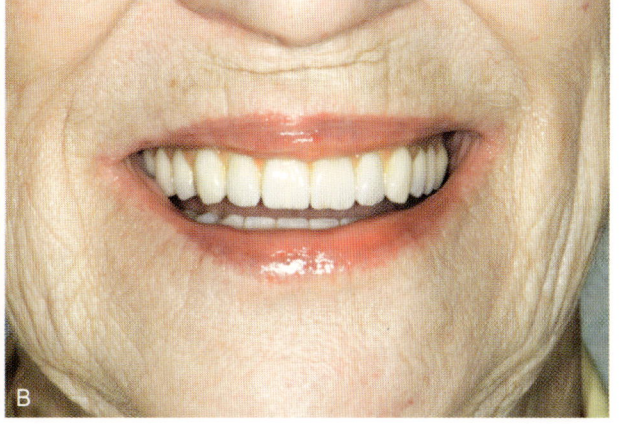

图 33-34　A. FP-3 上颌全牙弓种植固定修复体，对颌为 FP-2 全牙弓种植固定修复体；B. 上颌高笑线暴露出上颌牙冠和牙间乳头，但无颈部软组织

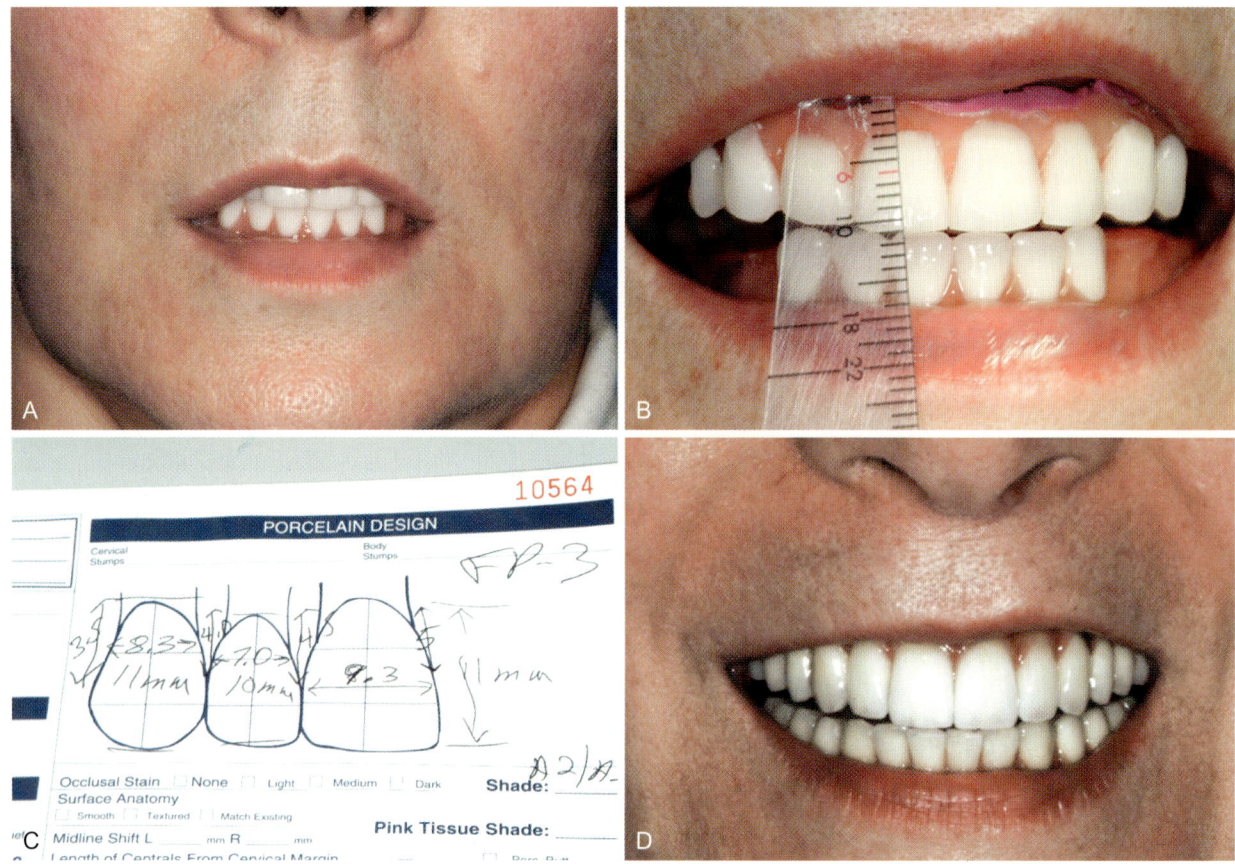

图 33-35　A.休息时的唇线决定了尖牙的垂直位置。中切牙比此水平面长 1.5~2 mm。B.测量高笑线以确定上颌中切牙的高度（9~12 mm）。C.记录每颗前牙长度和宽度的技工室设计单。D.修复体就位后的大笑（此患者同图 33-28）

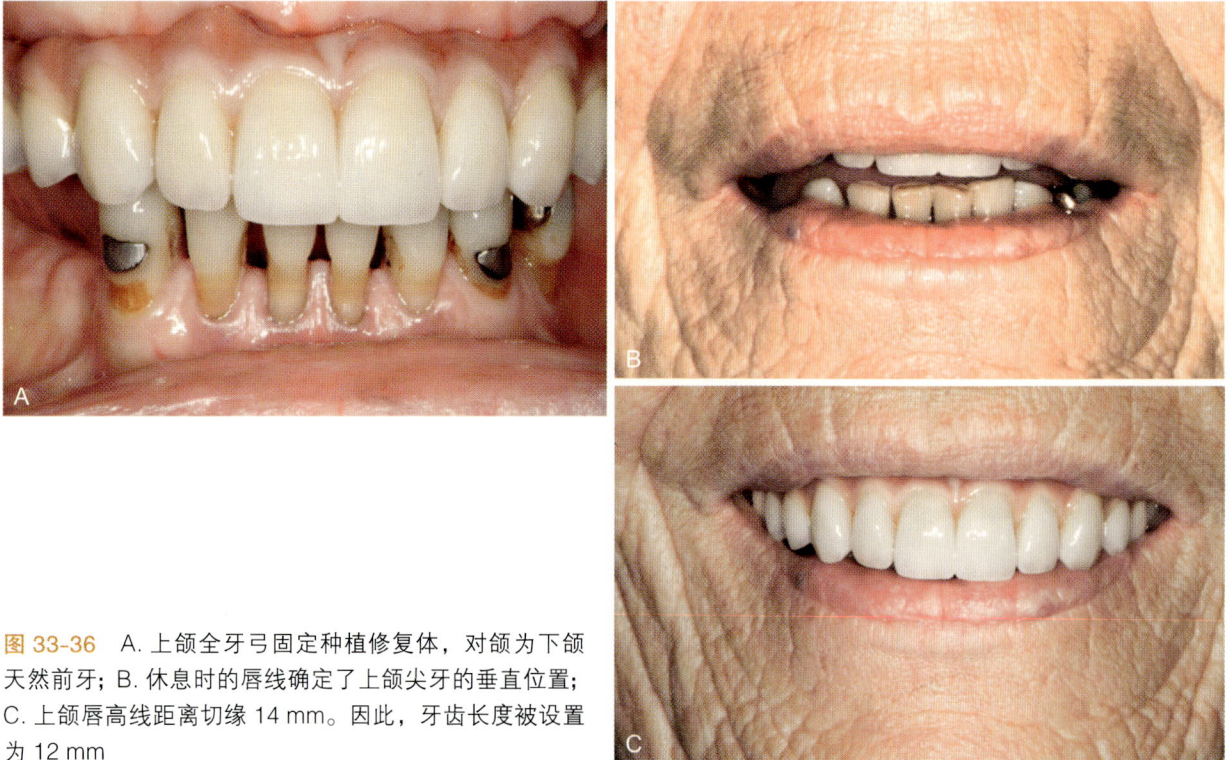

图 33-36　A.上颌全牙弓固定种植修复体，对颌为下颌天然前牙；B.休息时的唇线确定了上颌尖牙的垂直位置；C.上颌唇高线距离切缘 14 mm。因此，牙齿长度被设置为 12 mm

一些文献报道了牙齿宽度的黄金比例：中切牙：侧切牙：尖牙=1.6：1.0：0.6。这一比例不易被技师应用，因为这一比例是牙齿在上颌骨前部牙弓上的外观，是在曲线上的。尖牙在这一比例中是侧切牙的0.6，但是尖牙比侧切牙大。侧切牙平均宽6.5 mm，尖牙平均宽7.5 mm。另外，上颌牙中宽度最多变的牙齿是侧切牙，范围从4.5～8 mm。把宽度变化最大的牙作为1.0的黄金比例是不合理的。相反，中切牙、侧切牙、尖牙的适宜长宽比分别是0.85、0.77、0.79。

在高笑线时可见上颌前磨牙的颈部1/3。高笑线暴露前磨牙的颈部1/3和牙间乳头的牙龈并不罕见。这些牙不应该显得过短（或过长）。骨吸收可导致种植体在此区域偏腭侧植入。这些牙冠的位置可能过于偏腭侧，因此影响了美学结果。骨和软组织移植是消除对盖嵴部或颈部牙龈瓷需求的主要方法。它们也适用于降低冠高度。然而，在美学区使牙齿外形过凸并用粉色修复材料模拟软组织并不少见。

对修复多颗后牙区缺牙来说，当上唇线暴露了牙间乳头区域而未暴露颈部牙龈区域时，可用粉色修复材料在种植体间隙模拟龈乳头。当上唇线暴露了颈部区域，该区域的邻面和颈部应该用手术（如移植术）或修复（如FP-3修复体）程序处理。

高唇线的上颌无牙颌患者使用FP-3修复体时，当冠高空间（CHS）大于正常情况时，微笑会暴露缺牙部位的软组织，很难利用义齿材料模拟患者缺牙区域的软组织。当患者的软组织被暴露，牙龈的修复替代材料必须尽量模拟患者软组织的颜色和质地。当患者的软组织不可见时，修复材料不需要匹配现有的颜色，更容易获取美观的结果。

FP理想的CHS是8～12 mm，包括3 mm的软组织，2 mm的𬌗面材料厚度，5 mm或更多的基台高度。上颌固定修复体的CHS大于12 mm并不罕见。在美学区的人工牙通常需要额外的牙龈色材料。与天然牙相比，作用在种植体上的冲击力更大，与冠高空间的增加结合起来，形成了更大的作用于种植体上的力，导致修复体及组件粘接失败和松动，或材料折裂。这些与固定修复体不良的悬臂梁受力相联系时，这些问题尤为明显。

CHS大于15 mm意味着在固定修复体的下部结构中需要用大量的金属以保证瓷层厚度在最理想的2 mm（图33-37）。固定修复体在这些情况下需要精细的调整技术[78, 79]。铸造后，金属下部结构

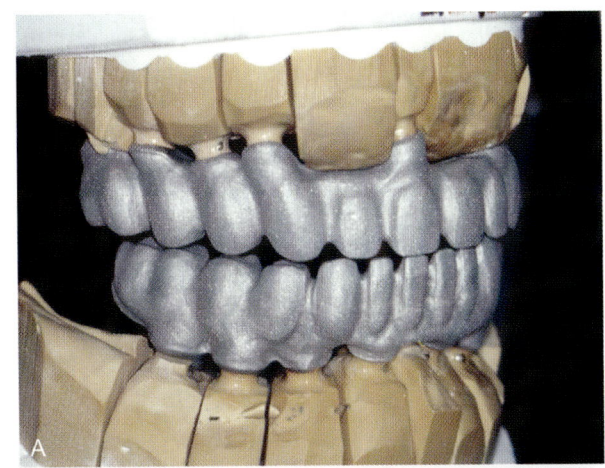
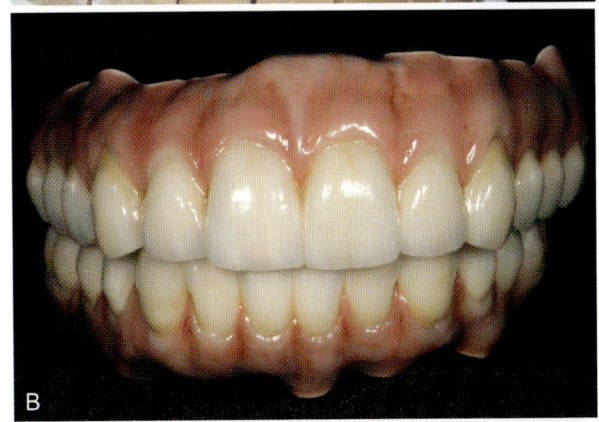
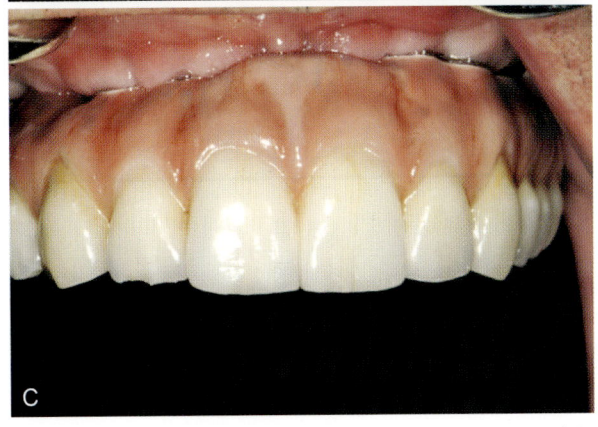

图33-37　A. 金瓷固定修复体，CHS大于15 mm时必须用大量金属以确保瓷层在任何方向都只有2 mm厚。B. FP-3修复体上的瓷层不应厚于2 mm以减小折裂风险。很难对大块金属铸件的加热和冷却进行控制以减少并发症。C. 上颌修复体就位

因为不同部分的冷却速率也不同，因而变得很难控制[80]。另外，当铸件回炉烤瓷时，热量在铸件的不同部位散发速率不同，所以瓷层在不同的部位有不同的冷却速率[81]。如果控制不好，这两种因素都会增加瓷层在负荷后折裂的风险[82]。

对于过高的CHS，修复体较大的重量（接近3盎司的合金）可能影响上颌的试戴，因为修复体在

不用粘接剂的情况下不能待在原位。必须用高贵金属以控制合金的热膨胀或腐蚀。因此，这类种植修复体的加工成本显著增加了。所谓的制作中空支架以减轻这些问题的方法，包括用特制的个性化托盘制取功能性印模，可能使技工费用增加2～3倍。

在CHS为15mm或更多时制作FP的另一种方法是混合式义齿，它有更小的金属支架、人工牙，并用丙烯酸树脂将这些组件连接在一起。相比于金瓷FP，它的金属支架更小，铸造后尺寸的改变更小，与基台的密合度更好，这对螺丝固位的修复体尤为重要。它比制作金瓷FP的花费更少，高度美观（预成人工牙），便于修复牙齿和软组织外貌，如果发生折断也更容易修理。

由于丙烯酸树脂在瓷牙和金属下部结构之间起介质作用，相比于金瓷修复体，可减少动态咬合负荷的冲击力。作为一般原则，混合式固定修复体（FP-3）用于CHS为15 mm或更多的情况下（图33-38）。当CHS小于15 mm时，丙烯酸树脂的体积的减小增加了折裂和并发症的风险。因此，推荐用金瓷修复体。

制作混合式修复体的支架以减少修复体的折裂。丙烯酸树脂体积越大强度越大，所以在金属下部结构中放置较大的连接环而非仅仅是小的固位珠（图33-39）。支架被设计为"I"形梁状以减少金属疲劳和折断的风险（图33-40）。圆形铸件在受力后的弯曲变形与长度、厚度的4次方相关，"I"形与3次方相关。在下部结构上涂布粉色遮盖材料以减少从丙烯酸透出的金属色（图33-41）。抛光"I"形下部结构的颈部以减少菌斑黏附，且此部分不能被丙烯酸树脂覆盖，这样丙烯酸树脂不会与组织接触（图33-42）。有助于丙烯酸树脂上的压缩力在行使功能时将人工牙和支架结合在一起，并抵抗丙烯酸树脂的折裂。这些修复体中的人工牙不应是丙烯酸树脂或者复合树脂，因为这两种材料的折断率

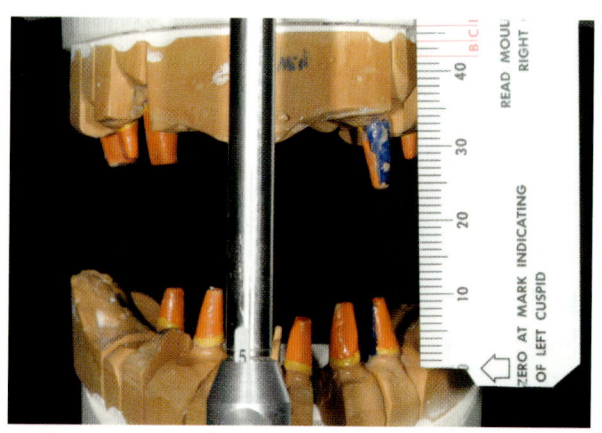

图33-38 当冠高空间为15 mm或更多时，常用混合式固定修复体：人工牙和丙烯酸树脂、金属结构

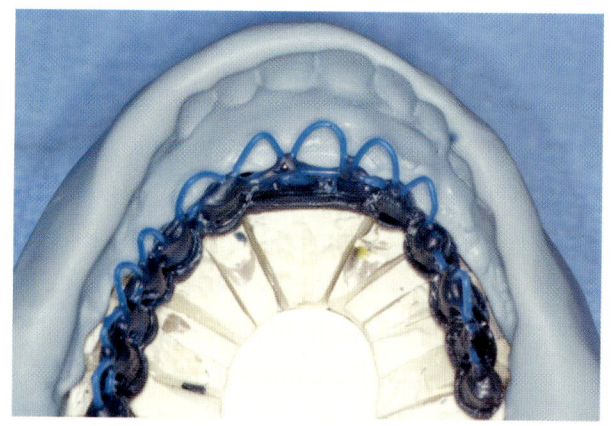

图33-39 在金属支架中放置大的连接环以连接丙烯酸树脂基底

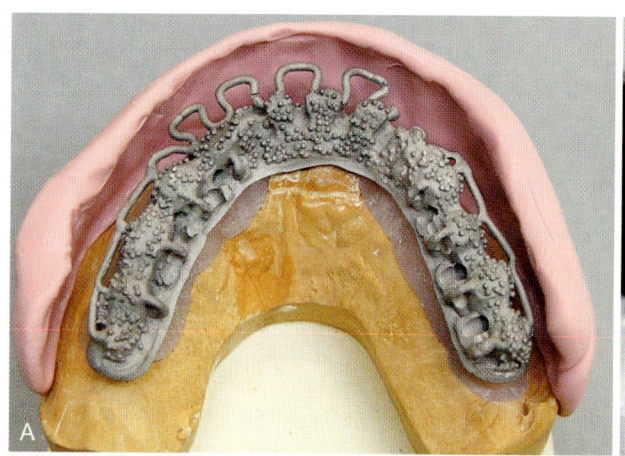
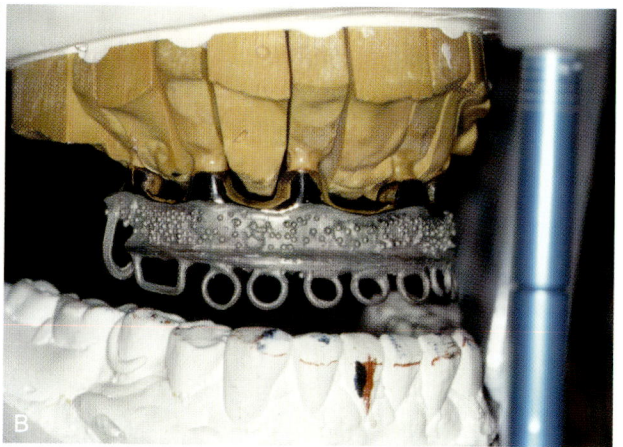

图33-40 A和B. 制作"I"梁设计的金属结构以减少折裂风险

和磨损率高。相反，推荐陶瓷人工牙（图33-43）。

有时，在此类修复体中设计凹形的邻间隙区域以辅助口腔清洁并被称作"高架桥"修复。这在下颌是一种首选的方法。然而，它会引起食物滞留，影响气流模式，在上颌前牙可能妨碍发音。相反地，修复体应该阻挡所有说话时的运动并底部与组织接触。然而，在设计种植体相邻的邻间隙区域时仍应该考虑卫生问题。

冠高空间（CHS）被认为是一种力的放大器；因此，冠高空间越大，从种植体支持系统伸出的悬臂梁应该越短。当CHS大于15 mm时，不应该考虑设计悬臂梁，除非所有其他力学因素都是极小的。

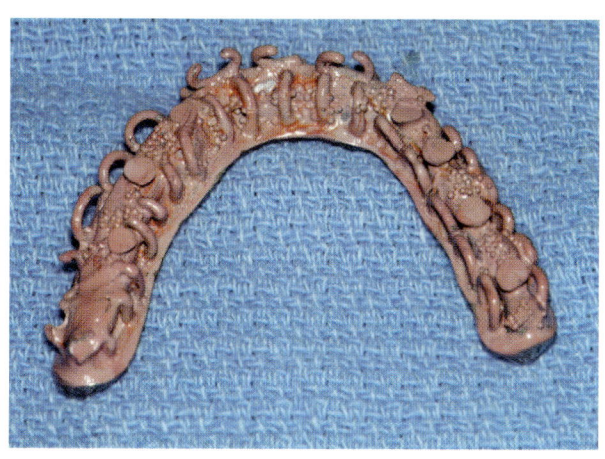

图 33-41 在支架上涂粉色遮色材料以减少透过丙烯酸树脂的金属色泽

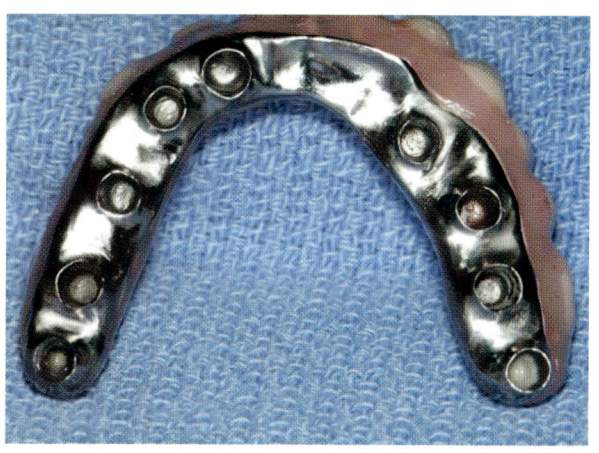

图 33-42 抛光铸件的颈部，铸件的组织面没有覆盖丙烯酸树脂

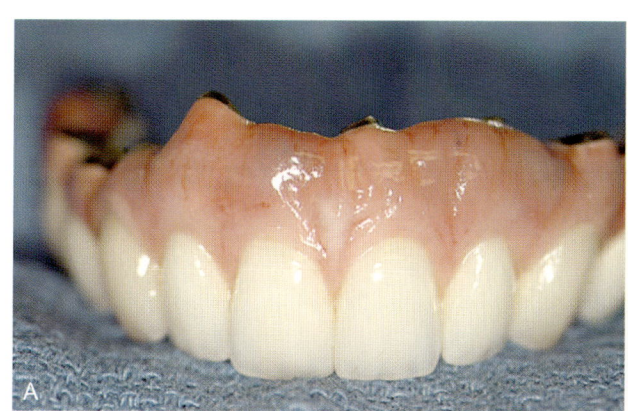

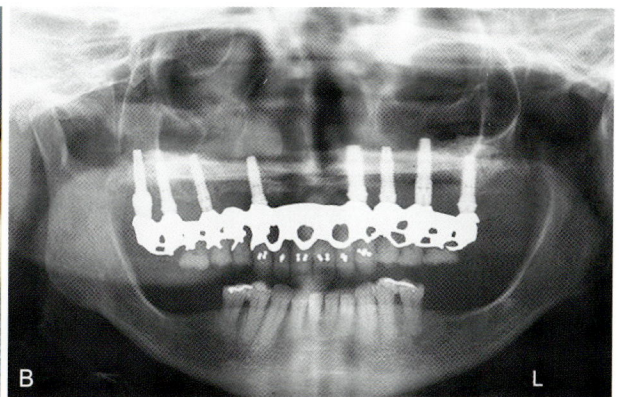

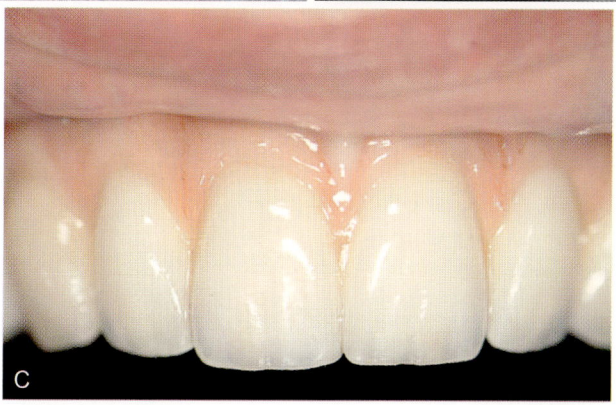

图 33-43 A. 冠高空间较大时可用混合式修复体，包括金属支架、瓷人工牙和丙烯酸树脂。这些修复体中的人工牙不应是丙烯酸树脂或复合树脂，因为两者的高折断率和磨损速率。相反，建议用陶瓷人工牙。B. FP-3混合式上颌修复体的全景片，有金属支架、陶瓷人工牙和丙烯酸树脂。它美观，技工室花费减少，陶瓷重量轻，且比传统金瓷修复体更容易修理

应该减少种植修复体的偏载咬合接触强度。甚至消除在正中𬌗时悬臂梁最后面（或偏载区）上的咬合接触。这样，可减少副功能性负荷，因为悬臂梁的最远端区域仅在功能性活动时有负荷（如咀嚼）。

近期，一种全锆支架被用于修复无牙颌。这些 CAD-CAM 修复体比金瓷或瓷牙－丙烯酸树脂－金属修复体拥有许多优势。然而，锆支架＋饰瓷的折断风险更高。因此，可用全锆修复体，但其美观性略差。另一方案是仅在无功能区域用饰瓷，如前牙唇侧，咬合接触全部在全锆结构上，包括侧方运动。

### 龈乳头高度

FP-3 修复体中的龈乳头高度由牙齿的形态决定。方圆形前牙的龈乳头高度为 2~3 mm；卵圆形为 4~5 mm；尖圆形为 6~7 mm。因此，医生首先应确定牙齿的形态然后再决定前牙之间的龈乳头高度。

有学者指出龈乳头高度在中切牙之间更靠切端，然后高度向尖牙逐渐降低。作者临床观察发现这一情况很少见。相反地，从尖牙近中到另一尖牙近中，6 颗前牙的龈乳头高度相似。尖牙远中的龈乳头较低。

## 制作上颌全牙弓固定修复体的详细步骤

### 病例 1：CAD-CAM 技术直接法

#### 第 1 次就诊：基台选择、备牙、印模、确定咬合垂直距离、正中关系记录和过渡修复体

1. 粘接固位所用的直基台被拧入种植体体部（图 33-44）。
2. 用上颌义齿的真空压模评估基台位置（图 33-45）。
3. 用高速手机和硬质合金钻在口内将基台预备为相互平行（图 33-46）。
4. 用反光板评价基台的平行度（图 33-47）。
5. 用光固化材料（如 Fermit）填塞基台螺丝孔（图 33-48）。
6. 用 Misch 咬合分析器评价对颌牙弓的 Wilson 曲线和 Spee 曲线（图 33-49）。
7. 义齿的真空压模，在腭部有添加的未凝固的硅橡胶重体（图 33-50）。
8. 真空压模被放置于相对咬合和切缘的位置。让额外的硅橡胶油泥抵着腭部凝固以协助真空压模就位（图 33-51）。
9. 腭部带有额外硅橡胶的真空压模被置于咬合和美观的位置（图 33-52）。
10. 用真空压模作为个性化印模托盘制取印模以及咬合记录（图 33-53）。

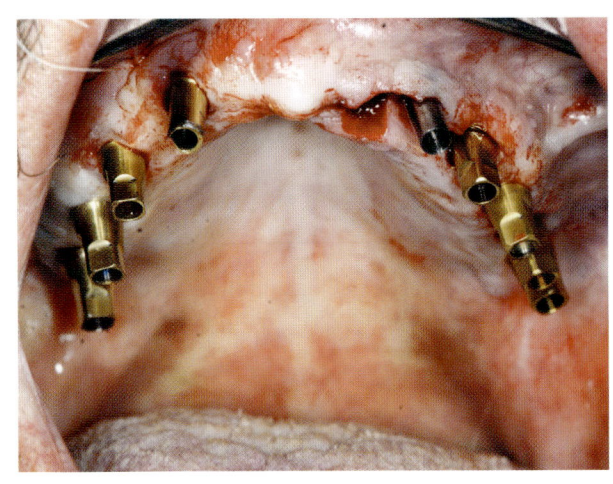

图 33-44

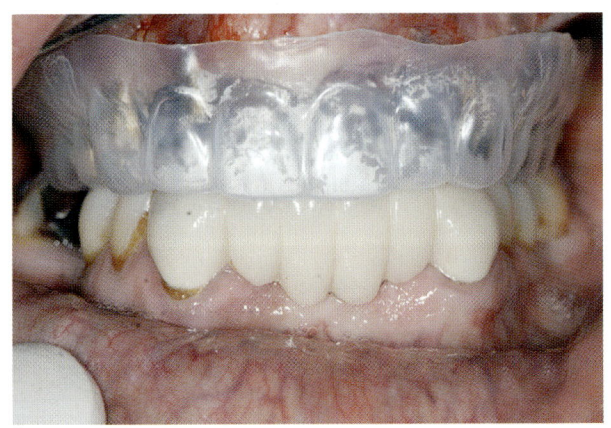

图 33-45

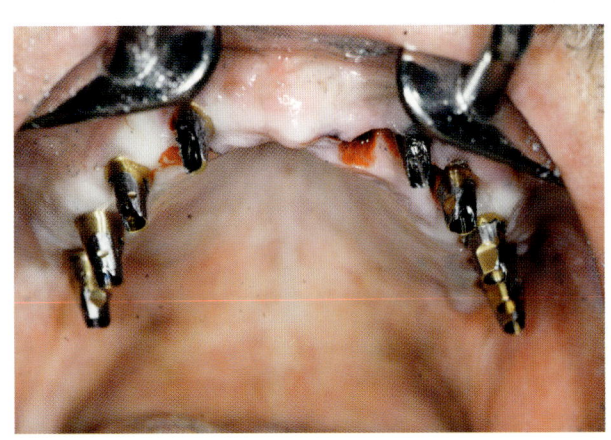

图 33-46

第 33 章　上颌种植固定修复体：设计与制作　995

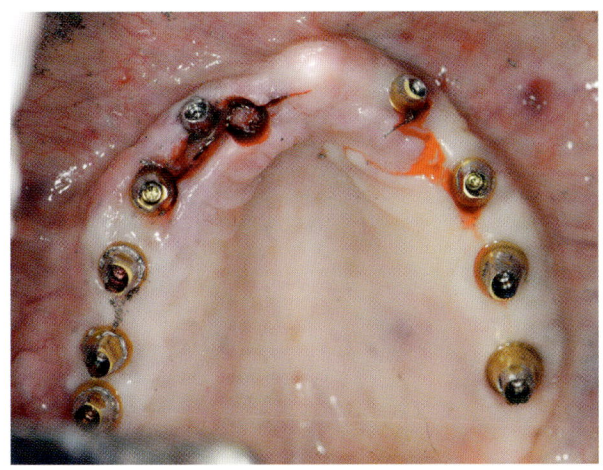

图 33-47

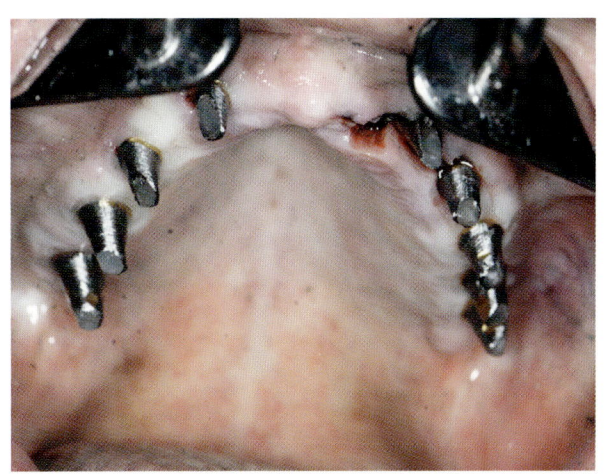

图 33-48

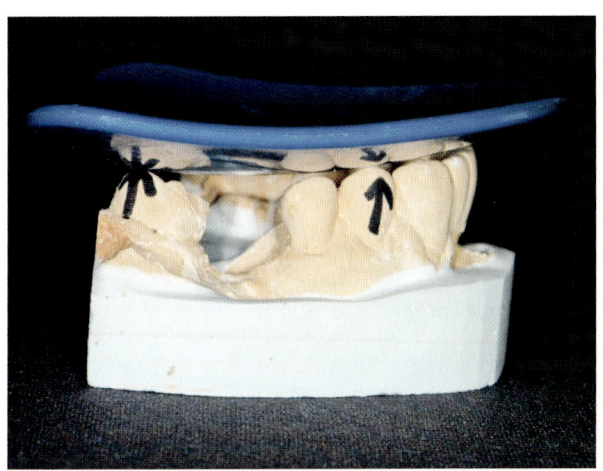

图 33-49

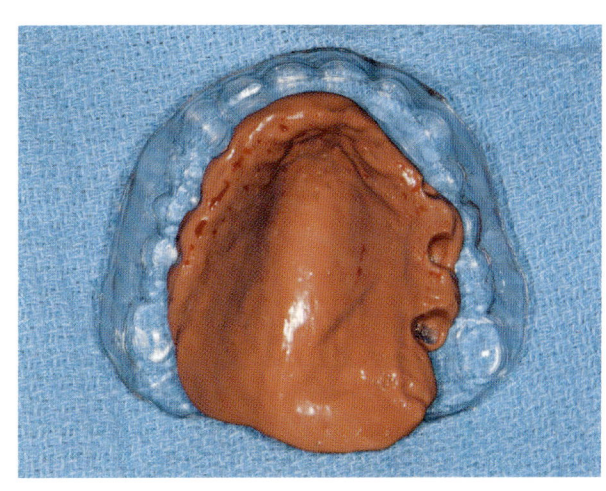

图 33-50

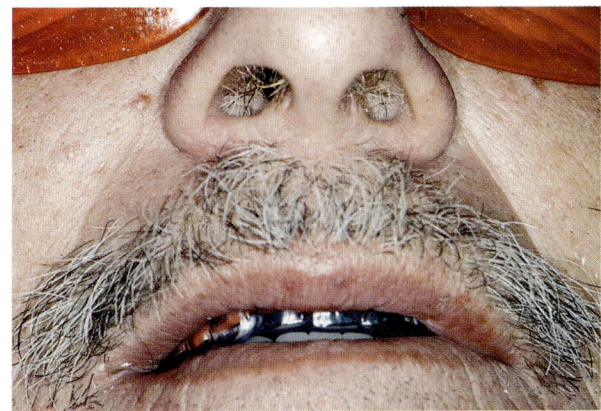

图 33-51

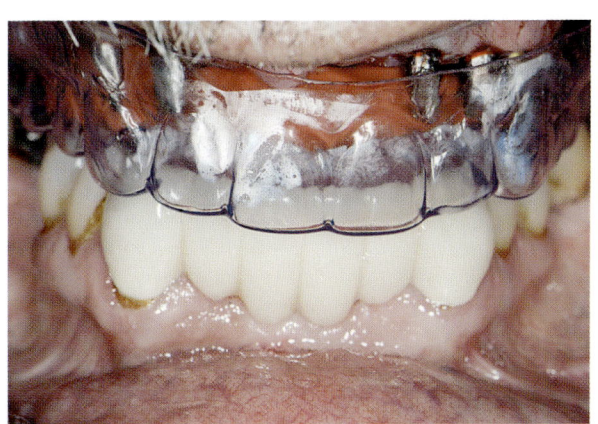

图 33-52

11. 用印模和个性化托盘（真空压模）灌制模型并上𬌗架（图 33-54）。
12. 真空压模上的咬合记录使技工室可以将下颌模型上𬌗架（图 33-55）。
13. 用 Boley 规确认基台上方有足够的𬌗面材料的空间（图 33-56）。
14. 用第二幅腭部有硅橡胶油泥的个性化托盘 – 真空压模维持咬合间隙（图 33-57）。

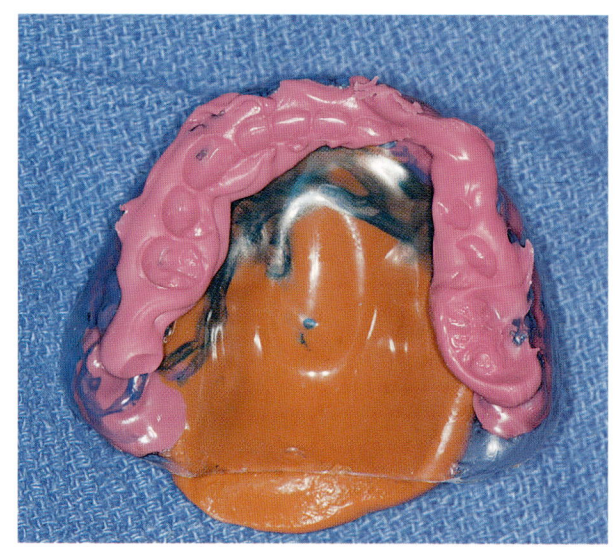

图 33-55

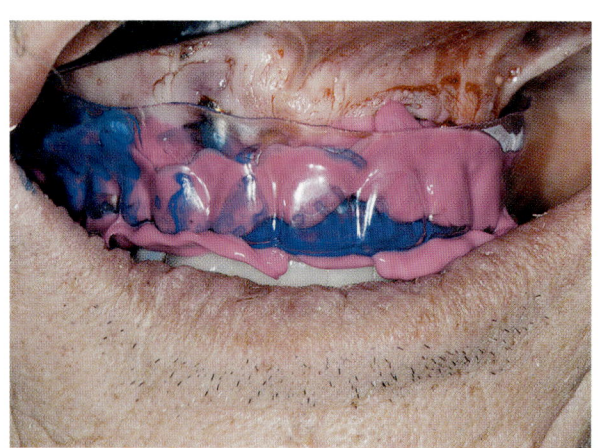

图 33-53

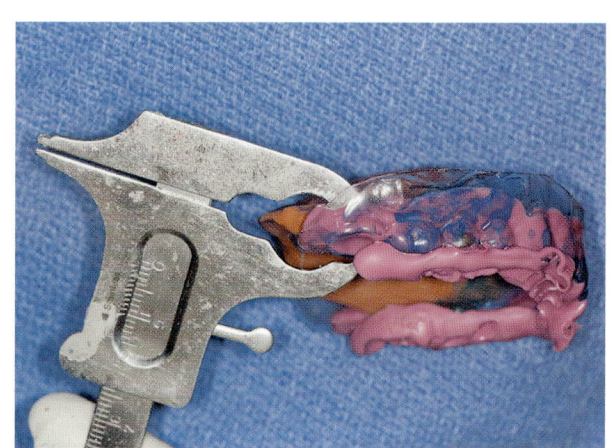

图 33-56

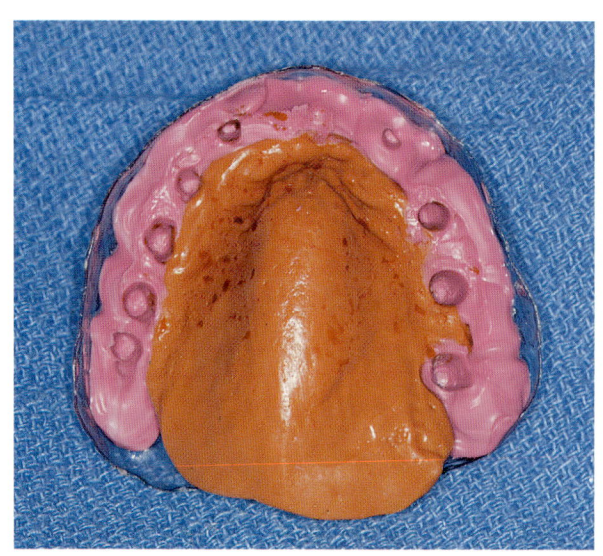

图 33-54

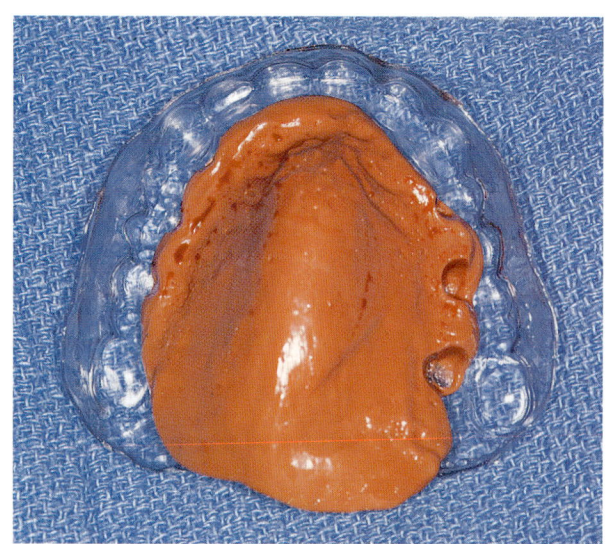

图 33-57

15. 在真空压模内添加丙烯酸树脂并置于基台上（图33-58）。
16. 带有丙烯酸树脂的真空压模被放置于咬合和切缘的位置（图33-59）。
17. 丙烯酸树脂凝固并在技工室调整（图33-60）。
18. 用砂纸盘打磨人工牙（图33-61）。
19. 丙烯酸树脂过渡修复体初步修整后的照片（图33-62）。
20. 评估过渡修复体的咬合。咬合遵循作者的种植体保护殆理念（图33-63）。

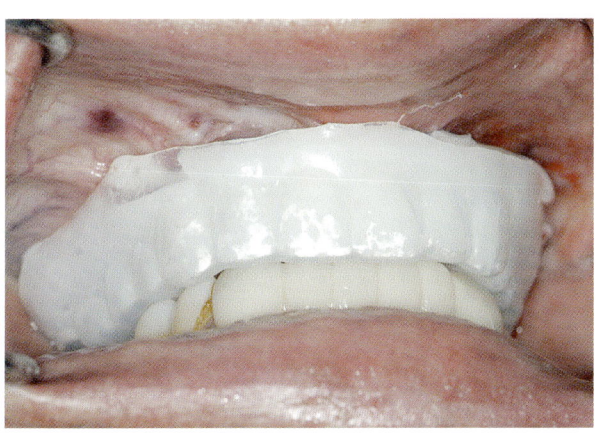

图 33-58

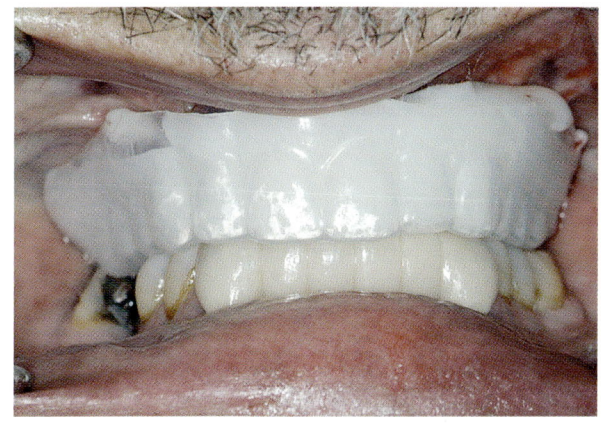

图 33-59

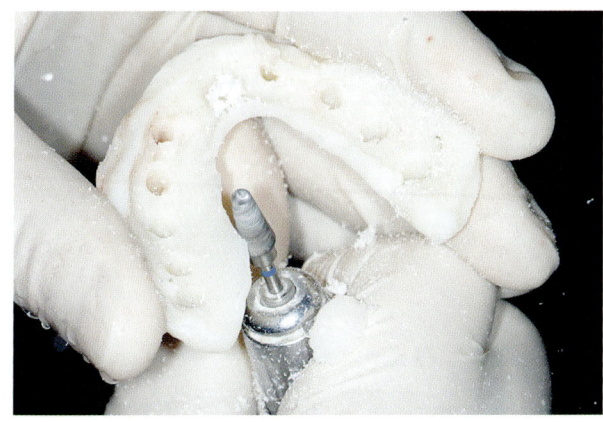

图 33-60

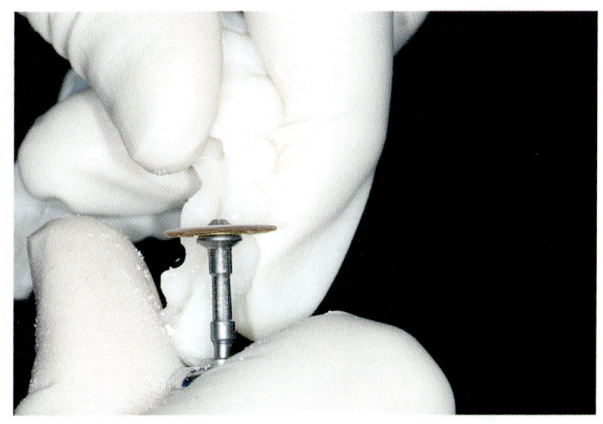

图 33-61

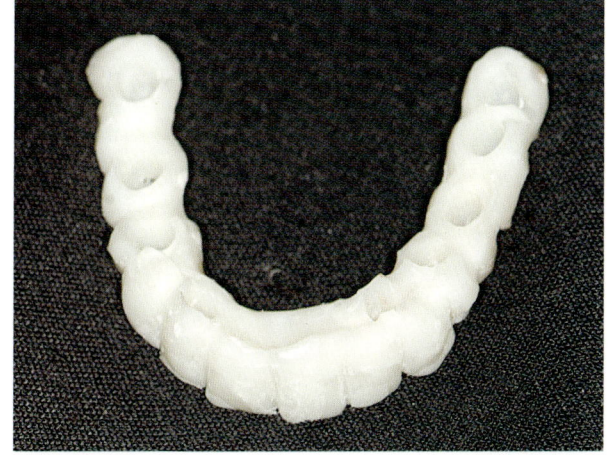

图 33-62

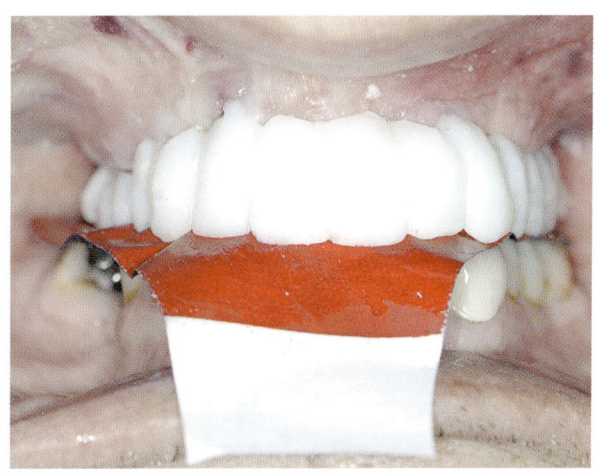

图 33-63

21. 用硅橡胶轻体制取基台的终印模（图 33-64）。
22. 带有硅橡胶重体的成品托盘就位于基台上（图 33-65）。
23. 评估终印模（图 33-66）。
24. 制取基台的藻酸盐印模然后用速凝石膏灌制模型（图 33-67）。
25. 用石膏模型制作光固化基板（图 33-68）。
26. 基板只接触每颗基台的顶端部分（图 33-69）。

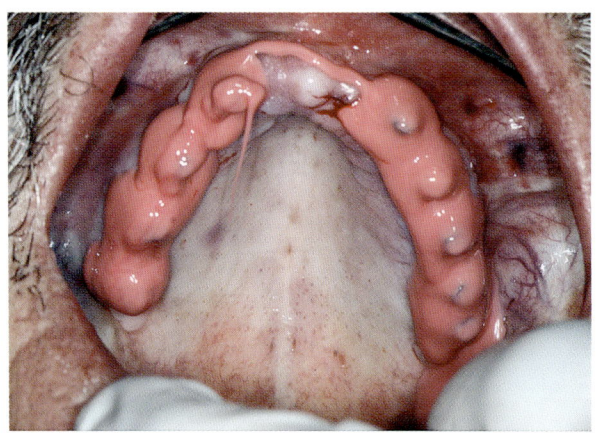

图 33-64

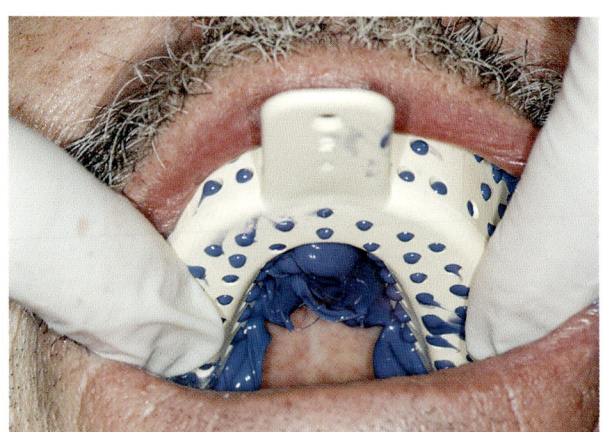

图 33-65

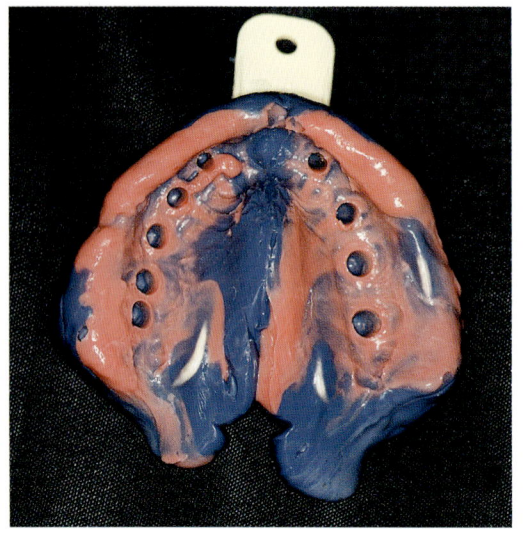

图 33-66

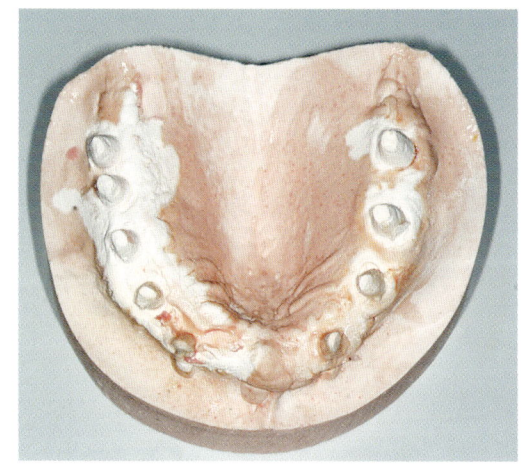

图 33-67

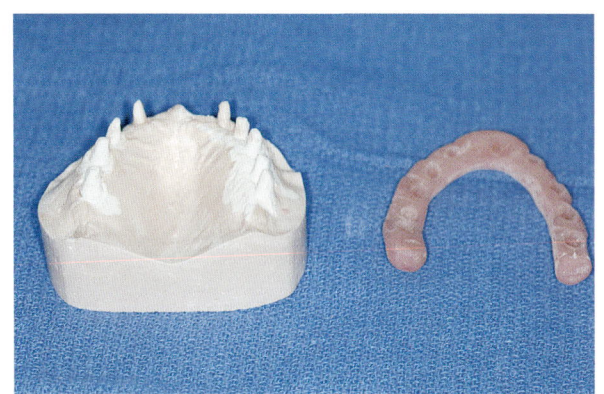

图 33-68

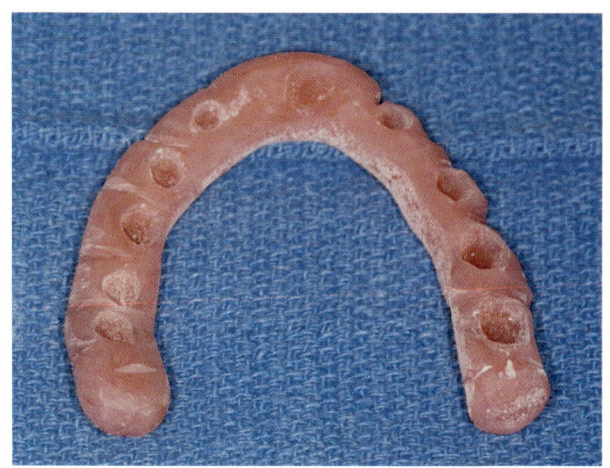

图 33-69

27. 在基板上涂布黏蜡（图 33-70）。
28. 在基板上添加蜡堤（图 33-71）。
29. 把基板和蜡堤就位于口内（图 33-72）。
30. 按照唇部支撑所需修改蜡堤（图 33-73）。
31. 用蜡堤确定上颌前牙切缘的位置（用尖牙的位置）（图 33-74）。
32. 完成的蜡堤有合适的前牙位置和 OVD（图 33-75）。

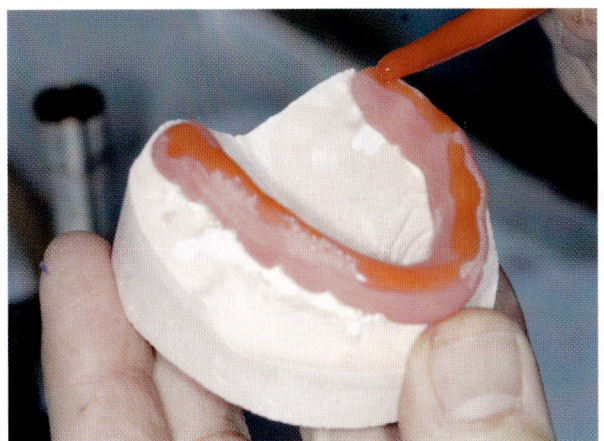

图 33-70

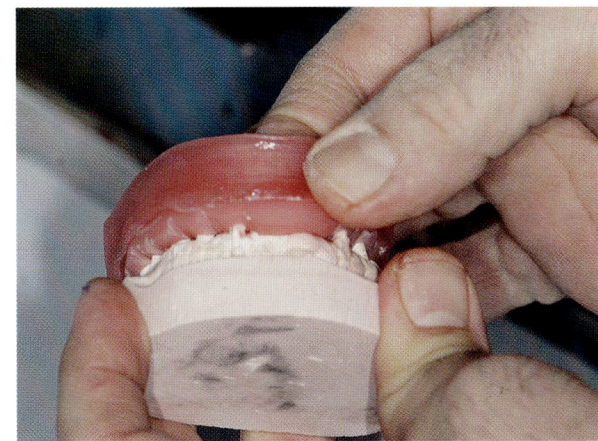

图 33-71

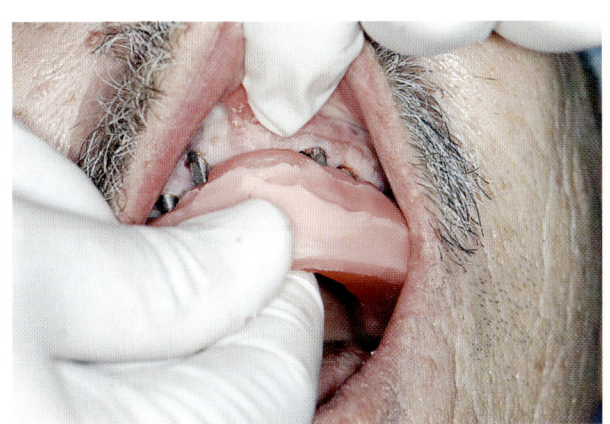

图 33-72

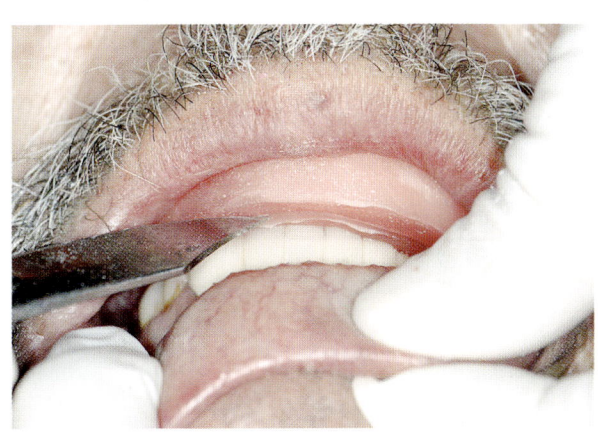

图 33-73

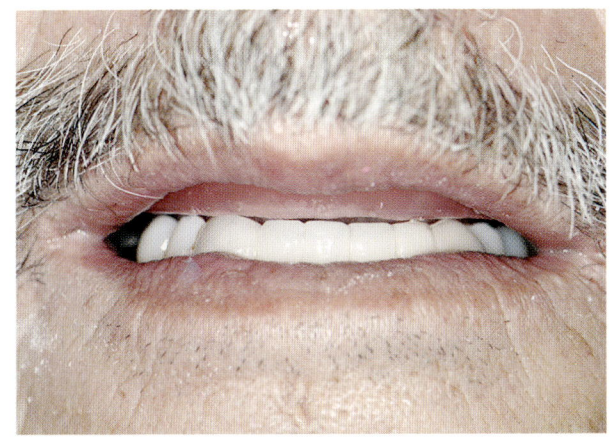

图 33-74

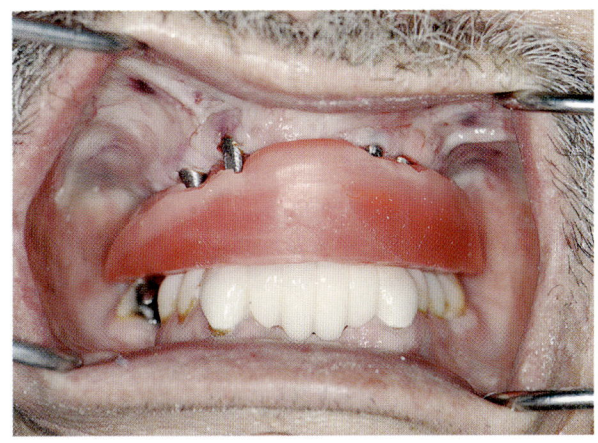

图 33-75

33. 用牙线评估面中线以确定修复体的中线（图 33-76）。
34. 微笑时确定唇高线。唇的位置与牙的长度相关联，长度决定了牙齿的宽度（图 33-77）。
35. 鼻翼的宽度通常与尖牙中点的位置相关（图 33-78）。
36. 在基台位置上涂抹粘接剂后，在基板的凹面放置咬合记录材料（图 33-79）。
37. 在蜡堤上放置咬合记录材料（图 33-80）。
38. 在基板和蜡堤上记录 OVD 和正中咬合记录（图 33-81）。
39. 对牙和软组织比色。同时也选择牙齿的形态（图 33-82）。
40. 在用面弓记录了上颌牙弓位置后，用不含丁香油酚的临时粘接剂粘接过渡修复体（图 33-83）。

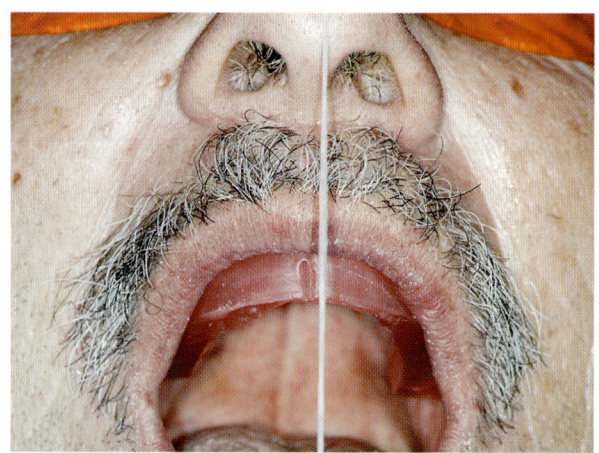

图 33-76

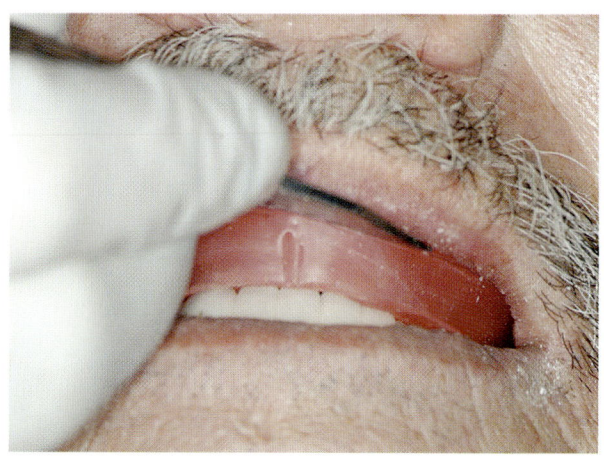

图 33-77

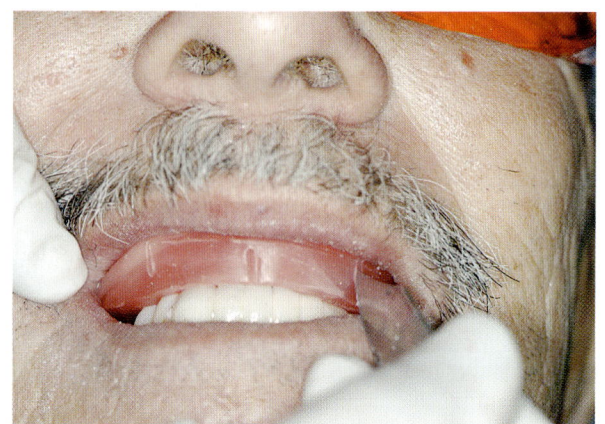

图 33-78

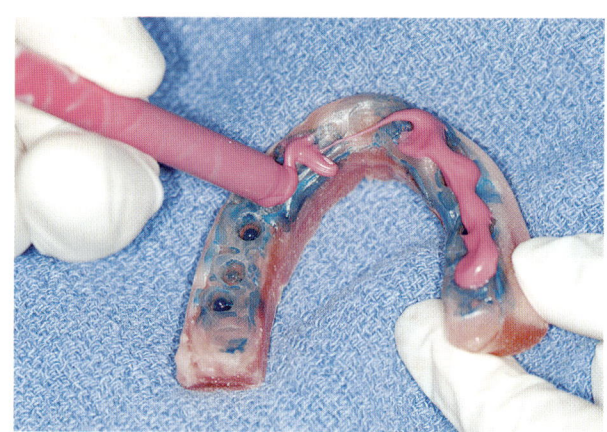

图 33-79

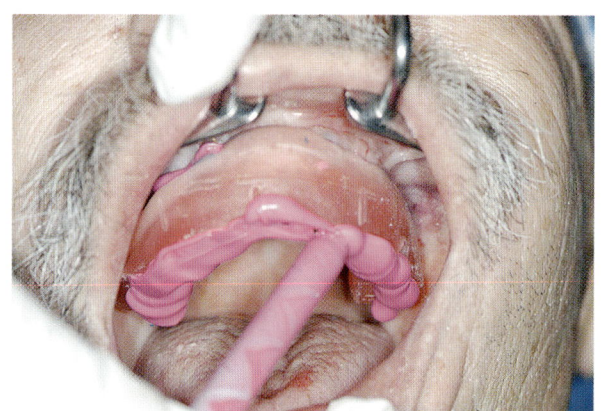

图 33-80

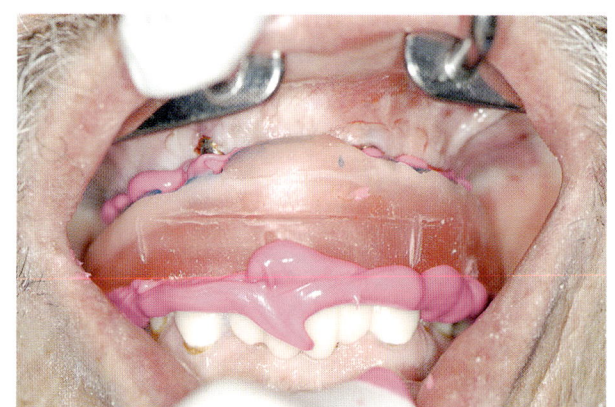

图 33-81

## 技工室阶段1：铸件（或丙烯酸树脂临时修复体）的制作

41. 在技工室扫描并数字化终印模、对颌牙列和咬合记录（图33-84）。
42. 用专用软件在电脑上设计牙齿（图33-85）。
43. 用软件确定修复体的咬合（图33-86）。
44. CAD-CAM研磨仪按照电脑的设计切削丙烯酸树脂块（图33-87）。

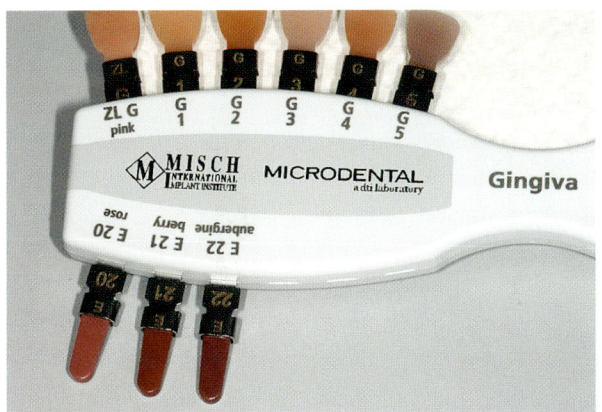

图 33-82

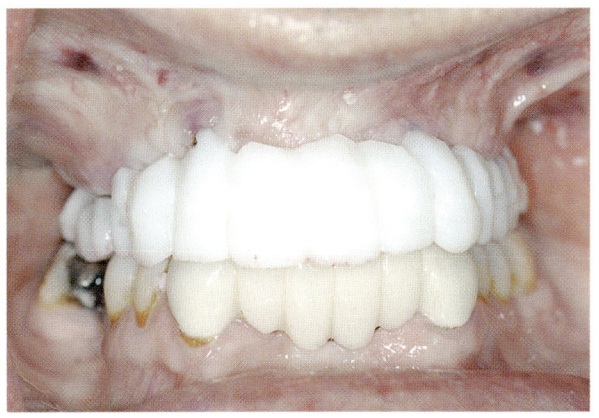

图 33-83

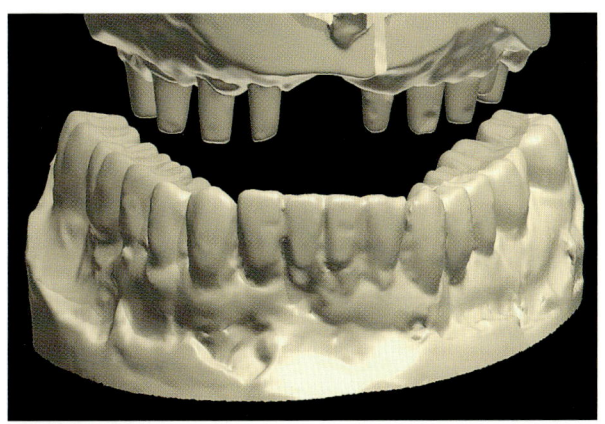

图 33-84

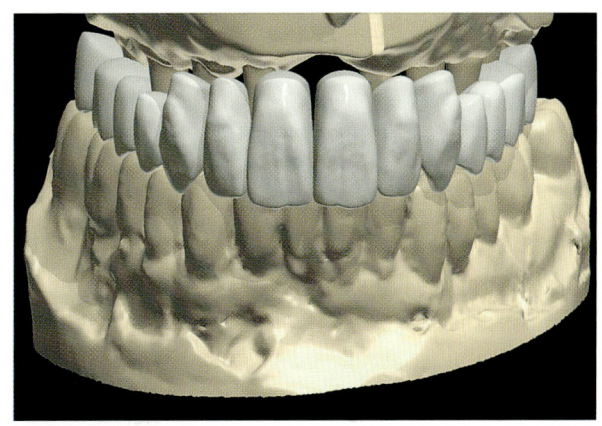

图 33-85

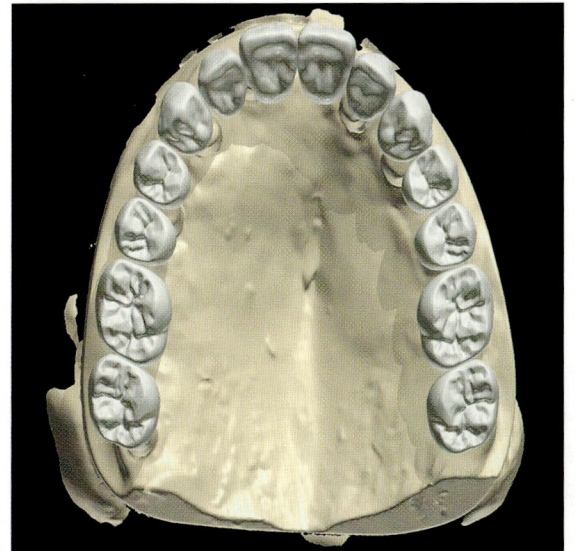

图 33-86

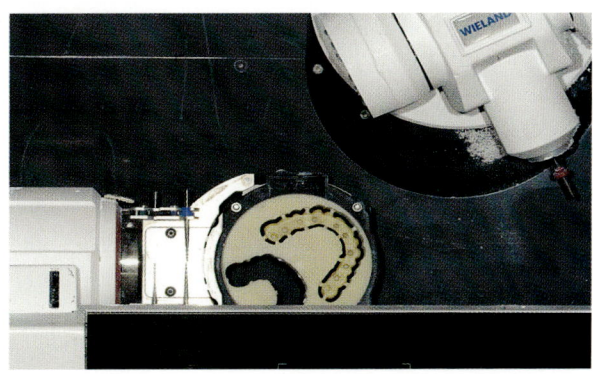

图 33-87

### 第 2 次就诊：金属试戴（或丙烯酸树脂试戴）

45. 患者预约试戴丙烯酸牙。取下过渡修复体（图 33-88）。
46. 试戴并评价 CAD-CAM 技术制作的丙烯酸树脂修复体。注意为最终修复体修改作参考。当需要时可制取新的咬合记录。如果制作传统金瓷修复体，此步骤可试戴金属支架（图 33-89）。

### 技工室阶段 2：最终修复体

47. 用 CAD-CAM 技术制作最终修复体（图 33-90）。
48. 最终修复体制作完成。CAD-CAM 制作的氧化锆修复体在非咬合面有瓷层，在所有的功能面为氧化锆（图 33-91）。
49. 在需要的地方进行染色以改善美学效果（图 33-92）。
50. 所有功能面由氧化锆制作（图 33-93）。

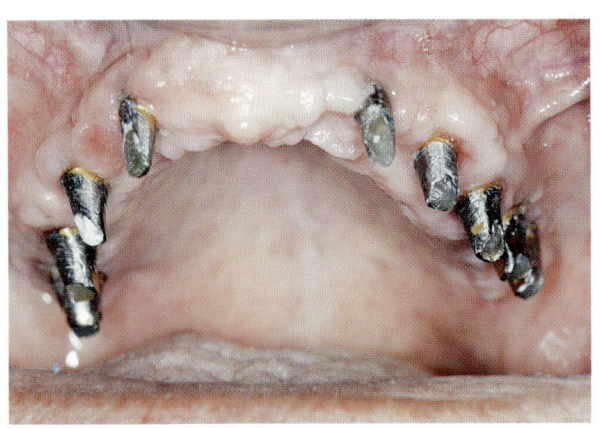

图 33-88

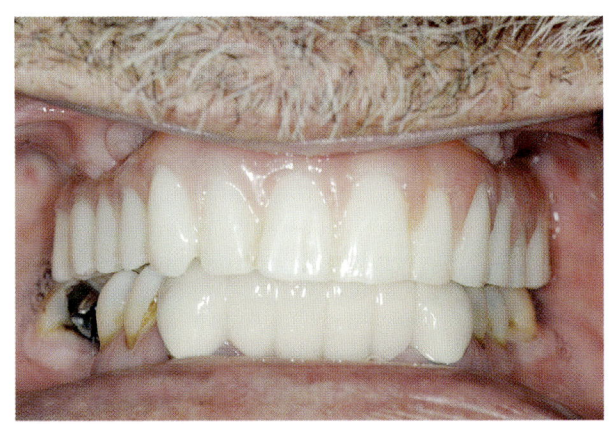

图 33-89

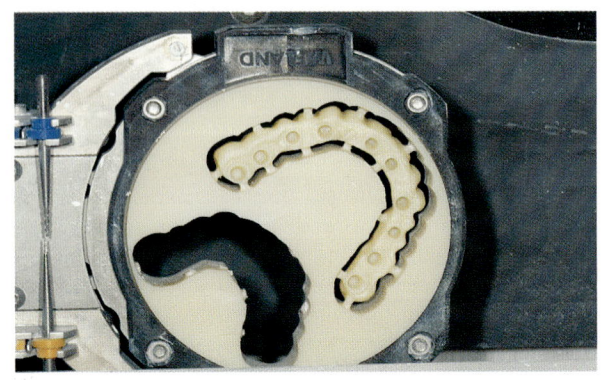

图 33-90

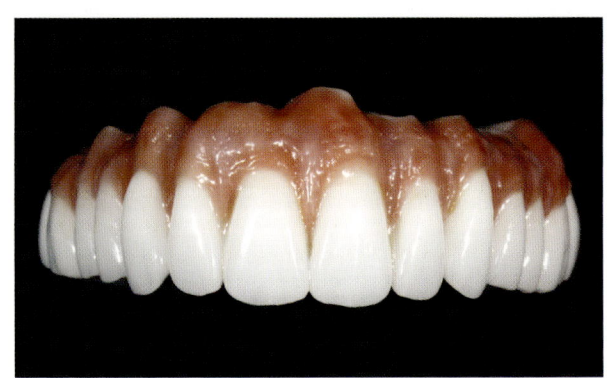

图 33-91

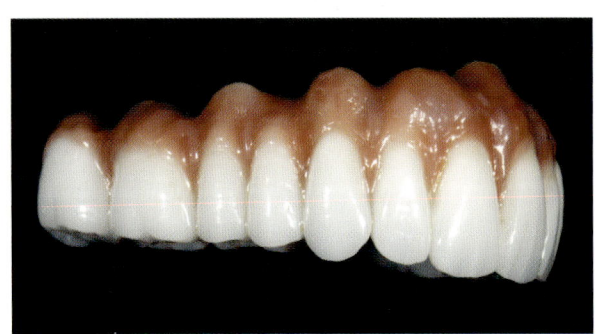

图 33-92

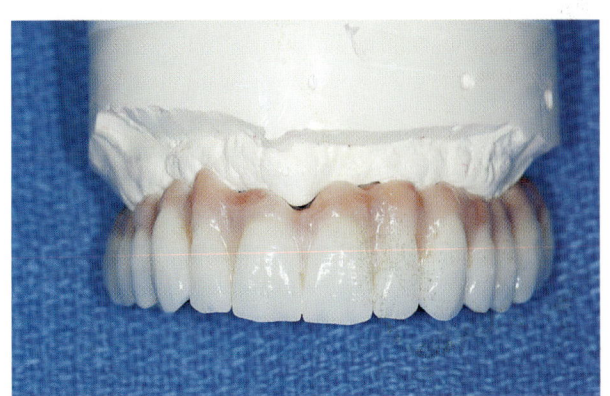

图 33-93

### 第 3 次就诊：最终戴牙

51. 取下过渡修复体并清洁基台（图 33-94）。
52. 在确认咬合后粘接最终的 FP-3 CAD-CAM 氧化锆修复体（图 33-95）。
53. FP-3 在口内时的唇高线。龈乳头的高度显而易见，因为它的确定与牙齿的形态相关（图 33-96）。

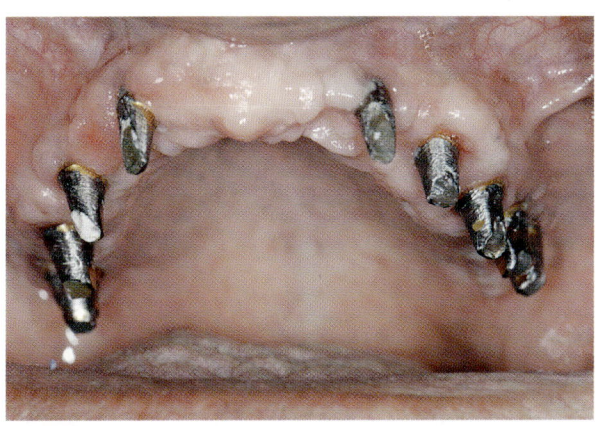

图 33-94

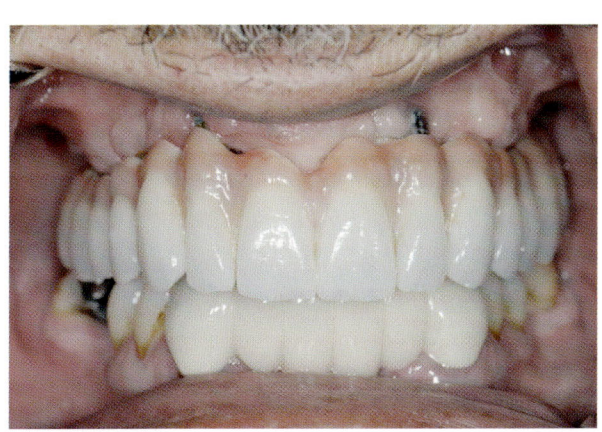

图 33-95

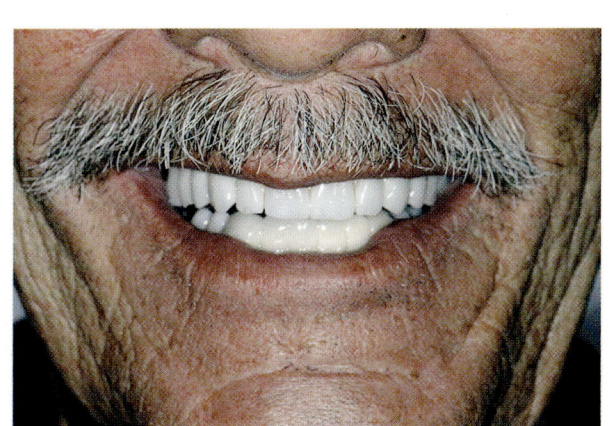

图 33-96

## 病例 2：直接法（感谢 Dr. Ray Hazen，罗彻斯特，印第安纳州）

### 第 1 次就诊：种植体印模

**治疗序列**

1. 有 10 颗种植体和愈合基台的上颌牙弓（图 33-97）。
2. 取下愈合基台（图 33-98）。
3. 义齿上放入真空压模，并制作咬合记录（图 33-99）。
4. 在义齿被移除后真空压模和咬合记录的照片（图 33-100）。
5. 把基台与种植体连接（图 33-101）。
6. 基台在口内就位（图 33-102）。
7. X 线片确认基台精确就位（图 33-103）。
8. 在基台上放置导板（图 33-104）。
9. 用真空压模作为个别托盘取基台的印模（图 33-105）。

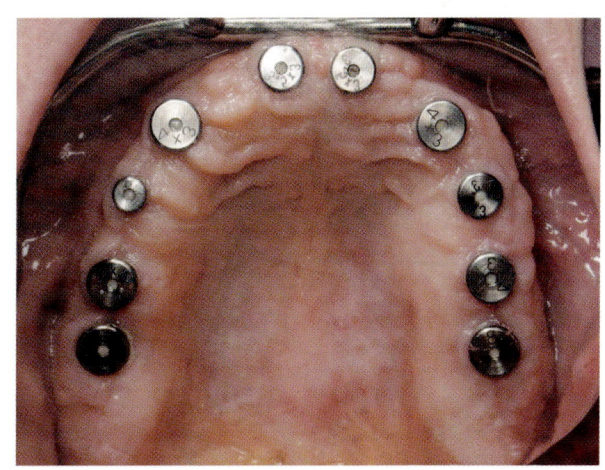

图 33-97

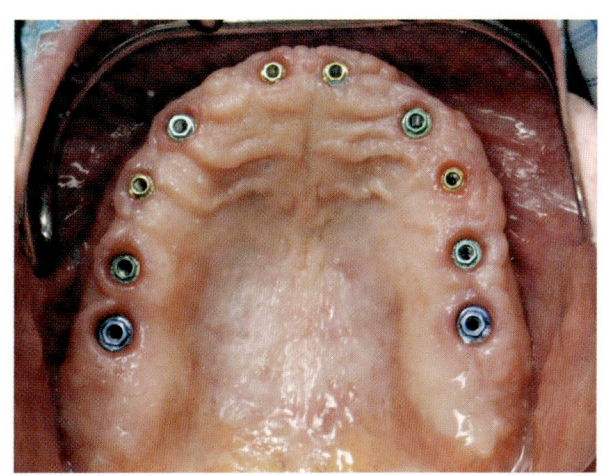

图 33-98

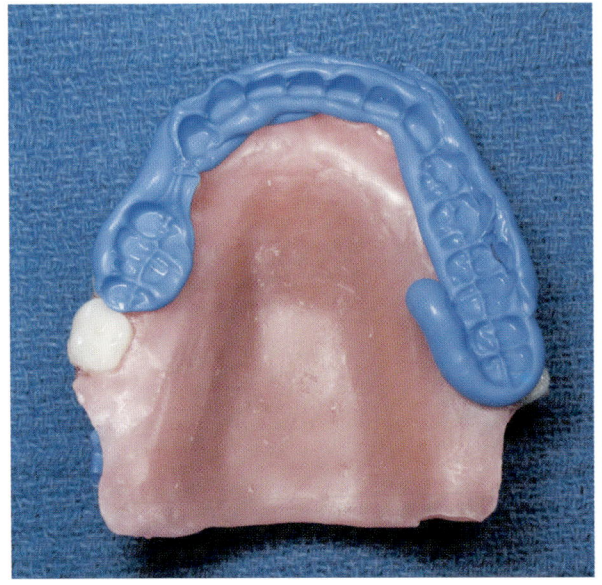

图 33-99

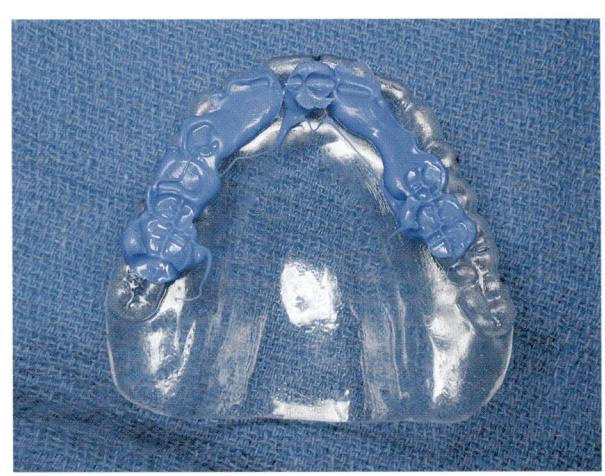

图 33-100

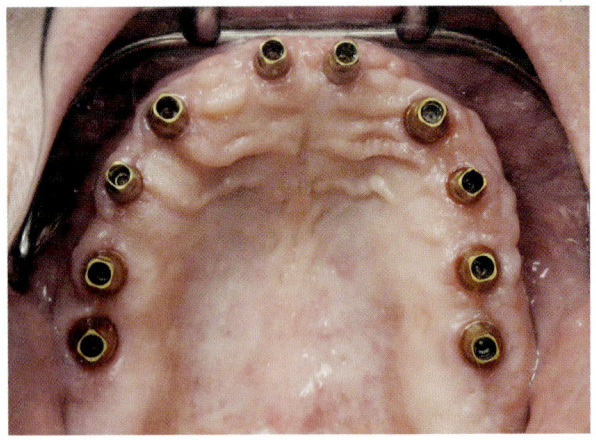

图 33-101

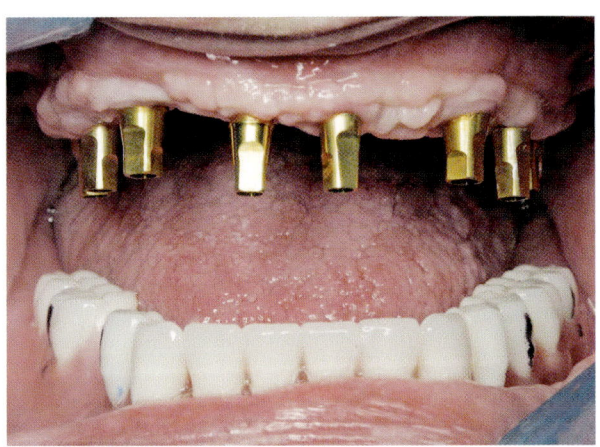

图 33-102

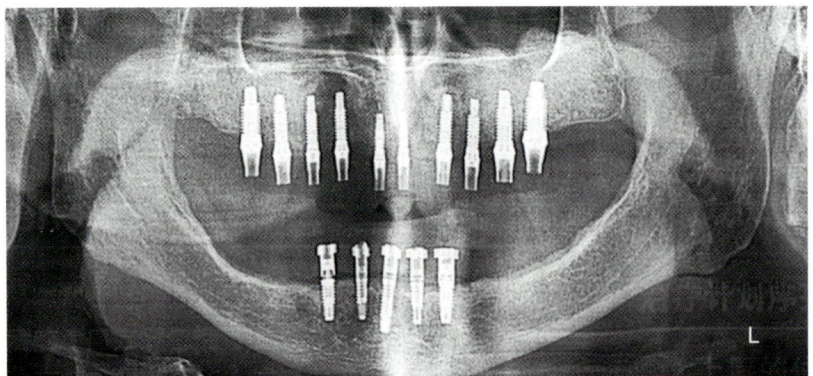

图 33-103

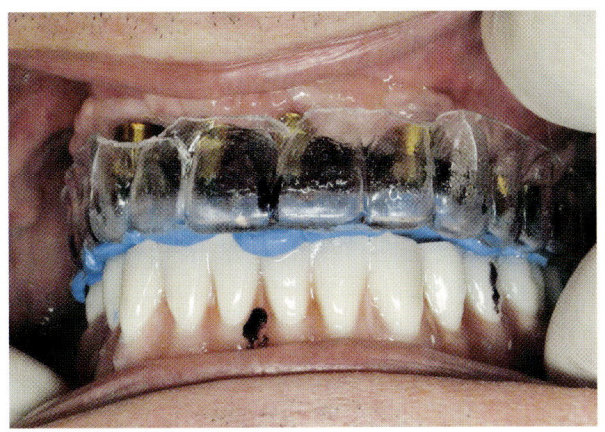

图 33-104

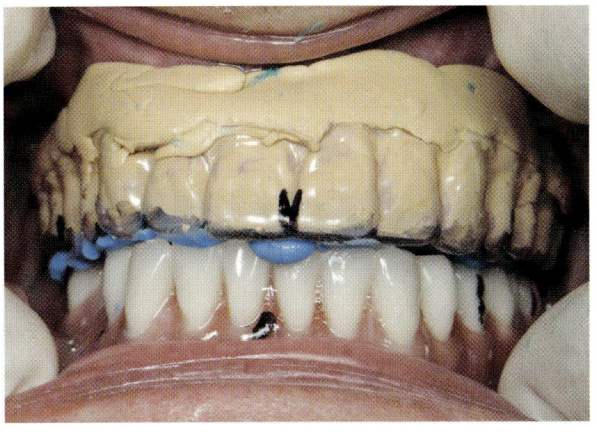

图 33-105

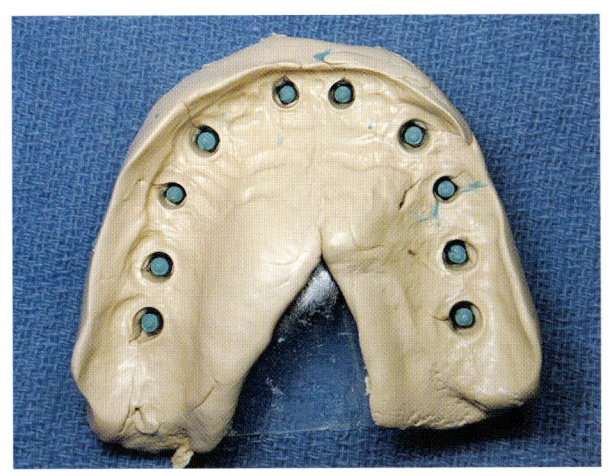

图 33-106

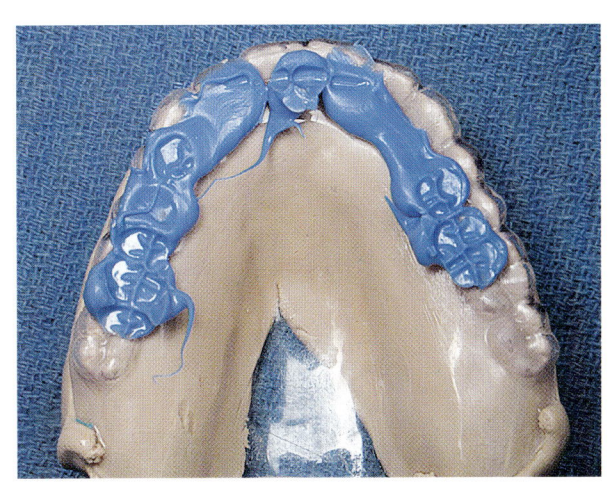

图 33-107

10. 取出印模并评估（图 33-106）。
11. 个性化印模盘转移了大致的切缘位置、OVD 和正中咬合记录（图 33-107）。

**技工室阶段 1：基台选择和临时修复体的制作**

12. 把种植体替代体与基台连接（图 33-108）。
13. 把基台和种植体替代体重新插入印模（图 33-109）。
14. 在技工室灌制模型并上𬌗架（图 33-110）。
15. 在技工室修改基台（图 33-111）。
16. 在技工室制作过渡修复体（图 33-112）。
17. 按照真空压模制作过渡修复体（图 33-113）。

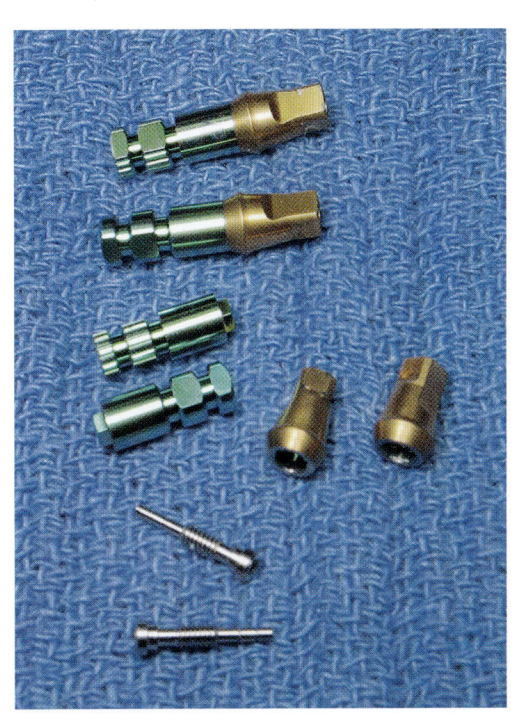

图 33-108

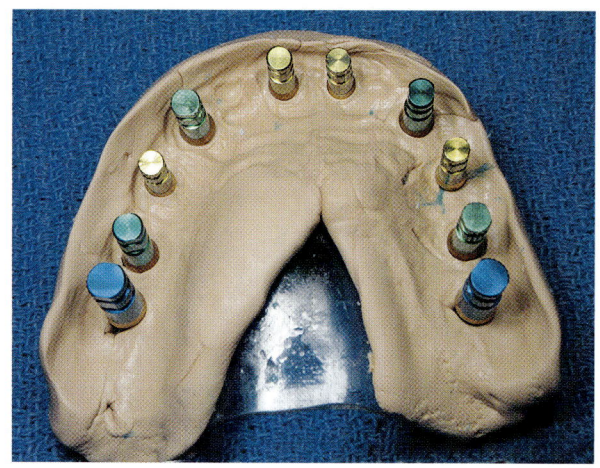

图 33-109

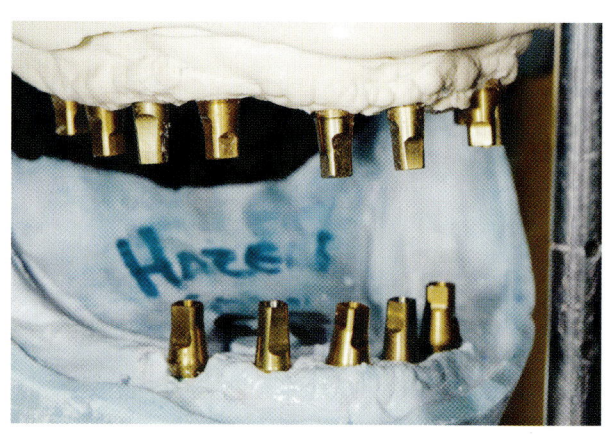

图 33-110

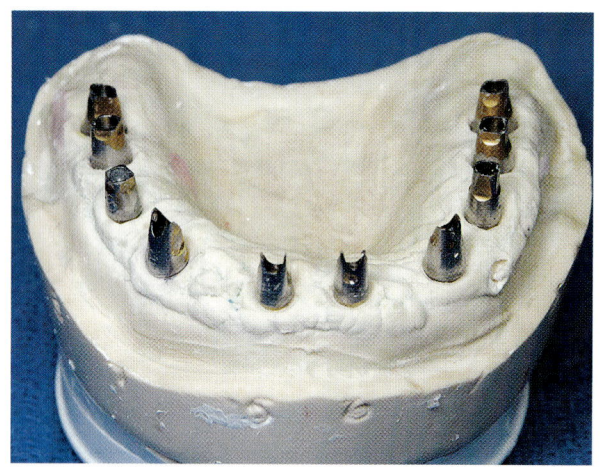

图 33-111

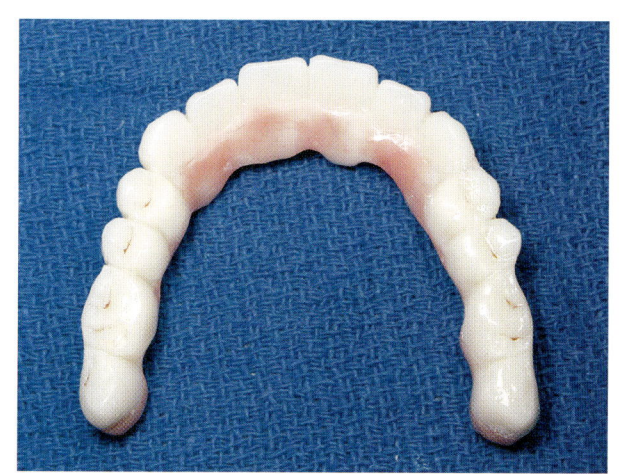

图 33-112

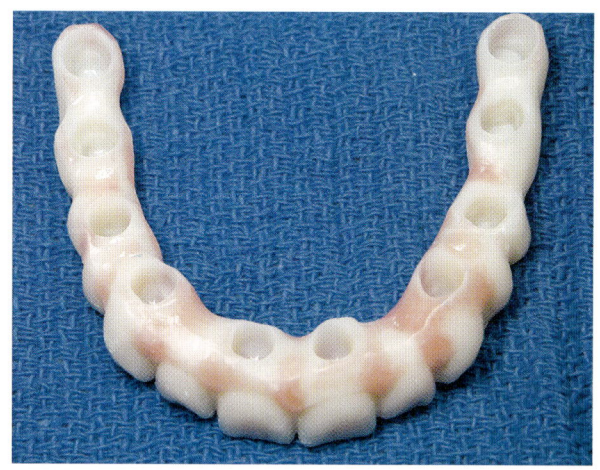

图 33-113

**第 2 次就诊：终印模、重新评估咬合垂直距离、戴临时修复体**

18. 调改后的基台与上颌种植体连接（图 33-114）。

19. 在螺丝拧紧至 35 Ncm 后封闭基台螺丝孔（图 33-115）。
20. 制取基台的终印模（图 33-116）。
21. 用不含丁香油酚的粘接剂粘接过渡修复体（图 33-117）。

**技工室阶段 2：制作金属支架**

22. 计算机扫描印模并设计修复体（图 33-118）。
23. 用电脑生成修复体的轮廓（图 33-119）。
24. 设计金属件使任何区域不会有超过 2 mm 厚的瓷层（图 33-120）。
25. 电脑设计的支架的照片（图 33-121）。
26. 制作铸件，前牙蜡形和后牙区添加咬合记录（图 33-122）。
27. 铸件和前牙白蜡的试戴铸件照片（图 33-123）。

第 33 章 上颌种植固定修复体：设计与制作　1007

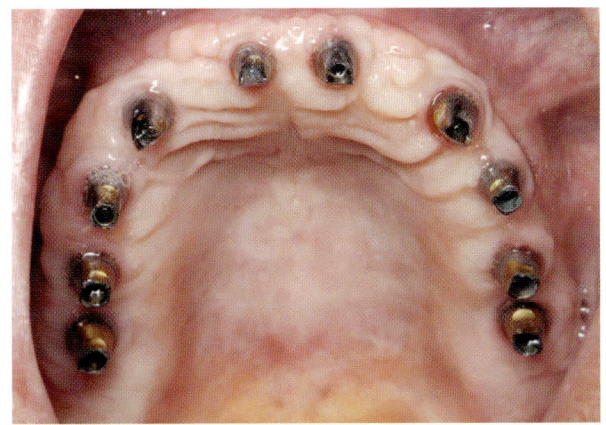

图 33-114

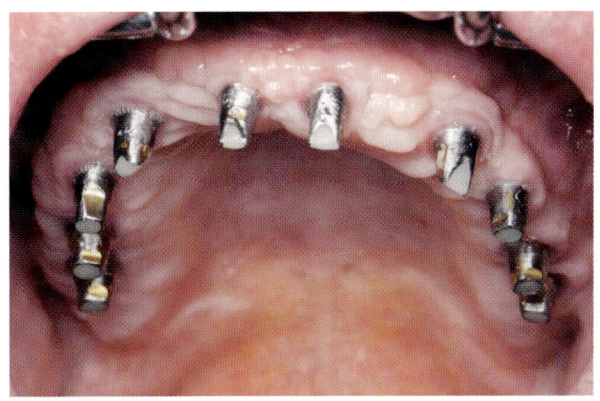

图 33-115

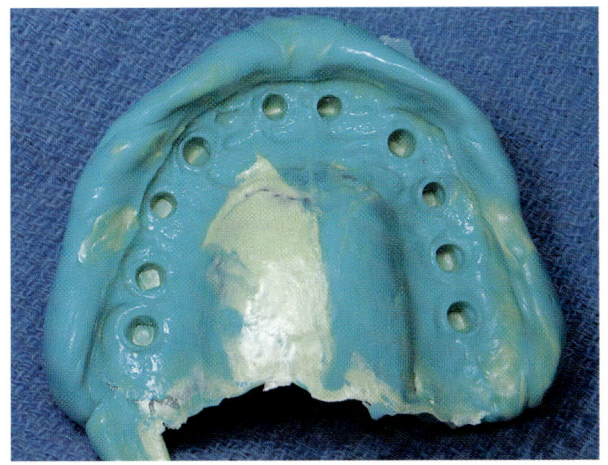

图 33-116

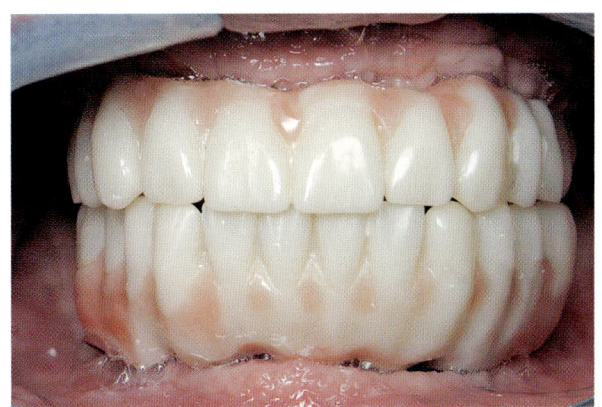

图 33-117

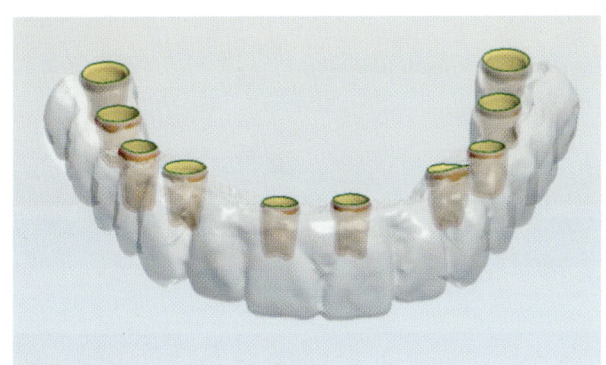

图 33-118

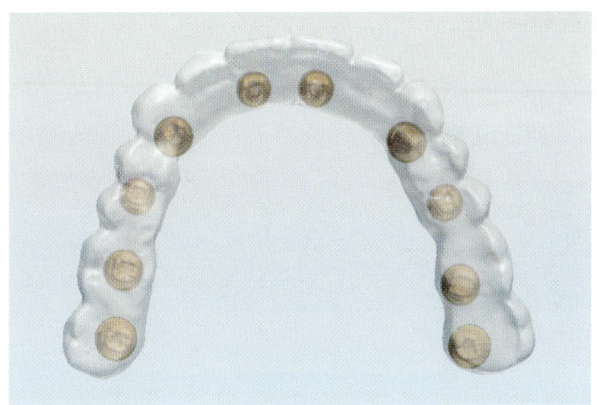

图 33-119

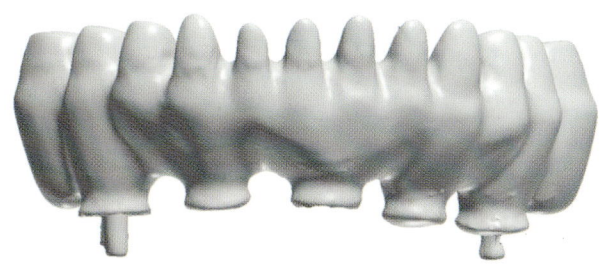

图 33-120

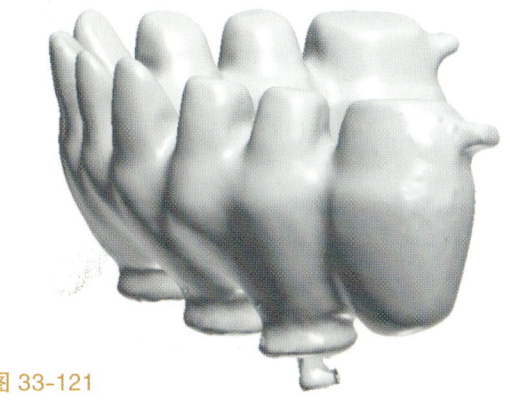

图 33-121

## 第3次就诊：金属试戴

28. 在患者口内试戴铸件，评估OVD和切缘位置（图33-124）。

## 技工室阶段3：制作最终修复体

29. 制作最终修复体（图33-125）。
30. 最终的FP-3修复体（图33-126）。
31. FP-3修复体的照片（图33-127）。
32. 前牙的宽度与长度相关联（图33-128）。

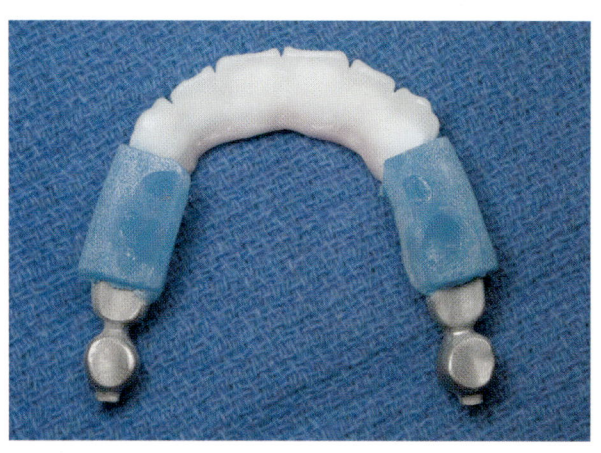

图33-122

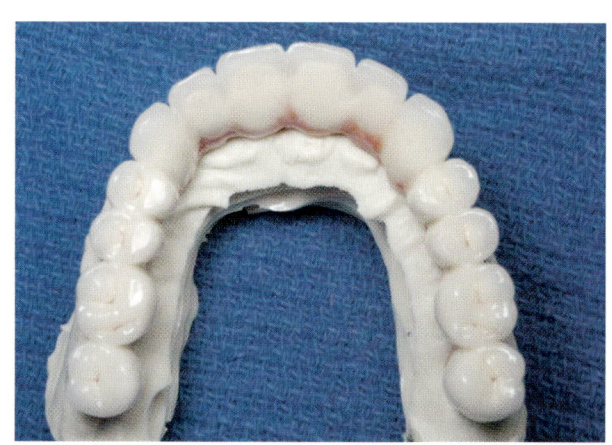

图33-125

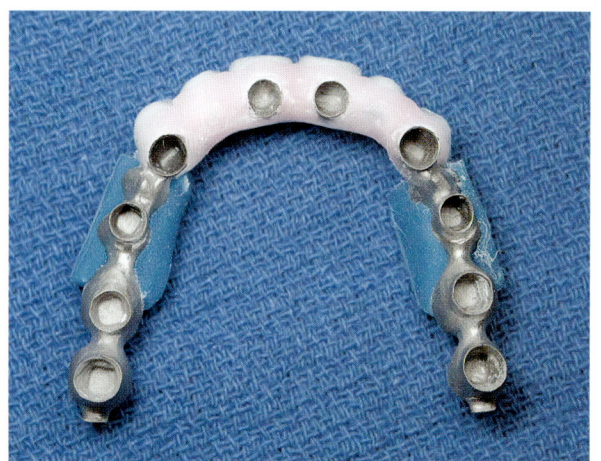

图33-123

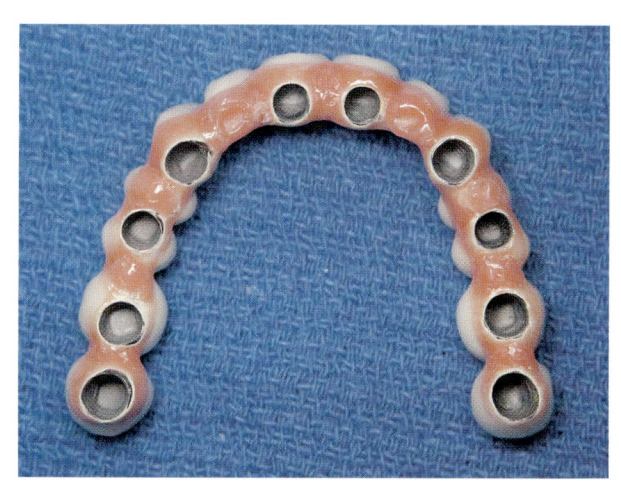

图33-126

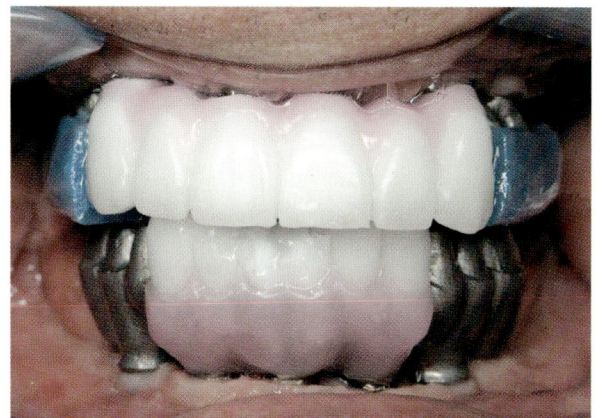

图33-124

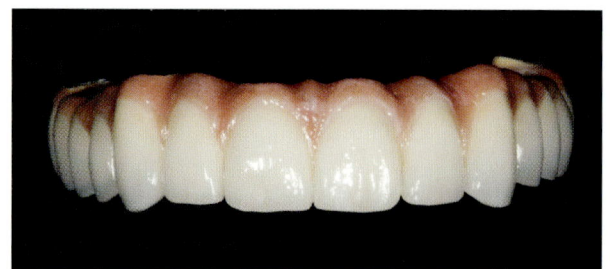

图33-127

33. 口外，与上颌修复体对应的下颌 FP-3 修复体（图 33-129）。

### 第 4 次就诊：戴最终修复体

34. 取下过渡修复体并清洁基牙（图 33-130）。
35. 戴最终修复体（图 33-131）。
36. 最后的 X 线片确认修复体就位（图 33-132）。

## 小 结

当在治疗计划中考虑到上颌特殊的生物力学特点时，上颌全牙弓修复体可以像下颌修复体一样可靠。总的来说，要求的种植体数目更多，要求对修复原则的掌握更深入。

上颌牙列缺损和牙列缺失是很常见的临床情况。相比传统固定或可摘义齿，种植修复体通常

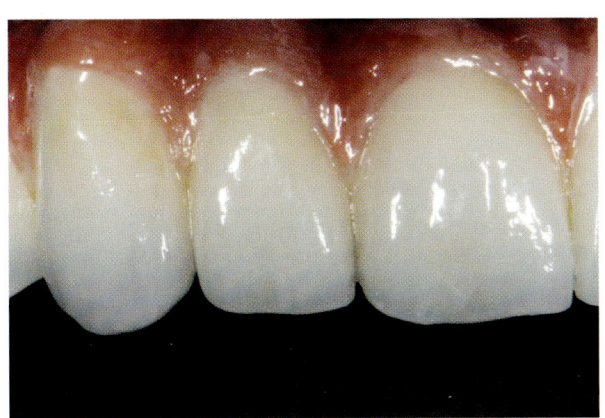

图 33-128

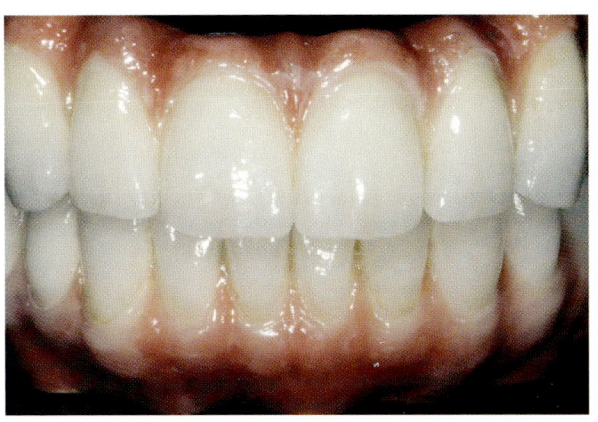

图 33-129

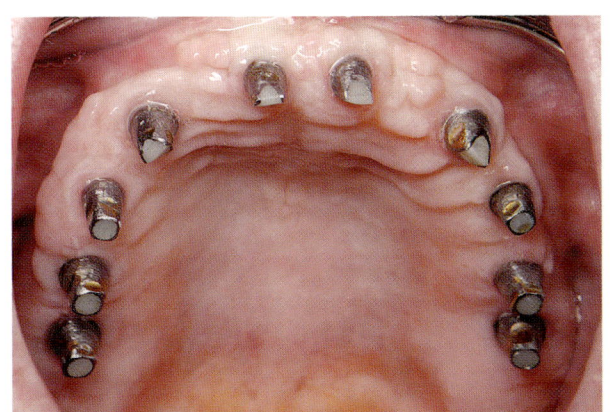

图 33-130

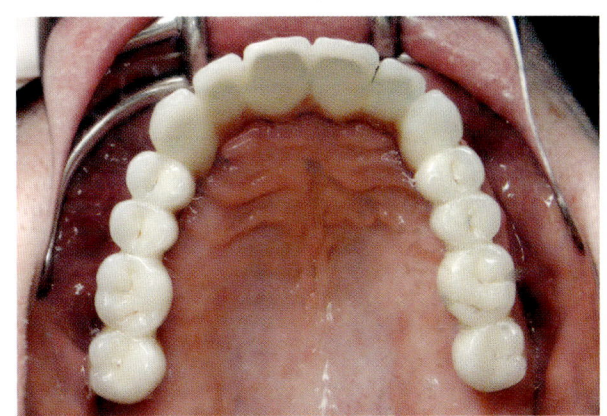

图 33-131

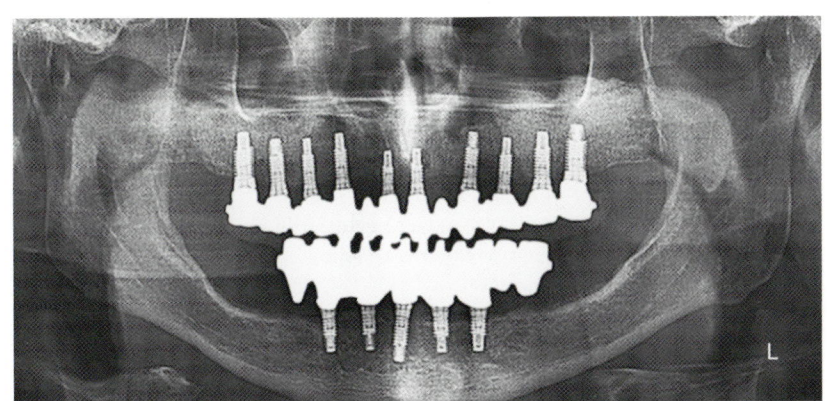

图 33-132

是最佳治疗选择。对上颌牙列缺失或上颌前部连续缺失多颗的牙列缺损的治疗通常与下颌不一样。因此，上颌种植修复的特殊之处包括更多应用移植术、需要更多的种植体以及种植体的尺寸更特定。

上颌牙弓的种植修复治疗序列是特定的，首先要确定包括唇侧和切缘在内的上颌前牙的位置，然后是OVD，这通常通过面部测量获得。下颌前牙通常位于2~4mm覆𬌗的位置并且在正中咬合时无接触。后牙的𬌗平面被设置为与Camper鼻翼耳屏面相关。下颌牙齿的中央窝在尖牙牙尖到磨牙后垫舌侧的连线的位置。动态唇线决定了前牙的长度（在9~12mm内）。牙齿的宽度与所决定的长度相关。

## 参 考 文 献

[1] Mojon P: The world without teeth: demographic trends. In Feine JS, Carlsson GE, editors: Implant overdentures: the standard of care for edentulous patients, Carol Stream, IL, 2003, Quintessence.

[2] Beltram-Aguilar ED, Barker LK, Canto MT, et al: Surveillance for dental caries, dental sealants, tooth retention, edentulism and enamel fluorosis—United State, 1988–1984 and 1999–2002. MMWR Surveill Summ 54(3):1–43, 2005.

[3] Marcus SE, Drury JF, Brown LS, et al: Tooth retention and tooth loss in the permanent dentition of adults: United States 1988–1991, J Dent Res 75(special issue):684–695, 1996.

[4] Meskin LH Brown IJ: Prevalence and patterns of tooth loss in the US employed adult and senior population, J Dent Educ 52: 686–691, 1988.

[5] Pietrokowski J: The bony residual ridge in man, J Prosthet Dent 34:456–462, 1975.

[6] Schropp L, Wenzel A, Kostopoulos L, et al: Bone healing and soft tissue contour changes following single-tooth extraction: a clinical and radiographic 12-month prospective study, Int J Periodontics Restorative Dent 23:313–323, 2003.

[7] Atwood DA, Coy WA: Clinical cephalometric and densitometric study of reduction of residual ridges, J Prosthet Dent 26:200–295, 1971.

[8] Gruber H, Solar P, Ulm C: Maxillomandibular anatomy and patterns of resorption during atrophy. In Watzek G, editor: Endosseous implant: scientific and clinical aspects, Chicago, 1996, Quintessence.

[9] Misch CE: Partial and complete edentulous maxilla implant treatment plans. In Misch CE, editor: Dental implant prosthetics, St Louis, 2005, Mosby.

[10] Zarb G, Schmitt A: Edentulous predicament. I. A prospective study of the effectiveness of implant supported fixed prostheses, J Am Dent Assoc 127:9–72, 1996.

[11] Narhi TO, Geertman ME, Hevinga M, et al: Changes in the edentulous maxilla in persons wearing implant retained overdentures, J Prosthet Dent 84:43–49, 2000.

[12] Sheppard IM: Denture base dislodgement during mastication, J Prosthet Dent 13:462–468, 1963.

[13] Lindquist S, Haroldson T: Occlusal perception of thickness in patients with bridges on osseointegrated oral implants, Scand J Dent Res 92:88, 1984.

[14] Carr A, Laney WR: Maximum occlusal force levels in patients with osseointegrated oral implant prostheses and patients with complete dentures, Int J Oral Maxillofac Implants 2:101–110, 1987.

[15] Rissin L, House JE, Manly RS, et al: Clinical comparison of masticatory performance and electronic graphic activity of patients with complete dentures, overdentures and natural teeth, J Prosthet Dent 39:508–511, 1978.

[16] Carlsson GE, Kronstrom M, deBaat C, et al: A survey of the use of mandibular implant overdentures in 10 countries, Int J Prosthodont 17:211–217, 2004.

[17] Heydecke G, Boudrias P, Awad MA, et al: Within subject comparisons of maxillary fixed and removable implant prostheses: patient satisfaction and choice of prosthesis, Clin Oral Implants Res 14(1):125–130, 2003.

[18] Brennan M, Houston F, O'Sullivan M, et al: Patient satisfaction and oral health related quality of life outcomes of implant overdentures and fixed complete dentures, Int J Oral Maxillofac Implants 25(4):791–800, 2010.

[19] Goodacre CJ, Bernal G, Rungcharassaeng K, et al: Clinical complications with implants and implant prostheses, J Prosthet Dent 90:121–132, 2003.

[20] Branemark P-I, Hansson BO, Adell R, et al: Osseointegrated implants in the treatment of the edentulous jaw: experience from a 10 year period, Scand J Plast Recontr Surg Suppl 16:1–32, 1977.

[21] Adell R, Lekholm U, Rockler B, et al: A 15-year study of osseointegrated implants in the treatment of the edentulous jaw, Int J Oral Surg 6:387–394, 1981.

[22] Engquist B, Bergendal J, Kalus J, et al: A retrospective multicenter evaluation of osseointegrated implants supporting overdentures, Int J Oral Maxillofac Implants 3:129–134, 1988.

[23] Smedberg JI, Lotheguis E, Bodin I, et al: A clinical and radiological two-year follow-up study of maxillary overdentures on osseointegrated implants, Clin Oral Implants Res 4:39–46, 1993.

[24] Palmqvist S, Sondell K, Swartz B: Implant supported maxillary overdentures: outcome in planned and emergency cases, Int J Oral Maxillofac Implants 9:184–190, 1994.

[25] Johns RB, Jemt T, Heath MR, et al: A multicenter study of overdentures supported by Branemark implants, Int J Oral Maxillofac Implants 7:513–522, 1992.

[26] Widborn C, Soderfeldt B, Kronstrom M: A retrospective evaluation of treatments with implant supported maxillary overdentures, Clin Implant Dent Relat Res 7(3):166–172, 2005.

[27] Jemt T, Lekholm U: Implant treatment in edentulous maxillae: a 5-year follow up report on patients with different degrees of jaw resorption, Int J Oral Maxillofac Implants 10:303–311, 1995.

[28] Jemt T: Implant treatment in resorbed edentulous upper jaws: a three-year follow up on 70 patients, Clin Oral Implants Res 4:187–194, 1993.

[29] Jemt T, Book K, Lindén B, Urde G: Failures and complications in 92 consecutively inserted overdentures supported by Branemark implants in severely resorbed edentulous maxilla: a study from prosthetic treatment to first annual check-up, Int J Oral Maxillofac Implants 7:

162–167, 1992.
[30] Goodacre CJ, Kan JYK: Clinical complications of osseointegrated implants, J Prosthet Dent 81:537–552, 2003.
[31] Chan MF, Narho TO, de Baat C, et al: Treatment of the atrophic edentulous maxilla in implant supported overdentures: a review of the literature, Int J Prosthodont 11:7–15, 1998.
[32] Sanna A, Nuytens P, Naert J, et al: Successful outcome of splinted implants supporting planned maxillary overdenture: a retrospective evaluation and comparison with full dental prosthesis, Clin Oral Implants Res 20:406–413, 2009.
[33] Misch CE: Premaxilla implant considerations: surgery and fixed prosthodontics. In Misch CE, editor: Contemporary implant dentistry, St Louis, 1993, Mosby.
[34] Misch CE: Density of bone: effect on treatment plans, surgical approach, healing and progressive bone loading, Int J Oral Implantol 6:23–31, 1991.
[35] Bidez MW, Misch CE: The biomechanics of inter-implant spacing. In Proceedings of the Fourth International Congress of Implants and Biomaterials in Stomatology, Charleston, SC, May 24-25, 1990.
[36] Misch CE: Treating the edentulous premaxilla. In Misch Implant Institute manual, Dearborn, MI, 1984.
[37] Harper RN: The incisive papilla: the basis of a technique to reproduce the positions of key teeth in prosthodontics, J Dent Res 27:661, 1948.
[38] Lynn BD: The significance of anatomic landmarks in complete denture service, J Prosthet Dent 14:456, 1964.
[39] Peremack J: Lip modification enhances esthetic appearance, J Oral Maxillofac Surg 2005.
[40] Vig RG, Brundo GC: The kinetics of anterior tooth display, J Prosthet Dent 39:502–504, 1978.
[41] Rufenacht CR: Fundamentals of esthetics, Chicago, 1990, Quintessence.
[42] Misch CE: Guidelines for maxillary incisal edge position—a pilot study: the key is the canine, J Prosthodont 17(2):130–134, 2008.
[43] Pound E: Utilizing speech to simplify a personalized denture service, J Prosthet Dent 24:586–600, 1970.
[44] The glossary of prosthodontic terms, J Prosthet Dent 81:39–110, 1999.
[45] Tallgren A: The reduction in face height of edentulous and partially edentulous subjects during long-term denture wear: a longitudinal roentgenograph cephalometric study, Acta Odontol Scand 24:195–239, 1966.
[46] Kois JC, Phillips KM: Occlusal vertical dimension: alteration concerns, Compend Contin Educ Dent 18:1169–1180, 1997.
[47] Niswonger ME: The rest position of the mandible and centric relation, J Am Dent Assoc 21:1572–1582, 1934.
[48] Silverman MM: Accurate measurement of vertical dimension by phonetics and spearing centric space, part I, Dent Dig 57:265, 1951.
[49] Pound E: Let/S/ be your guide, J Prosthet Dent 38:482–489, 1977.
[50] Misch CE: Vertical occlusal dimension by facial measurement, Continuum: Misch Implant Institute Newsletter, Summer, 1997.
[51] Misch CE: Objective and subjective methods for determining vertical dimensions of occlusion, Quintessence Int 31:280–281, 2000.
[52] Haralabakis NB, Lagondalkis M, Spanodakis E: A study of esthetic harmony and balance of the facial soft tissue (in Greek [modern]), Orthod Epitheor 1:175, 1989.
[53] Damolas D, Panagopsulos G: The golden ratio and proportions of beauty, Plast Reconstr Surg 114:1009, 2004.
[54] Amoric M: The golden number: applications to craniofacial evaluation, Funct Orthod 12:18, 1995.
[55] da Vinci L: The anatomy of man, ca. 1488. Drawings from the collection of Her Majesty Queen Elizabeth II, Windsor, United Kingdom.
[56] McGee GF: Use of facial measurements in determining vertical dimension, J Am Dent Assoc 35:342–350, 1947.
[57] Mach MR: Facially generated occlusal vertical dimension, Compendium, 18:1183–1194, 1997.
[58] Brzoza D, Barrera N, Contasti G, et al: Predicting vertical dimension with cephalograms for edentulous patients, Gerodonlology 22:98–103, 2003.
[59] Ciftici Y, Kocadereli I, Canay S, et al: Cephalometric evaluation of maxilla-mandibular relationships in patients wearing complete dentures: a pilot study, Angle Orthod 75:821–825, 2005.
[60] Shillinburg HT, Hobo S, Howell D, et al: Treatment planning for the replacement of missing teeth. In Shillinburg HI, Hobo S, editors: Fundamentals of fixed prosthodontics, ed 3, Chicago, 1997, Quintessence.
[61] Dawson PE: Differential diagnosis and treatment of occlusal problems, ed 2, St Louis, 1989, Mosby.
[62] Misch CE, Bidez MW: Implant protected occlusion: a biomechanical rationale, Compend Contin Dent Educ 15:1330–1343, 1994.
[63] Misch CE, Bidez MW: Occlusal considerations for implant supported prostheses: implant protective occlusion. In Misch CE, editor: Dental implant prosthetics, St Louis, 2005, Elsevier/Mosby, pp 472–510.
[64] Sears VH: Selection and management of posterior teeth, J Prosthet Dent 7:723–727, 1957.
[65] Pleasure MA: Prosthetic occlusion: a problem in mechanics, Am Dent A J Dent Cosmos 24:1303–1318, 1937.
[66] Devan MM: Prosthetic problem: its formulations and suggestions for its solution, J Prosthet Dent 6:291–301, 1956.
[67] Wright CR, Swartz WH, Godwin WC: Mandibular denture stability a new concept, Ann Arbor, MI, 1961, Overbeck.
[68] Pound E: Lost fine arts in the fallacy of the ridges, J Prosthet Dent 4:6–16, 1954.
[69] Boucher CO: Swenson's complete dentures, ed 6, St Louis, 1970, Mosby.
[70] Lundquist DO, Luther WW: Occlusal plane determination, J Prosthet Dent 23:489–498, 1970.
[71] Ismail YH, Bowman JF: Position of the occlusal plane in natural and artificial teeth, J Prosthet Dent 20:405–411, 1968.
[72] Sharry JJ: Complete denture prosthodontics, New York, 1968, McGraw-Hill.
[73] Winkler S: Essentials of complete denture prosthodontics, Philadelphia, 1979, WB Saunders.
[74] Misch CE: Maxillary denture opposing an implant prosthesis and modified occlusal concepts. In Misch CE, editor: Dental implant prosthetics, St Louis, 2005, Elsevier/Mosby, pp 568–586.
[75] Pound E, Murrell GA: An introduction to denture simplification, phase 1, J Prosthet Dent 29:570, 1973.

[76] Pound E, Murrell GA: An introduction to denture simplification, phase II, J Prosthet Dent 29:598, 1973.

[77] Tjan AHL, Miller GD, Josephine GP: Some esthetic factors in a smile, J Prosthet Dent 51:24–28, 1984.

[78] Misch CE, Goodacre CJ, Finley JM, et al: Consensus conference panel report: crown-height space guidelines for implant dentistry—part 1, Implant Dent 14:312–318, 2005.

[79] Misch CE, Goodacre CJ, Finley JM, et al: Consensus conference panel report: crown-height space guidelines for implant dentistry—part 2, Implant Dent 15:113–121, 2006.

[80] Bertolotti RL, Moffa JP: Creep rate of porcelain-bonding alloys as a function of temperature, J Dent Res 59:2062–2065, 1980.

[81] Bryant RA, Nicholls JI: Measurement of distortion in fixed partial dentures resulting from degassing, J Prosthet Dent 42:515–520, 1979.

[82] Bidger DV, Nicholls JI: Distortion of ceramometal fixed partial dentures during the firing cycle, J Prosthet Dent 45:507–514, 1981.

# 第 34 章

# 牙种植体的维护

Jon B. Suzuki, Lynn D. Terracciano-Mortilla, Carl E. Misch

通过大量循证医学的研究，口腔种植学已经发展为一门被广泛接受的临床科学。因为有了与口腔种植相关的生物学、生物力学等多学科的加入，使这项技术在可靠数据的基础上得到快速发展，而不是像以前不断地重复实验与失败过程。随着口腔种植领域研究的发展和对相关生物学理论理解的逐渐深入，许多方面的争论和观点的分歧相继出现。总的来说，科学促使口腔种植学走向成功的新顶点。

随着口腔种植知识的迅猛发展，一些新的观点和基于新的原则重新定义的术语也不断涌现[1]。许多情况下，一些新的研究会与公认的理论相矛盾。这让许多医生充满疑惑，他们不知道应用怎样的原则、程序、工具和技术才是正确的。随着材料和技术的研究与发展，早期的理论可能经受批评和争议。经验丰富的医生必须随着技术及研究的发展而不断更新和改良技术及器械，从而保持临床的优势。

在牙种植体的维护方面就存在着这样的分歧和争论。早期关于技术和工具的研究只是基于当时方法学和材料学的发展水平。尽管那时植入的许多种植体仍然留存于患者口中并且仍行使着功能，但技术的研究和发展带来了更新的材料和更好的种植体结构与设计，从而减少了我们在牙种植体维护方面的风险。

在开始维护措施之前，必须深入了解种植体上皮附着。对于医生而言，了解探诊和牙槽骨吸的相关参数和一些争论是重要的。与天然牙相比，骨结合种植体的附着结构存在解剖学和组织学差异。附着于种植体与软组织接触部分的菌斑生物膜是临床成功的一个重要挑战。本章将探讨种植体的成功和失败标准，并讨论在评估种植体和种植体周围软组织时需要考虑的生物和工程参数。

一旦医生掌握了种植体和天然牙的特性，就可制订一套适合患者的维护计划。在治疗中医生必须告知患者预期与结果，并且在每个治疗阶段进行适宜的口腔卫生维护。患者必须在开始种植治疗前知晓维护牙种植体的重要性[2]。并且患者对费用、时间、维护责任的理解是至关重要的，这必须在治疗的开始及整个过程中就十分明确。另外在患者的卫生宣教方面，医生需要评估患者对家庭护理的依从性，患者也应该具有维护口腔卫生的能力[3]。当患者口内的种植体数目不断增加时，有必要理解维护的重要性及与种植长期成功率的密切关系[3]。负责牙种植体维护的专业人员的职责和给予患者的护理也应更详细与明确[3]（框图34-1）。

牙种植体及其修复体与天然牙不同，对专业护理和患者自我护理而言都需要不同的步骤和工具[4]。工具必须能够有效去除生物膜和黏着物，医生和患者的操作应避免任何对种植体、基台、修复体、自身组织的损伤[5]。建立与维护种植体穿龈部

---

**框图 34-1　种植体维护的口腔卫生原则**

- 鉴别具有潜在危险的种植患者
- 在治疗的全过程中坚持宣教
- 持续的评估，改进患者特有的口腔清洁程序
- 对修复体进行评估（组件、附着体、动度、固位）
- 对种植体周围组织进行评估
- 探诊
- 临床放射线检查
- 去除软硬组织上的生物膜
- 推荐口腔卫生工具
- 定期要求患者复诊
- 综合疗法鉴别潜在问题或并发症
- 记录种植体状况

分周围的软组织封闭可以提高种植成功率。软组织封闭是适当的伤口愈合及上皮附着连接的结果。保持种植体周围组织的健康可提高种植成功率。此外，种植体周围组织没有炎症、感染，以及致病细菌的聚集，对于患者全身和口腔健康都是有益的。

## 菌斑生物膜与牙种植体

由于牙种植体和天然牙存在生物学差别，使得牙种植体更容易因炎症和菌斑聚集而导致骨吸收[6]。生物膜及炎症是导致牙周疾病的病因。大量含有多糖基质的细菌定植于口腔内的软硬组织表面，但可以通过机械或化学的方法去除。如果未能及时去除就会形成成熟的菌斑。目前的化学药物治疗方法不能穿透厚的生物膜。

有报告称粗糙种植体表面比光滑表面更容易形成厚生物膜[7]。但是粗糙种植体表面有更好的种植体-骨接触，因此放在骨下是有利的。细菌可在天然牙与种植体间或种植体之间迁移与转换[8]。失败种植体的临床表现包括了炎症、种植体周围牙周袋和进行性骨吸收，这与天然牙相似[9]。牙周炎、种植体周围黏膜炎和种植体周围炎的相似之处是它们的致病菌群相似。

Lee 等评估了牙周炎或种植体周围炎史患者和种植体负荷一段时间的患者之间种植体周围微生物的变化；发现牙周感染病史对种植体周围微生物环境的影响更大[10]。对种植体周围微生物群的主要影响之一来自于剩余天然牙的微生物群。尽管所有的种植体都成功地获得了骨结合，但牙龈卟啉单胞菌、福氏拟杆菌和红色复合物牙周病原体，仍旧会移植到种植体上。因此，告诫患者坚持有效地控制菌斑是很重要的，特别是有牙周炎病史的患者。

菌斑生物膜的发展与成熟在天然牙和种植体上是类似的，健康天然牙和种植体的龈沟深度是一致的[7]。在对 18 例无牙颌患者成功实施种植后的菌斑研究中发现兼性厌氧球菌（52.8%）、兼性厌氧杆菌（17.4%）和极少的革兰阴性杆菌（7.3%）[11]；并未发现牙龈卟啉单胞菌和螺旋体。

一般而言，生物膜是唾液中的一种天然糖蛋白，首先附着在种植体或天然牙等口腔组织上，革兰阳性菌是最早的定植者，开始是单球菌后来是链球菌（框图 34-2）。如果没有良好的口腔护理措施（例如刷牙、使用牙线、邻面清洁等），更多的细菌定植者，包括：革兰阴性杆菌等就会与革兰阳性菌协

---

**框图 34-2　菌斑生物膜的发展和钙化**

识别有潜在风险的种植患者
↓
细菌黏附
↓↓
龈上菌斑——革兰阴性菌、链球菌、放线菌
↓↓↓
菌斑成熟——革兰阴性菌、杆菌、丝状菌
↓↓↓↓
分化良好的龈下菌斑——革兰阴性厌氧菌

---

同生长。革兰阴性菌是兼性或专性厌氧菌，通常是较晚的定植者。许多阴性菌染色时呈现黑色，分属于几个菌属（如拟杆菌属、普氏菌属、卟啉单胞菌属、梭菌属）。

种植体周围黏膜炎是种植体周围软组织的一种炎症性改变。种植体周围黏膜炎与天然牙的牙龈炎类似，牙龈炎没有附着的丧失，种植体周围黏膜炎也没有骨组织的丧失。与牙龈炎同样类似的是，种植体周围黏膜炎早期的病因是菌斑生物膜，一旦找到了病因去除了菌斑生物膜，种植体周围黏膜炎是可逆的，如果继续发展为种植体周围炎，就会导致骨吸收和骨结合的破坏，这与牙周炎导致附着丧失和骨吸收类似。

种植体周围炎与成人牙周炎有相似的微生物菌群。种植体周围的变化既包括软组织也包括硬组织[12]。种植体周围黏膜炎的所有临床表现，包括渗出、探诊深度增加和骨吸收倾向，如果不及时处理就会导致显著的骨吸收、感染和种植体松动，最终导致种植的失败。

与种植体失败相关的菌斑生物膜主要由革兰阴性杆菌组成[13]。从临床表现来看，种植体的失败是从软组织的炎症开始的，接下来是探诊深度增加，动度增加，种植体周围低密度放射影。通过 DNA 分析可证实，深度超过 6 mm 的种植体周围袋中超过 1/3 都有特殊的病原体，包括放线杆菌、中间普氏菌和牙龈卟啉单胞菌[14]。

许多研究表明，牙周疾病和失败种植体周围的菌斑生物膜存在相似之处[15]，但也有不同[16,17]。

Mombelli 在对进行维护良好、临床健康种植体周围的检查中未发现螺旋体。Rams 等发现失败种植体周围葡萄球菌（15.1%）的比例远高于天然牙龈炎（0.06%）和牙周炎（1.2%）患者[18]。这

个发现表明葡萄球菌对进展期种植体周围炎的损害有更显著的意义。

通过有限的对比研究发现 Brånemark 和 ITI 种植体（Straumann 研究所）周围的菌斑生物膜成分相似。Mombelli 等分别对 10 个 Brånemark 患者和 10 个 ITI 患者的种植体周围袋最深处进行采样对比分析，3~6 个月后分离出了许多牙周致病菌，包括牙龈卟啉单胞菌、中间普氏菌、具核梭杆菌和各种螺旋体，没有一颗种植体周围有伴放线放线杆菌。Leonhardt 等对 19 名患者进行了长期的观察研究，扩充了微生物群的报道，形成骨结合 3 年的种植体周围有牙龈卟啉单胞菌、中间普氏菌和伴放线放线杆菌定植。

与天然牙共存的牙种植体出现感染风险的概率要高于全口无牙颌患者。这就意味着种植体邻近的天然牙是牙周致病因子的储藏库，这可能会促使病原菌定植生长在口腔中邻近的种植体上[19]。Quirynen 和 Listgarten 等报道了种植体周围球菌、杆菌和螺旋体的比例分别为 65.8%，2.3% 和 2.1%，与天然牙周围（55.6%，4.9% 和 3.6%）基本一致[20]。全口无牙颌患者球菌（71.3%）的比例较高，杆菌（0.4%）比例较低，没有发现螺旋体。Quirynen 和 Listgarten 还报道了牙列缺损种植患者的微生物群致病风险高于全口无牙颌患者，植入 3~4 年的种植体周围细菌数量要多于植入 2~3 年的种植体[21]。

## 探诊深度

牙齿周围的探诊深度是评估天然牙过去和现在健康状况的好方法。天然牙龈沟深度的增加与疾病和骨吸收有关[22]。然而，用探诊深度来评估种植体是有争议的，因为种植体龈沟深度与是否健康并不总是直接相关。

对于天然牙，牙槽嵴顶与龈沟底之间的环形软组织的平均生物学宽度为 2.04 mm[23]。应当指出，生物学"宽度"实际上是高度尺寸；与前牙相比，后牙区域的生物学"宽度"有更大的范围，甚至可能达到 4 mm 高[24]。生物学宽度主要由结缔组织附着（CT，平均为 1.07 mm）和在龈沟底部的结合上皮附着（JEA，平均为 0.97 mm）组成。不同个体间最一致的就是结缔组织附着（图 34-1）。

种植体周围的龈沟与天然牙周围龈沟在许多方面都是类似的。种植体和天然牙的附着龈上皮钉突形成和龈沟内的组织衬里是相似的[25]。天然牙和种植体周围的游离龈都是无角化的龈沟上皮，并且其基底部的上皮细胞也是相似的，均具有结合上皮细胞。然而，天然牙牙龈复合体的基底部与种植体存在一个根本的区别。天然牙由两个基础区域组成了生物学宽度，而种植体只有一个（图 34-1）。

天然牙牙周探诊时不仅可以测量龈沟深度，还可以穿透并测量结合上皮附着（JEA）[26]。天然牙的结合上皮"附着"并不是真正的附着。牙周探针可以轻易地分离上皮细胞的半桥粒连接；来自注射器的大量空气也可以将附着推开，菌斑也能摧毁这个附着。龈沟内放置排龈线也能让附着移位。结合上皮中发现的邻近半桥粒的黏多糖并不是真正的附着（图 34-2）。

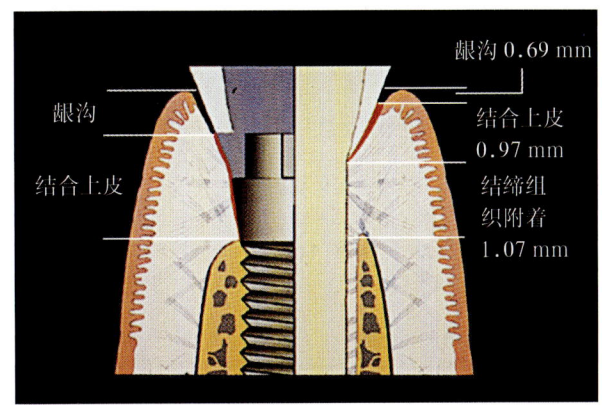

图 34-1　天然牙 - 软组织界面通常由龈沟，结合上皮附着和结缔组织附着组成，是骨上方大约 3 mm 的组织（图的右侧）。种植体由龈沟和结合上皮组成，并且在骨上方的组织可以是 2 mm 到超过 8 mm（图的左侧）

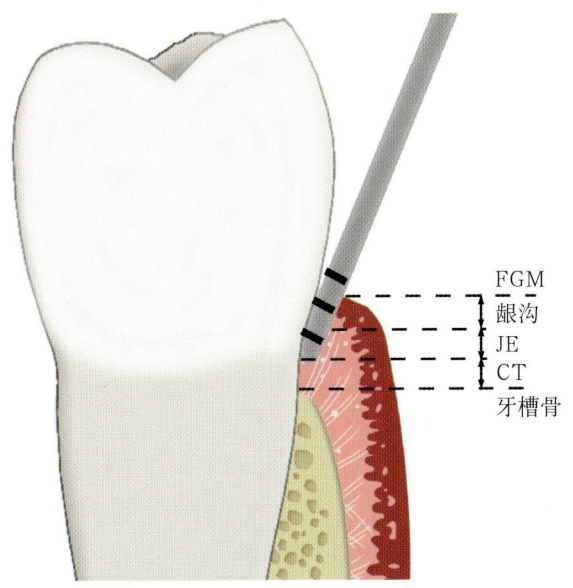

图 34-2　牙周探针探诊天然牙将穿透龈沟和结合上皮附着区，但不穿透结缔组织附着区。CT：附着的结缔组织；FGM：游离龈边缘；JE：结合上皮

天然牙生物学宽度中的结缔组织附着区域阻止探针更深地穿过龈沟，并且结缔组织附着区域中的牙龈纤维能直接与牙骨质相连。这一附着起着防止细菌从龈沟内进入下方牙周组织的物理屏障作用。天然牙周围及牙龈组织可观察到11种不同牙龈纤维组构成了结缔组织附着区域：龈牙组（冠方，水平方向及根方），骨龈组，根尖组，穿龈组，环形组，半环形组，牙骨膜组，越隔组，骨膜牙龈组，环间组，龈间组。至少6组纤维插入天然牙的牙骨质：龈牙组（冠方，水平方向及根方），牙骨膜组，越隔组，环形组，半环形组，穿龈组。此外，一些嵴顶的牙周纤维束也会插入到牙槽骨上方的牙骨质中。这些Sharpey纤维形成了牙齿的真正附着，防止牙周探针侵入牙周韧带（PDL）空间，阻止或者推迟菌斑生物膜的根向运动。

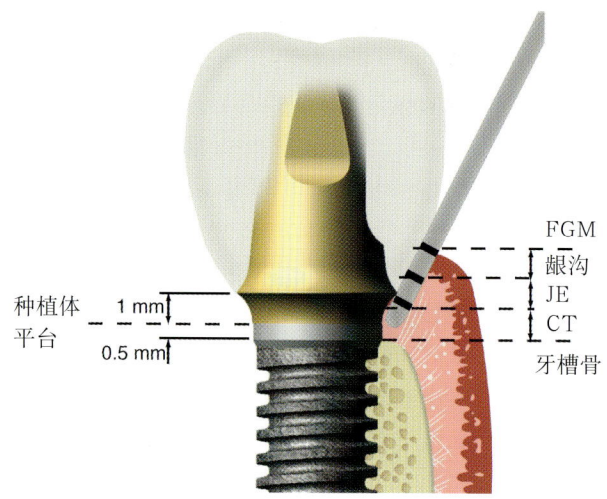

图 34-3　探针探诊种植体会穿透接触界面直抵骨面。CT：附着的结缔组织；FGM：游离龈边缘；JE：结合上皮

一项系统研究调查了种植体周围软组织的生物学封闭现象[26]。结合上皮附着区域的半桥粒结构有助于形成种植体周围基底板状结构，起到生物封闭的作用[28]。然而，线状的纤维成分不能黏附或插入到种植体体部中[38]。半桥粒封闭在牙龈组织中形成了圆周带能提供机械支持防止撕裂[29]。但是黏多糖层对种植体的黏附作用较天然牙差。天然牙的半桥粒结构由透明板和致密板组成，而种植体周围的半桥粒结构由透明板，致密板和透明板下层组成[30]。

根据Cochran等的研究，种植体的生物学宽度是3.3 mm[31]，但不像天然牙生物学宽度那样包括了龈沟深度。在种植体牙龈区域，两组牙龈纤维组位于种植体周围（环形纤维和骨膜牙龈纤维），不存在牙周纤维[32]。这些纤维并不能像插入天然牙牙骨质一样插入位于种植体基台下方的种植体部。相反，种植体周围的胶原纤维平行于种植体表面延伸，而不像天然牙周围的胶原纤维那样垂直于根面。因此，种植体只是拥有结合上皮"附着"系统。

牙龈和骨膜纤维组是牙齿周围生物学宽度的结缔组织附着成分。这些纤维不存在于种植体的穿骨区域。基台-种植体连接周围的"生物学宽度"与天然牙的结缔组织附着并不相似。牙种植体的生物封闭能够阻止或最小化细菌定植和内毒素进入下方的骨中。然而，这一封闭与我们在天然牙中发现的生物学宽度组成成分不同。

牙周探针进入种植体龈沟内能穿过结合上皮邻近组织，最终位于骨嵴顶上方（图34-3）。种植体结缔组织区域有两个纤维组，但都不能插入到种植体。因此，对于种植体而言，探针越过龈沟，穿过结合上皮附着（JEA），穿过结缔组织的第III型胶原，止于牙槽骨附近。因为探针在种植体比天然牙上探入龈沟更深，医师在探诊及刮治患病牙周位点时，种植体龈沟有被细菌潜在交叉感染的可能性。

因为缺乏合理的科学标准，在文献中种植体龈沟探诊的好处是受到挑战的。牙周探针尖端位于龈下的位置取决于使用的力，炎症的情况，以及探针进入结合上皮及牙根面间龈沟的角度。推荐牙周探诊的力量是20 g，但常规探诊力量是它的5倍，并且变化很大。压力感应探针已经可以用于解决这些问题，但临床中较少使用[33]。然而，探诊压力的问题对于种植体来说是一个次要问题，因为探诊深度受骨的限制而不是结缔组织附着。

在探诊中存在损害种植体脆弱的半桥粒附着或者种植体表面的可能。总的来说，文献报道表明，附着水平测量的可重复性可能是有问题的，并且与用于测量的器械无关[34,35]。这些变化同样存在于种植体中。此外，跟天然牙不同，具有龈下冠边缘的固定种植修复体通常具有宽的轮廓，这使得在选定的种植体体部周围的探诊定位困难。

与天然牙不同，种植体的龈沟深度反应的是种植体植入之前的原始的软组织的厚度（即生物型）。在拔牙后以及在种植体植入之前骨的吸收导致上后牙的软组织可能会厚于4 mm。因此，在种植体植入之前，骨上的软组织厚度可能会超过4 mm。所以由于在手术前有更厚的软组织厚度和与天然牙相比更深的探诊深度，健康的种植体的探诊深度大于健康天然牙的探诊深度。

当软组织属于厚龈生物型时，可以在初始手术时进行减小瓣厚度和种植体牙周袋深度的龈成形术。此时进行软组织厚度减小的优势在于软组织随着种植体-骨界面的结合而愈合成熟。但是，一期手术时将软组织瓣减薄，可能会导致在愈合期佩戴软组织支持的临时义齿时，种植体体部会承受更大的负荷。在初期骨愈合之后，二期非翻瓣手术同样能纠正软组织厚度。

深牙周袋的存在并不总伴随着边缘骨的加速吸收[36]。稳定、刚性、固定的种植体牙周袋深度范围为2~6 mm。健康的牙列缺损的患者的种植体的探诊深度大于天然牙的探诊深度。与时间间隔无关的探诊深度相比，种植体周围探诊深度的逐渐增加是一个能更加鲜明反映骨吸收的指征，而非牙龈增生和萎缩造成的探诊深度的变化。在基台或者冠边缘选择固定的参考标志点能够评估是骨嵴顶骨吸收还是组织肥大。

尽管有局限性，但记录种植体黏膜区域的附着水平仍有助于帮助牙医监控这些区域。随着龈沟深度的增加，氧气张力下降[37]。种植体龈沟内的细菌与天然牙龈沟内细菌类似。刷牙及每天的清洁措施并不能清洁到龈下2 mm的位置[38]。龈沟深度超过5~6 mm时，厌氧菌出现的比例很高[39,40]。因此，这种龈沟通常需要龈切术和骨修整手术。作为一个规则，为了使患者能够进行有效的日常卫生清洁，理想的种植体龈沟深度应当保持在小于5 mm。

在种植体负荷的第一年监测早期的骨嵴顶吸收是最重要的。在临床上探诊比X线片更容易观察到小的骨的改变。早期骨吸收通常发生在种植体颊侧，而X线片只能观察到近中及远中区域。嵴顶骨水平的变化需要密切的监测及早期干预。当检测到早期的嵴顶骨吸收超过第一个螺纹，需要教育患者使用副功能保护器具以及一些其他减少应力的方法来减少种植体系统的非功能性应力。

尽管探诊深度增加的临床意义不确定，探诊仍然是评估种植体周潜在的有害变化的合适方法，并且应该在修复后的1年内每3~4个月进行一次检查。此后，如果嵴顶骨是稳定的，仍然需要进行探诊。探诊还能检查组织连续性、出血和渗出。因此，探诊不仅可以测量增加的龈沟深度，还能让牙医在同一位点、同一时间评估几个种植体周围参数。

有学者关心如何选择进行种植体评估的探针。有争论认为不同的金属（例如：不锈钢、钛）不应该接触种植体，因为两种金属的金属污染的风险以及可能会促进和引起嵴顶骨吸收的电偶腐蚀。由于这种担心，已经提出仅使用钛的外科器械来接触种植体，并且使用钛或塑料器械来对种植体进行探诊或洁治（图34-4）。

临床上并不担心使用不锈钢器械接触基台龈下部分的表面（图34-5）。但是，刮擦表面可能有助于菌斑生物膜沿划痕方向定植（图34-6）。菌斑生物膜定植遵循钛板上划痕的方向，即使可能在表面划出的是直角和迷宫图案。因此，当快探诊到种植体周围的骨水平时，临床医生应当避免刮擦表面，因为在表面处形成的菌斑可以沿着龈下到达骨水平。特别是在洁治过程及去除冠边缘下的粘接剂时极为重要。如果可能的话，应该使用平行于龈沟或冠边缘的半圆形洁治器来进行种植体骨上部分的洁治。这样如果种植体表面出现划痕，也不会直接形成便于菌斑进入软组织下方的"高速公路"。

## 出血指数

探诊后牙龈出血与龈沟内的炎症及菌斑指数有关。容易溃疡的沟内上皮代表了菌斑生物膜导致的炎症，并且是探诊出血的主要原因。出血指数是反应龈沟健康程度的指标。出血也可能由探诊的不适当的压力引起。

争议主要在于使用出血和牙龈健康作为种植体健康指示的问题[27]。与天然牙不同，在最开始的几年中种植体的成功，同牙龈健康相比，与生物力学的平衡更密切。与天然牙相比，由于种植体与骨间缺乏牙周膜和纤维组织使得细菌导致的软组织炎症更容易局限于骨上。因此，在评估早期种植体健康状态时出血指数可能不是一个重要指标。

牙龈健康与种植体成功率的相关性与种植体颈部表面状况部分相关。没有证据表明牙龈炎是进行性骨吸收的先兆。牙龈炎和深的牙周袋不伴有进行性骨吸收[40]。这些报告都评估了机械加工的钛螺纹设计（例如：Nobel Biocare）。

与先前报道的机械加工表面的种植体相比，这篇文献报告了龈沟深度和种植体失败之间的相关性[41]。在这篇报告中还评估了一种种植体设计，它在种植体体部与基台之间有一个可以内移动的部件，种植体体部采用粗糙的钛浆喷涂（IMZ，德国）。当多孔钛合金微球的种植体表面（Endopore，加拿大）暴露于骨面以上时，同样观察到了种植体失败与牙龈健康之间的相关性[42,43]。

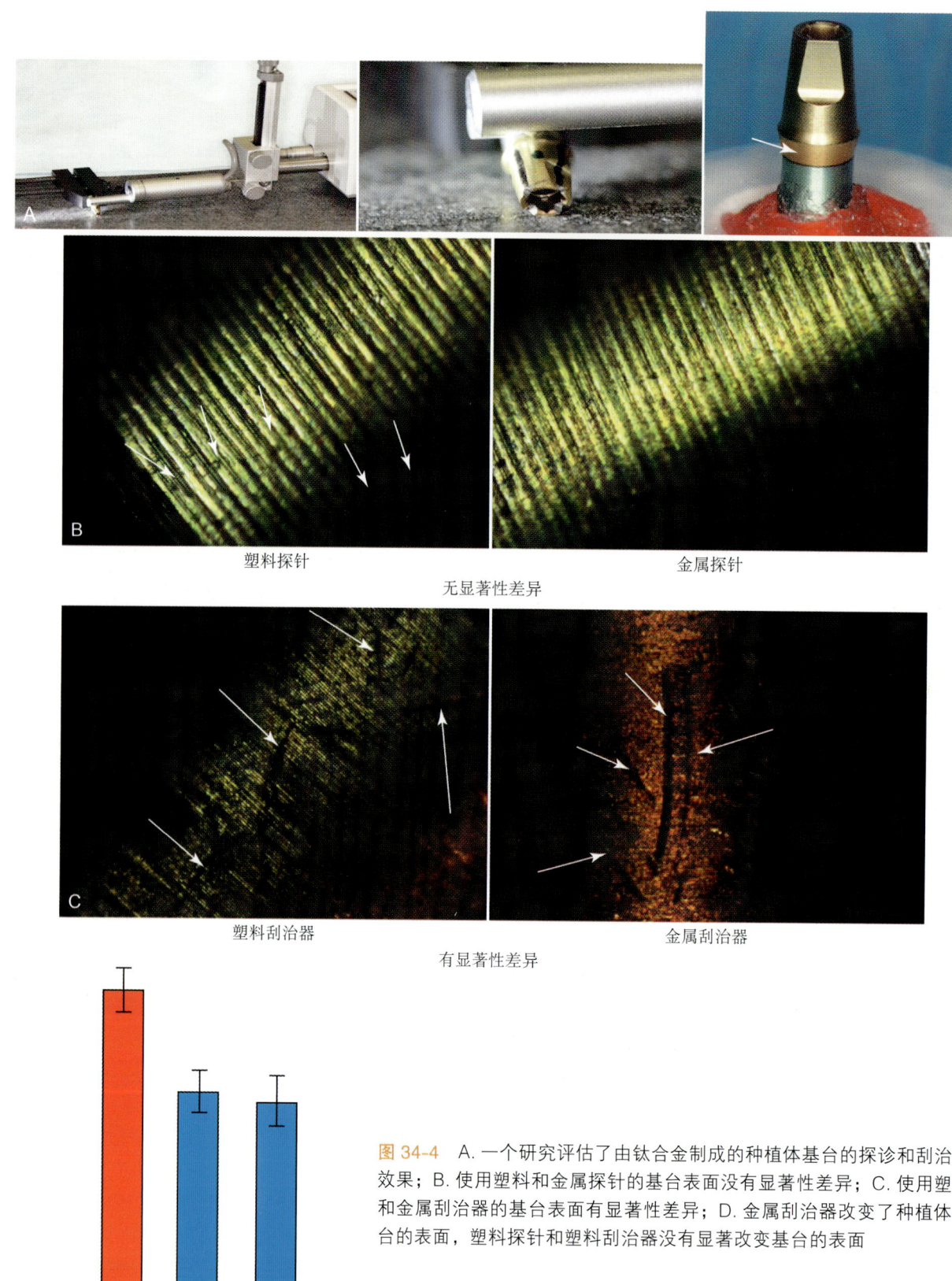

图 34-4 A. 一个研究评估了由钛合金制成的种植体基台的探诊和刮治的效果;B. 使用塑料和金属探针的基台表面没有显著性差异;C. 使用塑料和金属刮治器的基台表面有显著性差异;D. 金属刮治器改变了种植体基台的表面,塑料探针和塑料刮治器没有显著改变基台的表面

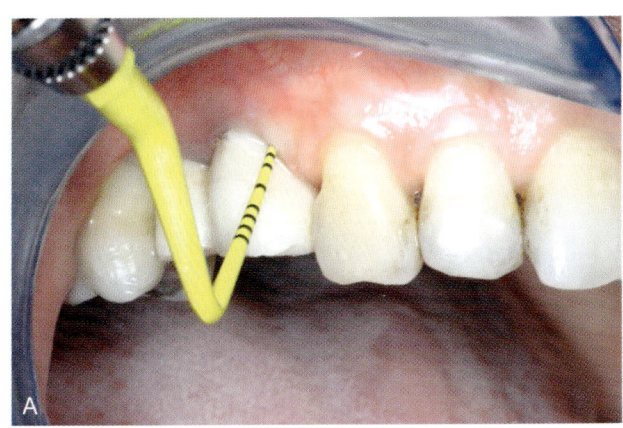
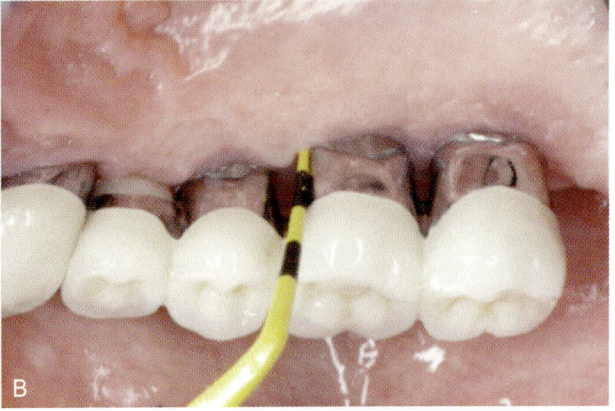

图 34-5 塑料及金属探针可以用来评估种植体周围的探诊深度。使用树脂覆盖的牙周探针进行合适的探诊（Colorvue; Hu-Friedy, Chicago）

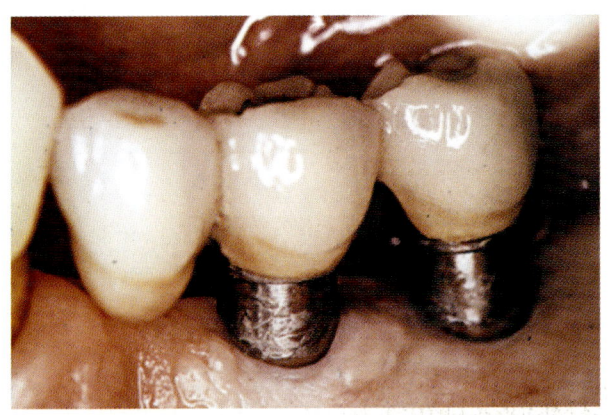

图 34-6 刮擦种植体表面有助于菌斑生物膜沿划痕方向定植

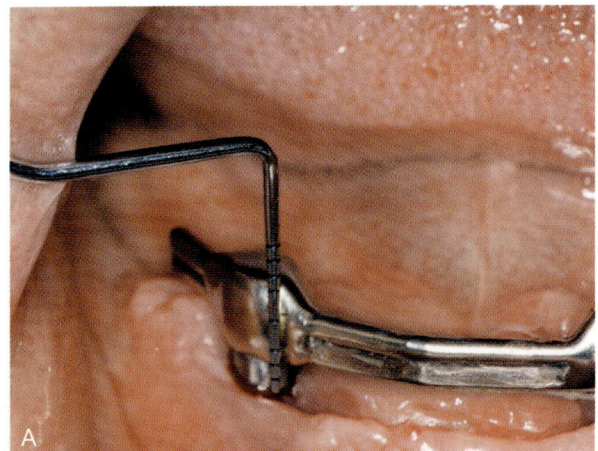
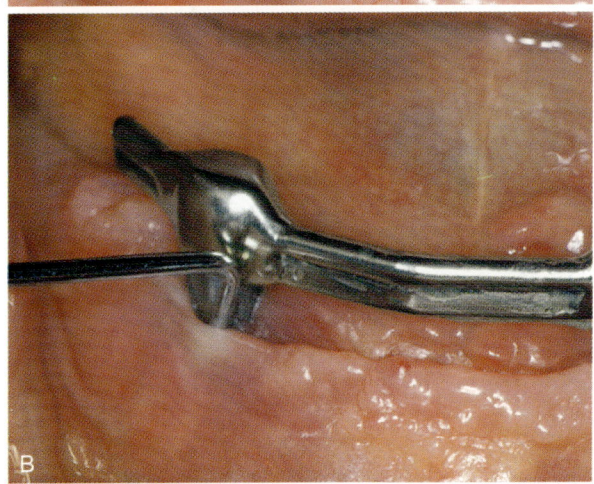

除了种植体的表面状况，其他研究也显示牙龈健康与种植体健康的相关性[44]。一项研究发现种植体龈沟中的蛋白水解酶水平随着炎症升高，探诊出血作为种植体疾病的预测因素[44]。一些其他研究报道了种植体周围菌斑及种植体周围龈炎是相关的[36,45]。另一项研究得出结论牙龈出血指数与菌斑指数及龈沟液指数高度相关[46]。

应鼓励牙医探查龈沟区域以评估种植体周围的牙槽骨吸收。牙周探诊比龈沟液体积指数的测定要求更低且更常用。还可以在探诊龈沟深度时观察出血指数，因此很容易记录出血指数以评价牙龈健康程度（图 34-7）。

无论牙龈健康是否与种植体成功率相关，所有牙医都同意种植体周围理想的软组织状况应没有炎症。X 线片上骨吸收和增加的种植体周袋与龈沟出血相关[46]。因此，应记录种植体周围的牙龈状况并用于评估患者的日常口腔卫生状况。然而，种植体周围的软组织中的血管比天然牙周围软组织中的

图 34-7 A. 牙周探针可以在探诊时评估出血情况，而出血是种植体周围黏膜炎和种植体周围炎的征兆；B. 存在几毫米的探诊深度，提示有种植体周围炎

血管更少。因此，在种植体周围观察到的炎症通常比在天然牙周围观察到的轻[28,31]。

最常见、同时适用于牙齿和种植体的牙龈出血指数是 Loe 和 Silness 牙龈指数[32]。当用于牙齿时，

该指数分为 0~3 来记录所有牙齿的颊侧、舌侧和近中面的牙龈炎症状况。出现出血的症状说明指数至少为 2 [2]。

牙龈指数适用于记录种植体颊侧、舌侧和近中面的牙龈炎症。颊侧和舌侧的探诊已经用来评估 X 线片上看不见的骨吸收。由于可以用出血指数来评估牙龈炎症，Loe 和 Silness 牙龈指数对于种植体是足够的，并且因为与存在的天然牙相比，通常使用更少的种植体来恢复缺牙区域，所以医生还可以在出血存在时评估远中面，因为种植体间隔大于 2 mm，并且进入非常通畅。

当龈沟深度小于 5 mm，并且出血指数增加时，可使用氯己定含漱和冲洗，以及其他专业护理和家庭护理方法。当龈沟深度为 5~6 mm，并且牙龈有很大的出血概率，就需要牙龈切除术或者牙龈成形手术来改善厌氧环境。

在第一年进行种植体周围组织的临床检查时，牙医应该记录牙龈的颜色、形态和质地。同样记录所有位点的探诊出血情况及探诊深度。在稳定记录探诊深度 1 年之后，在每次维护时可能并不需要逐个记录读数了。相反，探诊深度需要与观察 X 线片的近远中面相联系。除非有炎症活动期的表现（例如探诊出血、红斑），否则并不需要取下修复体来更准确的探诊和评估。反复取下螺丝固位的固定修复体会引起螺丝附着系统的磨损并且导致远期经常发生的修复体固位不良。

## 边缘骨吸收

种植体牙槽嵴顶处的边缘骨是种植体是否健康的重要指标。与天然牙不同，种植体周围边缘骨吸收的原因是多因素的，并且可能在不同的时间段发生：手术期骨吸收，初期"生物学宽度"骨吸收，早期负荷骨吸收，中期骨吸收和长期骨吸收。每个时间段骨吸收可能具有不同原因。在种植体维护期时应重点评估早期负荷骨吸收，中期骨吸收和长期骨吸收。

在种植二期翻瓣手术中，通过种植体在牙槽嵴的位置来改变牙槽嵴顶骨水平。当种植体与愈合基台连接后，在第一个月，边缘骨吸收发生在①基台-种植体连接位置；②种植体设计的嵴顶部。基台-种植体连接在骨边缘或者低于骨边缘时会导致 0.5~1 mm 的骨吸收。当基台与种植体体部相连接时，形成 0.5~1 mm 从连接处到根尖方向的结缔

组织。这可能就是由于"种植体生物学宽度"导致的骨吸收。一些种植体初始位于骨上 2 mm 或者另一些在骨下 2 mm，在基台与种植体连接之后有不同程度的骨吸收[47]。因此，如果可能的话，种植体应该植入平齐骨面或位于骨面以上，以避免基台旋入后与种植体相关的骨吸收导致的龈沟深度的增加。

除了基台-种植体连接造成骨吸收之外，当光滑金属位于基台-种植体连接下方并延伸到种植体的颈部时，会发生与光滑金属区直接相关地额外的骨吸收。在第一个月之后，穿龈部件或基台穿过软组织，骨水平通常位于第一个螺纹或粗糙面（图 34-8）。

当种植体受到咬合负荷时，边缘骨骨吸收可能发生在种植体的第一螺纹或粗糙表面之上（图 34-9）[48]。定期复诊时应评估和监测边缘骨骨吸收。如果发生骨吸收超过第一个螺纹或粗糙面的情况，

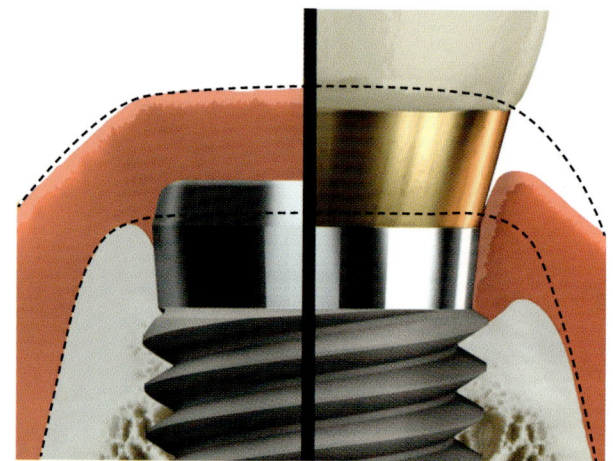

图 34-8　当种植体被软组织时覆盖时，牙槽骨通常位于种植体的顶部（左），当种植体暴露并且加上基台后，骨通常吸收到种植体体部第一个螺纹处（右）

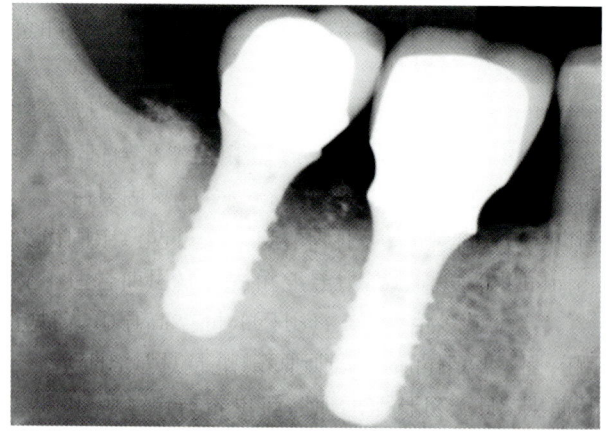

图 34-9　种植体负荷后，骨吸收可以延伸超过种植体的第一螺纹或粗糙表面

则考虑减少殆力。这包括调殆和有功能异常的情况下做保护器（夜磨牙殆垫）。

种植体周围的中期和长期骨吸收最常见的原因是种植体周围炎。为了减少这种情况，有必要进行每天的卫生措施以及定期专业维护。当口腔环境有利于引起细菌相关的骨吸收时，将进行手术纠正。

## 患者口腔卫生

用牙刷去除龈上的菌斑可以有效地减少龈下的生物菌群，降低牙周疾病出现以及复发的风险。更重要的是这样可以减少龈下菌斑中致病菌的数量[49]。

若种植体周围黏膜角化不足，特别是在后牙区，就会导致较多的菌斑堆积和较快发展的龈炎，但与每年较多的骨吸收量无关（除了表面特性）[50]。种植体的类型以及有无角化黏膜，都将影响患者选择正确的维护良好口腔卫生的方法。医生应该给患者强调控制菌斑的重要性，并根据不同患者的情况为他们选择清洁工具和方法。

患者通常依赖于医生介绍的保持口腔卫生的工具和方法，对许多患者来讲"宣教－演示－操作"的家庭护理方式是很重要的。在患者的病历中应该记录下他们的护理方式，这对保持种植的长期成功率是很重要的[51,52]。在推荐口腔卫生工具时，决定选择的因素包括：种植体位点、长度、基台的角度、结构设计、解剖结构的限制、患者的习惯、积极性和患者手工操作的灵活性[53]。

影响工具选择的主要因素是菌斑和牙结石的堆积，当然同时也要考虑患者的全身健康状况和用药情况。为了避免患者丧失依从性，我们应该将口腔卫生工具设计得简单一些[54]。牙列缺损患者的致病菌数量比全口无牙颌患者要多，这会导致病原菌的移位定植[55]。

最终的修复体应该保证患者和医生能够清理菌斑[56]。医生应该向患者介绍牙刷（推荐的力量）、牙线（必要时需有引线器）、间隙刷、牙签、口腔冲洗器的使用方法（图34-10），医嘱中应该包括抑制口腔菌群的抗生素的使用，例如西砒氯铵或0.12%或者0.2%氯己定含漱液[57]。西砒氯铵含漱液或者氯己定含漱液可以用来漱口或者用牙刷或棉棒涂抹在局部。

如果使用口腔冲洗方法，患者应该将设置调至最低然后对准种植修复体邻面组织冲洗，避免对种植体造成过大的压力，错误的使用会改变组织的适应性，从而导致细菌附着在种植体周围[58]。另外，医生应该建议患者操作时尽量轻巧，以避免因为清洗不当而引起并发症。

## 工具选择

保持钛表面光滑没有凹陷和划痕可以防止菌斑的堆积[59]。工具的选择要考虑头部的设计不应太笨重，而且设计应该有利于医生的操作（图34-11）。医生也应根据修复体的设计、菌斑堆积的位置、牙结石的硬度来选择合适的清洁工具。

有报道称金属的超声刮治器对钛表面有损伤[60]。如果在超声刮治器上加一个塑料或橡胶的保护套则不会损伤到钛[61]（图34-12）。在去除牙石后用橡胶抛光杯加牙膏、抛光膏、成品种植体抛光糊剂和氧化锡进行抛光不会损伤钛表面[62,63]。

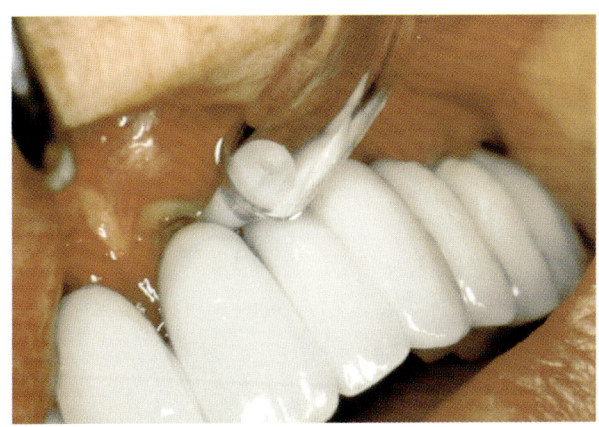

图34-10　使用Pik Pocket进行抗菌冲洗（Water Pik, Inc., Fort Collins, CO）

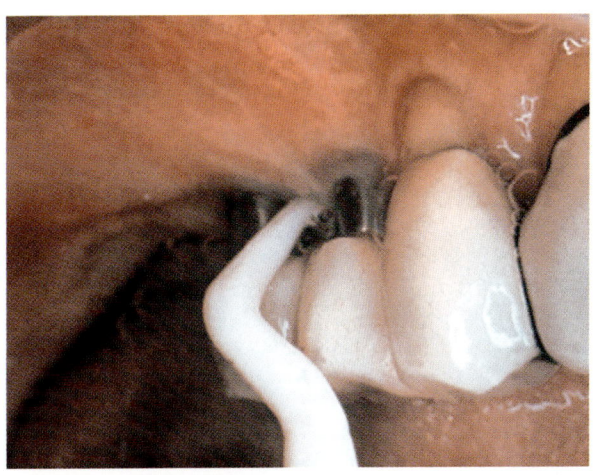

图34-11　塑料（树脂包裹）、聚四氟乙烯、碳纤维材料都用于种植体刮治器。图为树脂刮匙（Implacare; Hu-Friedy, Chicago, IL）

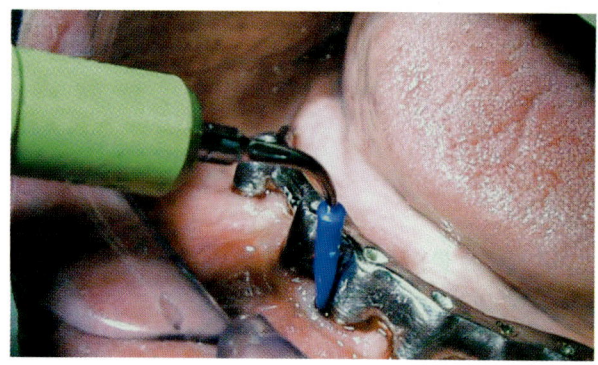

图 34-12 使用空化装置插入种植体周围可降低损伤种植体表面的风险（Sofrip; Dentsply, York, PA）

也可以使用橡胶尖，或者柔软的尾部没有分叉的环形牙刷。

尽管使用具有塑料护套或为种植体安全设计的超声波尖已经被证明是有效的，但是超声波刮治器上的塑料套管可能会导致颗粒嵌入种植体表面涂层中[64]。传统的非金属尖的超声刮治器同样适合对种植体的维护[65]。喷砂对种植体的维护是有效且安全的。

使用工具的最终目的是彻底去除菌斑和牙石。Ramaglia 等证实了塑料刮匙和喷砂器械不会改变种植体表面，但这些方法会留下杂质[66]，这些杂质应该通过冲洗来去除，并避免影响组织愈合。

不锈钢尖端的器械会损伤光滑的钛表面[67]。各种非金属、塑料、碳纤维、尼龙或聚四氟乙烯树脂包裹的工具是可以用的，而且在清洁钛种植体表面时是安全的[58-64, 66-68]。通过这些器械的刮治，龈组织和软组织的结构得到了改建。虽然有研究表明，钛刮匙和橡皮杯加抛光粉抛光适合于清洁种植体表面[69,70]。有一篇文献综述发现，在所有的研究中钛刮匙会造成种植体表面的粗糙化[65]。

用于处理光滑种植体表面时可选择非金属器械（Implacare II；Hu-Friedy, Chicago, 见图 34-11），如树脂刮匙和橡胶杯，特别是以保持表面完整性是主要目标时。类似地，对于粗糙的种植体表面，同样可以选择非金属器械和喷砂方法，特别是需要维持表面完整性。只有在需要去除涂层时，才推荐使用金属器械和车针。

## 种植体维护措施

随着牙种植体广泛用于缺失牙的修复，医生会越来越多地遇到复杂的临床问题[71]。种植修复完成后的定期随访对良好的口腔卫生的评估和建立很有必要。健康的软组织不应该有炎症，牙周不应有菌斑和牙石形成。只要种植体表面没有划痕，可以使用金属或者塑料探针进行种植体周围探诊（图34-5）。随访是提前发现可能存在的问题并及时处理的有效途径。

不像牙石附着在天然牙牙骨质的空隙中，种植体周围牙石附着的牢固程度相对天然牙而言要小很多。这样能减小去除种植体周围结石时对组织和牙周的创伤。再加上良好的口腔卫生能使龈下牙石减少到最小。一般而言，钛表面不会附着牙石，良好的口腔卫生能够阻止菌斑的堆积。如果已经出现了颈部骨吸收，种植体表面或涂层的暴露会有利于菌斑和牙石的堆积。

健康的种植体周围组织有紧密的附着能够抵抗刮治，因为种植体周围的黏膜附着相对于天然牙周组织更为脆弱，因此使用较轻柔的压力操作短的工作尖端是很重要的。应该根据牙石的位置选择水平进入以避免对组织产生创伤[72]。当必须将器械深入龈下清除牙石或溢出的粘接剂时，操作手法一定要轻柔，最好采用半圆形的方式。小心地将器械工作尖置于牙石之下，并用压缩空气吹干牙石或粘接剂，可以使检查或清理工作变得容易，同时会减轻患者的不适感。

种植体基台周围不健康的软组织会导致食物的存积、菌斑和牙石的形成，增加感染和炎症的可能性。如果维护或清洁措施不足以改善组织健康情况，那么通过外科的方式来减少慢性炎症和感染就很有必要了。

医生和患者进行的清洁程序会受到修复体设计的限制，较大的修复体会减小楔状隙，阻断了种植体及牙龈边缘结合区域的入路[73]。骨的丧失是种植体失败的一个原因，由修复体引起的问题会增加种植体维护的难度[74]，定期的咬合检查可以发现一些偏差并进行适当的调整[75]。

## 药物治疗

氯己定在减少口腔龋齿和种植体周围菌斑方面效果良好[76]。长期使用抗生素漱口液，如 0.1% 或者 0.2% 氯己定含漱液，或者西砒氯铵含漱液，再配合牙刷和牙线的使用能够减少菌斑的附着。值得注意的是，新型的氯己定含漱液含有酒精以帮助稳定和保存溶液[77]，但研究证明这样会降低它的抗菌作用[78]。

如果医生要进行龈下冲洗，冲洗头应该小心地插入种植体周围组织并避免损伤表面，操作应当十分轻柔以避免冲洗头插入种植体龈沟的底部从而冲洗时影响到周围的组织[79]。氯己定是一种效果很好的冲洗液体[80]。

一项研究通过非外科机械治疗方式在种植体周围病变处使用米诺环素和20%氯己定凝胶，经过12个月发现，其可以减小袋深度并减少出血[81]。局部的抗生素治疗在种植体周围炎的治疗中被证明是有效的，并且有成功的使用米诺环素治疗种植体周围炎的案例[82]。系统的抗生素治疗对于控制感染也是有效的。评估问题、并发症、治疗条件与了解病因同样重要[83]。患者应该尽量使用中性的氯化钠溶液，因为酸性溶液会改变钛表面的性质[84,85]。

## 种植体健康的标准：健康状况的临床评估

口腔种植学的成功标准是复杂的，大量的临床研究报告说明成功或者失败不能由以前取得的成功来判定。相反，成功大部分是指种植体存留，而失败则常指种植体已经脱落。现在所有的修复文献都称种植体的存留为成功。

但是对天然牙来讲什么是成功呢？从牙周的角度讲，组织一定要健康。建立的成功标准都基于描述理想健康情况的天然牙，种植成功的标准应该由健康质量来代替，用健康-疾病逐层分级来描述种植体状态。

种植体的成功标准之前已有其他学者提出过，包括 Schnitman 和 Shulman[86]，Cranin 等[87]，McKinney 等[88]，Albrektsson 等[89]，以及 Albrektsson 和 Zarb[90]。像框图 34-3 展示一样，Albrektsson 等的标准明确用于固定修复种植体并且已被广泛使用。由 James 提出，Misch 改良的种植体周围的健康水平分为5级[91]。James-Misch 还根据这5个等级制订了相应的处理方式。2007年，在意大利比萨举行的会议上对 James-Misch 的标准进行了重新定义，分四级来描述种植体的成功、存留和失败[92]。

天然牙理想的临床状态是没有疼痛，颊向受力100 g 时动度小于0.1 mm，颊向受力500 g 时动度小于0.15 mm，没有垂直向的动度，牙周探诊小于2.5 mm，颈部骨高度在膜龈联合下方1.5~2.0 mm，致密的硬骨板，探诊不出血，没有渗出，

没有牙龈退缩或多根牙没有根分歧的暴露（框图 34-4）[92]，对理想的牙科种植体来讲这些成功标准也同样适用[86-90]。

美国牙周病学会定义了5种天然牙牙周疾病诊断和治疗的分类[93]。美国牙周病学会没有对成功和失败进行严格的定义，只是划定了一个健康到疾病的范围。这个分类允许临床对每个类别进行不同的治疗。对种植体也建立了相同的分类，根据其症状采取不同的诊断和治疗方案[94]。

基于临床情况对种植体的健康状况进行分级，该分级在2007年国际口腔种植医师学会大会上得到了认可（表 34-1）。健康情况分级可以让医生按照指定的标准来评价种植体，并进行相应的处理和治疗。也可以根据这个分级对种植体的预后进行判断。

### 第一组：完全健康

第一组是有着理想健康条件的成功种植体，没有触痛、叩痛或行使功能时疼痛。任何方向加载500 g 力时种植体无动度。种植体植入后颈部骨吸

---

**框图 34-3　种植成功的标准[89]**

- 单颗种植体，临床检查时没有动度
- X 线检查未发现种植体周围有低密度放射影
- 种植修复1年后每年的垂直向骨吸收量少于 0.2 mm
- 单个种植体没有出现持续的或不可逆的症状或疼痛、感染、麻木等并发症
- 对前期病例进行回顾性分析，5年成功率不低于85%，10年成功率不低于80% 是最低标准

---

**框图 34-4　天然牙的理想临床情况**

- 无疼痛
- 颊侧施加100 g 力时水平向动度小于 0.1 mm
- 颊侧施加500 g 力时水平向动度小于 0.15 mm
- 垂直向无动度
- 牙周探诊深度小于 2.5 mm
- X 线检查，骨面位于釉牙骨质界下 1.5~2.0 mm
- 致密的硬骨板
- 探诊无出血
- 无渗出
- 无牙龈退缩
- 多根牙未暴露根分歧

表 34-1　牙种植体健康量表

| 种植体质量分级 | 临床条件 | 治 疗 |
| --- | --- | --- |
| 一、成功 | 没有疼痛和过敏<br>无动度<br>X线检查骨吸收少于2 mm<br>探诊深度小于5 mm<br>探诊出血指数：0~1<br>无渗出病史 | 正常维护 |
| 二、存留（健康状况尚可） | 没有疼痛<br>无动度<br>X线检查有2~4 mm的骨吸收<br>探诊深度5~7 mm<br>探诊出血指数：0~2<br>无渗出病史 | 减小受力，<br>减小复诊间隔，<br>牙龈成形术，<br>每年进行X线检查 |
| 三、存留（有并发症） | 无动度<br>X线检查骨吸收大于4 mm（小于种植体体部长度1/2）<br>探诊深度大于7 mm<br>可能有渗出病史<br>行使功能时无疼痛 | 减小受力，<br>药物治疗，<br>外科干预，<br>调整修复体或种植体 |
| 四、失败（临床失败或者绝对失败） | 有任何以下情况：<br>行使功能时疼痛<br>有动度<br>X线检查骨吸收大于1/2<br>不可控制的渗出<br>从口腔中脱落 | 去除种植体 |

BOP，出血指数

收少于2.0 mm，这种骨吸收通常由于基台连接和种植体表面下方的"生物学宽度"导致。种植体周围没有渗出病史，种植体周围没有低密度放射影（图34-13A~C）。探诊深度小于等于5 mm，且1年后趋于稳定，理想的出血指数是0或1。第一组种植体可以按照常规的维护程序，每6个月复诊。预后非常好。

## 第二组：健康状况尚可

第二组种植体健康状况良好，种植体稳定但存在潜在风险或临床病史，在触诊、叩诊或行使功能时没有疼痛或敏感，在负荷小于500 g时没有垂直向及水平向的动度。种植体植入后颈部骨吸收在2~4 mm（图34-14A，B）。早期负荷导致的骨吸收最常见的原因与𬌗力的大小及骨密度有关。由于原始组织厚度和边缘骨吸收，探诊深度可能深达5~7 mm，但能保持稳定。探诊出血指数通常是1，甚至可能是2。这些种植体可以认为有种植体周围黏膜炎。治疗方案包括减小种植体的应力、缩短回访的间隔时间（例如，9个月），加强口腔卫生宣教，在种植体颈部牙槽骨保持稳定前每年行X线检查，牙龈成形术和龈沟变浅术。根据种植体龈沟的深度，预后良好至非常好。

对于袋深度小于6 mm，可以得出以下结论[95]：

1. 单纯使用机械刮治或与药物联合使用可以缓解种植体周围黏膜炎。
2. 从组织形态学观察，两种治疗方式都能将感染降到最低。
3. 单独使用机械方式已经能够降低黏膜炎在临床和组织形态学上的损害。

## 第三组：勉强存留

第三组种植体仍旧被归类于存留，其种植体有轻度至中度种植体周围炎，周围组织处于一种很容

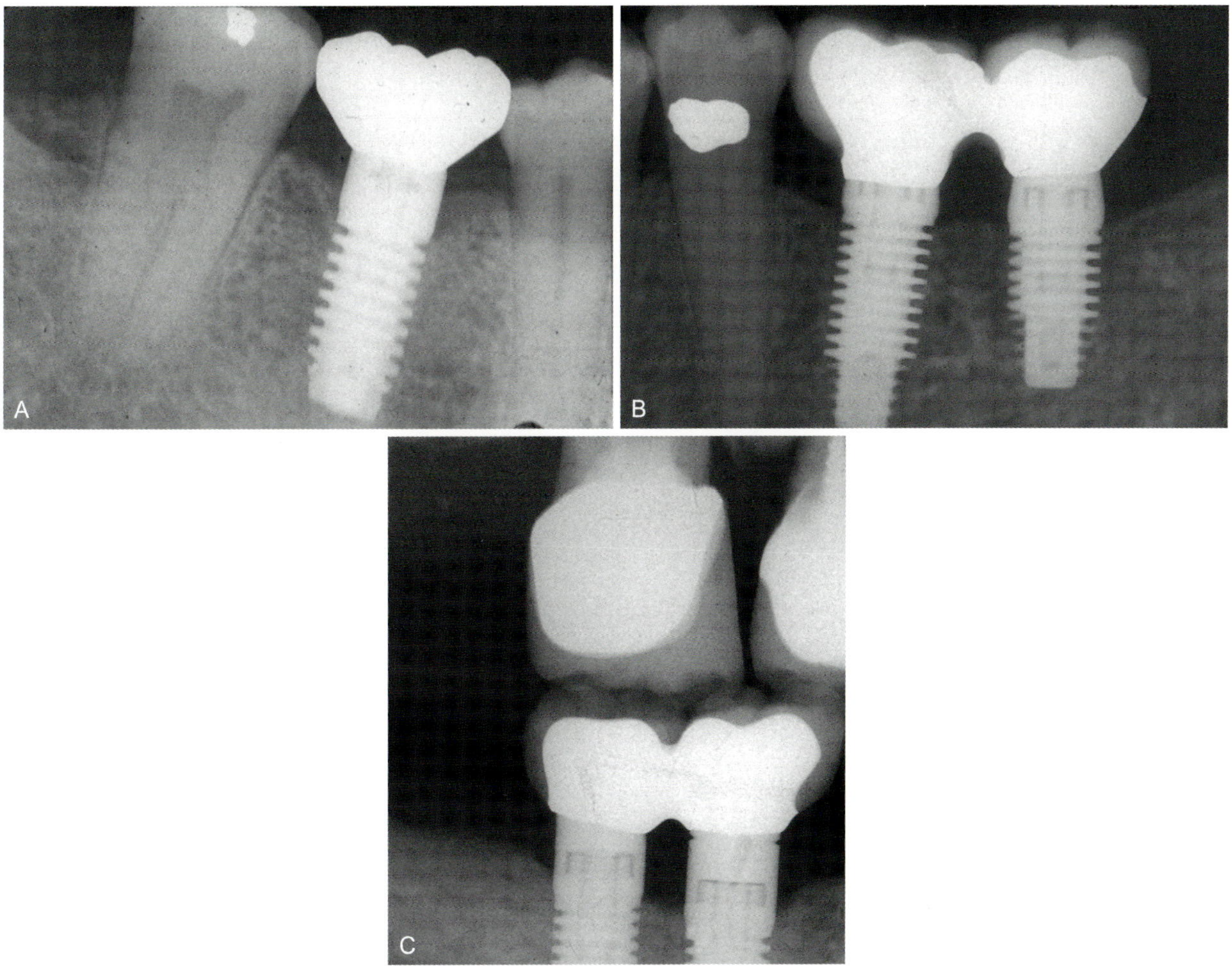

图 34-13　A 和 B. 第一组代表种植体周围最佳的健康状况。修复体咬合负荷的第一年内发生了小于 1.5 mm 的牙槽骨吸收。C. 可以通过咬合翼片以评估近远中骨水平

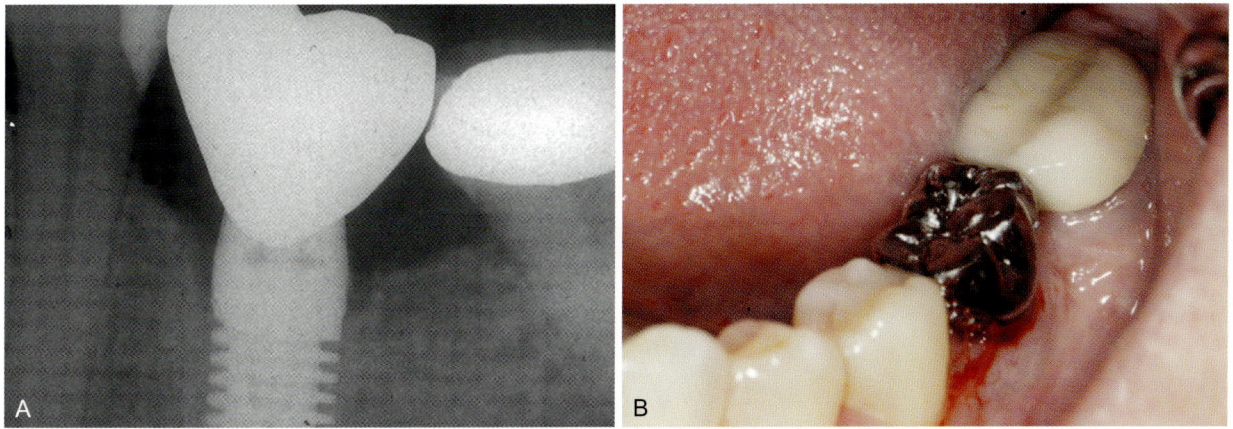

图 34-14　A. 第二组代表了种植体周围健康状况良好。这个种植体牙槽骨吸收 2 mm；B. 种植体探诊出血指数是 2

易被破坏的状态。种植体周围炎指的是导致种植体周围骨吸收的种植体周围组织炎症的改变[83]。

第三组种植体根据垂直骨高度的 X 线片、种植体周围牙周袋探诊深度、探诊出血及化脓程度、黏膜红肿情况且在行使功能时无疼痛来描述（图 34-15A）。这些种植体需要更多的非保守的临床治疗。行使功能时无疼痛，但行使功能或叩诊时有轻度不适，没有水平向或垂直向的动度。种植体植入后颈部骨吸收大于 4 mm，但小于种植体长度的 1/2。骨吸收超过 7 mm 和探诊深度增加会同时伴

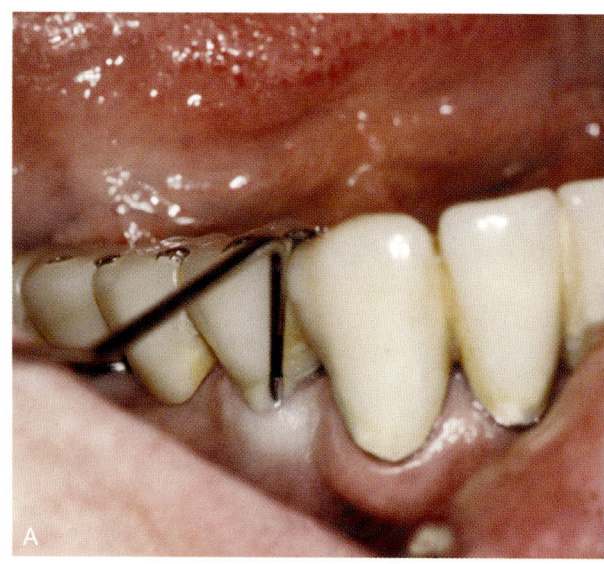 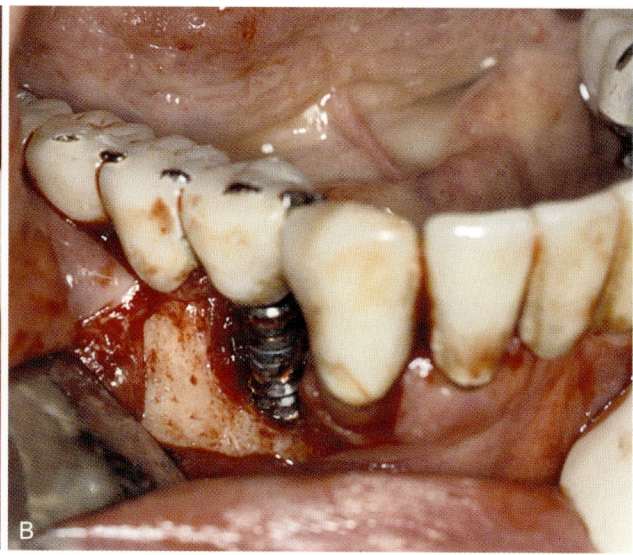

图 34-15　A. 第三组的种植体具有受损的健康状况并且需要外科手术以降低进一步恶化的风险。对种植体颊侧探诊深度为 6 mm，并且存在渗出。B. 该种植体需要外科手术，以清洁种植体的表面并去除有毒物质。可以降低螺纹深度结合植骨手术或者根向复位瓣

随着出血，种植体周围骨吸收少于 50%，种植体周围渗出超过 1~2 周，颈部骨质出现影像学改变。

第三组种植体需要外科和修复干预，但咬合受力问题是首要因素。非美学区域可以拆除修复体或者可以在手术期间卸下过渡义齿，咬合的调整可以在对软、硬组织进行外科治疗后降低殆力，包括缩短悬臂梁长度、调殆、夹板治疗。

当有快速的骨改变时修复体可由固定义齿修复形式改为可摘局部义齿修复软组织支持式。如果需要额外的种植体来支持修复体，尤其是患者不愿戴可摘修复体时，需要植入额外种植体并重新制作义齿，此时应该避免种植体有任何动度。

当有渗出存在时，建议全身和局部使用抗生素，局部使用氯己定也值得推荐。如果导致种植失败的因素没有消除，这些方法的作用不大。如果在几周内有炎症症状出现而且没有消退迹象，应该对种植体周围微生物进行培养并进行药敏试验。

外科处理常包括软组织的去除和部分种植体的暴露（图 34-15B），骨移植通常跟这些处理方式同时进行。该组可以通过以下三个步骤获得改善。①抗生素治疗；②减小应力；③外科干预。当通过外科方式改善了软硬组织健康情况后，在有效减小和控制应力的基础上的预后较好。

### 第四组：临床失败

第四组种植体健康分级是临床失败或者绝对失败（图 34-16）。在出现这些情况时种植体应该被取出：①触诊、叩诊或行使功能时疼痛；②超过 0.5 mm 的水平动度；③垂直向上有任何动度；④不可控制的进行性骨吸收；⑤不可控制的渗出；⑥种植体周围超过 50% 的骨吸收；⑦有透射影；⑧种植体植入后无法修复。通过外科方式取出种植体或种植体脱落都归类于失败。

这个类别还包括手术取出种植体和种植体脱落，缺牙区域使用自体骨或者合成骨移植来修复骨缺损。修复的骨条件比较良好时，可以再次种植，并且有良好的预后（图 34-16）。

目前描述种植失败的术语比较混乱，经常用不同的术语描述相同的情况[96]。建议将时间作为描述种植体失败的首要标准，许多种植体失败以并发症的时间和非术语描述，这是不合理的。

一般来讲患者不能接受取出种植体。尽管患者复诊不一定是为了取出种植体，但统计时仍将其列为失败，患者应该被告知如果不取出种植体会导致骨的吸收，医生应该建议患者取出种植体，否则会影响将来的治疗计划。

### 问题种植体及失败种植体的修复

1. 如果现在正处在炎症活动期（脓肿，出血和红肿），且有骨吸收影像时，并且疾病过程正在继续，应该采用以下措施：

  A．翻开组织，修复缺损。

  B．如果种植体表面有羟基磷灰石（HA）

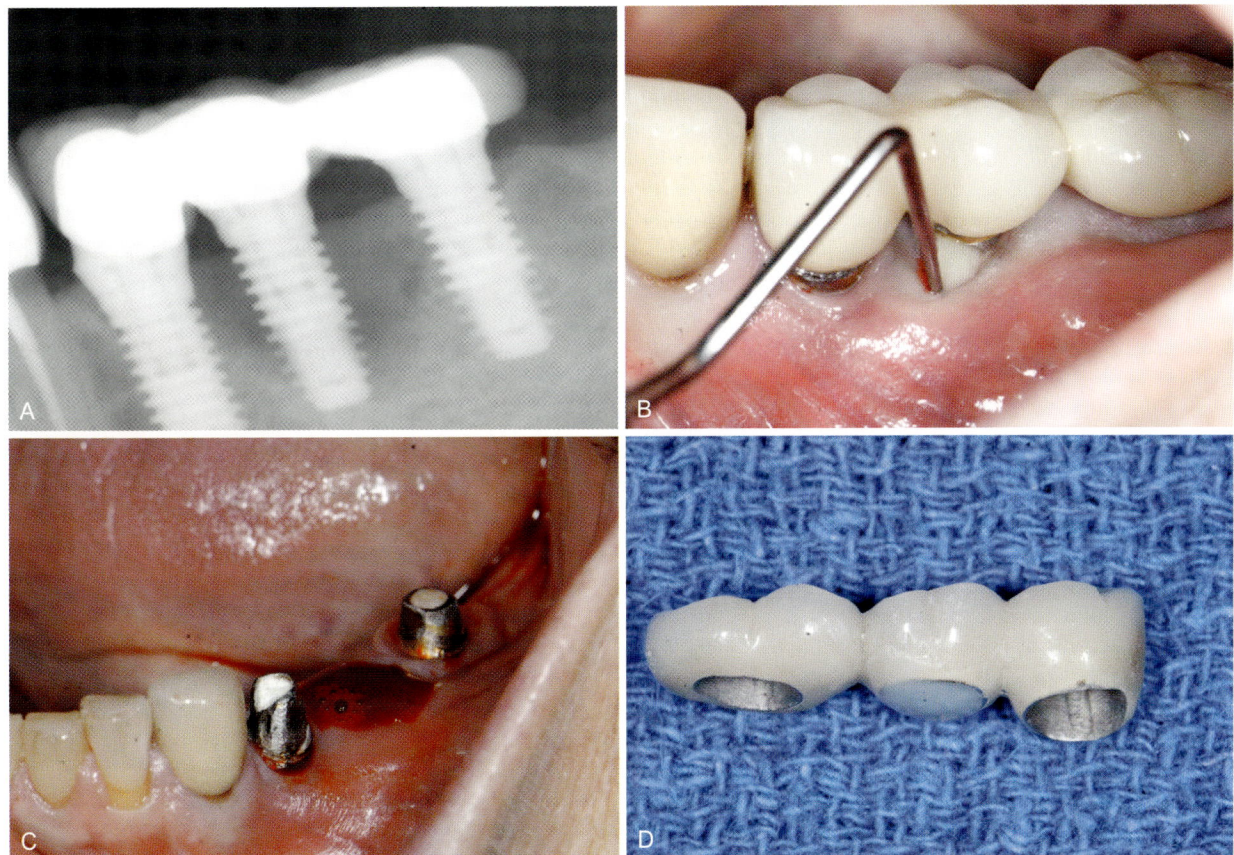

图 34-16　A.第四组的种植体说明种植体临床失败及种植体脱落。图片中央的种植体骨吸收超过50%；B.当存在渗出时，种植体应该取出；C.种植体拔除，这个种植体现在属于完全失败；D.修复体改为三单位的固定桥

涂层且该涂层正在吸收，颜色和结构都发生了变化。需将HA涂层去除直到能看到金属表面。最好使用超声装置，手工器械比较慢，喷砂可能在骨髓中造成比较危险的空气栓子。

C. 用脱脂棉或驼毛刷蘸枸橼酸溶液处理牙种植体，每个面至少处理30 s。过饱和的枸橼酸溶液（40%，pH=1）在冰箱里可以保存1年。

D. 冻干骨或异体骨移植的时候应该做到完全的无菌处理，如果不能做到完全无菌处理，则选择HA或生物玻璃移植。

E. 必要时使用引导骨再生技术和屏障膜保护移植物。可以使用可吸收膜[例如Alloderm or Memloc (Bio-Horizons, Birmingham, AL)]。

F. 在10~12周内避免使用正在修理的种植体。

注意：如果种植体表面是金属（钛、钛合金、钛等离子喷涂），应实施A~C步骤。

2. 如果没有活动性炎症，HA涂层种植体仍在体内，且HA种植体周无持续性吸收（外伤、过度负荷、偏载等导致骨吸收），应该采取以下步骤：

A. 翻开组织瓣，用金属刮匙处理缺损区。

B. 用枸橼酸（40%，pH=1）处理HA表面30 s，用无菌水或生理盐水冲洗来阻止枸橼酸组织脱矿，用酸处理种植体表面30 s可以达到翻新植体表面的效果。

C. 然后使用骨引导再生材料，可以用以上方法处理感染种植体。

注意：唯一的区别是没有必要去除HA，因为涂层相对来说没有污染，并仍然能生物修复。

重要提示：不要对完整的HA使用四环素，因为它会改变HA的钙/磷比值，用枸橼酸处理HA不要超过1 min，因为它会持续作用。

## 种植冠的美学指数

种植冠的美学指数是一个评价种植单冠和周围组织的客观标准[97]。美学的重要性很少包含在评估研究中，美学效果可以通过客观和主观两种方式来评估，主观的评估方式主要是通过调查问卷来获得，问卷必须由患者完成。

客观的美学评估方式是计分，应由专业人员来完成，遗憾的是还从未被应用于口腔种植领域。Jemt 介绍了评估附着于单颗种植修复体邻面黏膜高度的指数，但不包括整个种植体周围软组织高度和表面结构客观的计分[98]。这种客观的美学评估方式，可以作为人们来评估外科治疗或者修复治疗的一种手段。也可以用来分析治疗过程的稳定性。

以下列出了 9 个可选项[97]：

1. 冠的近远中径：冠的近远中径必须与邻牙和对侧牙协调，可做出一个 5 分的评判（过大、稍大、合适、稍小、过小）。
2. 冠的切缘位置：冠的切缘位置必须与邻牙和对颌牙协调，可做出一个 5 分的评判（过低、稍低、合适、稍高、过高）。
3. 冠的唇侧突度：冠的唇侧突度，必须与邻牙和对颌牙协调，可做出一个 5 分的评判（过欠、稍欠、合适、稍突、过突）。
4. 冠的颜色和透明度：冠的颜色和透明度必须与邻牙和对颌牙协调，可做出一个 3 分的评判（非常不协调、稍不协调、协调）。
5. 冠的表面形态：冠的表面例如粗糙度和纹理必须与邻牙和对颌牙协调，可做出一个 3 分的评判（差别较大、差别较小、无差别）。
6. 种植体周围黏膜唇侧边缘位置：种植体周围黏膜唇侧边缘位置必须与邻牙和对颌牙协调，可做出一个 3 分的评判（差别大于 1.5 mm、差别在 1.5 mm 之内、无差别）。
7. 邻面外展隙位置：邻面楔状隙龈乳头必须在理想自然的位置，可做出一个 3 分的评判（差别大于 1.5 mm、差别在 1.5 mm 之内、无差别）。
8. 唇侧黏膜的轮廓：唇侧黏膜表面轮廓必须与邻牙和对颌牙协调，可做出一个 5 分的评判（过欠、稍欠、无偏差、稍突、过突）。
9. 唇侧黏膜的颜色：唇侧黏膜表面颜色必须与邻牙和对颌牙协调且外观自然，可做出一个 3 分的评判（差别较大、差别较小、无差别）。

**框图 34-5　美学分级**

0 分：很好的美学效果
1~2 分：良好的美学效果
3~4 分：中等的美学效果
5 分或更高：较差的美学效果

应当以邻牙和对颌牙作为参照，而不是牙的外形和位置的普遍规律。如果与理想的情况不符就要适当的扣分，轻度偏差扣 1 分，偏差较大扣 5 分，最后得出的总分就是对美学效果的评判（框图 34-5）。应该注意的是一项较大的偏差就会导致较差的美学效果，不可能是一般或满意。

## 小　结

种植体的成功在临床实践中具有广泛的定义。对于天然牙和种植体都存在从健康到疾病的范围。最开始评估种植体标准包括炎症，疼痛和动度。如果种植体存在疼痛或者动度，一般建议拔除。在种植体植入前探诊深度与局部的病变和组织厚度有关。不断增加的探诊深度提示有骨吸收、牙龈增生或退缩。在行使功能的第 1 年，骨吸收的主要原因是应力因素和残留的粘接剂。出血指数可以反应牙龈的炎症，然而种植体的健康情况与牙龈的炎症的相关性不如牙龈炎症与天然牙那么相关。

种植体的失败很容易描述，它是由多种因素共同促成的。任何的疼痛、垂直向动度、不可控的骨吸收和种植体周围低密度放射影像都提示要拔除种植体。种植的质量分级在 2007 年国际口腔种植医师学会大会上被提出，它是种植体质量评估的标准。它不仅评估种植体的健康情况，而且包括对现有情况的治疗和对预后的估测。

### 参 考 文 献

[1] Jalbout Z, Tabourian G: Glossary of implant dentistry, Upper Montclair, NJ, 2004, International Congress of Implantology, p 2.
[2] LeBeau J: Maintaining the long-term health of the dental implant and the implant borne restoration, Compend Cont Ed Oral Hygiene 3(3):3–9, 1997.
[3] Strong S, Strong S: The dental implant maintenance visit, J Pract Hygiene 4(5):L29–L32, 1995.

[4] Koutsonikos A, Fedcrio J, Yukna R: Implant maintenance, J Pract Hygiene 5(2):11–15, 1996.
[5] Terracciano-Mortilla L: Hygiene and soft tissue management. In Babbush C, editor: Dental implants: principles and practice, Philadelphia, 2001, Saunders.
[6] Meffert RM: Maintenance of dental implants. In Misch CE, editor: Dental implant prosthetics, St Louis, 2005, Mosby.
[7] Berglundh T, Lindhe J, Ericsson I, et al: The soft tissue barrier at implants and teeth, Clin Oral Implants Res 2:81–90, 1991.
[8] Bollen CM, Papaioanno W, Van Eldere J, et al: The influence of abutment surface roughness on plaque accumulation and peri-implant mucositis, Clin Oral Implants Res 7(3):201–211, 1996.
[9] Quirynen M, deSote M, van Steenburghe D: Infectious risks for oral implants: a review of the literature, Clin Oral Implants Res 13:1–19, 2002.
[10] Lee KH, Maiden MF, Tanner AC, Weber HP: Microbiota of successful osseointegrated dental implants, J Periodontol 70(2):131–138, 1999.
[11] Lindquist LW, Rockler B, Carlsson GE: Bone resorption around fixtures in edentulous patients treated with mandibular fixed tissue–integrated prostheses, J Prosthet Dent 59:59–63, 1988.
[12] Mombelli A, Mericske-Stern R: Microbiological features of stable osseointegrated implants used as abutments for overdentures, Clin Oral Implants Res 1:1–7, 1990.
[13] Mombelli A, Van Oosten MAC, Schurch E, Lang NP: The microbiota associated with successful or failing osseointegrated titanium implants, Oral Microbiol Immunol 2:145–151, 1987.
[14] Becker W, Becker B, Newman MG, et al: Clinical and microbiologic findings that may contribute to dental implant failure, Int J Oral Maxillofac Implants 5:31–38, 1990.
[15] Mombelli A: Microbiology of the dental implant, Adv Dent Res 7:202–206, 1993.
[16] Rams TE, Feik D, Slots J: Staphylococci in human periodontal diseases, Oral Microbiol Immunol 5:29–32, 1990.
[17] Mombelli A, Marxer M, Gaberthuel T, et al: The microbiota of osseointegrated implants in patients with a history of periodontal disease, J Clin Periodontol 22:124–130, 1995.
[18] Leonhardt A, Adolfsson B, Lekholm U, et al: A longitudinal microbiological study on osseointegrated titanium implants in partially edentulous patients, Clin Oral Implants Res 4:113–120, 1993.
[19] George K, Zafiropoulos GG, Murat Y, et al: Clinical and microbiological status of osseointegrated implants, J Periodontol 65:766–770, 1994.
[20] Quirynen M, Listgarten MA: The distribution of bacterial morphotypes around natural teeth and titanium implants ad modum Brånemark, Clin Oral Implants Res 1:8–12, 1990.
[21] Silverstein L, Kurtzman D, Garnick J, et al: The microbiota of the peri-implant region in health and disease, Implant Dent 3:170–174, 1994.
[22] Lindhe J, Karring T, Lang N: Clinical periodontology and implant dentistry, Copenhagen, 2000, Munksgaard.
[23] Gargiulo A, Wentz F, Orban B: Dimensions and relations of the dentogingival junction in humans, J Periodontol 32:261–268, 1961.
[24] Vacek JS, Gher ME, Assad DA, et al: The dimensions of the human dentogingival junction, Int J Periodontics Restorative Dent 14:154–165, 1994.
[25] James RA, Schultz RL: Hemidesmosomes and the adhesion of junctional epithelial cells to metal implants: a preliminary report, J Oral Implantol 4:294, 1974.
[26] Ericsson I, Lindhe J: Probing at implants and teeth: an experimental study in the dog, J Clin Periodontol 20:623–627, 1993.
[27] Listgarten M, Lang NP, Schroeder HE, et al: Periodontal tissues and their counterparts around endosseous implants, Clin Oral Implants Res 2:81–90, 1991.
[28] Berglundh T, Lindhe J, Ericsson I, et al: The soft tissue barrier at implants and teeth, Clin Oral Implants Res 2:81–90, 1991.
[29] Ono Y, Nevins M, Cappetta M: The need for keratinized tissue for implants. In Nevins M, Mellonig JT, editors: Implant therapy, Chicago, 1998, Quintessence.
[30] Steflik DE, McKinney RV, Koth DL: Ultrastructural (TEM) observations of the gingival response to the single crystal sapphire endosteal implant, J Dent Res 61:231, 1982.
[31] Cochran DL, Herman JS, Schenk RK, et al: Biologic width around titanium implants: a histometric analysis of the implanto-gingival junction around unloaded and loaded submerged implants in the canine mandible, J Periodontol 68:186–198, 1997.
[32] Abrahamsson I, Berglundh T, Lindhe J: The mucosal barrier following abutment disreconnection: an experimental study in dogs, J Clin Periodontol 24:568–572, 1997.
[33] Rams TE, Slots J: Comparison of two pressure sensitive periodontal probes and a manual periodontal probe in shallow and deep pockets, Int J Periodontics Restorative Dent 13:521–529, 1993.
[34] Best AM, Burmeister JA, Gunsolley JC, et al: Reliability of attachment loss measurements in a longitudinal clinical trial, J Clin Periodontol 17:564–569, 1990.
[35] Page RC: Summary of outcomes and recommendations of the workshop on CPITN, Int Dent J 44:589–594, 1994.
[36] Lekholm U, Adell R, Lindhe J, et al: Marginal tissue reactions at osseointegrated titanium fixtures. II. A cross-section retrospective study, Int J Oral Maxillofac Surg 15:53–61, 1986.
[37] Rams TE, Roberts TW, Tatum H Jr, et al: The subgingival microflora associated with human dental implants, J Prosthet Dent 5:529–534, 1984.
[38] Stefani LA: The care and maintenance of the dental implant patient, J Dent Hygiene 62:447–466, 1988.
[39] Becker W, Becker BE, Newman MG, et al: Clinical microbiologic findings that may contribute to dental implant failure, Int J Oral Maxillofac Implants 5:31–38, 1990.
[40] Adell R, Lekholm U, Rockler G, et al: Marginal tissue reactions at osseointegrated titanium fixtures. I. A 3-year longitudinal prospective study, Int J Oral Maxillofac Implants 15:39–52, 1986.
[41] Kirsch A, Mentag P: The IMZ endosseous two phase implant system: a complete oral rehabilitation treatment concept, J Oral Implantol 12:576–589, 1986.
[42] Deporter HS, Friedland B, Watson P, et al: A clinical and radiographic assessment of a porous surface titanium alloy dental implant in dogs, Int J Oral Implantol 4:31–37, 1987.
[43] Deporter DA, Watson PA, Pilliar RM, et al: A histological evaluation of a functional endosseous, porous-surfaced, titanium alloy dental implant system in the dog, J Dent Res

67:1190–1195, 1988.
[44] Jepsen S, Ruhling A, Jepsen K, et al: Progressive peri-implantitis. Incidence and prediction of peri-implant attachment loss, Clin Oral Implants Res 7:133–142, 1996.
[45] Quirynen M, Naert I, Teerlinck J, et al: Periodontal indices around osseointegrated oral implants supporting overdentures. In Schepers E, Naert J, Theunier G, editors: Overdentures on oral implants, Leuwen, Belgium, 1991, Leuwen University Press.
[46] Steflik DE, Koth DC, McKinney RV Jr: Human clinical trials with the single crystal sapphire endosteal dental implant: three year results, statistical analysis, and validation of an evaluation protocol, J Oral Implantol 13:39–53, 1987.
[47] Herman JS, Cochran DL, Nummikoski PV, et al: Crestal bone changes around titanium implants: a radiographic evaluation of unloaded non-submerged and submerged implants in the canine mandible, J Periodontol 68:1117–1130, 1997.
[48] Misch CE, Suzuki JB, Misch-Dietsh FD, et al: A positive correlation between occlusal trauma and peri-implant bone loss—literature support, Implant Dent 14:108–116, 2005.
[49] Haffajee AD, Smith C, Torresyap G, et al: Efficacy of manual and powered toothbrushes (II). Effect on microbiological parameters, J Clin Periodontol 28(10):947–954, 2001.
[50] Chung DM, Oh TJ, Shotwell JL, et al: Significance of keratinized mucosa in maintenance of dental implants with different surfaces, J Periodontol 77(8):1410–1420, 2006.
[51] Wilken E: Clinical practice of the dental hygienist, ed 7, Philadelphia, 1994, Williams & Wilkins, pp 401–404.
[52] Humphrey S: Implant maintenance, Dent Clin North Am 50:463–478, 2006.
[53] Terracciano-Mortilla L: Hygiene and soft tissue management. In Babbush C, editor: Dental implants: principles and practice, Philadelphia, 2001, Saunders.
[54] Kracher CM, Smith WS: Oral health maintenance of dental implants: a literature review, Dent Assist 67(5):2–15, 1998.
[55] Garber DA: Implants—the name of the game is still maintenance, Compendium 12(12):878–880, 1991.
[56] English C: Hygiene, maintenance, and prosthodontic concerns for the infirm patient: clinical report and discussion, Implant Dent 4:166–172, 1995.
[57] Briner WW, Grossman E, Buckner RY, et al: Effect of chlorhexidine gluconate mouthrinse on plaque bacteria, J Periodont Res 16:44–52, 1986.
[58] Fakhraver B, Khocht A, Suzuki JB: Probing and scaling instrumentation in implant abutment surfaces: an in vitro study, Implant Dent 21:311–316, 2012.
[59] American Academy of Periodontology: Position paper. Maintenance and treatment of dental implants, Chicago, 1995, American Academy of Periodontology.
[60] Hallmon W, Waldrop T, Meffert R, Wade B: A comparative study of the effects of metallic, nonmetallic, and sonic instrumentation on titanium abutment surfaces, Int J Oral Maxillofac Implants 11:96–100, 1996.
[61] Baily G, Gardner J, Day M, Kovanda B: Implant surface alterations from a nonmetallic ultrasonic tip, J West Soc Periodontol Periodontal Abstr 46(3):69–73, 1998.
[62] Sato S, Kishida M, Ito K: The comparative effect of ultrasonic scalers on titanium surfaces: an in vitro study, J Periodontol 75(9):1269–1273, 2004.
[63] Brookshire FV, Nagy WW, Dhuru VB, et al: The qualitative effects of various types of hygiene instrumentation on commercially pure titanium and titanium alloy implant abutments: an in vitro and scanning electron microscope study, J Prosthet Dent 78(3):286–294, 1997.
[64] Hempton TJ, Bonacci FJ, Lancaster D, Pechter JE: Implant maintenance, Dimen Dent Hygiene 9(1):58–61, 2011.
[65] Augthun M, Tinschert J, Huber A: In vitro studies on the effect of cleaning methods on different implant surfaces, J Periodontol 69(8):857–864, 1998.
[66] Ramaglia L, di Lauro AE, Morgese F, Squillace A: Profilometric and standard error of the mean analysis of rough implant surfaces treated with different instrumentations, Implant Dent 15(1):77–82, 2006.
[67] Meschenmoser A, d'Hoedt B, Meyle J, et al: Effects of various hygiene procedures on the surface characteristics of titanium abutments, J Periodontol 67:229–235, 1996.
[68] Mengel R, Buns CE, Mengel C, Flores-de-Jacoby L: An in vitro study of the treatment of implant surfaces with different instruments, Int J Oral Maxillofac Implants 13(1):91–96, 1998.
[69] Technique for implant polishing, J Pract Hygiene 35, 1997.
[70] Sato S, Kishida M, Ito K: The comparative effect of ultrasonic scalers on titanium surfaces: an in vitro study, J Periodontol 75(9):1269–1273, 2004.
[71] Yukna R: Optimizing clinical success with implants: maintenance and care, Compend Contin Educ Dent 15:554–561, 1993.
[72] Hultin M, Komiyama A, Klinge B: Supportive therapy and the longevity of dental implants: a systematic review of the literature, Clin Oral Implants Res 18(suppl 3):50–62, 2007.
[73] Steele D, Orton G: Dental implants: clinical procedures and homecare considerations, J Pract Hygiene June–July:9–12, 1992.
[74] Yukna R: Optimizing clinical success with implants: maintenance and care, Compend Contin Educ Dent 15;554–561, 1993.
[75] English C: Hygiene, maintenance, and prosthodontic concerns for the infirm patient: clinical report and discussion, Implant Dent 4:166–172, 1995.
[76] Yukna R: Optimizing clinical success with implants: maintenance and care, Compend Contin Educ Dent 15:554–561, 1993.
[77] Siegrist AE, Gusberti F, Brecx M, et al: Efficacy of rinsing with chlorhexidine digluconate in comparison of phenolic and plant alkaloid compounds, J Periodont Res 21(16):60–74, 1986.
[78] Arweiler N, Boehnke N, Sculean A, et al: Differences in efficacy of two commercial 0.2% chlorhexidine mouthrinse solutions: a 4-day plaque regrowth study, J Clin Periodontol 33:334–339, 2006.
[79] Minichetti J, Colplanis N: Considerations in the maintenance of the dental implant patient, J Pract Hygiene 2(5):15–19, 1993.
[80] Felo A, Shibly O, Ciancio S, et al: Effects of chlorhexidine irrigation on peri-implant maintenance, Am J Dent 10:107–110, 1997.
[81] Renvert S, Lesse J, Dahlen G, et al: Topical minocycline spheres versus topical chlorhexidine gel as an adjunct to mechanical debridement of incipient perio-implant infections: a randomized clinical trial, J Clin Periodontol 33:362–369, 2006.
[82] Salvi GE, Persson GR, Heitz-Mayfield LJA, et al: Adjunctive local antibiotic therapy in the treatment of peri-

implantitis, II: Clinical and radiographic outcomes, Clin Oral Implants Res 18(3):281–285, 2007.
[83] Mombelli A, Lang NP: Antimicrobial treatment of peri-implant infections, Clin Oral Implants Res 3:162–168, 1992.
[84] Probster L, Lin W: Effects of fluoride prophylactic agents on titanium surfaces, Int J Oral Maxillofac Implants 2(7):390–394, 1992.
[85] Toumelin-Chemla F, Rouelle F: Corrosive properties of fluoride containing odontologic gels against titanium, J Dent 24(1-2):109–115, 1996.
[86] Schnitman PA, Shulman LB: Recommendations of the consensus development conference on dental implants, J Am Dent Assoc 98:373–377, 1979.
[87] Cranin AN, Silverbrand H, Sher J, et al: The requirements and clinical performance of dental implants. In Smith DC, Williams DF, editors: Biocompatibility of dental materials, vol 4, Boca Raton, FL, 1982, CRC Press.
[88] McKinney RV, Koth DC, Steflik DE: Clinical standards for dental implants. In Clark JW, editor: Clinical dentistry, Harperstown, PA, 1984, Harper & Row.
[89] Albrektsson T, Zarb GA, Worthington P, et al: The long-term efficacy of currently used dental implants: a review and proposed criteria of success, Int J Oral Maxillofac Implants 1:1–25, 1986.
[90] Albrektsson T, Zarb GA: Determinants of correct clinical reporting, Int J Prosthodont 11:517–521, 1998.
[91] Misch CE: Implant quality scale: a clinical assessment of the health-disease continuum, Oral Health 88:15–25, 1998.
[92] Misch CE, Perel ML, Wang HL, et al: Implant success, survival, and failure: the International Congress of Oral Implantologists (ICOI) Pisa Consensus Conference, Implant Dent 17(1):5–15, 2008.
[93] Council on Dental Care Programs: Reporting periodontal treatment under dental benefit plans, J Am Dent Assoc 17:371–373, 1988.
[94] Misch CE: Implant success or failure: clinical assessment in implant dentistry. In Misch CE, editor: Contemporary implant dentistry, St Louis, 1993, Mosby.
[95] Trejo PM, Bonaventura G, Weng D, et al: Effect of mechanical and antiseptic therapy on peri-implant mucositis: an experimental study in monkeys, Clin Oral Implants Res 17:294–304, 2006.
[96] Jividen G, Misch CE: Reverse torque testing and early loading failures: help or hindrance, J Oral Implantol 26:82–90, 2000.
[97] Henry JA, Meijer K, Stellingsma K, et al: A new index for rating aesthetics of implant supported single crowns and adjacent soft tissues—the Implant Crown Aesthetic Index: a pilot study on validation of a new index, Clin Oral Implants Res 16:645–649, 2005.
[98] Jemt T: Regeneration of gingival papillae after single implant treatment, Int J Periodontics Restorative Dent 17:327–333, 1997.